实用小儿外科学

下册

张金哲　潘少川　黄澄如　主编

浙江科学技术出版社

- 一、概述 ... 59
- 二、新生儿皮下坏疽 ... 61
- 三、新生儿脐炎 ... 63
- 四、新生儿乳腺炎 ... 64
- 五、新生儿、婴幼儿上颌骨骨髓炎 ... 65
- 六、疖 ... 67
- 七、急性淋巴管炎、急性淋巴结炎 ... 67
- 八、丹毒 ... 68
- 九、蜂窝织炎 ... 70
- 十、急性坏死性筋膜炎 ... 72
- 十一、髂窝淋巴结炎与髂窝脓肿 ... 73

第六节 畸形与遗传 ... 75
- 一、胚胎 ... 75
- 二、遗传 ... 79
- 三、畸形 ... 81
- 四、广泛畸形 ... 85
- 五、联体双胎 ... 87

第七节 小儿实体肿瘤与血管瘤 ... 90
- 一、实体肿瘤 ... 90
- 二、血管瘤 ... 116

第八节 小儿影像介入技术与内镜外科 ... 138
- 一、介入性超声学在小儿外科的应用 ... 139
- 二、经内镜逆行胰胆管造影术 ... 141
- 三、腹腔镜在小儿外科的应用 ... 143

第九节 小儿外科伦理学与社会学 ... 147
- 一、我国现代儿科的社会特点 ... 147
- 二、小儿外科工作的道德要求 ... 148
- 三、教学、科研、临床工作中的医德要求 ... 152

第二章 头颈部疾病 ... 155
第一节 眼及附属器疾病 ... 155
- 一、眼的解剖与生理 ... 155
- 二、眼睑先天性异常 ... 165
- 三、泪器病及角膜病 ... 173
- 四、先天性青光眼 ... 189
- 五、先天性白内障及晶状体异常 ... 196
- 六、眼外伤 ... 208
- 七、斜视 ... 217

八、眼内肿瘤 226
九、眼眶肿瘤 232
第二节 耳部疾病 240
一、耳的胚胎发育 240
二、小儿耳颞部的临床解剖 241
三、外耳先天性畸形 245
四、急性化脓性中耳炎及乳突炎 246
第三节 鼻部疾病 249
一、鼻及鼻旁窦的发生与发育 249
二、鼻畸形 250
三、颜面外伤 253
四、鼻旁窦炎与鼻内镜鼻旁窦手术 254
第四节 扁桃体炎症及肥大 258
一、咽扁桃体炎症及肥大 258
二、腭扁桃体炎症及肥大 262
第五节 气管切开术 269
第六节 唇裂与腭裂 278
第七节 口腔颌面部疾病 289
一、损伤 289
二、感染 299
三、颞下颌关节疾病 304
四、血管瘤 307
五、囊肿 310
六、良性肿瘤及瘤样病变 313
七、恶性肿瘤 317
第八节 颈部淋巴结疾病 320
第九节 甲状腺与甲状旁腺疾病 326
一、概述 326
二、单纯性甲状腺肿 329
三、甲状腺功能亢进症 331
四、甲状腺功能减退症 334
五、甲状腺炎 336
六、甲状腺肿瘤 338
七、甲状腺其他疾病 340
八、甲状旁腺疾病 342
第十节 水囊瘤 345
第十一节 鳃裂囊肿和瘘管 348

一、鳃裂囊肿和瘘管的胚胎形成 348
　　二、鳃裂囊肿和瘘管 349
　　三、甲状舌管囊肿 352

第三章　胸部疾病 357

第一节　乳腺疾病 357
　　一、乳腺的发生与发育 357
　　二、乳房的先天性畸形 358
　　三、儿童期乳房肥大症 358
　　四、急性乳房炎 359
　　五、乳房纤维腺瘤 360

第二节　胸壁畸形 361
　　一、漏斗胸 361
　　二、鸡胸 365
　　三、叉状肋 368
　　四、肋骨缺如 368
　　五、胸骨裂 369
　　六、波伦综合征 369

第三节　先天性膈疝 369
　　附：胸骨后疝 374

第四节　食管疾病 374
　　一、先天性食管闭锁和气管-食管瘘 374
　　附：单纯气管-食管瘘（第Ⅴ型） 378
　　二、食管憩室 379
　　三、食管狭窄 380
　　四、小儿胃食管反流 381
　　五、食管裂孔疝 387

第五节　纵隔肿瘤及囊肿 391
　　一、概述 391
　　二、神经源性肿瘤 394
　　三、先天性食管囊肿 395
　　四、畸胎类瘤 396
　　五、淋巴管瘤 397
　　六、支气管囊肿 397
　　七、胸腺瘤与胸腺囊肿 398
　　八、脂肪瘤 398

第六节　呼吸道先天性疾病 399
　　一、肺不发育与肺发育不全 399

二、新生儿呼吸窘迫综合征的胸部外科急症 ... 399
三、肺动静脉瘘 ... 400
四、先天性肺囊肿 ... 400
五、乳糜胸 ... 402

第七节 肺感染性疾病 ... 403
一、肺炎与脓胸 ... 403
二、支气管扩张 ... 406
三、肺结核 ... 410
四、球孢子菌病 ... 413

第八节 肺肿瘤 ... 415
一、错构瘤 ... 415
二、支气管平滑肌瘤 ... 415
三、支气管腺瘤 ... 416
四、肺癌 ... 416
五、肺转移性肿瘤 ... 417

第九节 动脉畸形 ... 418
一、动脉导管未闭 ... 418
二、血管环 ... 420
三、主动脉弓中断 ... 423
四、主-肺动脉瘘 ... 427
五、左冠状动脉起源于肺动脉 ... 428
六、先天性冠状动静脉瘘 ... 430
七、右心室双出口 ... 432

第十节 肺静脉异位连接 ... 434
一、概述 ... 434
二、完全性肺静脉异位连接 ... 435
三、部分性肺静脉异位连接 ... 442

第十一节 心脏畸形 ... 444
一、完全型大动脉转位 ... 444
二、先天性肺动脉闭锁 ... 447
三、法洛四联症 ... 450
四、主动脉缩窄 ... 454
五、先天性心脏憩室 ... 457

第十二节 心脏纵隔闭合不全 ... 458
一、房间隔缺损 ... 458
二、室间隔缺损 ... 460
三、房室间隔缺损 ... 463

四、单心室 465
　　五、三尖瓣下移畸形 468
　　六、三房心 470
第十三节　心脏肿瘤 476
　　一、原发性心脏肿瘤 476
　　二、转移性心脏肿瘤 479
　　附：心包炎 480
第十四节　小儿心肺异常的处理 483
　　一、胎儿、新生儿的心肺生理 483
　　二、心肺异常的手术治疗 486
　　三、心肺异常的术后护理 488
　　四、控制性低血压 492
　　五、体外循环 495
　　附一：肺动脉高压 498
　　附二：心脏骤停 501

第四章　腹部疾病 507
　第一节　腹壁非疝疾病 507
　　一、脐炎 507
　　二、脐部残余 509
　　三、腹壁肿瘤 511
　第二节　腹股沟疝 513
　第三节　腹壁疝 519
　　一、先天性腹肌发育不良 519
　　二、脐疝 526
　第四节　腹部外伤 527
　　一、概述 527
　　二、腹壁挫伤 533
　　三、脾破裂 533
　　四、胃肠道损伤 536
　　五、外伤性胰腺炎 541
　　六、肝破裂 544
　　七、外伤性疝 549
　第五节　肝与胆道疾病 552
　　一、小儿肝脏解剖生理 552
　　二、小儿胆道解剖与生理 555
　　三、肝脏感染性疾病 558
　　四、肝脏先天性畸形 563

五、肝脏肿瘤 ... 564
六、小儿肝移植 ... 568
七、先天性胆道发育异常 ... 577
八、急性胆囊炎 ... 578
九、小儿胆石症 ... 580
十、急性梗阻性化脓性胆管炎 ... 583
十一、原发性硬化性胆管炎 ... 585
十二、小儿胆道出血 ... 587
十三、婴儿自发性胆总管穿孔 ... 590
十四、浓缩胆栓综合征 ... 591
十五、小儿胆道肿瘤 ... 593
十六、梗阻性黄疸 ... 594
十七、胆道闭锁 ... 598
十八、胆管扩张症 ... 613
十九、小儿肝棘球蚴病 ... 629
附：肝泡球蚴病 ... 635
二十、胆道蛔虫病 ... 635

第六节 胰腺疾病 ... 638
一、小儿胰腺损伤 ... 638
二、低血糖症 ... 640
三、胰腺假性囊肿 ... 643
四、胰腺囊肿和肿瘤 ... 646
五、急性胰腺炎 ... 650
六、小儿胰腺疾病的外科治疗 ... 652

第七节 脾疾病与门静脉高压症 ... 664
一、小儿脾脏的解剖与生理 ... 664
二、游走脾 ... 666
三、脾脓肿 ... 667
四、脾棘球蚴病 ... 668
五、脾结核 ... 669
六、脾囊肿 ... 670
七、脾肿瘤 ... 671
八、小儿脾部分切除术 ... 672
九、门静脉高压症 ... 674
十、小儿 Budd-Chiari 综合征 ... 684
十一、小儿上消化道大出血 ... 685

第八节 胃和十二指肠疾病 ... 690

一、胃和十二指肠外科急腹症 ································· 690
二、先天性幽门前区闭锁 ································· 692
三、新生儿胃自然穿孔 ································· 693
四、十二指肠梗阻、闭锁、狭窄及环形胰腺 ································· 694
五、先天性肥厚性幽门狭窄 ································· 697
六、消化性溃疡 ································· 700
七、胃内异物和胃石症 ································· 702
八、先天性肠回转不良 ································· 703
九、胃肿瘤 ································· 713

下册

第九节　消化道重复畸形 ································· 717
 一、概述 ································· 717
 二、十二指肠憩室 ································· 719
 三、十二指肠血管压迫综合征 ································· 721
 四、胃重复 ································· 723
 五、十二指肠重复 ································· 723
 六、小肠重复 ································· 723
 七、结肠和直肠重复 ································· 724

第十节　小肠疾病 ································· 725
 一、克罗恩病 ································· 725
 二、急性出血坏死性肠炎 ································· 728
 三、肠结核 ································· 730
 四、先天性肠闭锁和肠狭窄 ································· 731
 五、胎粪性肠梗阻 ································· 737
 六、胎粪性腹膜炎 ································· 738
 七、梅克尔憩室 ································· 740
 八、肠系膜囊肿和肿瘤 ································· 743
 九、Peutz-Jegher 综合征 ································· 746
 十、短肠综合征 ································· 746
 十一、盲襻综合征 ································· 750
 十二、肠瘘 ································· 754
 十三、肠扭转 ································· 758

第十一节　内疝 ································· 762

一、概述	762
二、网膜囊疝	764
三、腹膜隐窝疝	764
四、肠系膜裂孔疝	765

第十二节 肠套叠 ... 766

第十三节 大肠疾病 ... 771
- 一、结肠的解剖生理 ... 771
- 二、结肠闭锁和狭窄 ... 772
- 三、新生儿结肠穿孔 ... 774
- 四、青少年性息肉 ... 776
- 附：青少年性息肉病 ... 777
- 五、家族性结肠多发性息肉症 ... 778
- 六、溃疡性结肠炎 ... 779

第十四节 小儿急性阑尾炎 ... 783

第十五节 先天性巨结肠 ... 789
- 附：特殊类型的先天性巨结肠及先天性巨结肠类缘性疾病 ... 812

第十六节 直肠和肛门疾病 ... 815
- 一、先天性肛门直肠畸形 ... 815
- 二、直肠肛管损伤 ... 839
- 三、小儿便血 ... 841
- 四、肛门失禁 ... 845
- 五、便秘 ... 851
- 六、直肠脱垂 ... 856
- 七、骶尾部畸胎瘤 ... 859
- 八、肛瘘 ... 860

第五章 泌尿生殖系统 ... 864

第一节 泌尿生殖系统胚胎学 ... 864
- 一、泌尿系统的发生 ... 864
- 二、生殖系统的发生 ... 868

第二节 泌尿生殖系疾病的诊断 ... 871
- 一、病史采集 ... 872
- 二、主要症状 ... 872
- 三、体格检查 ... 873
- 四、影像学检查 ... 874

第三节 非特异性泌尿生殖系感染 ... 888
- 一、尿路感染 ... 888
- 二、肾瘢痕与尿路感染 ... 891

三、肾积脓 ……………………………………………………………………………………… 891
　　四、急性附睾炎 …………………………………………………………………………………… 891
　　五、急性睾丸炎 …………………………………………………………………………………… 893
　　六、阴茎头包皮炎 ………………………………………………………………………………… 894
第四节　泌尿生殖系结核 ……………………………………………………………………………… 895
第五节　原发性膀胱输尿管反流 ……………………………………………………………………… 899
第六节　肾畸形、输尿管畸形 ………………………………………………………………………… 904
　　一、肾数目异常 …………………………………………………………………………………… 904
　　二、肾结构异常 …………………………………………………………………………………… 905
　　三、肾形态、位置及旋转异常 …………………………………………………………………… 909
　　四、输尿管畸形 …………………………………………………………………………………… 911
第七节　肾盂输尿管连接处梗阻 ……………………………………………………………………… 914
第八节　双输尿管、输尿管囊肿、输尿管口异位 …………………………………………………… 918
　　一、双输尿管 ……………………………………………………………………………………… 918
　　二、输尿管囊肿 …………………………………………………………………………………… 919
　　三、输尿管口异位 ………………………………………………………………………………… 920
第九节　膀胱畸形 ……………………………………………………………………………………… 922
　　一、膀胱不发育与发育不全 ……………………………………………………………………… 922
　　二、重复膀胱 ……………………………………………………………………………………… 922
　　三、脐尿管畸形 …………………………………………………………………………………… 922
　　四、膀胱憩室 ……………………………………………………………………………………… 924
第十节　膀胱外翻、尿道上裂、泄殖腔外翻 ………………………………………………………… 926
　　一、膀胱外翻 ……………………………………………………………………………………… 926
　　二、尿道上裂 ……………………………………………………………………………………… 930
第十一节　尿道畸形 …………………………………………………………………………………… 935
　　一、重复尿道 ……………………………………………………………………………………… 935
　　二、巨尿道 ………………………………………………………………………………………… 937
　　三、尿道息肉 ……………………………………………………………………………………… 938
第十二节　尿道瓣膜症、尿道憩室 …………………………………………………………………… 939
　　一、后尿道瓣膜症 ………………………………………………………………………………… 939
　　二、前尿道瓣膜症及憩室 ………………………………………………………………………… 943
第十三节　尿道下裂 …………………………………………………………………………………… 944
第十四节　阴茎畸形 …………………………………………………………………………………… 949
　　一、包茎与嵌顿包茎 ……………………………………………………………………………… 949
　　二、阴茎不发育 …………………………………………………………………………………… 951
　　三、重复阴茎 ……………………………………………………………………………………… 952
　　四、阴茎扭转 ……………………………………………………………………………………… 953

五、隐匿阴茎 ··· 954
六、阴茎阴囊融合 ··· 954
七、阴茎阴囊转位 ··· 955
八、小阴茎 ··· 956

第十五节 睾丸及附睾畸形、输精管异常、前列腺囊异常 ······················ 961
一、隐睾 ··· 961
二、单睾 ··· 968
三、无睾 ··· 969
四、多睾 ··· 970
五、睾丸横过异位 ··· 971
六、附睾畸形 ··· 972
七、输精管缺如 ··· 974
八、前列腺囊 ··· 975

第十六节 性别畸形 ·· 977
一、女性假两性畸形 ·· 983
二、真两性畸形 ··· 984
三、男性假两性畸形 ·· 986
四、性腺发育不全 ··· 988

第十七节 阴囊其他病变 ··· 989
一、鞘膜积液 ··· 989
二、精索静脉曲张 ··· 991
三、睾丸扭转 ··· 994
四、睾丸附件扭转 ··· 998

第十八节 女性生殖系及外阴病变 ··· 1000
一、阴道未发育或缺如 ··· 1000
二、处女膜闭锁 ·· 1000
三、小阴唇粘连 ·· 1001
四、子宫、阴道重复畸形 ·· 1001
五、泌尿生殖窦畸形 ··· 1002
六、泄殖腔畸形 ·· 1002
七、尿道黏膜脱垂 ·· 1003
八、尿道口旁囊肿 ·· 1004

第十九节 肾性高血压 ·· 1004

第二十节 泌尿系统损伤 ··· 1007
一、肾损伤 ·· 1007
二、输尿管损伤 ·· 1010
三、膀胱损伤 ·· 1012

四、尿道损伤 ··· 1013
第二十一节　小儿尿石症 ·· 1017
　一、肾结石 ··· 1021
　二、输尿管结石 ··· 1023
　三、膀胱结石 ·· 1024
　四、尿道结石 ·· 1024
第二十二节　梅干腹综合征 ·· 1025
第二十三节　泌尿男生殖系肿瘤 ·· 1031
　一、肾肿瘤 ··· 1031
　二、肾上腺肿瘤 ··· 1033
　三、横纹肌肉瘤 ··· 1035
　四、睾丸肿瘤 ·· 1039
第二十四节　胎儿泌尿外科与围生期管理 ·· 1043
　一、胎儿的肾功能和尿流动力学 ··· 1044
　二、胎儿泌尿系统B超检查和发育异常的发生率 ··· 1046
　三、梗阻性尿路疾病的胎儿期处理 ·· 1047
　四、出生前尿路扩张或异常病例的出生后处理 ··· 1048
第二十五节　遗尿症 ··· 1049
第二十六节　神经源性膀胱 ·· 1054
第二十七节　泌尿系统异物 ·· 1068
　一、膀胱异物 ·· 1068
　二、尿道异物 ·· 1069
　三、肾内异物 ·· 1070

第六章　皮肤和皮下组织肿瘤 1072
第一节　硬纤维瘤 ·· 1072
第二节　小儿肌间血管瘤 ··· 1074
第三节　血管球瘤 ·· 1076

第七章　肌肉骨骼系统 1081
第一节　骨与关节的先天性畸形 ·· 1081
　一、分类 ·· 1082
　二、先天性肌性斜颈 ··· 1084
　三、短颈综合征 ··· 1085
　四、先天性高肩胛症 ··· 1086
　五、先天性胫骨假关节 ·· 1086
　六、先天性髌骨脱位 ··· 1089
　七、发育性髋内翻 ·· 1092
　八、束带综合征 ··· 1094

九、发育性髋关节脱位 1096
第二节 骨发育不全 1112
　一、骨发育不全 1112
　二、先天性成骨不全 1114
　三、婴儿骨皮质增生症 1115
　四、马方综合征 1117
　五、锁骨、颅骨发育不全 1118
　六、Larsen 综合征 1119
第三节 骨软骨病及有关疾患 1121
　一、Legg-Calve-Perthes 病 1121
　二、足舟骨坏死(Köhler 病) 1131
　三、Freiberg 骨梗死 1132
　四、胫骨粗隆骨软骨病(Osgood-Schlatter 病) 1133
第四节 骨关节感染 1134
　一、急性血源性骨髓炎 1134
　二、化脓性关节炎 1145
　附:新生儿和婴儿化脓性髋关节炎 1149
　三、骨关节结核 1151
第五节 关节病 1174
　一、暂时性髋关节滑膜炎 1174
　二、类风湿关节炎 1175
第六节 神经肌肉系统疾病 1181
　脑性瘫痪 1181
第七节 外伤性疾患 1190
　一、臂丛神经麻痹 1190
　二、注射性臀大肌挛缩症 1198
第八节 脊柱畸形 1199
　一、常见脊柱畸形 1199
　附:带血管带肋骨移植术 1232
　二、常用的手术方法 1234
第九节 足及小腿 1238
　一、正常足的生长 1238
　二、姿势性畸形 1239
　三、先天性马蹄内翻足 1243
　附:残留或顽固性马蹄内翻足 1252
　四、高弓足 1256
　五、平足症 1259

六、巨趾 1261
　　七、赘生趾(多趾) 1262
　　八、肢体不等长 1263
　　附：伊利扎诺夫对肢体延长术的基础研究 1276
第十节　骨折与脱位 1282
　　一、小儿骨折的特点 1282
　　二、锁骨骨折 1285
　　三、肱骨近端骨骺骨折 1286
　　四、肱骨髁上骨折 1290
　　五、肱骨外髁骨折 1300
　　六、肱骨内上髁骨折 1305
　　七、肘关节脱位 1307
　　八、牵拉肘 1309
　　九、孟氏骨折与脱位 1310
　　十、外伤性髋关节脱位 1314
　　十一、股骨颈骨折 1317
　　十二、股骨干骨折 1321
第十一节　类肿瘤疾患 1325
　　一、骨囊肿 1325
　　二、动脉瘤样骨囊肿 1328
　　三、骨纤维异样增殖症 1329
　　四、组织细胞增生症-X 1331
第十二节　骨肿瘤 1334
　　一、骨软骨瘤 1334
　　二、软骨肉瘤 1339
　　附：软骨肉瘤亚型 1344
　　三、骨样骨瘤 1345
　　四、骨肉瘤及其亚型 1348
　　五、尤文肉瘤 1350

第八章　神经系统 1354
第一节　颅脑损伤 1354
　　一、儿童颅脑损伤 1354
　　二、新生儿颅脑损伤 1360
第二节　颅内肿瘤 1366
　　一、概述 1366
　　二、髓母细胞瘤 1369
　　三、颅咽管瘤 1370

四、小脑星形细胞瘤 ………………………………………………………………………… 1373
五、颅后窝室管膜瘤 ………………………………………………………………………… 1374
六、大脑半球胶质瘤 ………………………………………………………………………… 1375
七、脑干肿瘤 ………………………………………………………………………………… 1376
八、松果体区肿瘤 …………………………………………………………………………… 1377
九、视神经胶质瘤 …………………………………………………………………………… 1379
十、婴幼儿颅内肿瘤 ………………………………………………………………………… 1379
十一、脑膜瘤和脑膜肉瘤 …………………………………………………………………… 1380
十二、脉络丛乳头状瘤 ……………………………………………………………………… 1381
十三、颅内肿瘤与结节性硬化 ……………………………………………………………… 1382

第三节 颅内血管病 ……………………………………………………………………………… 1383
一、脑动静脉畸形 …………………………………………………………………………… 1383
二、脑面血管瘤病 …………………………………………………………………………… 1385
三、大脑大静脉畸形 ………………………………………………………………………… 1385
四、海绵窦动静脉瘘 ………………………………………………………………………… 1386
五、烟雾病 …………………………………………………………………………………… 1386

第四节 颅脑先天性疾病 ………………………………………………………………………… 1387
一、小头畸形 ………………………………………………………………………………… 1387
二、狭颅症 …………………………………………………………………………………… 1388
三、颅裂 ……………………………………………………………………………………… 1388
四、小脑扁桃体下疝畸形 …………………………………………………………………… 1389
五、脑穿通畸形 ……………………………………………………………………………… 1389

第五节 颅内脓肿 ………………………………………………………………………………… 1390
一、脑脓肿 …………………………………………………………………………………… 1390
二、硬脑膜外脓肿 …………………………………………………………………………… 1391
三、硬脑膜下脓肿 …………………………………………………………………………… 1391

第六节 脑寄生虫病 ……………………………………………………………………………… 1392
一、脑囊虫病 ………………………………………………………………………………… 1392
二、脑棘球蚴病 ……………………………………………………………………………… 1393

第七节 脊髓疾病 ………………………………………………………………………………… 1394
一、闭合性脊髓损伤 ………………………………………………………………………… 1394
二、椎管内肿瘤 ……………………………………………………………………………… 1395
三、脊髓血管畸形 …………………………………………………………………………… 1396
四、脊髓感染性疾病 ………………………………………………………………………… 1397
五、椎管内及脊髓先天性疾病 ……………………………………………………………… 1398
六、先天性脑积水 …………………………………………………………………………… 1400

第九节 消化道重复畸形

一、概述

小儿消化道重复畸形,是一种少见的消化道畸形,指附着于消化道系膜侧,具有与消化道结构相似的囊状(球形)或管状物。可发生在从口腔至肛门的消化道任何部位。以回肠最多,其次为食管、结肠、胃、十二指肠等。一个患儿可合并2个以上的重复畸形(表4-9-1)。胸腔内的消化道重复畸形可合并脊柱畸形如半椎体、脊柱裂等。以前文献曾称为肠内囊肿、肠源性囊肿、胃肠道巨大憩室等。1937年Ladd提出以消化道重复畸形命名,现已普遍采用。

表 4-9-1 消化道重复畸形

	患者总数	部位							
		颈部	纵隔	胸腹部	胃	十二指肠	空回肠	结肠	直肠
Gross	68	1①	13	3	2	4	32	9	4
Sieber	25②		5		4	2	16	5③	
Houston	8		1	1			6		
Basu	28④		7		1	3	16	4	2
Mellish	38	1	6	2	1		18	6⑤	
Grosfeld	20		4	2	1		9	4	
Favara	37⑥	3①	4		3	4	20	4	
Wrenn	25⑦		3	2	1	2	12	3	4
Holcomb	96⑧	1	20	3	8	2	47	20	
总数	345	6	63	13	21	17	176	55	10

注:①1例位于舌底部。
②1例患者有2种畸形,1例有3种,另1例有5种。
③1例仅仅有双阑尾。
④3例患者有2种畸形,1例有3种。
⑤1例患者仅有双阑尾。
⑥1例患者有3种畸形。
⑦2例患者各有2种畸形。
⑧96例患者共101种重复畸形。

(一)病因

消化道重复畸形实际上是一种多源性发育畸形,根据其形态部位有多种学说解释其发病原因。

1.消化道再管道化异常 胚胎早期消化道再管道化时,腔内空泡融合,有一部分空泡未与肠腔完全融合,可发育成重复肠管。主肠管与重复肠管的结构形状相同。

2. 脊索与肠管发育障碍 胚胎第3周形成脊索时,内胚层和外胚层形成不正常的粘连,引起神经管和肠管分离发生障碍。由于内胚层被牵拉形成憩室样突起,当内胚层发育为肠管时,此突起将发育为多种形态的消化道重复畸形。胸腔内的重复畸形多伴发脊柱畸形。

3. 胎儿期肠憩室残留 某些动物和人类的胚胎早期,消化道有突起的憩室样外袋,以回盲部最多。正常发育时憩室将逐渐退化、消失。若发育中憩室未退化或残留,则可形成囊状与肠管相通或不相通的重复畸形。

4. 部分双胎学说 1957年Ravitch认为,少数全结肠直肠管状重复畸形同时伴有泌尿生殖系重复(如双子宫、双阴道、双膀胱、双尿道等)的复杂病例,是由于部分双胎不全融合所致。

5. 血管学说 胎儿期肠发育完全后,发生缺血性阻塞性病变,导致肠坏死、闭锁、狭窄、短小肠等。坏死残留的肠管片断接受附近血管营养,可再自身发育形成重复畸形。

(二)病理

临床分为囊状(球状)和管状两大类型。

1. 囊状(球状)型 占80%,为球状或椭圆形附着在肠系膜侧面的囊肿,内有消化液潴留,并随分泌物增多而逐渐增大。一种位于肠壁肌层或黏膜下,向肠腔内突出称肠管内型,多见于回盲部附近,早期即可发生肠腔内梗阻。另一种附在肠壁上向外突出,称肠管外型,早期无梗阻症状,随着肿块增大压迫肠管可引起肠梗阻或肠扭转。

2. 管状型 在正常肠管的系膜侧有与其平行的异常肠管,长度数厘米至数十厘米,甚至延伸至整个结肠。多数远端与正常肠管相通,若仅近端与正常肠管相通,则远端异常膨大呈球状或椭圆形,亦有呈气囊袋状与肠管不相通者。有的呈长条憩室状,从肠系膜内伸向任何部位。少数重复的肠管可有独立的系膜和独立的血液供应,此时肠系膜也是重复的。另一种少见的情况是来源于十二指肠和空肠的重复畸形,经膈肌或食管裂孔进入胸腔,不与食管依附,称胸腹腔内重复畸形。

在光镜下,重复的消化道壁组织结构与正常消化道相似,具有完整的平滑肌和黏膜,其肠壁紧密贴附于正常消化道,与正常的消化道有共同的浆膜层,有共同的血液供应,因此不能剥离。切除重复的消化道时,需与其贴附的消化道一并切除。但也有人提出肠系膜血管供应是双层的观点,可以保留贴附的消化管。重复消化道内的黏膜可以是迷走的黏膜(占20%),若为胃黏膜或迷走的胰腺组织,可引起消化道溃疡、出血或穿孔。

(三)临床表现

由于重复畸形发生的部位、形态、大小、并发症、合并畸形不同,临床表现各异。症状可出现在任何年龄,以婴幼儿期多见,少数可延伸至成年始发现。多以腹痛、腹胀、吞咽困难、消化不良、消化道出血、穿孔、梗阻等症状为多。归纳如下:

1. 肠梗阻 是最常见的临床表现。由于重复畸形中分泌物堆积,局部增大,压迫或堵塞肠腔,或引起肠套叠、肠扭转等所致。临床除有肠梗阻的表现外,还可扪及圆形或椭圆形的囊状包块,表面光滑,活动,有压痛。

2. 消化道出血 重复消化道内附有胃黏膜。Yang Mc等报告16例消化道重复患儿中发现9例有异位胃黏膜。另一组报告16例重复小肠有异位胃黏膜,其长度为1.5~12cm,呈结节、皱褶或多样表现。其中十二指肠5例,空肠7例,回肠4例。由于胃黏膜可以分泌胃酸和消化酶,侵蚀囊壁或附近肠壁引起消化道出血,导致患儿贫血。在上消化道出血表现为呕血或柏油样便,回肠以下出血可有果酱样或暗红色大便。胸内重复畸形与食管相通时引起呕血,与肺、支气管相通时引起咯血。

3.肿块 约有60%～80%的消化道重复畸形病例在腹部可扪及肿块。肿块呈囊性、光滑、活动,伴出血或梗阻时有压痛。

4.多发性重复 从表4-9-1可知,在消化道可同时有2个或以上的重复畸形,根据其发生的部位、形态不同,可引起不同症状。

5.合并其他畸形 有肠闭锁、肠狭窄、梅克尔憩室、肛门闭锁、脐膨出等。胸内重复常伴有半椎体、脊柱畸形。全结肠、直肠管状重复畸形常伴有泌尿生殖系的重复畸形或膀胱外翻、生殖器发育不良等。

6.癌变 在重复畸形的消化道内的潜在癌变危险性,已有个案报告。如报告1例患儿在食管胃连接处发现重复肠的腺癌。成人回肠重复12例切除的标本中发现有3例有恶性肿瘤。

(四)影像学检查

1.X线检查 食管重复畸形时胸片可见右后纵隔阴影,常伴胸椎畸形。钡剂或钡灌肠时,肠管内重复畸形可见肠腔内有充盈缺损的圆形阴影,或肠管受压,近端扩张。肠道与重复畸形相连时可见造影剂进入囊腔。

2.B超或内镜超声(EUS) 产前B超可发现腹部异常扩张的肠管,应继续追踪。一般腹部可见囊性病变,仔细观察可见重复囊肿的多层壁表现,有黏膜层和低回声的肌层,注水后可见囊壁运动。亦有描述胃肠壁特征性的5层表现及有蠕动性。

3.放射性核素检查 有出血的病例作$^{99m}TcO_4^-$或^{99m}Tc-RBC腹部扫描,有胃黏膜处可见放射性浓集区。可协助诊断。

4.CT检查 可显示出非特异性囊性结构及部位。

(五)诊断与鉴别诊断

急性梗阻和出血病例一般术前难诊断,常误诊为肠套叠和憩室而手术。术前确诊率约20%～30%,多数在剖腹后才确诊。小儿消化道重复畸形应与以下疾病鉴别:

1.肠系膜囊肿 属于肠系膜的先天性淋巴畸形。囊壁菲薄,无肌层,易与肠道分开,内为黄色或白色液体。单纯囊肿切除即可。

2.梅克尔憩室 系卵黄管远端闭合,回肠端遗留盲袋而成。位于回肠的系膜缘,其中可有胃黏膜和胰腺组织。

(六)治疗

由于消化道重复畸形可有出血、穿孔、梗阻、癌变等并发症,一旦诊断则应手术治疗。手术方法视畸形部位而定。可采用切除重复畸形与其依附的肠管、开窗内引流术、中隔部分切除、管状消化道黏膜剥离术等,术中仔细检查切勿遗漏多发畸形。

二、十二指肠憩室

十二指肠憩室系十二指肠某处黏膜和黏膜下层,通过先天或解剖因素而存在的薄弱点突出所致,在人群中的发生率约为2%～22%。小儿十二指肠憩室甚为少见。

（一）病因病理

十二指肠憩室可分为原发性和继发性两类，大多数为原发性。原发性憩室是由于十二指肠某段部分黏膜和黏膜下层，通过先天或解剖因素而存在的薄弱点，在十二指肠内压持续作用下疝出所致。继发性憩室系由于邻近脏器的病变牵拉引起。含有黏膜、肌层组织和浆膜层3层结构者为真性憩室，不含全部3层组织结构者为假性憩室。憩室内有时可见胃黏膜或岛状胰腺组织。2/3以上十二指肠憩室发生在十二指肠降部，绝大多数位于凹面。憩室大小不一，直径从1～6cm不等，单个者占80%以上。

十二指肠憩室重要的并发症有3种，即胆胰管受压、出血及憩室穿孔。位于乳头附近的憩室可压迫胆胰管，妨碍胆汁及胰液排泄，引起胆胰病变，称为Lemmel乳头旁综合征。憩室并发出血者约占8%，大量出血者更少见。此外，憩室常并发慢性炎症，但发生穿孔者甚少。

十二指肠憩室常伴有机体其他部位的解剖异常，包括十二指肠隔膜、胆管扩张症、环状胰腺、肠回转不良、内脏转位、肠系膜上动脉综合征、肛门闭锁、先天性巨结肠、先天性心脏病、肾发育不良和膀胱外翻等。

（二）临床表现

临床上可将十二指肠憩室分为3类：①有症状：即患者上消化道症状由憩室引起。②可疑症状：即因合并有上消化道相关疾病而不能肯定有关症状是否由憩室引起。③无症状：一般为偶然发现。

十二指肠憩室有症状者不超过10%，表现为上腹部间歇性胀痛，可放射至背部，多为进餐后发作。其他表现有反酸、呕吐、黑便、腹泻等。体征主要有憩室部位呈固定性、局限性性深压痛，以及体重减轻。

X线钡剂检查对十二指肠憩室的确诊率较高。检查中憩室阴影呈圆形或卵圆形囊袋状，边缘光整，肠黏膜进入其内，多有狭颈，也有的颈部较宽。较大的憩室立位可显示气、液、钡3层影像。一般憩室排空较慢，有的可潴留数天或数周之久。

CT扫描显示为向肠腔外凹陷的囊性物，囊壁厚1～2mm，通常插入十二指肠壁与胰腺之间。憩室炎穿孔时，CT扫描可显示脓腔或腔外气体，很少发生气腹。

纤维十二指肠镜和逆行胰胆管造影对本病的确诊有非常重要的价值，可确定有无憩室，以及观察憩室与十二指肠乳头、胆道口壶腹的解剖关系。

（三）诊断与鉴别诊断

十二指肠憩室一般无症状，即使有也缺乏特异性表现，故其诊断比较困难。往往在排除了其他疾病后，经X线钡剂或纤维内镜检查才能确诊。

本病有半数以上与其他上腹部疾病并存，常见的有胃十二指肠溃疡、胃炎、十二指肠炎、胆囊炎、胆石症、胰腺炎等。

（四）治疗

无症状的十二指肠憩室无需治疗，有慢性症状的单纯性憩室应首先采用药物治疗。手术治疗的症状缓解率约为50%～65%，且死亡率较高，憩室复发率可达半数。因此选择手术治疗应十分慎重。

1. 手术适应证

(1) 有长期上腹痛、呕吐或反复黑便，憩室相应部位有深压痛，经各种检查排除上腹部其他病变，药物治疗无效者。

(2) X线片显示憩室巨大，内有异物（食物、血块、结石）滞留或钡剂在憩室内滞留时间长者。

(3) 产生并发症的憩室。

2. 手术方法

(1) 憩室切除术　在理论上是最理想的方法，但手术难度较大，容易损伤胆道、胰管等，引起严重并发症。切开十二指肠前壁，将憩室内翻后经肠腔内切除。术中憩室基底必须游离清楚，憩室切除必须完全，肌层薄弱部必须消除，否则切除后因十二指肠内压的作用依然存在，憩室可以再发。但实际上憩室切除仅适用于少数病例。

(2) 憩室内翻术　该术式较为简单，适用于远离十二指肠乳头、胰腺组织外的憩室，以及较大或切除较困难的憩室。本术式可能引起十二指肠梗阻。如憩室内存在胃黏膜或胰腺组织，也无法完全去除。

(3) 胃肠转流术　胃肠转流术（Billroth Ⅱ 式胃切除术）作为一种间接手术，使食物不再通过憩室，避免食物潴留在憩室内，从而有利于憩室炎的治愈。适用于切除困难的憩室、多发性憩室、胰腺组织内憩室或术中未找到憩室的病例。该术式较为安全，可减少胆、胰管的损伤，且可同时治疗常与憩室并存的胃、十二指肠其他疾病。但憩室对胆、胰管的压迫并未解除，并且牺牲了部分胃组织，部分患者可出现术后胃的并发症。

(4) 保留胃及幽门的十二指肠旷置术　该术式要求于幽门下1.5cm处横断十二指肠并封闭其残端，在结肠后距Treitz韧带约5cm处，将幽门下十二指肠与空肠行端侧吻合。该术式操作简单，保留了胃及幽门的完整性及其功能，又减少胃切除术中可能出现的副损伤，避免了残胃排空障碍、反流性胃炎等并发症，而且可减少胆汁反流，有利于防止残胃癌的发生，是一种简单、安全和有效的治疗方法。本术式要求对幽门与十二指肠连接处周围的分离不宜过于广泛，保护好胃右血管与胃网膜右血管。

三、十二指肠血管压迫综合征

十二指肠血管压迫综合征系指十二指肠水平部或升部受肠系膜上动脉或其分支结肠中动脉的压迫所致的慢性十二指肠梗阻等一系列症状。1974年Akin命名为十二指肠血管压迫综合征（vascular compression of the duodenum），又称肠系膜上动脉压迫综合征（superior mesenteric artery syndrome）。

（一）病因病理

一般可分为先天性的解剖病理变异和后天性的解剖改变。正常解剖十二指肠水平部和升部是在第3腰椎或稍偏上水平横过脊椎和腹主动脉，而肠系膜上动脉是在第1腰椎水平以45°～60°角自腹主动脉向前发出，所以正常情况下不会对十二指肠产生外在压迫。先天性解剖病理变异有：①十二指肠悬韧带（Treitz韧带）过短，十二指肠升部被悬吊上提，固定位置较高，使十二指肠水平部居于肠系膜上动脉与腹主动脉夹角的顶端。②肠系膜上动脉从腹主动脉发出的位置过低，使十二指肠接近于夹角间隙的尖端而容易受压。后天的解剖改变因素：①腰椎前突畸形或脊柱固定于过度后伸展位，可缩小脊柱与血管间的间隙。②近期小儿显著消瘦，体重减轻，腹膜后脂肪消失。③小儿轴向增长过快。④肠系膜上动脉根部周围增殖肥厚、纤维化、硬肿等，均可使肠系膜上动脉和主动脉夹角减少到15°或更小，造成十二指肠受压梗阻。

但近年来的观点认为，单纯肠系膜上动脉的位置角度变异对造成十二指肠梗阻的作用不是主要的，而另外也仅一小部分体重减轻的患儿发展成为十二指肠血管压迫综合征。所以很明显这里还存在许多解剖倾向及附属组织的变性等综合因素。

（二）临床表现

起始症状表现为饭后饱胀、上腹部疼痛、呕吐胆汁样物等间歇性反复高位肠梗阻表现。自觉少食多餐和进食流质饮食可使呕吐减轻。体位改变如俯卧、左侧卧或膝胸卧位均可减轻症状。大部分患者是儿童和青少年，由于饮食或疾病原因造成体重下降，有些患儿并不表现体重减轻，但可表现为体重与相应的生长不协调一致。有报告患儿行脊椎后凸矫正和脊椎过伸位石膏固定制动都可以造成十二指肠外压迫，这种特殊病例称为 Cast 综合征。

（三）诊断与鉴别诊断

根据典型病史、临床表现间歇性慢性十二指肠梗阻症状外，上消化道钡剂检查具有重要的诊断价值：①开始腹部 X 线表现为十二指肠梗阻的"双泡"征。②胃、十二指肠呈显著扩张，钡剂潴留胃呈大"J"形。③钡剂可以通过幽门和充盈十二指肠，在水平部中线处见外形整齐、压迹呈纵形刀切样影像。④钡剂在梗阻部位呈强有力的逆蠕动波，周期性地把钡剂从扩张的十二指肠反回入胃腔内。⑤改变体位取左侧卧位或俯卧位，钡剂很快通过十二指肠，梗阻缓解。

此外，十二指肠镜检查、选择性肠系膜上动脉造影和十二指肠低张造影显示肠系膜上动脉走向，并与充满钡剂的十二指肠对比以确定十二指肠外血管的压迫并显示腹主动脉、肠系膜上动脉夹角，以鉴别钡剂消化道检查无法除外的十二指肠水平部、升部、肠系膜根部以及该部腹膜后的其他病变造成的十二指肠梗阻。小儿还应与先天性肠回转不良、环形胰腺等鉴别。

（四）治疗

早期确诊患有十二指肠血管压迫综合征的绝大部分患儿可以在家中接受治疗。给予少食多餐高热量、多流质饮食，同时进食后保持左侧卧位或膝胸位一段时间，可以减轻肠系膜根部张力，缓解十二指肠外在的压迫。一旦患儿体重增加，症状会很快减轻，可以恢复正常饮食习惯。如果患儿患有严重消耗性疾病，如溃疡性结肠炎、烧伤或其他损伤性疾病，则采取置放导管鼻饲是非常重要的。鼻饲按每日 210～290J(50～70cal)/kg 给予，可以增加体重，最终可缓解十二指肠外压迫。在鼻饲期间，胃内要定时吸空，以检查胃内残存，防止呕吐和误吸。除非患有胃肠道远端梗阻或胃肠功能不正常，极少数患儿需要全静脉营养疗法，同时全静脉营养疗法也可用于无并发症的患儿。但是此疗法的危险性和高费用值得我们使用时权衡，且对于严重病例疗效常属暂时缓解。

为了解除肠道梗阻，可以采取手术治疗，常用手术方法有：

(1) 十二指肠空肠吻合　在横结肠下方系膜无血管区切开，显露扩张的十二指肠水平部远端与空肠侧侧吻合，效果良好。

(2) 胃空肠吻合　适用于十二指肠暴露困难、胃膨胀严重的患儿。该手术可使胃得到很好的排空，由于可能并发边缘溃疡，应用时考虑作迷走神经切断术。

(3) 十二指肠悬韧带切断松解，十二指肠下移术　切断屈氏韧带并切开后腹膜，游离整个十二指肠"C"形肠襻后，游离右侧结肠，使十二指肠和空肠近段从肠系膜上动脉后面转向其右侧，使小肠大部位于中线的右侧以解除梗阻。此术不切开肠管，是相对无菌手术。手术创伤小，符合病理生理要求，对儿童患者尤为适宜，但必须是过去无腹部手术史无腹腔内粘连的患者，始能将该手术作为首选术式。

四、胃重复

胃重复不常见，在消化道重复中约占 8%。Gross 报道 68 例胃肠重复中有 2 例。重复的胃常位于胃大弯或后壁，它们一般不与胃腔相通。除非由于消化性溃疡的侵蚀，可在重复囊肿与胃之间出现交通。重复胃在多数报告中是一大的囊肿。在新生儿或婴儿期因腹胀、呕吐，可扪及包块而被发现。偶尔胃重复一直持续到成人时期。Marcote Valdiviesoe 报告 1 例 83 岁老人在剖腹时发现胃后壁的重复胃，行胃全切除术。异位胰腺组织在胃重复中最常见，约占 37%，可合并急性胰腺炎及淀粉酶升高。重复的胃囊肿可因消化性溃疡穿透至结肠或穿孔至小网膜囊，亦可穿到胃腔，引起呕血、黑便。

术前诊断有一定困难。内镜超声(EUS)可以显示囊性包块在胃壁第 4 层附近。MRI 可发现低信号密度液体和高信号密度液体层层分隔的囊肿，应注意与胰腺假性囊肿鉴别。两者均需手术治疗，多数在婴儿期施行，切除囊肿为首选术式。囊肿与胃壁粘连紧密时，可切除部分胃壁再行吻合术。

五、十二指肠重复

十二指肠重复比胃重复少见(占 7%)。1970 年 Sukarochana 总结英文、德文和法文文献共 50 例，多呈囊肿形。囊肿的直径变化很大，多位于十二指肠后中位，与十二指肠上部、降部相连，与十二指肠肠壁有共同的肌肉，部分植入胰腺。绝大多数囊肿与十二指肠不相通，50 例囊肿中仅有 4 例与十二指肠相通。32 例记录了黏膜的类型，5 例为胃黏膜，其余为小肠和大肠黏膜。亦有报道先天性双幽门，其中一个幽门与十二指肠球部囊状重复相通。

最常见的临床表现是十二指肠梗阻，有的表现为无症状的腹部包块。值得注意的是由于解剖部位特殊，十二指肠重复与胰腺、胆道关系密切。重复的十二指肠可位于胰腺内；可与胰管、胆管相通，表现为反复发作的胰腺炎，亦可合并囊内多发结石等。有人报告 1 名 21 岁患者，在婴儿期第一次发作急性胰腺炎，以后反复发作，剖腹探查亦未明确病因。20 年后才发现胰腺旁十二指肠重复。重复的十二指肠与主胰管通过一条长的迷走管道相通，导致胰腺炎反复发作。行囊肿部分切除术而愈。Borocco A 报告 1 例 4 岁半的男孩因反复呕吐、血液淀粉酶中度升高入院。胃肠造影显示十二指肠近端受压。超声显示胰腺头部有直径 3cm 的囊肿。螺旋 CT 胆道造影术显示重复囊肿与胰胆共同通道之间有相通。手术切除胰腺内的囊肿，病理检查证实为十二指肠重复。

对于大的十二指肠重复，1955 年 Gardner 和 Hart 作经典的囊肿十二指肠吻合术，以后该术式作为处理此类病的标准术式。但近年来越来越多的报道作囊肿切除或部分切除术后十二指肠吻合术。

六、小肠重复

小肠重复是最常见的消化道重复畸形。以回肠多见。匹兹堡儿童医院报告 31 例小肠重复，其中空肠重复只有 6 例，3 例并发小肠闭锁，1 例空肠闭锁，1 例右肺发育不良，1 例半椎体。5 例为管状重复。Akers 等报道从舌至乙状结肠重复畸形 39 例，其中 4 例合并小肠闭锁。他们推测在极少见的宫内肠系膜血管损害时，一段独立的小肠存活，形成具有重复特征的囊肿。

重复的小肠位于小肠系膜缘，与附着的小肠有共同的血供，肌肉亦相连。形态上分为囊状(球状)和管状。

囊状重复不与小肠相通,囊肿可大可小。腹部可扪及活动度大的肿块可能为惟一的体征。常需与肠系膜囊肿或网膜囊肿鉴别。囊状重复内壁为肠黏膜,而系膜网膜囊肿为内皮组织。囊肿可引起肠扭转或肠套叠。小的壁内囊肿常发生在靠近回盲瓣处,可引起肠套叠,或回肠进入盲肠入口处直接压迫产生肠梗阻。治疗方式为切除囊肿及所附着的肠曲。管状重复的长度从几毫米至数十厘米,有的甚至与正常小肠长度一致。与正常小肠间的交通可能在近端或远端或两者之间。交通位于近端时,重复肠腔内因充满肠内容物而膨胀,压迫附近小肠引起肠梗阻或穿孔。最常见的交通是位于远端,则重复肠内容可排空。管状重复肠内常衬有胃黏膜,可以是部分或全部为胃黏膜,常引起消化性溃疡导致出血、穿孔。小肠重复亦有潜伏恶变的危险。Poole 等报告 12 例成人回肠重复,3 例患者切除的标本中有恶性肿瘤。Ribax 等 1995 年报告一例 54 岁患者在重复小肠发现了腺癌。

由于有出血、肠套叠、肠扭转及恶变等并发症,故对小肠重复应将重复部分与相连的小肠一并切除。若管状重复的长度较长,可采用 Wreun 的黏膜剥离法。将重复肠段内的黏膜分段袖套样剥离,避免切除大部分的小肠。

七、结肠和直肠重复

结肠重复以多种形式发生,最常见的是近端或横结肠的囊状或管状重复,其表现和并发症同小肠重复。Higgins 和 Kuffas 分别报告 1 例横结肠和升结肠憩室样重复,表现为大便滞留症状。Schnartz 报告 4 岁女孩乙状结肠重复产生肠扭转,同时又合并末端回肠和升结肠的管状重复。Diazcano 报告 20 岁女性双囊状结肠重复,在未旋转的升结肠合并有腺瘤,又有器质性的脊柱侧弯。

直肠重复多发生在直肠后方,位置常常很低,可压迫直肠产生直肠部分性肠梗阻。囊状直肠重复必须与骶尾部畸胎瘤和骶管脊膜膨出鉴别。偶尔表现为直肠脱垂。重复的直肠内可有胃黏膜引起疼痛和出血。洛杉矶儿童医院 1961~1992 年有 27 例消化道重复,其中 5 例直肠重复,3 例表现为便秘,2 例表现为肛周肿痛,误诊为肛周脓肿切开引流。所有直肠重复均经骶会阴切口切除。

值得注意的是"重复"中的肿瘤随年龄增长而发生率增加。有 8 例 34~68 岁患者均有恶性肿瘤的发生。6 例位于结肠的骶前,1 例在胃,1 例在回肠。7 例是腺癌,1 例为结肠鳞状细胞癌。

目前已报道有 50 例以上的此类病例,有双倍结肠、直肠、肛门、膀胱、尿道和外生殖器。此类畸形复杂,多样化。远端的回肠、盲肠、阑尾、全部结肠可以是双倍,通过单独的肛门引出,或表现为直肠膀胱瘘、直肠尿道瘘、直肠阴道瘘等。如果远端开口狭窄,部分结肠可以扩张或破裂穿孔。亦有同时伴发双生殖器畸形者,男性有双阴茎,女性有双阴道,每个均有阴蒂和阴唇。亦可有下尿道畸形如双膀胱或有一中隔分开、膀胱外翻等,多有脊柱发育异常。有报告一女孩有 3 套结肠,膀胱外翻,子宫阴道缺如。Okur 报告一新生儿有全结肠、直肠重复、膀胱外翻、双阴道、双子宫、双肛管还伴有肠回转不良。匹兹堡儿童医院有 3 例患儿全结肠双倍,2 例有双膀胱,1 例膀胱外翻。1 例有双膀胱患儿合并脊柱发育异常。对这些复杂的畸形在术前必须彻底了解清楚,根据病变的具体情况,制订最佳手术方案。

第十节 小肠疾病

一、克罗恩病

克罗恩病（Crohn 病）由 Crohn 和 Oppenheimer 于 1932 年首先报告，曾被命名为回肠炎、局限性肠炎、肉芽肿性小肠结肠炎等。1973 年世界卫生组织（WHO）专家组建议命名为克罗恩病（Crohn 病），并定义为："原因不明，多见于青年人，消化道出现纤维素性、溃疡性和肉芽肿性病变。临床上除有病变部位的症状外，常伴有发热、营养障碍、贫血、关节炎、虹膜睫状体炎和肝损害等全身并发症。"该病在白种人，尤其是高加索人和犹太人中发病率较高，在我国发病率较低，儿童中较少见。

(一) 病因

克罗恩病的病因至今尚未明确。根据临床和实验室研究结果曾提出多种病因理论。

1. 免疫机制异常　研究发现，克罗恩病中许多免疫学检查指标都发生改变，如肠壁上皮细胞间和黏膜固有层淋巴细胞、浆细胞增多；全肠壁可见 T 细胞浸润，并有肠壁血管免疫复合物和 C_3 沉积；患者的淋巴细胞在与其结肠黏膜上皮细胞混合培养中可显示出细胞毒性，使结肠上皮细胞遭破坏；患者血清中可测出属 IgM 或 IgG 的抗结肠黏膜或抗小肠上皮细胞的自身抗体；约 80% 的患者血清中可测出免疫复合物等。此外，还有资料表明原发性免疫缺陷病患者容易伴发此病。

2. 感染性原因　早期本病曾与结核病相混淆，但未能找到结核杆菌。也有人提出病毒（如麻疹病毒）和副结核分枝杆菌可能是致病病因。最近，Mishina 等用反转录聚合酶链式反应（RT-PCR）技术，对 8 例克罗恩病患者的回肠黏膜标本进行了检查，结果发现所有病例标本中均有副结核分枝杆菌的特异性 DNA 序列存在。然而，在临床进行抗分枝杆菌治疗的结果确未能为这种病因提供证据。

3. 其他　有人提出克罗恩病与遗传因素有关。Postuma 等报告一组小儿病例中 21% 有家族史。亦有报告认为与地区、环境、民族、人种有关。

(二) 病理与分型

病变可发生于消化道任何部位，绝大多数病例病变起源于回肠，但范围仅局限于回肠的病变只占全部病例的 1/3。半数以上患者的病变可累及结肠，极少数甚至累及口腔、食管、胃和十二指肠。

由于淋巴管的阻塞，淋巴液停留在组织中，并逐渐延及肠壁全层，肉眼观病变处肠壁变厚、变硬。肠黏膜因高度水肿而呈块状增厚，如鹅卵石状或息肉状。黏膜面可见裂隙及匍行溃疡，裂隙狭长而深入呈穿通性。肠壁病变可引起慢性肠穿孔及瘘管形成，穿孔可形成腹腔积脓。肠壁病变增厚引起肠腔狭窄而导致慢性肠梗阻。当慢性炎症侵及脏层腹膜时引起浆液性渗出，并逐渐形成纤维化，在肠管间或肠管腹壁间粘连成团，似回盲部增殖型结核。

本病组织学改变复杂多样。裂隙状溃疡表面覆以坏死组织，其下肠壁各层组织中可见大量淋巴细胞、单核细胞以及中性粒细胞浸润。肠黏膜下层增厚、水肿，其中有多数扩张的淋巴管，有的部位黏膜下淋巴组织增生并有淋巴滤泡形成。部分病例在肠壁内有类上皮细胞、多核巨细胞形成的肉芽肿。肉芽肿中心不发生干酪样坏死,此可与结核性肉芽肿相鉴别。这种非干酪性肉芽肿在病理上对本病有诊断意义。

(三)临床表现

本病临床表现虽不一致,但以腹泻、腹痛、发热、生长发育障碍、腹部肿块以及便血等最为常见。

1. 腹泻 患者大便次数增加,每日数次至十数次不等,可为水状或不成形,混有黏液或少量血液。当有结肠病变时可出现血便。由于肠壁吸收能力减弱,细菌繁殖加快,导致胆盐破坏,患者可出现脂肪泻。

2. 腹痛 腹痛常为间歇性,可能为部分肠梗阻所致。疼痛性质多为钝痛,但也有表现为不可忍受的绞痛,有时伴有恶心呕吐。部分病例持续性腹痛时可扪到腹部有压痛性肿块,约1/4的病例腹痛局限于右下腹和脐周,类似阑尾炎的临床症状。

3. 发热 起病时常伴有不同程度的发热,热型不规则,可呈低热或中度发热,小儿病例发热更为多见。若出现高热及弛张热型则多提示肠壁或腹腔脓肿形成。

4. 营养与生长发育障碍 因肠道吸收功能受损,患儿体重常低于正常儿,身材矮小,并常伴有贫血、低蛋白血症、营养不良、维生素缺乏及水和电解质紊乱等。青少年因患者生长发育障碍,可出现性成熟迟缓以及阳痿、闭经等。

5. 腹部体征 腹部可有压痛,无并发症时压痛点不固定,而且无反跳痛。约1/3的患儿可扪及腹部肿块,呈条索状、圆形,表面凹凸不平,多为扩张、肥厚的肠管,或肿大的肠系膜淋巴结,或肠瘘引起的局限性脓肿。

6. 肛周病变 小儿克罗恩病肛周病损发生率较高。Palder 报告高达62%,表现为肛裂、肛瘘和肛周脓肿。

7. 肠道外表现 多见于进展期,也可出现在肠道症状发生之前,包括关节炎、杵状指、口腔溃疡、肝大、结节性红斑、坏疽性脓皮病及虹膜睫状体炎和巩膜周围炎等。部分肠道外表现可随肠道症状好转而消退。

8. 诊断分型 根据病理变化、临床表现和进程,有人建议将克罗恩病分为两型:

(1)穿孔型 此型病变过程多为急性,主要并发腹腔脓肿和(或)肠穿孔,治疗后仍有很高的再穿孔率。

(2)非穿孔型 临床发展过程较为缓慢,主要并发肠梗阻和出血。

两型患者对药物治疗的反应也有差别。

(四)诊断

本病临床表现和实验室检查均无特异性,故需结合临床表现、实验室检查及 X 线和内镜等检查结果综合作出诊断。凡不明原因的发热、消瘦、生长发育迟缓而又有胃肠道症状的儿童应考虑本病的可能性。

1. 实验室检查 患儿多有贫血,血红蛋白低于 11g/L,血清铁低于 8μmol/L,红细胞沉降率增快,血清清蛋白低于 35g/L。免疫学检查可发现循环免疫复合物升高,血清 IgG、IgM 含量增高,抗核抗体阳性,T 细胞功能异常等。

2. X 线检查 采用钡剂造影可显示小肠病变,钡灌肠显示结肠病变。小肠病变可见肠黏膜增粗,肠壁边缘不规则,出现缺损、溃疡或沟裂,有时可出现假性息肉及区域性狭窄。晚期可见"铅管形"改变。钡剂检查若见钡剂分流现象,则说明形成内瘘,与其他部位相通。钡灌肠造影中结肠病变可表现为结肠袋不对称,肠皱襞粗钝,有溃疡、息肉或肉芽肿影等。

3. 内镜检查 纤维内镜检查被认为是小儿克罗恩病最重要的诊断方法,特别是结肠病变时。镜下可见肠壁充血、水肿,有"铺路石"样表现或纵行溃疡。纤维内镜检查发现的病变常比 X 线提示的要广泛和严重。通过内镜检查和取活体组织病理检查还可对病情和治疗效果作出估价。

4. 少数病例诊断困难,常在行阑尾切除术或剖腹探查时得以确诊。

(五)鉴别诊断

1. 肠结核 典型肠结核的诊断不困难,但增殖型和愈合期的肠结核与克罗恩病在症状和病理改变上颇有相似之处。如果诊断困难,可试行抗结核治疗,对治疗无效者考虑为本病,最后鉴别需做病理学检查。克罗恩病为非干酪性肉芽肿,并且无结核杆菌,据此可与肠结核相鉴别。

2. 溃疡性结肠炎 小儿溃疡性结肠炎较严重,病变仅限于结肠,表现为排便频繁,常有血便和里急后重感。腹痛较少见,扪不到腹部肿块。而克罗恩病在小儿一般发病较缓慢,病变常侵及回盲部,有腹泻但次数较少,便血亦不多,无里急后重感。有时腹部可扪及肿块。钡灌肠和纤维结肠镜检查对鉴别诊断有重要意义,溃疡性结肠炎以黏膜病变为主,肠黏膜有广泛充血、炎症和较分散的浅表溃疡;边缘呈毛刺状,并可有"铺路石"征。

(六)治疗

本病至今尚无根治方法。无并发症时一般均行内科治疗,治疗的目的是减轻症状和减少复发。有并发症时,如梗阻、出血、穿孔等,则需手术治疗。

1. 一般治疗与营养疗法 原则上力求改善全身状态。给予充分营养,一般患者可供给高蛋白、低脂肪、高维生素的无渣饮食,补充足够热量。同时可输全血、血浆,以纠正贫血、低蛋白血症以及水与电解质紊乱。伴有肠道感染的患儿应根据大便培养结果选用有效的抗生素。全胃肠外营养(TPN)适用于重度营养不良、恶心呕吐、腹泻及吸收功能严重减退的患儿,也可用于手术前准备。每日补给 250~335kJ(60~80kcal)/kg 热量,包括充足的复方氨基酸、脂肪乳剂、糖类,并适当补充维生素、电解质和微量元素等。现多主张在 TPN 时继续进食而不必禁食和完全的肠道休息,这样可增加肠道的耐受性,并有助于调整消化道功能。TPN 可使患儿得以正常的生长生育。

2. 药物治疗 目前尚无特效药物。临床上常用药物为柳氮磺吡啶(SASP)、肾上腺皮质激素和硫唑嘌呤。SASP 对本病有一定疗效,特别是对结肠型病变的疗效要优于肾上腺皮质激素,但两药并无协同作用。SASP 的小儿治疗剂量为 40~60mg/(kg·d),分 3 次口服,每日总量不超过 2.5g,维持量为 30mg/(kg·d)。肾上腺皮质激素对急性进展型,特别是病变局限于小肠及伴有多种肠道外表现者效果好,但长期使用不良反应多,并能阻碍生长发育,故应慎用。泼尼松开始用量为 1~2mg/(kg·d),分 2~3 次口服,临床症状好转以及病情稳定后每周递减总量 5mg,给药次数可减为每日 1~2 次或每周间歇给药。停药不宜过快,以防病情反复。硫唑嘌呤毒性较大,不良反应亦多,一般不作首选药物,仅在对皮质激素、SASP 疗效不明显时慎用,一般用量为 2mg/(kg·d),症状好转后逐步减量。

3. 手术治疗 外科手术在克罗恩病的治疗中占有重要地位,约半数以上病例最终需手术治疗。急诊手术的适应证有:①伴发肠穿孔或肠瘘形成。②伴发不可控制的消化道大出血。③肠狭窄、粘连引起肠梗阻。④腹腔脓肿及腹膜炎。⑤合并严重的直肠、肛门周围并发症。

近年来也有人提出,在长期内科治疗无效或病情迁延,影响患儿生长发育时可考虑在适当时机进行选择性手术。术中应彻底切除病变肠管,切除线至少距离病变区 15cm 以上,然后行肠端端吻合术。一般不宜行造瘘或"捷径"手术。对病变分散者不宜过多地切除肠襻,以免术后影响吸收功能,故术中必须慎重判断。手术治疗的复发率仍然很高,可达20%。而晚期治疗的患者复发率可超过50%。

(七)预后

本病为慢性进行性疾病,经内、外科结合治疗后,可很大程度延长患者的生命和改善患者的生活质量。虽然经治疗病情可缓解,但最终很难根治。

二、急性出血坏死性肠炎

本病国内曾沿用过"急性出血性肠炎"、"急性局限性肠炎"、"非特异性局限性肠炎""肠坏疽"、"坏死性肠炎"以及"小儿急性出血坏死性空回肠炎"等名称,现统一称为急性出血坏死性肠炎。本病临床上以突然起病、腹痛、腹胀、腹泻以及便血为主要特征。

20世纪60年代初期国内对本病的报告较多,近年来有下降趋势。发病多为散在性,但有时出现流行性倾向。南方发病较北方为多,以3~9岁儿童多见。据统计,发病季节以春夏季为多(67.2%),其高发季节与肠道传染病的高发期有密切关系。

(一)病因

本病病因仍无定论,可能与多种因素有关。

1. 感染因素　细菌感染可能在本病发病中起重要作用,现已分别在患者粪便、腹腔积液及血液中培养出厌氧杆菌、产气荚膜杆菌、溶血性杆菌和金黄色葡萄球菌等细菌。

2. 食物中毒　有人报告患儿由于饮食不当而起病者占半数以上,故提出本病可能是食物中毒引起。

3. 蛔虫毒素　患儿中约有40%合并蛔虫感染,不少人认为本病可能与蛔虫毒素有关。

4. 过敏因素　本病起病急骤,患儿往往出现过敏性休克,病理切片可见肠壁各层均有嗜酸性粒细胞浸润,肠壁血管呈现纤维素样坏死等过敏反应改变。

根据上述发现,现有人提出本病与患者肠腔内的一种厌氧菌产生的B毒素有关,正常情况下这种毒素由胰蛋白酶破坏,在营养不良、低蛋白血症或食用含胰蛋白酶抑制物的豆类、生花生、番薯等食物或蛔虫释放大量毒素时,胰蛋白酶活性降低。此时,若再食入被含B毒素细菌污染的食物后,因胰蛋白酶缺乏而不能破坏毒素。该毒素具有强烈毒性,可作用于肠壁血管,继而引起强烈的变态反应,导致肠黏膜和黏膜下层小血管纤维素性微血栓栓塞,引起肠壁广泛出血坏死。

(二)病理

本病发生于小肠,多见于空肠,较少波及回肠。在近回肠末端时,其病变肠管较短而且病理改变也较轻。受损肠管呈节段性,每处病灶长短不一,多为20~100cm。患儿肠腔可有积气、积液,肠壁充血、水肿、失去光泽,严重时呈紫黑色。病灶区肠管表面覆盖纤维素性渗出物,肠管发硬,质地脆弱并失去弹性,肠管间发生粘连。肠壁黏膜皱褶肿胀粗大,表面亦见水肿、小出血点及纤维渗出物。黏膜坏死脱落后形成浅表溃疡,由少许脓液或纤维素覆盖。严重者溃疡向深部肌层浸润,甚至累及浆膜发生穿孔。此外,受累肠管的系膜也可见充血、水肿,淋巴结有不同程度的肿大,有时可发生坏死。显微镜下见病变区呈出血性坏死及炎性细胞浸润,多以淋巴细胞、单核细胞、浆细胞为主,嗜酸性细胞或多或少存在。由于充血水肿导致肌层纤维分离,部分纤维可发生空泡状水样变性或溶解消失。深层病变更为明显,除大片出血坏死外,还可见毛细血管扩张。小血管壁及胶原纤维呈现纤维素样变为其特殊的变化,嗜银染色时可见小血管基底膜疏松现象。有时小血管中可有透明血栓形成,使管腔阻塞,造成不同程度的肠坏死。血管改变越多则坏死范围越大。

(三)临床表现

本病特点是突然发病,无前驱症状。起病后很快出现全身中毒症状、腹胀及肠型。

1. 腹痛　多数患儿的腹痛突然发作,呈持续性或阵发性加剧。起病初期多局限于脐周部位,尤其以左上腹或上腹部多见。腹痛加剧时逐渐波及全腹。检查时若出现腹膜刺激征,有腹肌紧张,说明病变已属晚期。

2. 呕吐　约60%以上患儿出现呕吐,早期为反射性,晚期为梗阻性呕吐。呕吐次数不等,其内容物常含有胆汁或呈咖啡渣样,有时可含血液,严重时可含粪汁。

3. 腹泻、便血　约有80%的患儿出现腹泻、血便。通常腹泻先于便血,每天次数不等,多者可达10次以上。血便有特殊腥臭味,状似洗肉水样,黏稠者可呈果酱样。大量便血时可见黏膜脱落块及血块,此时患儿常有失血及贫血症状。晚期发生麻痹性肠梗阻时,排便次数减少或停止。

4. 发热　患儿绝大多数有发热,体温在38～39℃之间,有时可高达40℃以上。病变严重时亦可出现体温不升或弛张热。

5. 全身中毒症状及休克　可在病后较快地发生,患儿呈急性病容,出现高热、狂躁或昏迷、全身衰弱、面色苍白、四肢厥冷、口唇发绀,皮肤常出现花斑及脱水。患儿呼吸急促、脉快、血压下降甚至不能测出。休克可以随时出现,有时1～2天内即可衰竭死亡。体检时除腹部压痛外,晚期可有腹膜刺激征,偶可扪及包块。并发肠梗阻时肠鸣音亢进,晚期或肠麻痹时肠鸣音减弱至消失。

(四)检查

1. 实验室检查　白细胞计数往往增加,多数在(15～30)×10^9/L之间,常有核左移现象。便血量多者呈明显贫血象。血清钾、钠、氯往往下降,粪便潜血阳性,并含大量红细胞。大便培养常无特殊发现,有时可培养出产气荚膜杆菌、大肠杆菌、副大肠杆菌或金黄色葡萄球菌。血培养多为阴性。中毒症状重时血小板减少,弥散性血管内凝血(DIC)的实验室指标出现阳性,晚期休克病例阳性率可达70%～80%。

2. X线检查　腹部摄片或透视所见根据病变位置及程度而异,可显示散在、节段或广泛性积气,其位置多见于上腹或左上腹。腹部平片可显示肠管外形僵硬,肠壁增厚,小肠黏膜增粗、模糊,边缘似锯齿状,肠间隙增宽,肠腔扩张。立位平片可见大小不等的液平。少数患儿液平面大而液量多,排列呈拱形或阶梯状。严重时亦可见肠壁气囊肿及门静脉积气。由于炎性刺激作用,患儿腹壁脂肪线消失或模糊不清。晚期有肠梗阻时,除上述影像外,局部肠管可有狭窄、僵直。

(五)诊断与鉴别诊断

典型病例诊断并不困难,根据腹痛、呕吐、便血、腹泻与发热等症状,伴有全腹无固定性压痛以及全身中毒症状和休克,同时结合季节及流行情况应想到本病。少数不典型病例以及早期无便血者诊断较难。遇有中毒性休克患儿,如能排除其他内科疾患及急腹症者均应考虑本病。鉴别诊断主要考虑以下疾病:

1. 细菌性痢疾　大便以脓血为主,含黏液较多。排便次数多,并有明显的里急后重现象。粪便培养可发现痢疾杆菌。X线检查无小肠积气或积液,也无肠间隙增宽及小肠黏膜增粗等改变。

2. 急性阑尾炎　腹部压痛点固定,无血便,一般无中毒性休克现象。

3. 中毒性消化不良　起病较慢,也无便血,患儿年龄多在1岁之内。大便培养可发现致病性大肠杆菌。

4. 肠套叠　以婴儿居多。早期无中毒症状,腹部检查可以扪及典型的腊肠样肿块。如鉴别有困难,可行B超、气体或钡剂灌肠检查,以明确诊断。

5. 机械性绞窄性肠梗阻　无腹泻等症状,早期白细胞不升高,不发热,结合X线有高张力肠积气的液平面及结肠无气体可作出诊断。

6. 急性胃肠炎　本病起病急骤,并伴有腹痛、呕吐、腹泻,但中毒症状少见,且亦无大量便血。

（六）治疗

本病发病急骤,临床经过凶险。在20世纪60年代死亡率为34%～43%,近年死亡率已明显降低。治疗本病关键在于争取时间,早期抢救。

1. 非手术治疗　病初可行内科治疗,主要目的是防治中毒性休克。包括:

（1）禁食　一般应禁食至肉眼血便消失、腹胀好转、腹痛减轻之后。然后再逐渐给予流质、半流质饮食,直至恢复正常饮食。

（2）抗感染　采用足量广谱抗生素及抗厌氧菌药物,如甲硝唑等2～3种药物静脉滴注,以控制肠道细菌的繁殖及继发性感染。

（3）输血输液　患儿入院后立即作血液生化检查,纠正失血、脱水、电解质紊乱及酸中毒。为预防或治疗休克,必要时可用冬眠药物和血管活性药物。

（4）抢救中毒性休克　包括补充血容量,应用血管活性药物,短期应用肾上腺皮质激素并积极预防重要器官衰竭。对合并DIC者采用肝素抗凝治疗。

经以上内科保守治疗,如果病情未见缓解或加重,则应不失时机地进行剖腹探查。

2. 手术治疗

（1）手术指征　①肠梗阻症状加重,经治疗观察24小时后,腹部X线平片显示液平面张力增大,数量增多者。②患儿腹膜刺激征明显,或疑有肠穿孔者。③反复大量便血,经输血及给止血药后仍不能控制出血,血压不能保持稳定者。④休克症状经治疗后暂时好转,很快又复出现者。这些情况说明肠管本身病理改变加重,必须切除坏死肠段。

（2）手术方式　依据患儿病情程度及病变肠管范围而定。如果病情许可,肠管坏死段不长,最好行一期切除坏死肠段并进行端端吻合术。若病情危重,无法耐受切除吻合术的打击,或病变范围过广,难以确定切除的范围,可暂行肠造瘘或肠外置术,待病情稳定及病变肠段局限后再行二期肠切除或关瘘术。

三、肠结核

肠结核常为开放性肺结核的并发症,少数为饮用污染结核菌的牛奶或其他物品所致,常同时侵犯肠系膜淋巴结,又可为全身血行播散型结核的一部分,多见于儿童及青少年。

（一）病理

初染型肠黏膜结核病变,远不及肠系膜淋巴结核病变显著和严重。再染型的情况恰恰相反。结核可发生于肠道任何部分,但好发部位为回盲部,约占全部肠结核病例的85%～90%,其次为升结肠、回肠、空肠及十二指肠。因回盲部淋巴组织最丰富,食糜在回盲部停留时间最长,故易被感染。

由于患儿对细菌反应的不同和细菌的毒力不同,病变可分为:①溃疡型:细菌侵入肠黏膜的淋巴滤泡,形成边缘不整齐的溃疡,逐渐向深处发展,侵及黏膜下层、肌层、浆膜层,甚至发生穿孔,形成肠瘘。局部浆膜纤维素渗出可形成肠粘连。溃疡瘢痕形成可导致肠狭窄。②增殖型:由于结缔组织过度增生,形成肿瘤样块状物,亦可引起肠狭窄。

(二)临床表现

早期症状不明显,偶有腹痛、拒食等现象。病情较重的患儿有发热和消化障碍、营养不良、消瘦、盗汗、贫血等。腹泻或腹泻与便秘交替是最常见临床症状。腹痛常位于右下腹部或脐周围,肠狭窄时可出现阵发性绞痛、腹胀、肠蠕动亢进及肠型。溃疡型肠结核可大便带血,有时是脓血便,有腐臭味。增殖型肠结核可在局部摸到包块,并有轻度压痛。血常规检查,红细胞及血红蛋白降低,白细胞正常,淋巴细胞偏高,红细胞沉降率增快。结核菌素试验阳性。

(三)诊断与鉴别诊断

早期因症状模糊,诊断较难。回盲部有炎性病变伴有肺结核时应考虑肠结核。X线钡剂检查是主要依据,可见小肠蠕动增快,回盲部有激惹现象,有时病变的肠壁增厚以致狭窄,有时出现肠管痉挛并有节段性扩张的钡影,肠壁亦可出现充盈缺损。此病应与慢性消化不良、克罗恩病、慢性细菌性痢疾、阿米巴痢疾、溃疡性结肠炎、肉芽肿性结肠炎及蛔虫病鉴别。有时回盲部结核应与阑尾炎和盲肠肿瘤鉴别。可根据结核接触史、结核菌素试验、大便镜检、细菌培养及全身其他部位的结核病变等协助诊断。

(四)治疗

溃疡型肠结核多采用非手术治疗,包括抗结核药物和支持疗法。疗程较长,需要1.5～2年。如并发肠穿孔、肠瘘需要做手术,可能时切除病变肠段。手术必须配合抗结核治疗。如果伴有活动性肺结核,尽可能待肺结核病情稳定后再行手术,以免手术引起结核病灶的扩散。

增殖型肠结核并发部分肠梗阻者,可择期手术。此型常无活动性肺结核,手术效果较好。需切除病变的肠段,可行右半结肠切除术。如炎症侵蚀肠管广泛而固定,则行短路捷径手术,切断回肠,远端回肠闭合,近端回肠与横结肠作端侧吻合术。必要时再行二期手术,切除病变广泛的肠襻,术后继续抗结核治疗。

早期行抗结核治疗,预后良好。晚期可因营养不良、继发感染、病程顽固而死于并发症。

四、先天性肠闭锁和肠狭窄

先天性肠闭锁(intestinal aetresia)和肠狭窄(intestinal stenos.s)是造成新生儿肠梗阻的一种常见消化道畸形,其发病率为1/20000～1/5000,男性多于女性。根据国内文献资料统计230例分析,其中病变在十二指肠者37例,空肠75例,回肠104例,多发肠段14例。早年,小肠闭锁与狭窄患儿的死亡率很高。近年来,随着病因学研究的进展,早期诊断率的提高,手术操作技术的改进和良好的术前术后治疗监护,使存活率显著提高。

(一)病因病理

1.病因 先天性肠闭锁的发病机制,学说繁多。胚胎发育第5周开始,小肠肠腔被增殖的上皮细胞所充塞,以后出现空泡并逐渐扩大融合。到第 12 周肠管再次贯通,如空化不全则产生肠管闭锁与狭窄。此学说在 1900 年为 Tandler 提出,到 1910 年 Johnson 在解剖人类胚胎时发现食管、十二指肠及空肠上端数厘米有上述现象,但在其他小肠段并未见到。近年来不少学者认为这一发病机制不适用于空肠、回肠和结肠的闭锁和狭窄。多数学者倾向于血管学说,认为小肠闭锁与狭窄是由于胚胎期发生肠扭转、肠套叠、索带粘连,以及脐环收缩太快,影响某段小肠血液供应,从而使小肠萎缩或坏死,发展成为小肠闭锁或狭窄。20 世纪 50 年代末,Parkkuleinen、Gherandli 等在闭锁远端肠曲内发现有遗留的套入肠曲。Louw 和 Barnard 结扎胎狗小肠系膜血管和环扎肠管造成肠狭窄,2 周后形成与人类肠闭锁类似的病变。有人观察到某些病例闭锁处肠系膜有"V"形缺损现象,他们认为肠闭锁是继发于部分肠系膜血管阻塞或缺如。炎症学说则是肠闭锁讨论的另一病因。Benson、Santulli 等在肠闭锁患儿手术标本中观察到大多数病例在肠的闭锁端可见到肉芽和瘢痕组织,在此类组织中可见到胎便,闭锁盲端之间存在坏死组织痕迹。因此有人提出,小肠闭锁的发生机制可能为胎儿期肠穿孔腹膜炎和某一肠段缺血坏死所致。临床胎粪性腹膜炎合并肠闭锁的病例相当多见,有力地说明肠坏死、肠穿孔腹膜炎是部分小肠闭锁之原因。

2.病理　小肠闭锁与狭窄可以发生于小肠的任何部位,以回肠闭锁最多见(104 例,占 44.3%),其次是空肠(75 例,占 32%)、十二指肠(37 例,占 16%),多发性肠闭锁约占 6%。在全部肠闭锁与肠狭窄的病例中,肠闭锁约占 85%~90%,肠狭窄(图 4-10-1A)约为 10%。

(1)分型　肠闭锁与狭窄可分为 5 种类型。

1)闭锁 I 型:小肠腔内为一隔膜所阻塞,隔膜系黏膜及纤维性变的黏膜下组织构成。肠管外形连续,肠系膜完整。由于肠蠕动压力使隔膜中心部分向远侧肠腔突出,形如漏斗状。有时隔膜中央有一小孔存在,可以通过少量气体(图 4-10-1B)。

2)闭锁 II 型:闭锁两端呈盲袋,近端盲袋扩张膨大,远端细小。盲袋之间有索带相连,毗邻的肠系膜是完整的或有一"V"形缺损(图 4-10-1C)。

3)闭锁 IIIa 型:闭锁两端呈盲袋,近、远侧盲袋完全分离,之间无索带相连,肠系膜有一"V"形缺损(图 4-10-1D)。

4)闭锁 IIIb 型:闭锁肠管两端呈盲袋且分离,近端扩张,远端细小呈螺旋形(Apple-Peel 闭锁)。本型肠系膜上动脉发育不全,仅分为第一空肠支及结肠动脉。回结肠动脉成为闭锁远端小肠惟一的营养血管。小肠系膜完全缺如,小肠环绕血管似刀削下的苹果皮样。闭锁远段小肠长度明显缩短,因缺乏小肠系膜固定而极易发生肠扭转(图 4-10-1E)。

5)闭锁 IV 型:小肠多发性闭锁,其间可有索带相连,酷似一串香肠。无索带相连者,闭锁肠管之间系膜呈"V"形缺损(图 4-10-1F)。

山东大学医学院附属医院曾治愈 1 例隔膜型和盲端型同时存在的患儿。

(2)病理改变　小肠闭锁近端肠腔因内容物淤积而膨大,肠壁充血、水肿、肥厚。肠管直径增粗达 3~6cm,缺乏蠕动功能。有时过度膨胀使肠壁变薄,可发生坏死或穿孔,引起腹膜炎。闭锁远侧肠管萎瘪细小,犹如鸡肠,直径 0.3~0.6cm。多数病例远侧肠腔内没有气体或胎粪,仅有少量肠分泌液。小部分患儿在闭锁远端肠曲查见胎便、上皮细胞、胎毛和胆汁。国内江泽熙等对 21 例肠闭锁病例标本作组织学观察研究,发现多数闭锁小肠近端肠壁全层肥厚,以肠系膜侧最明显。近端肠壁各层可见不同程度的比例失调,环肌与纵肌比例为 1.5:1(正常 2:1)。肌间神经丛存在,神经节细胞明显减少,核偏移、深染。合并胎粪性腹膜炎者,从黏膜下层、肌层、浆膜层和肠系膜均见钙化灶及炎症细胞浸润。空肠闭锁见腔内充满黏膜和上皮细胞或仅留腔

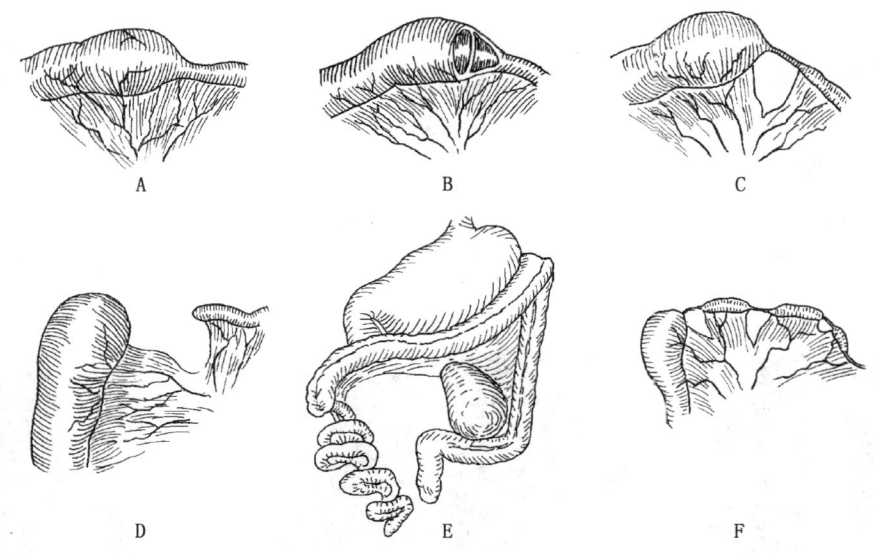

图 4-10-1 小肠闭锁与狭窄的分型
A. 肠狭窄　B. 闭锁Ⅰ型,隔膜阻塞　C. 闭锁Ⅱ型　D. 闭锁Ⅲₐ型
E. 闭锁Ⅲ_b型(Apple-Peel闭锁)　F. 闭锁Ⅳ型

隙。有的黏膜和黏膜下结缔组织直接与对侧呈桥形相接。在闭锁部位,有的表现肠壁坏死、血管丛状增生,有的环机失去连续性、断端肌层增厚、肌间隙增宽。肠闭锁患儿小肠全长较正常新生儿明显缩短,平均为100～150cm,正常新生儿小肠长度约250～300cm。

(3) 并存疾病和畸形　空回肠闭锁与狭窄的病例可以并存其他疾病和畸形。较常见的是胎粪性腹膜炎,其次是肠旋转不良、肠扭转、胎粪性肠梗阻、肠重复畸形、唇裂、腹裂、肛门闭锁、长段巨结肠。其他可有心血管畸形、泌尿系统畸形、马蹄内翻足或脑发育不全等。

(二) 临床表现

主要是肠梗阻的症状。症状出现的早晚和轻重则取决于梗阻的部位和程度。呕吐为其主要症状。新生儿出生后不久即有呕吐,由于梗阻部位不同,呕吐物的量与质有差异。高位闭锁者,呕吐频繁,呕吐物多系所喂之乳凝块,伴有绿色胆汁。低位闭锁者,可在生后2～3天出现呕吐,每次呕吐量较多,呕吐物为粪臭性液体。高位闭锁者腹胀不明显或仅限于上腹部膨隆,可见胃型或胃蠕动波。低位闭锁者有全腹膨胀,出现肠型,肠鸣音亢进。晚期严重扩张的近端肠管一旦穿孔,由于大量气体和肠液流入腹膜腔,可引起弥漫性腹膜炎。此时,肠型、蠕动波和肠鸣音消失,腹壁水肿发亮,腹部极度膨胀,并出现呼吸困难、发绀、体温不升及全身中毒症状。个别患儿因腹压增加,腹腔渗出液流入未闭的腹膜鞘状突,造成阴囊积水和水肿,在女婴可有阴唇水肿。患儿出生后无正常胎粪排出,少数病例仅有少量褐色粪便或灰白色黏液自动排出或直肠指诊后排出,量很少,与正常墨绿色稠胎粪完全不同。

肠狭窄的临床表现依据狭窄的程度有所不同。狭窄程度愈重则症状愈重,且症状出现较早。狭窄程度较轻者,症状出现较晚,表现为患儿出生后数周或数月内反复发生间歇性呕吐、腹胀、便秘。由于是慢性不全梗阻,腹部可见肠型和蠕动波,肠鸣音亢进。全身营养不良,可有消瘦、贫血等症状。

(三) 诊断

新生儿出生后频繁呕吐胆汁或胎便，有腹胀以及无正常胎粪自肛门排出，即应怀疑肠闭锁之可能。X线检查对诊断小肠闭锁具有重要意义。高位肠闭锁在腹部直立位平片可见到"三泡征"或1个大液平(胃)及3~4个小液平(扩张的空肠)，下腹部则全无气体阴影。低位肠闭锁之X线立位平片显示多个液平及扩张之肠襻，但结肠无气体阴影。X线钡剂检查不适用于肠闭锁患儿，然而对于非典型病例进行钡灌肠检查很有必要。钡灌肠荧光屏下或摄片显示结肠细小，直径仅5mm左右。另外钡灌肠可以鉴别肠回转不良和先天性巨结肠(图4-10-2)。

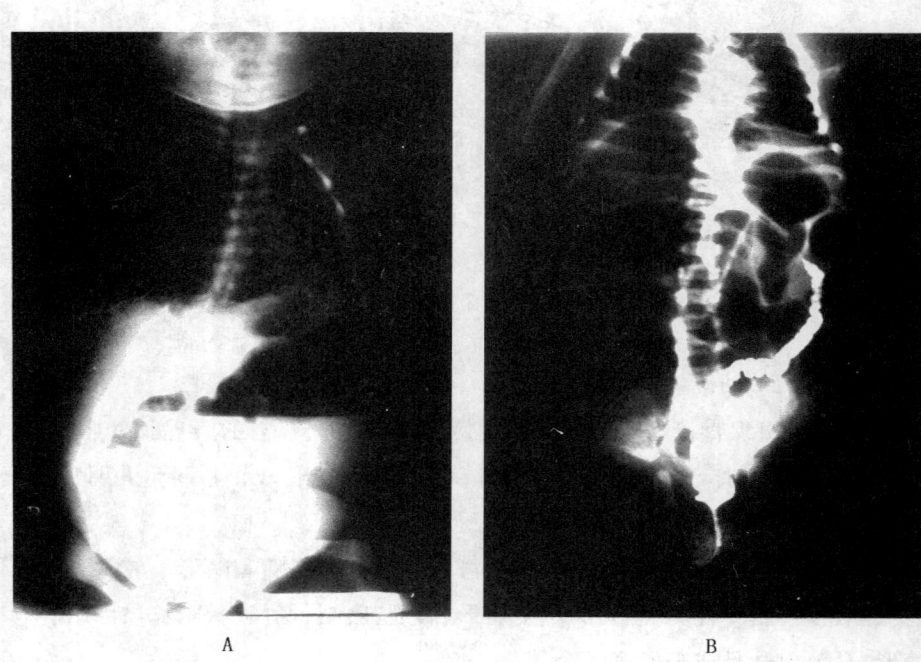

图 4-10-2　X线示小肠狭窄
A.空肠闭锁立位X线平片　B.结肠闭锁，钡灌肠X线平片

胎粪Farber试验可检查患儿胎粪中有无角化的上皮细胞和毳毛，仅对妊娠早期形成的肠闭锁患儿有诊断价值，而在妊娠中、晚期因各种机械性和血管因素所导致的小肠闭锁，Farber试验阳性无意义。曾有人报告因找到角化上皮细胞和毳毛而延误诊断治疗的病例。

(四) 治疗

外科手术是治疗肠闭锁与肠狭窄的惟一有效措施。

1. **术前准备**　一般情况较好者，术前放置胃肠减压管，吸净胃肠道内积贮物，以免患儿呕吐时吸入气管窒息。给于10%葡萄糖液和生理盐水适量，补充维生素C和维生素K，注射抗生素后开始手术。如果患儿有肠穿孔腹膜炎征象，往往有脱水、电解质紊乱。应纠正脱水、酸中毒，补充适量的全血或血浆，合并吸入性肺炎者给予吸氧、保暖和抗生素治疗。为保证术时、术后静脉给药，如能作颈静脉穿刺或锁骨下静脉穿刺置输液管更为理想。术前准备4~6小时，全身情况改善后方可手术。

2. **手术方法**　脐上横切口对十二指肠、小肠、结肠闭锁都适用。目前多数人认为，彻底切除闭锁近端无蠕动功能的扩张肠管,并与远端小肠作端端(背)吻合为首选方法。一般切除近端肠管10～20cm,切除远端肠管2～3cm,使成为45°斜面,应用5(6)-0丝线一层内翻间断缝合。如两端肠管口径相差悬殊,可将远端肠管系膜对缘肠壁纵形切开,行端背吻合术。折叠间断缝合近端肠系膜,使其与远端短小肠系膜等长,再缝合关闭系膜裂隙(图4-10-3)。

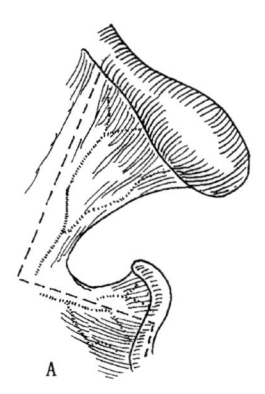
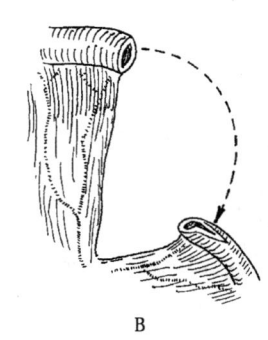
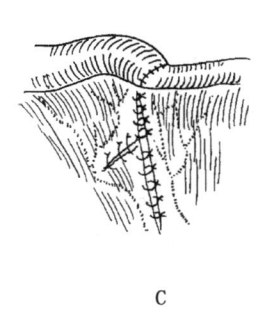

图 4-10-3　肠切除吻合术

A.切除范围　B.端背吻合方法　C.折叠近端肠系膜与远端等长闭合系膜孔

小肠侧侧吻合法,因易并发盲端综合征大多摒弃不用。螺旋形肠闭锁(Apple-Peel闭锁)需要轻柔操作,慎防发生肠扭转或损伤血管。高位空肠闭锁,尤其靠近Treitz韧带的病例,不能完全切除扩张的空肠,可作扩张段肠管剪裁。剪裁方法是在肠管系膜对侧剪除一长条肠壁,再缝合,使扩张口径变小。如此可保留肠管的长度,并改善肠管近端的蠕动功能。但这种手术出血较多,且可能出现肠瘘,即使是两层缝合肠壁,有时肠瘘仍然难以避免。另一方法是把肠壁纵形折叠,既可保证肠管的长度,又可减少瘘的发生。扩张段累及十二指肠时,纵形折叠是安全有效的方法。吻合操作一定不要用肠钳钳夹,只能用手指挤捏,镊子亦仅作为缝合固定肠管和夹住缝针之用,不要过多操作,以免损伤组织,影响吻合口愈合。

3. 手术注意问题

(1)切除盲端肠管　闭锁近侧扩张部肠壁蠕动功能障碍的处理非常重要。如果把远侧肠管与近侧扩张肠管直接吻合,那么很可能因蠕动不佳影响吻合口功能,是造成手术后肠道通行受阻的主要原因。所以需要彻底切除充血水肿、肥厚扩张的盲端肠管,保证手术的成功。其理由是:①在闭锁近端扩张部肠壁缺乏乙酰胆碱的分泌,从而影响平滑肌的收缩力。②肠壁过度膨胀,使肠壁肌纤维不能恢复原有弹性和张力。

(2)关于小肠切除问题　保留末端回肠和回盲瓣对维持患儿营养极为重要。切除回盲瓣相当于切除50%的小肠,保留回盲瓣不仅可以防止结肠内容物反流,同时能延长食物滞留于回肠的时间,有利于营养物质吸收。如多段肠闭锁、螺旋型闭锁,或并发胎粪性腹膜炎的病例需切除50%以上小肠者,易发生短肠综合征,出现营养障碍。一般认为新生儿最好保留100cm小肠,才能使营养代谢不致发生严重紊乱。

(3)近端肠管减压方法　高位空肠闭锁病例可采用经口插胃十二指肠管置留于扩张段肠管,吸收减压。不少人主张作暂时性营养性胃造瘘术,减压3～4天,待肠蠕动恢复后,经胃造瘘管缓慢滴入营养液或要素饮食。由于滴入速度很慢,营养液均可通过吻合口,患儿不致发生呕吐,这将有利于扩张肠管功能的恢复和远端细小肠管的发育扩张。胃营养性造瘘管在手术后10～14天拔除。传统肠造瘘术现在仅用于术前术后出现肠穿孔、腹膜炎,一般情况很差,或血供不佳疑有坏死可能的病例(图4-10-4)。

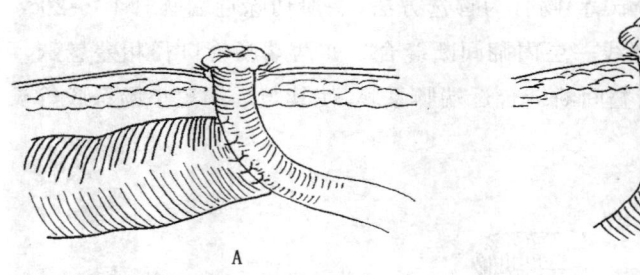
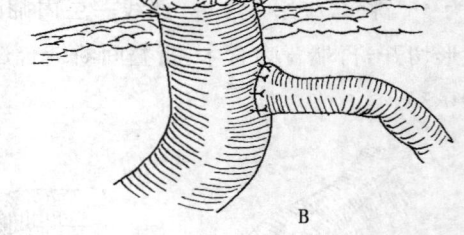

图 4-10-4 肠造瘘术

A. Bishop-Koop 法　　B. Santuli 法

(4)闭锁远端萎瘪肠管的处理　在手术中必须对整个远端萎瘪小肠进行全面、仔细检查。应用注射针头刺入闭锁远侧盲端肠腔，缓慢注入生理盐水、空气或液体石蜡，同时观察萎瘪肠管充盈膨胀动态，若见到生理盐水或石蜡油在全部肠管畅通无阻，证明闭锁远侧肠管是贯通的。同时可以将远端肠管分泌物或胎粪阻塞冲松动，自肛门排出，才能进行肠吻合。

(5)隔膜型肠闭锁的处理　手术尽量按照盲端型的处理原则作扩张段切除，小肠端端或端背吻合。如隔膜位于空肠起始部位，无法切除全部扩张段，可以纵形切开肠壁，切除隔膜后横行缝合肠管。

4.手术后处理　术后耐心细致的监护是手术成功的重要环节之一。胃肠减压必须保持通畅，一般维持3～4天。根据胃肠减压引流量的多少和肠蠕动恢复情况拔管或适当延长置管时间。术后3天起每天用15～20ml温盐水灌肠，以刺激肠蠕动恢复，帮助粪便排出。预防感染或吸入性肺炎，应用抗生素，注意保暖。补充足够的水、电解质、葡萄糖和维生素，维持患儿热量需要。术后数天内适量补充全血或血浆，对于延误诊断，一般情况较差的患儿术后愈合尤为重要。观察粪便排出情况，估计吻合口是否通畅，指导经口喂养的次数与量，循序渐进，加强护理。

5.术后并发症

(1)吻合口梗阻　①机械性肠梗阻：如术后2周梗阻症状仍不能缓解，借助于碘油造影或钡餐检查，确诊后应再次手术，重作肠切除吻合。②功能性肠梗阻：可给予营养支持，补充多种维生素及微量元素。随着病情好转，肠道发育，功能可以慢慢恢复。有条件时，给予胃肠外营养(TPN)将更有利于功能性肠梗阻患儿的康复。

(2)吻合口漏　用X线平片寻找游离气体来证实瘘常不准确，因为瘘多很小且局部又有覆盖。有人提出术后6～8小时测量一次腹围，如果腹围增加，胃肠减压引流液增多，出现低血容量体征，这往往提示肠瘘或坏死性肠炎，应剖腹探查。

(3)肠粘连　如发生不全肠梗阻者，采用保守治疗。完全性肠梗阻保守治疗无效的患儿，应考虑手术松解粘连，解除梗阻。

(五)预后

在20世纪50年代以前肠闭锁患儿的死亡率为75%～90%，目前随着诊断、手术、治疗和监护水平的提高，国内患儿的存活率为31.3%～73.3%，死亡率明显下降。决定预后的因素有：①是否早期诊断和手术。②闭锁部位、病理类型和保留小肠的长度。③术前、术后治疗和监护水平。④是否低体重儿或并发其他畸形。

五、胎粪性肠梗阻

胎粪性肠梗阻（meconium obstruction）又称之为胎粪栓综合征（meconium syndrome）或黏滞病（muscorisdosis），是由于胰腺囊性纤维性变，引起黏液稠厚，在肠腔内的胎粪黏稠不易排出而形成肠梗阻。多发生在白色人种，东方人极为少见。近年来，在亚洲地区有学者发现不伴胰腺囊性纤维性变的胎粪性肠梗阻。测定胎粪中异常蛋白含量，对诊断本病有重要的实用价值。

（一）病因病理

远在1905年就有学者注意到胎粪性肠梗阻兼胰腺病变的事实，现已知胎粪性肠梗阻是一种常染色体隐性遗传疾病，多有家族史。本病的特征是：①胰腺腺泡萎缩、功能减退，胰管显著扩大，内皮细胞扁平，管腔内充满嗜酸性物质，腺泡间结缔组织显著增加。②胰液减少，胰酶含量及活性均降低。③消化系统和呼吸系统的分泌腺呈杯状，分泌液稠厚，量减少。④主要受累的器官为胰、肺、汗腺和肠管。⑤在胎儿期就有上述的分泌异常。

胎粪性肠梗阻是由于黏稠而坚实的胎粪在回肠下段阻塞，形成机械性梗阻。胎粪在小肠中段尚属稀薄，但下行至回肠下段则呈黑棕色、黏稠，酷似油灰，与肠壁紧密相连，不易排出。用免疫扩散法测定胎粪中异常蛋白，含量明显增高。

胎粪性肠梗阻是引起胎粪性腹膜炎的病因之一。在胎粪性肠梗阻近端扩张的回肠或结肠均可发生穿孔，因肠穿孔发生时间不同，临床表现亦不同。

我国胎粪性腹腔炎较常见，但由于胰腺囊性纤维性变引起的胎粪性肠梗阻却罕见。中国医科大学小儿外科收治300余例胎粪性腹腔炎患儿，无1例为胎粪性肠梗阻。

不伴胰腺囊性纤维性变的胎粪性肠梗阻，已有人相继报告。在新生儿肠梗阻中，回肠末端有黏稠胎粪阻塞，而无囊性纤维性变的改变。1992年中国台湾省Chang PY报告16例胎粪性肠梗阻，临床症状与胰腺囊性纤维性变无大差别。实验室检查发现胰蛋白酶活性均为强阳性，发汗试验阴性。8例用免疫扩散法测定胎粪中异常蛋白增高，含量为9.2～93.3mg/g，明显高于正常值。8例作基因分析，未查到与胰腺囊性纤维性变有关的基因，指出胎粪性肠梗阻与胰腺囊性纤维性变无关，可能是由于羊水中小肠分解蛋白酶活性降低，胎粪中异常蛋白物质增加，胎粪黏稠而发病。

（二）临床表现

多见于低体重儿或早产儿，Greenholz,SK（1996）报告14例有13例为早产儿，可有家族史。患儿生后1～2日内即开始呕吐，并进行性加重，呕吐物中含有胆汁。腹部膨隆，右下腹能扪及结实的块状物，无胎粪排出。直肠指检可触及干粪块。肛管及直肠一般细小，可误认为肛管直肠狭窄。复杂型者，病状较重，可因肠穿孔而出现腹膜炎。

（三）检查

1.实验室检查

（1）胰蛋白酶活性试验 胰腺囊性纤维性变时，患儿胎粪及十二指肠液中胰蛋白酶活性阴性。无囊性纤维性变的胎粪性肠梗阻，胰蛋白酶活性阳性。

(2)汗液试验　胎粪性肠梗阻患儿的汗液中钠离子及氯离子含量明显增高,用毛果芸香碱刺激出汗,收集患儿前臂无污染的汗液,测其钠离子及氯离子含量均超过 60mmol/L。

(3)胎粪中异常蛋白含量(放射免疫法)　可提供重要的诊断依据。正常儿胎粪中不含异常蛋白,当胎粪中异常蛋白含量超过 3mg/g 时,即有诊断价值。

2.X 线检查　直立位 X 线摄片显示梗阻近端肠襻有不同程度扩张,肠内容物有泥浆样或水柱样感。由于胎粪黏稠,液平面表现不明显或缺如。钡灌肠主要表现为结肠细小,稠厚的胎粪可出现小团块状的充盈缺损。

(四)治疗

1.非手术治疗　多数单纯型胎粪性肠梗阻可采用非手术疗法,采用高渗的放射线对比剂灌肠。灌肠前准备与手术前准备相同,注意纠正脱水、酸中毒,应予补液、禁食,置胃肠减压管。广泛采用的灌肠剂为泛影葡胺复合剂,渗透压为 1400mOsm/L,可稀释黏稠的胎粪,也可刺激肠蠕动,使胎粪软化而排出。

2.手术治疗

(1)手术指征　①非手术疗法无效者。②有肠穿孔、肠坏死、腹膜炎等并发症。③伴有肠闭锁、胆道闭锁等复杂畸形。

(2)术式选择　在术中于梗阻远端用泛影葡胺灌肠液将胎粪稀释后排出,梗阻缓解,在灌肠后行肠造瘘术,以防再次梗阻。造瘘术有以下几种:①回肠双口造瘘术(Mikalicz,Gross)。②回肠单口造瘘术(Rehbein)。③Bishop-Koop 手术。多数人主张采用 Bishop-Koop 手术,即切除过分扩张和疑有功能不良的肠段,把远端回肠提出腹壁造口,把近端回肠吻合在远端肠壁的侧壁上。近端肠内容物经吻合口进入远端肠管,再经远端肠管的造口排出,还可经远端造口插管注入生理盐水或泛影葡胺灌肠液,使胎粪排出。术后 6 周闭合瘘口。

(五)预后

远期疗效取决于有无囊性纤维性变、有无严重的伴发畸形及败血症等诸多因素。如原发病为囊性纤维性变,患儿因长期吸收不良,致营养失调,肠内容物稠厚,反复出现梗阻或因肺部并发症致死。不伴囊性纤维性变的胎粪性肠梗阻远期疗效尚较满意,有报告无囊性纤维性变 16 例 6 个月~5 岁患儿的术后随访结果,13 例术后发育营养良好、饮食正常,3 例死亡,死因为败血症、多发畸形及代谢性疾病各 1 例。

六、胎粪性腹膜炎

胎粪性腹膜炎(meconium peritonitis)是由于胎儿期肠穿孔后,胎粪从肠腔溢至腹腔所引起的腹腔无菌性、化学性炎症和异物反应。本病少见,但为新生儿腹膜炎中较多见的一种,约 35000 名新生儿中有 1 例。本病经外科治疗及全身营养护理,预后已有明显改善,但目前病死率仍高达 30%,是新生儿严重急腹症之一。

本病于 1761 年由 Morgagni 首先描述。1943 年 Agerty 等报告第 1 例存活。1944 年 Neuhauser 描述了本病 X 线发现腹腔内钙化影,并可作为诊断依据之一。

(一)病因病理

胎儿 3~4 个月时已有胎粪积于肠道,内含羊水、脱落上皮、胆盐、色素、胰液、肠液及消化酶等。5 个月时胎粪到达直肠。在胎儿 4~5 个月后发生肠穿孔。无菌的胎粪流入腹腔内,引起化学性腹膜炎。大量液体渗出，可形成纤维素，加上胎粪逐渐钙化，可使内脏相互粘连。肠道穿孔可自愈，也可能继续存在。

胎儿肠穿孔的原因有3方面：①胎儿肠梗阻：如胎粪性肠梗阻、肠闭锁、肠扭转、肠狭窄、肠回转不良、肠套叠，以及先天性肠粘连、索带、内疝等，是引起胎儿肠穿孔的常见原因。②肠壁肌层发育不良或胎儿时期发生炎症、外伤，致组织缺氧、血循环障碍及营养缺乏而致穿孔，如肠肌层缺损、坏死性小肠结肠炎、肠系膜血管栓塞等，均可引起肠穿孔。③原因不明的自发性穿孔：约占40%左右，可能与围生期一过性胎儿缺氧有关；也可能母体受到某种刺激，或其他病理因素的应激反应，影响到胎儿血液循环，发生胎儿肠壁缺血坏死所致。

1975年Hilgier对新生豚鼠的胎粪性腹膜炎进行病理生理学研究，发现在胎粪流入腹腔的最初24小时，腹腔迅速出现成纤维细胞浸润，然后在病变部位呈现成纤维粘连，在穿孔的肠管和胎粪周围形成一个假性囊肿。随着血管的增加和成熟胶原形成，出现纤维性粘连，在第4天开始出现异物性肉芽肿和钙化，多数病例穿孔自行闭合。在胰酶的作用下，胎粪中的钙盐沉淀产生钙化，镜检常见到纤维化、含有异物的巨细胞反应、肉芽肿和钙化灶。部分病例虽没有肉眼可见的胎粪性腹膜炎，但显微镜检查的病理标本却有典型的表现。

Tibboel等在仔细检查胎粪标本时发现约20%病例胎粪中还含有浆膜、肠系膜和腹膜。

Neubauser报道约2/3的病例有钙化点。Finled和Xiong发现除囊性纤维病胎粪性肠梗阻引起的病例外，所有病例都可见到钙化斑。约2/3的病例穿孔位置在空肠。还有许多病例在腹膜腔或阴囊发现钙化点，但临床没有症状，这是由于穿孔自愈，肠管连续无梗阻之故。

(二)分型

1. Ⅰ型　胎粪性假性囊肿。当胎儿肠穿孔后没有立即愈合，胎粪不断地流入腹腔，由附近的肠曲相互粘连形成纤维性囊肿。原始肠穿孔却被包在囊肿内，钙化灶可贴在囊壁上。如果包绕在囊肿内的穿孔在出生时仍未闭合，就可能出现局限性气腹，囊内有气液平面，膈下无游离气体，进而发展成局限性脓肿。脓肿破溃，感染扩散可致弥漫性腹膜炎。

2. Ⅱ型　胎粪性腹腔粘连型腹膜炎。由于胎粪流溢全腹腔，引起弥漫性腹膜炎，且可能出生前有多次穿孔和胎粪流溢。弥漫性的钙化斑广泛分布，纤维性粘连厚而结实，穿孔部位常已闭合且很难寻及。出现的肠梗阻只是因为粘连的结果，当然亦可不出现肠梗阻，甚至在数周之后直至数年之后才出现症状。

3. Ⅲ型　胎粪性腹水型腹膜炎。在出生前不久发生肠穿孔，穿孔部位可能已经闭合，但腹腔充满了胎粪污染的腹水。X线检查可发现细小的钙化点。但亦可能穿孔时间短，钙化尚未形成。

4. Ⅳ型　感染性胎粪性腹膜炎。在出生后穿孔仍未闭合，细菌进入新生儿肠道，进而出现感染性腹膜炎，腹腔内可有游离气体和胎粪。这是胎粪性腹膜炎中最为严重的一种。

(三)临床表现

多数患儿在生后早期出现肠梗阻症状，出生后1～2天就开始呕吐。各种类型的胎粪性腹膜炎都可同时伴有完全性或不完全性的肠梗阻。感染性腹膜炎症状严重。患儿有高度腹胀，膈肌上升，出现呼吸困难。腹壁红肿呈现蜂窝织炎改变，并可累及阴囊，腹壁静脉怒张。腹水型的患儿可能出现休克症状，以及低血压，尿少和由于毛细血管外渗出现全身浮肿。严重的胎粪性腹膜炎可引起水、电解质失衡。

腹部X线平片可提示肠梗阻和腹腔钙化点，这种钙化点可在67%的患儿中发现。但应注意与肝内肿瘤、腹部肿瘤和肾上腺血肿内出现的钙化点相鉴别。

(四)治疗

有明显临床症状者应加强护理,纠正水、电解质失衡,补充营养和支持疗法,必要时根据手术指征施行手术。

1. 手术指征 ①出现肠梗阻症状。②腹腔有游离气体。③可扪到明确的肿物。④有感染性腹膜炎表现。⑤腹壁已有局限或弥漫性蜂窝织炎。⑥有败血症和全身感染的征象。⑦腹水中含有胎粪且全身情况急剧恶化,尤其是有上述情况又同时发现腹腔有钙化影者。

对可疑者应在纠正患儿全身情况的同时,密切观察,必要时摄立位的正侧位X线片,有助判断是否穿孔。需要时可考虑腹腔穿刺,帮助诊断。如果禁食观察2~3天,有胎粪排出,无呕吐,腹胀渐退,证明肠道通畅,可开始喂糖水,酌情喂奶,并逐渐增加喂奶量。

2. 手术注意事项 术前准备和其他婴儿消化道穿孔相同。术中监测体温,注意保暖。作广泛的粘连分离时常引起大量失血,应准确估计术中失血并及时补充。具体的手术方法应取决手术中所见。偶见肠穿孔的原因是肠闭锁、肠扭转和胎粪性肠梗阻,应同时解除梗阻的原因。个别假性囊肿包绕的胎粪团块可完整切除,但一般需要切除部分肠段和胎粪团块。严重的肠粘连有时也需要切除肠段。在切除肠管时,应注意保留肠管的长度以维持小儿生长发育。特别是合并其他畸形,如肠闭锁、肠回转不良或脐膨出时,这类患儿肠管的长度仅为正常儿的一半,切除过多的肠管很容易出现短肠综合征。腹腔没有细菌污染者可行单纯肠吻合。如感染性腹膜炎严重,则不宜施行一期吻合术,应考虑行肠外置造口术(Mikulicz 造口术),待病情稳定后再行腹膜外肠吻合术,这对有丰富血供、广泛粘连的患儿尤为适宜。

七、梅克尔憩室

梅克尔憩室(Meckel diverticulum)系胚胎期卵黄管退化不全所遗留的一种较常见的小肠发育畸形。1812年由J F Meckel对该畸形从组织胚胎学和临床表现上作了详尽描述。其发病率约2%,大多数终身无症状,有15%~20%在发生并发症时而需外科治疗。

(一)病因病理

正常胚胎第2周时卵黄囊顶部之内胚层细胞群卷入胚体,构成原始消化管。原始消化管的中间段称中肠并与卵黄囊相连。在胚胎第4周时卵黄囊逐渐变窄,形成卵黄管。在胚胎第6周时卵黄管自行闭塞,形成一条连接脐与中肠的纤维索带。在胚胎第8周时索带从脐端开始逐渐吸收,直至完全消失,完成退化过程。如果在胚胎第6周卵黄管闭塞和吸收过程中发生障碍致使卵黄管退化不全或不退化,将产生各种类型的卵黄管残留畸形。当卵黄管的脐端吸收退化,而肠端未吸收退化或退化不全时则形成梅克尔憩室。胚胎早期与卵黄管发育的同时,包绕并营养卵黄管的血管是由腹腔动脉发出的左右两支卵黄管动脉。在胚胎第6~8周时,卵黄管动脉左支逐渐萎缩消失,右支发育为肠系膜上动脉,仍有一分支通到卵黄管。当卵黄管完全退化时,伴行于卵黄管的动脉支也随之消失。如卵黄管肠端残留形成梅克尔憩室,则该动脉支也可能存留,形成一条在憩室与回肠系膜之间的血管憩室系膜带。

梅克尔憩室的位置多在距回盲瓣10~100cm的末端回肠壁上,按胚胎发生学应在回肠系膜对侧缘上并开口于回肠,憩室的形状以圆袋状、圆锥状为多,还可有奶嘴状、分叶状等各种各样的形状。憩室可具有独立的系膜,组织学上的憩室壁结构与回肠壁相同,约有1/4~1/3憩室壁内有异位组织,以胃黏膜最多见,其次是胰腺组织,偶可见到十二指肠、空肠、结肠或直肠黏膜组织。异位组织可以是一种,有时也可以是两种同时存在。异位组织是发生憩室并发症的主要原因,在临床上有极其重要的意义。

单纯性梅克尔憩室的存在不致引起症状,但有约 1/4～1/3 的憩室可以因多种的病理变化引起严重症状。主要的病理变化有以下几种:

(1)炎症 憩室的急性炎症常见于憩室颈部口径较小,或憩室本身发生扭转,致憩室腔有梗阻的情况,炎症的结果因憩室腔内压力过高,而导致憩室的坏死和穿孔,引起腹膜炎。因憩室较为游离,憩室坏死穿孔时炎症局限化的可能较小,所以较阑尾穿孔更为严重。

(2)溃疡 憩室壁内的异位胃黏膜组织具有分泌胃酸和胃蛋白酶的作用,不断刺激憩室黏膜而发生消化性溃疡,引起出血或穿孔等症状。由于溃疡常发生于憩室基底的回肠黏膜上,所以慢性溃疡可导致回肠的瘢痕性狭窄及梗阻。

(3)粘连梗阻 憩室顶端原有连到脐部的索状纤维带可能未吸收消失,或者憩室周围因炎症而产生新的粘连。可形成以下病变:①一段肠襻可在血管系膜纤维带所形成孔道下穿过,形成内疝。②系膜血管纤维带直接压迫其邻接的肠襻。③粘连牵拉过紧引起肠襻过于屈曲成锐角。④肠襻偶尔可沿憩室长轴扭转。以上结果都可以引起肠梗阻。

(4)套叠 底部宽敞的憩室可向内翻入回肠腔,成为套叠的起始点。憩室本身有病变,也可引起套叠。

(5)结扣 细长的憩室可以盘绕小肠,自身形成结扣,引起肠梗阻。

(6)扭转 大的囊状憩室具有蒂柄样的底部者,可发生自身扭转。

(7)其他病变 如异物、肿瘤、结石等均有可能发生,但在临床上较罕见。

(二)临床表现

梅克尔憩室发生病理变化时,不论其性质如何,临床表现均以炎症、溃疡或小肠梗阻为主的症状。

1.憩室炎 憩室炎的临床症状与急性阑尾炎颇相似,主要表现为右下腹疼痛、恶心、呕吐、发热及白细胞计数增高的炎症反应。腹部检查可发现右下腹靠脐旁压痛、反跳痛及腹肌紧张,易误诊为阑尾炎。但一般憩室炎所致的腹膜炎体征,压痛偏向腹中部,有时可摸到边缘不清楚的炎性肿块。由于炎症粘连,脓肿压迫和附近肠麻痹也常有小肠梗阻的现象。

2.憩室溃疡出血 异位胃黏膜引起消化性溃疡出血,是梅克尔憩室的主要症状,占憩室并发症的 35%～50%,而且半数发生在 2 岁以下婴幼儿,且表现严重。临床特点为发作性出血,而少表现慢性出血。患儿可表现为突然发生无痛性便血,血色暗红,出现鲜红和血块的不多见,而柏油样便则更少见。出血严重的患儿有急性贫血,出现面色苍白、心率快、衰弱、出汗,实验室检查血红蛋白明显下降。急性贫血如不及时输血可很快进入休克。一般便血 2～3 天后停止,数周、数月乃至数年后又重复大量便血。一部分患儿合并溃疡穿孔,则可出现腹痛、恶心呕吐、腹肌紧张及压痛等腹膜炎表现。

3.肠梗阻 主要表现为低位小肠的急性梗阻,且多为绞窄性,因此常伴有腹膜刺激征。临床上出现阵发性腹痛、恶心呕吐、腹胀等小肠梗阻的症状。查体可见腹胀、肠型、腹部压痛、腹肌紧张、肠鸣音亢进伴有气过水声等。腹部立位 X 线平片除可见到多个阶梯状液平,有时亦可见到孤立肠襻阴影。若并发肠套叠时可出现阵发性腹痛、腹块、血便等肠套叠的临床症状和体征。

4.憩室疝 憩室可随小肠进入腹股沟疝囊内。若梅克尔憩室单独嵌闭于疝囊内则称为憩室疝。患儿腹股沟部出现圆锥形条状肿块,不能还纳,并有明显压痛。如患儿有腹股沟疝的病史,可诊为嵌顿疝。反之则常误诊为精索囊肿感染或淋巴结炎。憩室嵌顿可发展为憩室狭窄、梗死和坏死,穿孔后酿成腹膜炎或肠瘘。

(三)诊断

到目前为止,能有效协助诊断梅克尔憩室的方法不多。无症状的憩室在术前很难预诊,有并发症的病例其临床症状的特异性也不明显,在对下腹部急性炎症、低位小肠梗阻、肠套叠以及下消化道出血进行鉴别诊断时应考虑到发生本病的可能性。一般可用以下方法检查:

1. 放射性核素检查　由于梅克尔憩室内多有异位的胃黏膜组织,所以应用^{99m}Tc进行腹部放射性核素检查,是目前诊断梅克尔憩室的一种有效方法。诊断阳性率约为87%。如病变范围较小或憩室内有炎症、水肿等,可影响放射性核素的摄取而出现假阴性。而假阳性的结果可见于肠梗阻、肠血管瘤、腹主动脉瘤,以及肾盂、输尿管积水等疾病。本法是无创性检查,阳性率高,对患儿安全无痛苦,操作方便,但要注意对假阳性和假阴性的分析判断。

2. 选择性肠系膜上动脉造影　在造影过程中根据发光体外渗来判断出血的部位,用于诊断梅克尔憩室的出血。

3. 消化道钡餐检查或钡灌肠检查　可作为除外其他消化道出血性疾病,而对直接诊断本病没有多大帮助,但偶可发现梅克尔憩室的存在。

此外,也有应用纤维小肠内镜作出梅克尔憩室诊断的报道。

(四)治疗

1. 手术指征　各种憩室并发症必须手术治疗,而且绝大多数是在急诊情况下手术,多属探查性质。在实际工作中鉴别诊断对治疗的重要性不大,因为这些情况大多都需要手术。重要的是在手术时发现不符合临床诊断(例如诊断为急性阑尾炎而术中阑尾正常)时,务必仔细检查回肠末端,以确定有无梅克尔憩室病变。否则致病原因未被发现而继续发展,会造成严重后果。

对腹部手术中偶然发现的无症状的梅克尔憩室,是否需切除有过不同意见,现在大多数人都主张切除。因为肉眼无法正确判断憩室内是否存在异位黏膜组织,而且多数憩室并发症发生在幼小儿,诊断较困难,所以只要患儿全身及局部情况允许即应切除憩室。

处理最困难的是对2岁以下并发大出血的患儿。如果发现有大量暗红色血便排出时,应立即入院治疗,经鼻胃管抽吸除外上消化道大出血,同时给予血浆和全血补充,以维持生命所需的循环血量和提高血细胞比容。如果第一次出血量很大,为维持生命所需的循环血量而输血已达患儿全身血量的50%时,就需要急诊剖腹手术。大多数患儿应在出血停止后作进一步检查,待血红蛋白水平恢复正常时再行选择性手术。如果包括核素检查在内都提示阳性,应密切观察并告诉家长。一旦出现再次急性大出血时,应立即手术。

2. 术前准备　梅克尔憩室并发症常常是造成外科急腹症的病因之一,而且往往延误诊断,故患儿多有严重脱水、电解质紊乱、感染、全身状况差等情况,因此必须做好充分的术前准备,以期用最简单的方法,安全地完成手术治疗。

(1)憩室大出血　首先纠正失血性休克,待血红蛋白提高到90~100g/L,血压能维持在10~11/6~7kPa以上,即可进行手术。

(2)肠梗阻　大多数患儿有严重脱水、电解质紊乱和酸中毒,应给予补液、纠正酸中毒、提高血容量,还要作抗感染及相应的对症处理。如果伴有肠坏死、穿孔性腹膜炎,患儿出现中毒性休克时,应积极进行抗休克治疗,可以边抗休克边手术,尽早切除坏死肠管,解除中毒症状。

(3)憩室炎及穿孔性腹膜炎 因严重感染,患儿病情较重,术前应静脉给予大剂量广谱抗生素、充分补液、适量输血(10~20ml/kg),纠正酸中毒,如有高热给予物理降温。术前准备时间不宜过长,争取在4小时左右完成,尽快进行手术。

3.手术方法

(1)憩室切除术 按以下原则进行:

1)注意应将憩室全部切除,手术通常以宽大的"V"形切除憩室,系膜侧肠壁可完整保留。仔细检查切除标本,若标本上有出血溃疡病变时则可缝合。否则在颈部或基底部遗留病变或异位组织,可引起并发症再发生。

2)切除憩室后应严格按斜行或横行缝合原则进行缝合,以免造成肠腔狭窄。情况允许时可将阑尾一并切除。

(2)回肠切除吻合术 以下情形应施行回肠切除吻合术:①憩室病变已累及回肠壁。②憩室基底部穿孔或基底部有明显炎症、水肿。③憩室及相应的回肠发生坏死时。④有时憩室引起肠套叠或肠扭转,虽无肠坏死,但肠管已遭到明显损伤。⑤憩室基底部异常宽大或直径超过肠腔者。⑥如果肠坏死广泛或有不可逆的肠管损伤,原则上应作肠切除一期吻合,而不作肠外置术。

(3)腹腔镜下憩室切除术 近年来腹腔镜手术已开始应用于小儿外科临床,并有不少成功病例报道。但此方法对麻醉要求高,选择病例要求严格,并要求手术者和助手之间有熟练的技术配合,否则会造成肠管损伤和出血等严重并发症。因此腹腔镜下憩室切除术不可滥用,要严格选择适应证。

(五)预后

憩室并发症手术后死亡率为5%左右。降低死亡率的关键是能否掌握憩室并发症的特征,不失时机地进行手术治疗。并发绞窄性肠梗阻、憩室穿孔,并且较晚才确诊的婴幼儿死亡率较高,因此在处理婴幼儿急腹症时,应时刻想到憩室并发症的可能性。

八、肠系膜囊肿和肿瘤

肠系膜囊肿和肿瘤临床上不多见。自1805年意大利解剖学家Benevieni在尸体解剖中首先发现1例肠系膜囊肿、1880年Tillanx成功地切除1例肠系膜囊肿以来,国内外屡有报告。

囊性肿物生长缓慢,任何年龄的儿童均可出现,但以2~10岁多见。腹腔内囊性肿物大多位于肠系膜,70%位于小肠系膜,15%在大网膜,10%在结肠系膜,5%位于腹膜后间隙。

肿瘤大多数为实质性,可以为良性或恶性,恶性肿瘤约占实性肿瘤的60%。欧美国家报道肠系膜肿瘤约占综合医院肿瘤住院患者的1/2.5万~1/1万,国内报道为1/8775,较欧美国家略高。

(一)病因病理

根据囊壁的细胞学和病因学可将肠系膜囊肿分为:①胚胎源生囊肿:多由淋巴组织的先天性畸形或错位引起。②继发性囊肿:由于乳糜管的创伤破裂,继发出血性、炎性肿块压迫或侵蚀囊胚所致。③新生性囊肿:有良性、恶性之分,如囊性淋巴管瘤。④感染性囊肿:由结核杆菌、真菌或寄生虫引起淋巴管囊性变。

按囊肿的多寡又可分为:①单房性囊肿:较大,囊壁薄而无张力,多局限于一段肠系膜。②多房性囊肿:由数个囊腔组成,有的互相沟通,有的不通,局限于一段肠系膜。此外,还有一种囊肿由数十个或百余个小囊组成,广泛侵犯肠系膜,且靠近系膜根部,紧密包绕系膜血管,手术多不能彻底切除,预后较差。有的囊肿靠近肠管,形成哑铃状,张力稍大,相应部位肠管横跨其上,肿物对肠腔的通畅性影响较大。

囊肿的内容有浆液、乳糜液、血性液或脓性液等,70%左右为浆液。浆液性囊肿被覆有间皮细胞,一般发生在横结肠系膜和乙状结肠,囊肿大小不一,自数厘米至20cm不等,多为单发性单房囊肿,囊内液体通常为黄白色或草黄色透明液体。囊性淋巴管瘤为多数扩张的淋巴管所组成,呈大小不等的乳白色囊样结构,直径小者1~2cm,大者至10cm以上,多发生于回肠系膜,有时呈弥漫性,布满整个小肠系膜。囊内含无色透明液体或乳糜样液,如有出血或继发感染,则可见暗红色液或脓性液。

显微镜下见囊肿壁多系结缔组织,无肌层和黏膜,内层光滑,仅被覆一层扁平内皮细胞。若囊肿有过出血或炎症,则可使囊壁增厚,血管扩张,并可见炎性细胞浸润。与肠重复畸形不同,后者壁厚,被覆浆膜层、平滑肌和黏膜层,紧靠近肠管,与相邻肠管有共同肌层与血管,多不能单独切除肿物。

肠系膜肿瘤大多为实性肿块,可以为良性或恶性。由于其组织来源十分复杂,可来自脂肪组织、血管、淋巴管、纤维组织、神经组织、间皮组织、平滑肌、胚胎残余成分和胚胎发育过程的异位组织。这些组织和成分,可在多种致癌因素的作用下发展为相应的良、恶性肿瘤和瘤样病变,形成种类繁多的肿瘤组织学类型和复杂的病理学成分。复习国内文献,现已报道有26种以上,包括系膜罕见的APUD系肿瘤、腺瘤、横纹肌瘤和肉瘤。

良性肿瘤有神经纤维瘤、纤维瘤、脂肪瘤、平滑肌瘤、血管瘤等,恶性肿瘤以淋巴瘤最多见,其他有纤维肉瘤、神经纤维肉瘤、平滑肌肉瘤等。实质性肿瘤也多发生在小肠系膜,少数良性肿瘤发生在结肠系膜,而恶性肿瘤发生在结肠系膜者较少见。

(二)临床表现

取决于肿物的性质、大小、部位,以及对周围器官的压迫而定。肠系膜囊肿多见于儿童,而肿瘤不论良性或恶性则多见于大龄儿童或成年人。囊肿和良性肿瘤初起时无明显症状,待肿物增大、出血、破裂时,可引起相应的临床表现。

1. 复发性腹痛　肠系膜囊肿位于肠系膜两层之间,当患儿活动时,因重力关系,会牵拉系膜根部,或引起肠管轻微扭转、痉挛。故腹痛是患儿经常出现的症状。轻微腹痛可持续半小时至数小时,严重时可伴有呕吐、发热。腹痛持续数天,缓解后可再次复发。

2. 腹胀　随着囊肿的增大,患儿腹围可逐渐增大。巨大囊肿可误诊为腹水,小囊肿可表现为偏向一侧的腹胀。

3. 恶心、呕吐　患儿可经常出现恶心呕吐,尤其当腹痛发作时明显,1天或数天后症状可消退。

4. 腹部肿物　囊肿张力稍大者,腹部多可触及圆形、表面光滑、无痛、活动性肿物。有人认为肿物横向活动超过中线对诊断有定位意义。当有出血或感染时,肿物可有压痛。若肿物过大,腹部有振水感。肿物边界多不清楚。

恶性肿瘤多为表面不平或呈结节状的肿物,质硬,由于浸润性生长而多较固定。有时肿瘤坏死溃破可引起急性腹膜炎体征;亦有破入肠道而出现消化道出血症状。此外,患儿常伴有食欲减退、消瘦、乏力等症状,有的出现贫血、肠梗阻等症状。

（三）并发症

1.腹膜炎　肠系膜囊肿和淋巴管瘤一样，可发生囊内感染。感染可逐渐向囊肿周围扩散，引起局限性或弥漫性腹膜炎；也可因轻微腹部损伤而引起囊内出血，再继发感染引起腹膜炎。

2.急性肠梗阻　肿物牵拉肠管可发生肠扭转，哑铃状肿物压迫局部肠管，临床上均可出现肠梗阻症状。

3.慢性复发性部分肠梗阻　为肿物牵拉、扭转、压迫引起，腹痛和呕吐经常发作，经保守治疗，症状可缓解，但以后仍可经常发作。

（四）诊断

根据有腹部逐渐增大、复发性腹部疼痛、腹胀、恶心、呕吐、腹部触及肿物等表现，对本病诊断不难。

值得注意的是，在诊断本病时，尚需考虑如下特点：①年龄在14岁以下，尤其是7岁左右的儿童，出现腹部坠痛、腹胀、腹膨隆，或腹块渐大或加重。②肿块呈囊性，光滑，无压痛。③肿块不紧张，有柔韧感。④如无严重粘连，肿块上下活动幅度较小，而横行方向活动则较大。⑤有时在肿块上可闻及肠鸣音或肠蠕动音。⑥X线检查提示肿物位于胃肠道以外，可有胃肠道移位。⑦B超、CT、MRI检查可助进一步确诊。

对临床鉴别良性或恶性肿瘤应注意：①病史长短不是鉴别良性或恶性肿瘤的依据，因恶性者生长缓慢，较晚才转移。②触诊活动与否对鉴别良、恶性肿瘤帮助不大。从理论上讲，恶性者，多起源于肠系膜根部，并可侵犯周围组织器官，造成粘连而不活动，如肿瘤不在根部则可活动。良性肿瘤如体积较大或位于盆腔内，可较固定，因此，肿瘤活动性大小、症状出现早晚，主要取决于肿瘤生长的部位及肿瘤的大小。用以鉴别良、恶性肿瘤的一般规律并不完全适用于本病。③伴发热、贫血也可见于良性肿瘤，如动脉瘤等。本病虽不多见，但病理类型却很复杂。如此复杂的病理类型，临床上有时是难以鉴别的。

（五）治疗

1.肠系膜囊肿　囊肿增大后可经常并发急腹症，故一旦诊断成立，应予手术治疗。主要有以下手术方法：

（1）单纯肿物切除　对有完整包膜的孤立囊肿，在不影响肠管血液供应的情况下，争取行肿物全切除，效果满意。

（2）囊肿切除加局部肠切除吻合　如囊肿与肠管关系密切或与系膜血管粘连紧密，单纯切除囊肿较困难，往往在切除肿物后，会引起该段肠管的血液循环障碍，须同时切除该肠管。

（3）部分囊肿切除术　当囊肿分布范围广泛或有多囊时，若行囊肿全切除，会引起大段肠管血供障碍。可行囊肿大部切除，剩余部分囊壁完全裸露，在残囊的内膜，用3%碘酊或10%甲醛溶液涂拭，以减少其分泌。有报道用该方法处理的数例患儿，追踪多年未见复发或腹围增大，表明残囊内膜的分泌液可被腹膜完全吸收，并达到分泌与吸收平衡。

至于单纯囊肿吸引、囊肿袋形缝合术或囊肿肠管吻合术，术后几乎毫无例外的有复发和感染，不应采用。

2.肠系膜肿瘤　良性者，小的可作肿瘤切除术，大的常须连同系膜和部分小肠一并切除。恶性肿瘤如尚局限，应作根治切除术，包括周围系膜和部分小肠；如已发生转移，应争取作姑息性切除，以预防或缓解肠梗阻。术后适当给予化疗、放疗等综合治疗。

（六）预后

肠系膜良性肿瘤如能全部切除则预后良好，如未能全部切除或切除不彻底，某些肿瘤如脂肪瘤、纤维瘤、平滑肌瘤等，则有复发或恶变可能。恶性肿瘤因肿瘤组织学和生长部位不同，使各自预后有着显著差异。并因其就诊时往往不在病程早期，根治性切除率较低，其预后甚差。

九、Peutz-Jegher 综合征

这是一种常见的染色体显性遗传综合征，1921年由 Peutz 首先报道本病，1949年 Jegher 再次报道并加以系统描述，故被称为 Peutz-Jegher 综合征。本综合征较少见，近年来对其认识有所增加，病例报告数也渐增多。本病为常染色体显性遗传，男女均可患病，近50%病例有阳性家族史。病症多在青少年时发现，但也有儿童期发病者。

其主要特征为：①具有显性遗传性。②口腔黏膜、口唇、手掌和足底部有黑色素斑。③胃肠道多发性息肉。

(一) 临床表现

患者在出生时或幼年时出现皮肤、黏膜色素沉着，成年后可逐渐消退，但口唇周围皮肤和口腔黏膜的黑色素斑仍可存在，手掌和足底也可见两侧对称的色素沉着。这种特征性色素沉着是诊断本病的重要依据，据此可作进一步检查以明确诊断。

多发性息肉可广泛分布于胃到直肠各部分，其中以空肠和回肠最多见，结肠、直肠息肉者约占30%~50%，另有25%可见胃内息肉。息肉基底宽，无蒂，大小不一，组织学上为正常肠黏膜腺体，间有平滑肌束，现认为属错构瘤。息肉生长发展到一定阶段后常有继发病变，如肠套叠等。患者出现脐周腹痛、便血，甚至急性肠梗阻，部分患者可自行缓解，但以后可反复发作而形成慢性肠套叠。体检可发现典型的肠套叠腹部体征。如果同时发现皮肤、黏膜特征性色素沉着斑则应考虑本病。可采用 X 线钡剂造影、钡灌肠、纤维内镜检查，以进一步明确诊断病变性质。

(二) 治疗与预后

由于本病息肉广泛散在分布于胃肠道，所以不可能作全部息肉切除术，无症状患儿可观察、随访。仅在出现下列临床急症时考虑手术治疗：①不可缓解的肠套叠并有肠坏死表现者。②明显肠梗阻不能缓解者。③反复大量肠道出血。④孤立大型息肉或肠段型密集息肉反复发作，引起症状者。手术应针对临床症状，而非根治。肠套叠可行复位或坏死肠襻切除加肠吻合术。引起症状的孤立性大息肉可作局部息肉切除。有密集息肉的肠段可行肠段切除吻合术。因本病不能根治，术后多数患者症状仍会复发。本病是否发生癌变尚无定论，但一般认为可能性很小。

十、短肠综合征

短肠综合征 (short bowel syndrome) 是由于不同原因所致的广泛小肠切除后，残余的功能性肠管不能维持患者营养需要的吸收不良综合征，又称小肠不全 (small intestinal insufficiency)、小肠广泛切除术后综合征。临床上虽不多见，但情况严重，处理存在一定困难。因并发症较多，病死率较高。

正常小肠黏膜的吸收面积远超过维持正常营养所必须的面积，有很大的储备功能，能耐受30%的小肠切除而不发生症状。切除50%小肠对消化吸收虽有一定影响，但机体仍能在短时间内代偿适应。如果切除70%以上的小肠，可产生严重症状，甚至危及患儿生命。因而多数学者将小肠切除70%以上，称为广泛切除。

小肠的长度随年龄和测量方法的不同差异较大。王兴国报告新生儿小肠平均长度为216cm，Wilmore的报告为160～240cm。而Warner认为足月儿的正常小肠长度在200～250cm之间，早产儿的小肠长度为160～240cm。为避免个体及技术上造成的差异，有人以200cm作为新生儿小肠的平均长度，未成熟儿可适当减少。

一般认为新生儿剩留的空回肠少于75cm即为短肠综合征，低于40cm者为超短肠综合征。短肠综合征的发生还取决于残存小肠的部位与回盲瓣是否保留。十二指肠、近端空肠及远端回肠是小肠消化吸收的主要场所，只要保留这些部位及回盲瓣，即使切除中段小肠70%，婴儿也能维持营养而存活。若切除包括末端回肠和回盲瓣在内的50%～60%的小肠，也将会引起严重的腹泻和营养障碍。Wilmore认为，婴儿肠切除至少需保留空回肠15cm及回盲瓣，若丢失回盲瓣则应至少保留38cm肠管，术后方能取得较好疗效。

(一)病因

短肠综合征最常见的原因是由于患坏死性小肠结肠炎、肠闭锁和中肠扭转等疾病而行小肠广泛切除所致。Warner等搜集238例小儿短肠综合征，其中新生儿坏死性小肠结肠炎占35%，其次为多发性肠闭锁(占23%)、中肠扭转(18%)、腹裂畸形(14%)，而广泛性无神经节细胞症和胎粪性肠梗阻分别为7%及1%。其他少见原因诸如多种原因引起肠系膜血管栓塞、低血流状态等造成肠管广泛缺血坏死切除者仅占2%。

先天性短小肠畸形极为罕见，常合并肠旋转不良。小肠最短者仅25cm。

(二)病理生理

1. 肠管的吸收功能　小肠的不同部位具有不同的吸收功能。十二指肠吸收机体所需的大部分铁、钙和叶酸等。空肠乃吸收营养物质的主要部位，食物中大部分糖、蛋白质、氨基酸、水溶性维生素如维生素B_6、维生素C及叶酸等均在空肠吸收。回肠也具有吸收这些物质的功能，食糜在回肠中运行的速度较慢，有充分的时间接替空肠完成吸收；而且回肠的特有功能是吸收胆盐、胆固醇、维生素B_{12}，空肠不能替代。因而空肠切除后回肠可以代替，而回肠切除后空肠却难以完全替代它的吸收功能。维生素B_{12}缺乏、胆盐吸收障碍可引起脂溶性维生素(维生素A、维生素D、维生素E、维生素K)的缺乏，发生腹泻和脂肪痢。回盲瓣有括约肌的作用，又称回盲括约肌，能维持一定程度的收缩，以减慢回肠内容物的排空速度，保持小肠的消化吸收功能。回盲括约肌还有活瓣作用，可防止结肠内容物反流入小肠，同时阻止结肠内细菌在小肠肠腔的繁殖，避免干扰吸收功能。可见回盲瓣在维持小肠正常生理功能上有重要意义。若以回肠为主的小肠广泛切除，再加回盲瓣的切除，后果更为严重。近年研究指出，回盲瓣保留与否和患儿存活率无相关关系，但无回盲瓣的患儿小肠适应时间延长，肠内细菌繁殖增加，肠源性败血症发生率增高。

2. 小肠广泛切除后对机体的影响

(1)食物排空时间缩短　小肠广泛切除后，由于残留的小肠过短，吸收面积锐减，肠蠕动加快，食物被迅速排空。Rickman测定从口服染料到肛门排出仅需5分钟，从而导致糖类、蛋白质、脂肪等营养物质的消化吸收障碍。

(2)严重腹泻、脂肪痢　腹泻的原因为残留短肠的水、钠吸收障碍；胃酸与肠内酸性代谢产物刺激肠黏膜也可扰乱水、钠的重吸收；食物的渗透压过高亦能损伤肠黏膜引起分泌增加，发生渗透性腹泻。脂肪痢主要发生在回肠切除为主的患儿，因末端回肠吸收机体98%的胆盐，切除回肠后可引起胆盐肝肠循环破坏及胆盐储存严重减少，微胶粒形成障碍，从而影响脂肪的消化与吸收，出现脂肪痢。此外，不吸收的脂肪酸在肠内受细菌作用,可将长链脂肪酸转变为带羟基型,与长链不饱和脂肪酸一样引起腹泻。因而,患儿腹泻严重,既有结肠腹泻,又有剩余小肠激惹性腹泻。

(3) 胃酸分泌亢进 大量小肠切除后,失去反馈性抑制的近端小肠,引起肠抑胃素(enterogastrone)分泌减少,促胃液素增多,约40%~50%患儿有暂时性胃酸分泌亢进。高胃酸可致腹泻和消化性溃疡,也可致肠内pH值下降使胰脂肪酶灭活而加重脂肪痢。

(4) 消化功能紊乱 切除全部空肠可使缩胆囊素(cholecystokinin)丢失和肠促胰激素(secretin)分泌显著减少,影响胰酶和胆汁的分泌,加以肠腔酸度增加,胰酶活性降低,造成胰腺功能不全,影响消化功能。食糜在残存的短肠内,吸收面积甚小,排空迅速。肠道菌群失调,部分菌群过度繁殖所产生的毒素严重影响上皮细胞的吸收功能。这些因素均可引起各种营养物质的消化、吸收障碍。伴随脂肪吸收差的是脂溶性维生素(维生素A、维生素D、维生素E、维生素K)的缺乏。切除回肠,使维生素B_{12}吸收障碍,出现贫血等症状。

(5) 水、电解质平衡失调 由于腹泻大量丢失水、钠、钾,未被吸收的脂肪酸与钙、镁结合从粪便排出,影响钙、镁吸收,因而出现脱水、低血容量、低钠、低钾、低钙、低镁、低蛋白血症及多种维生素缺乏和重度营养不良。由于草酸未能与钙结合排出,大量在结肠重吸收,出现肠源性高草酸尿症,易形成泌尿系统结石。

(6) 生长发育障碍 患儿由于营养吸收不良,长期处于负氮平衡,蛋白质合成及酶的功能受到影响,使得免疫功能下降,生长发育迟缓,甚至停顿、死亡。

3. 残存小肠的代偿功能 小肠广泛切除后,残存的肠管在48小时后就发生适应性改变,以增加吸收面积,提高吸收能力,尽量满足机体对营养的需求。这种代偿适应可能持续1年以上,主要表现在黏膜增长,绒毛增高、肥厚、腺凹加深,隐窝细胞分裂加快,单位面积内肠上皮细胞增加和肠管增粗,以扩大吸收面积。婴幼儿残存小肠尚可增长。Kurz等报道3例超短肠综合征新生儿,残存小肠分别为11cm、12cm及13cm,经治疗均存活,其中11cm者3年后钡剂检查,发现十二指肠及空肠近端扩大、增长、肠襻显影,小肠估计增长超过100cm;残存13cm者19个月后再次钡剂造影,显示残留肠管增粗、增长,肠黏膜肥厚,绒毛增高,钡剂通过速度缓慢。一般认为,残留小肠15~20cm,其吸收功能的表面积相当于$1000cm^2$,这是不用肠外营养得以生存的最低值。

(三) 临床表现

由于残留肠管的长度和部位不同,临床表现也不尽相同。通常将小肠广泛切除后的经过分为3个阶段。

1. 腹泻期 多从术后进食开始至数周或数月不等,主要表现为严重腹泻,伴有体液与电解质大量丢失。腹泻为水样,每天多达10余次,会阴部皮肤因受强烈腐蚀刺激而糜烂发炎,患儿全身营养状况也因此急剧恶化。腹泻乃因残存肠管过短,吸收面积锐减,食糜与肠黏膜接触时间极短因而排空过快,胆盐吸收障碍,胃酸分泌增加又可加重腹泻。脂肪吸收障碍和胰腺功能不全造成患儿脂肪痢。此期病情多较危重。由于吸收不良可发生低蛋白血症和免疫功能低下,甚至发生感染,如不及时胃肠外补充水、电解质及各种营养,则有可能危及生命。

2. 适应期 可持续数月至1年以上,以腹泻与营养不良为主,随着残存肠管逐渐适应,吸收能力有代偿性增加,腹泻趋于减轻,大便量明显减少,水、电解质和单糖的吸收可恢复正常,一些氨基酸吸收也逐渐恢复。若为超短肠综合征者,仍会出现一系列营养不良症状,如体重持续减轻、贫血、消瘦或浮肿、各种维生素缺乏、发育迟缓。钙、镁缺乏可致肌肉兴奋性增加及手足痉挛,长时间缺乏则产生佝偻病或软骨病。

3. 恢复期 时间一般在1年以上,腹泻基本控制,对糖类及蛋白质的吸收逐渐恢复正常,但脂肪吸收仍有障碍,若食物中脂肪含量过高可使腹泻重新发生。患儿体重增加,稳定在相对的低水平。残存小肠的适应达到高潮,多数患儿将能正常发育和维持正常生活。

(四)治疗

小儿短肠综合征的治疗分为营养支持、药物治疗和外科手术3部分。近年由于全胃肠外营养(TPN)和肠道高营养的广泛应用使短肠综合征的生存率明显提高,手术治疗只适用于全胃肠外营养(TPN)治疗无效或出现并发症的患儿。Thompson等报告160例(小儿112例)短肠综合征的治疗经验,单用肠内营养的71例(44%),需胃肠外营养者44例,仅45例(28%)作多种外科手术治疗。

1. 营养支持与药物治疗　根据小肠广泛切除术后逐渐适应代偿过程分3期处理:

(1)静脉营养期　此期以严重腹泻为主,伴严重水、电解质紊乱和营养吸收障碍。患儿应完全禁食,立即静脉输液以补充及维持水、电解质平衡,应用全胃肠外营养(TPN),防止体重丢失和保持正氮平衡,且使肠道得到相对休息,有利于功能恢复。钙、镁、磷及其他微量元素也需要适当补充。由于肠道营养为最佳小肠适应性变化所必需,故待电解质基本趋于正常和粪便排泄量低于30~40ml/(kg·d)时,即向胃肠点滴营养和口服易吸收的要素饮食过渡。广泛肠切除引起胃分泌亢进和内源性分泌物重吸收障碍,可加剧腹泻。静脉滴注 H_2 受体阻断剂西咪替丁,不仅可减少胃液分泌,促进肠适应,而且还能增加营养素的吸收,减少空肠造口排泄量和降低粪便中 Na^+ 和 K^+ 的丢失量。在用 H_2 受体阻断剂效果不佳时,尚可选用质子泵拮抗剂。对严重腹泻者可用洛哌丁胺(易蒙停)、鞣酸蛋白,也可用复方樟脑酊、可待因等鸦片类制剂及阿托品等抑制肠蠕动。碳酸钙有中和胃酸及游离脂肪酸作用,考来烯胺能结合胆盐消除其对结肠黏膜的刺激,均可减轻腹泻。长期使用TPN可发生胆汁淤积、肠黏膜萎缩及屏障破坏等并发症,应间歇使用缩胆囊素防止胆汁淤积。谷氨酰胺是小肠黏膜的主要供能物质,可增强小肠和结肠细胞的活性与肠道黏膜的屏障功能,促进残余小肠的代偿性增生,故需补给谷氨酰胺。注意保护会阴部皮肤的清洁干燥,外搽鱼肝油氧化锌糊剂,以保护皮肤免受腹泻物的侵蚀。

(2)混合营养期　此期为代偿适应阶段,以营养不良和腹泻为主,可持续数月至2年。在药物控制下腹泻的次数与量在逐渐减少。应针对小肠残留的长度,回盲瓣保留与否,适时给予肠道喂养并逐渐增加口服量,以促进小肠黏膜绒毛高度、宽度及隐窝深度的增加与肥厚。开始可给水、电解质及多种维生素与等渗葡萄糖等,如耐受较好再增加低聚糖、氨基酸或高营养配方的要素饮食,以后再改为低脂肪的高蛋白、高糖类饮食。根据患儿经肠道吸收的热量,逐渐减少全胃肠外营养支持。

(3)口服营养期　此期也称恢复期,腹泻基本控制,体重稳定,大多数患儿能在2年内得以代偿。基本依靠口服摄入营养,脂肪吸收仍有障碍,应补充中链和短链的甘油三酯。少数患儿超过2年以上仍不能达到维持正常代谢要求时,则应考虑长期应用肠外营养或家庭肠外营养支持,也可服用要素饮食。但长期肠外营养不仅价格昂贵,而且易致肝损伤、感染及代谢病等并发症,严重威胁患儿生命。近年研究表明,联合应用生长激素、谷氨酰胺和纤维素可以增加残存肠管的功能和吸收,减少或脱离对肠外营养的依赖,为短肠患儿提供了一个有希望的新的治疗选择。

2. 手术治疗　治疗短肠综合征的手术方式较多,主要是针对小肠排空快、吸收面积减少、肠蠕动效率低下及小肠长度减少而设计的。这些手术一般不在肠切除时施行,宜在1年以后残存小肠不适应,补充静脉营养不能维持体重者方考虑手术治疗。手术方式取决于患儿的年龄,残存肠管的长度、口径、功能,以及有无胃肠外营养的并发症等。

(1)延迟小肠排空的技术

1)小肠瓣膜：建立一种类似回盲瓣样结构，既延迟小肠排空，又阻止结肠内容物反流入小肠。制作小肠瓣膜有多种技术，最简单的方法是环绕小肠周围作叠盖缝线或聚四氟乙烯环。较精致的瓣膜为小肠段翻转所产生的延迟运行的小肠套入部。套叠肠段的长度以 2~4cm 为宜，过长会引起梗阻，过短则无效。其他尚有 Vinograd 等报道的将近端小肠潜行通过远端小肠的浆肌层，再开口于肠腔，潜行的距离为 4~6cm。亦有人报告环形切除一段肠管的浆肌层，尔后缝合断端，使黏膜及黏膜下组织在肠腔折叠成瓣膜样结构。

2)逆蠕动肠段间置：将一段小肠逆向，产生不全性肠梗阻，以延迟食物通过的时间而增加吸收。间置的长度，小儿为 3cm，成人以 10cm 为宜。Pigot 统计临床应用已达 30 例以上，疗效较好。仅 1 例发生吻合口瘘和暂时性梗阻症状。疗效随时间的增长而逐渐消失，个别报道其效果可持续 7 年之久。

3)再循环肠襻：理论上可延缓小肠排空，而实验未能证实。临床效果不佳，应用较少。但国内诸先秋对 5 例婴儿短肠综合征行此手术均获成功。

4)结肠间置：近端间置顺蠕动结肠和远端间置逆蠕动结肠，均可延缓小肠排空。动物实验中曾出现过肠梗阻，临床应用已逾 10 例。其中 8 例为 1 岁以下婴儿，间置结肠的长度为 8~24cm，残留小肠为 15~63cm，多为顺蠕动间置。4 例已能在术后 4 个月内停用 TPN，1 例患儿的腹泻改善，但最终死于肺炎。另 3 例婴儿无改善，分别死于脓毒血症或肝衰竭。

5)小肠起搏：Gladen 报道用最大电频刺激狗的远端小肠引起逆行性电起搏，使小肠出现逆蠕动。在狗的短肠综合征模型中逆行电搏可增加水、葡萄糖和钠的吸收，然而临床应用尚无成功的报道。

(2)改善肠蠕动的技术——小肠变细术 在慢性功能性梗阻的近端小肠多明显扩张，所形成的潴留和细菌滋生将更加剧吸收不良，扩张的肠管收缩不强，致使肠蠕动效率低下。小肠变细术系在小肠系膜缘对侧切除部分肠管，再作肠管成形。

(3)增加小肠黏膜面积——新生黏膜 小肠全层缺损用结肠浆膜补片、腹壁带蒂皮瓣或移植物覆盖，其周围黏膜可长入。这是利用小肠黏膜再生的特点，增加小肠黏膜面积。由于后期收缩，实际新增的黏膜面积仅为修补缺损的一半。此法仍须进一步实验研究，尚未用于临床。

(4)小肠延长术(Bianchi 术式) 由于肠系膜血管分叉分别供应肠管的 1/2，故可将残留小肠用自动切肠吻合器一分为二纵行切开，形成两段新肠管，再按顺蠕动端端吻合。不但延长了小肠长度，而且也因此减小了肠管口径而改善肠蠕动，临床应用疗效较好。Thompson 等用此术式治疗 14 例患儿，12 例情况明显好转，1 例改行小肠移植，1 例死于脓毒血症。

(5)小肠移植技术 小肠移植适用于永久依赖全肠外营养支持且易发生长期 TPN 并发症(如肝脏损害等)的短肠综合征患者，尤其适用于需要肝和小肠移植者，是治疗小儿及成人短肠综合征惟一的根本解决办法。

技术操作上，现多采用节段性小肠原位移植，移植肠的合适长度尚无定论，一般认为至少需移植 60cm 以上中段小肠(含空、回肠)。小肠移植的方式有 3 种，即单独小肠移植、小肠肝联合移植和多器官联合移植。

十一、盲襻综合征

盲襻综合征(blind loop syndrome)临床少见。任何肠道病变引起肠内容物在肠腔内长期淤积和细菌过度繁殖都可发生本征。胃肠道各种吻合手术所形成的盲襻或盲袋是本病最主要的原因，曾有人称之为吻合病。此外，肠狭窄、多发性憩室、内瘘、粘连及慢性炎症，如局限性小肠炎、肠结核等均可导致小肠内容物淤积，细菌过度繁殖，继而出现不全性肠梗阻、腹泻及营养吸收障碍等。1959年Reilly对此首先命名为盲襻综合征。本征尚有停滞肠襻（stagnant loop）、细菌过度繁殖综合征（bacterial overgrowth syndrome）、小肠污染综合征（contaminated small bowel syndrome）等异名，无明显盲襻者亦称淤肠综合征（stagnant bowel syndrome）。

（一）病因

小肠的正常蠕动具有机械性自我清除的作用，是清除小肠内细菌的重要环节。胃酸和胆酸也有抑菌作用，加以胃肠黏膜的屏障作用和回盲瓣能阻止结肠内的细菌反流入小肠，因而近半数的小肠内，尤其是上部小肠是无菌的，或虽有菌，但其菌群数不超过 10^5/ml肠液，且都是需氧菌。任何原因导致上述机制破坏，即可引起细菌过度繁殖和盲襻综合征。如严重广泛粘连、肿瘤或炎症所致的单纯性完全肠梗阻作侧侧吻合，梗阻近段旷置一段盲襻，术后可引起肠内容物淤积，细菌过度繁殖，在旷置的肠襻内，细菌的数目可高达 $10^6\sim 10^9$/ml，其菌群的组成和粪便相同，造成较典型的盲襻综合征。其他如肠狭窄、肠憩室使肠内容物淤积在扩大的近端肠管或扩大的憩室内。内瘘或盲襻形成则使肠内容物淤积在旷置的盲襻内。近年发现，正常人自胃窦至回肠有一不间断向前推移的节律性收缩，称为"消化间的移动性肌电复合运动"，此功能障碍虽无器质性病变亦可引起肠内容物的淤滞及细菌过度繁殖。

（二）病理

盲襻的肠壁充血、水肿、有炎细胞浸润，肌层增厚，肠黏膜常有多发性溃疡，盲襻内可能为脓性黏液。Auerbach及Meissner神经丛的神经细胞变性。电镜下小肠黏膜的隐窝及绒毛肥大，柱状细胞肿胀，微绒毛变性，线粒体及内质网肿胀。组化染色见有毛刷状黏膜，线粒体和内质网内酶活性减弱或丧失，糖蛋白降解增加。这些损害多认为是肠内容物经细菌代谢所产生的毒性产物，或细菌及其释放的毒素直接作用所致。有人认为非结合胆汁酸在发病上作用重要。现证实非结合二羟胆汁酸可引起黏膜形态学损害，减少各种运输，导致细胞内功能异常。由于小肠内黏膜的损害，影响了肠内营养物质的吸收，尤其是脂肪、维生素 B_{12} 及蛋白质等。

1. 脂肪　肠腔内细菌过度繁殖，特别是厌氧菌增多，使结合胆酸被细菌分解形成非结合胆酸，致使脂肪微胶粒形成障碍，从而影响脂肪及脂溶性维生素的吸收，出现脂肪泻和维生素A、维生素D、维生素E、维生素K的缺乏。

2. 维生素 B_{12}　本征维生素 B_{12} 吸收不良是因肠内菌群竞争摄取维生素 B_{12}，厌氧菌特别活跃，使维生素 B_{12} 运输至末端回肠的量大为减少，后者是维生素 B_{12} 吸收的主要部位。维生素 B_{12} 与Castle内因子结合所形成的复合物才能被吸收，且可防止需氧菌的利用，但仍不能防止厌氧菌的消耗，肠内有的细菌虽然亦能合成维生素 B_{12}，但不能为机体所用。亦有认为维生素 B_{12} 的缺乏是因细菌可能产生某种毒素抑制肠黏膜对维生素 B_{12} 的吸收。

3. 蛋白质　肠内菌群大量分解蛋白质，致使氨基酸吸收减少，蛋白质合成率降低。同时肠黏膜内用于消化吸收蛋白质的酶活力降低，内源性蛋白质从肠壁丢失增多，从而引起低蛋白血症。

4. 糖　患儿糖吸收不良，可能与细菌发酵木糖及肠黏膜运输木糖障碍有关。有人认为非结合胆酸对肠黏膜的损害是糖吸收不良的重要原因。

5. 水、电解质 小肠内的细菌代谢产物如羟化脂肪酸、短链脂肪酸及非结合胆酸刺激小肠和结肠可引起分泌性的腹泻。而糖吸收障碍,单糖、双糖细菌分解许多具有渗透压作用的小分子如乳酸、醋酸等能致渗透性腹泻。

(三)临床表现

1. 全身症状 是本征的主要表现,有腹泻(水泻和脂肪泻)、贫血、体重减轻、低蛋白血症等营养不良表现。

(1)腹泻 几乎每个患儿都有脂肪泻和水泻。脂肪泻是因脂肪吸收不良所致,而水泻则兼有分泌和渗透性两种。

(2)贫血 主要为维生素 B_{12} 缺乏所致的巨细胞贫血。但盲襻肠黏膜受损、糜烂,不仅影响铁的吸收,也常有小量出血,故亦可出现缺铁性贫血。

(3)营养不良 由于长期对脂肪、蛋白质、糖类等营养物质的吸收障碍及水、电解质紊乱,造成患儿体重减轻,低蛋白血症、水肿,以及多种维生素缺乏的相应症状(如舌炎、夜盲症、糙皮病和神经炎等)与低钙血症。后者可伴发手足搐搦、佝偻病或骨质软化。

2. 部分肠梗阻症状 患儿常出现阵发性腹痛、腹胀、肠型、腹部包块和肠鸣音亢进等症状体征,但食欲多较正常,排便次数增多,常为消化不良的稀便。

3. 并发症的症状

(1)肠穿孔与肠瘘 如果盲襻的盲端愈合不良,形成溃疡、脓肿,可发生急慢性的肠穿孔,导致急性腹膜炎或肠瘘。

(2)消化道出血 乃因盲襻肠黏膜糜烂、溃疡所致。

(四)检查

1. 实验室检查

(1)血 血细胞直径增加,血红蛋白可下降,骨髓象可见巨幼样变的幼稚红细胞和颗粒细胞。清蛋白降低,血钙低,血中维生素 B_{12} 偏低。

(2)粪便 稀薄,脂肪粒增多,细菌培养大量生长。

(3)尿

1)尿蓝母和酚测定 两者均为蛋白质在肠内受细菌分解的产物,尿中排泄明显增加。

2)间羟苯乙酸和磺胺吡啶。

3)口服对氨基苯甲酸(PABA)结合胆汁酸,6小时后尿 PABA 排出量大于口服量的 50%(正常人小于 15%),给予抗生素后可降至正常。

(4)盲襻附近抽吸液检查 用单腔或双腔小肠管插管,抽吸盲襻附近肠液冷藏备查。

1)细菌学检查:细菌培养计数大于 10^5/ml 肠液,培养出大肠杆菌、脆弱类杆菌,或有产气荚膜梭状芽孢杆菌和粪链球菌。

2)薄层层析法测定非结合胆汁酸阳性。

3)应用气相层析法测定挥发性脂肪酸:如空肠液内乙酸大于 0.8mM,丙酸大于 0.1mM,丁酸大于 0.01mM,则可提示为本综合征。

(5)呼吸试验

1)胆酸呼吸试验：口服^{14}C-甘氨胆酸,本病排出的$^{14}CO_2$比正常人大10倍。但在回肠切除、旁路手术或空肠结肠瘘患儿可出现假阳性。

2)^{14}C-木糖呼吸试验：口服^{14}C-甘氨酸后,甘氨酸在近端小肠内被细菌分解吸收,60分钟即可从呼气中测得$^{14}CO_2$量明显增加。而其他原因引起的呼吸不良或正常儿均无此现象。对诊断小肠内菌群过度生长有一定特异性。

3)呼吸氢试验：口服葡萄糖或D-甘氨酸50～80g,肠内细菌发酵糖释放出氢,吸收后随呼气排出,用气相层析法可测得呼气中氢含量明显增多。

(6)口服维生素B_{12}吸收试验(Schilling 试验)　先口服^{60}Co标记的维生素B_{12},如尿排出率低于6%(正常尿排出为7%～25%),给以Castle内因子重复此试验,则维生素B_{12}吸收不增加,尿排出不增多,但恶性贫血尿排出量可增加到正常水平。口服抗生素3～5日,再作Schilling试验,则维生素B_{12}尿排出量接近正常,而恶性贫血无改变。

2.X线检查　吻合口狭窄或通畅,吻合口附近肠襻扩张,盲襻形成,钡剂滞留于盲襻内。

(五)诊断与鉴别诊断

根据病史、临床表现及各项检查一般均可作出诊断。

1.有外科手术史,如作过胃肠吻合术、肠吻合(侧侧吻合、端侧吻合)术及旷置肠襻的各种吻合术,或有肠憩室、狭窄、粘连及慢性炎症疾病如局限性小肠炎、肠结核等病史。

2.有明显的不全性肠梗阻表现,但食欲尚正常者。

3.有腹泻、巨细胞贫血、体重减轻等营养不良表现。

4.实验室检查如尿蓝母测定、^{14}C-木糖呼吸试验、呼吸氢试验及小肠插管抽液细菌培养计数均较简便,有助于作出诊断。

5.X线检查有肠襻扩张或盲襻形成,钡剂滞留于盲襻内者。

6.抗生素诊断性治疗5～7日,症状明显缓解者。

在鉴别诊断中,贫血应与恶性贫血、叶酸缺乏、裂头绦虫性贫血作鉴别。服用内因子、抗生素、重复Schilling试验可排除恶性贫血。叶酸吸收试验及用叶酸治疗无效可除外因缺乏叶酸而致的营养不良性贫血。借助寄生虫学检查可与裂头绦虫性贫血相鉴别。采用小肠黏膜活组织检查可与原发性小肠吸收不良综合征鉴别。

(六)治疗和预防

1.内科治疗　适用于非外科情况引起或不适于作手术的盲襻综合征,或为围手术期作准备。

(1)药物治疗　给予有效和广谱抗生素控制肠内细菌过度繁殖。从控制厌氧菌着眼,分别选用对需氧菌和厌氧菌敏感的药物,如氯霉素、林可霉素、克林霉素、庆大霉素及甲硝唑等,用药后症状多可明显缓解。必要时可选用头孢孟多、头孢哌酮钠及头孢噻肟等对需氧菌和厌氧菌均有效的抗生素,后两者对所有的厌氧菌均有极强的杀菌力。抗生素无须长期应用,可间歇给药,一般应用7日左右停药,间隔一段时间,如症状再发,再反复用药。

(2)支持疗法　患儿多有营养不良、贫血、低蛋白血症等,可给予高热量、高蛋白、低脂肪、少纤维的饮食,少食多餐有利于消化吸收。辅以多种维生素、矿物质、维生素 B_{12}、叶酸及铁剂治疗贫血。

对有明显肠梗阻、肠瘘及严重腹泻、脱水的患儿,应纠正水和电解质失衡,多次少量输血、血浆、清蛋白、复方氨基酸及脂肪乳。必要时给予完全胃肠外营养(TPN),以纠正和补充体内代谢必需的营养。

2.外科治疗 对有肠瘘、盲襻、憩室等外科情况者应行手术治疗。如为侧侧吻合形成盲襻或侧侧吻合短路旷置梗阻病变者,可切除吻合口及盲襻或吻合口与梗阻病变,改行端端吻合。如梗阻无法切除者,可将输入肠襻在吻合口远端切断,并将断端内翻缝合,使肠内容物不再向梗阻部位运行。孤立较大的小肠憩室行全切除,切口横行内翻缝合。多发性憩室且较集中者,可作肠切除端端吻合术。分散的肠憩室则切除较大的,小的可翻入肠腔或予以保留。对肠狭窄者可切除狭窄段及其近端的扩张肠襻行端端吻合术。

外科情况所引起的盲襻综合征一经手术纠正,症状很快解除,疗效甚佳。然而,在这类病例中,有些完全是可以预防的,如肠吻合尽量采用端端吻合不作侧侧吻合,若必须侧侧吻合者,输入肠襻应尽量留短。倘术中不能切除梗阻病变而需行侧侧吻合短路旷置梗阻病变者,应尽可能使侧侧吻合靠近梗阻部位,或在梗阻近侧切断肠管,将近切端与梗阻远侧肠襻作端侧吻合,远切端予以封闭。假使肠梗阻完全,亦可作双管平行的"π"型端侧吻合,两吻合口相距 20cm 以上,可减少术后盲襻综合征。张金哲设计一种矩形瓣短路吻合法,系在梗阻近侧 50cm 处切断小肠,将输入襻和近侧盲襻平行并拢,缝合系膜缘和对系膜缘 5cm。缝合前切除近侧盲襻吻合部肠壁的浆肌层,使缝合的两肠壁形成一矩形瓣,再将其两个肠襻开口与梗阻远侧 50cm 处小肠作双层内翻端侧吻合。动物试验证明,此法能较好地预防盲襻综合征。

十二、肠瘘

肠壁穿孔后,肠内容物经穿孔处流入腹腔和其他脏器或流向体外,并持续存在者称肠瘘。前者称肠内瘘,后者称肠外瘘。肠内瘘在小儿相对少见,本文主要叙述肠外瘘。

肠瘘可分为:①完全瘘:肠腔全口径尽露在腹壁外,肠内容物全部或大部经瘘口流出,多由手术所致。②唇状瘘:肠管紧贴腹壁,一部分黏膜翻出瘘口,部分肠内容物经瘘口流出。小儿以此种类型常见,常由手术或创伤所引起。③管状瘘:瘘口小而瘘管长,肠内容物大部分流入远端肠管内,小部分经瘘口流出体表,如果为结肠有时仅有气体逸出。肠瘘的内、外口可以是单个或多个,肠结核、肠伤寒以及克罗恩病引起的肠瘘常可形成多个瘘口,手术和创伤造成的多发性肠瘘口少见。十二指肠或空肠瘘称高位肠瘘,空肠以远的称低位肠瘘。

(一)病因

文献报告,80%肠瘘发生在手术后。常见的原因有:①闭合性或开放性创伤口。②肠道手术后局部水肿、炎症、血液循环障碍或感染后愈合不良,发生吻合口泄漏或破裂。③吻合口远端肠管狭窄或梗阻。④肠管特异性病变如肠结核、克罗恩病、憩室炎等易造成肠瘘。⑤腹腔放置的引流管质地太硬,放置时间过长,或异物压迫肠管发生坏死、穿孔。⑥小儿肠壁薄而柔软,操作时损伤肠壁浆肌层后未能发现,发生穿孔。⑦手术操作缺陷,损伤肠管血供,如吻合时缝针过密过紧,黏膜对合不良等。⑧肠管恶性肿瘤侵及邻近肠管后破溃。⑨腹部放射治疗后发生肠穿孔等。

(二)病理生理

肠瘘的病理生理改变与瘘口大小、位置高低有关。瘘口位置高、口径大、排出量多,对机体的危害严重。肠内容物大量从瘘口流出体外是导致病理生理变化的重要因素。其变化主要有以下几个方面:

1. 水、电解质及酸碱平衡失调　正常情况下人们肠道分泌的大量消化液 98% 以上被重吸收。高位小肠瘘属高排出量肠瘘，小儿每日丢失量可由数百毫升至 1000ml 或更多，同时胃液中的氢离子、氯离子，肠液中的钾离子，胆胰液中的碳酸盐与钠离子亦丧失较多。肠瘘时胃肠道不能补充液体和食物，能量补充不足，加之腹腔感染的消耗，加重了水、电解质酸碱失衡，其结果是循环血容量减少，从而导致周围循环衰竭、肾衰竭，产生氮质血症而死亡。此种变化在小儿较成人更为迅速，往往在肠瘘发生后短期内就可出现，是早期死亡的主要原因。随着人们对肠瘘病理生理研究和认识的深入，死亡率已从 20 世纪 50 年代的 78% 降至 20 世纪 70 年低的 27%。目前由于全胃肠外静脉营养的开展和应用，上述因素已不再是肠外瘘死亡的主要原因。

2. 激活酶的损害　小肠瘘，特别是高位肠瘘含有大量被激活的酶，这些酶对周围组织具有很强的刺激与腐蚀性，可造成创口破溃，已完成的肠管修补或吻合口处破裂，瘘口周围皮肤炎症、溃疡等，如腐蚀大血管可造成急性大出血而危及生命。

3. 营养缺乏　肠内容物，包括大量蛋白质的丢失，不能进食或所进食物漏出体外，经肠道营养吸收大为减退或停止，使处于生长发育旺盛阶段的小儿很快出现营养不良或衰竭。肠瘘后一般伴有感染、发热，进一步加剧了体内的分解代谢和能量消耗。目前研究显示，腹腔内感染时，能量消耗增加 20%～40%。入量少，消耗增加，小儿动员体内本来储存就少的肝糖原和脂肪，消耗组织提供最低代谢的能量必需，造成低蛋白血症、维生素及微量元素缺乏，机体抵抗力明显下降，患儿极易合并肺炎、败血症，加重病情。

4. 感染　肠瘘漏出物一般先积存于腹腔内，而后与腹壁穿通或经腹腔引流漏出体外，腹膜炎的发生是必然的过程。根据病变的性质、部位可表现为局限性或广泛性，如肠间脓肿、膈下感染等。腹膜炎可造成肠麻痹、肠内容物淤滞，加重瘘口的丢失。感染不能控制，加重能量消耗，同时营养缺乏亦无法控制，抵抗力进一步下降，出现脓毒败血症、多器官衰竭，这是肠瘘目前致死的主要原因。

（三）临床表现

一般早期都有不同程度的腹胀、腹痛、发热，常易被误诊为术后反应而延误诊断。随着症状加重、肠内容物漏出后积聚增多，可表现局限性或弥漫性腹膜炎征象，或切口出现水肿、压痛或血性渗液，白细胞计数明显升高，有中毒颗粒。肠瘘经切口或引流口与腹壁外交通后，流出大量内容物或脓液，间有气体排出，或在创口中见到破裂的肠管和肠黏膜外翻，这是一般肠外瘘的主要表现。

1. 十二指肠瘘　十二指肠外瘘有两种类型，即十二指肠残端瘘和十二指肠侧壁瘘。十二指肠残端瘘主要由胃切除（Bilroth Ⅱ）的消化道重建，缝闭的十二指肠残端破裂，纯属术后并发症。十二指肠侧壁瘘多由于外伤手术探查不彻底，未能及时发现十二指肠的损伤，日后由腹壁切口或引流处形成的皮肤瘘。小儿十二指肠风袋状隔膜、狭窄、闭锁、环状胰腺、手术时十二指肠缝合针间距过稀疏、近端胃肠减压不畅，或十二指肠手术局部小血肿未能及时发现、继发性局部坏死穿孔、胆总管手术时误伤十二指肠以及 T 形管放置不当，以及持续压迫十二指肠壁发生缺血、坏死等均可引起十二指肠侧壁瘘。残端瘘一般发生在术后 5～10 天，国内有 18 天、20 天的个例报告。十二指肠瘘早期主要是进行性加重的腹痛，发热，腹肌和腰部肌肉的紧张，而后出现典型的高位肠瘘表现，常因膈下感染而发生呃逆，瘘口流出内容物含胆汁及胰液，周围组织皮肤很快出现腐蚀性损害，皮肤糜烂不易愈合。

2. 小肠瘘　腹部外伤或腹部手术后出现腹腔内感染及腹膜炎症状应注意小肠瘘的可能，一般在术后 5 天左右发生。高位空肠瘘与低位回肠瘘其临床表现亦有区别。

（1）高位空肠瘘　多发生术后 4～5 天，表现为上腹及左上腹不适或疼痛，体温升高，左上腹有时可触及触痛性肿块,腹部切口可能有炎症表现,拆除缝线后切口处有大量混浊的黄色液体流出,其成分主要是胆汁和胰液,进食后流出更多,经口进食的食物可以很快从瘘口流出,如不及时补液,患儿很快出现水、电解质和酸碱平衡失调。由于流出液中含有胆汁、胰液,故瘘口周围的腹壁组织腐蚀糜烂严重。病程进展快,死亡率高。

（2）下段空肠瘘　流出液为蛋花样肠内容物,胆汁含量已减少,故水、电解质紊乱和皮肤糜烂要较高位空肠瘘轻,但仍相当严重。

（3）回肠瘘　由于水分、电解质及营养物质已大部被吸收,故流出的肠内容物已较稠厚、呈稀糊状,且已有粪臭味。因消化液成分少,刺激性相对小,瘘口周围皮肤糜烂较空肠瘘轻,对全身的影响较小。

（四）诊断

肠道发生外瘘后诊断并不困难,但在未发生腹壁穿通之前或肠内瘘时诊断尚有一定难度。病史是诊断肠瘘的重要参考,一些辅助检查也有助于肠瘘的早期诊断。

1. 病史　一般都有腹部外伤或手术史,在小儿有腹内炎性疾病,如节段性小肠炎、克罗恩病、溃疡型肠结核、肠伤寒等。如肠道手术后4～7天,患儿突然发生持续性腹痛,哭吵不安,随之体温升高,白细胞增高,应考虑肠瘘的可能。

2. 体格检查　腹部有压痛、反跳痛、肌紧张,手术切口可有红肿或渗液,肠瘘液穿通腹壁流出体外诊断即可确立。根据外瘘口的流出液的质和量,可以初步判断是大肠瘘或小肠瘘;是高位小肠瘘还是低位小肠瘘。

3. 指示剂或造影剂检查　口服亚甲蓝、炭末等指示剂,观察是否瘘口排出以及排出的时间,估计内瘘口的部位。对稳定性的瘘道可经瘘口注入碘水或碘油等造影,观察瘘管的走向,有无分支,有无腹内残腔和进入肠管的部位。钡剂造影也有助于了解瘘口的部位,还可显示有无肠管狭窄或肠腔内病变。

4. 内镜检查　现代内镜技术发展可以对慢性瘘且瘘口较大者进行检查,利用纤维胆道镜或纤维支气管镜作检查,不但可有助于了解瘘口部位,还可观察肠管内黏膜状况以及肠管有无狭窄等,必要时还可作病理活检。

5. B超检查　对发现早期肠瘘有一定帮助。

（五）治疗

主要为营养支持、瘘口处理、消除感染和正确及时手术。

1. 一般治疗及监测　每日记录体重、氮平衡、出入量和营养参数。一般每周2次测尿糖、血糖、肝肾功能、电解质、血浆蛋白等,病情稳定后改为每周1次。同时测定免疫状态（血淋巴细胞计数、免疫球蛋白和补体等），必要时增加体型指标（身高、上臂中段周径等），指导临床用药。

2. 建立通畅的引流　调整好胃肠减压引流管,减少漏出量。肠瘘已向切口和引流口穿通者,应及时拆除部分缝线,防止肠瘘液积聚于腹腔加重感染。外瘘口已形成者,则在瘘口附近放置双套管作负压腹腔引流,避免伤口积液或肠内容物向四周溢出,同时在瘘口周围皮肤涂以氧化锌软膏或者甲紫锌糊,以减少漏出液对皮肤的刺激,保护皮肤,防止糜烂,以减少感染机会。放置腹腔双套管引流时应注意:

（1）选择内径够粗的双套硅胶管既能使引流通畅,又对组织刺激小。单一导管负压引流时易吸住周围组织,发生出血和阻塞。必要时还可在双套管附近放置一根细导管,以便滴注液体、稀释肠漏液和冲洗脓腔,防止引流管阻塞。

（2）引流管的顶端应尽量放在瘘口附近,以便使瘘口漏出的肠内容物能立即吸净。如未发现瘘内口,则吸引管的顶端应插到肠液流出道的最低处,以利于引流。

(3)吸引管应避免直接压迫在肠管或其他脏器上,以免压迫过久而发生脏器坏死。

(4)瘘口大、瘘道短、直视下即可见瘘内口者,吸引时应注意勿伤及黏膜,最好床边有专人负责吸引,使瘘口由大变小,创造较好的自愈条件。

3. 维持水、电解质和酸碱平衡　按监测结果指导迅速纠正水、电解质和酸碱平衡失调,这是降低肠瘘早期死亡率的主要措施。精确计算小儿的生理需要量和额外损失量,并注意维生素和微量元素的补充,维持正常生理。

4. 营养支持疗法　有3种途径:

(1)口服饮食　口服饮食是维持和补充营养的主要途径。在瘘的早期(一般在发病后3~7天,瘘口正由小变大),患儿开始口服时,即使进少量流质也会引起大量肠液漏出,高位空肠瘘更明显,此时应暂禁食并同时作胃肠减压。瘘的中期(发病1周后,瘘口开始由大变小或趋稳定),瘘口局部处理得好,吸引充分,则可试从口进流质。虽然吃得多漏得多,但在继续进食的情况下(一般约2~3周),往往肠液的漏出量会减少,漏出液的性质也会由稀变稠。在瘘的后期(瘘已定型或堵塞成功),肠液漏出量很少或不漏,患儿可正常进食。营养得到改善后,身体也会逐渐康复。口服饮食在低位肠瘘时尤适宜。

(2)肠道营养支持　当不能口服饮食,周围静脉亦不能提供足够营养时,如果肠道还有70cm以上具有消化吸收的小肠,且无梗阻和消化道出血时,可选用肠道营养支持。肠道营养较静脉营养更具生理性,并发症少,无需特殊设备,花费也少。有肠道营养物质存在时,它还可维持肠道黏膜细胞的结构和功能的完整性,支持肠道黏膜屏障,能明显减少肠道细菌移位引起的肠源性感染。

(3)静脉营养　静脉营养可由周围静脉和中心静脉两种途径供给。一般短期多选用周围静脉,如以高糖为单能源,长期应用(2周以上)时应采用中心静脉插管输入,小儿应达到0.335~0.502kJ(80~120kcal)/(kg·d)。可以考虑使用全营养混合液输入。

(4)其他支持方法　肠瘘患儿有时为了提高其免疫力,改善营养状况以及纠正贫血,需少量多次输新鲜血或血浆。

5. 抗生素治疗　其原则是先选用广谱抗生素,然后根据细菌培养和药物敏感试验结果选用有效足量抗生素。

6. 瘘口处理　肠瘘经上述治疗后,患儿全身情况改善,营养不良得到纠正,感染得到有效控制,瘘口无自愈可能时,可试行堵塞治疗。瘘口堵塞治疗有两种方法:

(1)外塞法　适于瘘管坚实,内径1cm以内的患儿。即将医用粘合胶注入细长瘘管内以在瘘管内硬化后形成塞子而堵住瘘口。也可用橡胶片或胶性塑料片封住瘘口等。

(2)内堵法　适宜于瘘管短、瘘口稍大的患儿。即用直径大于瘘口2~3倍的橡胶片两块,一块置入肠腔,展平后贴盖住瘘内口,另一块则盖住瘘外口,两块中心用一粗丝线连接固定,肠内容藉此通向远端肠管,待瘘口愈合后剪断丝线,肠腔内一块可从肠内排出。也可用类似于T形管等材料作堵塞物。

瘘口堵塞处理时应注意:①瘘口的炎症水肿未得到控制或周围组织不够坚实,不宜作堵塞治疗,否则可能使瘘口扩大。②堵塞不全时,可使创口处引流不畅,加重感染,应重新再堵。③内堵时丝线拉力过大损伤黏膜,需调整拉力至合适程度。

7. 手术治疗　文献报告,经以上非手术治疗,30%~70%患儿于3~6周后可自行愈合。如不愈则应检查影响不愈合的因素,常见有肠瘘远端肠管梗阻、唇状瘘、瘘口部位异物存留、瘘管组织已上皮化、特异性感染、残留脓肿、肠管本身恶性肿瘤等。要针对原因治疗。手术则多在肠瘘发生3个月左右进行。Edelman(1960)报告,肠瘘发生后15天内施行手术者,死亡率超过50%,而15天后手术则死亡率下降到20%左右。黎介寿报告3~6个月后手术,成功率达98%(253/258)。常选用的手术方式有下列几种:

(1)瘘管切除术 适用于瘘管短且无病变,肠管远端无狭窄或梗阻者。在瘘外口四周作梭形切口,切开腹壁肌层,显露腹膜,在腹膜无粘连处作一小切口,勿损伤肠管。用血管钳或小指进入小口,边分离粘连边切开腹膜,分离瘘管及肠管,然后将瘘管切除并缝合肠壁上之瘘内口,最后分层缝合腹壁。

(2)肠切除吻合术 适用于有肠管狭窄或病变的肠瘘及较大的唇状瘘。在肠瘘口附近另作切口,进腹后分离肠管,在肠瘘及病变肠管的近、远端切断,将肠的近端和远端作端端吻合术。在腹壁瘘口四周作梭形切口,切开腹壁和腹膜,将肠瘘口及切断的病变肠管一起切除,缝合切口及梭形切口。

(3)病变肠管旷置术 适用于瘘口周围有炎症或肠管炎性粘连无法分离切除的患儿。此法在完成有瘘的肠段近、远端切断后,将带瘘的病变肠管两端封闭并旷置,然后在肠的近、远端作端端吻合,关闭腹腔。残留肠瘘段术后无肠内容物进入,瘘口的炎症可以消退,择期再次切除旷置的带瘘的肠段及瘘管。

(4)侧路吻合术 当带瘘的肠襻与腹壁或其他脏器明显粘连不能切除,瘘管近端肠襻能清楚显露时,可将瘘管肠襻切断,远断端予以封闭,近断端与瘘口远端的肠襻作端侧吻合。术后肠内容物不再经过瘘管漏出,瘘管将自行闭合。

(5)瘘口贴补术 肠瘘局部或周围粘连广泛,不能游离出一定范围的肠管,带瘘肠管无法切除和封闭时可将瘘口周围组织稍加分离显露,然后行瘘口贴补术。具体方法是:

1)选择瘘口邻近的肠襻贴敷在瘘口上,即将邻近肠管口以两圈间断缝合于瘘孔周围的肠壁上,贴敷的肠管封闭瘘口后,瘘口自行愈合。

2)选邻近瘘口血供良好的一段肠管,对系膜缘切开,切除黏膜层,瘘口在肠线间断缝合后,以带蒂浆肌层肠襻贴敷修补于带瘘肠管上。

3)瘘孔较大,不能修补或切除时,可采用瘘口与空肠间的 Roux-Y 吻合术,如胃大部切除术后的十二指肠残端瘘多采用此法治疗。

(六)预防

腹部手术中必须轻柔、仔细,因小儿肠管柔嫩、薄弱,稍有不慎就有可能造成不必要的损伤,一旦发现损伤应立即修补。肠切除吻合注意吻合口处肠管的血供或吻合后远端肠管的通畅。腹部创伤剖腹探查时一定要认真、仔细、全面检查,以免遗漏小的肠壁血肿、挫伤,防止术后局部坏死、穿孔而形成肠瘘;有腹膜后血肿或积气以及胆汁性渗液时,需切开十二指肠侧壁腹膜,发现问题及时处理,防止十二指肠侧壁瘘发生。

小儿腹部引流管一定要选择柔软的,放置时不要压迫在肠管和其他脏器上。过硬和放置不当都可能产生压迫性溃疡或坏死,形成肠瘘。严格操作规程,开腹或关腹手术前必须清点纱布与器械,防止异物遗留造成腹腔、肠间脓肿或多发性肠瘘。

十三、肠扭转

肠扭转是指游离的肠管以系膜的长轴为轴心,顺时针或逆时针扭转一圈或数圈,造成肠腔梗阻。偶可发生沿肠管本身纵轴的扭结。肠扭转多为闭襻性、绞窄性,发病急,病情重,若不及时处理,后果极为严重。文献统计,肠梗阻患者中的 15% 由肠扭转所致。

(一)病因

肠管发生扭转有多种因素,小儿则多以先天性肠道畸形的解剖因素为主,其次是物理、机械原因。

1. 解剖因素　先天性肠系膜过长、系膜根部附着过窄或不附着,肠管游离,活动度大易发生扭转。先天性肠回转不良、系膜过长或附着不良,小肠悬挂于系膜上活动度大,易发生全小肠扭转。盲肠、升结肠也可因系膜与后腹膜缺乏固定,过度游离而发生扭转。

2. 物理及机械因素　在以上解剖条件下,肠襻重量的改变以及蠕动异常而发生扭转。暴饮暴食后大量食物突然涌入上段肠管,因重力而下沉,使下段内含气体的回肠上升,肠襻位置发生改变而造成扭转。此外,肠道蛔虫堆积或驱蛔不当,肠襻发生不正常的摆动亦可发出肠扭转。Week 报告,先天性巨结肠患儿肠腔内积存大量的粪便也是小儿肠扭转的病因之一,饭后剧烈运动使肠管位置突然改变亦可引发肠扭转。

3. 病理及神经因素　小儿的先天性粘连索带、梅克尔憩室与脐部索带、先天性肠系膜囊肿、肠重复畸形以及腹部手术后的肠粘连等病理因素可诱发肠扭转。病理因素引发扭转与肠襻重力平衡和正常肠蠕动受到限制有关。文献报告,腹部外伤以及腹部手术后虽无腹部粘连的机械原因也可以肠扭转,这可能与精神受到刺激以及内脏神经功能紊乱有关。

(二)病理

肠扭转最常发生在小肠,偶见乙状结肠扭转。扭转发生后,肠管成为闭襻,肠腔发生闭塞、梗阻。闭襻梗阻的肠管越长,病理改变发生越快,程度越来越重。此外病理改变的轻重、迟早与扭转的度数以及扭转梗阻部位有关。

1. 全身性改变

(1)水、电解质紊乱　正常时成人胃肠每天分泌 7000～8000ml 液体(小儿则因年龄而异),其中 98.8% 在回、结肠内再吸收,进入全身循环,仅有 100ml 随大便排出体外。发生肠扭转梗阻时,液体再吸收停止而自血管内向肠腔继续渗出,积存于肠腔内,这些液体实际上都被丢失。加之呕吐、不能进食,可迅速导致血容量减少和血液浓缩,组织灌注不良,酸性代谢产物增加,尿量减少,从而导致代谢性酸中毒。

(2)感染和中毒　闭襻性梗阻后,肠内容物淤积,细菌繁殖,产生大量毒素。由于肠壁通透性增加,细菌和毒素通过肠壁引起腹腔感染,并可通过腹膜吸收引起全身中毒。肠扭转梗阻时大量急性失水致血容量骤减,加上感染和中毒,很容易造成休克。

(3)呼吸和循环障碍　肠膨胀时腹压增加,膈肌上升活动受限,腹式呼吸减弱。而新生儿和婴儿的呼吸主要依靠膈的升降运动的腹式呼吸,因此新生儿早期即可有呼吸障碍,导致肺内气体交换异常。同时因腹压增加,下腔静脉回流受阻,加上全身血容量骤减,可使心排血量明显减少,随即出现循环障碍。

2. 局部病理改变

(1)肠膨胀　肠扭转发生梗阻后,肠腔积液积气而膨胀,闭襻段肠腔内吞咽气体来路阻断,积液较积气多,因此该段肠管膨胀扩张较梗阻以上更明显粗大。膨大结果使腹压增加,下腔回流受阻,膈肌上升,影响呼吸和循环。

(2)肠动力紊乱　肠扭转发生梗阻后,近端肠管为使肠内容物通过梗阻,蠕动逐渐增强,从而产生腹痛和肠鸣音亢进。随着病情进展,肠管扩张加重,收缩力减弱,加之电解质紊乱、中毒致使肠管平滑肌麻痹。当闭襻远端肠管动力正常时,尚能排出少量气体或粪便,排尽后肠腔空虚而进入静止状态。

(3) 肠壁充血水肿,通透性增加　闭襻性梗阻肠腔内压力不会因肠内容物逆流和呕吐而降低,往往还不断增高,所以很容易使肠壁静脉血流受阻,毛细血管淋巴管淤积,肠壁充血水肿,液体外渗,或由于缺氧,细胞能量代谢障碍,产生肠壁坏死、溃疡和穿孔。

(4) 肠管绞窄　肠扭转绞窄目前仍是肠梗阻死亡的主要原因。肠壁因缺血失去活力,肠管因淤血变为紫色,最后成为黑色,肠壁变薄,肠腔内细菌和毒素通过受损肠壁进入腹腔和血流,使患儿中毒休克死亡。

(三) 临床表现

肠扭转表现为机械性肠梗阻的症状,但多发生肠绞窄。

1. 腹痛　突发性剧烈腹痛,可表现为持续性疼痛阵发性加重,其性质常为绞痛。小儿主要表现为阵发性哭闹、辗转不安,较大儿童常能表述腹痛的部位和性质,而且有时还伴有腰部牵扯痛。

2. 呕吐　早期多为疼痛所致的反射性呕吐,呕吐为胃内容物,随后带有胆汁。晚期则因闭襻梗阻近段扩张肠腔内积聚液体和气体,因逆蠕动使肠内容物反流至胃内引起呕吐。呕吐物及呕吐量依梗阻部位而异,全小肠扭转呕吐物自始至终是胃和十二指肠内容物;如为小肠低位扭转,在反射性呕吐后一段时间可以没有呕吐,待明显腹胀后再出现呕吐,且呕吐量大,先为上消化道液,后可为粪样物;结肠扭转为低位梗阻,呕吐出现晚,吐粪为其特征。

3. 腹胀　腹胀不对称是肠扭转的重要特征。闭襻梗阻近段肠内容物可以由呕吐和胃肠减压而减轻,因而扭转闭襻段肠管的扩张最严重,腹部膨隆最明显。腹胀的程度除与病程的早晚有关外,与梗阻的部位亦有关。全小肠扭转有时早期腹胀并不明显或并无腹胀,至晚期才出现。低位小肠扭转或结肠扭转,除扭转肠襻明显隆起外,腹胀严重。高位小肠扭转主要表现为上腹膨隆。

4. 肛门停止排气排便　起病早期可能有少许大便和气体排出,待梗阻远端的肠内容物排空后,排气、排便停止。晚期由于肠壁血液循环障碍,肠腔内渗出和出血,可能有少许黏液血便排出。

5. 全身症状　早期全身症状可能不明显,如扭转时间长,扭转度数大,闭襻肠管多,即可出现脱水、酸中毒及中毒性休克。如有肠壁坏死、溃疡等则体温上升,脉率和呼吸加快,血压下降等。

(四) 诊断

肠扭转的诊断目前仍是根据病史、腹部症状和 X 线检查综合考虑。

1. 病史特点　①发病急骤,患儿疼痛剧烈,呈持续性疼痛阵发性加剧的绞痛。②有肠蛔虫病史患儿突然发生腹部剧烈绞痛。③暴饮暴食或剧烈活动后发病。④病情进展迅速,可在短期内出现全身中毒,以及脱水、酸中毒、休克症状。⑤患儿哭闹不安,较大患儿选择适当体位以缓解疼痛。

2. 体格检查　患儿有脱水征象,出现面色苍白、大汗淋漓、表情痛苦。有时取胸膝位或弯腰屈髋位可使腹壁松弛,肠管对系膜的压迫减轻,从而缓解腹痛。腹式呼吸减弱,腹胀不对称,腹部有扭转肠襻所致的局限性隆起,有的似球形、椭圆形或哑铃形。腹部触诊早期腹软,压痛轻微,常可扪及肠襻,此处压痛明显。当肠管血液循环障碍显著或发生肠穿孔及腹膜炎时有腹膜刺激征象。腹部叩诊早期呈鼓音,当扭转的肠腔内充满渗液后局部呈浊音。如有肠坏死、穿孔,可出现移动性浊音,肝浊音界缩小。听诊,肠鸣音亢进,可闻及气过水声及高调音。如发生腹膜炎,肠麻痹使肠鸣音减弱或消失。

3. X 线检查　一般梗阻 3 小时后肠内即可出现积气和液平面,因而 X 线有如下征象:

(1)假肿块影像　肠襻的外形与肠曲伸展受限,可见扩张明显的孤立肠襻,很像一个大肿块,故称假肿块征。有的肠襻呈肾形、C形、同心圆形、香蕉形、咖啡豆形等。

(2)肠襻位置固定　在透视或电视荧屏下改变患儿体位,肠襻位置较固定。

(3)空回肠倒置　扭转的闭襻回肠,将近端空肠推向对侧,或大部分小肠扭转后,空回肠倒置,空肠常被推移到左、右下腹。X线显示呈"鲱鱼骨"状之空肠黏膜皱襞与黏膜光滑之回肠发生移位。

(4)数个阶梯状排列的液平面　阶梯状排列的数个巨大液平面系严重扭转,肠管积血较多,肠间阴影增宽。腹腔内有积液征象,说明肠管血液循环受阻,渗液、渗血增多,往往提示肠管坏死、穿孔。

(5)梗阻部位的确定　可用稀钡或碘油造影剂10~20ml,由胃管注入后定时透视可了解梗阻部位,但对小婴儿或疑有肠坏死时要慎重。

4.B超检查　了解肠气分布,是否存在固定扩张的肠襻,对诊断有参考价值。

小儿突发不明原因的呕吐、腹痛、便血、腹胀不对称、有触压痛,应想到肠扭转的可能。结合X线检查和B超检查可以确立诊断。个别不典型病例,诊断困难时应严密观察病情变化,必要时作诊断性腹部穿刺,如抽出血性腹水可判定肠管已发生绞窄,应行急诊剖腹探查手术。

(五)治疗

小儿病程进展快,很容易发生水、电解质失衡和代谢性酸中毒以及肠坏死、穿孔,故诊断明确后应立即手术治疗。

1.非手术治疗　适应证有:①全身情况好,血压、脉搏基本正常。②无腹膜刺激征或经初步非手术疗法明显好转者。③X线检查无肠坏死、穿孔征象者。④家长拒绝手术者。非手术疗法除进行胃肠减压,纠正水、电解质及酸碱平衡紊乱,应用抗生素等基本治疗外,可进行以下治疗。

(1)颠簸疗法　术者立于病床一侧,或将担架放在地上,虚骑于患儿之上,两手合抱患儿腹下,然后抬起腹部突然放松,逐渐加大颠簸幅度。如果腹胀明显,可将腹部左右摇晃,上下反复颠簸。重点在脐部和脐下部,一般一次连续施行3分钟后休息片刻,连续施行3~4次。通常在1~2次颠簸后即有轻松感,症状可减轻。

(2)推拿疗法　患儿仰卧,先于腹部涂少许滑石粉,再以轻柔手法由剑突向右下腹方向抚摸2~3分钟,然后进行绕腹周推拿。多取逆时针方向,由右下→左下→左上→右上重复推拿,这样与常发生扭转的顺时针方向相反。手法由轻逐渐稍加重。当有效时腹部抵抗感减弱,腹肌变柔软,此时常可听到亢进的肠鸣音,也有明显的气过水声,甚至有大量稀便排出,腹部体征也随之减轻或消失。

2.手术治疗　对于病情重、腹胀剧,已有腹膜刺激征或非手术治疗无效者,应在积极的术前准备后尽早手术。

(1)切口选择　小肠扭转或术前不能明确梗阻部位者,以选择右侧经腹直肌旁切口为宜。切口要够大,以便能迅速将扭曲的肠襻托出切口,以利于处理。

(2)扭转复位　探查为肠扭转后,应尽快依其扭转的相反方向旋转复位。复位动作要轻柔,切忌盲目地左右旋转,以免加重绞窄的程度或损伤肠壁浆膜。肠腔若积液量大,肠壁有水肿或肠管有血循环障碍,应迅速原位减压复位,目的是清除肠内容物,改善肠管血液循环,有利于扭转肠襻复位,减少毒素的吸收,以防加重术中、术后的中毒性休克。如果为蛔虫团引起的扭转,减压同时可取出大量蛔虫,减压时最大限度避免手术野污染。

(3)肠切除吻合术　肠扭转复位后是否作肠切除必须有严格的切除指征,所以复位要作如下处理:

1）无肠壁血循环障碍的单纯性早期扭转或血循环障碍较轻,复位后肠壁颜色恢复正常。无需作进一步处理。

2）肠壁血循环障碍,复位后肠管颜色有明显改变,且不能肯定是否存在生机,如果未行肠管减压应立即减压,然后在肠系膜根部用0.5%的普鲁卡因封闭注射,以解除可能存在的血管痉挛。同时用温盐水纱布热敷并将肠管放回腹腔内,观察约20分钟,如肠管色泽变红润,并见末梢动脉搏动,同时肠蠕动恢复,说明肠管没有坏死,不必作肠切除。

3）如肠管经上述处理证明确实坏死必须予以切除。此时要根据术中情况作如下选择:①如患儿全身情况良好,可将坏死肠管切除后一期吻合。②如全身情况不好,不能耐受较长时间手术和麻醉的打击者,可将坏死肠管切除后作双口肠造瘘术。③对肠襻是否存在生机一时难以确定,且病变肠管长,切除后可能产生小肠吸收不良时,则可将受累肠管暂时外置,并在病变肠襻近端作造瘘,待坏死肠管和正常肠管界线清楚和患儿全身情况好转后行二期处理,使切除肠管限于最短范围。

3. 术后处理 术后要继续行胃肠减压、抗休克、纠正水和电解质平衡失调。针对性给有效抗生素和加强支持疗法,有条件者最好行全胃肠外静脉营养1周。

(六)预防与预后

根据肠扭转的发病原因,可以采取相应的措施来避免和减少肠扭转的发生。注意饮食卫生,减少肠道蛔虫病的发生,避免暴食,特别是饱餐后不要立即进行剧烈的体育活动,尤其是前俯后仰的旋转活动。腹部手术时操作轻柔,减少术后肠粘连发生。腹部手术中如发现肠系膜过长、肠管游离度过大或其他可能导致肠扭转的解剖异常时,应作相应处理。关腹前应理顺肠管,防止术后早期发生肠扭转。

肠扭转发生绞窄、肠壁坏死则预后严重。金凌应等报道一组107例小肠扭转发病与就诊时间和死亡率的关系,发病2小时内手术无死亡,发病6小时以上死亡率达35%。国内文献报告,婴幼儿肠扭转无并发症时死亡率为15%～40%,并发有其他畸形者死亡率高达67%,死亡的主要原因是中毒性休克。因此,降低死亡率必须提高早期诊断率,及时正确处理,防止中毒性休克。此外,选择安全可靠的麻醉方法,使患儿顺利度过手术关也至关重要。

第十一节 内疝

一、概述

腹腔内的脏器通过腹膜或肠系膜的裂孔,进入腹腔内另一间隙,称为腹内疝。腹腔内脏器通过膈肌裂孔,进入胸腔,称膈疝,亦属内疝之列。

在临床上,未手术前腹内疝的明确诊断较困难,常在开腹探查后才能确诊,治疗又需要较复杂的手术,危险性亦较大,又易产生较严重的并发症,因此在急腹症疾病中,应提高对发生此病的警惕性。

(一)病因

腹内疝的形成,应具有必要的条件,常有明确的疝环或较深大的腹膜隐窝。如小肠襻进入小网膜的网膜孔(Winslow孔),形成腹内疝,网膜孔即为疝环。又如十二指肠旁隐窝、盲肠周围隐窝、乙状结肠间隐窝等,正常发育较浅,亦细小,不致发生问题,但发育较深大者,小肠襻或大网膜即有疝入的机会,隐窝口即形成疝环,造成十二指肠旁疝、盲肠周围疝、乙状结肠间疝等。再如肠系膜在发育中缺陷,存有裂孔间隙,脏器通过此裂孔,进入腹腔内的另一部分,形成肠系膜裂孔疝。此外,结肠系膜亦可存有先天性裂孔,同样可产生结肠系膜裂孔疝。

腹内疝的发生,还有其他辅助因素,如肠系膜过长、肠襻有过多的活动范围,亦有先天性畸形患儿,如先天性肠回转不良等畸形,均能增加发生腹内疝的机会。

腹内压的增高也是产生腹内疝的诱导因素。长期咳嗽、便秘、呕吐、激烈运动、腹水等均可增高腹内压,导致腹内疝产生。正常的腹腔内并无压力差,但肠管的异常蠕动或肠管内容物的重力作用,以及体位突然变动,亦可诱发腹内疝。腹内疝的疝环如不紧张,肠管亦可随肠蠕动活动,而自行还纳,退回原位。这种情况,可反复发作多次,临床上可表现慢性复发性腹部阵痛。多次发作,又可使裂孔或疝环边缘增厚变硬,过多的肠管疝入,肠管即可嵌顿、绞窄,影响肠管血循环,致使肠管坏死。

上述致病因素均为先天性原因所造成。另一类为继发性或获得性因素引起的内疝。如腹腔内进行了手术,造成某处裂隙,致形成腹内疝易发因素,在胃、直肠,甚至胆道手术后,均有发生腹内疝的报道。但术后的腹内疝,大半发生在成人,儿童发生者较少。所以,在行腹腔手术时,必须规范化。空肠和结肠间系膜要严密缝合,以消灭发生裂隙的机会。尽量减少腹腔脏器产生粘连的因素,如手套要冲洗干净,洗净滑石粉;手术时要保护好腹腔脏器,经常用温盐水纱布覆盖脏器;腹腔内放置引流管也要合理,不要压迫脏器等等,以防止发生腹腔内脏器粘连。

此外,外伤有时也可能形成脏器裂孔,特别是膈肌,引起外伤性膈肌裂孔疝。

(二)发病率

在急性肠梗阻病例中,不同组的肠内疝发生率,差异较大,自0.49%至4.1%不等,这种差别,可能是由于对腹内疝定义的看法有所不同。腹内脏器由原来位置,通过正常或异常的裂隙,进入另一腹膜囊内,具有疝囊,可称为典型的腹内疝,临床上较少见。另一种为小肠襻或其他脏器通过腹腔内粘连所形成的孔隙,或通过先天或手术后遗留的孔隙,进入腹腔内另一部分,无疝囊存在,可称为非典型性腹内疝。肠梗阻病例腹内疝发生率低者,可能是仅仅包括典型性的腹内疝;发生率高者,可能是包括各种典型性和非典型性腹内疝病例。这种非典型性腹内疝,可有各种不同形态,个例报告有胃壁通过脾胃韧带裂孔,形成腹内疝。亦有个例报告小肠襻自大网膜裂孔通入,再穿过胃胰韧带而形成腹内疝。此类内疝与一般肠粘连不同,作为内疝性肠梗阻,病情较严重,应引起临床上的重视,争取及时的治疗。

(三)分类

1.先天性或原发性腹内疝　可分为:①膈疝和食管裂孔疝。②网膜囊疝。③腹膜隐窝疝:包括十二指肠旁疝、盲肠周围疝、乙状结肠间疝。④肠系膜裂孔疝:包括小肠系膜裂孔疝、结肠系膜裂孔疝。⑤其他:如大网膜裂孔疝、脾胃韧带裂孔疝等等。

2.后天性或继发性裂孔疝　分为:①创伤性膈疝。②手术后腹内疝。③术后粘连带致内疝。④术后形成的孔道疝。⑤感染后裂隙疝。

二、网膜囊疝

小肠襻或偶有横结肠襻通过网膜孔进入小网膜囊内,称网膜囊疝。

(一)病理

小肠系膜过长,常是产生此疝的重要因素。进入小网膜的肠襻,长短不一,有时仅进入一段小肠襻,有时可进入全部小肠及一部分结肠,Winslow孔即成为疝环。此时疝前壁有肝十二指肠韧带、门静脉、肝动脉、胆总管等重要器官,后壁有下腔静脉,在有限的腔隙中这些管道容易受压迫而致流动不畅,肠管亦易受限而致嵌顿、绞窄。

(二)临床表现与诊断

开始发病时,症状常较模糊,常常仅诉上腹部不适,饭后或活动后症状加重,有时有呕吐。一旦产生严重的肠梗阻症状,容易发生绞窄,并迅速导致休克。查体时,上腹部可摸到边缘不清的囊状大包块,叩诊为鼓音。作X线胃肠钡剂透视,胃区可见到充满气体的圆形阴影,不易推动。B超检查上腹部有囊性及积气现象,此时即考虑有此病之可能,宜开腹探查。开腹后,如见到上腹部囊性肿物,腹腔内仅有很少小肠襻,即可确诊为此疝。

(三)治疗

单纯性腹内疝未出现肠梗阻症状时,如能作出诊断,即应行手术治疗,将疝入肠襻复位,并缝合封闭小网膜孔,以防复发。绝大部分病例为急性梗阻,应行急诊手术。手术前作胃肠减压和充分补液。开腹探查确定诊断后,找到疝环,亦即Winslow孔,以挤压和牵引相结合的手法,缓缓地将疝囊内的肠襻复位。如疝入肠管已严重肿胀,可吸出肠管内液气体,以利复位。疝入肠襻有粘连时应细心分离,必要时切开疝囊颈部,但必须注意前壁的门静脉、肝动脉、胆总管及后壁的下腔静脉,避免损伤。

肠管复位后须仔细观察,有无血液循环障碍,如已坏死,应予切除。如病情危急或不能确定是否有血液循环障碍,可先行肠外置术,待病情好转后,再行肠吻合术。亦可考虑关腹,继续非手术治疗,24小时后,病情好转时再行探查。无论是否切除肠襻,均应缝合疝颈即网膜孔,防止内疝的复发。

三、腹膜隐窝疝

正常的后腹膜存有若干隐窝,如隐窝较深,一旦小肠襻或其他脏器进入,即可形成腹内疝,称腹膜隐窝疝。

(一)病理

隐窝疝可发生在十二指肠旁、盲肠周围、乙状结肠间隐窝处。肠襻进入隐窝,随肠蠕动而逐步增大,进入隐窝肠襻逐渐增多,形成隐窝疝。隐窝口即为疝环,隐窝有后腹膜包绕,形成大囊肿。发生在十二指肠旁的隐窝疝,又可分为左、右两种,左侧较多见。一般认为在胎儿发育过程中,中肠旋转过程未完成,或回转异常,小肠较早期进入腹腔,即可形成十二指肠旁隐窝疝。左侧隐窝疝,疝囊前方为降结肠系膜,后方为腰大肌、肾及输尿管,疝颈前缘腹膜有肠系膜下动、静脉经过。

十二指肠右侧隐窝疝位于横升结肠系膜的后方,疝口的前缘有肠系膜上动、静脉或回结肠血管通过。疝内容物多半为小肠,可为一部分小肠襻,亦可为全部小肠襻,疝囊即为隐窝单层的后腹膜。

盲肠周围疝可发生在周围不同的部位:①回结肠窝:在升结肠内侧,回肠上方。②回盲肠窝:在阑尾内侧,回肠的下后方。③盲肠后窝。这些隐窝,可能是在发育过程中,回肠动脉分支时,腹膜产生皱褶而形成。在盲肠后所产生的隐窝疝,常较浅,不易发生嵌顿。

乙状结肠间隐窝疝,发生在儿童者,常至成年时,即可消失。一般位置在结肠系膜左侧,囊前壁即为乙状结肠系膜,含有乙状结肠的动、静脉,后壁为后腹膜,再后为左髂动脉、左髂静脉及输尿管。

(二)临床表现

隐窝疝常较松散,在临床上可无任何发现,仅在手术或解剖时偶然发现。发生症状者即表现为急性或慢性复发性的完全或不完全的肠梗阻症状。有腹痛、恶心或呕吐,一旦发生绞窄,可出现便血现象。腹部可摸到包块,局部叩诊呈鼓音,未绞窄时,腹部无明显压痛,如已发生绞窄,腹壁即有明显压痛部位。

X线检查,腹部平片见到成团的小肠襻,肠襻有扩张现象。钡剂透视,在腹部偏左位或偏右位有成团的小肠襻,活动度不大,盆腔内小肠襻常较少。如作血管造影,可辅助了解肿物的位置。B超可见到某部位的腹腔有积气。一般在临床上,仅能考虑此病的可能,最后确诊仍需依据手术开腹探查。因此,在临床上已作出急性肠梗阻诊断的病例,有嵌顿或绞窄之可能,即宜作手术开腹探查,不必作过多的检查,以免增加患者的负担,甚至造成不应有的危害。

(三)治疗

有肠梗阻症状疑有嵌顿之可能,及时作术前准备,胃肠减压,并充分补液,即行手术开腹探查。开腹后,常发现一段局限性膨胀的肠襻,呈弧形或圆圈形,如有血液循环障碍,肠管颜色即有显著的不同,常呈暗红色。沿膨胀的肠襻顺序探查,即可找到疝环而确定诊断。用手指轻柔地扩张疝环,以挤压和牵引相配合的手法,缓缓地将疝入的肠襻全部复位。如肠管已高度膨胀,不易复位时,即可切开疝囊,抽吸肠襻内积存的液体和气体以减压。局部有粘连时,要细心分离,避免损伤周围较大血管或其他脏器,如左侧十二指肠旁疝,疝口前缘即为肠系膜下动静脉;又如乙状结肠间疝,疝孔前缘即有乙状结肠动脉等,必须避免损伤。

手术的主要目的是将疝入的肠襻全部复位。肠管已绞窄时,首先处理疝环,解除绞窄,恢复血液循环。如过长的肠襻已反复旋转时,应看清肠襻与疝环的关系,按顺序复位,达到恢复血液循环的目的。

肠襻复位后,再仔细观察是否还有血液循环障碍。恢复血液循环时,肠管应呈鲜红色。如肠管已坏死,当予以切除。如病情严重,亦可考虑先作肠外置术,待日后病情好转后,再行肠吻合术。血液循环不好有坏死可疑者,亦可暂时关腹,24小时后,再开腹探查,无论切除肠襻与否,所有异常的裂孔或隐窝,均予以缝合,消灭这种缺陷,以防止内疝的复发。

四、肠系膜裂孔疝

肠襻通过肠系膜不正常存在的裂孔,无疝囊形成,称肠系膜裂孔疝。肠系膜的裂孔常为先天性发育异常所致,亦可由手术或创伤所造成。

(一) 病理

患儿患肠系膜裂孔疝,其裂口多半为先天性发育异常所造成。在胎儿发育过程中,脏层腹膜与壁层腹膜融合为一,成为肠系膜,若未全部融合,肠系膜即可留有裂孔。亦可能在胎儿发育过程中,肠系膜某部有缺血现象,局部血液循环欠畅,亦可能形成裂孔。肠系膜的裂孔多半为单个,偶有多发者。疝入裂孔的肠管,常为小肠襻,但亦偶有横结肠或乙状结肠。系膜裂孔的部位多半在小肠系膜,尤以末端回肠为多见。亦可发生在横结肠系膜或乙状结肠系膜。疝入的肠管,并无疝囊包裹,裂隙口即为疝颈。如疝入的肠管仅为少量,肠管有机会随肠蠕动自行脱出而复位。若疝入肠襻逐步增多,肠管内容物排出受阻,进而逐步扩张,即可产生嵌顿、绞窄。肠系膜的裂孔,大小不一,但边缘常整齐,并稍增厚。如肠襻经常反复疝入和脱出,边缘亦可逐步增厚。这样多次反复发作,也增加了肠绞窄的机会。

(二) 临床表现

常见症状为腹痛。有些病例有间断性或阵发性腹痛的历史,一旦急性发作有恶心、呕吐和便秘,并有一定程度的腹胀。在右腹部可摸到边缘不明显的压痛包块,听诊可听到亢进的肠鸣音。如肠襻已坏死,即出现腹肌紧张现象,腹壁压痛更明显,全身出现中毒现象,如寒战、高热、呼吸急促等,很快可导致休克。

X线腹部平片可见腹腔有机械性肠梗阻现象,有多个液平面,并可见到团状肿胀的肠襻。一般在术前只能考虑此病的可能性,作出急性肠梗阻诊断,而行开腹探查术后,才能得到确切诊断。

(三) 治疗

无症状者,常在其他手术时偶然发现,即将疝入肠段复位后,以丝线缝合裂孔,防止复发。有急性肠梗阻症状,疑为此病,即行开腹探查术。术中确定为裂孔疝后,即将疝入肠襻复位,缝合裂孔。如疝环过紧,可择无血管区切开裂隙边缘,以扩大疝环而有利于肠襻复位。如肠襻已绞窄坏死,则应行坏死肠管切除,肠吻合术,以后再缝合封闭裂孔。如患儿病情严重,亦可考虑暂行肠外置术,继续非手术治疗,待病情好转后,再行二期肠吻合术。

第十二节 肠套叠

肠套叠(intussusception)是小儿外科常见的急腹症,是肠管的一部分及其相应的肠系膜套入邻近肠腔内的一种肠梗阻,在婴儿期尤其多见。

此病发病率报告不一,英国伯明翰大学报告占成活儿的1.9%,欧美各大儿童医院每年收治6~36例,而在我国大城市有的儿童医院每年可遇到百余例肠套叠患儿,男孩比女孩多2~3倍。出生后第1年发生占60%以上,尤以5~9个月为高峰年龄。在胎儿,肠套叠伴随套叠部分的坏死吸收,即成了肠闭锁的重要原因之一。约0.3%病例发生在出生后第1个月内,新生儿肠套叠绝大多数是成熟儿,足月且全身状况很好。据各文献报告,肠套叠的发病有两个峰季,即春、夏两季多见,可能与这两季呼吸道感染高发有关。

从1871年Jonatihan hutchinson报告了第一例婴儿肠套叠外科手术治疗成功,继之Hirschspruns(1876)、Ladd(1913)采用水压及X线荧屏下造影剂复位以后,至20世纪末对肠套叠的病因、病理及诊治等研究均有不断地深入和进展。

(一) 病因

肠套叠病因尚未十分明确，通常把肠套叠分成原发性与继发性两种。约95%的病例属于原发性，也意味着在手术中并未见到腹腔内套叠肠管及其邻近区域有明显器质性病变。90%以上的肠套叠均发生在近回盲部，少数（2%～8%）肠套叠起始部在肠壁局部病损区，如息肉、梅克尔憩室、异位胰腺结节、血管瘤、小的肠源性囊肿、异常肥厚性肠壁淋巴样组织增生或恶性肿瘤等。上海新华医院曾分析过剖腹治疗627例患儿中，发现有明确器质性病变的22例，占3.5%，其中梅克尔憩室12例，其他息肉4例、血管瘤2例、平滑肌肉瘤1例，另3例为回肠末端血肿。

Ravith等曾在犬的实验肠套叠模型中观察到，一旦肠套叠发生，肠局部水肿导致邻近淋巴结增大。婴儿肠的淋巴组织很丰富，在上呼吸道感染、季节性腹泻时可伴发淋巴结增大，且几乎在肠套患儿均可见到肠腔淋巴组织明显增殖隆起。他认为这可能是肠套叠最常见的病源因素之一。Strang统计400例肠套叠患儿，318例观察到肠系膜淋巴结增大，其中明显增大占35%，中度增大占16%，轻度增大占27%。不少学者从患儿大便及肠系膜淋巴结病毒培养中较高频率地分离到腺病毒非流行性Ⅰ型、Ⅱ型和Ⅴ血清型。这种局部淋巴组织病毒性炎症可以引起反射作用，刺激自主神经而导致肠蠕动紊乱，发生肠套叠。Thomas和Zachary也曾报告单卵孪生儿在24小时内相继出现肠套叠，且在阑尾淋巴结中培养分离到腺病毒，病理见到集合淋巴结（Peyer结）的肥厚。

在某些疾病如过敏性紫癜（Henoch-Schönlein紫癜）、淋巴肉瘤、白血病、腹部外伤、纤维囊性变等发生肠套叠危险性很高。手术后肠套叠曾频有报道。有人报告作动物肾切除实验后发生术后肠套叠，临床上也有在神经母细胞瘤切除术、肾母细胞瘤切除术、先天性巨结肠根治术、右肝叶切除术等术后发生肠套叠的报告。术后肠套叠并非是小肠本身手术而致，最初诊断大多数怀疑发生肠粘连。恰恰术后肠套叠多见为小肠套叠，故钡灌肠检查对诊断无助，小肠套叠腹部扪诊也难触及，绝大多数术后肠套叠因肠梗阻再次剖腹探查方能明确诊断。

在我国儿童肠套叠发生十分多见，广大儿科及外科临床医师已积累了不少诊治经验，对病因学研究如病毒分离、免疫学、细菌学、内分泌激素、神经介质等也颇多报告。但对肠套叠发生无疑有两点可以肯定，一则是局部器质性诱因，另一点是肠蠕动反常。

(二) 病理与分型

肠套叠一般为顺行下行与蠕动方向一致，近端肠管套入远端肠管内。套叠的外层称为鞘部，进入里面的部分为套入部。肠管从外面卷入处称之颈部。肠套叠套入部最远点称为头部或顶端（图4-12-1）。通常套叠一旦形成，很少自动复位。套入部可因肠蠕动继续向前推进，多数病例可达左侧结肠，甚至乙状结肠、直肠而自肛门脱出。

在肠套叠一瞬间，肠系膜也随之嵌入套层中，肠壁血供受到严重影响。受阻时间越长，发生肠缺血、缺氧越严重。当静脉回流受阻，可出现水肿，动脉也因受压而痉挛。组织学上肠血管明显扩张，套叠的肠黏液细胞被挤出黏膜外，与血液相混，组成了特征性的"果酱样"大便。如果静脉压不断增高，最终必然影响到动脉血供或发生血管栓塞性改变，造成套叠肠管完全坏死。Ravitch等研究证明，肠坏死往往起始于肠套叠外部或套入部末端，然后向近端扩展，内层坏死较后发生。

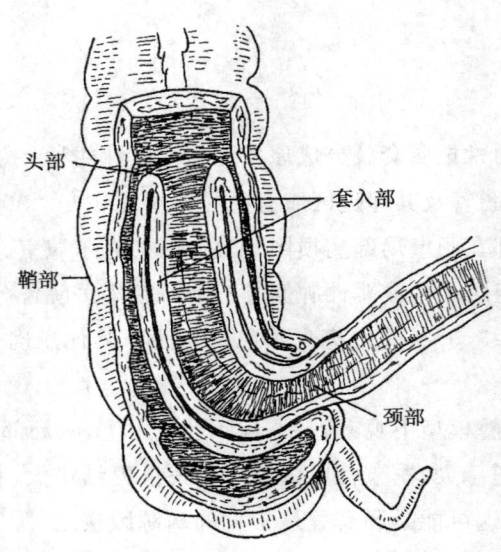

图 4-12-1 常见回结肠型肠套叠剖面示意图

肠套叠的分型是按套入部的最近端和鞘部最远端的肠管而定名,一般将肠套叠分为 5 型。

(1)小肠型 即小肠套入小肠,根据近端发生在小肠的部位,又可分成空空型、空回型和回回型。此型仅占 2%~3%。

(2)结肠型 病变仅涉及结肠,分为盲结型、结结型及盲肠袋套叠,占 2%~3%。

(3)回结型 最常见,此型约占 85%。其起始部可以是回肠或回盲瓣,套入到结肠,有时阑尾亦被一起卷入。

(4)复杂型(复套) 是整个简单的肠套叠再套入远端肠腔内。最常见是回回结型,即回肠先套入回肠,然后整个回回套叠再套入结肠。

(5)多发性肠套叠 极其罕见,在肠道不同区域有分开的两个以上的肠套叠。

(三)临床表现

阵发性哭闹、腹痛、呕吐、便血和腹部肿块是儿童急性肠套叠的 4 个主要症状。佘亚雄曾对 1000 例 2 岁以下患儿的 4 种症状作了统计,其中腹痛占 95%,呕吐占 91.7%,便血占 83.8%,腹部肿块占 73.6%。90% 以上病例有上述 2~3 种症状,70% 左右 4 种症状全具备。在年龄较大病例,腹痛作为主要症状较多,而血便则大多数在 2 岁以下的患儿中出现。

1. 腹痛 特点为间歇性绞痛。在婴儿表现为突然出现阵发性的哭闹,患儿发出异样的高声哭叫,伴四肢乱动,这是一种腹痛的表现,经过 10~20 分钟后可恢复平静,甚至可入睡,但隔不多时又有反复发作。少数病例仅表现阵发性呻吟或烦躁不安或面色苍白现象。

2. 呕吐 几乎全部婴儿及 80% 以上年龄较大儿童均有呕吐。婴儿发生呕吐较早,吐出物为奶块或所进之食物。早期呕吐为肠系膜牵拉所产生的反射作用所致,较晚期呕吐物可为胆汁,甚至出现粪便样物,这也提示肠梗阻已十分严重。

3. 便血 便血为婴儿肠套叠的特征,95% 病例可出现,在较大儿童出现率约为 65%。血便可以在发病最初 2~3 小时出现或者 24 小时后也不出现。大多数病例为血与黏液相混合,形成特征性果酱样大便。也可以黏液量多,而血仅是痕迹。在一部分病例,血便仅在第一次直肠指检时出现。当出血量多,且呕吐剧烈时,可导致明显虚脱。

4. 排便情况　大多数病例,粪便积聚在肠套叠末端,不能排出,形成完全性肠梗阻。也可以大便继续排出,提示不完全性肠梗阻。约7%病例肠套叠发作后腹泻,往往易误诊为细菌性痢疾或胃肠炎。极少数病例肠套叠通过肛门口亦需与脱肛相区别。

5. 腹部检查　早期腹部平坦,软而无压痛,亦无明显肠形可见,仔细扪诊在右上腹部多可触及腊肠状肿块,稍可活动。肿块部位与肠套叠发生的时间与患儿肠系膜的长度有关。扪诊时同时可感觉到右髂窝有空虚感觉,此乃因回盲部上升入升结肠或横结肠之故。

6. 全身情况　患儿在发病最初数小时全身情况尚好,无发热或其他异常,但亦有食欲不振或拒奶者。随着发病时间延长,病况加剧,表现为精神委靡淡漠或嗜睡,面色苍白。晚期全身状况恶化,出现高热、脉细速,白细胞增高等中毒性休克表现,随之出现明显腹膜炎体征,患儿濒于衰竭,为肠梗阻坏死表现。

(四)诊断

具备上述4种症状,尤其是出现果酱样大便及腹部腊肠状肿块最具有特征。诊断大多可依据临床表现及体检予以明确,但有10%～15%病例缺乏典型的表现,诊断可能犹豫不定,则需作进一步X线辅助诊断。

1. X线钡剂灌肠透视　肠套叠征象包括:①钡剂达套叠顶端时,突然停止前进。②钡剂前端部呈现凹入的新月形或杯状阴影。③当继续注钡剂加压时则可出现不同的影像,如弹簧状、团状及蟹钳状等。一般此时即可排空钡剂,以免肠穿孔,残留钡剂显示病变较为清晰。另需注意的是作诊断时注钡压力不宜过高,如盛钡液器悬挂应以高于患儿身体水平60～90cm或压力低于8kPa(60mmHg)为宜。

2. 结肠注气X线检查　自20世纪50年代上海佘亚雄提出利用空气作为造影剂亦能安全、简便诊断肠套叠以后,已在国内广为采用,且已逐步推广至欧美国家。在作空气灌肠诊断前,先在X线透视下观察腹部正侧位,了解肠管充气情况,有条件亦应在直立位下观察膈下有无气体阴影,以防止原已有肠坏死、穿孔情况,后者不易再作进一步检查,应早期手术探查。空气注入结肠后因与软组织对比度不同,故当气体在套叠顶部时也可较清楚见到套叠部位及形状,情况许可则可进一步作空气灌肠复位。

最近有人报告提议采用B超诊断肠套叠,优点在于避免了X线的照射,B超对肠套叠的肠管横断扫描时可显示"同心圆"或"靶环"块影,其影像特征是一个较宽的环状低回声区包绕着一个呈高低相间混合回声或呈一致性高回声的圆形中心区。B超诊断是一项无损伤技术,故必将成为诊断肠套叠的主要方法之一。

(五)鉴别诊断

凡在临床上出现阵发性腹痛、呕吐、血便和腹部包块的儿童,尤其是2岁以下的婴儿,除首先要考虑到肠套叠外,但也需与一些疾病相鉴别。现罗列以下疾病以供参考:

1. 细菌性痢疾　在婴儿中也可发生,起病急骤,临床上出现哭吵、腹痛、呕吐,大便有黏液带血,往往易与肠套叠相混淆。但细菌性痢疾的患儿多发生于夏季,且有高热,大便常呈脓血便、细菌培养阳性等。当然在鉴别诊断困难时还需辅助低压诊断性空气灌肠明确,以免延误诊断。

2. 急性坏死性小肠炎　来势凶,以腹泻为主,大便呈洗肉水状,中毒情况严重。尽管此病已少见,也需与肠套叠相区别。

3. 蛔虫性肠梗阻　其临床表现也可出现腹痛、呕吐、腹部有包块扪及,有时症状与肠套叠相似。但蛔虫性肠梗阻很少发生在婴儿,且早期没有便血,腹部肿块多位于脐区或脐下。

4.过敏性紫癜 腹型过敏性紫癜患儿也可有阵发性腹痛、呕吐甚至可出现便血,故也可能与肠套叠混淆。但绝大多数在就诊或观察中有下肢关节疼痛及新鲜皮下出血点,部分患儿亦可出现血尿。需提出的是,约有25%的腹型紫癜患儿可伴发肠套叠,临床医师必须严密观察病情,必要时还需作诊断性空气灌肠。

5.其他 如梅克尔憩室合并出血、结肠息肉、肠道肿瘤等可引起便血与肠梗阻。直肠脱垂患儿也要与少数晚期肠套叠脱出肛门相区分。总之,临床医师作诊断时必须要考虑周全,详细询问病史,仔细体格检查,在不明确情况下要辅以X线等检查。

(六)治疗

肠套叠很难自行复位,且时间越长往往肠管受损越严重,故需作急症处理。一般处理分为非手术治疗与手术治疗两种。

1.非手术治疗 1876年哥本哈根的Hirschsprung介绍了用水压作肠套叠非手术方法复位,当时这种病例积累了107例,约35%死亡,而另一种手术组死亡率高达80%。20世纪30年代手术死亡率大大下降,仅为8%,治疗方法转为手术复位为主。直至20世纪40年代末采用钡剂灌肠复位后非手术方法又变为主流,死亡率下降到2%。我国自20世纪50年代后应用空气灌肠复位现已成为一种相当普及的非手术治疗方法,积累了颇为丰富的经验,致使肠套叠病死率下降到仅1%。实际上目前钡剂灌肠在我国已很少采用,而以空气灌肠代之。下面着重介绍空气灌肠复位法。

(1)适应证与禁忌证 对病程在48小时内且全身情况尚可的患儿适用。禁忌证为:①病程超过48小时,而全身情况差。②腹部异常膨隆,X线透视可见小肠严重积气、扩张、有张力性液平面。③试用空气灌肠逐渐加压至8.0~13.3kPa(60~100mmHg),而套叠阴影仍不移动、形态不变者应改手术治疗。④腹部体征如肌紧张、反跳痛、腹胀者明显亦应放弃灌肠,改为手术治疗。

(2)具体实施方法 灌肠前先注射阿托品,用气囊管堵塞直肠内。将气囊管连接到肠套叠复位器。然后往结肠逐渐加压注气,压力从8kPa(60mmHg)开始,在X线荧屏下观察气体前进,此时见到典型肠套叠的X线征象如杯口状阴影等。继续加压注气,必要时加到13.3kPa(100mmHg),可同时在腹壁对准肿物轻揉抚摩。大多数病例在透视下见到软组织肿块阴影逐渐缩小,直至完全消失,而气体大量进入右下腹部小肠并向腹中、左部扩展,说明肠套叠已复位。在操作中尽量减少X线照射。间歇性追踪透视,患儿骨盆处加以铅橡皮遮盖,医务人员也需注意防护工作。

(3)复位成功的注意要点

1)空气阴影顺利进入末端小肠向腹中部扩展。

2)腹部肿块消失。

3)血便改善,口服炭片0.5~1.0g后,隔6~8小时自肛门排出黑色炭末大便。

4)临床上腹痛缓解,患儿不哭吵可安静入睡。

空气灌肠治疗肠套叠主要并发症是肠穿孔。在复位前及复位中应严密观察X线荧屏,注意有无气体阴影弥散于游离腹腔内。如在整复术中发生肠穿孔,即应于剑突下插针排气,然后急诊手术修补。

2.手术治疗 晚期肠套叠患儿,尤其是全身状况差或空气灌肠失败者应剖腹手法复位。术前需补液、输血、胃肠减压,纠正酸碱紊乱。一般作右腹直肌切口,进腹见到套叠部应分清近、远端,切忌在近端拖拉套入部,以免发生肠破裂,应在肿块远端向近端推挤。手法复位困难时可用少量消毒石蜡油注入套内再试作推挤,完全复位后应仔细检查肠管有无坏死、穿孔。观察肠管另一主要方面是肠血液供应情况,如光泽、颜色、张力、蠕动、系膜水肿等。肠管坏死应该力争作肠切除一期吻合术。如患儿病况极端危急时,考虑作肠切除肠外置术;待情况改善后再作吻合术。

第十三节 大肠疾病

一、结肠的解剖生理

结肠于右髂窝处起自回盲瓣,止于直肠,可分为盲肠、升结肠、横结肠、降结肠和乙状结肠。主要功能为吸收水分和无机盐,并为消化后的残余物质提供暂时贮存场所。

在正常情况下,结肠口径较粗,肠壁较薄,但在疾病情况下可有异常改变。结肠有下述3个特征:①沿着结肠纵轴排列了3条平行的结肠带,是由肠壁纵层肌增厚形成的。②在结肠带之间肠壁呈囊状膨隆,形成多个结肠袋,是因结肠带短于肠管的长度使肠管皱缩而形成的。在结肠近端尤为明显,而至乙状结肠时则不太明显。③在结肠带附近的肠壁上有许多大小不等的肠脂垂,是由浆膜下脂肪集聚而成,较大的可发生扭转或出血,也可引起肠套叠。此外,在结肠腔内,相当于结肠袋间隔的横沟处,有由黏膜折叠形成的许多结肠半月襞。

(一)解剖

1.形态、位置与毗邻　结肠起始部为盲肠,大部分被腹膜包被,但无系膜,位置较为固定。少数盲肠有系膜,故活动度较大可形成游动盲肠,容易发生扭转。少数人盲肠后壁无腹膜,直接与腹膜后组织相连,则活动度很小。有时可见到高位盲肠位于肝下或低位盲肠深达盆腔内。回肠末端自盆腔上行进入盲肠与升结肠连接处,此处肠壁内环层肌增厚,覆以黏膜而形成上、下两片半月形的皱襞,称为回盲瓣。此瓣既可控制回肠内容物过快地进入盲肠,又可防止结肠内容物逆流入小肠。盲肠壁上的3条结肠带在盲肠顶端汇合之点,即是阑尾根部附着之处,手术时常循此寻找阑尾。

盲肠至肝曲之间为升结肠,仅其前面与两侧有腹膜覆盖,后面有疏松结缔组织与腹后壁相连而比较固定,此腹膜外部分如受伤穿破,可引起腹膜后感染而无腹膜炎表现。升结肠后面与右肾下部、右输尿管等器官毗邻。

结肠肝曲为升结肠向左弯曲移行为横结肠部分,位于肝右叶下方、右肾下部的前方。横结肠在胰腺和十二指肠的前方、胃的下方,完全被腹膜覆盖,并形成横结肠系膜附着在后腹壁上,因此它是结肠最活动的部分,仅其两端的肝曲与脾曲较为固定。横结肠上有胃结肠韧带连到胃大弯,下有大网膜附着。结肠脾曲为横结肠左端向下弯曲移行为降结肠的部分,位置较肝曲高,角度也较肝曲小,它与胰尾、脾、胃和左肾邻近,前方有胸廓保护。

降结肠与升结肠相似,仅前面和两侧包有腹膜,因而也无系膜。降结肠前方和内侧为小肠,后方为腹后壁和左肾下端相邻。

降结肠与直肠之间为乙状结肠,完全被腹膜包裹,并有系膜。一般位于左髂窝内,但其位置、长度和系膜的长短因人而异，如果乙状结肠及其系膜很长，易于发生肠扭转。

2. 血管　结肠的血液供应可分两部分，右半结肠为肠系膜上动脉供应，左半结肠为肠系膜下动脉供应。右半结肠有以下几个分支供血：①回结肠动脉：供应盲肠。②结肠右动脉：供应升结肠。③结肠中动脉：供应横结肠。左半结肠的动脉分支有：①结肠左动脉：供应降结肠。②乙状结肠动脉：1支或数支，供应乙状结肠。除乙状结肠动脉外，这些结肠动脉均分出两个重要分支，向相反的方向发出，并与邻近的动脉支吻合，形成沿结肠肠管方向走行的边缘动脉，从边缘动脉再发出终末动脉支至肠壁。

结肠静脉的分布大致与动脉相同。右半结肠的静脉是汇入肠系膜上静脉，然后流入门静脉。左半结肠的静脉是汇入肠系膜下静脉，后者再经过脾静脉或肠系膜上静脉后方流入门静脉。

3. 淋巴　结肠的淋巴结可分为4组：①结肠上淋巴结：位于肠壁的浆膜下及肠脂垂内。②结肠旁淋巴结：位于边缘动脉附近及动脉与肠壁之间。③中间淋巴结：沿结肠动脉分布。④中央淋巴结：位于肠系膜上、下动脉的周围。结肠各部淋巴结的分布，多少不一，一般以盲肠部位最多，降结肠部较少。结肠淋巴管的分布与动脉相似，右半结肠的淋巴经各组淋巴结汇集于肠系膜上动脉根部淋巴结，并与小肠的淋巴汇合，再注入腹主动脉旁的淋巴结。左半结肠的淋巴则注入肠系膜下动脉根部的淋巴结，再至腹主动脉旁淋巴结。结肠的淋巴不仅流向结肠动脉根部的淋巴结，而且与邻近动脉弓附近的淋巴结相通，因此在切除结肠恶性肿瘤时，需将该部结肠动脉所供应的整段肠管及其系膜全部切除，方能最大限度地清除一切可能被累的淋巴结。

4. 神经　结肠的神经分布亦左右而异。右半结肠由迷走神经发出的副交感神经纤维和由肠系膜上神经丛发出的交感神经支配。左半结肠由盆神经发出的副交感神经纤维和由肠系膜下神经丛发出的交感神经支配。

（二）生理

结肠可以吸收水、电解质和葡萄糖，同时也分泌一部分电解质如 K^+ 和 HCO_3^-，通过吸收和分泌进行一些电解质的交换。结肠黏膜有大量的杯状细胞分泌黏液，使黏膜滑润，以利于粪便的推动，并不致因为粪便通过而受伤。结肠内含有大量的细菌，这些细菌中含有能分解食物残渣的酶，使糖和脂肪发酵、分解，使蛋白质腐败。细菌还能利用肠内的物质合成维生素K、B族维生素以供机体需要。

结肠运动迟缓，吞钡剂后钡在4小时后达肝曲，6小时达脾曲，11小时至降结肠，18小时至乙状结肠，24小时完全排出。结肠运动分节段性收缩和推进性收缩两类，前者主要将右半结肠内容来回揉挤，以促使其中的水分和盐类被吸收；后者则将粪便向远端推送，进食后通过胃结肠反射可出现总体运动，可使肠内容迅速运行至直肠上部而引起便意。粪便一般在乙状结肠内贮存，只在排便前或排便时直肠内才有粪便充盈。

二、结肠闭锁和狭窄

先天性结肠闭锁和狭窄较为少见，在胃肠道闭锁畸形中约占10%，仅次于胃闭锁畸形。据报道其发生率一般在1500～20000个活婴中发生1例。本病由Bininger在1673年作首例报道，Gaub在1922年首次采用结肠造口术成功，Potts在1947年首次采用一期吻合术治疗成功。由于本病并非常见，目前尚缺乏系统全面的报道。

（一）病因

有关肠道闭锁与狭窄的病因学研究最初是由观察小肠类似病变开始的。Tandler（1900）提出十二指肠闭锁是胚胎发育期中肠管管腔空化障碍所致，但后来一些学者对此理论提出质疑。目前 Barnard 和 Louw 提出的胚胎期肠系膜血液供应障碍导致小肠缺血、坏死、闭锁畸形的学说较为普遍接受。先天性结肠闭锁与狭窄同样被认为是由于各种原因引起的宫内缺血、坏死，并且吸收修复障碍所致。动物实验表明，胎儿在母体子宫内发生肠套叠、扭转、穿孔、内疝及肠系膜血管羊水栓塞时均可形成肠闭锁与狭窄。大动脉的羊水栓塞不仅可以引起肠系膜缺血而导致结肠闭锁，而且可造成眼及其他内脏器官发育异常。腹裂、脐膨出易伴发结肠和小肠闭锁畸形，一般认为是由于肠系膜血管受锐利的腹壁缺损边缘压迫后血液循环障碍所致。

(二)病理

1. 分型　结肠闭锁可分为 3 型。

(1) Ⅰ 型　肠腔隔膜闭锁，肠管保持连续性，或隔膜中央有一小孔相通，形成结肠狭窄。

(2) Ⅱ 型　肠管盲端闭锁，闭锁的远、近端肠管为盲袋，中间由纤维素带相连接，肠系膜正常。

(3) Ⅲ 型　肠管盲端闭锁，系膜分离，闭锁两端呈盲袋，肠系膜呈"V"形缺损。

一般发生在升结肠，横结肠的肠闭锁与狭窄以 Ⅲ 型多于 Ⅰ、Ⅱ 型，发生在脾曲以下的肠闭锁与狭窄以 Ⅰ、Ⅱ 型多于 Ⅲ 型。

闭锁近端肠管明显扩张、肥厚、水肿，缺乏蠕动功能，远端肠管萎瘪细小，形似鸡肠。如果回盲瓣完整而闭锁位于结肠肝曲以下，则形成盲襻。在回盲瓣与闭锁之间的盲襻肠管高度扩张，肠壁菲薄，可有缺血、坏死甚至穿孔。一部分肠闭锁与狭窄发生在母体妊娠晚期，约 10%～20% 的结肠闭锁患儿生后不久可排出胎便。

2. 合并畸形　结肠闭锁常伴发以下畸形：①并指、多指及马蹄足等骨骼畸形。②眼及心血管畸形。③腹裂、脐膨出等腹壁畸形。④先天性巨结肠。⑤先天性小肠闭锁与肠狭窄等畸形。

(三)临床表现与诊断

1. 症状与体征　单纯结肠闭锁患儿主要表现为低位完全性肠梗阻，于喂奶后出现进行性腹胀、呕吐胆汁或粪便。多数患儿不排胎便或仅排少量胎便，个别可有 1～2 天胎便史。腹部可见肠型、蠕动波或固定肠襻，进而可发生脱水，电解质紊乱，并发吸入性肺炎等。

同时合并空肠或十二指肠闭锁的患儿则主要表现为上消化道梗阻症状，无腹胀或上腹部略膨隆，可有胃型、蠕动波、振水音等。

结肠狭窄症状与狭窄程度有关。重度狭窄的表现与结肠闭锁相同。轻度狭窄的症状出现较晚，一般在出生后数周内逐渐出现低位、不全肠梗阻症状。患儿有间歇性呕吐，呕吐物多为奶汁、胃液，甚至胆汁，进食后症状进行性加重。腹胀，可见肠型、蠕动波、肠鸣音亢进，排便量少，多呈稀糊状或为细条状，排便困难。患儿多有营养不良和贫血，易误诊为先天性巨结肠。

2. X 线检查　新生儿呕吐、腹胀、不排胎便时均应摄 X 线腹部正、侧位片。结肠闭锁患儿腹部平片可见多个伴有液气平面的扩张肠襻，在一段高度扩张的肠襻中出现一个较大液平面常是诊断横结肠闭锁的佐证。应用造影剂行灌肠造影检查不仅可确定闭锁部位，而且对于区分先天性巨结肠、胎粪性肠梗阻及小肠闭锁等具有重要价值。结肠闭锁时可发现胎儿结肠及结肠充盈不全，在 Ⅰ 型闭锁有时可发现"风袋征"，即造影剂将闭锁隔膜推向近端形成袋状。在结肠狭窄时，可见造影剂从远端小而细的结肠通向近端扩张的结肠，有时很小的狭窄被胎便堵塞，则呈现为结肠闭锁的表现。

(四) 治疗

结肠闭锁确诊后应立即手术。具体手术方法及术式应根据患儿全身情况、有无并发畸形、闭锁部位和性质而定。术前禁食禁水，胃肠减压，应用抗生素，维持水、电解质平衡及正常体温是十分必要的。

对于单纯结肠闭锁应立即手术以免结肠穿孔。常用术式有两种：一种为先行结肠造瘘，3～6个月后行肠吻合术。另一种为一期肠切除肠吻合术。两种术式均可采用，但要考虑两个因素：①梗阻部位：以结肠脾曲为界，闭锁发生在脾曲近端者，应切除闭锁部和近端扩张肠管后，一期行结肠结肠吻合术或回结肠吻合术。闭锁发生在脾曲远端者，应先做结肠造瘘术或Mikulicz肠外置造瘘术。②近端结肠扩张程度：如近端结肠高度扩张，直径是远端结肠的3倍以上，则应考虑行结肠造瘘术或回肠造瘘术，待扩张肠管回缩后再行结肠吻合术。

降结肠及乙状结肠闭锁不宜行一期吻合术，主要是由于其近端存有较多黏稠胎便及大量细菌，在这种没有肠道准备情况下行一期吻合术有一定危险性。而无论采用一期肠吻合术还是先行造瘘术，再二期肠吻合，均应切除病变处扩张肠管及部分远端肠管。采用隔膜切除术或纵切横缝的办法治疗结肠闭锁与狭窄，往往不能解除梗阻而使症状复发，因为病变处肠管血供及神经功能障碍，肠壁组织纤维化，不切除难以保证吻合后恢复正常功能。

乙状结肠远端闭锁及直肠上段闭锁的患儿应行结肠造瘘术，待6个月时行直肠内结肠拖出斜吻合术(Swenson法)或直肠后结肠拖出侧侧吻合术(Duhamel法)。在此期间嘱家长每日给患儿扩肛，以保证肛管适应日后吻合之需要。

同时伴有小肠闭锁时，应先行小肠吻合术，在结肠闭锁处行结肠造瘘术，待小肠功能恢复正常后再行结肠吻合术。

结肠闭锁伴有腹裂的患儿较难处理，可对闭锁肠管暂不作处理，关闭腹腔待患儿呼吸循环恢复正常后再开腹探查处理肠闭锁。亦可将闭锁肠管留置在腹腔外造瘘，日后行肠吻合。

(五) 预后

结肠闭锁与狭窄如能早期诊断和手术，预后较好。Randall总结芝加哥纪念儿童医院从1947年以来治疗23例结肠闭锁患儿，确诊年龄在8～72小时，仅2例死亡，其中1例为多发畸形，另一例死于吻合口漏。如诊断延误或手术方法选择不当，术后死亡率仍可达30%。佐伯守洋等回顾53例结肠闭锁治疗结果表明，行一期吻合者存活率为58%，先行结肠造瘘二期吻合者存活率为70%。

三、新生儿结肠穿孔

新生儿结肠穿孔是新生儿外科的急腹症之一，死亡率较高。Tolmatschew(1890)及Breslau(1863)首次报道结肠穿孔。在新生儿消化道穿孔中，胃穿孔多见，其次为小肠、结肠、阑尾等，但各地区亦不尽一致，日本角田报告141例新生儿消化道穿孔中，胃穿孔101例(72%)，小肠穿孔31例(22%)，结肠穿孔9例(6%)。Lloyd, I.R报告515例新生儿消化道穿孔中，胃穿孔251例(52%)，小肠穿孔109例(20%)，结肠穿孔125例(26%)。中国医科大学第二临床学院小儿外科自1972年1月～1996年12月24年间收治新生儿消化道穿孔126例，其中小肠穿孔46例(36.5%)，胃穿孔27例(21.43%)，结肠穿孔26例(20.63%)。近年来结肠穿孔有日益增多的趋势，中国医科大学第二临床学院小儿外科自1972～1986年14年间收治新生儿消化道穿孔81例，其中结肠穿孔9例(11.1%)，1987～1997年间收治新生儿消化道穿孔45例，其中结肠穿孔17

例(37.7%)。

(一)病因

1. 新生儿先天性巨结肠　新生儿先天性巨结肠是新生儿结肠穿孔的常见病因,中国医科大学第二临床学院收治结肠穿孔17例中13例为先天性巨结肠(76.47%)。由于新生儿巨结肠肠内压力通常很高,尤其在伴发小肠结肠炎时,黏膜可有溃疡,肠腔扩张,肠壁变得菲薄,血供较差,某些薄弱点逐渐发生坏死,最后形成穿孔。婴儿盲肠壁薄,较为游离,易于扩张,且回盲瓣阻碍血流,因此盲肠穿孔较多。处于移行段近端的乙状结肠,因承受压力较大,亦易发生穿孔。

2. 新生儿坏死性小肠结肠炎　新生儿坏死性小肠结肠炎多数在空肠上段或回肠下段出现散在的或节段性的病变,即坏死性炎症,少数病例亦可发生在结肠,病变肠段因严重的血循环障碍,导致肠壁坏死而穿孔。

3. 特发性穿孔　病因尚不清。多数人认为围生期乏氧、休克、窒息等因素,使体内血液再分配,造成胃肠道供血不足,发生坏死而穿孔,多见于胃穿孔,有时亦可出现结肠穿孔。

4. 胎粪性腹膜炎(穿孔型)　胎粪性腹膜炎多见于回肠末端及回盲部穿孔。我国在20世纪80年代以前发病率较高,占新生儿腹膜炎的首位,近年来发病率明显下降。

5. 梗阻因素　有报告新生儿消化道穿孔中50%远端有梗阻;结肠穿孔除先天性巨结肠之外尚可见于结肠闭锁、狭窄及先天性肛门直肠畸形。

6. 医源性损伤　由于新生儿肠壁组织脆弱、菲薄,管腔较细,在行钡灌肠、留置肛管、灌肠、测肛温时,可因操作不当,采用质地较硬的肛管或肛管直径太大,当患儿哭闹不安,或注药时,用力过猛致结肠穿孔。

(二)临床表现

1. 症状体征　多见于男婴,发病早期表现为精神委靡、拒乳、哭声无力、呕吐,吐物中含有胆汁,有时可含有咖啡色内容物,进行性持续性腹胀,排便异常。继而因腹胀,膈肌上升,影响心肺功能,出现呼吸困难。晚期因脱水、电解质紊乱、毒素吸收等引起中毒性休克。

腹部检查有新生儿腹膜炎的典型体征,出现腹胀、腹式呼吸受限、腹壁静脉显露、腹壁水肿、全腹压痛,叩诊肺、肝浊音界消失,有移动性浊音,肠鸣音减弱或消失。常合并新生儿硬肿症、肺炎及中毒性休克。体温升高或低下。白细胞总数增多。

2. X线检查　腹部X线摄片显示,约60%~70%患儿有膈下游离气体,呈"鞍囊样"或"足球样"改变即可诊断。腹腔内气体少,可不出现气腹征。有报告认为,腹腔内有1ml左右的游离气体,气腹征亦可显示,但需直立10分钟气体才能升到腹腔最高点。患儿病情较重,不能立位摄片时,可于左侧卧位摄片。但无气腹征亦不能排除结肠穿孔。

3. 腹腔穿刺　腹腔穿刺为一简便易行的诊断技术,有助于诊断。但应注意,穿刺时要严格的掌握无菌操作,缓慢抽吸,以防腹压突然下降导致休克加重。腹腔穿刺液送检及细菌培养。

目前,B超、CT、MRI等技术已被广泛应用于急腹症的诊断,可根据需要酌情选用。

(三)诊断与鉴别诊断

患儿呕吐,持续性进行性腹胀、排便异常,腹部呈现新生儿腹膜炎的体征,腹部X线摄片有气腹征,消化道穿孔诊断并不困难。但穿孔部位的诊断,如胃穿孔、小肠穿孔和结肠穿孔的鉴别较难。结肠穿孔有以下特征：①结肠穿孔多发生在生后1周左右，而胃穿孔多在生后3～5日内发病。②腹胀为持续性进行性加重。③呕吐物中含有胆汁。④多有排便异常。⑤X线特征为胃泡影存在，有气腹征。⑥多有先天性巨结肠、坏死性小肠结肠炎等原发病，当病情突然恶化，出现腹膜炎体征时，应想到结肠穿孔的可能。

（四）治疗

本病确诊后或不能除外本病时，应在作好术前准备的前提下，急诊手术。

1. 术前准备　①置胃肠减压管吸引。②保温，吸氧。③纠正脱水及酸中毒，选用1∶1含钠溶液（40ml/kg）或等渗含钠液（20ml/kg）、5％碳酸氢钠溶液（5ml/kg）快速滴入，如患儿有尿时可给予10％氯化钾（1～1.5ml/kg）。④静脉滴注抗生素。⑤实验室检查：常规检查红细胞、白细胞、血小板计数，测定出、凝血时间和凝血酶原时间，血中钾、钠、氯含量，二氧化碳结合力，血气分析等。⑥腹高度膨隆时，应行腹腔穿刺，不仅提供诊断的依据，并能减轻腹胀，改善呼吸。

2. 麻醉及术式选择

（1）麻醉　采用气管内插管麻醉。

（2）术式选择　结肠穿孔的术式应根据穿孔大小和部位、腹腔污染的程度以及肠管的病变而定。一般情况下，结肠穿孔后，肠管局部肠壁炎症较重，多呈充血、水肿，腹腔污染严重，单纯行穿孔修补术易发生肠瘘，故应行结肠双口造瘘术，即在行穿孔修补缝合后，行乙状结肠或横结肠双口造瘘术。如结肠穿孔处肠壁坏死，不宜行修补术时，可在穿孔处行结肠双口造瘘术。当先天性巨结肠合并结肠穿孔时，在作结肠双口造瘘术同时，应取直肠黏膜活组织检查以便进一步确诊。如为全结肠型先天性巨结肠，应在回肠末端行双口造瘘术。

（3）术中腹腔冲洗　因结肠穿孔，腹腔污染较重，应行腹腔冲洗，置腹腔引流。实验证明，腹腔内注入细菌2小时，血中即有细菌生长。腹腔内放入内毒素32小时后，血中浓度达最高值。说明细菌及毒素可通过腹膜迅速进入血中，故充分冲洗腹腔，减少毒素吸收十分必要。

3. 术后处理　①注意补液，必要时给予静脉营养，及时输清蛋白及血浆和全血。②选抑制球菌、杆菌及厌氧菌的抗生素联合用药。③注意保温、吸氧。④术后并发症的防治，加强呼吸管理，保护肝、肾功能。

（五）预后

结肠穿孔死亡率仍较高，国内报告28例中，存活10例、死亡18例，存活率为35.7％。中国医科大学附属医院1987～1996年收治45例消化道穿孔中，新生儿胃穿孔的存活率为40％，结肠穿孔的存活率为60％。及时确诊，加强术前、术后管理，选择适宜术式，是提高疗效的关键。

四、青少年性息肉

青少年性息肉（juvenile polyps），又称幼年性息肉、炎性或囊性息肉。超微结构和组织培养研究证实属错构瘤，为非肿瘤性息肉，是儿童期胃肠道最常见的息肉。发病率各家报告不一，从0.08％到3.74％不等，占10岁以下儿童息肉的90％以上。男稍多于女。2～8岁小儿多见，发病高峰为4～5岁小儿，12～15岁呈下降趋势。70％病变在直肠，15％在乙状结肠，其余散发在结肠近端与盲肠间。75％的患儿为单发性息肉，25％为多发性或散发性息肉，后者又称青少年性息肉病（juvenile polyposis）。

（一）病因病理

青少年性息肉发病原因尚未确定，可能与常染色体遗传、炎症、过敏等因素有关。Roth等追踪息肉的病理发展过程如下,首先表现为黏膜的炎症和溃疡形成,结肠腺管被炎症和溃疡堵塞,被堵塞的腺体增生、分支和扩张,使黏膜表面积扩大,炎症和溃疡进一步发展,肉芽组织形成。此过程反复进行,直到病变增大到一定程度,受粪便通过和结肠蠕动时的牵拉形成蒂。肉芽组织纤维化,扩张腺体形成溃疡,囊肿黏液与息肉基底相混合形成黏液囊。肉眼为圆或卵圆形有蒂息肉,直径 1cm 左右,呈粉红色颗粒状,表面常有溃疡形成。切面上有多个小囊,囊内充满胶冻状黏液。组织学上可见息肉表面由单层扁平结肠上皮构成,常见溃疡。肉芽组织和炎性渗出取代大部分黏膜上皮。下方为大小不一的上皮性腺管,上皮细胞形态正常,部分腺上皮类似增生性息肉中的上皮变性。部分腺管扩张充满黏液为本病的特征。固有膜纤维组织增生,伴水肿和炎性细胞浸润,嗜酸性粒细胞多见,偶有微脓肿形成。极少见有丝分裂,无非典型性增生。

(二)临床表现

最常见症状为便血,由息肉感染和溃疡引起。结肠近端息肉发生的便血呈暗红色,与粪便相混淆。血便可呈间歇性,大量便血少见,多由于息肉脱落,使基底较大血管破裂引起。出血量大时,需紧急输血。

部分患儿可出现腹痛,是由于肠蠕动时息肉产生收缩引起。息肉引起肠套叠也常有报告。此外,息肉本身也可引起急性脱肛或息肉嵌顿于肛门口。由于息肉蒂部常无黏膜肌层,故约 10%~20% 患儿息肉可自行脱落经肛门排出。

直肠指检多能发现本病,如与结肠镜检相结合,75% 以上的患儿可确诊。由于息肉多位于直肠后壁,以截石位检查为佳。直肠指检发现息肉应当摘除并送病理检查,如病理检查明确为青少年性息肉,无须进行其他检查。如果患儿反复便血或息肉病理检查证实为腺瘤样息肉,需行结肠镜检或钡灌肠。反复便血时间较长的患儿,可有贫血表现。

(三)诊断与鉴别诊断

根据反复便血的病史和直肠指检以及结肠镜检或钡灌肠所见,并辅以病理检查,诊断并不困难。

鉴别诊断包括肛裂、肛门痔引起的便血,在直肠指检时应予注意。急性肠套叠引起的便血呈果酱样暗红色,临床上有患儿阵发性哭闹不安及腹部包块。梅克尔憩室或肠重复畸形引起的出血通常量较大。必要时可行放射性核素扫描发现腹部异常放射性凝聚。

(四)治疗

直肠指检触及到息肉,如果息肉有蒂,可用手指挤压法将其摘除,但术后要密切观察注意有无出血。直肠及乙状结肠息肉可经乙状结肠镜摘除,乙状结肠近端息肉可行纤维结肠镜摘除。对于多发性息肉,有人建议如果确诊为青少年性息肉,且无临床症状者,可不必切除其余息肉。但临床有报告青少年性息肉合并腺瘤样息肉的病例,国内有报告青少年性息肉恶变病例,故目前多数学者主张结肠镜检查中见到的息肉,不论良恶性均应切除,如息肉基底宽大应手术切除。

本病属自限性疾病,一经摘除息肉,临床症状即消失,息肉复发率约为 5%。由于青少年性息肉在组织学上属错构瘤,故一般无恶变潜能。Nugent 对 82 例孤立性青少年性息肉患儿随访,仅 1 例(1.2%)发生结肠癌,此与一般人群癌发生率相近,另 4 人发现其他脏器癌症。

附:青少年性息肉病

青少年性息肉病又称为多发性青少年性息肉,发生部位广泛,除直肠、结肠外,尚可发生在小肠及胃,可有或无家族遗传史,约20%可伴发其他畸形,如先天性心脏病、肠回转不良、梅克尔憩室等。组织学上与青少年性息肉相同,但发生在小肠者可含绒毛型上皮、帕内特细胞及Brunner腺上皮,分布于胃内者可有多数黏液细胞。与青少年性息肉相似,也具有蒂及表面易形成溃疡的特点,临床易引起消化道出血、肠梗阻(如肠套叠)等。有人将其分为婴儿型、结肠型和胃肠道弥漫型。

1. 婴儿型　多数在生后几周内发病,息肉呈不均匀性分布于全胃肠道,以回肠末端及结肠最多,黏液血样腹泻为常见症状。由于反复消化道出血,可导致贫血、低蛋白血症。治疗原则为控制消化道出血和腹泻,应用全胃肠外营养(TPN)或要素饮食,改善营养状况。对息肉集中肠段行肠切除,对散在的体大息肉行息肉摘除。

2. 结肠型　为常见型,症状为血便或黏液血便。治疗原则为较大息肉可经纤维结肠镜摘除,息肉数目多且集中者可行结肠部分切除术。

3. 胃肠道弥漫型　指息肉广泛分布于胃、小肠和结肠者。胃内息肉可反复引起上消化道出血,有的需行胃部分切除术,反复引起肠梗阻者,需行小肠或结肠部分切除术。

五、家族性结肠多发性息肉症

家族性结肠多发性息肉症在儿童是一种较少见疾病。大多数在青春期出现症状。也有报道4个月和8个月婴儿患本病的病例。

小儿家族性多发性结肠息肉症有数种类型,根据临床及病理特点,一般可分为3型:①结肠多发性息肉症。②Peutz-Jegher综合征:胃肠道多发性息肉综合征。③Gardner综合征。

(一)结肠多发性息肉症

1. 病因病理　本病是一种常染色体显性遗传性疾病。有人报告在一家族中姐弟两人均患病。Dukes在1958年调查68个家族中有血统关系的全部直系和旁系成员,在57个家族中调查了3~4代,共发现有700人患此病,有力证明本病具有遗传性。根据显性遗传规律,如果父母中一人患此病,则可预期有半数的子女也患此病。本病的另一特点是恶性倾向高,如果小儿时患本病,大约在10~15年后可发生癌变。从病理上统计,至少有60%的大肠息肉发展为腺癌。大肠息肉的分布极为广泛,往往从盲肠到直肠的黏膜上均可布满息肉,90%以上的息肉位于直肠、降结肠和乙状结肠,数目由数个至数千个不等,息肉中有蒂和无蒂相互融合。早期息肉较小如芝麻、胡椒、黄豆大小,且有宽广基底,日久则有蒂柄且呈扁平隆起。Muto等报告,癌变率与息肉的大小有关,绒毛腺瘤在1cm以下者癌变率为10%,直径为2cm以上者癌变率为60%。有蒂息肉癌变率为1.3%,无蒂息肉伴基底部宽者癌变率为6.7%。

病理检查见直肠及结肠黏膜有多发息肉样腺瘤改变,上皮细胞高度参差不齐,胞浆内黏液减少,核分裂增高,腺腔不规则,增生的上皮细胞有时突破基底膜侵入间质,组织学图像接近Ⅰ级腺癌,其癌变呈散在性,有人报告1例患者有4处发生局限性的腺癌。

2. 临床表现　因生长缓慢,早期症状相当隐匿,多数病例在一至数年才获确诊。起病初期,患儿仅有排便次数较多,有黏液性腹泻伴腹部不适,以后症状逐渐加重。腹泻越来越频繁,除黏液外可有红色或红褐色的血液从肛口排出。病变累及直肠的患儿便后屡有息肉向肛门外脱垂或合并脱肛,无数息肉覆盖直肠黏膜,如菜花状脱出或嵌顿。患儿全身情况逐渐恶化,有乏力、消瘦、食欲减退、发育欠佳、贫血等,症状严重程度与腹泻和便血持续时间成正比。

3.诊断与鉴别诊断　有长期腹泻、便血或兼有脱肛病史者,应疑为本病。父母或兄弟有本病者,应重点检查其他子女或兄弟姐妹。直肠指检可触及大小不等的息肉。乙状结肠镜或纤维结肠镜检查可发现许多大小不等、密集成群或分散的息肉。钡灌肠检查是最有价值的诊断方法,X线片上可见肠腔内有多个圆形充盈缺损,排空后显影更清晰,尤其用结肠气钡双重造影对比摄片效果更好,可发现密度增加的环形阴影。

本病应与溃疡性结肠炎症中的炎性假息肉病相鉴别。假性息肉病为周期性发病,息肉可自行消失又可反复出现,肉眼见假性息肉呈圆形,直径小于0.5cm。结肠气钡双重造影时,有结肠袋消失、肠腔狭窄,黏膜呈粒状、圆形或条状阴影,晚期肠壁纤维化,内腔狭窄和局部肠曲膨胀性扩张。

4.治疗　一旦确诊,应手术治疗。原则是尽早切除病变的结肠。根据病变范围,亦可作部分结肠切除、半结肠切除或结肠次全切除术,行结肠端端吻合。本病术式长期以来是一个争执问题,有人认为保留直肠有可能癌变,而主张作全结肠(包括直肠)切除,行永久性回肠造口术,从而达到根治目的,但这种手术不易被家长所接受,亦给患儿生活带来不便。亦有人主张保留直肠的贮粪功能和吸收水分作用,行结肠次全切除术,而行回肠、直肠吻合术。目前较常见的术式是:

(1)全结肠切除、回肠直肠吻合术　术中将直肠息肉电烙切除,定期随访复查,间隔3～6个月再电烙新生的直肠息肉。

(2)结肠切除、直肠黏膜剥离、回肠经直肠肌鞘内拖出肛管吻合术(Soave手术)　该手术的优点是彻底切除全部结肠病变及直肠黏膜,不需作直肠低位解剖,不损伤直肠肌鞘及其支配神经,保留肛门括约肌功能,亦不需做多次电灼。适用于无癌变,息肉较稀少的患儿,也需长期随访。

(3)结肠、直肠肛管切除,永久性回肠造瘘术　适用于有癌变患儿。

手术治疗同时,我们强调围手术期处理的重要性。此类患儿的抵抗力差,手术及麻醉耐受力亦差,术前应增加营养,适当少量多次输血,预防性应用抗生素。再施行手术时,使安全系数更高,并发症较少。

(二)黑色素斑点-胃肠道多发性息肉综合征

详见本章第十节。

(三)Gardner综合征

Gardner综合征20世纪50年代由Gardner发现及描述。主要包括结缔组织、皮肤、骨骼病变及结肠多发性息肉,有显性遗传规律,直肠息肉癌变率约占3.6%。

本症特点是结肠、直肠多发性息肉,颜面及肢体有大的骨囊肿。囊肿在青春期后出现,结肠、直肠多发性息肉伴骨囊肿为该症的特征。骨囊肿多属良性,可发生于任何骨骼,但以下颌骨、额骨、管状骨常见,且以骨皮质增生为主要表现。

本病一旦确诊,应行结肠、直肠切除术,以防癌变。

六、溃疡性结肠炎

溃疡性结肠炎(ulcerative colitis)又称特发性或非特异性溃疡性结肠炎,是一种原因不明的结肠炎性疾病。病变主要在直肠和乙状结肠的黏膜下层,亦可累及远端回肠,甚至整个结肠,结肠病变呈弥漫性或连续性分布。常在8～15岁发病,亦可发生于2～3岁婴幼儿,平均发病年龄为12岁。男孩居多。

（一）病因

溃疡性结肠炎迄今原因不明，可能与自身免疫、感染和遗传有关。许多学者发现患儿血液循环中有结肠上皮细胞抗体存在，其抗原为结肠上皮细胞的一种黏多糖，通过自身抗原、抗体反应，导致结肠上皮细胞充血、溃疡等炎症反应，如淋巴组织保持高度致敏状态，肠菌抗原通过黏膜产生变态反应而致病。亦有人发现患儿的 T 淋巴细胞和 B 淋巴细胞数目及比例有改变。Smith 等发现广泛性溃疡性结肠炎患儿血清中免疫球蛋白明显增高，病变局限于直肠者则正常，证明免疫因素在其发病中的作用。本病有家族史遗传者占 5%～16%，故本病也与种族、地理因素有关。其他如食物过敏、营养不良、精神紧张、抑郁、自主神经失调、感染等均可能是本病发生的诱因。

（二）病理

本病病理小儿与成人相同，惟小儿病变及病情更严重。病变开始于直肠，继之自远端向上扩展到整个结肠，但有个别病例仅局限于直肠，极少数扩展至回肠末端 10cm 处。

典型的病理改变是黏膜和黏膜下层，尤以黏膜层变化较明显。多核粒细胞和淋巴细胞侵入黏膜基底的 Lieberkühn 腺，形成隐窝脓肿。电镜下线粒体肿胀，细胞间质扩大，细胞浆内结构增宽。

随着病变发展，隐窝脓肿融合，覆盖的上皮细胞脱落形成溃疡。溃疡间黏膜红肿，呈息肉样改变。溃疡处胶原组织增生，被大量肉芽组织替代而形成瘢痕。小溃疡可融合成大溃疡，有大量纤维组织增生，肠壁增厚狭窄，最后发展为纤维管状僵直肠腔或"铅管样结构"。少数病例病变侵犯肠壁肌层和浆膜层，肠壁肌张力消失，肠管扩张称"中毒性巨结肠"，偶可导致穿孔。

本病病变主要是结肠黏膜受累，致吸收水分和电解质失衡，黏膜充血，肉芽组织形成，随时可致出血、组织液丧失。严重病例及病程长者，有癌变可能，其癌变率为 5%。癌变可由息肉或黏膜产生，且恶变非一处，而呈多处性。

（三）临床表现与分型

小儿溃疡性结肠炎病变范围较成人广泛，约有 60% 患儿侵犯全结肠。早期症状、起病缓急各不相同，大多数病程较长，常有反复。

1. 症状

（1）腹泻　为主要症状，患儿常有脓血便或黏液血便，每日大便由数次至数十次，并有里急后重感或大便失禁，伴下腹部隐痛或不适，有触痛者经常可扪及痉挛性结肠。有些患儿可无腹泻，但以大便出血为主诉入院。

（2）其他症状　有发热、食欲减退、体重减轻、营养不良、发育迟缓、心动过速、关节炎等，亦可出现口腔溃疡、脓皮病、巩膜炎。肛检时可扪及黏膜粗糙颗粒或假性息肉。约有 20%～30% 的患儿有肝功能异常。

（3）严重病例常有结肠扩张、穿孔、出血，肠腔狭窄或肠梗阻等并发症。

2. 临床类型　按症状轻重、病程缓急分为：

（1）慢性反复型　无全身症状，局部症状轻，大便次数增多，有脓血便及黏液便，腹痛、里急后重轻重不一。病情反复发作，病变局限于直肠或结肠。

（2）慢性持续型　有脓血便或水样便，伴发热、消瘦与营养不良，有白细胞增多，红细胞沉降率加快等全身症状。

(3)急性暴发型 急性起病,来势凶猛,有高热、心率加速、休克等全身中毒症状,伴腹痛、腹胀,易致肠穿孔、肠扩张和败血症等并发症。

(4)初发型 首次发病,既往无类似病史,病情轻重不一。

(四)检查

1. 实验室检查

(1)血常规 血液呈高凝状态,血小板增多,白细胞计数升高或正常。血红蛋白下降,红细胞沉降率增快。

(2)免疫球蛋白 血清球蛋白电泳清蛋白降低。α_1及α_2球蛋白增高,γ-球蛋白下降。

(3)肝功能 ALT增高,部分患儿胆红素升高。

(4)粪便检查 外观有脓血或黏液,潜血试验++~+++,镜检有红细胞++~+++及少许白细胞。阿米巴原虫(－),细菌培养(－)。

2. X线检查 腹部平片可见到中毒性巨结肠并穿孔时,腹腔中游离气体钡灌肠或气钡双重造影时见到早期肠黏膜紊乱模糊,肠壁痉挛;有溃疡时肠壁呈刺状或锯齿状影;晚期结肠袋消失,肠壁僵硬、短缩、狭窄;有息肉时可见充盈缺损。中毒性巨结肠时,不宜作钡灌肠检查,以防发生穿孔。作X线检查时,一般不宜做肠道准备,以免加重症状。

3. 内镜检查 病变活动期,乙状结肠镜检下见直肠黏膜水肿、充血、糜烂,呈颗粒状改变。黏膜脆性增加,触之易出血。肠壁布满大小不等、表浅不一的溃疡,表面有黄白色或血性渗出物覆盖。晚期可见结肠短缩,肠腔狭窄、僵硬,且有赘生物样假性息肉凸入肠腔中。

4. 病理活体组织检查 为慢性非特异性炎性改变。杯状细胞减少,腺体萎缩变形,上皮细胞间有中性粒细胞浸润。

(五)诊断与鉴别诊断

一个完整的诊断应包括其临床类型、严重程度、病变范围及病程分期。

1. 1978年全国消化系统疾病学术会议制定的诊断标准为:

(1)临床症状 有持续性或反复性黏液血便、腹痛,伴有不同程度的全身症状,不应忽视少数只有便秘或无血便的患者。既往史及体检中要注意关节、眼、口腔、肝、脾等肠道外表现。

(2)肠镜所见 ①黏膜有多发性浅溃疡伴出血、水肿,病变大多从直肠开始且呈弥漫性分布。②黏膜粗糙呈细颗粒性,质脆易出血或附有脓血性分泌物。③可见假性息肉。结肠袋往往变浅或消失。④黏膜活组织检查呈炎症反应,同时常可见糜烂、隐窝脓肿、腺体排列异常及上皮变化。

(3)钡灌肠所见 ①黏膜粗乱及(或)有细颗粒变化。②多发性溃疡或有假性息肉。③肠管缩短,结肠袋消失可呈管状。

2. 诊断标准 在排除细菌性痢疾、阿米巴痢疾、慢性血吸虫病、肠结核等感染性结肠炎及克罗恩病、放射性结肠炎的基础上,可按下列诊断标准:

(1)根据临床和肠镜所见3项中之1项及(或)黏膜活检,可以诊断本病。

(2)根据临床及钡灌肠3项中①、②或③之1项者可以诊断本病。

(3)临床不典型,而有典型肠镜检查或钡灌肠改变者,可以诊断本病。

(4)临床有典型症状或典型既往史,而目前结肠镜或钡灌肠检查无典型改变者,应列为"疑诊"随访。

(六)治疗

1.内科治疗

(1)一般治疗 应给予高热量、高蛋白、高维生素的"三高"饮食。少喝或禁食牛奶及其他易致过敏或有过敏史的食物。若病情严重,不能进食者,宜采用静脉营养,但要注意补充液体,维持电解质与酸碱平衡,适当应用止痛、解痉、止血、退热等药物对症治疗,及时纠正贫血和低蛋白血症。

(2)积极抗感染治疗 以柳氮磺吡啶(SASP)或柳氮磺胺啶(SASD)为首选药物,待病情好转或稳定后减量。但该两药不良反应较大,需慎重应用。庆大霉素、磺胺药物及对革兰阴性菌有效的药物,均可选用。

(3)免疫抑制剂应用 当上述口服药物疗效欠佳时,宜选用泼尼松 $1\sim2mg/(kg \cdot d)$ 口服 $1\sim2$ 周后逐渐减量。亦可应用 ACTH $0.5\sim1U/(kg \cdot d)$ 加入葡萄糖液内静脉滴注或氢化可的松 $25\sim50mg$ 加入葡萄糖液 100ml 静脉滴注。有人报告应用硫唑嘌呤、转移因子、左旋咪唑与皮质激素合用,收到一定疗效。

(4)局部灌肠 有人用中药保留灌肠,收到一定疗效。应用复方维生素、乳酸菌素、黄连素、泼尼松、氨基己酸碎成粉末,加入生理盐水保留灌肠治疗结肠炎患儿,收到较好效果。灌肠时宜将患儿臀部抬高,由左侧卧位→平卧→右侧卧位,让灌肠液在肠内保留 15 分钟。

2.外科治疗 有人报告,患病 10 年后,癌变率约为 3%,有 40% 患儿发病 20 年后发生癌变。最近,有人主张发病 2 年且有反复发作病史者,应用外科手术治疗。

(1)手术指征 ①有结肠穿孔、梗阻、大量出血等并发症者。②病情反复发作,生长发育明显迟缓者。③经保守治疗无效,出现肠狭窄、肠周围脓肿或瘘管形成者。④有假性息肉形成或癌前期病变表现者。

(2)手术方法 手术原则是采用全结肠切除、直肠切除和永久性回肠造瘘术,对病情严重、体弱的患儿,可分期进行手术,先行回肠造瘘术,待情况好转后再行结肠、直肠切除术。目前国内较常用的术式为:

1)全结肠、直肠切除术:许多学者按 Boohe 方法施行,将回肠末端翻转缝合在皮肤上。

2)全结肠、直肠切除加作贮粪袋手术:除全结肠、直肠切除外加作贮粪袋手术。目前较常用的方法有 3 种:①"S"形袋:将 $40\sim50cm$ 的远端回肠,折叠呈"S"形,切开折叠肠曲,行侧侧吻合。②"J"形袋:利用回肠末端 $20\sim40cm$ 折叠,将回肠侧侧吻合,再与肛管吻合。③侧侧吻合袋。此 3 种手术方法均有一定并发症。

3)改良 Soave 手术。

(七)治愈标准与预后

1.治愈标准 1978 年全国消化系统疾病学术会议制订的治愈标准:

(1)痊愈 临床症状消失,肠镜检查黏膜病变恢复正常或遗留瘢痕,随访 1 年不复发。如有复发,则改为基本缓解。

(2)基本缓解 临床症状基本消失,纤维结肠镜及钡灌肠时病变仅呈轻度炎症性改变。

(3)部分缓解 临床症状明显减轻,纤维结肠镜及钡灌肠病变程度有减轻。

(4)无好转 症状、纤维结肠镜及钡灌肠病变无减轻。

(5)恶化 症状、纤维结肠镜及钡灌肠病变加重。

2.预后 小儿溃疡性结肠炎多为重型,预后较成人差。手术死亡率为 2%,长期病死亡率为 20% 以上。应用激素治疗后,并发症及死亡率均有减少。

第十四节 小儿急性阑尾炎

小儿急性阑尾炎是小儿腹部外科中最多见的疾病,约占小儿外科急腹症总数的1/4,居小儿急腹症之首位。

小儿急性阑尾炎可发生于各年龄组,最常见的是6～10岁的学龄儿童,年龄越小发病率越低,5岁以下明显减少,小于1岁者仅占1%,新生儿罕见。北京儿童医院统计1993～1997年2177例各型阑尾炎,其中6～10岁患儿1125例,占51.7%。男性发病率略高于女性,男性占30%,女性占40%。

（一）病因

1.阑尾腔梗阻学说　阑尾腔的机械性梗阻是诱发阑尾炎的基本原因。小儿阑尾呈细管状结构,阑尾腔相对较细小,容易发生梗阻。而婴幼儿阑尾呈漏斗状,基底部较大,发生梗阻机会少。因此小儿阑尾解剖发育过程是不同年龄发病率差异的基础。

引起阑尾腔梗阻最常见的原因是肠石阻塞。肠石形成是由于粪便进入阑尾腔,水分吸收,阑尾蠕动或痉挛的压迫,逐渐浓缩成小球形干燥粪块,当肠石嵌顿在阑尾腔的狭窄部分或阑尾壁一时性痉挛时,梗阻即可发生。

淋巴组织增生是引起梗阻的又一原因。阑尾黏膜下有丰富的淋巴组织,当全身感染时,淋巴组织普遍发生增殖性肿胀,阑尾腔发生梗阻。阑尾壁内的淋巴滤泡在青少年时期生长旺盛,故阑尾炎以青少年患者最多。

阑尾梗阻的其他原因是阑尾本身狭窄,先天性曲折、扭转及先天性或病理性粘连所引起的压迫和扭曲。异物及寄生虫也可引起阑尾梗阻。

2.细菌感染学说　细菌侵入阑尾壁的方式有下列几种:

（1）肠道直接侵入　正常阑尾腔内含有肠道固有的各种细菌如大肠杆菌、链球菌和厌氧菌等。在阑尾黏膜溃破或损伤时,细菌可侵入阑尾壁引起急性炎症。

（2）血行感染　细菌可经血液循环到达阑尾壁内,遂发生急性炎症。小儿急性阑尾炎在春夏季比较多见,而在此时期小儿上呼吸道感染、扁桃体炎及咽颊炎也较多见。

（3）邻近感染　急性阑尾炎可因阑尾周围脏器的急性化脓性感染而继发。例如原发性腹膜炎,其脓液常浸渍阑尾,细菌自浆膜外侵入阑尾壁,炎症亦自浆膜层开始而后累及阑尾壁全层。

儿童阑尾炎致病菌主要为大肠杆菌和厌氧菌（脆弱类杆菌多见）混合感染。其他如变形杆菌、绿脓杆菌、链球菌也可成为感染源。

3.神经支配学说　阑尾的生理和病理变化与神经系统的活动有密切关系。当神经紧张,胃肠道功能活动发生障碍时,使受神经支配的阑尾肌层和血管反射性痉挛,促使阑尾的损害或加重已存在的阑尾腔的梗阻,引起急性阑尾炎。

以上3方面原因可以相互影响,相互作用。神经反射性肌肉血管痉挛可以造成阑尾腔梗阻和血循环障碍,有利于细菌感染;管腔梗阻和局部感染也可刺激阑尾神经感受器,引起神经反射性痉挛,如此形成一恶性循环。

(二)病理

1. 病理分型

(1)单纯性阑尾炎　此型多见于学龄期儿童,病变主要在黏膜层。大体所见阑尾轻度水肿、充血,周围稍有浆液性渗出。组织切片见黏膜水肿、充血,黏膜下层有中性多核粒细胞及嗜酸性粒细胞浸润,并有淋巴滤泡增生。

(2)化脓性阑尾炎　此类型的阑尾炎发病率最高,可发生于任何年龄,婴幼儿多为此类。病变侵犯阑尾各层,早期即有腹膜感染及渗出,特别是婴幼儿,阑尾本身的化脓改变可以不重,而腹膜炎则已广泛蔓延。大体所见,阑尾明显肿胀,周围有多量脓性渗液,阑尾腔内亦可积脓,而发生张力性穿孔,形成弥漫性腹膜炎。组织切片见阑尾各层组织均有多核粒细胞浸润,黏膜溃疡坏死,呈蜂窝样炎性改变。

(3)坏疽性阑尾炎　病变主要为阑尾系膜血管栓塞和阑尾壁全层坏死。其特点为阑尾壁迅速广泛坏死,阑尾本身渗出不多,而周围组织粘连形成较早,局限而形成脓肿者较多。大体所见,阑尾肿硬,暗红色的阑尾上散在黑紫色和黄绿色的坏死区。阑尾腔内积脓血,可发生坏死性穿孔,形成局限性腹膜炎。组织切片见阑尾壁血管栓塞,阑尾全层广泛坏死。

(4)梗阻性阑尾炎　此型在病理组织学上并无特点,主要指阑尾腔内蛔虫、蛲虫、肠石引起的痉挛性病变与阑尾扭曲,解剖上的局部狭窄引起的机械性压迫。大体所见,阑尾基本正常或轻度充血,周围少量清渗液,腔内有肠石、蛔虫、蛲虫,可发生机械性压迫穿孔。组织切片见正常阑尾,早期仅有嗜酸性粒细胞浸润及淋巴滤泡增生,晚期亦可发生化脓性及坏死性改变。

2. 病理分期　各型急性阑尾炎发展过程按不同阶段分为 5 期。

(1)早期阑尾炎　感染局限于阑尾腔内部。

(2)局部腹膜炎期　感染已扩散到周围腹膜。

(3)弥漫性腹膜炎期　感染侵及全腹膜。

(4)浸润期　阑尾周围感染被腹腔内粘连所局限。

(5)脓肿期　脓肿形成。

(三)临床表现

由于解剖、病理生理及免疫系统的特点,小儿阑尾炎的临床表现有别于成人,不同年龄组儿童有其各自的特点和规律,应予以区别对待。

1. 儿童阑尾炎的临床表现　学龄前儿童开始症状类似成人,表现为突发中上腹、脐周的疼痛,6~10小时后转至右下腹,多伴有恶心呕吐、低热、精神及食欲差、活动减少。查体中发现患儿行走缓慢,身体前屈,惧怕震动,有右下腹固定性压痛及肌紧张。

右下腹固定压痛对于儿童阑尾炎的诊断具有决定性价值。而成人常用的一些检查方法如 Rovsing 征、腰大肌试验、闭孔内肌征,在儿童往往不能获得正确的判断,则意义不大。

2. 婴幼儿阑尾炎的临床表现　3 岁以下小儿无主诉能力,临床表现与年长儿有很大差异,误诊率接近40%。在诊断时应注意下述几点:

(1)婴幼儿病史诉述不清,当小儿有烦躁不安、哭闹,原因不明的发热、呕吐、拒食、精神委靡,一旦发现腹部有可疑体征时,均应想到阑尾炎的可能。

(2)婴幼儿的腹痛表现为"颠簸痛",即在轻拍或颠簸时疼痛更明显。这种异常的表现常为腹痛的线索。

(3)婴幼儿阑尾炎的恶心、呕吐、腹泻等胃肠道症状显著,且出现较早,甚或可发生于腹痛之前,成为最初的症状,易误诊为胃肠炎。与年长儿不同的是,婴幼儿在疾病早期全身反应即可很重,出现高热、精神差、反应淡漠、嗜睡、拒食等症状。

(4)婴幼儿腹部检查往往不能合作,腹部触诊时要注意观察患儿有无哭闹拒按、抵抗检查的动作可推断有无压痛。小儿腹壁肌层薄弱,腹肌紧张不足以反映腹膜受刺激情况,即使阑尾穿孔肌紧张仍可不明显,尤其是婴儿。因此婴幼儿腹部触诊应掌握下述方法:

1)3层触诊:浅层检查主要了解腹壁下有无肠型及皮肤过敏,中层检查主要明确有无压痛及肌紧张,深层检查主要了解有无肿物及深压痛。深层检查的标志是触及脊柱或腹主动脉及髂动脉搏动。

2)对比法:分3步进行。首先双手交替触压左右下腹,根据哭闹程度发现压痛,同时凭手感及压下深度体会肌紧张程度,然后以同样方法对比患侧上下。第二步放开患儿左手,允其自由活动,医生双手同时压住左右下腹,任凭患儿以手抵抗,抵抗之一侧为压痛部位。第三步以一手重按压痛部位,另一手触压其他部位,如患儿仅抵抗压痛处按压之手,则可进一步确定压痛部位,并能了解压痛范围大小及其他部位有无压痛。

3)3次检查:婴幼儿腹部检查至少经过3次,第一次在就诊时,第二次在常规化验返回之后,第三次在给药回家前或收入院前。每次有一定间隔,若3次有1次查体为阴性,则不能称为固定性,需要继续观察,必要时可用镇静剂,使患儿入睡后再检查。门诊可给予10%水合氯醛0.5ml/kg。每次最多不超过10ml。

(四)诊断

根据小儿急性阑尾炎的临床表现,转移性右下腹痛伴恶心、呕吐、发热,局限性压痛和肌紧张,以及白细胞增高即可诊断。婴幼儿叙述能力差,病史可靠性低,因此查体更为重要。一定要确定阑尾区的固定性压痛和肌紧张,即固定的性质、固定的位置、固定的范围。对于不典型的小儿急性阑尾炎,应采用特殊的检查方法以达到诊断的目的。不论选择任何检查方法应以简单、损伤少、出结果快为原则。

1.直肠指检 小儿的盆腔相对较浅,腹壁较薄,直肠指检对检查下腹部病变很有意义,而双合诊较单纯直肠指检更为可靠。

急性阑尾炎时,直肠指检可发现直肠右壁触痛敏感,阑尾在盆腔位时明显,甚至可能触及条索样肿胀的阑尾,更重要的是了解有无阑尾周围浸润或脓肿形成。女孩要注意除外内生殖器肿物。

2.腹腔穿刺 腹腔穿刺是除手术以外最直接、最迅速获得腹腔内情况的简便手段,对婴幼儿尤为重要。可根据穿刺物性质及常规化验,确定腹腔内有无感染。如穿刺为阴性,可注入生理盐水20~40ml冲洗腹腔,再行抽出,检查如有脓细胞说明腹腔内存在感染。穿刺阳性往往为探查的依据。

3.X线检查

(1)X线腹部平片 阑尾炎多无特异性X线表现,但此项检查的间接征象有一定参考意义。①右侧腹膜脂肪线消失。②右髂窝局部肠麻痹。③阑尾穿孔所致少量气腹征象,站立位腹部平片见膈下呈弧线状或新月状气影。④阑尾肠石,这是阑尾炎时X线平片惟一的特异性征象,但出现率不足15%。

(2)钡灌肠检查 此检查适用于临床表现不典型的慢性阑尾炎。急性期行钡灌肠检查,有引起阑尾穿孔之可能。阑尾炎钡灌肠的主要征象是阑尾部分或完全不显影,盲肠底部或回肠末端有局限性压迹。钡灌肠检查的另一意义是可明确盲肠的部位。

4.B超检查 1986年Puylact首次报告用加压超声探头法对急性阑尾炎诊断评价后,国内外许多学者将其应用于小儿阑尾炎的诊断。急性阑尾炎超声诊断标准为：炎变的阑尾呈低回声管状结构，压之形态不改变。阑尾直径大于6mm，横切面时呈同心圆的"靶"样图像。有时腔内可见强回声肠石影。穿孔后的阑尾可不显影，盲肠周围出现局限性积液，阑尾如被显示，多呈不对称性阑尾管壁增厚。

阑尾炎患儿的超声诊断中已增加了彩色多普勒超声（CDUS）项目，需要说明的是增加CDUS的检查对阑尾炎诊断的灵敏度与单独使用黑白灰度B超没有差别，但可增加诊断的信心和容易解释一些现象。正常人CDUS显示右下腹一个低强度的信号，而阑尾炎时可看到一个肿大的阑尾伴血管增多的壁。穿孔时看到一个低回声肿块伴随中心和周围血管增加。

5. CT检查　可直接显示阑尾及周围软组织炎症。CT诊断急性阑尾炎基于下列两种异常征象：

（1）炎变阑尾为一管状结构　外径4～20mm，管腔内充满液体，管壁轻度增厚。阑尾周围呈炎症性改变，盲肠周围模糊的条状混浊影为蜂窝织炎征象，晚期病例可见液体聚集而成的脓肿。

（2）盲肠周围的炎症改变　当无明确的阑尾异常或阑尾钙化时，可表现为局部蜂窝织炎或盲肠周围、盲肠后位的脓肿。

CT检查诊断阑尾炎比较有效，但因价格昂贵并非必须。

（五）鉴别诊断

1. 与早期阑尾炎相混淆的疾病

（1）肠痉挛　为小儿腹痛最常见的原因，发病率高于阑尾炎。典型症状为突然发生阵发性腹痛，但仅持续数分钟，一般不超过2小时，常反复发作，痛后一切恢复正常。无发热，偶有呕吐。腹部检查无阳性体征或有不固定的轻压痛。此病可自行缓解，无需治疗。

（2）急性肠系膜淋巴结炎　此病的发生与上呼吸道感染有关。在临床上常和急性阑尾炎混淆，误诊率达10%。因肠系膜淋巴结在末端回肠部分最多，因此，肠系膜淋巴结炎时右下腹可有腹痛与固定性压痛。下述特点有助于鉴别：

1）压痛点近脐部，在镇静下触摸患儿右下腹时偶尔可摸到有压痛的肿大淋巴结。

2）压痛明显但腹肌紧张很轻微。

3）体温往往开始很高，而体征不显著。

4）有咽部或上呼吸道感染症状。多数患儿经抗生素治疗后，病情会明显好转。

（3）肺炎或胸膜炎　膈肌周围神经分布与腹壁神经分布同来自第7～12对胸神经，当右下叶肺炎或右侧胸膜炎时，刺激膈肌，右腹可有反应性疼痛和肌紧张。但如果用手按住右肋缘处保护胸部，另一手逐渐持续压迫右下腹，则腹肌紧张会逐渐消失。此外，肺炎患儿可有呼吸快、鼻翼扇动。胸部听诊可有摩擦音、湿啰音及呼吸音减低。胸部X线检查有助于诊断。

（4）急性胃肠炎　有些肠炎患儿在腹泻出现前会有腹痛、呕吐及发热，可能被误诊为阑尾炎。这些患儿的腹痛多为阵发性绞痛，腹部压痛部位不固定，腹肌紧张不明显。待观察数小时后，出现腹泻，压痛消失，多可确诊。值得强调的是盲肠后位阑尾炎及晚期阑尾炎易误诊为胃肠炎。其区别在于：胃肠炎的腹痛同时伴有呕吐，腹泻频繁且量多，直肠指检无直肠触痛。而阑尾炎的腹痛发生在呕吐后，呈刺激性腹泻，量少，以黏液为主，直肠指检有直肠触痛。

（5）便秘　便秘引起肠痉挛可造成腹痛，而便秘又常引起尿潴留，造成检查时右下腹压痛的假象，以至怀疑为阑尾炎。这种情况在外科急诊并不少见，以幼儿园的小儿为多，往往排便、排尿后症状消失，而除外阑尾炎。因此,急腹症在腹部检查时,应注意先让患儿排便排尿。

(6)肠蛔虫病 小儿患蛔虫病时,因蛔虫蠕动及毒素刺激,引起肠痉挛,发生腹痛,检查时腹部压痛不固定,无肌紧张。

(7)过敏性紫癜 由于腹膜及肠浆膜下出血,故可有腹痛和压痛,但四肢、皮下出血斑,关节肿胀疼痛有助于鉴别。

2. 与腹膜炎期阑尾炎相混淆的疾病

(1)梅克尔憩室炎 憩室位于末端回肠100cm以内,感染时其压痛和肌紧张比较靠近中线,临床表现与阑尾炎极相似,术前多不能鉴别。两者均需早期手术,手术时如阑尾正常则应探查回肠。

(2)原发性腹膜炎 患儿高热、腹胀、呕吐,白细胞高达$(20\sim30)\times10^9/L$,全腹压痛、肌紧张,与阑尾炎穿孔引起的腹膜炎难以鉴别。腹穿脓液稀而无臭味,镜检为球菌者诊断为原发性腹膜炎,仍以及时行剖腹探查为宜。

(3)卵巢囊肿扭转 大女孩患右侧卵巢囊肿扭转可引起右下腹阵发性绞痛。肿物因血液循环障碍出血坏死可有腹肌紧张压痛。直肠指检及双合诊触及盆腔内圆形肿物。B超检查可以确诊。

3. 与浸润期、脓肿期阑尾炎相混淆的疾病

(1)卵巢肿瘤坏死 女童卵巢肿瘤扭转未及时诊疗引起坏死,继而腹痛减轻,下腹部或偏右出现肿物,压痛,有发热等症状。直肠双合诊、B超可协助诊断。如怀疑张力性脓肿时可经直肠或腹壁穿刺,如获血性液则可诊断为卵巢肿瘤坏死,可立即行剖腹探查术。

(2)右髂窝脓肿 右髂窝脓肿有时酷似阑尾脓肿。应注意本病的最大特点是患肢不能伸直。阑尾脓肿有胃肠道症状,而髂窝脓肿则没有。穿刺抽脓细菌涂片或培养,髂窝脓肿多为金黄色葡萄球菌或其他球菌,阑尾脓肿为大肠杆菌或厌氧菌。

(3)右侧腹部肿瘤 如神经母细胞瘤或偏下位的肾胚胎瘤等,伴有腹痛、发热者,则可误诊为阑尾脓肿。需注意肿瘤少有胃肠道症状,双合诊检查肿物形态不符合脓肿的浸润,B超检查可确诊。

(六)治疗

1. 治疗原则 小儿阑尾炎穿孔率高,延误治疗后可产生局限性或弥漫性腹膜炎,特别是婴幼儿阑尾壁薄,大网膜短,穿孔时间短可发生于腹痛后6小时。小儿阑尾炎继发腹膜炎迅速产生严重的全身中毒症状,甚至威胁生命。若保守治疗,日后阑尾炎反复发作及肠粘连、盆腔炎的概率大,给儿童的生长发育、生活学习造成不利影响。因此,主张在发病72小时以内,不论阑尾炎属何种类型,均应行阑尾切除术。

对发病72小时以上的阑尾炎,周围浸润较重,感染已开始局限,此时组织充血、水肿、阑尾残端缝合困难,有造成医源性穿孔污染腹腔及扩散感染的危险,应保守治疗。

2. 手术治疗 切除病变阑尾有2种方法:

(1)传统的剖腹阑尾切除术 当今已是一种简单易行安全的手术,儿童与成人的阑尾切除术式相似,下述几个问题值得探讨:

1)切口选择:小儿盲肠游动性较大,阑尾位置有变异,应根据压痛最明显处为切口中心。常规采用麦氏切口,而略较成人典型切口位置为高。为避免瘢痕,满足美观的要求,也可采用右下腹横纹切口。遇有诊断不清、需开腹探查者,则采用右腹直肌切口。

2)切口缝合:对早期及轻度的阑尾炎,适用于可吸收缝线逐层缝合。而对于小儿穿孔及坏疽性阑尾炎,因

其术后切口感染率高达20%，北京儿童医院对麦氏切口的缝合方法加以改进，采用不缝合腹膜，其他各层抽线缝合的关腹方法，使切口感染率下降为0.5%。其机制在于：不缝合腹膜，使切口各层炎性渗出及积血向腹腔内引流而被吸收，减少了肌间无效腔的形成。腹壁全层贯穿缝合，7天后抽出全部缝线，减少了切口异物肉芽肿的形成，以及缝线引起的不良反应和切口慢性窦道的产生。

3) 腹腔冲洗：临床和实验室资料已经证明，发生感染时组织中的细菌数目计数在 $10^4 \sim 10^6$/ml(g)组织之间。以此为理论基础，对新鲜的腹腔污染用大量的生理盐水或含抗生素的平衡盐溶液（北京儿童医院用0.1%甲硝唑溶液）冲洗腹腔，能够稀释脓液，降低单位体积的细菌计数，预防腹腔内脓肿的发生。

4) 腹腔引流：对于早期、局限性腹膜炎期的急性阑尾炎术后不置引流。对于阑尾根部穿孔残端处理不满意、腹腔污染重、脓液稠厚量多、腹腔内有肠石和蛲虫等异物遗留、腹腔内渗血、止血不完全的急性阑尾炎及阑尾脓肿，术中应放置有效的引流。

(2) 腹腔镜阑尾切除术　1991年Valla等人报道儿童腹腔镜阑尾切除术465例，1993年在英国儿外科会议上，Ghoneimi等人报道1379例。

由于腹腔镜阑尾切除术需要全身麻醉，腹部切口多，医疗费用高，故仍不能取代传统的阑尾切除术。腹腔镜主要在鉴别诊断中具有一定作用，因此对诊断不明的腹痛及腹痛合并全身性疼痛的患儿可行腹腔镜手术。

手术方法：脐下切口为观察孔，左右下腹各一操作孔，阑尾系膜用钛夹夹闭配合电凝止血，阑尾根部用套扎或钛夹夹闭后切除，残端不需包埋，将阑尾拖出体外。

3. 抗生素治疗　采用非手术治疗的患儿，常规使用抗生素，用药持续到急性阑尾炎症状、体征完全控制痊愈为止。对于接受手术治疗的患儿应视阑尾病理变化而决定。北京儿童医院对单纯性或化脓性阑尾炎给予两个剂量的两种抗生素联合应用，即第一剂量在手术开始前静脉给药，第二个剂量则于术后6小时重复一次，以后口服抗生素即可。坏疽性及穿孔性阑尾炎术后持续静脉注射抗生素至少3天，直至体温正常，白细胞下降方可停药。

急性阑尾炎为需氧菌和厌氧菌的混合感染。国外推荐氨苄西林、庆大霉素、克林霉素三药联合应用。国内多采用氨苄西林、庆大霉素、甲硝唑三药联合应用。甲硝唑能有效地抵抗革兰阴性厌氧菌，已成为抗厌氧菌的首选药。目前单一的第三代头孢菌素类也可提供多种抗生素联合应用的疗效。

(七) 并发症

1. 伤口感染　伤口感染是阑尾切除后最常见的并发症。其发病率与阑尾炎症的严重程度有关。非穿孔性阑尾炎切口感染率低于1%～2%，坏疽性及穿孔性阑尾炎切口感染率高达10%～20%。北京儿童医院近十年5000例阑尾切除术后伤口感染率为0.5%。

伤口感染多于术后3～5天出现征象，患儿体温升高，局部红肿压痛，有少量渗液。应早期拆除缝线，敞开引流。

2. 腹腔残余感染　小儿腹腔残余感染多数是小的脓肿或炎症浸润，此类脓肿被认为是黏结的小肠襻形成的蜂窝织炎，而非真正的脓肿。少部分形成较大的脓肿，最常见的是盆腔脓肿，其次是肠间隙脓肿，少数为膈下脓肿。

发生腹腔残余感染的患儿，多出现于穿孔性及坏疽性阑尾炎术后，恢复过程表现为"三懒一无"，即懒起床、懒活动、懒说话、无食欲。体温及白细胞增高，并有腹痛及腹胀。典型的术后盆腔脓肿表现为里急后重、排便频繁、排黏液及脓液等直肠刺激症状。直肠指检发现直肠前壁水肿、触痛，双合诊触及张力性肿物。B超检查可动态观察。

腹腔残余感染的治疗多采用保守治疗,予以有效的抗生素及内服中药。大的脓肿在超声定位下,进行经皮穿刺引流。当患儿出现中毒症状或脓肿腔复杂,可进行手术切开引流。

3.肠梗阻　穿孔性阑尾炎术后麻痹性肠梗阻通常持续3~5天,偶尔这种肠梗阻在肠功能正常几天后转变为具有痉挛性疼痛的机械性肠梗阻。此种早期肠梗阻经胃肠减压、控制感染至炎症粘连消退而治愈。而4周后发生的晚期粘连性肠梗阻出现肠绞窄或闭襻式肠粘连时,应及时行剖腹探查术。

（八）预后

小儿阑尾炎总死亡率目前均在1%以下,国内外先进水平接近于零。文献记载死亡的主要原因,其一为婴幼儿阑尾炎延误诊断导致并发腹膜炎和败血症,其二为麻醉并发症。

小儿阑尾炎无论手术或非手术治疗,痊愈后多不留后遗症。少数患儿手术后或脓肿愈合后可遗留腹腔粘连,有时会发生腹痛。非手术治疗阑尾炎可以复发,但小儿复发率较成人低,北京儿童医院统计复发率仅为1.4%。阑尾炎复发时仍以手术为宜。

第十五节　先天性巨结肠

先天性巨结肠(congenital megacolon)又称肠管无神经节细胞(aganglionsis),由于Hirschsprung将其详细描述,所以通常称之为Hirschsprung病(HD)。

本病发病率高,居先天性消化道畸形第二位,病因复杂,因此受到国内外普遍重视。最早注意先天性巨结肠的是Frederick Ruys(1691),他在一例5岁女孩尸检中发现直肠及近端结肠明显扩张。Hirchsprung(1886)通过对2例患者的临床及尸检观察后,将此病作了典型的描述:"直肠不扩张,而确切地说是狭窄",并认为此病是一种先天性疾病。直至18世纪末人们才作出接近事实的结论:①HD是神经起源的异常。②低位结肠和直肠是发病部位,近端结肠扩张是结果。1893年Osler提出此病系缺乏神经分布及肠管收缩功能减弱所致。1890年Feuwick提出"先天性狭窄"括约肌痉挛是主要原因。1898年Sir Fraderick首先试用肠切除治疗狭窄及扩张,术后再无症状复发,但遗留有大便失禁。当时虽然有人注意到神经节细胞缺乏,但未引起人们的普遍重视。

1901年Tittel观察到病变结肠缺乏神经节细胞,壁内神经丛稀少。Ehrenpresis(1946)对临床症状、体征、X线检查均作了详尽的叙述。Tittel最早用组织化学方法检查报告HD缺乏神经节细胞,壁内神经丛沿结肠发育稀少,回肠正常。White和Zueler(1948)用组化方法证实病变肠段无神经节细胞存在。上述大量资料逐步确定HD是先天性神经节细胞的病理改变所引起。

Swenson和Bill(1948)用X线钡灌肠及结肠置囊检查,发现狭窄肠管缺乏肠蠕动,因而丧失了对肠内容物的推动能力。他采用狭窄肠段切除、结肠拖出与肛管吻合术,从而使这一病因极其复杂、诊断困难和疗效不良的先天性畸形,终于找到了有效的根治方法。这一术式一直沿用至今。虽然原始Swenson手术采用者不多,但是其他术式均在此基础上发展而改进,例如Duhamel手术、Soave手术、Rehbein手术等。这些术式均各有其优缺点,至今仍被世界各国所广泛采用。

近20年来,由于组织学、组织化学、电镜、免疫组化等研究手段的进步,人们对其病因、病理生理、组织与胚胎发育、遗传、诊断治疗等研究均有很大进步，1993年以来人们相继发现HD与基因突变有关，目前已成为各国研究的热点。但至今仍有一些问题尚未解决：①病因不清，环境因素对基因的作用条件和方式还知之甚少。这些问题如能解决则可能给预防及早期诊断治疗提供新的途径。②病变肠段的病理生理改变及正常的胃肠道生理学还知之不多。③手术时间与方式的选择。目前各种术式并发症均多，有些是该术式固有缺陷。晚期并发症主要是内括约肌切除和保留多少的问题，至今仍难以准确掌握。④在解决以上病因及病理生理机制的基础上，可以考虑药物治疗、神经细胞移植以及基因治疗等问题。倘若如此，在HD的治疗方面将出现一个新的纪元。

（一）概述

1. 发病率　先天性巨结肠在消化道先天性畸形中，其发生率仅次于直肠肛门畸形，位居第二。而在人群中的发生率报告不一，Burnard报告为1∶10000，Scott报告为1∶8000，Bodian报告为1∶3000～1∶2000，目前多数文献报告为1∶5000。此病的发生率高低不但与地区有关，而且与人种也有关，白种人发生率明显高于黑人，尤其是长段型及全结肠型巨结肠，白种人发生率为25%，黑人为16%。1982年同济医科大学附属同济医院小儿外科对某县进行了一次普查，调查结果HD发病率为1∶4237。其中一个乡11年内共出生婴儿11379个，患HD者4例，为1∶2844，明显高于一般报道。HD性别男多于女，男女之比约为3∶1～5∶1，其原因尚不明了。矢野博道报道一对夫妻生子女5人，3男均患先天性巨结肠，2女未染此病。曾有人提出女胎神经生长速度快，相对地受害时间缩短，损害机会也减少。另一论点认为女胎神经受损阈值高于男胎，同量有害因素女胎神经尚可耐受，而男胎则发生病变，这些理论尚待进一步研究证实。男女之比率与病变类型也有区别，短段型为4.7∶1，长段型为1.5∶1，而全结肠为1∶1.3，女性多于男性。根据美国医学会统计1196例中，男性占79%，女性占21%；长段型男性占74%，女性占26%；全结肠型男性占69%，女性占31%，为2.1∶1。上述资料表明，男女之比与病变累及肠段的长短有明显相关，病变肠段越长，女婴发病率逐渐增高，这或许可以说明女胎肠壁神经虽不易受损，可是一旦有害因素超过其耐受阈值，其强度必然很高，因而受害肠段也更长。

2. 胚胎学　Bodian认为，先天性巨结肠的肠壁内神经节细胞缺如是一种壁内神经发育停顿，致使外胚层神经纤维无法参与正常的壁内神经丛发育。1954年Yntema和Hamman在胚胎研究发现，消化道的内在神经丛由中枢神经嵴衍生而来，其神经母细胞沿已发育的迷走神经干迁移至整个消化道壁内，由头端的食管直至尾端的直肠，此即单相发育学说。而Tam等则提出神经节细胞系由口和肛门向中心发育，此即双相发育学说。

1967年Okamoto等对18例胚胎和胎儿进行了研究，发现肌间神经丛系由神经嵴的神经母细胞形成。这些神经母细胞于胚胎第5周开始沿迷走神经干由头侧向尾侧迁移，于第12周达到消化道远端。在胚胎第5周时已在食管壁发现神经母细胞，第6周至胃，第7周达中肠远端，第8周到横结肠中段，最后于12周布满全部消化道管壁至直肠。但是，直肠的末端即内括约肌神经母细胞尚未进入。在胚胎发育后期，肠壁内神经母细胞作为神经元，逐渐发育成为神经节细胞。不难设想，如果由于各类原因导致神经母细胞移行时中途停顿，即可造成肠壁无神经节细胞症。停顿的时间越早，则病变的部位越长。由于直肠、乙状结肠是在消化道的最远端，所以受累的机会最多（约85%）。神经母细胞由肌层向黏膜下发展，在纵肌与环肌形成肌间神经丛，即Auerbach神经丛。黏膜下的神经节细胞乃由肌间神经母细胞移行而来，穿过环行肌后，在黏膜下层形成黏膜深层神经丛，即Henley神经丛。神经母细胞再向内发展形成黏膜浅神经丛，即Meissner神经丛。临床上全层活检主要检查肌间神经丛，而吸引活检主要是检查黏膜下浅神经丛，即 Meissner 神经丛。

3.家族性及遗传关系

(1)家族性　有关 HD 的家族发生研究逐渐增多，尤其日本报道频繁。在全部巨结肠病例中有家族史者约占 1.5%～7%。有人报告家族病例中另一特点是长段型明显增多，比一般要高 5 倍，且后患者多数比先患者病情严重。在双生子女中多为单卵双生同患此病，而双卵双生则不同时得病。世界文献至今只有 1 组单卵双生子，1 例患病，1 例健康。家族性发病多数其父母正常，父母患病其子女发生率不高，到目前尚未见到三代同患此病的报道。

(2)遗传关系　1924 年 Valle 首先提出 HD 的家族遗传问题，至 1951 年 Bodian 报告 HD 的发病与遗传有关之后，遗传因素始被重视。然而单纯的遗传因子尚不能发病，而必须有环境因素的共同作用。其环境因素如妊娠期感染、用药、腹痛、精神损伤、外伤、血供不良等文献已有多次报道。

Bodian 认为先天性巨结肠合并 21-三体综合征(Down 综合征)较多，并非偶然，故认为其遗传病变基因同在第 21 号染色体上。由于分子生物学研究的进步，有关 HD 的基因研究已有突破性发展。1967 年以来研究者相继发现 HD 患儿第 21 号染色体、13 号染色体及 10 号染色体长臂有重复、缺失、异位或其他突变。

大量的研究表明，发生 RET 基因突变者在家系中大约占 40%～50%，在散发病例中仅有 15%～20%，且绝大多数为长段型 HD，短段型不到 10%。而 HD 发生 EDNRB(内皮素-β受体)基因突变者不到 5%，绝大多数为短段型 HD。HD 的基因研究无疑为多基因性疾病的深入研究提供了一个新的良好例证，虽然目前已发现两个重要基因，但它们如何影响生物学行为，相互之间有何作用，是否还有其他致病基因尚不明了。再者，HD 的位点和人种、地区是否有差异，均值得进一步探讨。

4.神经节细胞发育障碍的其他因素　关于神经节细胞缺如及发育障碍的原因，虽不能作出肯定的解释，但普遍认为与以下因素有关：

(1)缺血、缺氧因素　临床与动物实验均已证实，神经系统对缺氧最为敏感，一经破坏就不能再生。脑细胞缺氧约 3～5 分钟将发生不可逆性改变，肠壁神经缺氧约 1～4 小时将被损坏。

(2)毒素、炎症因素　毒素与炎症能在生后甚至在成人引起消化道神经节细胞的退化变性。当然在胎儿时期亦可能使神经节细胞产生病理变化。Lasserre 亦提出肠壁感染、炎症水肿、肠管扩张、血管供血不良、血流缓慢等均可引起神经节细胞变性。

(二)病理生理

1.合并畸形　先天性巨结肠合并其他畸形者约为 5%～19%，主要有脑积水、21-三体综合征、甲状腺功能减退、肠旋转不良、内疝、直肠肛门闭锁、隐睾、唇裂、肺动脉狭窄、马蹄足、肾盂积水等等。在诸多畸形中，中枢神经畸形发生率最高，其次是心血管系统、泌尿系统和胃肠道，尤其是 21-三体综合征，约占 2%～3.4%。中枢神经系统畸形多见的原因，可能由于神经细胞对有害环境的耐受力降低，并同时被相同因素损害所致。

2.神经学的改变　先天性巨结肠的受累肠段可以见到典型的改变，即明显的狭窄段和扩张段。狭窄段位于扩张段远端，一般位于直肠乙状结肠交界处以下距肛门约 7～10cm。狭窄肠管细小，与扩张肠管直径相差悬殊，其表面结构无甚差异。在与扩张结肠连接部形成漏斗状的移行区(即扩张段远端移行区)，此区原属狭窄段，由于近端肠管的蠕动，推挤肠内容物向前移动，长期的挤压促使狭窄段近端肠管扩大成漏斗形。扩张段多位于乙状结肠，严重者可波及横结肠。该肠管异常扩大，直径较正常增大 2～3 倍，最大者可达 10cm 以上，其肠壁肥厚，质地坚韧如皮革状，肠管表面失去红润光泽，略呈苍白。结肠带变宽而肌纹呈纵形条状被分裂，结肠袋消失，肠蠕动极少。肠腔内含有大量积粪，偶能触及肠石。切开肠壁见原有的环形肌、纵形肌失去正常比例(2.2:1)，甚至出现比例倒置。肠壁厚度为狭窄段的2倍，肠黏膜水肿、光亮、充血而粗糙，触之易出血，有时可见有浅表性溃疡。先天性巨结肠的主要病理改变位于扩张段远端的狭窄肠管，狭窄段肌间神经丛(Auerbach丛)和黏膜下神经丛(Meissner丛)内神经节细胞缺如，其远端很难找到神经丛。神经纤维增粗，数目增多，排列整齐呈波浪形，有时虽然找到个别的神经节细胞，形态亦不正常。狭窄段近端结肠壁内逐渐发现正常神经丛，神经节细胞也渐渐增多。黏膜腺体呈不同程度的病损，结肠固有膜增宽，并伴有淋巴细胞、嗜酸性粒细胞、浆细胞和巨噬细胞浸润，有时可见浅表溃疡。

3. 病理变化　结肠和内括约肌的运动机制非常复杂，传统的概念认为其神经支配为交感神经和副交感神经，前者使平滑肌抑制，即松弛作用；后者使平滑肌兴奋，即收缩作用，而在内括约肌则两者作用相反。结肠壁内神经节被认为是副交感神经系统。

先天性巨结肠的病理改变是狭窄肠段无神经节细胞。冈本英三(1988)研究证实，在病变肠段未找到神经与肌肉的连接点(缺如)，并在神经递质受体定量测定时，发现无论是胆碱能受体或肾上腺能β受体的含量均较正常肠段明显减少，从而造成病变肠管及内括约肌痉挛狭窄和缺乏正常的蠕动功能，形成功能性肠梗阻。本应与神经节细胞建立突触联系的副交感神经节前纤维在无神经节细胞的肠段大量增生变粗，交感神经节后纤维亦明显增多。大量释放乙酰胆碱被认为是引起肠段痉挛的主要原因之一，胆碱能神经节细胞缺乏后，阻断了正常的节段性运动和节律性推进蠕动。而来自骶部副交感神经又直接作用于肠壁肌细胞，因而使病变肠管产生持续性强直收缩。此外，也由于神经节细胞缺如，增生的交感神经中断原有的抑制通路，不能由β抑制受体去影响胆碱能神经，从而产生肠壁松弛，而是直接到达平滑肌的α兴奋受体产生痉挛。壁内的非胆碱能、非肾上腺素能系统抑制神经元也缺乏，因而失去有效的松弛功能。由于直肠和内括约肌保持在持续性收缩状态，导致肠道的正常推进波受阻，最后形成腹胀、粪便潴留，不能排出。检查时可见结肠正常蠕动波不能下传。无神经节细胞的肠管不但缺乏神经节细胞，而且交感能神经的数目也为之减少，这样几乎完全处于无神经支配的状态，导致肠管强直性挛缩。久之，近端正常肠段疲惫不堪，发生代偿性、继发性扩大肥厚，神经节细胞亦产生退化变性直至萎缩，以致减少或消失。

这种长期慢性梗阻的结果必然导致患儿食欲不佳、营养吸收障碍、生长发育差、贫血、低蛋白血症等。肠内大量细菌繁殖造成菌群失调后，毒素吸收又将引起心、肝、肾功能受损，最后因抵抗力低下、感染、衰竭或肠炎穿孔而死亡。

(三)分型

先天性巨结肠症的分型相当混乱，有人以解剖为依据，有人以临床为准绳，也有人按治疗方法的不同而分类，甚至名词相同而病变范围各异。如"短段型"的定义，有的研究者以病变局限于直肠远端为准，而另一些研究者则认为病变累计直肠近端、直肠乙状结肠连接处亦属短段。鉴于此，参照病变范围，结合治疗方法的选择，临床及疗效的预测暂作如下分型：

1. 超短段型　病变局限于直肠远端，临床表现为内括约肌失弛缓状态，新生儿期狭窄段在耻尾线以下。
2. 短段型　病变位于直肠近、中段，相当于第2骶椎以下，距肛门不超过6cm。
3. 常见型　无神经节细胞区自肛门开始向上延至第1骶椎以上，距肛门约9cm，病变位于直肠近端或直肠乙状结肠连接处，甚至达乙状结肠远端。
4. 长段型　病变延至乙状结肠或降结肠。

5. 全结肠型 病变波及全部结肠及回肠，距回盲瓣 30cm 以内。

6. 全肠型 病变波及全部结肠及回肠，距回盲瓣 30cm 以上，甚至累及十二指肠。

上述分型方法有利于治疗方法的选择，并对手术效果的预测和预后均有帮助。以上各型中常见型占 75% 左右，其次是短段型，全结肠型约占 3%～5%，亦有报告高达 10%。

(四)临床表现

1. 不排胎便或胎便排出延迟 新生儿 HD 在出生后 24 小时未排出黑色胎便者占 94%～98%，而 24～48 小时以后排便者可能有器质性病变。由于病变肠管痉挛，胎便无法通过狭窄区，以致大量潴留于乙状结肠，发生腹胀。约 72% 的患儿需经处理（塞肛、洗肠等）方能排便，经过治疗后有时患儿可以维持数天或 1 周排便功能，多数患儿又出现便秘。仅有少数患儿出生后胎便排出正常，1 周或 1 个月后出现症状。

2. 腹胀 腹胀为早期症状之一，约占 87%。新生儿期腹胀可突然出现，也可逐渐出现，主要视梗阻情况而定。便秘呈进行性加重，腹部逐渐膨隆。常伴有肠鸣音亢进，虽不用听诊器亦可闻及肠鸣音。患儿也可能出现腹泻或腹泻、便秘交替。便秘严重者可以数天，甚至 1～2 周或更长时间不排便。患儿呈蛙形腹，伴有腹壁静脉怒张，有时可见到肠型及肠蠕动波。触诊有时可触及肠石。幼儿期腹围明显大于胸围，腹部长度亦大于胸部。腹胀如便秘一样呈进行性加重，大量肠内容、气体滞留于结肠，严重时膈肌上升，影响呼吸。患儿呈端坐呼吸，夜晚不能平卧。

3. 呕吐 新生儿 HD 呕吐者不多，但如不治疗，梗阻加重则呕吐可逐渐增多，甚至吐出胆汁或粪液。至婴幼儿期常合并低位肠梗阻症状，严重时有呕吐，其内容为奶汁、食物。最后由于肠梗阻和脱水需急诊治疗，经洗肠、输液及补充电解质后病情缓解，经过一段时间后上述症状又重出现。

4. 肠梗阻 梗阻多为不完全性，有时可发展成为完全性。无神经节细胞肠管持续性痉挛，使患儿长期处于不完全性低位梗阻状态，随着便秘症状的加重和排便措施的失效，病情可转化为完全性肠梗阻，而需立即行肠造瘘术以缓解症状。个别患儿平时虽能排出少量稀便、气体，但肠腔内已有巨大粪石梗阻。

5. 直肠指检 直肠指检对于诊断新生儿先天性巨结肠至关紧要，不但可以查出有无直肠肛门畸形，同时可了解内括约肌的紧张度、壶腹部空虚以及狭窄的部位和长度。当拔出手指后，由于手指的扩张及刺激，常有大量粪便、气体呈"爆炸样"排出，腹胀立即好转。如有上述情况应首先考虑先天性巨结肠的可能。婴幼儿时期直肠指检有时可触及粪块，拔出手指时有气体及稀臭粪便排出。

6. 一般状况 新生儿由于反复出现低位性肠梗阻，患儿食欲不振、营养不良、贫血、抵抗力差，常发生呼吸道及肠道感染，如肠炎、肺炎、败血症、肠穿孔而死亡。至幼儿期，除上述症状外，患儿长期处于低蛋白血症，生长发育均差，加之肠内大量细菌繁殖毒素吸收，心、肝、肾功能均可出现损害。严重时患儿全身水肿，以下肢、阴囊更为显著。

(五)并发症

小肠结肠炎及肠穿孔是先天性巨结肠的主要并发症。小肠结肠炎是引起死亡最多见的原因，有的文献统计约有 20%～50% 的患儿并发小肠结肠炎，其死亡率约 30%。肠炎可以发生在各种年龄，但以 3 个月以内婴儿发病率最高，90% 的肠炎发生于 2 岁以内，以后逐渐减少，即使在根治术后或结肠造瘘术后亦偶有出现结肠炎者。术后近期发生肠炎者占 5%～6%，远期逐渐减少，因此术后预防、治疗肠炎成为重要课题。有研究者统计，先行造瘘术而后发生肠炎者死亡率可以降低。引起肠炎的原因和机制至今尚不十分明了，近十年来对其疗效也无显著改进。许多学者提出并发小肠结肠炎可能有以下几个原因：

(1)肠梗阻　Swenson 最早提出肠炎是由于梗阻所致。无神经节细胞的肠管痉挛狭窄，缺乏蠕动功能，因而促使肠炎发生，所以国外均主张 HD 一经诊断立即造瘘，但这一理论不能解释造瘘术后梗阻已经解除仍有肠炎发生。

(2)细菌毒素　巨结肠患儿大便潴留，使细菌大量繁殖，菌群失调。由于细菌毒素侵袭肠壁血管，使血管通透性增加，大量液体渗出流入肠腔，造成水泻、腹胀，毒素吸收后出现高热（39～40℃），患儿进而产生败血症、休克、DIC 等衰竭而死亡。

(3)过敏反应　HD 并发小肠结肠炎，无论手术与否均可发生，常常病情凶猛，发展迅速。有的患儿即使一直住在医院进行细心的洗肠补液，术后亦可突然发病而死亡。笔者曾遇到 1 例入院时病情尚稳定，以后突然发病，虽行造瘘亦未能挽救生命。所以有学者指出，这些患儿是由于肠黏膜对某些细菌抗原有超敏反应，加之细菌侵入发生败血症而死亡。

(4)局部免疫功能低下　肠黏膜屏障由 3 层保护层组成：①细胞前保护层：主要由杯状细胞分泌黏液所形成的一道物理屏障及正常菌丛形成的微生物屏障和分泌型 IgA 形成的保护膜。②肠细胞保护层：由肠细胞及多糖蛋白复合物构成。③细胞后保护层：由细胞下结缔组织、毛细血管和淋巴管共同构成。近年来有人提出小肠结肠炎系局部免疫损害所致。金子十郎研究证实，巨结肠严重肠炎时，结肠局部产生 IgA 细胞数目和分泌量均明显减少与降低，肠壁之 IgA 系统也有下降趋势。免疫球蛋白 IgA 在肠道中起着一种天然的保护膜作用，双体 IgA 才能结合补体，固着于革兰阴性杆菌后，被 IgA 所活化的补体系统使溶菌酶能消化细菌包壁上的黏多糖。单体 IgA 亦能通过淋巴管从固有层进入血流，在肠道感染时可以使血清中的 IgA 增高。巨结肠发生肠炎时破坏了正常的免疫反应，因而导致肠炎反复发作。这些患儿抵抗力低下也容易发生上呼吸道感染。

肠炎发生时进行结肠镜检查，可以见到黏膜水肿、充血以及局限性黏膜破坏和小型溃疡，轻擦也容易出血。病变加重时向肌层发展，出现肠壁全层水肿、充血、增厚，在巨大病灶的浆膜层可见有黄色纤维膜覆盖。如病变进一步发展即可发生肠穿孔，并导致弥漫性腹膜炎。其病理检查可见隐窝脓肿、变性、绒毛炎性细胞浸润以及淋巴滤泡增生。

有严重肠炎时，患儿有频繁呕吐、水样腹泻、高热和病情突然恶化。腹部异常膨胀并呈现脱水症状。进而发生呼吸困难、衰竭、全身反应极差。少数患儿虽未出现腹泻，当进行直肠指检或插入肛管时，迅即见有大量奇臭粪水及气体溢出。腹胀可随之消减，但不久又行加重。小肠结肠炎往往病情凶险，若治疗不及时或不适当可导致死亡。

由于肠炎时肠腔扩张，肠壁变薄缺血，肠黏膜在细菌和毒素的作用下产生溃疡、出血甚至穿孔形成腹膜炎。肠炎并发肠穿孔死亡率更高，尤其是新生儿，可高达 70%～80%。

(六)诊断

新生儿 HD 的诊断相当困难，如果新生儿不排胎便或胎便排出延迟合并腹胀、梗阻、呕吐，直肠指检伴有气便排出，均应怀疑有 HD 之可能，并应进行以下检查：

1.X 线检查　能提供非常有价值的资料。

(1)直立前后位摄片　平片上可以看到低位性肠梗阻，淤滞扩大的结肠及液平。这种积气的肠段往往从骨盆开始，顺乙状结肠上行，而其远端则未见气体。新生儿时期结肠扩张不如儿童明显，单靠平片诊断比较困难,必须结合病史及其他检查。

(2)钡剂灌肠检查　诊断先天性巨结肠症方法甚多,但钡剂灌肠仍是很有价值的诊断方法。病变肠段肠壁无正常蠕动,肠黏膜光滑,肠管如筒状,僵直,无张力。如果显示出典型的狭窄、扩张段和移行段,即可明确诊断,其准确率达80%左右。对于新生儿及幼小婴儿,因结肠被动性扩张尚不明显,与狭窄段对比差异不大,或因操作不当均可造成诊断错误。故应注意以下事项:①新生儿钡剂灌肠前不应洗肠,以免由于结肠灌洗后肠内容物排出,扩大肠段萎瘪,致使扩张肠段消失而影响诊断。②注钡肛管宜用细导尿管,粗大肛管可将狭窄部扩大,影响狭窄肠管直径的对比。导管也不可插入过深,以致钡剂注入乙状结肠以上,而病变部分未能显影。③钡剂压力切勿过高,不宜使用灌肠流筒,可用50ml注射器,将稀钡缓慢推入,当出现狭窄扩张段时立即摄片。④摄片以侧位为好,因正位时直肠上端向后倾斜,影像重叠,以致了解狭窄长度和距肛门距离不够准确。⑤如遇疑难患儿不能确诊,应在24小时后重复透视,以观察钡剂滞留情况,如果钡剂滞留,仍有确诊价值。⑥偶尔有个别病例经钡灌肠及24小时排钡情况仍不能诊断时,可以口服钡剂,追踪观察钡剂在肠道的运行及排出情况,多可作出正确诊断。

2.肛门直肠测压检查　直肠内的压力刺激可引起直肠内括约肌共同的协调运动,主要表现为产生充盈感,肛门内括约肌松弛,同时肛门外括约肌收缩,这种反射现象被称为直肠肛门抑制反射(RAIR)。1935年,Denny-Brown和Robertson就曾详细地描述了先天性巨结肠患者RAIR消失的现象。之后,Laeson和Schnauter等又将这个发现应用于先天性巨结肠的诊断。现在,它已成为一个特异性很高的诊断指标。

新生儿一般于直肠气囊内注入10ml左右气体,儿童注入20~25ml气体,应出现RAIR。它简单、安全、无损伤,诊断阳性率达到90%以上,是诊断先天性巨结肠的一种有效方法,特别对超短段性先天性巨结肠和顽固性便秘的鉴别诊断尤为重要。在超短段性先天性巨结肠患儿,神经节细胞分布稀少和缺如的病变肠段可能仅限于直肠远端极短的范围内,活组织检查常不易正确取材,而利用肛门直肠测压方法检查RAIR则可能是极其有效的确诊方法。

值得提出的是早产新生儿可能由于出生后肌间神经丛发育不成熟而未能出现RAIR。Holschneider认为,有些早产新生儿需12天后才能全部出现正常反射,最长者甚至达4周之久。武汉同济医院对100例新生儿进行肛门直肠测压检查,生后48小时内有91例在扩张直肠后出现RAIR,9例未出现RAIR者于生后第3天复查,又有6例出现RAIR,另3例中2例为早产儿,在生后第1周末行第3次测压,结果仅1例33周胎龄的早产儿仍无正常反射。因此生后1周内的新生儿肛管直肠测压结果,99%出现正常反射,足月新生儿100%存在RAIR。这说明正常足月新生儿行肛门直肠测压是行之有效的方法。同时,对新生儿早期未出现RAIR者,不能诊断为先天性巨结肠,而应反复多次检查,并配合其他诊断方法,才可肯定。非先天性巨结肠患儿偶尔也可见到RAIR消失,或先天性巨结肠患儿偶尔也可出现RAIR。可见,遇有个别疑难患儿必须结合病史、体征及其他诊断方法综合考虑才能作出正确诊断。肛门直肠测压检查先天性巨结肠的患儿,除可观察到RAIR缺如外,还有以下的异常表现:

(1)直肠壁适应性反应消失　近段乙状结肠受到扩张刺激后发生收缩,该收缩不能激发其远端的直肠和肛管相继发生有节律的收缩。由于神经节细胞缺如,兴奋只能沿肠壁平滑肌本身传递,其速度较慢,收缩频率减少。

(2)直肠顺应性明显降低　直肠顺应性表示直肠内压力升高与容积间的相互关系,它在一定程度上反映直肠壁的扩张能力。顺应性降低表示病变直肠扩张能力减弱,从而产生阻力,妨碍肠内容物的移动。

(3)泛发性收缩的出现　所谓泛发性收缩是指受累肠管的多个节段同时发生强烈的收缩。Howard等发现在先天性巨结肠患儿中 70%～80%有此种泛发性收缩。国内齐宝权等检查患儿中 40%可测得泛发性收缩，正常儿和便秘儿均无此种同步收缩。泛发性收缩是无神经节细胞肠段所特有的病理性活动，可作为诊断先天性巨结肠的重要测压指标。Holschneider 认为，病变肠段增生的节前胆碱能纤维和节后肾上腺素能纤维产生的神经介质可直接作用于肠壁平滑肌，从而导致多个肠段的平滑肌同时发生强烈收缩。但目前还不能解释泛发性收缩为什么仅发生在部分先天性巨结肠患儿。

(4)排便时肠道推进性蠕动波消失　这是因为黏膜下和肌间神经丛缺乏神经节细胞，不能感受肠内容物和压力刺激，也不能感受肠壁本身张力的变化，故不能激发内源性神经反射机制而引起推进性蠕动波。

3.酶组织化学检查

(1)乙酰胆碱酯酶定性检查　结肠灌洗后，将特制直肠黏膜吸取器放入直肠，50ml 空针筒抽吸造成负压，把肠黏膜吸入小孔内，收紧把柄切取黏膜组织，分别在直肠 3cm 及 6cm 两处各吸取芝麻大小黏膜组织一块。正常肠黏膜内乙酰胆碱酯酶反应阴性，即看不到副交感神经纤维。先天性巨结肠者，可以看到狭窄部(无神经细胞段)出现乙酰胆碱酯酶阳性的副交感神经纤维，通常于靠近黏膜肌处分支最为丰富，可见直径增粗、数目众多的阳性纤维，根据其数目、粗细可判为＋～卌。武汉同济医院自 1973 年以来，共检查 1500 余例，正确率达到 96%以上，未见假阳性结果。出现假阴性的原因主要是洗肠不干净，粪便被吸入，组织水肿，黏膜块过浅过小所致。如与临床症状不符，必要时应进行复查。本法简单易行，均在门诊进行，不需住院及麻醉。虽然文献上曾有报告新生儿吸引活检发生肠穿孔者，但只要小心谨慎，严格操作规程，一般均较安全。此法已列入 HD 常规诊断方法之一。

(2)乙酰胆碱酯酶活性定量测定　真性乙酰胆碱酯酶(AchE)及总胆碱酯酶(TchE)活性分别以 $60/10^{-8}$ 和 $100/10^{-8}$mol 作为诊断界限值。

(3)红细胞乙酰胆碱酯酶(AchE)活力测定　国内施氏等检查 45 例先天性巨结肠，其红细胞 AchE 活力平均值为 92.11 ± 9.66U/ml，高于 127 例对照组 73.5 ± 18.36U/ml($P<0.001$)。14 例新生儿先天性巨结肠的平均值为 73.31 ± 8.82U/ml，高于 32 例正常对照组 50.32 ± 8.54U/ml($P<0.001$)。其红细胞 AchE 活力值与无神经节细胞肠段的长短成正比例，手术切除无神经节细胞肠段后，其值有缓慢下降趋势。

4.直肠活体组织检查　患儿麻醉后扩张肛门，用直角钩拉开肛门，在直肠后壁深处缝两针牵引线，于齿状线 2cm 以上切开黏膜，取出直肠壁全层，切片染色，或用特制吸取器在齿状线 1.5～2cm 上吸取黏膜及黏膜下组织 4mm 长、1mm 厚的切片染色，检查有无神经节细胞，如确无神经节细胞存在，即可诊断为先天性巨结肠。如果取材够大，部位适当，病理医师经验丰富，其诊断是相当准确的。但由于小儿肛门细小，组织应在距肛门 4cm 以上取出(齿状线上 2cm 以内为正常缺神经节细胞区)。操作必须在麻醉下施行，术中可能出血较多，术后或有肠穿孔的危险，有时取材浅表，很难明确判断，亦可造成误诊，近年来已被其他简易方法所替代。

5.肌电图检查　Marin(1976)通过对 38 例 HD 进行肌电图检查，发现肠管组织学异常与肠管肌电图波形之间有一定的关系，从而可以对无神经节细胞肠管提供客观的诊断依据。此后不断有人进行这方面的研究。正常婴儿和儿童直肠和乙状结肠远端的肌电图可见有慢波和峰波(肠壁峰电位)，先天性巨结肠症患儿波形与正常不同，其波低矮、光滑，出现次数少而不规则，缺乏峰电位。肌电图不仅可作为诊断先天性巨结肠的辅助方法之一，还可用来了解无神经节细胞肠段的病变范围。此法操作也较简便，无痛苦，需要时可以反复检查。应作为病例筛选和诊断的参考手段。但肌电图的生理差异较大，各种波形的判断存在一定技术误差，且受直肠内粪便、小儿哭闹和外括约肌电波形的影响。

（七）鉴别诊断

1. 特发性巨结肠　多见于儿童，患儿出生后胎便排出正常，后来由于尚未明确的原因造成顽固性便秘或便秘合并污粪，所以称之为"特发性巨结肠"。目前尚未找到解剖病理因素，患儿直肠壁内可以找到正常的神经节细胞。特发性巨结肠患儿的肛管长度比正常小儿明显增大，直肠内静止压力低于先天性巨结肠，内括约肌反射虽然存在，但是其引起排便意识的阈值（即注入直肠气囊的空气量）几乎高出正常的1倍。正常小儿引起排便感须注入空气 8.3 ± 2.9 ml，而特发性巨结肠者须 14.7 ± 6.1 ml。从直肠的压力-容量曲线可以看出特发性巨结肠时直肠顺应性特别高，而张力特别低是其特征。本症的临床特点是饮食正常，腹胀不显著，而直肠扩大明显，肛查无狭窄感但可以触及巨大肠石。直肠活检或组织化学检查均可帮助诊断，但有时与内括约肌失弛缓症、超短段型先天性巨结肠鉴别常有困难。

对本症采用灌肠和饮食治疗、排便训练、扩张括约肌、精神及心理疗法均可获得良好的效果。采用中西医结合治疗特发性巨结肠及顽固性便秘可获得满意效果，使患儿恢复正常排便功能。近年来，有人施行经肛门内括约肌切除术，亦取得良好效果。

2. 获得性巨结肠　毒素中毒可导致神经节细胞变性，发生获得性巨结肠。最有代表性的是南美洲发现的锥体鞭毛虫病（Chagas 病）。由于毒素的影响，不但有结肠扩大，而且可出现巨小肠、巨食管。组织学检查贲门肌呈慢性改变，钡剂检查从食管到结肠全部扩张。此外还有人报告维生素 B_1 缺乏和结核性肠炎可引起神经节细胞变性，发生巨结肠。克罗恩病引起中毒性巨结肠者约占 6.4%。

3. 继发性巨结肠　先天性直肠肛管畸形，如直肠舟状窝瘘、肛门狭窄和先天性无肛术后等引起的排便不畅均可继发巨结肠。这些患儿神经节细胞存在，病史中有肛门直肠畸形及手术史，结合其他检查诊断并不困难。而 HD 合并直肠肛门畸形者亦偶有发生。

4. 神经系统疾病引起的便秘　患有 21-三体综合征、大脑发育不全、小脑畸形和腰骶部脊髓病变者常可合并排便障碍、便秘或失禁。患儿都有典型的症状和体征，必要时可作黏膜组化检查及直肠肛门测压和脊椎X线摄片，确诊后对症治疗。

5. 内分泌紊乱引起的便秘　甲状腺功能减退呆小病或甲状腺功能亢进均可引起便秘。患儿除便秘外尚有全身症状，如食欲不振和生长发育不良等，经内分泌及其他检查可明确诊断。前者可口服甲状腺素，后者须手术治疗。

6. 退化性平滑肌病　1992 年 Rode 等报告 18 例儿童，年龄在 6 个月～9.5 岁，其症状为便秘、慢性进行性腹胀和肠梗阻，其中 11 例有间断性腹泻。18 例中除结肠扩张外亦有小肠扩张甚至胃、食管扩张，直肠肛门测压可见有正常反射。病检肠管变薄，肌细胞退化坏死和肌纤维再生，并可见炎性病灶、神经节细胞和神经丛移位。此病的原因尚待研究，有人认为很可能为毒素引起，发现有炎症存在者占 5%，另有 5% 的病例患结核病。其治疗方法要用增强肠蠕动的药物，无渣饮食等保守治疗，必要时手术治疗，但效果不佳。

（八）治疗

1. 一般治疗

(1) 治疗原则

1) 如新生儿、婴儿一般情况差，梗阻症状严重，合并小肠结肠炎或严重先天性畸形，尤其是全结肠无神经节细胞症（TCA）者，宜暂时行结肠造瘘，然后控制感染，加强支持治疗并给予 TPN。待一般情况改善，于 6～

12个月后再行根治手术。

2)若患儿一般情况良好,诊断明确,医院设备完善,麻醉及外科医师技术熟练,为减轻家长负担亦可行一期根治术。但新生儿手术并发症较多,死亡率高。术中应细致操作,加强术后管理,预防各种并发症的发生。秋山洋认为新生儿多数不需急于根治术,最好先行造瘘。

3)新生儿、婴儿短段型HD,狭窄段在3.5cm左右,可行经肛门内括约肌切除术,术后扩肛半年。此类病例约占1/3。

4)患儿一般情况尚好,保守治疗有效,用扩肛、缓泻剂、开塞露可保持每天排便。患儿无明显腹胀,饮食、生长发育和营养均在正常范围,可延至6个月后行根治术。但必须告诉家长,如若出现肠梗阻、小肠结肠炎,应随时入院治疗。

5)新生儿短段型巨结肠亦可采用中西医结合治疗。

(2)保守治疗　此疗法的目的是用各种方法达到每天或隔天排便1次,解除低位肠梗阻症状。但是,由于先天性巨结肠患儿的症状顽固,使用单一方法不久就会失效,往往需要多种方法交替或联合使用。即使如此,有时也很难维持排便,故最终仍需手术治疗。

1)口服润滑剂或缓泻剂:如蜂蜜、麻油、石蜡油、果导片、番泻叶、大黄等,保持每日排便。用药量可以根据粪便性状及次数酌情加减。

2)塞肛:用开塞露或甘油栓塞肛,每日或隔日1次。

3)灌肠:生理盐水灌肠是较有效的方法。具体操作如下:将较粗的肛管轻柔地放入肛门,缓慢地在无阻力情况下送入直肠,头端应超过狭窄部达扩张段,切勿使用暴力以免造成肠穿孔。直肠乙状结肠连接处向左侧弯曲,如用力过猛时亦可导致穿孔。新生儿更应慎重,他们的肠壁菲薄而较短,如肛管放入过长超越脾曲,则难以自动弯曲进入横结肠可造成穿孔。肠炎时肠壁本身可能已有溃疡,灌洗时也易引起穿孔。盐水配制可将食盐分为4.5g一包,使用时每500ml温开水中放入一包即可。用台金氏冲洗器或50ml注射器注入已配好的消毒温盐水,反复灌洗,注意流出量应与注入量基本相等。每天灌洗1次,每次用量100ml/kg左右。要特别提出的是切勿使用清水或高张盐水灌肠,前者可造成水中毒,后者可形成盐中毒,两者均有文献报道。水中毒时,患儿表现为恶心、呕吐、昏迷、抽搐等脑水肿症状,应立即采用利尿、脱水等措施以挽救患儿生命。所以灌洗时必须注意盐水用量及排出情况,如果盐水注入后不能排出,需注入甘油或50%硫酸镁液,待大便软化后再次灌洗。应注意小肠结肠炎的发生,如有腹胀、发热、水泻、脱水等症状时应及时住院治疗。

(3)中西医结合非手术治疗

1)耳针:取肾、交感、皮质下等穴位,每日1次,每次半小时。

2)穴位注射:取肾俞及大肠俞穴,注射人参注射液、ATP、新斯的明,每日1次,交替使用。动物实验证实,人参可使离体HD肠襻抑制、松弛,与罂粟碱合用效果更明显。

3)扩张直肠肛管:每日1次,扩张器超过狭窄段每次半小时。

4)内服中药:

行气通下法:腹大如鼓、大便不行,肠内燥粪积滞者,以行气通下法治之。方用:郁李仁、火麻仁、厚朴、枳壳。此方适用于一般情况良好,大便秘结为主的患儿。

补气助阳行气导滞法:气虚阳虚不能运化而致肠内气滞淤积,大便不畅,粪稀而奇臭者以补气助阳、行气导滞法治之。方用:党参、黄芪、巴戟天、九香虫、枳实、厚朴等。此方用于便秘合并肠炎的患儿。

益气养血润燥法:气血俱虚、津血枯燥而大便不行者,以益气养血润燥为主,佐以行气化淤之品。方用:党参、当归、生地黄、熟地黄、肉苁蓉等。此方用于一般情况不良之患儿。

本疗法主要适用于短段型巨结肠，有时疗效不够稳定，尚待进一步研究，以缩短疗程，提高疗效。

(4) 小肠结肠炎的治疗　小肠结肠炎应特别重视早期诊治，Canian 报告 HD 合并先天愚形不但发生肠炎者多(54%)，而且死亡率高(38%)。凡 HD 一经确诊，均应告诉家长，如小儿水泻、呕吐、腹胀加剧伴有发热等症状，均应就近入院治疗，以免拖延时日，造成无法挽救之后果。

1) 静脉输液：纠正脱水、酸中毒、电解质失衡，必要时可输鲜血或血浆。

2) 控制感染：应给予广谱抗生素及甲硝唑。

3) 扩张肛门并留置肛管：使肠道炎性渗出物随时排出，减少毒素吸收。这一方法对术后预防肠炎发生亦甚有效。近年来常规在根治术后放留置软橡皮肛管，其肠炎发生率已明显降低。预防肠炎的另一方法是内括约肌应完全切断。我们设计的心形吻合手术，直肠背侧纵切至齿状线，根据亦在此。Martin 认为术后肠炎发生率为 85%，当采用内括约肌大部切除后，发生率已降至 25%。

4) 温盐水洗肠：每日 2～3 次。洗肠时应细心从事，因小儿肠壁菲薄并已有病损，粗硬肛管极易捅破肠壁形成腹膜炎，临床已有所发生。

5) 药物保留灌肠：常在洗肠后注入泼尼松 5mg、新霉素 4mg/kg，效果甚好。

6) 如疑为假膜性肠炎应给予甲硝唑每日 50mg/kg 静脉滴注，万古霉素每日 50～100mg/kg 口服或灌肠，在近年病例中多可控制。

7) 如估计病情发展难以控制，应及早作肠造瘘。

8) 有人用硝胆胺以黏附于过多的前列腺素及顽固性梭状芽孢杆菌毒素，亦得到满意疗效。口服思密达可以保护黏膜，增加疗效。

2. 先天性巨结肠常用的根治手术方法

(1) 直肠肛管背侧纵切、心形斜吻合术(王果改良 Swenson 术)

1) 左下腹经腹直肌切口，上端超过脐部 3cm，以求能顺利分离横结肠脾曲，下端达耻骨上缘。

2) 切开皮肤及皮下脂肪组织，切开腹直肌前鞘。腹直肌依纵行肌束分开，结扎动、静脉和切口下方的腹壁下动、静脉。然后切开腹膜，腹直肌及腹膜切口应与皮肤切口等大。探查腹腔，了解狭窄肠管的部位、长度以及扩张肠管的范围。在正常端移行部及预计保留结肠处，缝一丝线作为拖出时的标记。必要时快速冷冻切片，以决定正常神经节细胞部位及切除长度。手术台置于头稍低、稍向右侧倾斜位，使小肠集中在右上腹，便于显露盆腔。找到输尿管，在腹膜返折处紧靠直肠剪开腹膜，前方可不剪开(图 4-15-1A)。

3) 牵开输尿管，以免损伤。在直肠后间隙进行分离，向尾端分离至尾骨尖(约为齿状线水平)。结扎切断上 1/3 直肠侧韧带，盆腔内用干纱布填塞止血(图 4-15-1B)。

4) 向上剪开结肠系膜的腹膜层和脾结肠韧带。逐一钳夹、切断乙状结肠和降结肠的动、静脉。注意血管近心端均应结扎两道、缝扎一道，避免结扎线滑脱，造成致命性大出血。游离降结肠，使正常结肠在无张力情况下，顺利拖出肛门吻合。

5) 术者转至会阴部操作。强力扩张肛管，婴儿需扩至能进入两指，年长儿童则需通过三指，以保证扩大肠管顺利拖出。放入橄榄头扩张器，于直肠上端扩张器颈部丝线结扎结肠。如无此种橄榄头可用环钳替代，针线穿过环孔结扎两道(4-15-1C)。

6) 直肠、结肠套叠式拖出肛门外，在结扎线处切断直肠，继而将粗大结肠徐徐拖出，直至可见到已缝有标记的正常肠段为止。切除粗大结肠，用长血管钳钳夹近端结肠。拖出过程中，慎勿使肠管扭转。术者更换无

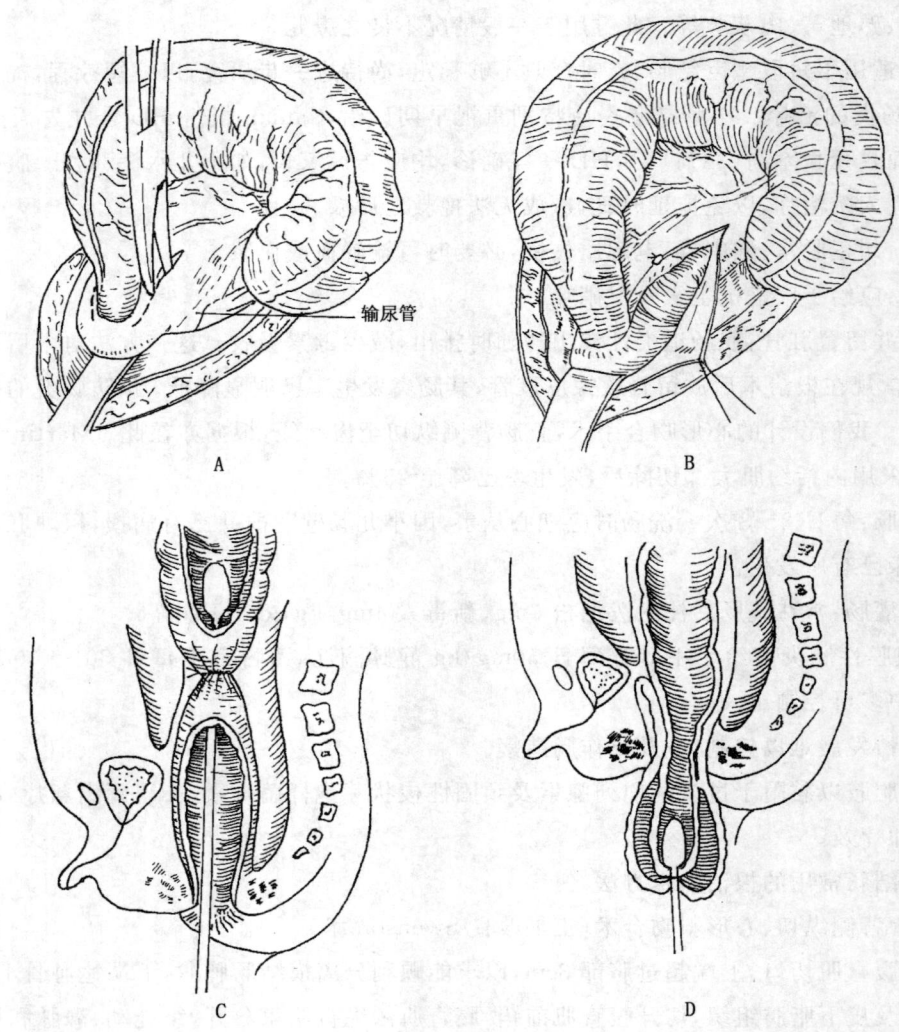

图 4-15-1　王果改良 Swenson 术（一）

菌衣服、手套，转至腹部手术。封闭盆底，修复腹膜，逐层关闭腹腔（图 4-15-1D）。

7）直肠背侧纵行劈开至齿状线上 0.5cm 处，切口两翼分开呈"V"形。细心分离清除直肠周围的疏松结缔组织，使直肠肌层吻合时可与结肠浆肌层贴紧。切勿在两肠壁间夹入脂肪垂或结缔组织，以致愈合不良，造成术后吻合口漏（图 4-15-2A）。

8）首先在"V"形尖端缝两针，3、9、12 点各缝一针作为固定牵引线。应特别注意"V"形尖端引线必须靠近齿状线，不可过远，12 点引线距肛门缘为 2.5cm。切不可在未看准齿状线时盲目缝合，否则不但不能作成心形斜吻合，而且术后将发生环形狭窄和内括约肌痉挛。然后牵拉两根牵引线，在两根线间顺序缝合浆肌层一周。缝线应距切口缘约 0.3cm，为全层吻合留有余地（图 4-15-2B）。

9）切除多余直肠、结肠，吸尽肠腔粪液，消毒后结肠内塞干纱布，手术完毕时取出。同样在四周等份缝合牵引线 4 根，在两线之间依次全层缝合一周（图 4-15-2C）。吻合完成后，前壁长，后壁短，形如马蹄，突出于肛门外。检查有无漏缝或出血，必要时给予补缝，然后将其送还盆腔（图 4-15-2D、E）。吻合口前壁距肛门约 5cm，后壁距肛门约 2cm。术毕放软橡皮肛管一根，4～6 天拔出，对预防肠炎颇为有益。

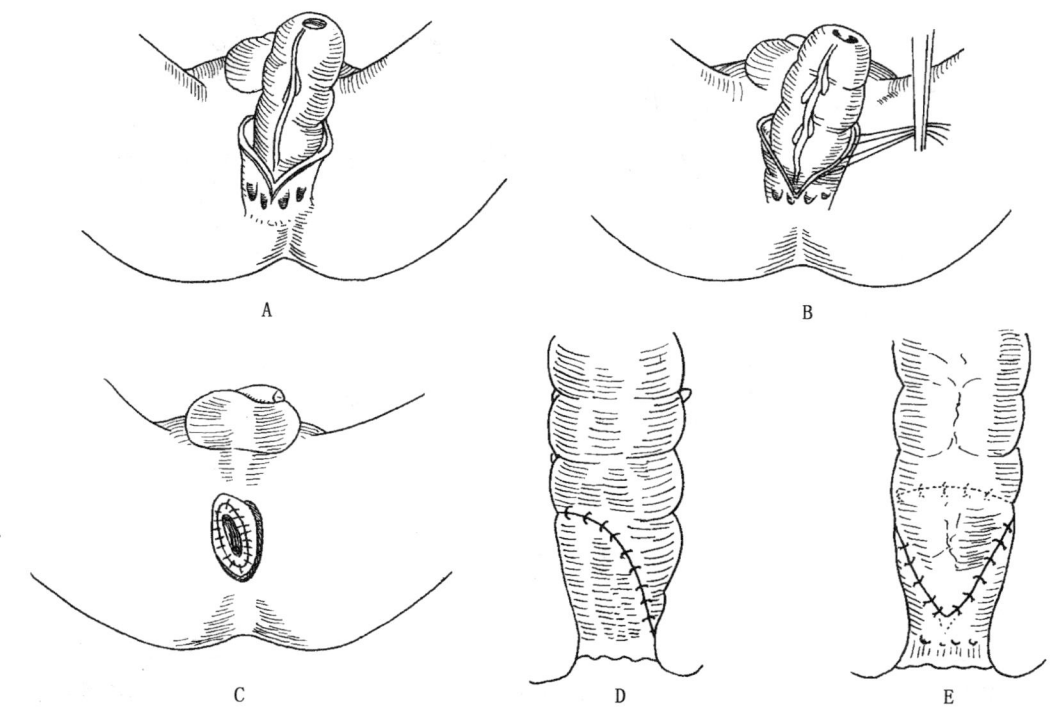

图 4-15-2　王果改良 Swenson 术（二）

D.吻合口前高后低,口径宽大　E.正面观,吻合口围绕直肠纵轴,呈鸡心领状,尖端在背侧

此手术的优点：①盆腔分离少,可不放导尿管,仅在开腹和关腹时各挤压膀胱一次,从而避免了膀胱感染和疼痛性尿潴留。②肛门外切除结肠,行端端斜吻合,减少了盆腔及腹腔污染机会,也节约了腹腔内操作时间。同时消灭了盲袋、闸门、吻合口感染和裂开等并发症。③心形斜吻合口径宽大,不需要扩肛,避免了其他术式需扩肛3～6个月的麻烦,减轻了家属经济及精神负担和患儿痛苦。④不需任何夹具,减少了护理工作,消除了患儿家长的恐惧心理以及夹具引起的各种并发症。⑤最大限度保留了内括约肌,同时也完全解除了内括约肌痉挛,从而基本上解决了术后污粪、失禁和便秘复发,并减少肠炎发生率。但和其他根治术一样,尚未能解决术后小肠结肠炎的发生。

由于此术式基本上消除了伤口感染、吻合口漏、吻合口狭窄以及肛门失禁和便秘复发。目前全国许多地方相继采用此方法。这一术式也同样受到国外小儿外科同道的赞扬和重视。

(2)结肠切除、直肠后拖出术(Duhamel术)

1)开腹后分离直肠上部及乙状结肠,直肠在平耻骨平面钳夹切断。直肠残端用丝线内翻缝合两层或用肠道吻合器闭合。分离降结肠及脾曲,切除巨大结肠并封闭结肠远端。

2)用手指或钳夹纱布球分离直肠后骶前间隙直至皮下。分离直肠侧韧带时如有血管则结扎切断(图4-15-3A)。

3)术者转至会阴部,先用食指扩张肛门,在肛管皮肤黏膜连接处两侧各缝线一根牵开肛门,用尖刀在齿状线处切开后半环。沿此切口分离肛管与外括约肌,向上进入原骨盆分离之通道,以长弯血管钳经此通道夹住结肠残端缝线,将结肠由此通道拖出肛门外。拖出时助手协助徐徐推送,勿扭曲肠管及血管。结肠后半环浆肌层与远端肛管均匀缝合,切开结肠后壁行全层吻合,切除多余结肠。远端肛管后壁与结肠前壁用两把血

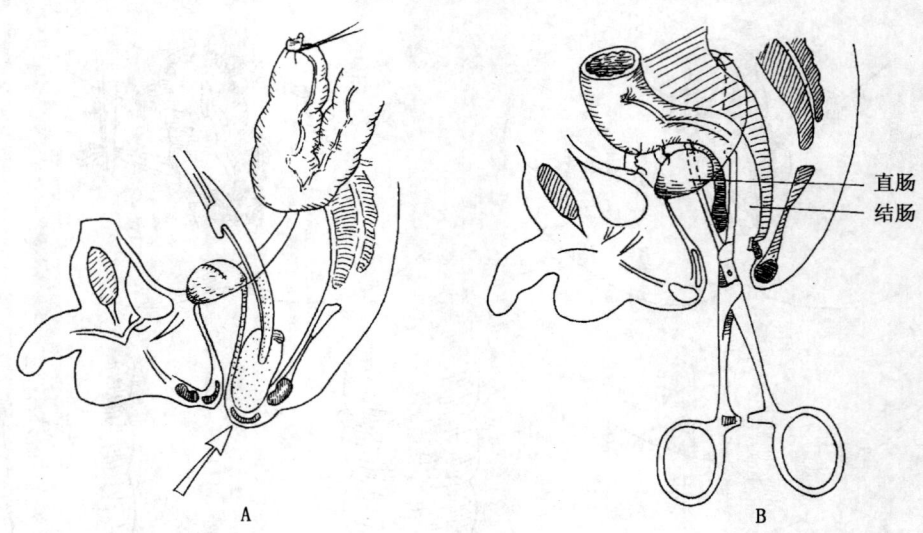

图 4-15-3 Duhamel 术

管钳呈倒"V"形钳夹(图 4-15-3B)。

4)术后 6~8 天,两钳间肠壁坏死,前后肠管贯通形成一新的肠腔。前壁为原无神经节细胞的直肠,具有压力感受功能。后壁为拖下的正常结肠,可正常蠕动协助排便。近年来,有人改用吻合器将两肠腔吻合后立即切开使两肠腔贯通,手术更为方便安全。

此手术的优缺点是:①避免了盆腔广泛分离,对患儿损伤打击较小。减少了盆丛神经损伤和术后尿潴留的发生率。保留了直肠前壁感觉区以维持排便反射功能。由于钳夹使肠壁逐渐坏死脱落,从而也减少了吻合口裂开和泄漏的机会。②由于直肠残端呈盲袋形,可使大便潴留形成肠石,压迫膀胱及结肠。直肠结肠间隔过低可形成闸门。此为本术式特有的两种并发症。③肛管直径仅 1.5cm 左右,两钳放置距离靠近,夹下肠壁仅为一裂隙,容易发生吻合口狭窄。此术式需切除内括约肌的 1/2(后半环),容易引起术后污粪及大便失禁。

(3)Duhamel 手术改良法 由于 Duhamel 手术存在着明显的缺点,如盲袋闸门综合征,结肠、直肠又不在一个直接连贯的通道上。为此,许多学者又设计出一些改良术式,其目的均为消灭盲袋、闸门,以及改变钳夹方法。常用改良术式如下:

1)Ⅰ式:直肠内结肠套出、直肠结肠吻合术(赖炳耀术):①切口、开腹探查、分离直肠后间隙、游离乙状结肠、降结肠同前术式。②结肠内放入长柄海绵钳,在直肠上部结扎,将直肠呈套叠式拖出肛门外。切除巨大结肠。将直肠、结肠平分为前后各一半,切除后半部直肠齿状线以上部分,并在此平面作结肠肛管后壁吻合(图 4-15-4)。③结肠直肠前壁钳夹,放入肛门,待其肠管粘连,下端肠壁坏死脱落。赖氏后来将前壁钳夹改为吻合,以减少钳夹带来的痛苦和护理困难。

此术式之主要优点在于消灭了盲袋与闸门,其缺点与原术式相同。

2)Ⅱ式:直肠后结肠拖出、直肠结肠前壁环钳术(张金哲改良式):①开腹后分离直肠后间隙及结肠如原术式。②在乙状结肠下端切断直肠,闭合直肠残端。切除巨大结肠,在结肠远端装一特制套筒(图 4-15-5A)。③由直肠后已分离之通道将套筒送入直至皮下,于齿状线平面切开肛管后壁,将结肠后壁与肛管吻合。用海绵钳伸入直肠夹住直肠残端翻出肛门外,直肠折曲部在腹膜返折处(图 4-15-5B)。④环夹器底叶由结肠腔放入,上叶由直肠腔放入,由上叶之环内拉出直肠残端,然后扭紧螺丝,使两叶夹至适当紧度,切除多余直肠(图 4-15-5C)。⑤术者由腹腔内将翻折之直肠顶部与结肠固定数针,以减轻钳夹顶部之张力,防止吻合口漏。

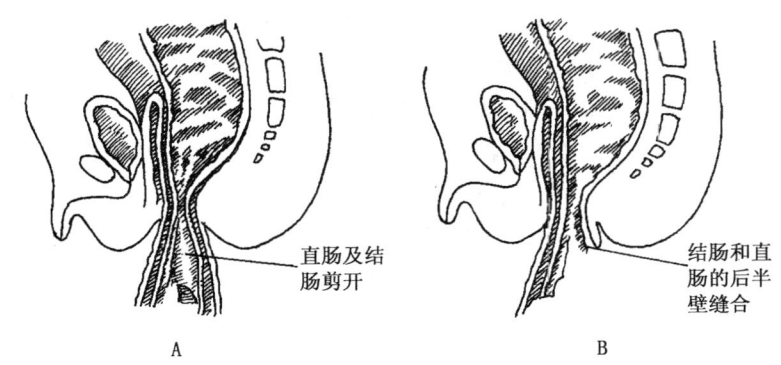

图 4-15-4 Duhamel 改良术式(一)

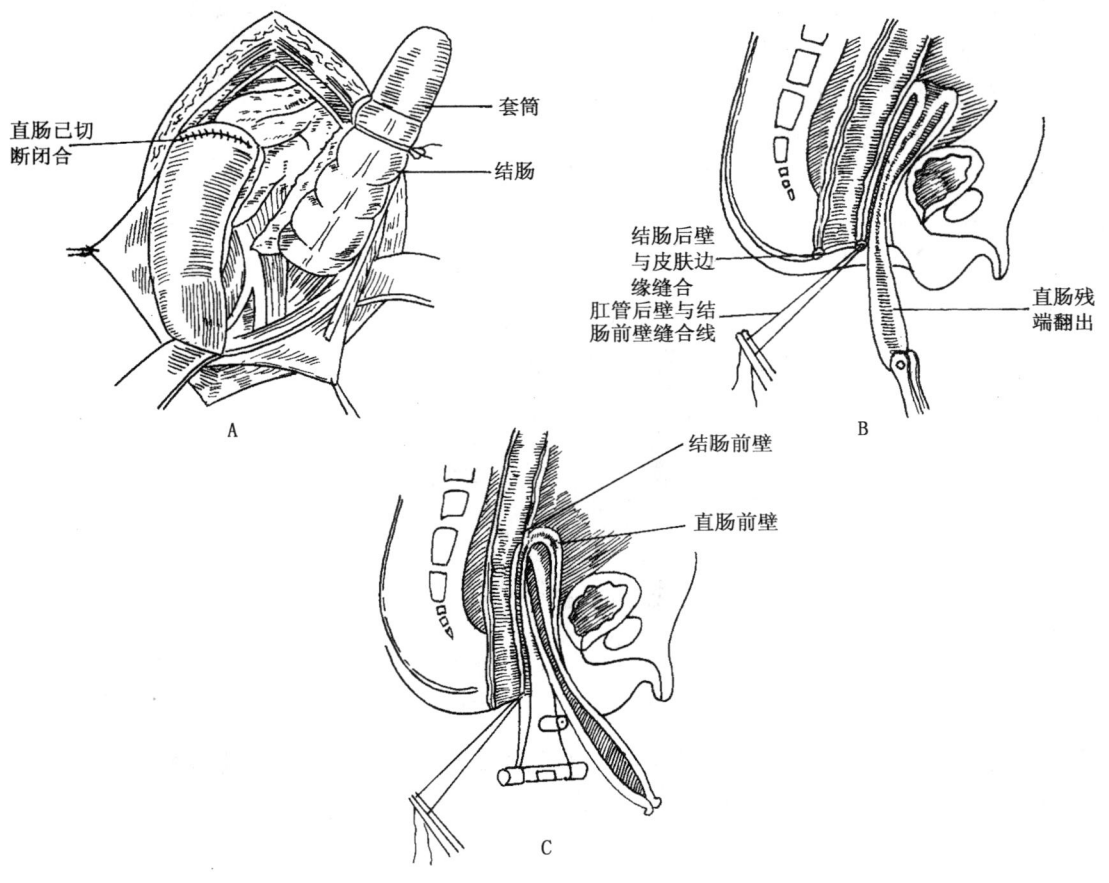

图 4-15-5 Duhamel 改良术式(二)

此手术之优点是结肠与直肠前壁用钳夹粘连吻合,结肠后壁与肛管后壁直接吻合,消灭了盲袋及闸门。但在腹腔内切除结肠、安装套筒拖肠,如不小心,易污染腹腔。钳夹吻合反应大,瘢痕形成多,术后容易发生狭窄。而且需特制环钳。

3)Ⅲ式:直肠后结肠拖出、直肠结肠"Z"形吻合术(Ikeda 术):①开腹后分离直肠后间隙,游离乙状结肠、降结肠和切除巨大结肠如原术式。直肠上端用直角钳夹住,结肠断端用丝线或肠吻合器暂时闭合。扩张肛管,在齿状线平面横行切开肛管后壁,结肠由此切口拖出,结肠后壁与肛管后壁吻合。平行直肠上端处将结肠前壁切开约1/2周径(图4-15-6A)。②直肠上端后壁与切开之结肠下端前壁靠拢对齐缝合数针固定。由肛门内放入一长钳夹器,其夹臂长10cm以上,一叶放入结肠内,另一叶放入直肠内,其顶部应超过结肠直肠间隔,否则间隔未夹完全,将影响术后粪便排出。如采用肠道吻合器,先经肛门将结肠直肠间隔吻合切开,再经上端吻合切开,不但保证间隔切开完全,而且免除了术后肛门留放夹钳之苦和夹钳带来的并发症(图4-15-6B、C)。③直肠前壁上缘与结肠前壁上缘对齐间断缝合两层,当夹钳脱落后,形成一新的肠腔,其吻合线如"Z"形。

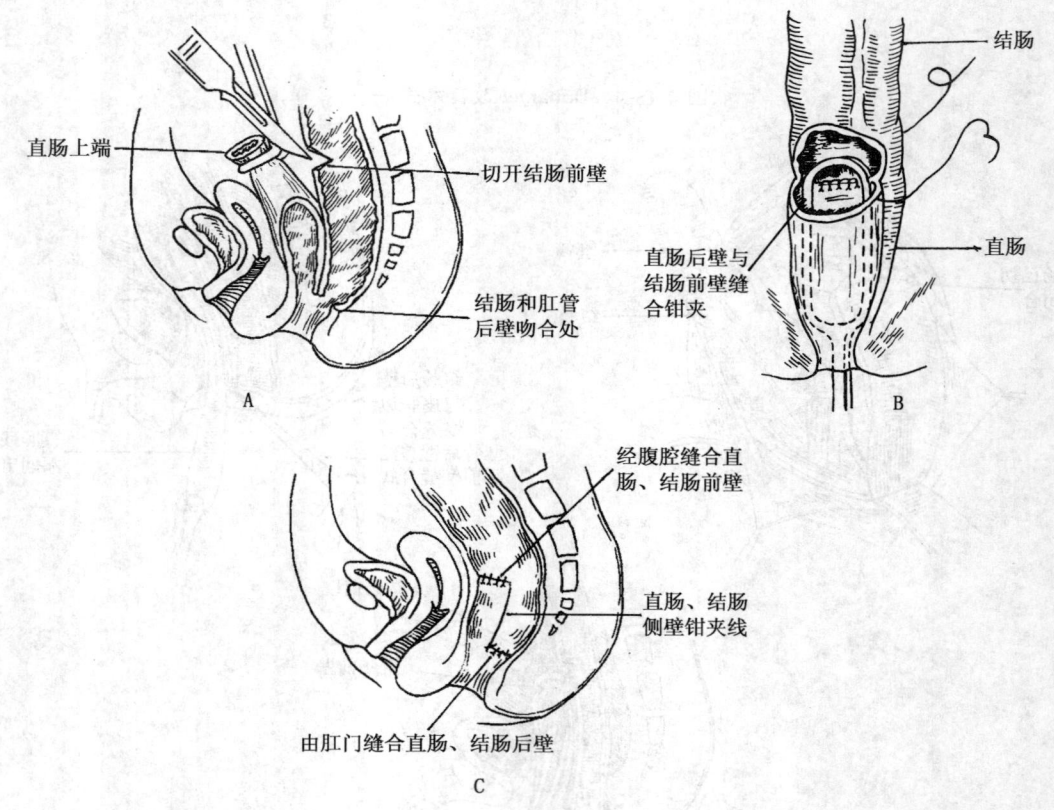

图4-15-6　Ikeda术

此手术之优点是新形成的直肠为一垂直贯通管道,消灭了盲袋与闸门。直肠前后壁吻合口相距甚远,无狭窄之虞。肠腔平滑宽大,术后效果良好。其缺点是切断肠管后需在盆腔内吻合,常有污染盆腔引起术后感染的可能。

(4)直肠黏膜剥除、鞘内结肠拖出术(Soave术)

1)开腹后探查、游离乙状结肠、降结肠同心形斜吻合术。

2)在直肠近段用0.5%普鲁卡因肾上腺素液注入黏膜与肌层之间,将黏膜与肌层推开,以利分离和减少出血。切开浆肌层,注意勿损伤黏膜完整性。用蘸有肾上腺素液的小纱布球及锐性分离黏膜,逐步向深部齿状线处分离。深部可用手指分离。助手自肛门放入手指,以了解分离是否充分地到达齿状线水平(图4-15-7A)。

3)扩张肛门,沿齿状线切开黏膜一周。自肛门将黏膜与肌层分离直至与盆腔分离面相沟通,将已分离之管状黏膜与其上部连接之粗大结肠一并经肛门拖出。切除粗大结肠,将肛管黏膜与正常结肠浆肌层间断缝合,肛门外置结肠约 5～10cm,待 10～14 天后结肠与直肠肌层粘连,不再回缩时切除多余结肠。近年来亦有人一期切除结肠吻合,但应注意切断结肠时,肛门外应预留 0.5cm,为结肠回缩留有余地,以防结肠保留过短,回缩至盆腔造成术后感染及狭窄(图 4-15-7B)。

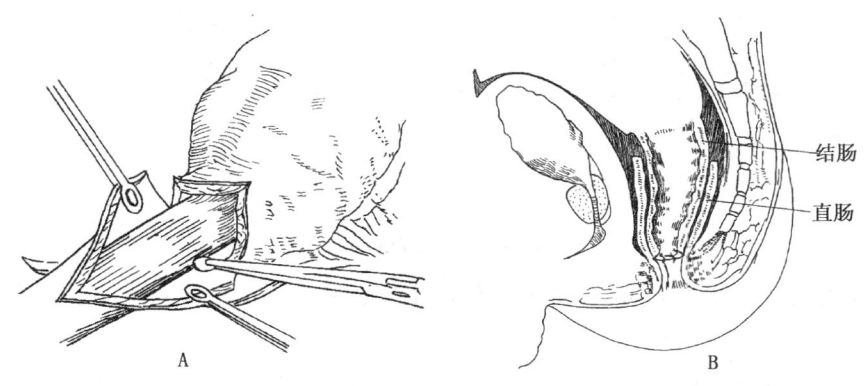

图 4-15-7 Soave 术

4)盆腔内行直肠鞘后侧切开,以防术后病变肠管痉挛狭窄。将直肠鞘与结肠周围固定,手术完成后直肠段有两层肌层。

此手术的优点是不需要解剖盆腔,无损伤盆丛和其他器官之虞。完整地保留了肛门内外括约肌,无盲袋及闸门形成。该术式除应用于 HD 根治术外,尚可应用于息肉病的全结肠切除、全结肠型无神经节细胞症以及 HD 根治术后复发病例。

此手术的主要缺点是如黏膜未完全剥除者,术后发生鞘内黏液分泌感染,脓液由会阴流出形成瘘管,侵入腹腔者形成腹膜炎。另一缺点是为肠管回缩和病变直肠痉挛狭窄造成症状复发的内括约肌综合征。所以必须将直肠内括约肌背侧切开,术后坚持扩肛 3 个月。

(5)经腹结肠切除、结肠直肠吻合术(Rehbein 术)

1)开腹探查、游离结肠同前术式。

2)沿直肠四周剪开腹膜,向远端分离直肠,婴儿直至距肛门 3～5cm,儿童直至距肛门 5～7cm。在此高度切断直肠,然后切除巨大结肠。

3)直肠、结肠前后左右先缝合 4 针,将左、右两引线牵开,首先缝合后壁,继之缝合侧壁(图 4-15-8A)。

4)直视下放入橡皮肛管,其顶端须超过吻合口 5～8cm,以保证术后排气及分泌物通畅,达到吻合在无张力情况下顺利愈合(图 4-15-8B)。

此术式之优点在于完全不分离盆腔,保留了内括约肌的完整性,又不损伤盆丛神经,是惟一未发生过大便失禁及污粪的术式。但是这种术式也有其根本缺点,它保留了 3～5cm 无神经节细胞的病变肠管,相当于短段型巨结肠,因此术后常有内括约肌痉挛和便秘复发。需再次手术切除部分内括约肌者占 13% 左右。另外,此术式需在盆腔内吻合,难免污染造成盆腔感染等并发症。

(6)拖出型直肠结肠切除术(Swenson 术)

1)开腹后在盆腔直肠周围切开腹膜,沿直肠向肛门分离。结扎、切断血管及韧带,分离直至皮下。向上分离乙状结肠、降结肠系膜,切除巨大结肠。暂时封闭两端断端。

2)扩肛后用长弯血管钳夹住直肠残端,将直肠外翻至肛门外。

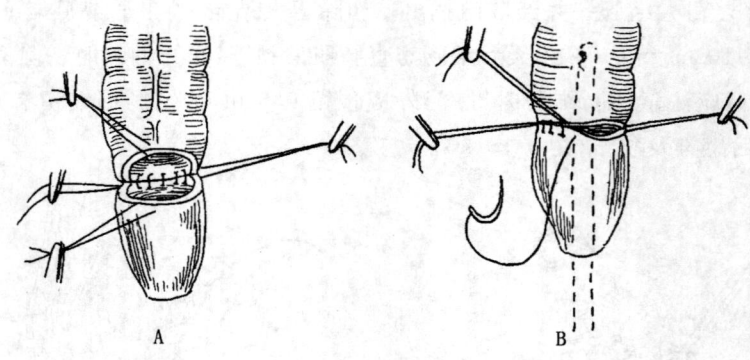

图 4-15-8　Rehbein 术

3）在直肠前壁靠肛门处作一横切口，插入长弯血管钳至盆腔分离之通道，夹住近端结肠缝线，将其拖出肛门外（图 4-15-9A）。

4）在齿状线处环形分次切断直肠，将直肠与拖出结肠浆肌层对齐缝合。切除直肠及多余结肠全层缝合一周（图 4-15-9B）。

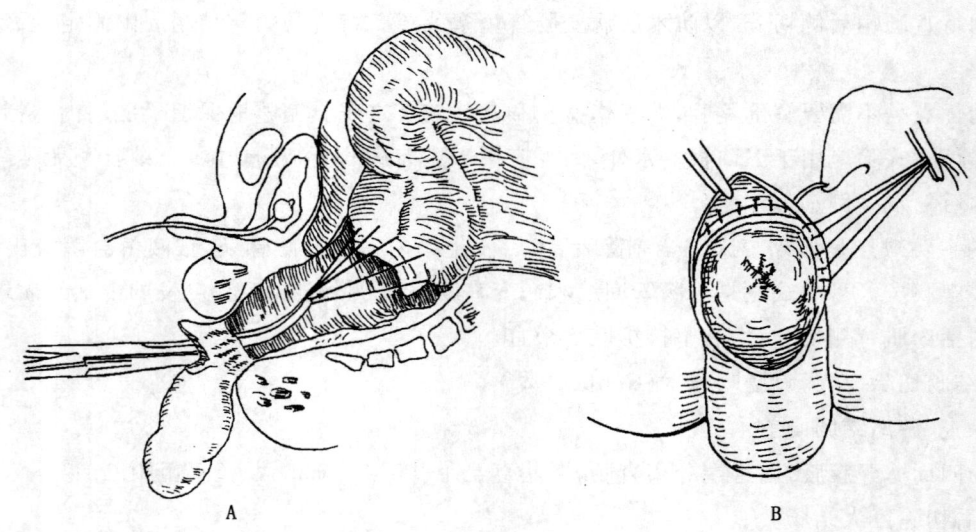

图 4-15-9　Swenson 术

此手术之特点是经腹腔游离直肠至皮下，由于分离面广，出血及损伤多，术后并发症多，如吻合口漏、吻合口狭窄、尿潴留、盆腔感染、大便失禁等。虽然目前国内已很少有人使用此术式，但是该手术是 HD 根治术的首创术式，许多术式均在此手术基础上吸取其经验及教训并加以改进重新设计，故仍有介绍之必要。

3. 新生儿短段型和超短段型巨结肠的手术方法

经肛门内括约肌部分切除术仅适用于新生儿及小婴儿的短段型 HD，扩张段肠管病理改变较轻，术后可逆转恢复正常者。近年来统计 60 例新生儿 HD，有 1/3 病例采用此术式，效果良好满意。

（1）截石位，扩张肛门，肛周上方及左右侧各缝一线拉紧，将肛门扩大暴露肛管。由齿状线处向肛管黏膜下注入含肾上腺素生理盐水，浸润肛管右侧，向近端约 3～4cm，使整个右侧黏膜呈乳白色并与肌层分离，以达到黏膜易于剥离和止血的目的。

(2)用针形电刀切开8～12点黏膜,用剪刀及刀柄分离黏膜。此时黏膜因注入液体,很易分开。向上分离4～5cm,肌层出血可用电灼止血。注意切勿分破黏膜,如有破裂应立即修补。直肠环肌常与黏膜粘连被一并分开,应将其分离切除,否则术后可出现肛管痉挛,影响治疗效果。

(3)当黏膜分离充分后,用肾上腺素盐水注入肌肉下方,同上方法分离肌层,用电刀切断肌肉。

(4)切除内括约肌,宽1cm,长4～5cm。如肛门过小,上方难以暴露切除,可作纵行剪开,其顶端必须达到骶骨嵴以上的直肠乙状结肠连接处。电灼止血,检查肛管黏膜有无破损。伤口内放橡皮片引流,黏膜对齐缝合,肛门内放碘附凡士林纱条压迫止血,术后次日拔出。

患儿醒后即可进食流质或奶。次日拔除橡皮片及肛门纱条。保持肛门清洁,每次便后坐浴。两侧臀部用胶布拉开,用红外线灯烘烤,保持干燥。2周后开始扩肛半年。

4.全结肠无神经节细胞症(TCA)的手术方法

(1)回肠降结肠侧侧吻合术 由于患儿全部结肠缺乏神经节细胞,无蠕动功能,如按常规切除所有病变肠管(全部结肠),则术后患儿丧失水分和电解质的吸收功能,必将长期处于稀便、腹泻及电解质丢失状态。1972年Martin采用Duhamel手术保留直肠前壁之原理延至保留全部降结肠,将回肠拖出肛门外,回肠结肠侧侧吻合(Martin-Duhamel改良术)。这一方法明显地减轻了术后腹泻发生的程度,并缩短了持续时间,提高了这一严重肠道畸形的治愈率。Martin本人报告32例,近期无死亡,早期8例死亡2例。术后85%左右发生肠炎,最近改用切除内括约肌后发生率已降至25%。未发生伤口感染主要得益于术前造瘘、抗生素洗肠及术后给予抗生素等。但常有肠间隔发生。

1)所有TCA患儿确诊后立即作正中切口,回肠双筒造瘘。另外在升结肠、横结肠、乙状结肠3处全层肠壁活检,以明确诊断。根据患儿情况间断或(和)术前加用TPN以提高患儿营养和抵抗力。一般于1岁左右行升结肠、横结肠切除,回肠降结肠侧侧吻合术。术前务必清洗整个结肠并使用抗生素、甲硝唑保留灌洗全部结肠,以保证尽量消灭结肠内细菌,避免因术时肠段切开吻合,造成腹腔、伤口感染和吻合口漏。

2)开腹后游离乙状结肠,在直肠后方分离至皮下、齿状线平面,切断肛管后1/2环,回肠由此切口拖出。

3)回肠与肛管后壁缝合两层,注意保护肛管齿状线以下的移行性上皮及内括约肌,以减少或防止术后污粪及失禁发生。切除升结肠和横结肠。回肠、降结肠均在系膜及血供对侧纵行剖开,将两肠管前后壁对齐缝合两层,形成一新的肠腔。肠腔一侧为结肠,有吸收水分功能,另一侧为回肠,有蠕动排便的功能。回肠前壁与直肠后壁钳夹,应有足够的长度,以超过两肠管已吻合的下缘。否则肠腔内遗留隔膜,影响通畅,需再次手术切除或钳夹。

4)结肠直肠吻合后,成形之肠腔一侧肠壁为回肠,另一侧为结肠。

5)近年来有人采用肠吻合器吻合,其结肠吻合口过长可分次吻合,然后闭合切口。但价格昂贵,家属难以负担。

手术后除一般注意事项外,应给予TPN治疗,术后8～10周关闭瘘口,关瘘前作X线钡灌肠检查,以了解吻合口愈合情况。关瘘手术时在麻醉后行纤维结肠镜检查,如有吻合口间隔形成应予切断,避免影响肠内容物通过。

(2)升结肠回肠侧侧吻合术 Martin手术切除整个升结肠、横结肠,其结肠功能受到巨大损失。根据研究,右半结肠吸收80%的水分、90%的钠和氯化物及部分碳酸氢钠,所以切除右半结肠后易发生水和电解质紊乱、污粪、腹泻及肛周糜烂等。Boley将其改为切除降结肠和乙状结肠,以升结肠及部分横结肠,长约15～20cm与正常回肠作侧侧吻合(Boley术)。回肠末端留5～10cm,将直肠黏膜剥除,回肠由直肠鞘内拖出

(Soave 术)。Martin 经过 32 例总结并不赞成这一改进。

(3)回肠升结肠分期吻合术　又称 Kimura 术。新生儿全结肠型或广泛型(病变波及回肠 DH)过去均主张先作小肠造瘘,待数月后行根治手术。但小肠造瘘后常引起营养不良、低蛋白血症及电解质异常,并需 TPN 维持生命。文献报告约有一半患儿在等待根治手术期间死亡。鉴此,对全结肠型 HD 确诊后立即小肠造瘘减压、活检,数周后行回肠升结肠侧侧吻合造瘘,以帮助水分、电解质吸收,改善其营养吸收状况。然后于 6～12 个月时最后行肠管肛门拖出,切除多余结肠,完成正常消化道排泄功能,术后效果良好,1 年后每天排便 3 次。这一方法已为许多学者采用。

(4)保留回盲瓣手术　又称为 Sauer 术,首先注意到水分吸收主要在右半结肠,而左半结肠吸收很少,直肠则无吸水功能。再者切除回盲瓣后,维生素 B_{12}、维生素 E、脂肪酸、胆酸等均吸收不良,而且有发生胆石和尿路结石之虞,造成生理和营养的严重紊乱。因此 Sauer 等提出,在距回盲瓣 2～3cm 处斜形切断回肠,游离正常回肠 20cm,近端与升结肠侧侧吻合,远端与直肠端端吻合或直肠黏膜剥脱套出(Soave 术)。回盲部残端与回肠斜吻合。此手术可根据病情分 1～3 期完成,笔者报告 2 例已随访 3 年,效果良好。

(九)并发症及其处理

1. 伤口感染　伤口感染约占 7.4%～17.6%。引起感染的主要原因是腹腔内切除巨大肠管,盆腔缝合时粪便泄漏,导致盆腔、腹腔、伤口污染所致。除此之外,某些长期便秘患儿肠内容物大量贮积,形成巨大肠石,术前无法清除,术时掏出粪块以致严重污染腹腔。其预防方法是术前必须经过 10～14 天结肠回流灌洗,完全清除积粪,并将每天吃下的食物灌洗干净。术前除口服抗生素外,并附加药物保留灌肠。术时最好避免在腹腔内切断、缝合肠管。对于已形成肠石术前难以经直肠粉碎流出者,术时应注意保护伤口,肠石两端肠管钳夹,将粪块与肠管整个切除,以免掏粪时污染。如病情不允许可在清除粪块后先作肠造瘘,待数月后再行根治术。Skaba 报告有 6.4% 因伤口感染合并裂开、肠管脱出,必须再次手术回纳肠管并减张缝合。巨结肠术后肠脱出者,除腹胀及小儿哭闹时腹压突然增加冲击腹壁,以致缝合线撕裂外,主要原因是伤口感染所致。

2. 尿潴留　尿潴留多数可在 3～5 天内恢复,少数持续时间较长。Swenson 术因盆腔广泛分离,易损伤盆丛神经,造成术后膀胱收缩无力尿潴留。文献有报告成年后影响阴茎勃起、射精不良之病例。预防这一并发症的方法主要是减少盆腔损伤,尤其是新生儿应贴近肠壁分离,减少拉钩向两侧挤压牵拉,以致拉钩在盆壁上压迫神经分支造成损伤。一旦发生尿潴留,应放一留置导尿管,定时钳夹开放,并辅以针灸、理疗等措施,多可顺利恢复。

3. 吻合口漏　吻合口漏发生率占 3.4%～13.3%,是根治术早期最严重的并发症,往往造成盆腔脓肿、腹膜炎,甚至危及生命。其原因较多:

(1)结肠末端血供不良　可导致术后缺血、坏死,吻合口裂开。因此在决定下拖肠管前必须确认末端肠管血供良好。下拖过程中系膜不可旋转、扭曲或牵拉过紧,以致损伤血管。吻合时一旦发现肠管血供不良,必须切除该肠管,直至血供良好处方可吻合。

(2)盆腔感染　凡是在盆腔内吻合的术式均易发生盆腔感染,吻合口浸泡于脓腔之中,造成吻合口漏。

(3)钳夹过高　钳夹顶端应距盲端缝合线大于 0.5cm。Duhamel 术及其各种改良钳夹术均需在耻骨联合水平切断直肠,封闭残端。结肠通过直肠后拖出肛门缝合,结肠前壁与直肠后壁钳夹,夹间肠壁坏死,使两肠管贯通成一肠腔。若钳夹时钳子顶端距封闭之盲端过近,以致缝合处缺血坏死,肠内容物漏入腹腔。原始 Duhamel 术钳夹时用鼠齿钳,顶端尖齿咬穿肠壁致使穿孔感染。当今多数术者已改用特制环钳。

(4)钳夹后肠壁张力过大,粘连处撕裂　为了消除原始Duhamel术式的盲袋与闸门,许多术者改用结肠、直肠前壁直接钳夹,因而肠管牵拉过紧,张力过大,以致坏死后粘连处裂开。因此除肠管不可牵拉过紧外,应在盆腔内检查环钳,并且在环钳顶部将结肠、直肠缝合数针,以减轻张力,有利于愈合。

(5)吻合口肠壁间夹杂脂肪垂及大量疏松结缔组织,以致愈合不良吻合口裂开,这是非常多见的原因之一。在腹腔游离结肠时,可见预定吻合肠段常附有大量脂肪垂及血管组织,必须予以分离结扎,使肠壁浆肌层裸露,以利吻合口愈合。直肠分离盆腔段用手指钝性分离,往往将直肠周围结缔组织一并分下,如不进行清除,则结肠直肠吻合后,两侧肌层无法紧贴愈合,必将造成愈合不良而产生吻合口漏。曾有医院经常发生吻合口漏,自采用此步骤后已杜绝再次发生。

(6)夹钳脱落过早　Duhamel术均须使用夹钳,一般将钳子合拢1～2齿即可。脱钳最佳时间为术后7～8天,第5天可以紧钳一次。如果9天后夹钳仍不脱落,需切除钳间坏死组织取下夹钳。然而有时钳夹过紧,肠壁坏死过早,于3～4天夹钳脱落,由于直肠结肠尚未牢固粘连,以致吻合口裂开,导致盆腔、腹腔感染。

(7)缝合不当　Duhamel术须将直肠肛管壁后1/2切除与结肠吻合,其前壁1/2钳夹。有时在缝、夹连接处漏针或留一间隙,既未缝到也未夹住。术后可因粪液渗入而产生直肠周围感染,影响吻合口愈合。

一旦出现吻合口漏,并已扩散到盆腔或腹腔,估计单纯引流、禁食、抗感染不能控制者,应及时做回肠造瘘。否则不但感染发展危及患儿生命,而且往往在盆腔、肛周形成多个脓肿、壁龛、窦道及无效腔。久而久之,肉芽组织增生,黏膜长入窦道内,再次手术时难将黏膜切除搔扒干净。拖下的肠管因黏膜再生形成夹层,黏膜分泌物引流不畅,反复感染形成瘢痕增殖及大便失禁,虽多次手术,亦难以建立正常功能。

4.直肠回缩　早期Swenson术,因近端结肠游离长度不够充分,勉强拖下吻合,术后结肠回缩吻合裂开。遇此情况只有暂行回肠造瘘,并等待回缩停止,根据回缩之长短,愈合情况再决定治疗方法。其根本预防方法是拖出结肠必须具有足够长度,张力不可过大。

在施行Soave术时,目前多用一期吻合,拖出结肠应在无张力情况下,比吻合部长0.5～1cm切断吻合,给术后结肠回缩留有余地,切不可在强拉下切断吻合。而在全结肠型巨结肠(TCA)或息肉病作Soave术时,需将回肠由直肠鞘内拖出吻合,因回肠回缩率高,达5cm左右,如行一期切断吻合时,须预留长度以防吻合口裂开回缩,造成盆腔感染,肛管瘢痕形成而狭窄。应在肛门外留置回肠10cm,用海绵钳钳夹1/3,肠腔内放留置肛管,既保证排出液气通畅,又可防止回缩。约10天后,回肠与肛管粘连,再切除肛门外多余肠管。

5.吻合口狭窄　吻合口狭窄者,早期约占10.5%～23.8%,晚期仍有10%左右。

(1)引起狭窄最多见的原因是钳夹　Duhamel术为使结肠直肠贯通必须用血管钳或特制夹具钳夹。钳夹后两层肠壁被压迫缺血坏死,而相邻肠管炎性反应严重增厚粘连,形成宽厚的瘢痕狭窄环。因而有人主张常规进行扩张半年,以治疗此类狭窄。

(2)环形缝合　Swenson及Rehbein术,均需将结肠直肠对端吻合,术后瘢痕挛缩环形狭窄。

(3)Soave术结肠由直肠鞘内拖出,肛管为双层肠壁组成,容易收缩狭窄。其预防方法为直肠鞘上部切开,术后扩肛数月。

(4)盆腔感染后吻合口裂开,愈合后直肠周围大量瘢痕形成"冰冻骨盆"致严重狭窄。一旦发生只有早期坚持扩肛。

6.盲袋和闸门综合征　盲袋和闸门为Duhamel术特有并发症,发生率占6%～17.5%,其原因乃直肠结肠间隔钳夹过低。隔前直肠形成盲袋,隔本身下垂形成闸门。肛门收缩时粪便向前进入盲袋,久而久之盲袋内形成一大肠石,向前压迫膀胱,导致尿频、尿急;向后压迫结肠引起梗阻。闸门下垂,致使括约肌不能收紧关闭肛门，导致污粪。遇此情况需重新钳夹去除直肠结肠间隔，保持排便通畅。

7. 小肠结肠炎　巨结肠根治术后发生小肠结肠炎者占10%～18%，其原因尚未完全明了，学者们认为与狭窄段痉挛梗阻、细菌繁殖、毒素侵蚀肠黏膜，以及免疫功能异常有关。小肠结肠炎可发生于围手术期或手术后数月，特别是术前已有结肠炎者术后更易发生。一旦出现小肠结肠炎症状，如患儿腹泻、稀臭水样粪便、腹胀、发热，应及时给予广谱抗生素静脉滴注，纠正酸中毒及脱水，必要时亦可给予庆大霉素、甲硝唑、泼尼松保留灌肠。严重的小肠结肠炎常可引起败血症、脱水、休克及DIC，导致死亡。

近年来时有报告根治术后合并缺血性坏死性肠炎，发病率约为4.5%，预后凶险，死亡率更高。检查患儿多有腹胀、肠型、大便稀臭合并有鲜血排出。纤维结肠镜检常可见肠壁有黄豆大小溃疡。

假膜性肠炎是根治术后肠炎的另一类型，死亡率高达50%。患儿大便培养可发现顽固性梭状芽孢杆菌，作血清或大便毒素检查多呈阳性。结肠镜检见肠壁出现大量黄色假膜斑块，多在黏膜腺开口外，由多形核中性粒细胞及纤维蛋白渗出物组成。其有效治疗方法是口服或静脉给予万古霉素或甲硝唑，常用广谱抗生素无益且有害。

8. 术后肠梗阻　根治术后发生肠梗阻约占9.6%～12.7%。引起梗阻的原因多为术后肠粘连，极少数为术后肠套叠。肠管大量切除后，腹膜创面暴露，易引起粘连，关腹时应将其腹膜化。肠系膜根部缺损应仔细封闭，以防形成内疝。肠管整理检查应注意有无憩室等。当结肠大量切除时应注意肠系膜勿旋转扭曲。早期出现症状者给予保守治疗，用胃肠减压、禁食、中药灌胃等，多数可以达到缓解症状而治愈，需剖腹探查者极少。术后晚期出现梗阻者，如保守治疗无效应及时手术。

9. 污粪、大便失禁　巨结肠术后早期发生污粪、大便失禁高达30%～40%。患儿排稀便时常常有少量粪便污染内裤，尤其是夜晚熟睡时，粪水溢出污染被褥。轻者偶有发生，重者每晚出现。甚至大便失禁，失去控制能力。污粪多数在半年后好转，1年左右痊愈。晚期仍有污粪者占20.5%，大便失禁占10%。引起这一并发症的原因主要在于切除括约肌过多，通常切除1/2或者更多。内括约肌切除过多容易发生污粪，相反，保留过多又可出现内括约肌痉挛便秘复发。究竟切除多少为恰当，临床医师难以掌握，国外学者亦有同感。因此改用直肠肛管背侧纵切心形斜吻合术，既全部保留了括约肌功能，又彻底解除内括约肌痉挛，有效地防止了上述并发症的发生。

10. 便秘复发　根治术后约有10%的患儿发生便秘。其原因如下：

(1) 狭窄段切除不足　巨结肠的根本病因是由于结肠末段缺乏神经节细胞，丧失蠕动功能，造成功能性肠梗阻。近端结肠扩大肥厚，继发性神经节细胞变性，以致加重梗阻及全身症状。倘若病变肠段切除不足或由于某一术式而保留过长(5～7cm)，术后必然发生无神经节细胞肠管痉挛、狭窄、便秘。若诊断为切除不足者，应进行扩肛治疗。无效者行肛门内括约肌条状切除术。

(2) 近端扩大肠管切除不足　患儿病程越久，则近端结肠继发性扩大变性越长，肠壁神经节细胞出现空泡变性功能丧失。所以手术时宜尽量切除病变肠段，保证拖下肠管功能正常。倘若切除不足，症状复发，不但治疗不易，再次手术损伤及并发症更多。个别病例术时拖下肠管病理检查正常，术后症状复发，再次活检时发现神经节细胞缺乏或消失，其原因可能与术中损伤或缺血有关，因此必须注意术中的预防措施。

(3) 肠炎反复发作　患儿术后小肠结肠炎反复发作，经久不愈，大量细菌毒素吸收，肠壁神经节细胞变性退化，失去蠕动功能。梗阻和肠炎互为因果，导致便秘复发。必须强调对肠炎应及时诊断，给予有效治疗，防止症状复发。

(4) 类缘性疾病　一些类缘性疾病，其临床症状酷似巨结肠，如神经节细胞减少症(hypoganglionosis)、神经节细胞未成熟症(immaturity of ganglia)、神经节细胞发育不良症(hypogenesis)等。这些疾病往往不易鉴别,过去多以先天性巨结肠而手术。当术后复发,再次核查病理切片时方被诊断。其治疗方法宜切除全部病变肠管。如病变范围广泛预后不佳。

(5)合并神经系统病变 文献报告巨结肠合并有21-三体综合征、神经性耳聋,以及中枢神经病变者,治疗效果不佳,易出现便秘复发症状。

(十)预后

新生儿HD诊断治疗均十分困难。多数文献报道,采用常规洗肠等保守疗法,半年内死亡率为50%~70%,1年达70%~90%。肠炎发生率为20%~30%左右,肠穿孔约为3.4%~6.4%。国内佘氏亦报告新生儿保守治疗及肠造瘘术后总死亡率仍高达40%。新生儿根治手术死亡率为3.1%~12%,近年来也有报告少数病例根治术未发生死亡者。因此对新生儿的HD诊治应特别慎重,根据患儿一般情况及病变肠管的长度、医院设备及条件,可分别选择中西医结合非手术疗法,经肛门路手术及根治手术。

虽然婴幼儿HD随着年龄的增长,其手术危险性逐渐降低。但是根据国外大宗病例报告,根治术后并发症仍然较多。尤其是远期随访时仍有10%~15%需再手术(表4-15-1,表4-15-2)。晚期死亡率约2.2%~3.4%。

表4-15-1 Skaba统计8位研究者4431例手术并发症(1994)

作 者	病例数	术后死亡率(%)	吻合口狭窄	吻合口漏	术后小肠结肠炎	便 秘	另加手术
Kasai等(1977)	15	0	6.6	13.3		20.0	6.6
Kleinhaus等(1979)	1196	0~1.5	5.5~15.1	2.2~17.4	2.1~15.6	/	/
Holschneider(1983)	439	0	15.5	7.2	25.1	9.4	12.9
Ikeda&Goto(1984)	1628	0~0.3	3.0~8.9	6.1~11.3	12.1~33.7	/	7.4
Joseph&Sim(1988)	121	1.6	15.0	6.7	2.5	7.5	/
Sherman等(1989)	880	1.3	7.6	5.6	11.5	10.1	/
Foster等(1990)	58	3.4	21.0	3.4	6.8	12.0	/
Skaba等	94	0	10.6	11.7	3.2	16.0	8.5

表4-15-2 国内19位研究者行根治术1904例中随访1017例的并发症(各种术式)

早期并发症	发生率(%)	晚期并发症	发生率(%)
吻合口漏	1.8	便 秘	5.2
吻合口狭窄	3.3	腹 泻	4.5
尿 潴 留	3.4	肠 炎	4.6
肠 梗 阻	0.9	肛门失禁	11.2
切 口 感 染	1.6	污 粪	20.5
肛 周 脓 肿	1.7	肠 梗 阻	1.5
盆腔腹膜炎	1.3	闸 门	2.1
死 亡	3.4	盲 袋	6.4
		复 发	4.5
		死 亡	4.5

附：特殊类型的先天性巨结肠及先天性巨结肠类缘性疾病

（一）特殊类型的先天性巨结肠

1. 全结肠型、广泛型无神经节细胞症

（1）定义 全结肠型先天性巨结肠（total colonic aganglionosis，TCA）、广泛型先天性巨结肠（extensive intestinal aganglionosis，EIA）文献报告比较混乱，前者（TCA）包括病变仅及结肠肝曲，而近端升结肠、回肠正常，以及病变侵及回肠 30~40cm 的全部病例。而后者（EIA）有人将凡侵及部分或全部小肠均包括在内。笔者认为以下分类较为恰当：

（2）分类

1）次全结肠型：病变累及肝曲以远。

2）全结肠型：病变累及全结肠及回肠 30cm 以内。

3）全肠型或广泛型：病变累及结肠及大部或全部小肠甚至达十二指肠。

（3）发病率 Swenson 报告 TCA 占全部 HD 的 2%。日本全国统计 TCA 及 EIA 共占 6%~8.5%，美国统计为 8%。Martin 报告为 7%。国内徐氏报告为 15.3%，佘氏报告为 5.4%。总计约占 6.2%~11.8% 左右。

性别：男女之比，美国统计为 2：1，日本统计为 1.5：1，西欧统计为 0.8~4：1，总之 TCA 女性发病率高于一般 HD 的 4：1。

家族性：TCA 有明显的家族性，HD 的家族发生率为 1.5%~3%，而全结肠以上的家族发生率为 12.3%~13.8%，在有些家族中的发生率比一般群体中 HD 发生率约高 5 倍。

（4）临床症状与诊断 全结肠型患儿的病情严重，治疗困难，死亡率也高。此型无神经节细胞症术前诊断不易。生后多表现为小肠梗阻症状。回肠扩张，大量呕吐，但腹胀不如一般巨结肠剧烈。患儿不排胎便，偶有洗肠后排出少量粪便，症状稍有缓解。临床上往往误诊为胎粪性梗阻、小肠闭锁、中肠扭转或其他胎粪排出不良的疾患。常需剖腹探查及病理活检后方可得出正确诊断。TCA 也可并发小肠结肠炎。少数病例可表现为延缓型，婴儿期可用塞肛或缓泻剂维持，甚至可以勉强自排。Martin 报告 3 例 6~9 个月才出现症状。文献亦有报告 6~10 岁后就诊者。这些病例均应详细检查以排除 HD 的类缘性疾病。

由于术前诊断不易，往往诊断为肠梗阻而剖腹探查。术中可能见到结肠细小或正常，但小肠扩大，如果不能找到肠闭锁或狭窄的病变，且结肠萎瘪，肠腔内粪便如小颗粒状分布并延至直肠，应即想到全结肠型无神经节细胞症。Martin 倡用多处活检，即在直肠乙状结肠连接处、横结肠、升结肠均切取肠壁全层作快速切片检查，以明确诊断。但应指出，组织学的异常改变也相当多见，有时虽然经过剖腹探查亦可发生漏诊，甚至快速切片也难肯定诊断。

一般主张确诊后立即作回肠正常神经节细胞处双筒造瘘，并给予肠道外静脉全营养，1 岁后再作第二次手术。术后并发小肠结肠炎可高达 85%。为了解决这一难题，Martin 附加切除大部内括约肌手术，使该并发症已降至 25%。目前治疗 TCA、EIA 的手术方法较多，已分别在治疗方法中叙述。

2. 超短段无神经节细胞症 20 年前，人们开始注意到超短段先天性巨结肠症，病变局限于内括约肌部。此型约占全部巨结肠的 2.6%，也有报告为 9%~14%。患儿出现症状稍晚，可能在生后数周或 2~3 个月后才出现便秘，症状轻微，腹胀不明显，少数患儿呈进行性加重。钡剂灌肠可以见到狭窄区以上直肠突然扩大。

超短段型巨结肠很难与内括约肌失弛缓症及特发性巨结肠加以鉴别,甚至有人认为超短段型与内括约肌失弛缓症两者实属同一疾病,由于两者在肛门指检时均有内括约肌高度紧张。特发性巨结肠多为儿童患儿,生后排便正常,直肠增粗,饮食尚好,腹胀不明显。施行直肠肛管测压,超短段型巨结肠症内括约肌反射缺失,而特发性巨结肠则存在。

超短段型巨结肠的治疗采用中西医结合治疗方法,大多疗效良好,施行直肠肛管侧前壁内括约肌切除术效果也满意。

3. 跳跃型(节段型)无神经细胞症　这是一种罕见的类型,收集国外文献共见报告29例,其中Martin报告1例短段型巨结肠合并阑尾无神经节细胞。国内仅见1例。此型之特点是在结肠之某一短段(呈带状)肠壁内无神经节细胞存在,但其上下两端均可找到正常神经节细胞,病变结肠有时可出现两处。对于此型的存在目前尚有争论,Swenson不承认此型的存在,因为它不符合胚胎期神经节细胞生长的原理。但近年来,文献不断有所报告,有人则认为它是先天性巨结肠的变异。Hukuhara动物试验证实,损害结肠血液供应可导致全部神经节细胞变性,因此Earlam认为血液供应受损既然可以造成肠闭锁或狭窄,那么宫内的暂时性肠套叠、肠疝、肠扭曲及旋转均可形成暂时性缺血而引起一段肠壁神经节细胞损害,最终造成节段性神经节细胞缺如。但这一理论也被另一些学者所否定。

跳跃型无神经细胞症,仅有部分患儿生后立即出现典型的巨结肠症状。手术前诊断较为困难,术中见肠管外形正常,仔细检查可发现一处或多处狭窄环,最多见于乙状结肠,大多数直肠壁内神经节细胞正常。肉眼观察很难肯定,借助大量的组织活检才可诊断。此类患者极少,但术前术中均应提高警惕,以免漏诊。此病的治疗方法是切除病变肠段,作肠端端吻合术,手术效果良好。

(二)先天性巨结肠类缘性疾病

先天性巨结肠是小儿外科常见病,此病狭窄段无神经节细胞存在。随着病理组化电镜等方法研究的深入,学者们发现某些患儿症状酷似先天性巨结肠,并均以巨结肠治疗,但神经病理学则不相同,故称之为先天性巨结肠类缘性疾病。其发生率约占HD的10%,Scharli报告为63%,而日本全国155个医疗单位总计共77例。

在鸡胚和人胚的研究中已经证实,胚胎第5周开始,神经母细胞由神经嵴沿迷走神经干从消化道头端向尾端生长,第12周时分布至结肠最远端。但是直肠下部的神经节细胞出生后仍继续发育生长,Smith研究发现胎儿4个月时直肠肌间神经丛明显可见,5个月时深层黏膜下神经丛出现,6个月时浅层黏膜下神经丛才能明显看到。但其节细胞轮廓不清,细胞小,以后才逐渐增大。近来,有人用镀银染色法以观察神经丛的形态,发现正常胎儿5个月时直肠神经丛内神经节细胞约40个,细胞直径$5.27\pm0.89\mu m$。新生儿时约50个,细胞直径$8.40\pm1.50\mu m$。而先天性巨结肠患儿移行部远端的神经节细胞仅有11个,细胞直径$7.30\pm1.54\mu m$,甚至神经丛的面积、宽度均较正常为小。同时发现内括约肌内肌间神经丛在其末端2~4mm处终止,故进行活检时应在齿状线上2mm处进行,黏膜下神经丛应在此线上1~2cm处取材。上述资料均可作为鉴别诊断的依据。

1. 神经节细胞减少症(hypoganglionosis)　在1962年由Rovirala首先报告,现已为众多学者所认识。患儿出生后症状酷似先天性巨结肠,多数有腹胀、呕吐等低位肠梗阻症状。钡剂灌肠也出现狭窄肠段,直肠肛门测压松弛反射消失,部分患儿在结肠造瘘术后又可出现正常的松弛反射或延迟反射。组织化学检查亦可见粗大的胆碱酯酶阳性神经纤维,只有作活检时才能得出正确的诊断。在组织学检查中,于直肠肛管肌间可见孤立的神经节细胞和众多的无髓神经纤维。神经节细胞数目仅有正常的 1/3，而神经丛面积只有正常的 1/5 大小。Munakata 在 280 例疑为 HD 中发现神经节细胞减少症 12 例，占 4.2%。此病又可分为 3 型：Ⅰ 型，神经节细胞减少并发 HD。Ⅱ 型，神经节细胞减少。Ⅲ 型，全层切片才可发现少量神经丛。神经节细胞减少症的诊断不易，需进行多处肠壁全层活检、连续切片、组化和 HE 染色结合方可得出正确诊断。此病长段型需在术中快速冷冻切片诊断。其治疗方法需切除全部病变肠管，否则容易复发，预后不良，文献报告 54 例中死亡 20 例。

2. 神经节细胞未成熟症（immaturity of ganglia） 多发生于未成熟儿，出生后有胎便排出延迟或便秘，并可出现腹胀、呕吐。钡剂灌肠无明显狭窄肠段，经洗肠或保守治疗数天或半月后自愈。肛门测压与无神经节细胞症难以区别，钡灌肠可以出现细小结肠，组织学检查其神经节细胞小、数目正常，胞浆少、单个触突，而神经丛面积正常。此症主要是细胞发育未成熟，且直径较正常为小。此病短段型保守治疗常可缓解症状，长段型应先造瘘，待数月后根据肠道功能恢复情况再决定治疗方法。完全切除病变肠段，其预后良好。

3. 神经节细胞发育不良（hypogenesis） 临床表现如全结肠型无神经节细胞症，组织学检查除神经节细胞数目和直径异常外，神经丛亦变细长，包括神经节细胞缺乏和不成熟的病理改变兼有。肌间神经丛窄而纤长，每个丛内细胞数目约 15～17 个，其面积和细胞数目均不及正常的 1/3。其细胞直径只有 5～6 个月胎儿的水平，属高度神经节细胞发育不全。一般病变波及较广，手术预后不良。

4. 肠神经元发育异常（intestinal nearonal dysplasia，IND） 1971 年 Meier-Ruge 总结临床治疗经验后指出，有一部分患儿并非无神经节细胞症的 HD，组织化学检查发现黏膜下丛及肠肌丛增生及固有膜内乙酰胆碱酯酶阳性神经纤维增加。自此肠神经元发育异常（IND）引起学者们广泛兴趣，Fadda（1983）将 IND 分为两型，即 IND A 和 IND B 型（表 4-15-3）。IND A 型肌间丛及黏膜下丛交感神经已遭受损害，由于交感神经发育不良或未发育，其结果是乙酰胆碱释放增加和 AchE 功能增加，其副交感神经干也增多。IND B 型无交感神经损害，而仅为黏膜下丛受损。结肠黏膜缺乏受纳器，以致推进功能降低和肠蠕动不协调。IND 患儿生后胎便排出延迟或不排胎便，症状酷似 HD，IND A 型常合并有小肠结肠炎、腹泻，粪便内含血液及脱落黏膜，并常出现肠穿孔。据统计 IND A 型较少见，Fadda 发现的 153 例中仅有 8 例。IND B 型多见，约占神经节细胞异常的 40% 以上，出生后便秘症状较轻，经治疗后可以缓解甚至完全恢复正常。IND 的诊断主要依靠直肠壁或黏膜活检，组化检查 AchE 及琥珀酸脱氢酶（LOH）对明确诊断有肯定意义，测压检查约有 75% 内括约肌松弛反射缺失或出现非典型反射。IND 的治疗，A 型应在新生儿、婴儿期行肠造口或根治术；B 型首先施行保守治疗，包括洗肠、扩肛、服缓泻剂等，半年无效者可施行内括约肌切除术。文献报告需手术治疗者约占 10%～60%。

表 4-15-3 神经节细胞发育不良分类和发生率（Fadda）

类　型	病例数	发生率（%）
无神经节细胞（HD）	187	52.2%
神经节细胞减少	18	5%
肠神经元发育异常（IND）A 型	8	2.2%
肠神经元发育异常（IND）B 型	145	40.6%
总数	358	100%

第十六节 直肠和肛门疾病

一、先天性肛门直肠畸形

肛门直肠畸形是较常见的消化道畸形。据文献报告,其发生率约为1500~5000名新生儿中有1例。国内有关本病的统计不多,上海某医院妇产科统计30525名新生儿中发现11例,平均为2800:1。肛门直肠畸形的种类繁多,病理改变复杂,不仅肛门直肠本身发育缺陷,肛门周围肌肉——耻骨直肠肌、肛门外括约肌和内括约肌均有不同程度的改变,神经系统改变也是该畸形的重要病理改变之一。另外,该畸形伴发其他器官畸形的发生率很高,有些病例为多发性畸形或有严重危及患儿生命的畸形。

早在古代,人们对肛门直肠畸形就有了认识,但直至7世纪才有人用细长小刀切开会阴部及肠腔,并用探条扩张治疗该畸形。我国在16世纪,明代孙志宏的著作《简明医壳》中对肛门闭锁的手术治疗有详细记载:"罕有儿初生无谷道大便不能者,旬日后必不救,须用细刀割穿,要对孔亲切,开道之后,用绢帛卷如小指,以香油浸透插入,使不再合,傍用生肌散敷之自愈。"

18世纪后半叶有人主张在会阴部手术不成功时行结肠造瘘。1835年Amussat用会阴部切开法,强调充分游离直肠,无张力的将直肠黏膜与皮肤缝合的重要性。以后有人为达到充分显露高位直肠盲端及尿道瘘,而切除尾骨或部分骶骨。19世纪末(1880年)Neil Mcleod提出腹会阴联合手术,会阴部不能暴露直肠时可从腹部切口游离直肠。直至1948年Rhoads、Piper、Randall成功地实施了一期腹会阴手术。

近30~40年来随着人们对维持排便功能的神经肌肉的解剖生理、肛门直肠畸形、肛周肌肉病理改变的深入研究,对肛门直肠畸形手术方法的改进日趋完善合理,术后肛门排便功能恢复较好。20世纪60年代Stephens强调耻骨直肠肌在维持肛门直肠畸形术后排便功能上的重要性,提出对高位畸形行骶会阴或腹骶会阴肛门成形术,即从骶部切口游离已向前上方移位的耻骨直肠肌,使直肠盲端经耻骨直肠肌环拖出,以获得良好的术后排便控制。基于肛门直肠畸形时,外括约肌发育也不正常,肌纤维走向改变,1980年De Vires和Pena提出由骶尾部正中作后矢状切口,将横纹肌复合体(包括耻骨直肠肌和肛门外括约肌)肌纤维从正中分开,然后将直肠置于横纹肌复合体之中形成肛门,这样不但能利用耻骨直肠肌,而且也充分利用了外括约肌。近年来不少学者发现肛门直肠畸形,特别是高、中位畸形时,直肠远端及瘘管处肠壁环肌限局性增厚,即有内括约肌或已具有内括约肌雏形。因此,强调在行肛门成形术时也应尽量保留和利用肛门内括约肌。

因此,治疗肛门直肠畸形,特别是高、中位畸形的手术原则,应是利用电刺激及纤维外科技术,尽量保护和利用那些位置异常和发育不全的肛周肌肉——耻骨直肠肌、肛门外括约肌及肛门内括约肌,使其尽量恢复与直肠之间的正常解剖关系,即一方面应使直肠通过或位于耻骨直肠肌环及外括约肌中心,另一方面也应尽量保存和利用肛门内括约肌及其功能。

肛门直肠畸形的首次手术很重要,如处理不当,或出现严重并发症,不但给再次手术造成困难,更重要的是将明显影响治疗效果。

对肛门直肠畸形的治疗不仅要挽救患儿的生命,提高存活率,而且要提高生活质量,即要具有正常的排便功能,能像正常人一样的生活、学习、工作以及参加社会活动。为达到此目的,除手术治疗外,正确的术后处理,坚持扩肛以及采用包括微机图像生物反馈疗法的排便训练等措施也非常重要。

(一)胚胎发生机制及病因

在胚胎第3周末,后肠末端膨胀与前面的尿囊相交通,形成泄殖腔。中肾管(午菲管)——原肾管开口于泄殖腔中。泄殖腔的尾端被外胚层的一层上皮细胞膜所封闭,称为泄殖腔膜,使与体外相隔(图4-16-1a)。第4周位于泄殖腔与后肠间的中胚层皱襞形成并向尾侧生长,同时充填于泄殖腔两侧壁的内方,增生形成皱襞,向腔内生长(图4-16-1c),这些构成尿直肠膈,将泄殖腔分为前后两部分,前者为尿生殖窦,后者为直肠,使两上系统的交通越来越小,逐渐形成一个小管道,称为泄殖腔管,于第7周时完全封闭。尿直肠膈由两个内胚层板构成(尿生殖层和直肠层),在两层之间充满中胚层组织和生殖胚芽。

尿直肠膈在泄殖腔膜的中央处融合,并向外突出成为会阴巨状突——未来会阴的胚芽。同时泄殖腔膜也被分为前、后两部分,前者为尿生殖窦膜,后者为肛膜。胚胎第7~8周时,两个膜先后破裂(图4-16-1d)。肛门的出现不仅由于肛膜破裂,在此以前,从胚胎第5周开始,外胚层向肛膜的外表面发展,形成肛凹,肛凹逐渐加深接近肠管,肛膜破裂使起源于外胚层的肛凹与内胚层发生的直肠相通。

胚胎第4个月,会阴向前后方向迅速生长(图4-16-1i),因此使肛门后移至通常位置(图4-16-1m、n)。

生殖器官和会阴的形成与上述过程同时进行。在女胎,内生殖器官由副中肾管(苗勒管,Müller管)形成,该管开始与中肾管一起发展,向下延伸至中胚层的尿直肠膈的深部(图4-16-1b),副中肾管的中段和下段靠近并融合在一起(图4-16-1e),形成子宫和阴道,其上部没有融合则形成输卵管(图4-16-1h),中肾管(wolffian)退化。

在女胎泄殖腔分隔以后,生殖皱襞的后半部与尿直肠膈的会阴巨状突融合在一起(图4-16-1f),形成会阴和叉状的阴道前庭原基(图4-16-1j、k),生殖隆突没有愈合变成大阴唇(图4-16-1f),生殖皱襞的前半部也没有愈合形成小阴唇。

在女胎泄殖腔形成和分隔期受某种因素或致畸物质的影响出现发育障碍,可构成下列畸形(图4-16-1):①o-直肠泄殖腔畸形。②p-直肠膀胱瘘:副中肾管中部未愈合时,这种畸形伴有双角子宫,下部未愈合时,伴有双阴道。③q-直肠阴道瘘。④r-直肠前庭瘘。⑤s-肛门正常直肠前庭瘘。⑥t-肛门直肠发育不全无瘘。⑦u-肛门发育不全无瘘。

后期发育停止导致生后患儿肛膜未破(图4-16-1v)。

会阴巨状突发育不全时,生殖皱襞是形成会阴的基本来源,生殖皱襞肥大,在通过肛管的正常肛穴部位愈合所致的畸形,称为隐蔽肛门(图4-16-1w)。

前会阴肛门(图4-16-1x)是会阴发育不良,肛门没有后移至正常位置的结果。

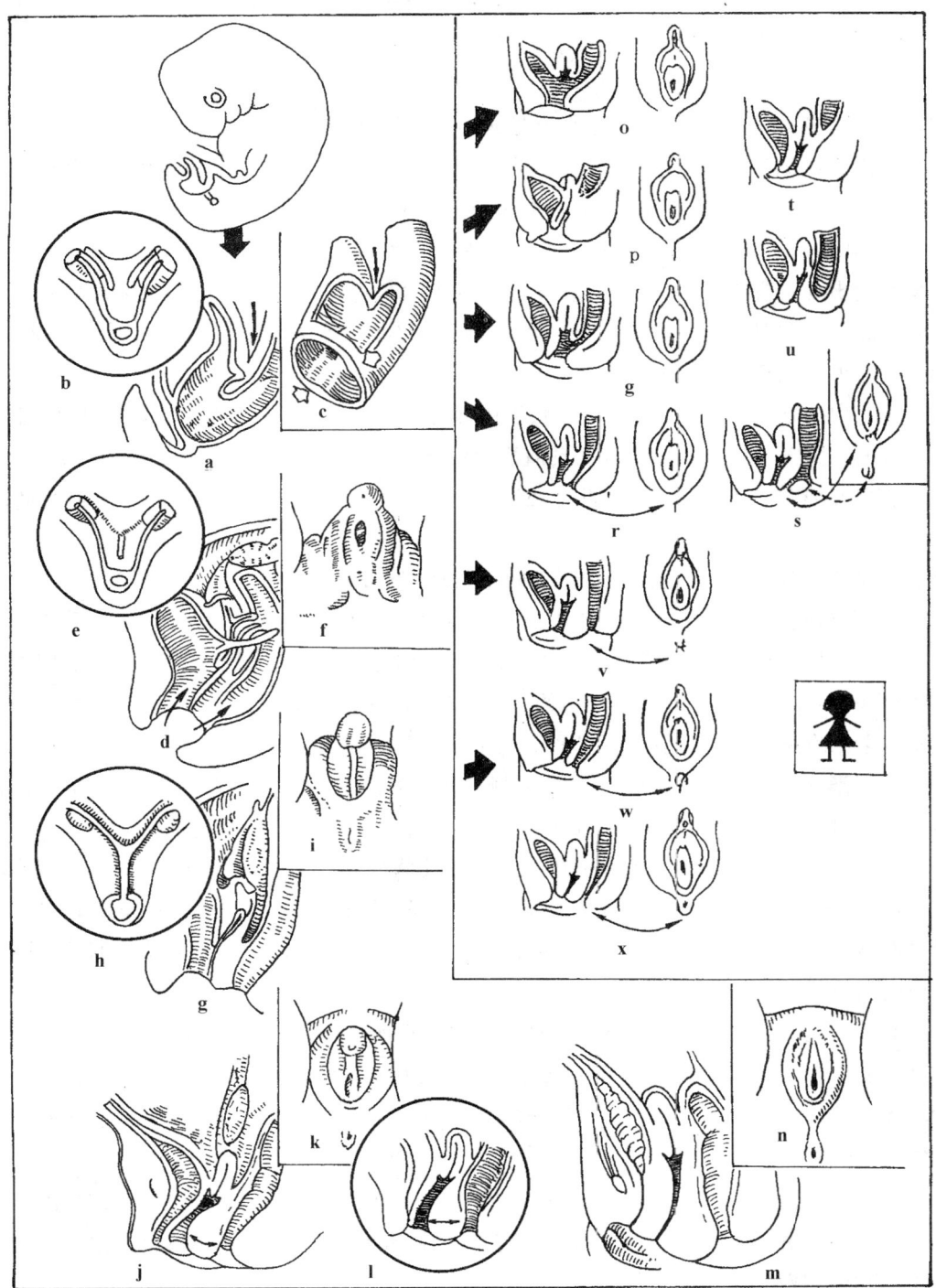

图 4-16-1 女孩肛门直肠畸形发生的胚胎过程

在没有分化性别期泄殖腔的分隔过程在男胎和女胎都一样（图 4-16-2a～d），其根本差别是在内、外生殖器官和会阴形成时期出现。中肾管发育成睾丸和中肾管变为输精管的同时，副中肾管退化（图 4-16-2e、g、h）。

在男胎形成会阴时，生殖结节增长形成阴茎。生殖皱襞左右愈合覆盖于尿生殖窦的表面（图 4-16-2f、i），形成前部尿道和尿道球部。在生殖皱襞外侧的生殖隆突则形成阴囊,沿矢状线愈合处为阴囊正中缝(图 4-16-2k)。和女胎一样,在第 4 个月以后的发育中会阴迅速向前后方向发展(图 4-16-2j),将肛门推移至正常位置(图 4-16-2m、n)。

肛门直肠畸形的发生,男胎和女胎在原则上是相同的,只有解剖特点的区别。

泄殖腔分隔障碍的结果,使尿生殖窦和直肠窦之间相通,在男孩可出现泄殖腔畸形,而较多见的是直肠泌尿系瘘,瘘管可位于膀胱三角部(图 4-16-2p)如直肠膀胱瘘,或尿道前列腺部(图 4-16-2q)如直肠尿道瘘。当瘘管闭塞时,出现肛门直肠发育不全无瘘(图 4-16-2o)。

胚胎发育后期出现发育障碍,结果可形成下列畸形(图 4-16-2):①肛门发育不全无瘘(图 4-16-2r)。②肛膜未破(图 4-16-2s)。③肛膜狭窄(图 4-16-2t)。④会阴发育不全,可构成前会阴肛门(图 4-16-2u)。⑤肛门皮肤瘘(图 4-16-2v),即不完全性隐蔽肛门。

胎儿直至出生时直肠仍呈纺锤状,上端球状膨胀部称肛球,相当于成人的直肠壶腹部,纺锤状管以下另有一短而不明显的膨大部,称尾球,相当成人的直肠肛门部的下部。尾球存在的时间较短,第 8 周时大部已基本消失。肛门直肠正常的直肠闭锁,往往发生在肛球上端,相当于肛门上 3~4cm 处,可能与胚胎性狭窄有关。

会阴部肌肉是就地发育的,它起源于会阴部间质,在胚胎第 2 个月时已存在皮肌的形态,称泄殖腔括约肌。第 3 个月时皮肌分化为肛门外括约肌、肛提肌和尿生殖窦括约肌,当生殖器官形成后(第 4、5 月),尿生殖窦括约肌又分出膜部尿道括约肌、坐骨海绵体肌、会阴浅横肌等,以后再分出会阴深横肌。肛门直肠畸形患儿上述各肌虽然存在,但在高、中位畸形时,外括约肌和肛提肌有不同程度的改变。

肛门直肠畸形的发生是正常胚胎发育障碍的结果。引起肛门直肠发育障碍的原因尚不清楚,近年来许多学者认为与遗传因素有关。根据文献报道,肛门直肠畸形有家族发病史者在 1% 以下。佐伯守洋在 350 例肛门直肠畸形中,有 3 例家族同胞兄弟患同一疾病。

Van Gelder 报告在一个家庭中,兄弟姐妹 4 人均患此病,第一子为肛门狭窄,第二子为直肠尿道瘘,第三、四子均为直肠阴道瘘。矢野博道等收集 29 篇文献中有 34 个家庭发病,与遗传有关者 19 组,16 组为常染色体隐性或显性遗传,3 组为半隐性遗传,其中双胎和三胎者 13 组,占 1/3。也有人认为肛门直肠畸形患儿的同胞中发生该畸形可能性为 25%。

古川敏记对猪的先天性肛门直肠畸形病因调查结果也证明与遗传有关。在 122 头猪肛门直肠畸形中,因公猪发病的 28 头(23%),因母猪发病的 6 头(4.9%),因公猪、母猪双方发病者为 28 头(23%),原因不明的为 60 头(49.2%)。故因公猪、母猪及双亲而发病的共 62 头,占 50.8%。该学者认为可能在肛门直肠畸形患猪体内有隐性的遗传因素。

有人发现,肛门直肠畸形出现在正常家鼠的 SD 基因突变型鼠,称此鼠为 SD 鼠。SD 基因以半显性方式遗传,影响直肠、泌尿生殖系统、中轴骨骼系统的发育,以后,有人用杂合子 SD 鼠繁殖出肛门直肠畸形鼠仔,说明 SD 基因与肛门直肠畸形有密切关系。

肛门直肠畸形的发生,和其他畸形的发生一样,可能在妊娠期,特别是妊娠早期(4~12 周)与病毒感染、化学物质、环境及营养等因素的作用有关。胚胎期发生发育障碍的时间越早,所致畸形的位置越高,越复杂。

1974 年 Schwetz 等利用 Spraque-Dawleg 雌性大白鼠于妊娠期间(孕 6~15 天)吸入不同剂量的氯仿,观察鼠仔的致畸情况,结果吸入 100×10^{-8} 浓度的氯仿 7 小时,鼠仔除发生缺尾或短尾、皮下水肿、肋骨缺如及胸骨钙化延迟外,部分鼠仔产生肛门直肠畸形。

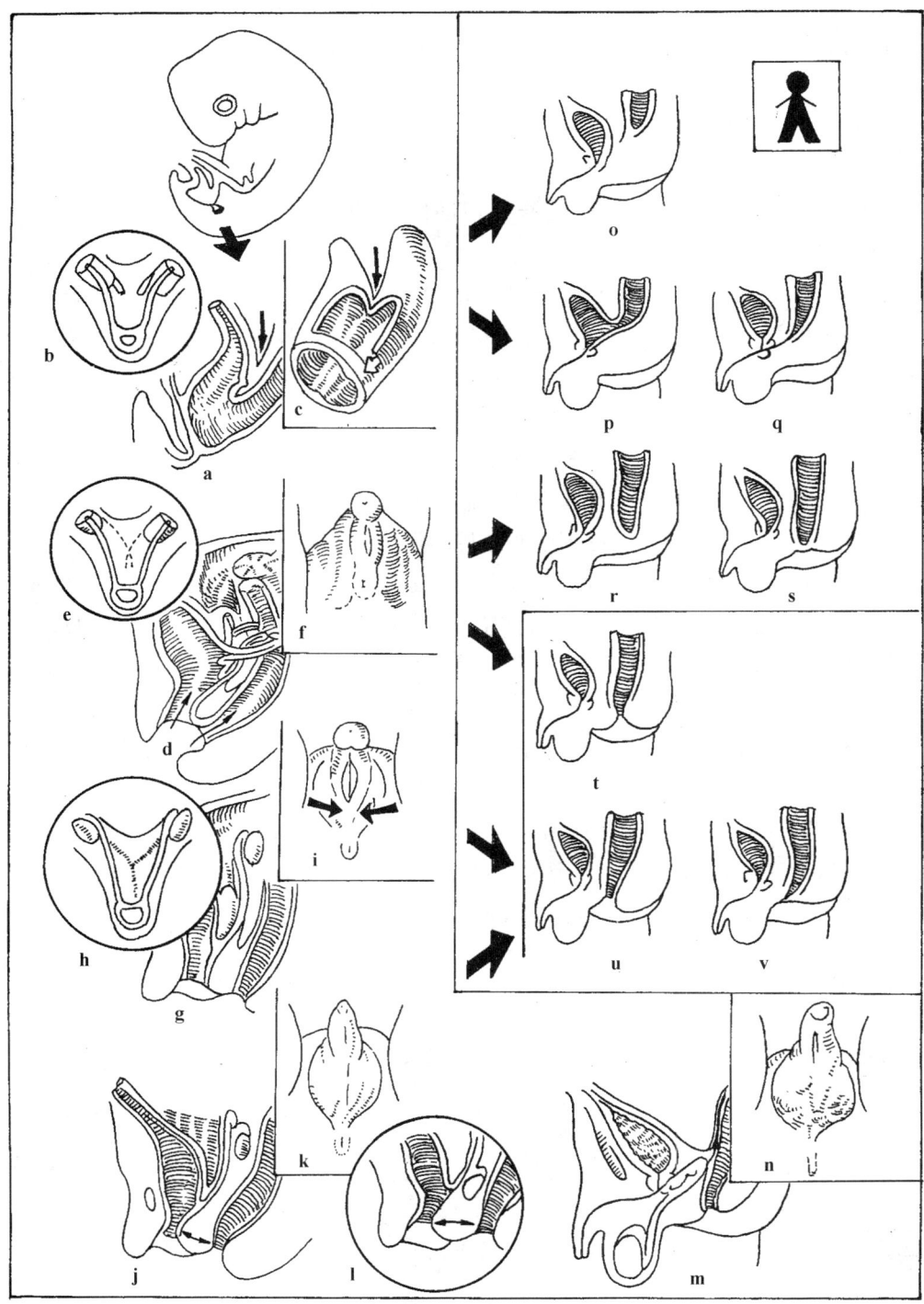

图 4-16-2 男孩肛门直肠畸形发生的胚胎过程

1990年Hirai等用乙烯硫脲使妊娠11天的Wistar大白鼠产生肛门直肠畸形胎仔,且畸形类型与人类极相似。我国冯翊兰、刘颖等也先后用该方法制成肛门直肠畸形的动物模型,说明致畸物质——乙烯硫脲是某些妊娠动物致肛门直肠畸形的直接原因。

桥本良造在给妊娠雌鼠腹腔内注射视黄酸也使鼠仔产生肛门直肠畸形,以高位畸形最多。

上述实验结果提示,应用致畸物质不但可致动物产生肛门直肠畸形胚仔,也为制作其他各种畸形动物模型展示了良好前景。

(二)病理

1. 分型　先天性肛门直肠畸形的分类方法很多,名词术语也不统一,文献中对这些畸形的记载混乱,很难对比不同分类的治疗效果。

过去,在我国多采用 Ladd 和 Gross 于 1934 年提出的 4 型分类法,即第一型肛门或直肠下端狭窄;第二型肛门膜状闭锁;第三型肛门闭锁,直肠盲端距肛门皮肤有相当距离;第四型直肠闭锁。以后又将第三型分为高位和低位两型。这种分类方法是单纯从解剖形态上制定的,对手术方法和途径的选择以及预后的估计,均无重要意义。

1970 年在澳大利亚召开的国际小儿外科医师会议上,制定了高位、中间位和低位的分类方法,它以该畸形的胚胎发生和病理改变为基础,对指导临床实践和估计预后均有帮助,是目前较合理的分类方法。该分类法是对许多分类方法的折中和修订,已被各国小儿外科医师广泛采用。

国际分类的主要特点是以直肠盲端与肛提肌,特别是耻骨直肠肌的关系作为区分高、中、低位的标准,即直肠盲端终止于肛提肌之上者为高位畸形;直肠盲端位于耻骨直肠肌之中,并被该肌所包绕为中间位畸形;穿过耻骨直肠肌者为低位畸形。Stephens 的主要功绩是发现在肛门直肠畸形患儿的耻骨直肠肌位置有改变,并强调在作肛门成形术时,应注意保护该肌,并使直肠通过该肌环,对决定术后肛门排便功能有重要意义。其次,国际分类提出了介于高、低之间的移行型,即中间位畸形,而这种畸形大部分应行骶会阴肛门成形术,对合理的选择术式有指导作用。

该分类的不足之处,主要是种类繁多(共 27 种),过于复杂。因此,于 1984 年将该分类法加以简化,较便于应用。修改后分类法又称为 Wingspread 分类法,具体分类如下(表 4-16-1,图 4-16-3,图 4-16-4,图 4-16-5):

表 4-16-1　肛门直肠畸形 Wingspread 分类法(1984)

男　　性	女　　性
(一)高位	(一)高位
1. 肛门直肠发育不全	1. 肛门直肠发育不全
(1)直肠前列腺尿道瘘	(1)直肠阴道瘘
(2)无瘘	(2)无瘘
2. 直肠闭锁	2. 直肠闭锁
(二)中间位	(二)中间位
1. 直肠尿道球部瘘	1. 直肠前庭瘘
2. 肛门发育不全,无瘘	2. 直肠阴道瘘
	3. 肛门发育不全,无瘘
(三)低位	(三)低位
1. 肛门皮肤瘘	1. 肛门前庭瘘
2. 肛门狭窄	2. 肛门皮肤瘘

续表

男性	女性
	3.肛门狭窄
(四)罕见畸形	(四)泄殖腔畸形
	(五)罕见畸形

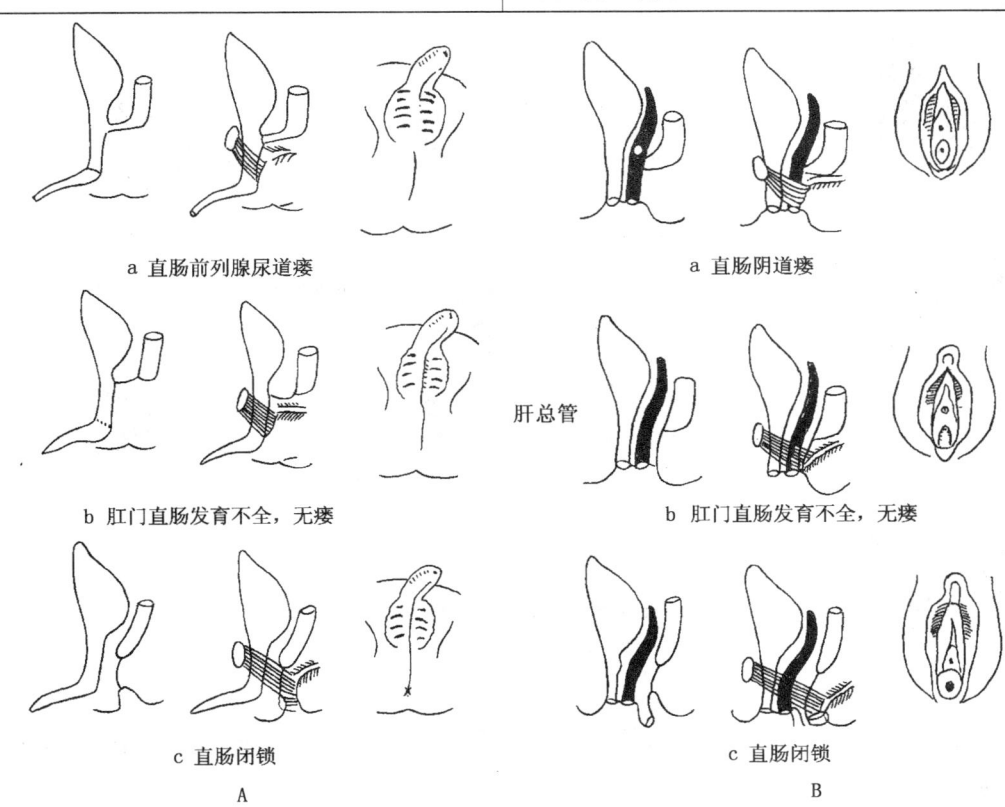

图 4-16-3　肛门直肠畸形 Wingspread 分类:高位畸形

A.男性　B.女性

(1)男性高位

1)肛门直肠发育不全:①直肠前列腺尿道瘘:瘘管开口于后尿道。无肛门内括约肌,外括约肌不明显。盲端位于 pc 线。②无瘘:盲端与尿道间可有纤维索带连接。无肛门内括约肌,仅有外括约肌痕迹。盲端平或高于 pc 线。

2)直肠闭锁:直肠盲端止于不同高度。肛门及肛管正常。有肛门内、外括约肌及肛提肌,且与肛管保持正常关系。

(2)男性中间位

1)直肠尿道球部瘘:直肠盲端位于尿道球部海绵体肌之上。耻骨直肠肌包绕直肠盲端瘘口。肛门内括约肌缺如。直肠盲端位于耻尾线(pc 线)与 I 线之间。

2)肛门发育不全,无瘘:直肠盲端终于尿道球部海绵体肌之上。耻骨直肠肌环绕直肠盲端。肛门内括约肌缺如,外括约肌仅见痕迹。直肠盲端位于 pc 线与 I 线之间。

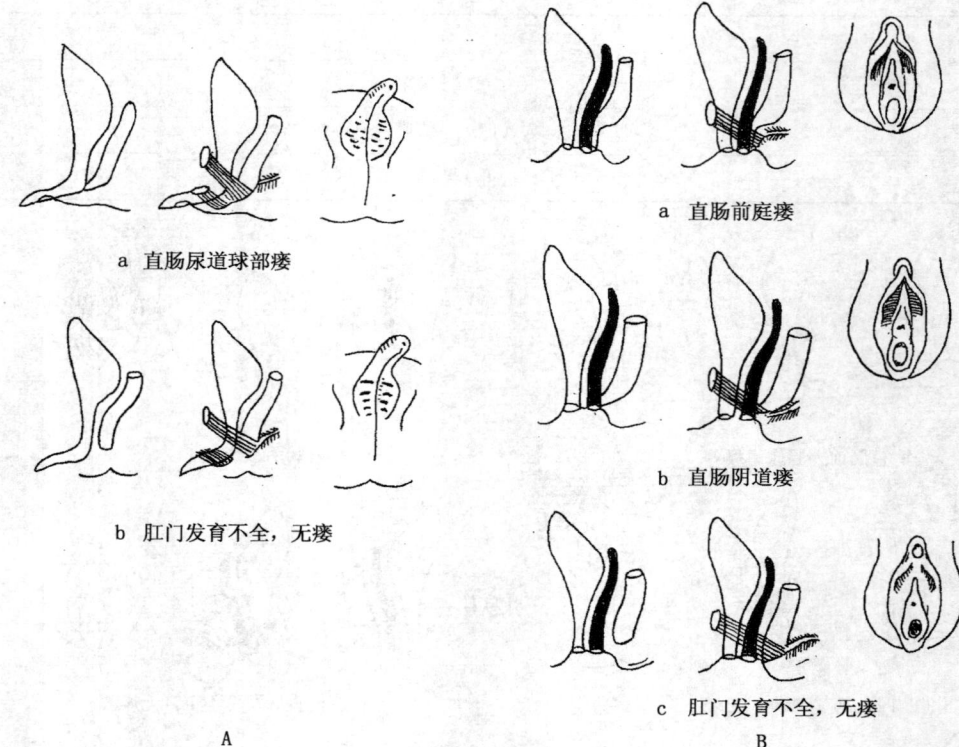

图 4-16-4　肛门直肠畸形 Wingspread 分类：中间位畸形

A. 男性　B. 女性

(3) 男性低位

1) 肛门皮肤瘘：瘘管开口于肛门至阴茎腹侧正中线上任何部位，以阴囊部居多。肛管呈瓣状，瘘管被菲薄的皮肤缝掩盖。耻骨直肠肌正常。

2) 肛门狭窄：肛门及内、外括约肌正常。

(4) 男性罕见畸形

(5) 女性高位

1) 肛门直肠发育不全：①直肠阴道瘘：直肠盲端开口于阴道后壁中部。②无瘘。

2) 直肠闭锁。

(6) 女性中间位

1) 直肠前庭瘘：直肠盲端位于 pc 线上或稍下。瘘管长 1～2cm，通过耻骨直肠肌，沿阴道后壁开口于阴道前庭窝。

2) 直肠阴道瘘：瘘管开口于处女膜上方。耻骨直肠肌环绕直肠盲端与瘘管。

3) 肛门发育不全，无瘘：直肠盲端终于阴道下端平面，尿道及阴道正常。直肠盲端位于 I 线或其下。

(7) 女性低位

1) 肛门前庭瘘：瘘管甚短，直肠与阴道紧密相邻。耻骨直肠肌正常，有肛门内括约肌痕迹。肛门外括约肌有时存在。瘘口位于阴道前庭部，瘘口周围为黏膜。

2) 肛门皮肤瘘。

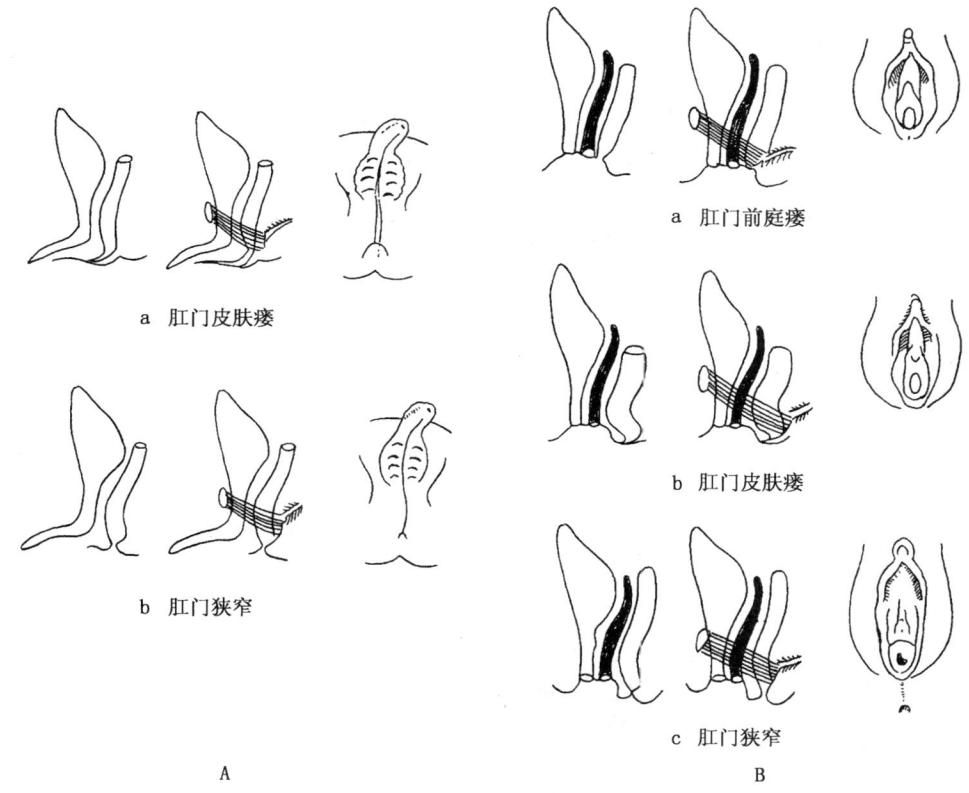

图 4-16-5 肛门直肠畸形 Wingspread 分类：低位畸形
A. 男性　B. 女性

3）肛门狭窄。

（8）女性泄殖腔畸形　是一种较少见的肛门直肠畸形，即直肠、阴道、尿道共同开口在一个腔。一般按 Raffenspergers 分型法分型（图 4-16-6），由于该分型法过于复杂，为了便于应用，有人按其病理解剖特点分为 3 种类型：①常见型：共同管长度 2～3cm。阴道大小正常。肌肉复合体及肛门外括约肌位置正常（图 4-16-7A）。②高位型：共同管长度 3～7cm。骶骨发育短小，肌肉发育薄弱，阴道狭小，骨盆前后径小，一般术后效果不理想（图 4-16-7B）。③低位型：又称低位直肠阴道瘘合并女性尿道下裂。共同管长度 0.5～1.5cm。盆部发育正常，预后良好（图 4-16-7C）。本病常合并分类。

1）"长"泄殖腔伴尿道，阴道和直肠在顶部联合：①无阴道积水。②有阴道积水。③阴道隔膜。④阴道分隔伴直肠膀胱瘘。

2）泄殖腔伴肛门、直肠发育不全和尿生殖窦。

3）泄殖腔伴阴道闭锁和直肠尿道瘘。

4）直肠阴道连接（共同管）、阴道与尿道构成泄殖腔。

5）"短"泄殖腔。

6）泄殖腔伴阴茎尿道。

7）泄殖腔伴双阴道积水，直肠与一个阴道连接。

8）泄殖腔伴双阴道，一阴道有梗阻，一阴道无梗阻。

9）超短泄殖腔段。双阴道，双子宫（约占 60%）、巨大阴道积液（约占 40%）。

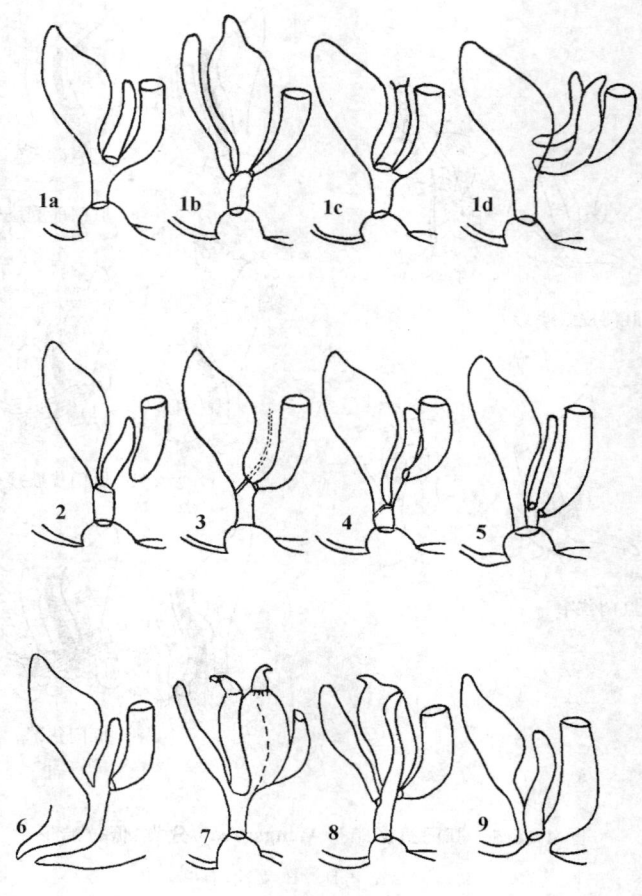

图 4-16-6 泄殖腔畸形 Raffenspergers 分型

10)女性罕见畸形。

2.病理改变　30余年来,不少学者对肛门直肠畸形患儿的盆腔结构进行解剖组织学研究证明,该畸形不仅有肛门直肠本身闭锁和发育不全,同时盆底肌肉、骶骨、神经和肛周皮肤等均有不同程度的病理改变。肛门直肠畸形的位置越高,这种改变越明显、越严重。

(1)肌肉改变

1)耻骨直肠肌:Stephens 对29例肛门直肠畸形患儿尸体进行解剖,发现2例高位肛门直肠畸形的男婴,耻骨直肠肌依附于尿道后壁,1例直肠阴道瘘者,该肌附着于阴道后壁并向前移位,而在患前庭瘘和肛门闭锁的病例中,该肌处于正常位置。他指出耻骨直肠肌的发育与骶椎缺如有关,如第2骶椎以下缺如,该肌不发育;第3骶椎以下缺如,该肌发育薄弱;第4骶椎以下缺如,该肌可正常发育。Kiesewetter 曾做9例解剖,强调该肌有上移,即高位畸形时,耻骨直肠肌处于耻尾线(pc 线)水平;而低位畸形,该肌远离 pc 线。王常林等观察和测量该畸形患儿耻骨直肠肌的位置和长度,发现肛门直肠畸形患儿的肛提肌,包括耻骨直肠肌的发育良好,仅个别病例,该肌缺如或发育不良。由于畸形类型不同,耻骨直肠肌的位置可发生改变。高位畸形时,该肌明显向上、向前移位,并短缩,呈闭锁状,依附于前列腺、尿道或阴道后方,并与直肠盲端和外括约肌有一定距离(图 4-16-8A)。因此高位畸形行肛门成形术时,应设法使直肠准确地通过耻骨直肠肌环。中位畸形时,直肠盲端位于耻骨直肠肌之中,被该肌所包绕,其肌纤维与外括约肌纤维相连(图 4-16-8B)。直肠前庭瘘和

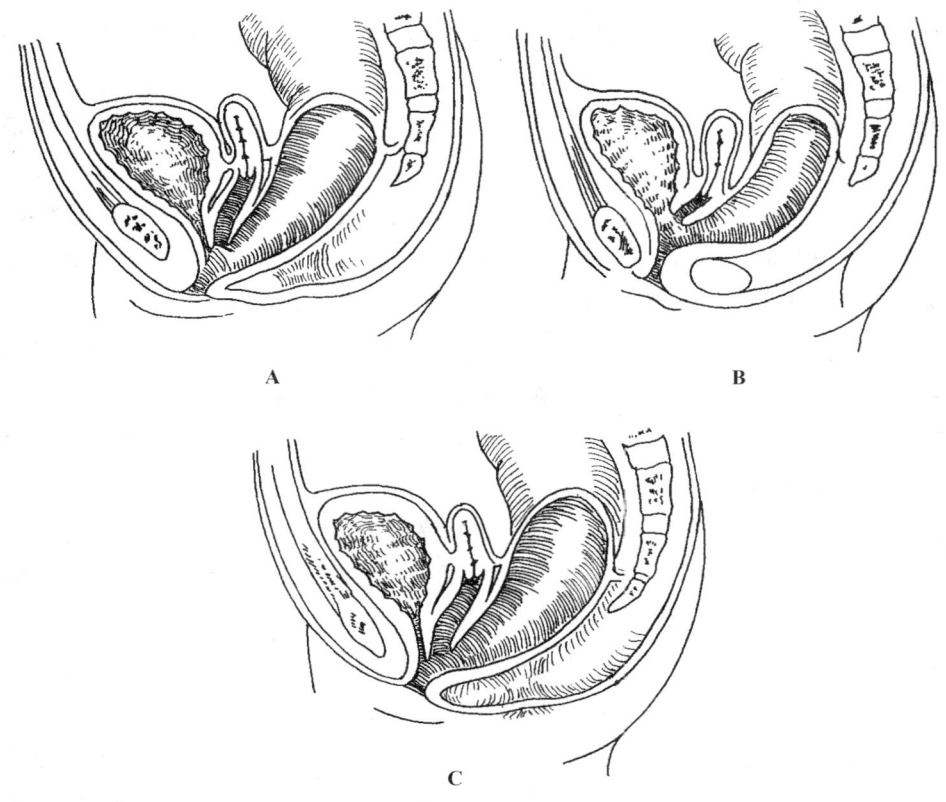

图 4-16-7 泄殖腔畸形的 3 种类型

A.常见型　B.高位型　C.低位型

低位畸形时,耻骨直肠肌环绕于直肠后壁,基本处于正常位置(图 4-16-8C)。

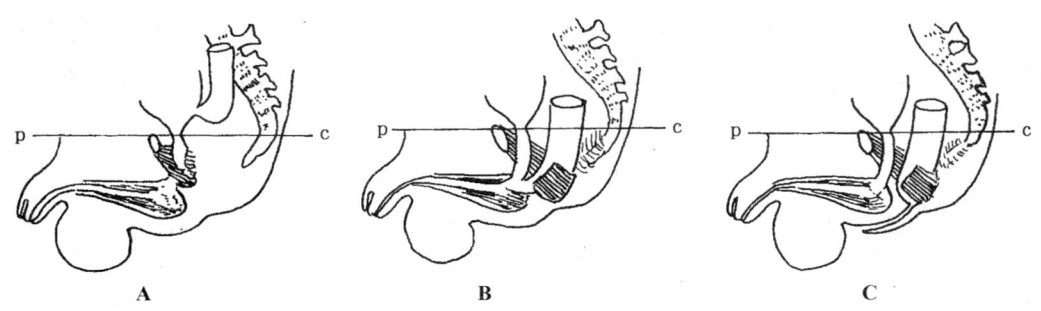

图 4-16-8 肛门直肠畸形时,耻骨直肠肌的位置

A.高位　B.中间位　C.低位

2) 外括约肌:胚胎学研究证明,外括约肌是单独发育的,与肛门直肠畸形的发生无关。Kiesewetter 报告,肛门直肠畸形患儿存在外括约肌。Smith 在 16 例患儿中,经组织切片观察,发现 1 例外括约肌缺如,另 1 例外括约肌前部缺如。Stephens 也看到 2 例直肠尿道瘘的患儿无外括约肌。也有人认为高位畸形时外括约肌发育不良,或仅为痕迹器官。

王常林等对 16 例肛门直肠畸形的盆腔正中矢状断面标本进行解剖和组织学研究,证明外括约肌均存在。由于畸形类型不同,该肌的分布、形态、大小和肌纤维走行方向变化较大。用方格图表法对13例盆腔完整标本的外括约肌分布面积进行对比观察发现,低位畸形时外括约肌面积与正常儿基本一致;中位畸形时为正常儿的1.4倍;高位畸形时,除1例外括约肌明显缩小,仅为正常儿的1/2,并移位至尾骨尖部,其余均较正常儿的面积大,平均为正常儿的2.5倍,在外括约肌内部有不同程度的脂肪充填,肌纤维走行方向异常紊乱。

中国医科大学对肛门直肠畸形肛门外括约肌的超微结构进行观察发现,部分肌原纤维排列紊乱,结构不清,有的呈溶解状态;Z带有不规则改变、扭曲、断裂等;线粒体大小不等,嵴有缺失、断裂、空泡样变性,有早期髓鞘样变。这些改变可能与该畸形骶髓和肛周组织中神经发育不良有关。

于明等对32例肛门直肠畸形患儿肛门外括约肌肌电活动进行检测,约1/3患儿肛门外括约肌肌电活动最强处不在正常肛穴位置,而在偏前、偏后或偏侧。因此,对肛门直肠畸形患儿术前利用肌电图检查,可以确定肛门外括约肌的发育程度、位置及范围,在术中尽量辨认和保存括约肌,不仅使直肠盲端通过耻骨直肠肌环,而且要穿过外括约肌中心是十分重要的。

3)内括约肌:关于肛门直肠畸形患儿有无内括约肌,文献中说法不一。Stephens、Kiesewetter等认为肛门直肠畸形患儿无肛管,也无内括约肌。就是在1984年修订的肛门直肠畸形国际分类也表明,高位和中位畸形内括约肌缺如,低位畸形内括约肌存在。但早在1958年Bill就发现,伴泌尿生殖系瘘的高、中位肛门直肠畸形有内括约肌,并认为畸形的发生是直肠移行过程中受抑制而停滞于膀胱、尿道或阴道,未达到正常位置的结果。Gans(1961)对肛门直肠畸形进行病理研究,其结果与Bill的观察一致。王常林等(1983)报告了对10例肛门直肠畸形完整病理标本的组织学研究,在5例高位畸形标本中,3例于直肠远端肠壁环肌层有限局性增厚,范围较小;4例中间位畸形中,也有3例限局性环肌增厚,范围稍大;另1例前庭瘘,其内括约肌发育良好;1例低位畸形内括约肌基本正常。认为肛门直肠畸形患儿内括约肌的发育程度与畸形类型有关,即位置越高,发育越差,甚至完全缺如。

在肛门畸形瘘的近端有肛管的很多特征:①被内括约肌环绕。②在内括约肌部肠壁内神经节细胞减少或缺如。③瘘的近端被有变移上皮。④内有肛门腺。

多数肛门直肠畸形(包括高、中位畸形在内)患儿都有内括约肌。因此,应行保留内括约肌的肛门成形术,即手术时保留直肠盲端及瘘管。这样可以最大限度的保存尽管是发育不全的内括约肌,以便获得较好的排便功能。

(2)神经改变

1)骶髓改变:李龙等(1993)对10例肛门直肠畸形的骶髓标本进行观察发现,末段骶髓均存在异常改变。其中6例标本的中央管呈菱形扩大,实质变薄;1例从第4骶髓节段以远,中央管和前正中裂未发育,左右前角内侧群的运动神经元在中线处融合;1例低位畸形末段中央管内有一矢状走行隔膜;另外2例,末段骶髓的中央管横向扩大,似脊髓裂样改变。另外,骶髓前角内侧群的运动神经元数目较正常儿明显减少,高、中位畸形和低位畸形分别为正常的儿34.4%和70.5%。

骶髓前角内侧群的运动神经元是盆底肌肉和肛门外括约肌的运动神经中枢,肛门直肠畸形儿此群运动神经元数目减少,与其周围神经的改变一致。

2)骶神经改变:肛门直肠畸形患儿伴有骶椎畸形。当骶椎椎体缺如时,可伴有骶神经的改变。缺如的节段越多,骶神经改变越明显。因此肛门直肠畸形儿骶椎有明显改变者,可伴有骶神经的发育异常,直接影响本病的治疗和预后。

3)肛周组织中神经末梢改变:在正常儿盆底及肛周组织中共有4种感觉神经末梢存在:①肌梭:位于耻骨直肠肌的前2/3段内和肛门外括约肌的中段内。②环层小体:位于内括约肌与外括约肌之间的组织中和骶前间隙内。③球样末梢:位于骶前间隙内。④游离神经末梢:分布于肛管的黏膜上皮和肛周皮肤。

目前已经明确,肌梭、环层小体和球样末梢分别为牵张反射、压力感觉和温热感觉的感受器。许多学者认为,正常人耻骨直肠肌和肛门外括约肌中的肌梭是构成该肌肉在一般状态下持续收缩反射和扩张直肠时肛门外括约肌收缩反射的感受器,同时它与肛周组织中的环层小体、球样末梢、触觉小体等共同参与便意产生过程。

正常新生儿运动终板分布于耻骨直肠肌的中段内和肛门外括约肌的两侧段内。高、中位肛门直肠畸形患儿的两肌肉中运动终板和神经束的密度较正常儿明显低。

运动神经末梢是控制肌肉活动的重要环节,高、中位肛门直肠畸形患儿的耻骨直肠肌和肛门外括约肌中的运动神经末梢发育不良,其程度与两肌肉中感觉神经末梢的改变一致。

4)直肠远端肠壁内神经改变:肛门直肠畸形患儿的直肠远端肠壁内胆碱能、肽能和肾上腺能神经也有不同程度的改变。王伟等(1993)对8例肛门直肠畸形患儿直肠远端肠壁内胆碱能、肽能和肾上腺能神经分布进行观察发现,在黏膜下层AchE阳性神经丛、神经节细胞数及肌间的神经丛数较正常儿略有减少,酶活性减弱,而肌间的AchE阳性神经节细胞数则明显减少,并且以不成熟型为多;在黏膜下层和肌间,sp能阳性神经丛和神经节细胞数量也明显减少。另外,在肌间肾上腺能阳性神经纤维较正常儿减少,荧光强度减弱。

5)肛门部皮肤神经改变:正常儿肛门部皮肤有丰富的感觉神经末梢,能辨别直肠内容物的性质是固体、液体和气体。因此许多学者强调行肛门成形术时应充分利用肛门部的皮肤形成肛管,以保留感觉功能。

总之,从骶髓到盆腔和肛周组织中各种神经末梢的改变,即神经病理改变也是肛门直肠畸形的重要病理改变,其病理改变程度与畸形的类型有关,畸形位置越高,其神经病理改变越明显。

(三)伴发畸形

先天性肛门直肠畸形经常伴发其他畸形,一般报告其发生率为28%～72%。Stephens和Smith在246例肛门直肠畸形中发现149例(60.6%)伴发一种或多种畸形。有人收集3223例肛门直肠畸形,伴发畸形的发生率为43.4%。但实际上比上述的数字要多,因为有一些内脏畸形尚未被发现。有人报告尸检发现伴发畸形为92%。有些病例为多发性畸形,约1/5病例伴发严重的危及生命的畸形。多数学者一致认为,高位肛门直肠畸形伴发畸形的发生率多于低位畸形,而且更严重。Cook报告在利物浦医院219例高、中位肛门直肠畸形中,159例(72.6%)伴发其他畸形,而在165例低位肛门直肠畸形中,58例(35.2%)伴发其他畸形。在高位畸形中伴发畸形的发生率男女比例基本一样,而在低位畸形中伴发畸形的发生率女多于男,分别为50%及25%。伴发畸形最多的为泌尿生殖系畸形,其次为脊柱(特别是骶椎)、消化道、心脏以及其他各种畸形。有人将肛门直肠畸形及其伴发畸形归纳为VATER综合征(V脊柱、心血管,A肛门,T气管,E食管,R肾脏及四肢),并指出某些畸形合并发生的非随机倾向,用图表示彼此间相对发生的概率(图4-16-9)。

1. 泌尿生殖系畸形　肛门直肠畸形多伴发泌尿生殖系畸形,且多为上尿路复合性严重畸形,近年来文献报道较多。

一般上尿路畸形包括单侧肾缺如、肾发育不良、孤立游走肾、融合异位肾、马蹄肾、单侧或双侧肾积水、巨输尿管、膀胱输尿管反流等,以单侧肾缺如、肾发育不良和膀胱输尿管反流较常见。下尿路畸形包括神经膀胱、膀胱外翻、尿道狭窄、尿道下裂等。

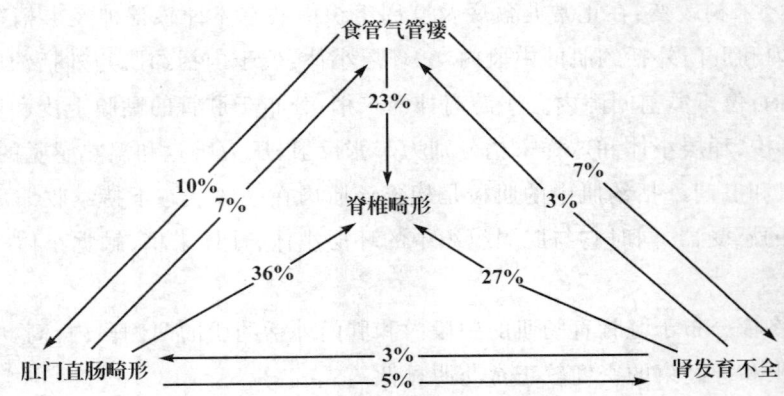

图 4-16-9 VATER 综合征

在高位肛门直肠畸形的女婴中内生殖器畸形也较常见,包括阴道缺如、双阴道、阴道闭锁、子宫阴道积液、子宫缺如、双角子宫等。据 Hasse 统计,在 1272 例肛门直肠畸形中有 10 例阴道缺如。

因此,对肛门直肠畸形,特别是高、中位畸形,常规进行泌尿系检查是十分必要的。

2. 脊椎特别是腰骶椎畸形　也是肛门直肠畸形经常伴发的畸形,自 Hohl 于 1852 年首次报道肛门直肠畸形患儿伴发腰骶椎畸形以来,有关报道逐渐增多,但发生率各研究者报道不一,从 2.5%～66% 不等。腰骶椎畸形的发生率与肛门直肠畸形类型有关。

骶椎缺如、发育不全或骶椎裂等严重地累及神经,将导致术后肛门功能障碍,引起完全的或部分的尿便失禁。

鉴于肛门直肠畸形伴发脊椎畸形的发生率很高,因此,对每个肛门直肠畸形患儿,特别是高、中位畸形者应做脊椎 X 线摄片检查,以便及早了解伴发畸形,有利于估计预后和及时采取治疗措施。

3. 四肢骨骼畸形　肛门直肠畸形伴发四肢骨骼畸形者也常有报道。有人报道肛门畸形患儿中有 2% 桡骨发育不全,在有下肢畸形的患儿中更为常见。

4. 心脏及大血管畸形　也较常见。在一组 384 例肛门直肠畸形中,有心脏和大血管畸形者 39 例,占 10.2%。其中 219 例高、中位畸形中有 30 例,165 例低位畸形中有 9 例。法洛四联症的巨大室间隔缺损是最常遇到的畸形,其死亡率高,一般须急诊做心外科手术。近来有人指出,凡肛门直肠畸形手术经过顺利,而术后吸奶无力、气急及皮肤苍白者,经检查多伴有室间隔或房间隔缺损。

5. 其他消化道畸形　据 Acgill 报告约占 10%,如该畸形伴食管闭锁的报道越来越多。在利物浦医院 384 例肛门畸形患儿中 31 例合并食管闭锁,占 8.1%,伴发巨结肠的发生率说法不一。肛门直肠畸形也可伴发肠闭锁、环状胰腺、肠重复、肠旋转不良等畸形,因此,对肛门直肠畸形患儿腹部 X 线片上腹腔无气体者,应警惕消化道其他部位也有梗阻。

另外,肛门直肠畸形也可合并罕见的多种畸形组合在一起的复杂畸形,如内脏外翻、膀胱小肠裂等。

(四)临床表现

先天性肛门直肠畸形的种类很多,其临床症状不一,出现症状时间也不同。有的患儿生后即出现急性肠梗阻症状,有的生后很久才出现排便困难,甚至少数患儿长期没有症状或症状轻微。绝大多数肛门直肠畸形患儿,在正常肛门位置没有肛门。婴儿出生后 24 小时不排胎便,就应想到肛门直肠畸形,应及时进行检查。约有3/4的病例,包括全部无瘘的肛门直肠闭锁和一部分虽有瘘,但瘘口狭小不能排出胎粪或仅能排出少量胎粪者,如直肠膀胱瘘、尿道瘘等,喂奶后就出现呕吐,吐出物为奶,并含有胆汁,以后可吐粪样物,腹部逐渐膨胀,病情日趋严重,如未确诊和治疗,6～7天即可死亡。另一部分病例,包括肛门直肠狭窄和有阴道瘘、前庭瘘及会阴瘘且瘘管较粗者,在生后一段时间内不出现肠梗阻症状,而在数周、数月,甚至数年后出现排便困难、便条变细、腹部膨胀,有时在下腹部可触到巨大粪块。此时已有继发性巨结肠改变。

1. **高位或肛提肌上畸形** 约占肛门直肠畸形的40%,男孩较女孩多见。不论是男孩或女孩往往有瘘管存在,但因瘘管较细,几乎都有肠梗阻症状。此种患儿在正常肛门位置皮肤稍凹陷,色泽较深,但无肛门。患儿哭闹或用劲时,凹陷处不向外膨出,用手指触摸该处也没有冲击感。

女孩往往伴有阴道瘘,多开口于阴道后壁穹隆部。这类患儿外生殖器发育不良,呈幼稚型。因无括约肌控制,粪便经常从瘘口流出,易引起生殖道感染。以后便秘越来越重,逐渐形成继发性巨结肠,表现为腹部膨隆,常常可以触到巨大粪块。患儿全身情况不佳,有慢性中毒症状。

泌尿系瘘几乎都见于男孩,女孩罕见。从尿道口排气和胎粪是直肠泌尿系瘘的主要症状。膀胱瘘时因胎粪进入膀胱与尿混合,患儿在排尿的全过程中尿呈绿色,尿的最后部分色更深,同时可排出潴留在膀胱内的气体。如压迫膀胱则胎粪和气体排出更多。在不排尿时,因受膀胱括约肌控制,无气体排出。直肠尿道瘘时,仅在排尿开始时排出少量胎粪,不与尿相混,而以后的尿液则是透明的。因为没有括约肌控制,从外尿道口排气与排尿动作无关。

上述症状对诊断泌尿系瘘有重要意义,但由于瘘管的粗细不同,或往往被黏稠的胎粪所堵塞,出现的程度不一样,甚至完全不出现。因此常规检查患儿尿中有无胎粪成分是很必要的,一次尿检查阴性,不能除外泌尿系瘘的存在,必须多次检查。

有些病例可根据X线片膀胱内有气体或液平面而确诊。有人指出,肠腔内有钙化影也是诊断直肠泌尿系瘘的根据。尿道膀胱造影时,造影剂往往仅能充满瘘口部,出现憩室样阴影,而进入直肠内的造影剂很少。位于尿道膜部的瘘管较粗时,导尿管沿尿道后壁插入可通过瘘口进入直肠。

伴有泌尿系瘘的病例在新生儿期如未得到矫治,可反复发生尿道炎、阴茎头炎和上尿路感染,甚至出现外瘘。另外,这些患儿合并脊椎畸形者较为常见,骶神经的发育也受累,其分支支配膀胱和肛门括约肌,即或在行畸形矫治手术之后,也可能有尿便失禁现象。

2. **中间位畸形** 约占15%,这类畸形过去被一些人归入高位畸形,而另一些人则将此归入低位畸形。无瘘者直肠盲端在尿道球海绵肌边缘或阴道下端附近,耻骨直肠肌包绕直肠远端。有瘘者其瘘管开口于尿道球部、阴道下段或前庭部。其肛门部位的外观与高位畸形相似,也可自尿道或阴道排便。探针可通过瘘道进入直肠,用手指触摸肛门部可触到探针的顶端。

女孩直肠前庭瘘较阴道瘘多见。瘘孔开口于阴道前庭舟状窝部,也称舟状窝瘘,瘘孔较大,婴儿早期通过瘘孔能维持正常排便,甚至较大儿童也能正常排便,仅在稀便时有失禁现象。如直肠前庭瘘的瘘口很窄,其临床表现与开口于外阴部的各种低位畸形相似,然而通过瘘口插入探针,则探针向头侧走行而非向背侧。婴儿期因经常有粪便流出,如护理不周,在阴道前庭部经常有粪便,可引起阴道炎或上行性感染。

肛门直肠狭窄为罕见畸形,狭窄累及肛门及直肠下段,可能与肛门狭窄混淆,瘘管造影可确定诊断。

3. **低位或经肛提肌畸形** 约占肛门直肠畸形的40%。直肠末端位置较低,在耻尾线以下。此种畸形多合并有瘘道,但较少并发其他畸形。

临床表现有的在正常肛门位置有凹陷,肛管被一层隔膜完全闭塞。隔膜有时很薄,呈深蓝色。患儿哭闹时隔膜明显向外膨出，用手指触摸时有明显冲击感，对刺激有明显收缩。有的肛膜虽破，但不完全，其口径仅有 2～3mm，排便困难。有的肛门正常，但位置靠前，在正常肛门与阴囊根部或阴唇后联合之间，称会阴前肛门，一般临床上无何症状，不需治疗。

一些男性低位肛门闭锁患儿同时伴有肛门皮肤瘘管，其中充满胎粪，而呈深蓝色。瘘管开口于会阴部或更前一些至阴囊缝线或阴茎腹侧的任何部位。在女孩隐匿的胎粪不易看到，但如自瘘口插入探针，则紧挨皮下直接向后走行。

在女孩中，一些低位畸形靠近阴唇后联合处的外阴部有一开口，其外观与正常肛门相似，称前庭肛门或外阴部肛门。在肛门前庭瘘，肠管已通过耻骨直肠肌，肛管末端通过一小瘘管与前庭相通。在临床上此种瘘管与直肠前庭瘘所不同者，为插入瘘管口的探针稍向背侧走而非头侧，用手指触摸正常肛门处易触到探针头。

另外，还有一些罕见畸形，如女孩的会阴裂隙，在肛门与阴道前庭之间有一湿润的具有上皮的裂隙。女婴还有少见的泄殖腔畸形，其外阴发育呈幼稚型，大阴唇瘦小，仅见一个开口，尿便自此口排出。

（五）诊断

先天性肛门直肠畸形的诊断在临床上一般并不困难，但更重要的是准确判断直肠闭锁的高度，直肠末端与耻骨直肠肌的关系和有无泌尿系瘘以及脊椎畸形的存在，以便更合理地采取治疗措施。为此，应进行一些必要的检查。

1. X 线检查　1930 年 Wangensteen 和 Rice 设计了倒置位 X 线摄片法诊断肛门直肠畸形，至今仍被广泛采用。其操作步骤是在出生 12 小时后，先将患儿卧于头低位 5～10 分钟，用手轻柔按摩腹部，使气体充分进入直肠。在会阴部相当于正常肛门位置的皮肤上固定一金属标记，或涂少量钡剂作标志，再提起患儿双腿倒置 1～2 分钟，X 线中心与胶片垂直，X 线管球与患儿间距 2m，双髋并拢屈曲位（70°～90°），射入点为耻骨联合，在患儿吸气时曝光，作侧位和前后位摄片。盆腔气体阴影与金属标记间的距离即代表直肠末端的高度。在侧位片上，从耻骨中点向骶尾骨连接处连一线，为耻尾线（pc 线），再于坐骨嵴与耻尾线画一平行线为 I 线（图 4-16-10）。

盆腔气体影像高于 pc 线者为高位畸形，恰位于 pc 线与 I 线之间者为中间位畸形，低于 I 线者为低位畸形。这对决定治疗措施，选择术式有重要意义。

值得注意的是，X 线摄片结果有时有误差。其原因为：①检查过早（出生 12 小时以内），婴儿吞咽的气体尚未达到直肠。②倒置时间过短，气体尚未完全充盈于直肠盲端。③X 线射入角度不合适或在婴儿呼气时曝光等。

若在 X 线平片上同时发现膀胱内有气体或液平面，或在肠腔内有钙化的胎便影，直肠盲端呈鸟嘴状等改变，是诊断泌尿系瘘的简便而可靠的方法。

尿道膀胱造影可见造影剂充满瘘道或进入直肠，对确定诊断有重要价值。对新生儿采用此法有一定困难，不易成功。只有出现阳性结果对诊断有意义，阴性结果时不能否定瘘道的存在。对有外瘘的患儿，采用瘘道造影，可以确定瘘道的方向、长度和直肠末端的水平。

2. B 超检查　应用超声波断层扫描仪，探头接触患儿肛门处皮肤，作矢状切面的扫描可获得肛门直肠区声像图。会阴皮肤呈细线状强回声。骶椎前方的直肠为直径 1cm 左右的管状结构回声，管腔内多为无回声区，其中可有气泡的强回声。在检查时，如发现会阴皮肤的回声显示不清，可在皮肤表面加水囊，以加强水囊

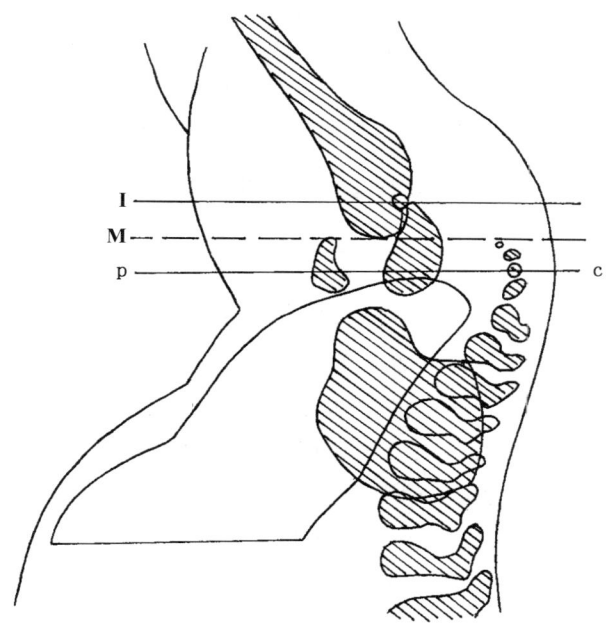

图 4-16-10 倒立侧位 X 线摄片示意图

与皮肤界面的清晰度。对有会阴瘘、前庭瘘者可经瘘管外口插入导管注入生理盐水 20～40ml，取头高足低 30°位，使直肠充分充盈，按上述方法扫描，不但可以显示直肠盲端与肛门皮肤之间的距离，而且可以观察瘘管走向和长度。直肠膀胱瘘者，膀胱内可见游动的强回声光点，按压下腹时光点明显增多。

B 超检查不受时间限制，不需作检查前准备，也不必给予镇静剂，安全简便，重复性好，测量数据可靠。有人报告所测直肠盲端与肛门皮肤的距离与手术中测量结果基本符合，相差在 0.3cm 以内，是临床上常用的一种检查方法。

3. CT 检查　应用 CT 进行盆腔扫描，检查前患儿禁食 4～6 小时，肌内注射镇静剂。仰卧位，双下肢伸直固定于检查台上，以耻骨联合下缘为零点，每 5mm 为一平面，从 -5mm 位开始倍增扫描，依次向头侧断层检查，共获取 8 个断面图像，可观察肛提肌群的发育情况。在正常儿 CT 显示耻骨直肠肌为一软组织物，前面固定于耻骨，向后与直肠两侧及后壁相连，外括约肌呈环状环绕于直肠周围。一部分肛门直肠畸形，特别是高位畸形患儿，其括约肌多发育不良。

4. MRI 检查　在作 MRI 检查前半小时给镇静剂。仰卧位，在正常肛门位置固定鱼肝油丸作标志，对盆腔作矢状、冠状和横断面扫描，每 5mm 为一断面，矢状、冠状断面从直肠中央向外和向后扫描，横断面从肛门标志处向上扫描。

正常儿肛周肌群在 MRI 各断面上表现为：耻骨直肠肌在矢状面上位于 pc 线部位，骶尾骨前方直肠后面；在冠状面位于直肠远端两侧；横断面位于直肠两侧及后方。肛门外括约肌在横断面位于直肠远端，呈圆形肌束围绕于肛管周围；在矢状面、冠状面上位于肛管前后或左右。

MRI 检查不仅能提供患儿肛周肌群的发育情况，同时可观察到有无腰骶椎畸形及脊髓栓系综合征。MRI 对软组织的鉴别优于 CT，能从多方面观察，较 CT 只能做横断面观察更全面。

5. 其他检查　有人应用穿刺的方法确定直肠末端的高度。即用消毒的注射器接粗针头，从相当于正常肛门位置的中心向后上刺入，边向上推进边抽吸，当针尖进入直肠末端时即有胎便或气体排出，针刺入的长度即代表直肠末端与皮肤的距离。吸出胎便后,也可注入造影剂进行 X 线摄片,以明确畸形的类型和肠道的位置。此法对非常高的直肠闭锁可能无效,且有危险,故应慎重。

用探针检查瘘道,也是明确瘘道的走行、长度和宽度的简便方法,如同时用指尖在正常肛门位置触摸探针的顶端,可以粗略的估计盲端与皮肤的距离。

对有直肠阴道瘘的女孩,可用鼻镜直接观察瘘口的位置。

(六) 治疗

1. 按患病类型来分　先天性肛门直肠畸形的治疗方法,根据其类型及末端的高度不同而异。

(1) 会阴前肛门无狭窄、排便功能无障碍者　不需治疗。肛门或直肠下端轻度狭窄,一般采用扩张术多能恢复正常功能。扩张方法是用特制的金属探子,自肛门插入直肠内,最初每日 1 次,留置 15～20 分钟,逐渐改为隔日 1 次或每周 1～2 次。一般持续 6 个月左右,直到排便正常,且能保持狭窄不再复发为止。探子应由小到大,直到能通过食指为止。并应教会家长用手指进行扩肛。如肛门显著狭窄,须行手术治疗。

(2) 低位肛门直肠畸形包括有瘘和无瘘者,以及肛门闭锁伴前庭瘘者　应行会阴肛门成形术。对无瘘或有瘘但不能维持排便者,一般需在生后 1～2 天内完成手术。对伴有较大瘘孔,如前庭瘘、肛门狭窄等,生后在一段时间内尚能维持正常排便,可于 6 个月左右施行手术。

会阴肛门成形术的方法是于正常肛门位置做"X"形切口(图 4-16-11A),各长 1.5cm,切开皮肤及皮下组织。用止血钳向深部钝性分离,找到直肠盲端,此时透过肠壁,可见深色胎粪。用组织钳钳住直肠盲端,或用 0 号丝线于直肠盲端缝合 2 针支持线,缝线仅穿过浆肌层,不要穿透肠壁全层,以免胎粪自针孔处外溢。用止血钳钳夹小纱布球,紧贴肠壁进行钝性分离,先游离直肠后壁及两侧壁,最后游离直肠前壁(图 4-16-11B)。前壁距尿道(或阴道)很近,为了防止损伤尿道(或阴道),于该处注入 0.25% 利多卡因溶液 1～2ml,使肠壁与尿道(或阴道)壁分开,即可较易分离。游离直肠要充分,一般以使直肠盲端自然突出于皮肤切口之外 0.5～1.0cm 为宜。

用 4 号丝线于直肠壁前、后、左、右行浆肌层缝合 4 针,固定于括约肌。按"十"字形切开直肠盲端,排出胎粪。将皮肤切口的 4 个皮瓣尖插入直肠盲端"十"字形切口的间隙中,用 1 号丝线将直肠准确地与皮肤缝合,先在四角皮瓣的八个尖端缝合,然后在两缝线间再缝合 1～2 针,保留一条缝线以固定肛管(图 4-16-11C)。选适当粗的肛管,包以凡士林纱布,插入直肠内 4～5cm。

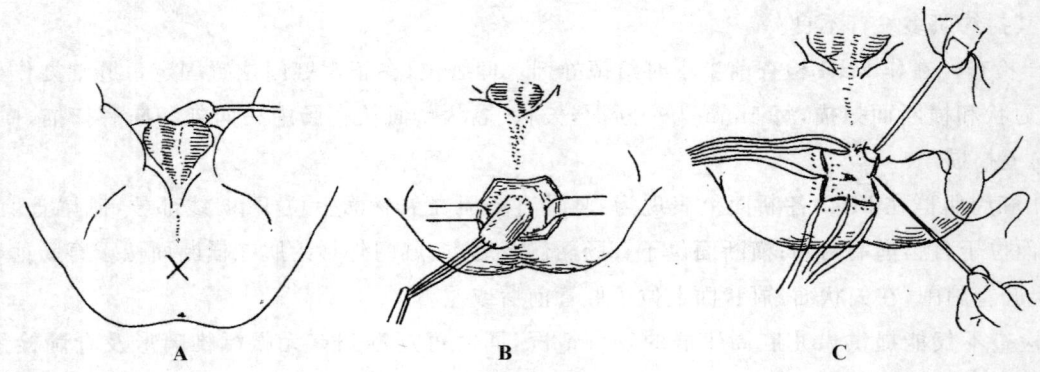

图 4-16-11　会阴肛门成形术

A.切口　B.游离直肠盲端　C.缝合皮瓣与直肠

肛门会阴瘘者,其直肠盲端与肛门皮肤的距离较近,多在1cm以内。于手术开始前,自瘘孔填入凡士林纱条,以防术中粪便外流。沿瘘孔两侧及后缘呈半环形切开皮肤,并于其中点向后方延长1.5cm。游离直肠后壁及两侧壁,前壁不需游离。待肠壁充分游离后,剪去已游离的部分瘘孔边缘,并沿瘘管纵行切开直肠后壁1～1.5cm,将直肠壁与括约肌缝合固定3针,结节缝合直肠与皮肤(图4-16-12)。

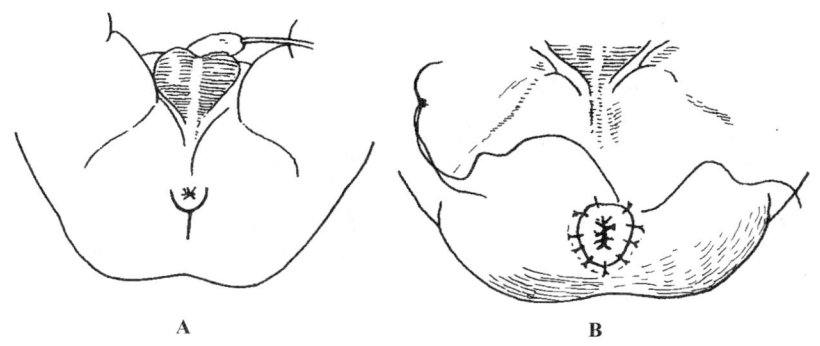

图 4-16-12 肛门会阴瘘手术

A. 切口　B. 缝合切口

对较少见的阴囊或阴茎皮肤瘘,手术时不必游离和切除瘘管,仅于其基底部,即对入直肠的部分切断、结扎即可。此瘘管以后多发生机化而闭锁。如瘘管不能闭锁,于2～3岁时将其切除。

肛门前庭瘘者,在肛门正常位置作"X"形切口,以保存阴唇后联合的完整性。切开皮肤、皮下组织,向深部做钝性分离,以显露直肠盲端及瘘管(图4-16-13A)。游离直肠后壁及两侧壁,于近前庭处先横断瘘管,再自下而上地将直肠前壁与阴道后壁分开(如先游离瘘管,再将其切断,因接近瘘管的直肠与阴道后壁紧密粘着,如勉强进行分离,则易造成阴道或直肠损伤)。然后将远端瘘管由前庭处的瘘孔向外翻出(图4-16-13B),并于靠近瘘管口处将其贯穿缝合结扎。缝合直肠与皮肤。

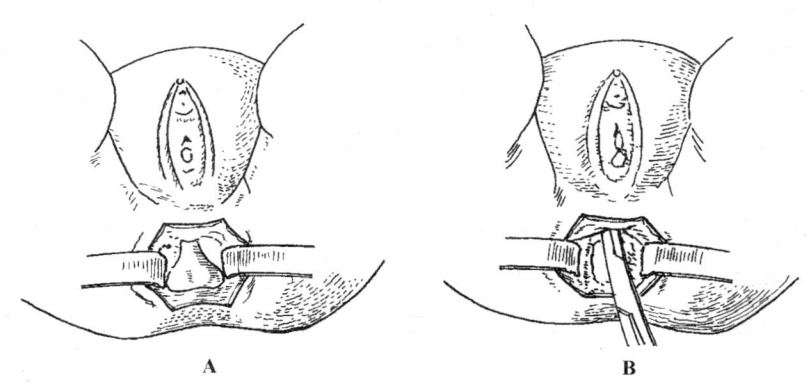

图 4-16-13 肛门前庭瘘手术

A. 显露直肠盲端及前庭瘘　B. 切断并翻出瘘管

(3)中位肛门直肠畸形,常伴直肠尿道球部瘘或低位直肠阴道瘘等　因瘘管位置特殊,从盆腔或会阴部均不易暴露,应行骶会阴肛门成形术。此手术宜在患儿6个月左右施行,故对无瘘和伴直肠尿道瘘的中位畸形患儿,应先作横结肠造瘘,以解除梗阻症状。伴低位直肠阴道瘘者,其瘘孔较大,在一段时间内尚能维持正常排便,则不必作结肠造瘘。

骶会阴肛门成形术是于尾骨尖下方作半弧形切口,长约5cm(图4-16-14A),沿正中线切开肛尾肌膜,靠近中线向深部分离，以免损伤支配肛提肌的神经。中位畸形耻骨直肠肌包绕于瘘管及直肠盲端的后下方，用直角钳紧贴直肠做钝性分离，边分离边向前推进，张开两钳叶，直至钳尖插入肌环（图4-16-14B）。动作要轻柔，以免撕断肌纤维。

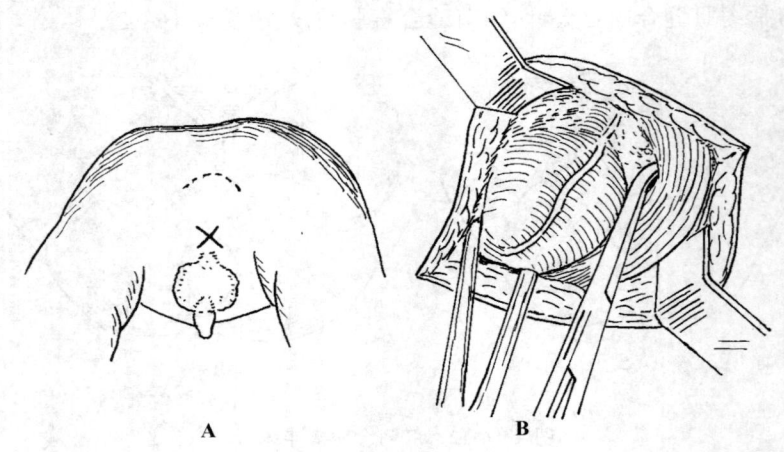

图 4-16-14 骶会阴肛门成形术
A. 切口　B. 游离耻骨直肠肌

在肛门处作"X"形切口，于外括约肌中插入止血钳，并轻柔地向上分离，使之与自骶部切口插入的直角钳相遇。然后将一条胶皮带穿过外括约肌中心及耻骨直肠肌环从两切口引出作牵引用，用宫颈扩张器逐渐将两肌环扩大至能通过直肠为止。

对伴有尿道或阴道瘘者，应在直视下游离瘘管，并将其切断、缝扎或缝合残端。充分游离直肠，使直肠无张力地能自然下降到肛门切口为止。从肛门切口插入组织钳夹住直肠盲端，将其缓慢地牵至肛门。直肠与皮肤用丝线缝合。伴尿道瘘者应作耻骨上膀胱造瘘，并取出尿道内导尿管。

（4）高位肛门直肠畸形包括无瘘和有瘘以及直肠闭锁的病例　确定诊断后，为了挽救患儿的生命，应作横结肠或乙状结肠造瘘术，以解除梗阻症状。待6个月后，再行骶腹会阴肛门成形术。

在尾骨尖下方横行切开皮肤2~3cm，沿中线切开肛尾肌膜，并向深部分离。高位畸形时耻骨直肠肌向前上方移位，位于尿道或阴道壁后方。显露该肌后，用直角钳紧贴尿道或阴道后壁，边张开两钳叶进行分离，边向前推进，直至钳尖插入肌环。然后将直角钳尖端向后至会阴部新肛门处，作会阴部切口，使之与骶部切口相通，并将一胶皮带穿过外括约肌中心及耻骨直肠肌环自两切口引出。

开腹游离直肠，沿直肠周围向下作钝性分离，显露直肠盲端。如有瘘管，应将其充分显露并钳夹、切断。断端用碘酊、酒精处理后，丝线作贯穿缝合、结扎。同时应剥除残端遗留的黏膜，以免分泌的黏液积聚。充分游离直肠、乙状结肠，使其能无张力地达到会阴切口之外。用组织钳通过会阴部切口进入腹腔，钳住直肠并向下牵引直肠盲端至会阴部切口之外。在牵引时，防止发生扭转。抽出胶皮带，结节缝合直肠与皮肤形成肛门（图4-16-15）。

骶腹会阴黏膜下切除肛门成形术：骶及会阴部手术步骤与Stephens骶会阴肛门成形术相同。腹部手术，在盆腔腹膜返折处切开盆底腹膜，游离乙状结肠。在腹膜返折部位的直肠浆肌层与黏膜间注入生理盐水，使黏膜与肌层分离。环行切开浆肌层，保持黏膜完整。沿黏膜下层用锐性及钝性向远端分离直至直肠盲端后，结扎、切断瘘管，并切开肌鞘下端。然后用一把大弯血管钳通过会阴切口穿过肛门外括约肌中心、耻骨直肠肌

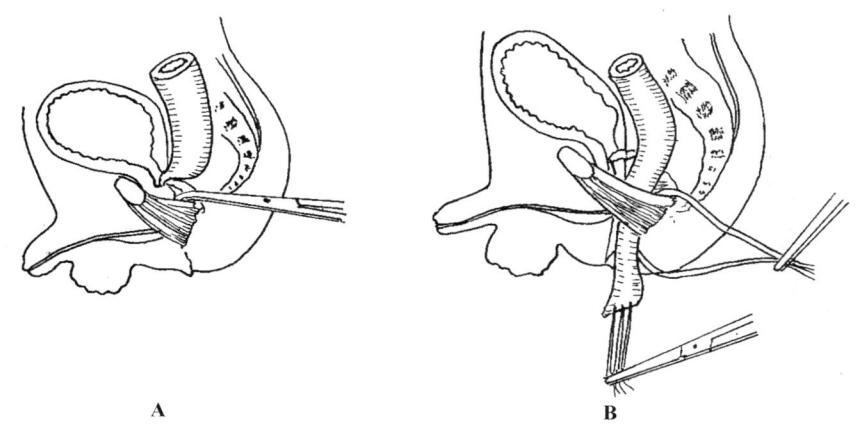

图 4-16-15　骶腹会阴肛门成形术
A.从骶部切口分离耻骨直肠肌　B.结肠通过耻骨直肠肌环拖出

及直肠盲端切口,钳夹直肠近端,自会阴部切口拖出形成肛门。此手术避免了盆腔剥离面广,损伤大的缺点,但有形成直肠肌鞘内积液、积脓以及尿道憩室的可能。

2.手术方法

(1)后矢状入路肛门直肠成形术　1980年由Vires和Pena提出的,适宜于高、中位肛门直肠畸形。

自骶尾关节上方到肛穴前方正中线上用针形电刀切开皮肤、皮下组织。在电刺激下观察两侧肌肉的发育情况,并从正中将横纹肌复合体分为左、右两部分,显露直肠盲端。先游离直肠后壁及两侧壁,最后游离直肠前壁。如有尿道(阴道)瘘,于直肠盲端缝支持线,切开肠腔,直肠前壁中央凹陷处即为瘘口。在直视下距瘘口3mm处切开肠壁一圈,4-0~6-0尼龙无损伤针线缝合闭锁瘘口,并自下而上游离直肠前壁,直到直肠在无张力的情况下达到肛门处为止。如果直肠达不到肛门处或有张力,可将直肠周围纤维膜牵拉到紧张处,作多个不同水平的小横切口使之松解,可延长直肠约3~5cm,或开腹游离直肠。如直肠盲端极度扩张,难以通过肌肉复合体时,应将直肠后壁作倒"V"形剪裁,使其直径为1.2~1.5cm。直肠置于左右两部分横纹肌复合体之间,将肌肉复合体与肠壁缝合固定数针,缝合修复肌肉复合体及外括约肌。直肠与肛周皮肤缝合形成肛门(图4-16-16)。

本手术的优点是所有操作都在直视下进行,术野清晰,避免了盲目地切开、分离,将手术损伤减少到最小程度。尽量保留直肠及肛周组织,恢复直肠与其周围组织的正常解剖关系,以便术后获得较好的肛门控制功能。

(2)泄殖腔畸形修复术　对泄殖腔畸形应于出生后立即作结肠造瘘,使粪流改道,保持泄殖腔出口清洁,防止发生尿路感染。根治手术的时间应根据患儿情况、畸形复杂程度及术者的经验而定,一般以6个月以后手术为宜。也有人主张阴道成形术应在青春前期完成。

术前应从泄殖腔开口做逆行造影,以了解畸形类型是常见型、高位型或低位型。不但要了解泄殖腔的大小、尿道瘘和直肠瘘的高度,还要了解子宫的发育情况和有无畸形,以便选择术式。

手术取后正中矢状切口。从骶骨中段到泄殖腔外口处,在电刺激引导下,在中线上分开外括约肌和肛提肌。充分游离泄殖腔管,显露直肠进入泄殖腔的入口。在该处直肠黏膜缝数根牵引线,于直肠和阴道共壁之间做黏膜下分离。一般分离到距阴道开口以上2cm,直肠与阴道壁开始独立分开,分离直肠的长度直至能无张力地达到肛门皮肤为止。直肠分开后可显露阴道后壁。用同样的方法将阴道从尿道与阴道的共壁间做黏

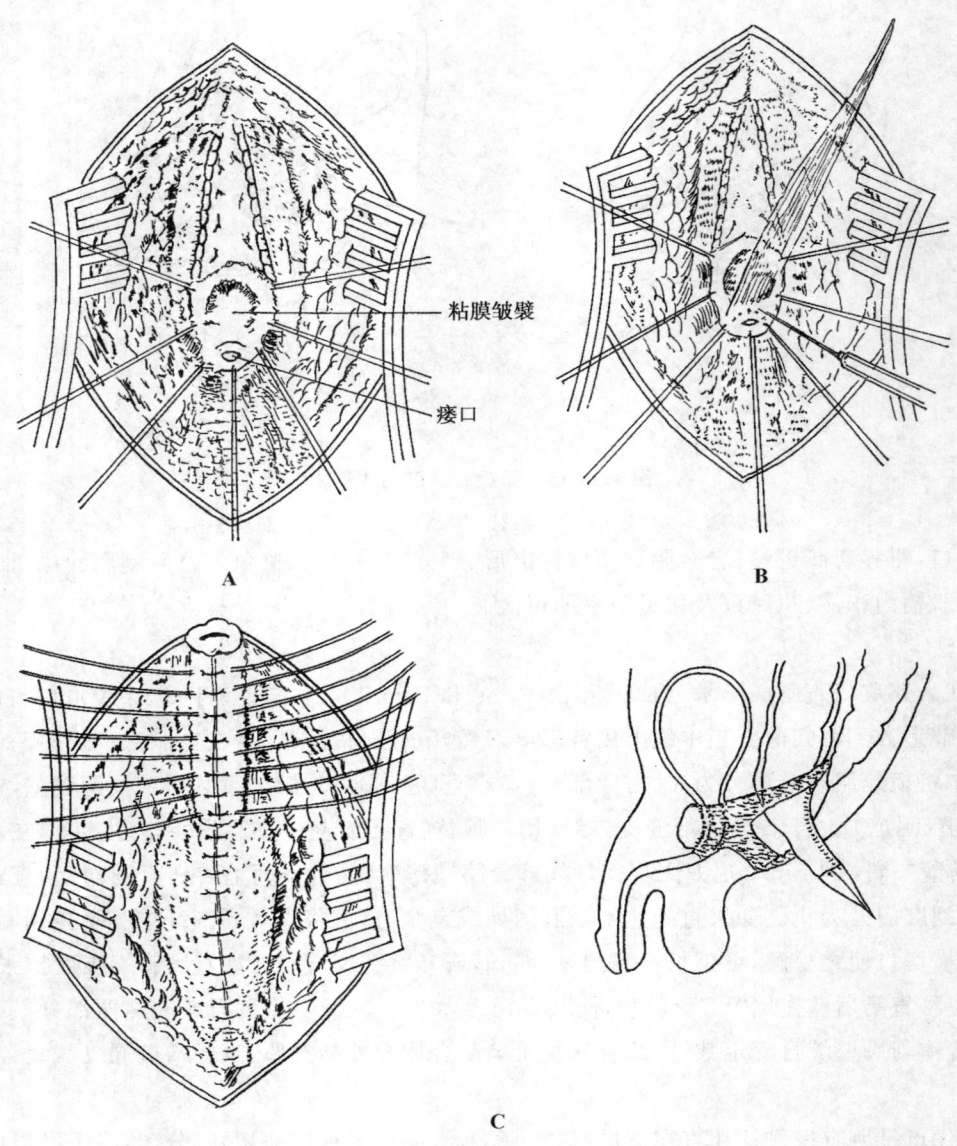

图 4-16-16　后矢状入路肛门直肠成形术

A.切开直肠　B.游离直肠、缝合瘘口　C.剪裁和成形直肠

膜下分离。此处分离比较困难,因为阴道从后面包绕尿道一半以上,而且组织弹性差。阴道分离后往往出现阴道前壁缺血。阴道分离得越长,缺血越严重,越易出现尿道阴道瘘。阴道游离充分后修复尿道,特别是共同管两侧横纹肌对控制排尿有重要作用。围绕着事先置入膀胱的尿管修复尿道,缝合两层,然后将阴道在尿道后方缝合于皮肤上。对分离时严重损伤阴道前壁的病例,为防止出现尿道阴道瘘,应将阴道扭转 90°,即使有血循环的阴道侧壁接触尿道缝线。如阴道不能达到会阴皮肤,可选用下列方法作阴道成形:

1)皮肤阴道成形术:适用于阴道缺损较短的病例。皮瓣从未来阴道部位的两侧皮肤或阴唇皮肤形成,应为保留皮下组织具有良好血液供应的全厚皮瓣,两侧皮肤缺损缝合闭合。

2)肠管阴道成形术:阴道缺损较多或无阴道的病例,采用带肠系膜的回肠或乙状结肠修复阴道。即在尿道修复和直肠游离之后,开腹并切取一段带肠系膜的肠管,自会阴拖出。肠管近端缝合于子宫或阴道下缘,肠

管远端缝合在会阴部皮肤上。

最后作直肠修复形成肛门,即将直肠置于肛提肌与外括约肌中心,并将肌肉与肠壁缝合固定数针,同时重建会阴体。

泄殖腔畸形修复术均需做耻骨上膀胱造瘘术。术后2周伤口愈合后,应扩张肛门及阴道。新阴道不能随身体发育而成比例的扩大,因此,阴道扩张要持续到青春期。

(七)术后并发症

1. 肛门狭窄 是肛门成形术后常见的并发症。术中充分游离直肠,避免缝合时有张力;术后防止切口感染和直肠回缩,以及定期坚持扩张肛门,是预防和治疗肛门狭窄的有效措施。如狭窄严重,经扩张仍无好转时,可于第一次手术后6个月,再次行瘢痕切除、肛门成形术。手术次数越多,对肛门的功能影响越大,对此应十分注意。

2. 直肠黏膜外翻 因肛门口径过大,或因瘢痕挛缩致使肛门不能完全关闭,而造成直肠黏膜外翻。每日用温盐水坐浴,促进瘢痕软化,多可随肛门括约肌功能的恢复而自愈。如黏膜外翻较多,经治疗不见好转应予手术矫正。

3. 肛门失禁 术后肛门失禁的原因可能为盆腔神经丛或括约肌受损伤引起,多为暂时性,可逐渐好转。其他原因有:①由于肛门周围瘢痕较厚而硬,不但使肛门狭窄,而且不能完全关闭。②由于肛门口过大、松弛,不能完全闭锁而造成失禁。③为高位畸形患儿手术时直肠未从耻骨直肠肌环穿过,而从其后方通过,失去了控制排便的括约功能。④少数病例是由于先天性脊椎畸形伴随的神经发育不全引起的。故应分析失禁的原因,根据不同情况采取相应的措施。对肛门括约肌收缩无力造成的失禁,可行臀肌、掌长肌或股薄肌移植术,重建括约肌。

4. 瘘管复发 由于尿引流不畅,或切口感染、直肠回缩等因素,可造成瘘管复发。对复发瘘道不必急于二次手术修补,应保持膀胱造瘘口通畅,使尿流改道,控制感染。同时,继续坚持扩肛,保证肛门通畅,以防狭窄。以后肉芽增生,部分病例瘘孔可自行愈合。如瘘口长期不愈,6个月后待瘢痕软化,再次手术修复。

5. 泌尿系并发症 肛门直肠畸形特别是伴直肠尿道瘘者术后可发生一系列泌尿系并发症,如尿道狭窄、憩室、闭塞、尿瘘以及神经性膀胱等。最主要的原因是选择术式和处理瘘管不当,在游离、切断、缝合尿道瘘时,过于靠近尿道,或将尿道壁切除;或缝合闭锁瘘口时过紧,致使尿道狭窄;或由于过度牵拉瘘管致使尿道屈曲成角,导致尿道狭窄。相反,如切断瘘管时残留过多,其内面留有直肠黏膜,则可形成尿道憩室。如第一次手术未处理尿道瘘,二次行腹会阴直肠黏膜剥脱、直肠肌鞘内拖出肛门成形术时,由于尿道瘘口周围肠黏膜剥除不完全,肠壁堵塞瘘孔不全而形成憩室。取骶尾部切口,在直视下处理尿道瘘,同时在尿道内留置硬质或金属导尿管,以便术中正确判定瘘管与尿道的关系,可以防止误伤尿道或瘘管残留。术后如有尿道狭窄,定期扩张尿道多能治愈。对无症状的小尿道憩室,可暂不治疗,定期观察。对巨大或有症状的憩室,如尿后滴尿、经常尿路感染及并发结石者,应行憩室切除术。

6. 粪便潴留综合征 为肛门直肠畸形术后较少见的并发症。病因尚不清,多见于中、低位畸形术后。主要临床表现为肛门口的位置、大小正常,无瘢痕狭窄,但有持续性便秘、腹胀,不全肠梗阻症状不缓解,致直肠、乙状结肠扩张,收缩无力或不收缩。治疗首先采用保守治疗,如扩肛、洗肠、调节饮食和训练排便,包括生物反馈训练。症状轻者能逐渐好转。症状重,长期保守治疗不见好转者,应考虑再次手术,切除扩张的直肠、乙状结肠。

(八)预后

肛门直肠畸形的治疗效果近年来已有明显改善,总死亡率由过去的25%~30%降至近年的10%左右,手术死亡率已降到2%左右。

目前仍有约1/3的病例术后有不同程度的肛门功能障碍。有些患儿功能障碍严重,给患儿及其家属造成长期的,甚至是终身的痛苦和烦恼。肛门直肠畸形的位置越高,术后排便功能障碍的发生率越高,程度越严重。术后排便障碍的发生率,功能障碍高位畸形者为86.4%,中位畸形为47.9%,低位畸形为27%。

关于较客观准确地判定肛门排便功能,李正、王练英等综合国内外有关资料及自己的经验,并考虑到设备条件,提出肛门成形术后肛门功能综合评定标准。推荐以便意、失禁的有无及其程度判定的临床评分(表4-16-2)与以直肠肛门测压、肌电图和钡灌肠X线检查等指标判定的客观评分法。在众多客观检查指标中,选出以代表肛门内括约肌功能为主的肛管高压区长度,代表肛门外括约肌功能的肌电图静止时波幅,代表耻骨直肠肌位置和功能的肛管直肠角,以及代表盆底横纹肌收缩功能的直肠肛管收缩压差为指标(表4-16-3)。

表 4-16-2 临床评分标准(6分法)

项 目	临床表现	评分
便意	有	2
	偶有	1
	无	0
肛门失禁	无	4
	偶有污便(每1~2周1次)	3
	经常污便(每周1次以上)	2
	经常污便和稀便失禁	1
	完全失禁	0

注:5~6分为优,3~4分为良,0~2分为差。

表 4-16-3 客观评分标准(6分法)

检查方法	项 目	正常值	评分标准	评分
直肠肛门测压	肛管高压区长度(mm)	24.58±4.61	>15mm	2
			8~14mm	1
			<7mm	0
	直肠肛门收缩压差	2.47±1.36kPa (25.17±13.91cmH$_2$O)	>0.98kPa(10cmH$_2$O)	1
			<0.98kPa(10cmH$_2$O)	0
肌电图	静止波幅	35.4±8.8μV (n=24)	>30μV	2
			10~29μV	1
			<9μV	0
钡灌肠	直肠肛管角	79.0°±1.6°	<115°	1
			>116°	0

该法较其他方法更能全面准确地反映排便功能。对排便功能差的患儿，经系统的生物反馈肛门功能训练仍无改善者，应行括约肌成形术进行矫治。

二、直肠肛管损伤

小儿直肠肛管损伤少见，伤情各式各样，可仅有轻微的肠壁损伤，或伴其他脏器损伤，可为腹膜外损伤或为穿透性损伤。由肠腔内向外的创伤较轻，范围小，大多为伤及黏膜，发生肠壁完全穿破时也只有一小孔。由外向内的损伤范围广泛，多为复合性严重损伤，且常有肛门括约肌广泛性撕裂，可遗留肛门失禁或直肠狭窄。

直肠肛管外伤虽不多见，但以下特点值得重视：①直肠内容物为成形粪便，细菌含量较多。一旦直肠肛管损伤，极易感染，对患儿危害极大。②直肠下端周围组织间隙多，内充纳较多的疏松脂肪结缔组织，血供又较差，易感染，且易向周围组织扩散。③常伴有其他组织器官的损伤。如骨盆骨折可引起直肠撕裂伤，常合并有尿道损伤及盆腔大出血。④因发病率低，临床医师诊治这类损伤的经验不足，易误诊或漏诊，处理也欠全面。

（一）病因及分类

1. 按病因或损伤机制分类

（1）医源性直肠损伤 如骨盆内、会阴部、骶尾部手术，直肠脱垂的注射疗法，肛表测体温，灌肠，直肠或乙状结肠镜检查，电灼直肠息肉，取直肠壁或黏膜活组织检查等，如操作失误或粗暴，可损伤直肠。直肠镜检查、肠套叠空气整复或B超下水压灌肠复位时，注气或水压力过高所致的损伤，多为撕裂伤。

（2）尖锐、质硬的金属异物刺伤、锐器伤、跌撞伤、产伤等，致直肠损伤，在小儿较常见。常同时损伤尿道、膀胱或阴道。

（3）骨盆骨折伴直肠损伤，多为复合性严重挤压伤。

（4）会阴部Ⅲ度烧伤后，大而厚的瘢痕致肛门直肠狭窄及变形，影响肛门功能。

（5）武器穿透伤较少见。

2. 按解剖位置分类

（1）腹膜内损伤。

（2）腹膜返折以下、肛提肌以上的损伤。

（3）肛提肌以下的肛门括约肌及周围皮肤伤，即肛管损伤。

（二）临床表现

患儿有便血，排便时疼痛或自伤口溢粪、排气。肛门括约肌功能障碍，表现为尿闭，或自肛门流粪和血、尿。检查可见会阴部肿胀、皮下淤血、肛门皱襞展平。如系腹膜返折以上的第一类损伤，伤后立即出现不同程度的腹膜炎症状。第二类腹膜返折以下的损伤，因该段直肠无浆膜覆盖，周围组织间隙较多，由于粪便污染，且很快向周围间隙扩散，感染严重。第三类肛管外伤多为浅表的开放伤。一般腹膜返折以下损伤者疼痛较返折以上损伤者重，但不易定位。

（三）诊断

在诊断时应鉴别腹膜返折以下损伤或腹膜内损伤，并判断肛门外括约肌有无损伤。详细询问病史，了解摔下的高度、受伤时的姿势、受伤的时间、刺入物的性质、刺入的方向及异物取出与否。也应了解自伤口或直肠有无血、尿、粪或气体排出，出血量及伤口的污染情况。如怀疑医源性损伤，应询问在进行医疗措施的当时，患儿有无剧痛或哭闹。

为确定损伤的程度，宜先做直肠指检，再酌情做直肠镜检查。绝不可向肛门内注入任何物质（包括空气及钡剂）。凡有肛门损伤，不论伤口大小，均应做直肠检查。首先查清会阴肛管伤道行径、括约肌情况，判明直肠有无裂伤、穿孔、贯通伤、以及损伤的深度、部位。直肠损伤常伴有下尿路损伤，应常规查尿。不能排尿者应常规放置导尿管，保持膀胱空虚，这样不仅便于手术操作，而且尚可观察尿中有无血液及粪汁。

疑有穿透伤，特别是无明显腹膜刺激征象者，应摄腹部及盆腔立位 X 线片，如腹腔或盆腔有游离气体者，即证明有肠道破裂，但无游离气体者亦不能排除直肠损伤。

（四）治疗

治疗直肠肛管损伤的关键是抗休克、选择正确的术式及防治术后感染。除所有病例均须注射破伤风抗毒素外，应根据损伤的部位和程度，制订不同的治疗方案。一般认为，伤后 4 小时内为手术最佳时间，6 小时内为污染阶段，超过 6 小时为感染阶段，故应早期手术。有人指出，手术每延误 4 小时，其死亡率增加 15%。仅轻度损伤直肠黏膜，不需特殊治疗。严重的直肠肛管损伤，应立即注射控制需氧菌和厌氧菌的广谱抗生素，防治休克，保护创口免受粪便污染。同时作术前准备，待病情好转后立即手术。

腹膜外直肠破裂末损伤括约肌时，修剪创缘后在直肠腔内缝合创口。会阴部有创口时，首先修补肠腔缺损，必要时扩大会阴部创口，从会阴部缝合肠壁，再处理外部伤口，并放置引流。如直肠破裂大于肠腔周径的 1/4 或不能缝合时，应于近端作结肠造瘘。术中用生理盐水、抗生素溶液冲洗远端结肠和直肠，再由会阴部的创口引流直肠间隙。必要时自尾骨尖作一纵行或弧形切口，进入直肠间隙，沿骶骨凹向上探查，直至破裂处，清除骨片、血块及异物，放置引流物。不应切除尾骨，以免发生骨髓炎。

腹膜内直肠损伤的处理原则是：①直肠伤口缝合修补。②乙状结肠造瘘，远端结肠灌洗。③直肠后间隙引流。④腹膜内损伤者行剖腹探查。术中仔细检查盆腔及腹腔所有脏器，发现有肝、脾破裂，应先予以处理，再处理直肠肛管损伤，找到肠破口后，作双层间断横行缝合。伤后就诊早，肠壁无炎症改变，腹腔污染轻者，用生理盐水、氨苄西林、庆大霉素及甲硝唑溶液冲洗腹腔后缝合腹壁。就诊较晚，腹腔污染较重，肠壁已有炎症，伤时直肠内充满粪便，括约肌断裂已有严重污染者，应作近端结肠造瘘术。造瘘口远端肠腔宜用上述液体冲洗，减少污染，同时放置腹腔引流。

选择结肠造瘘部位很重要。如直肠、乙状结肠及其邻近器官损伤或有可能再次手术处理者，应选择横结肠造瘘，使造瘘口远离手术切口，可防止切口感染，并保留足够长度的结肠，以备再次手术时应用。如损伤较单纯，则行乙状结肠造瘘。合并膀胱损伤应一期缝合，并作耻骨上膀胱造瘘和置引流管。

对合并盆腔大出血者，首先应迅速建立静脉通道，补充血容量。然后经左下腹切口迅速暴露下段腹主动脉及其分支，暂时控制出血，并快速输血，使血压回升稳定后，再结扎一侧或双侧髂内动脉。对中小静脉断裂或骨折端渗血不止者，可采用长纱布条填塞压迫止血。

直肠肛管损伤已感染或有感染可能者，不作一期缝合，可延期缝合创口或不缝合，充分引流病灶及腹腔，在破损的近端行结肠造瘘。

合并括约肌损伤时，如损伤范围较小，污染不重，争取一期缝合。括约肌广泛损伤或污染严重者应延期修补。一期缝合常因感染而失败，形成较大的瘢痕，影响肛门功能。

在创口愈合后 3～6 周，关闭临时性结肠造瘘。肛管损伤愈合后出现肛门狭窄者应定期扩肛及每日温盐水坐浴。

(五) 预后与预防

小儿直肠肛管损伤的死亡率较高。1976年 ЛЁНЮЩКИН 报告,死亡率为14%。特别是交通事故导致骨盆骨折,伴发直肠损伤者,死亡率更高,严重者可立即或于伤后数小时内死亡。国内王氏报道,直肠腹腔内穿孔伤,如能及时处理,病死率在8%以下,伤后1～6小时死亡率为30%,6～12小时死亡率为50%,12小时以上为75%。Nelson报道,受伤48小时后死亡者,80%与感染有关,控制感染是提高治愈率、降低病死率的关键,而控制感染的最好方法是早期确诊,及时正确处理。

腹膜内损伤不影响肛门括约肌功能,修补后肠功能恢复良好。腹膜返折以下损伤,由于污染严重,可引起直肠周围间隙严重感染,炎症消退后瘢痕厚硬,可引起肛门直肠狭窄或肛门失禁。广泛性损伤有括约肌功能障碍者,经再次修补后,括约肌功能也可能恢复。

对医源性损伤的预防非常重要,应注意以下几点:①应熟悉直肠肛门部的解剖生理学特点,术中尽量避免损伤肛门括约肌,不使其功能受损。②对腹膜返折以上行直肠活检与电灼术时,要防止过度牵拉。电灼过深有致肠壁感染穿孔之可能。③扩肛、灌肠或行乙状结肠镜检查时,切忌操作用力粗暴,以免使已有病理改变的肠管胀裂穿孔。④肛门直肠内或周围注射药物时,一定要注意药名、药量,防止造成肛周组织大片坏死。

三、小儿便血

小儿便血是小儿胃肠道出血的常见症状之一,可发生于小儿任何年龄。一般情况下,便血量不多,表现为粪便带血或全血便,色呈鲜红、暗红或柏油状,量多少不等,可混有黏液或脓液。如出血量大而且速度快,一次超过全身血量的1/5,可导致失血性休克和严重贫血。

(一) 病因

小儿便血可以是直肠本身损伤或疾病所致,如直肠息肉、血管瘤和血管畸形、痔、炎症等,更多见于消化道疾病,如胃、十二指肠溃疡,消化道息肉、憩室、重复畸形和肿瘤,特别是血管瘤以及小婴儿常见的肠套叠等。另外一些全身性疾病亦可引起小儿便血,如感染性疾病、血液系统疾病、维生素缺乏、中毒性疾病、寄生虫病等。

(二) 临床表现

主要表现为从肛门排出血便。出血量少者,临床上无症状,仅发现排便异常,大便隐血阳性。小量、反复、多次地便血可导致患儿贫血,出现疲乏无力。突然大量快速出血则引起失血性休克,产生一系列临床表现,如血压急剧下降,心音低钝无力,脉搏微弱不易触及,皮肤黏膜苍白,四肢发凉伴发绀,尿量明显减少甚或无尿,颈静脉塌陷,中心静脉压下降等。出血后患儿常有3～5天的发热,一般在39℃以下。出血早期化验血液无明显异常改变,一般经过3～4小时后才表现为贫血,此时红细胞计数和血红蛋白、血细胞比容均有下降,出血越多,改变越明显。一般出血后2～5小时白细胞计数升高,达$(10～20)\times10^9/L$,止血后2～3天恢复正常。出血后数小时血中尿素氮升高,24～48小时达到高峰,3～4天可恢复正常。其他伴随症状由于病因不同,其临床表现也不一样。简述如下:

1. 消化道本身疾病　有时出血量较大,常见于如下疾病:

(1) 食管下段静脉曲张　多见于门静脉高压症的患儿，可有肝脾大伴功能异常，食管下段静脉曲张，破裂后可有大量呕血，或呈柏油样便。

(2) 胃、十二指肠溃疡　以排柏油样便为主，呕血少见。

(3) 食管裂孔疝　由于该病常合并胃食管反流而致反流性食管炎及溃疡，多以平卧或夜间呕吐为重。吐物为咖啡色胃内容物，同时伴有贫血，大便隐血试验阳性。

(4) 梅克尔憩室出血　可反复发作，表现为突发无痛性大量血便，可呈暗红或鲜红色，2岁以内婴儿多见。除出血外，有的患儿同时可伴发梅克尔憩室穿孔、梗阻或憩室炎等。

(5) 肠重复畸形　症状可出现在任何年龄，以1岁以内多见，可突然反复出现无痛性便血，伴发肠扭转或肠套叠时，有腹痛，可触及腹部包块。

(6) 肠套叠　突然出现有规律的阵发性哭闹，呕吐，伴果酱样血便和腊肠样腹部包块为其特点。60%左右有血便。

(7) 出血性坏死性肠炎　患儿一般均有腹痛、腹胀和洗肉水样的腹泻，伴有腥臭味，同时有高热、烦躁等全身感染中毒症状，甚至出现休克。

(8) 消化道血管瘤及其他肠道肿瘤　血管瘤出血特点是反复出血，可多可少，常常需要作肠系膜动脉造影或内镜检查协助诊断。其他肠道肿瘤约有10%~20%可发生急性出血。以恶性肿瘤多见，少数平滑肌瘤体积过大时也可引起便血。

(9) 肠息肉　一般为少量或中等量、反复多次的无痛性便血。大便表面带血，成形便条有纵沟，个别患儿在便后可有红色带蒂肿物脱出肛门外，便后可自行缩回肠腔内。直肠指诊可触及直肠息肉的大小、部位及个数。如果发现结肠及直肠上有大小不等乳头状或葡萄状息肉，需作进一步检查确诊，有无家族性息肉或黑色素斑点——胃肠道多发息肉病等。

(10) 痔和肛裂　婴儿痔较少见，年长儿有内外混合痔时，有时可有大量便血。肛裂者在便后有几滴鲜血，同时伴有肛门疼痛。

2. 全身性疾病　可能与消化道本身疾病出血相混淆的有如下疾病：

(1) 新生儿自然出血　是由于维生素K缺乏所致，多发生于生后1周之内，以生后3~5天多见。出血量较多，腹部无阳性体征。

(2) 过敏性紫癜和血小板减少性紫癜　血小板减少性紫癜可排水样血便，同时有血小板减少，骨髓穿刺巨核细胞增多有助于诊断。过敏性紫癜患儿在皮肤黏膜有出血点及出血斑，同时可有内脏淤血。过敏性紫癜在4岁以上儿童多见，可伴有阵发性腹痛、呕吐、腹泻。有的患儿可合并肠套叠。患儿尿中有蛋白、管型及红细胞，束臂试验阳性，嗜酸性粒细胞增高。

(3) 急性坏死性小肠炎　有腹痛、腹泻、便血和脓毒血症4个主要症状。血便呈暗红色或鲜红色糊状，有时出血很多。新生儿坏死性肠炎多数有缺氧窒息史。

(4) 溃疡型克罗恩病　可有便血，出血前常有低热、腹泻、腹部疼痛和压痛。

(5) 血液病　再生障碍性贫血患儿表现为严重贫血，皮肤黏膜有出血点，可有便血。骨髓象及血象呈全血细胞减少。各型白血病也因血小板减少而有便血，通过血象和骨髓象可以鉴别。血友病患儿有出血史及家族史，多伴有皮下淤斑及血肿，一旦外伤易出血不止。检查凝血功能可有凝血因子缺乏而确诊。

(6) 重症感染可引起多器官功能衰竭，弥散性血管内凝血(DIC)而致消化道出血。患儿可出现呕血和便血，甚至尿毒症肾功能障碍。肝昏迷晚期全身出血时，可伴有便血，有严重的肝功能障碍。

（三）诊断

1. 病史与体征　便血史，便血时是否伴有腹痛、呕吐，消化道出血的重要诊断线索及患儿的病史和体征，详细询问既往有无溃疡病、肝硬化、肿瘤、痔、肠息肉等呕血、腹部有无包块，有无皮肤出血点及淤斑。进一步询问此次出现便血的时间、出血量、血便的颜色，血与大便之间的关系等。如出血在排便前、排液中或在排便后，血与粪便相混合或分离，以及血便的颜色是鲜红、暗红还是柏油样黑便。一般来说，出血部位越高，便血的颜色越暗，出血部位越低，便血颜色越鲜红。同时还与出血速度、出血量及血在肠道内停留时间长短有关，如出血速度快，出血量大，且在肠道内停留时间短，即使是高位出血也可以为鲜红色血便。因此仔细收集病史和阳性体征，对判断出血原因很有帮助。如鲜血在排便后滴下，与粪便不相混合者多见于直肠息肉、痔和肛裂。血与粪便相混杂呈果酱样，同时伴有腹痛、呕吐为急性肠套叠。大便伴有脓血、里急后重者为细菌性痢疾。血与粪便相混合伴黏液者，多为结肠息肉病、慢性溃疡性结肠炎等。便血伴有剧烈腹痛，甚至出现休克，应考虑为肠系膜栓塞、出血性坏死性肠炎。便血时，同时伴有皮肤和其他器官出血者，应注意有无血液系统疾病、急性重症感染、尿毒症及维生素 C 缺乏症等。

在临床实践中，只靠病史及体格检查，确定消化道出血的原因还是困难的，应采用其他诊断方法以协助确定出血病灶的性质和部位。对消化道大出血患儿必须迅速抗休克治疗，待患儿血流动力学稳定后，才能作进一步检查。

2. 胃管吸引、吞线检查　下胃管后如抽出的胃液内无血而有胆汁，则可肯定出血来自下消化道。吞线方法简单易行。正常情况下线的上端为白色，下端为黄绿色，可显示口腔、食管、胃、十二指肠相应部位。若有出血，在相应部位有血染。拔线时要轻柔，防止因损伤而出现假阳性。必要时可重复检查，以便除外上消化道出血。

3. 直肠指检、肛门直肠镜或乙状结肠镜检查　可直视肛门、直肠和乙状结肠病变，特别应该注意直肠后壁，因为小量便血多见于直肠后壁息肉。

4. 纤维结肠镜检查　急性出血伴有休克者，在急性出血期间及病情稳定后均可以进行此项检查，出现假阳性机会较少，但也不能完全取代钡灌肠检查。因有时纤维结肠镜不能完全抵达回盲部，故观察有盲区。

5. 钡灌肠和结肠双对比造影　在向直肠、乙状结肠注钡剂后，再向结肠注入气体，变换体位，使结肠形成良好的双对比显影。采用分段不同体位摄片，可观察结肠，尤其是直肠、乙状结肠的病变，对直肠及乙状结肠息肉、肿瘤、肠套叠等有诊断价值，但其诊断率不太高。在活动性出血时不宜作为首选，因肠管内有钡剂可影响血管造影检查。

6. 选择性内脏血管造影　消化道钡剂 X 线检查和内镜检查后仍有 5% 的患儿出血原因不明。

选择性肠系膜动脉造影，近年来不但可以确定出血部位，而且经造影导管注入小剂量血管收缩剂，可使 80%～90% 的患者出血停止。对一些出血已停止或为慢性出血者，虽见不到渗出的造影剂，但亦可呈现小肠和结肠的血管畸形，表现有扩张的供应动脉、局灶性血管丛、相应肠系膜静脉过早充盈等。小肠平滑肌肉瘤表现为局限的边缘清楚的肿瘤染色、明显的供养动脉和静脉、不规则的染色致密的肿瘤血管、肿块内小面积的造影剂混合等。

7. 放射性核素检查　目前用于消化道出血诊断的核素显像方法主要有 3 种：

(1) ^{99m}Tc-红细胞显像　^{99m}Tc 标记红细胞在血液中滞留时间较长，在 24～26 小时内无需重复注射，可连续动态观察持续性胃肠出血和间歇性出血。特别对急性活动性胃肠道出血具有较高特异性，可检测每分钟

0.05～0.1ml 的出血,阳性率约为 75%～97%,定位诊断准确性约为 80%。与血管造影、内镜等检查相比,具有简便、准确、无创伤和观察时间长、容易捕捉到出血机会等优点。

(2) ^{99m}Tc-胶体出血显像 本法对持续性胃肠道出血诊断的灵敏度很高,可测出出血部位。即使出血速率仅每分钟 0.1ml 也能被测出,很少出现假阳性。

(3) ^{99m}Tc-过锝酸盐显像 对小儿消化道出血,高度怀疑梅克尔憩室、肠重复畸形者,可选择异位胃黏膜显像,静脉注射 ^{99m}Tc-过锝酸盐。若在回盲部附近早期出现较固定的放射性浓聚灶,则可以诊断梅克尔憩室。如腹部出现条索状放射性聚集,则可能为重复畸形,其阳性率约为 80%～85%。

放射性核素显像虽对显示肠道出血的敏感性很高,但其特异性太差,其显示的出血部位常不确定,使临床应用受到限制。

8.实验室检查 对原因不明的便血患儿应进行血液系统的全面检查,包括血常规、出凝血时间、凝血酶原时间、血小板计数和部分凝血活酶激活时间及肝、肾功能检测。如发现血象异常,必要时可作骨髓穿刺进一步检查有无血液系统疾病等。

(四)治疗

对引起便血的疾病已确诊者,应针对原发病选用适宜的治疗方案。对出血部位和病变仍不清者,应按下述原则处理:

1.间歇性小量便血,或大便隐血阳性者 可对症处理,同时进行便血原因的检查,查出后给予及时处理。如果出血已停止,可定期随访观察,大部分患儿经保守治疗可以获得治愈。

2.中等量以上持续性或反复间歇性便血者 应收住院观察治疗。患儿安静卧床休息,进流食或软食。给予止血剂,常用的有维生素 K_1、维生素 K_3 及立止血、酚磺二胺等药物,必要时给予输血。其他如乙状结肠镜、纤维结肠镜检查均应在全身情况稳定后进行。在镜下不但可以观察到出血部位和病变性质,而且可以作息肉摘除术或采用局部止血疗法。对出血灶用高频电凝、冷冻、激光止血,或喷洒肾上腺素、高铁止血剂等止血治疗。疑有胃肠道血管畸形或平滑肌瘤引起出血者,可作选择性内脏血管造影,发现出血灶时,可经选择性动脉导管注入血管活性药物、明胶海绵颗粒或自家血凝块,以收缩或堵塞动脉,达到止血或暂时止血的目的,从而避免作急诊手术。

3.对急性下消化道出血合并休克者 首先应该抗休克,立即给予输液和输血,补充血容量。此时患儿应绝对卧床休息,严密观察血压、脉搏、呼吸及末梢循环灌注情况,经保守治疗,便血仍不能控制时,即使便血病因不清亦应行剖腹探查术。此时应把握最佳手术时机,其手术指征如下:①3 次以上反复出血表明有固定出血病灶存在。②疑有肠穿孔或肠坏死等急腹症体征或腹部包块者。③长时间保守治疗仍出血不止者均应及时手术治疗。

在剖腹探查手术中必须全面细致探查,以防遗漏,尤其应警惕多发病灶,应根据病变性质、部位采取相应的处理,如肠切除术、憩室切除术等。探查中未发现明确病灶,可采用分段盐水灌洗透光试验。一般用肠钳夹住十二指肠悬韧带及回盲部,将小肠分为 3 段再用肠钳夹住,分段盐水灌洗透光检查。此时将回盲部提出送入纤维内镜逐一观察,发现病灶作一标记。经上述方法仍不能确定病灶时,主张行回肠中下段处造瘘,以便术后观察瘘口远近端出血情况,为再次手术提供依据。

四、肛门失禁

肛门失禁是指不能随意控制排便,按病变性质分为功能性和器质性两种,按病变程度分为完全性及不完全性。干稀便和气体均不能控制者为完全性肛门失禁;干便能控制,稀便和气体不能控制者为不完全性肛门失禁。可有白天失禁、夜间失禁或昼夜均失禁者。

(一)病因

1. 功能性肛门失禁　ЛЁНЮЩКИН 研究一组体格和智力发育均正常的功能性肛门失禁患儿,多数是在心理极度恐惧和精神抑制之后发病,如双亲死亡、不幸肇事、在学校怕老师批评、回家又怕父母打骂等。情绪激动和忧郁对大脑皮质的排便中枢有抑制作用,不能完成正常的排便动作,致肛门失去控制。

部分患儿肛门失禁与便秘有关。便秘时粪便长时间潴留在直肠内,使直肠过度扩张和受体的感觉性降低,直肠远端过度膨胀后,造成肛门括约肌扩张而松弛,当直肠内积满粪便,其压力超过括约肌收缩力时,粪便随时从肛门溢出,形成便秘和失禁同时存在。

2. 器质性肛门失禁

(1)先天性因素

1)神经系统发育缺陷:先天性腰骶部脊膜膨出或脊椎裂可伴肛门失禁。患儿外括约肌和耻骨直肠肌失去正常神经支配,无收缩功能,处于弛缓状态。且由于感觉和运动系统均受影响,直肠黏膜在粪便充盈时缺乏膨胀感,不能引起便意及发动排便动作,直肠内粪便随时排出。患儿常伴有尿失禁。

2)肛门直肠畸形:肛门直肠本身及盆腔结构均发生改变,且直肠盲端越高,改变越明显,越复杂。高位畸形时直肠盲端位于盆膈之上,耻骨直肠肌短缩,明显向前上方移位;内括约肌缺如或仅处于雏形状态;外括约肌多处于松散状态,其间充满脂肪组织,肌纤维走行异常紊乱。中国医科大学附属医院随访 225 例肛门直肠畸形术后,35.5% 有不同程度的污便或失禁,畸形位置越高,失禁发生率也越高。其病因主要与畸形伴有感觉、反射和运动组织结构的缺陷有关,也与手术损伤、手术错误有明显关系。过去治疗高位畸形行腹会阴肛门成形术时,直肠未通过耻骨直肠肌环,而在其后面下降。肛门直肠畸形,特别是高位畸形伴有骶骨畸形,致神经功能缺陷者也不少见,据 ЛЁНЮЩКИН 析,术后肛门失禁者中约 10% 属此原因。中、低位畸形术后的肛门失禁,主要原因为手术损伤、感染等因素。

(2)后天性因素　肛门直肠部外伤、感染或手术损伤造成的肛周皮肤瘢痕坚硬,致使肛门不能完全闭合而漏粪便,或损伤肛周肌肉——内外括约肌与肛提肌,或损伤盆神经致该肌群麻痹而致肛门失禁。肛门失禁也可见于肛门部疾病,如肛门直肠脱垂导致的括约肌松弛,骶尾部或肛管肿瘤的压迫及牵拉等。

(二)临床表现

各种原因所致的肛门失禁,其临床表现相同。功能性肛门失禁多于 3~7 岁发病,开始时有多少不等的不自主的流粪,可在白天玩耍或活动过多时出现,有些则在睡眠时失禁或昼夜均失禁。部分患儿可突然发生,短期内又完全恢复正常。有些发病缓慢,失禁呈进行性加重,衣裤经常污粪,会阴部潮湿,从患儿身上可发出粪臭。年长儿可诉说肛门周围皮肤有瘙痒感。

局部体征因原发病和肛门直肠损伤程度不同而异。功能性肛门失禁者肛门外观正常而仅有肛门污粪。肛门直肠手术或损伤所致肛门失禁,在肛门、会阴有瘢痕,有时有肛门变形及移位,可向前移至阴囊根部或向后接近尾骨。有的病例肛门口哆开或同时有黏膜外翻,刺激时无收缩反应。经常失禁者肛门周围皮肤潮湿、发红,有炎性改变。

(三)诊断

诊断不困难,重要的是要正确判断失禁的原因和程度。按失禁者的程度临床上分为4级:①轻度污粪:偶有稀便溢出。②污粪:有正常排便,在排便间隔期有液状和小粪块流出。③部分失禁:平时污粪较多,稀便时不能控制。④完全失禁:不能区别气体、液体和固体粪便,完全不能控制排便。

1.直肠指检　可了解肛门失禁的原因和程度、肛门有无狭窄及狭窄程度、瘢痕的长度和硬度、括约肌有无缺损及缺损的范围、括约肌收缩力的强弱。也可了解腹会阴肛门成形术后直肠是否通过耻骨直肠肌,如未通过,可于直肠前壁触到该肌。

2.肛门直肠测压　已作为判定肛门功能的客观指标。肛门失禁者肛门直肠收缩压差小于0.98kPa($10cmH_2O$),肛管高压区在1.5cm以下,肛管直肠反射消失。

3.钡灌肠检查　功能性肛门失禁者,见直肠扩张。其他原因引起肛门失禁,如括约肌功能丧失或直肠位于耻骨直肠肌之后,可见直肠肛管角消失、肛管开放、钡剂充满肛管或有外溢现象。

4.肌电图　可检查肛门括约肌功能。肛门失禁者该部肌电活动减弱或消失。

5.肛管内超声扫描　是将圆筒状超声探头插入直肠内,分别取距肛缘4、3、2、1cm处的图像,可观察到耻骨直肠肌(距肛缘4、3cm)、肛门外括约肌(距肛缘3、2、1cm)及内括约肌(距肛缘2、1cm)具有不同声学特点的图像。肛管内超声扫描对肛门失禁患儿可提供肛门部位及括约肌改变的重要信息。括约肌损伤所致的肛门失禁,可见环状括约肌连续性缺损及瘢痕形成。由于瘢痕组织多少不同,而呈高回声、混合回声或低回声区,有时括约肌环不对称。神经源性肛门失禁患儿在肛管静止压力降低的同时,往往有内括约肌厚度变薄的改变。

6.CT及MRI检查　已广泛应用于脊椎及神经系统疾病的检查,对该组疾病的诊断有重要价值。小儿肛门失禁的一个常见原因是腰骶部脊膜膨出或隐性脊椎裂伴发的脊髓栓系综合征(tethered cord syndrome)。该综合征的主要病理改变是硬膜腔内神经终丝短缩、增粗,纤维粘连或脂肪组织填塞等病变,束缚脊髓末端,使脊髓圆锥处于低位。由于脊髓远端受压迫、牵拉,造成脊髓或神经根的血供障碍而出现退行性变。在临床上出现尿便失禁、下肢肌无力等一系列症状。有人根据MRI检查及术中所见,将脊髓栓系综合征分为5种类型:①终丝粗大型:粗大的终丝直径大于1.5mm,牵拉脊髓使圆锥低于第3腰椎水平。②脂肪瘤型:包括腰骶部脂肪瘤或脂肪瘤型脊膜膨出,以及脊髓内脂肪瘤、终丝脂肪瘤等。③瘢痕粘连型:多为术后瘢痕及脂肪组织与脊髓或马尾神经粘连。④肿瘤型:畸胎瘤、皮样囊肿等包绕脊髓或马尾。⑤混合型:有上述两种或两种以上病变同时存在。CT、MRI可以清晰地提供脊髓终丝的形态学改变及其与周围组织的关系,对诊断神经源性肛门失禁极有价值。

很多文献报告,对肛门直肠畸形术后肛门失禁患儿,CT及MRI能提供有价值的信息,包括肛周肌肉的缺陷、拖出肠管与肛周肌肉的关系,以及肛周肌肉中大量脂肪组织充填等,同时可观察有无腰骶椎畸形及脊髓栓系综合征等。这些对判断肛门失禁的原因和选择矫治手术很有意义。

(四)治疗

根据肛门失禁的原因和程度选择治疗方法。

1. 功能性肛门失禁 首先应使患儿心情愉快,增强治愈的信心。每日灌肠1~2次,清除直肠内粪便,使其不再自行排出。灌肠后用温水坐浴。同时训练患儿定期自主排便,建立排便条件反射,25~30日为一疗程。病情严重者可住院进行系统治疗,定时灌肠及训练排便,训练括约肌功能,同时配合理疗、电刺激等。睡前给镇静剂。

电刺激疗法可刺激直肠、骶部和耻骨,使直肠壁肌肉和括约肌紧张,以促进肌肉功能的恢复。同时配合自主的训练括约肌功能,即经肛门插入一5~7cm的粗肛管让患儿反复做括约肌收缩和弛缓动作,每次持续15~20分钟,每日做1~2次,20~25日为一疗程。然后,让患儿带肛管行走5~10分钟,要求肛管不脱落。最后作排便动作后排出肛管,完成训练。如肛管脱落应继续第2个疗程。

电刺激疗法也可用于肛门直肠手术和损伤后的肛门失禁,以及腰骶部脊膜膨出等神经功能障碍的肛门失禁。

近年来生物反馈技术已被应用于小儿肛门失禁的治疗,主要应用于脑脊膜膨出、肛门直肠畸形术后,以及后天性肛周神经肌肉损伤所致肛门失禁。生物反馈训练是利用生物反馈仪,如压力或肌电反馈仪等,通过声、光信号显示,使患儿在直视下主动进行排便感觉及肛门随意收缩训练,使肛门功能逐渐改善,接近正常。一般每日训练1~2次,1周为一疗程,训练期为4~6疗程。有人统计,在54例肛门直肠畸形术后肛门失禁接受生物反馈治疗患儿中,71.66%排便功能有改善,说明生物反馈训练对小儿肛门失禁是一种有益的辅助治疗方法。

重度肛门直肠脱垂、多发性直肠结肠息肉病或巨大骶尾部畸胎瘤等括约肌机械性障碍所致的肛门失禁需治愈原发病,失禁始能治愈。

2. 器质性肛门失禁 应根据失禁的程度和原因选择疗法,肛门直肠手术后的污便主要采用保守疗法,训练排便功能,一般随着年龄的增长,肛门控制能力可渐恢复。但对严重肛门失禁应手术治疗。目前常用术式有以下几类:

(1)肛门皮肤成形术 适用于肛周瘢痕坚硬、直肠黏膜外翻、肛门位置和大小异常等所致的肛门失禁。也可作为其他术式的准备。在北京儿童医院收治的96例肛门直肠畸形术后肛门失禁的病例中,78例采用肛门皮肤成形术,近90%获得满意疗效。

1)"S"形皮片肛管成形术:适用于肛管皮肤完全缺损者。沿皮肤与黏膜连接处环形切开,将瘢痕和黏膜与下方的括约肌分离,向上至齿状线。暴露内括约肌,切断黏膜。以肛门为中心,作"S"形切口,做成两个厚薄均匀带少量脂肪的皮片。将一侧皮片顶部拉向肛门前方,另一皮片拉向后方,并与直肠黏膜边缘缝合。

2)三角梯形皮片肛管成形术:适用于肛管部分皮肤缺损者。切除部分肛管黏膜,在肛门旁切取三角形皮片或在肛门前后取梯形皮片,转入肛管内与黏膜缝合。有时,也可作"Z"形皮片移植。

(2)肛门外括约肌修补或重建术

1)肛门外括约肌修补术:适用于括约肌撕裂伤、肛门直肠环的连续性中断或损伤,括约肌的损伤不超过肛门周径的1/3或括约肌有瘢痕形成者。在确定括约肌损伤部位后,沿瘢痕组织作半圆形切口(图4-16-17A),切口应距肛门稍远,以免感染。将皮瓣向肛门翻转。分离粘连的瘢痕组织,显露括约肌断端。切除括约肌间的瘢痕组织,但应在断端上保留少许瘢痕组织(图4-16-17B),以免缝合时撕裂括约肌纤维。用粗丝线或肠线作褥式缝合,并间断缝合数针(图4-16-17C)。

2)括约肌折叠术:适用于括约肌松弛者。在肛门前或后联合折叠缝合紧缩括约肌。作肛门前联合括约肌折叠术,距肛门前缘1~2cm,沿肛门缘作半圆形切口,将皮肤及皮下组织向后翻转覆盖肛门,并牵拉皮片,在

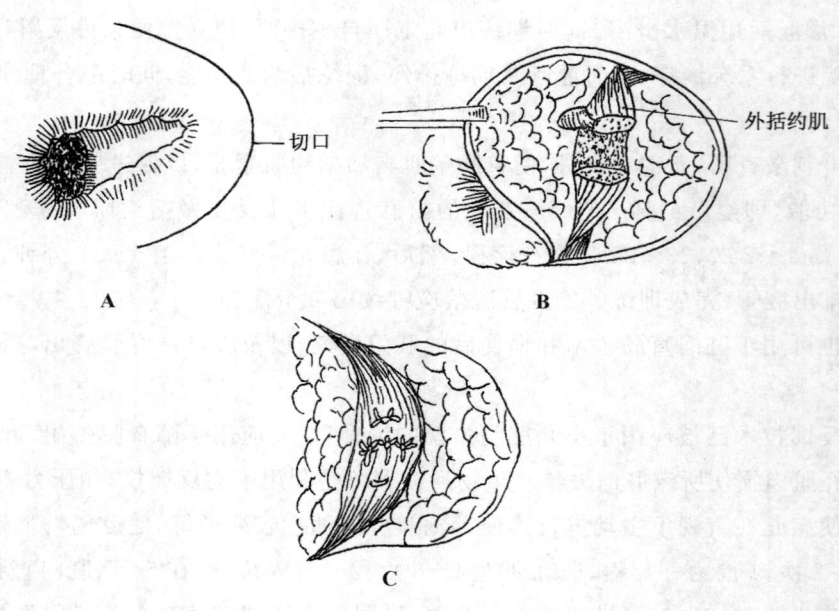

图 4-16-17 肛门外括约肌修补术

A.瘢痕外侧半圆形切口　B.分离括约肌断端,切除瘢痕　C.括约肌断端缝合完毕

两侧内、外括约肌间可见一个三角间隙。用肠线或丝线缝合肌膜,尽少缝合肌肉,以免肌肉坏死致肛管狭窄。最后缝合皮肤。

3)股薄肌移植括约肌重建术:适合于1/2以上的肛门括约肌无功能,如高位肛门直肠畸形术后、脊膜膨出、会阴部神经损伤所致肛门失禁,患儿大于5岁者。股薄肌是股内侧最浅的上宽下窄的带状肌。由第2~4腰神经支配,有一主干和数条小分支在该肌上1/3进入肌内,有时有一副支于稍低部位进入肌肉。股深动脉从该肌外侧进入肌内,手术时应注意保护这些神经和血管。手术时取截石位两下肢外展,取发育良好的一侧股薄肌。在下肢内侧作3个小切口,最低在膝内侧,由下向上游离后,从上方切口拉出该肌,用盐水纱布包裹备用。在肛门前、后方距肛门缘2cm各作2cm长的纵切口。由此两切口作隧道围绕肛门两侧,再从肛门前切口与股部上切口做一隧道,将股薄肌通过隧道拉到肛门前方,再围绕肛门一周,将肌腱通过股薄肌的深面,由耻骨结节切口牵出。紧拉股薄肌,保证适宜的肛门松紧度,酌情将肌腱末端固定在耻骨结节骨膜、腹股沟韧带内侧陷窝韧带上或肌体上。术后10天左右开始锻炼,嘱患儿内收两侧大腿,躯干向前弯,用手压迫下腹部结肠,增加排便反射作用。外展大腿时,肛门紧缩,弯曲躯干和内收大腿时,可使肛门松弛。

该术式的优点在于移植肌力强。缺点是移植肌仍受原神经支配,与排便控制不协调,训练排便费时费力。另外,新建的外括约肌不能产生持续性张力收缩,静止状态下容易溢粪,这与股薄肌肌纤维的组成成分有关。

因此近年来有人采用动力性股薄肌移植术,即在股薄肌移植术后,在该肌内置入电极,术后进行长期电刺激治疗,使股薄肌的快收缩易疲劳的Ⅱ型肌纤维转变为慢收缩耐疲劳的Ⅰ型肌纤维,以获得持续性张力收缩的功能。

近年来刘贵林等利用神经再生理论,采用去神经带血管股薄肌移植,即在股薄肌上1/3处显露神经血管束后,在靠近该肌处切断来自闭孔神经的全部3个分支,移植后的股薄肌从肛提肌再生神经,使该肌改为由骶神经支配,参与反射性排便活动。有人应用神经压扎带血管股薄肌移植,使移植肌受双重神经支配,均取得了满意的治疗效果,似乎更符合生理。另外,交叉神经支配也可使肌纤维发生改变。

4) 带蒂臀大肌瓣移植外括约肌重建术:臀大肌是肛门附近一块强大的扁平随意肌,受第 5 腰椎和第 1～2 骶神经构成的臀下神经支配。支配肛提肌和肛门外括约肌的神经为阴部神经,是来自第 1～4 骶神经和尾神经。在正常情况下,控制排便时,肛提肌、肛门外括约肌和臀大肌同时收缩,排便时又同时松弛。利用带蒂的臀大肌瓣代替肛门外括约肌,取材方便,术式较简便,不但能保证移植肌瓣的血液供应,而且该肌具有肛门外括约肌的功能。术后即可使肛门闭合或明显缩小,黏膜外翻消失,起到控制排便的作用,随时间的延长作用更完善。手术适应证为:①完全性失禁,肛门功能临床评分在 2 分以下。②肛门口过大,黏膜外翻,肛门收缩无力,而肛周无较厚硬的瘢痕。③临床或肌电图检查证明臀大肌功能正常,学龄儿童智力发育正常,能合作者。

手术时患儿俯卧,臀部抬高。于臀部作弧形切口,由一侧坐骨结节经尾骨到对侧坐骨结节。显露臀大肌内侧,在该肌内侧缘沿肌纤维向上游离一条宽 2cm、厚 1cm 的肌瓣(图 4-16-18A)。结扎进入肌瓣内的小血管,注意勿损伤臀下动脉和臀下神经,以保证肌瓣的血液供应和神经支配。肌瓣的长度以无张力地绕过肛门半周为宜。横断肌瓣远端,近端与骶尾骨相连。然后于 3、9 点处距肛缘 1cm 作 1.5cm 横切口。在肛门周围作皮下隧道,其宽度应能较顺利地通过肌瓣,并应防止损伤直肠和阴道。右侧肌瓣绕过肛门后侧及左侧,自 3 点切口处牵出。左侧肌瓣绕过肛门后侧及右侧,自 9 点切口处牵出,并应避免肌瓣扭转。助手将食指置入肛门,牵拉二肌瓣到食指有紧缩感为度。将二肌瓣在肛门前重叠缝合固定,在肛门周围形成带蒂的肌环,代替肛门外括约肌(图 4-16-18B)。缝合应牢固,但又不宜过分紧密,以免影响血液循环。留置胶皮片引流,缝合臀部及肛门周围切口。术后取俯卧位,暴露切口并保持干燥,随时清除创口和肛门分泌物。口服复方樟脑酊或洛哌丁胺(易蒙停),5～7 日后液体石蜡注入肛管,避免用力排便致移植肌肉断裂。术后 3 周开始训练移植肌肉的功能。肌瓣的血供障碍和感染是本手术失败的主要原因。

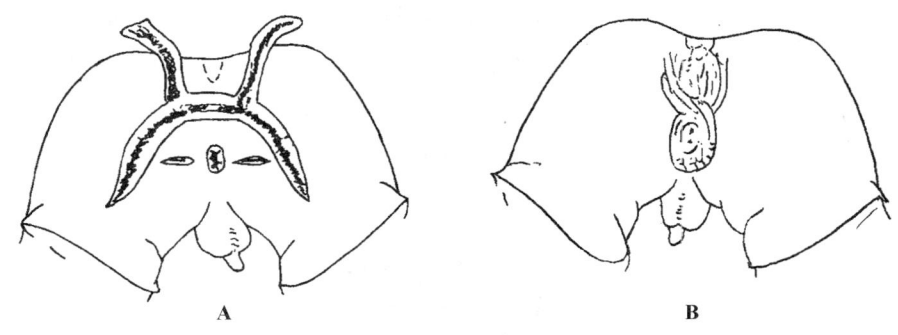

图 4-16-18 带蒂臀大肌瓣移植外括约肌重建术

A. 游离臀大肌瓣　B. 缝合肌瓣

臀大肌肌瓣代替肛门外括约肌的方法很多,有人利用单侧臀大肌瓣,手术侵袭虽较小,但术后排便训练时间较长,功能恢复较慢。故目前多主张采用双侧臀大肌瓣交叉环绕于肛管周围,不但肌环本身能起到紧缩肛门的作用,两侧肌瓣向前上方牵拉直肠使其形成肛管直肠角,肌瓣收缩时也可对直肠远端产生绞锁式关闭作用,更加强了控制排便的功能。

(3) 重建和加强肛提肌或耻骨直肠肌的手术

1) 臀大肌修补肛提肌:用于肛提肌发育不良或直肠手术范围较大的损伤肛提肌,不能直接缝合者。取侧卧或俯卧位,在尾骨尖下方作一弧形切口。暴露肛提肌和直肠后壁,向两侧游离,暴露臀大肌内侧部。根据肛提肌缺损范围决定切取臀大肌的宽度及厚度，一般每侧取血液循环良好的肌瓣厚 1cm 以上、宽 5cm，将左右两肌瓣翻盖于直肠后方，两侧靠拢后缝合，以放在肛门内的食指感觉肌瓣向前推压直肠为适宜。肌瓣下缘缝合固定于直肠周围的括约肌及残存的肛提肌上（图 4-16-19）。放置胶皮片引流，缝合切口。

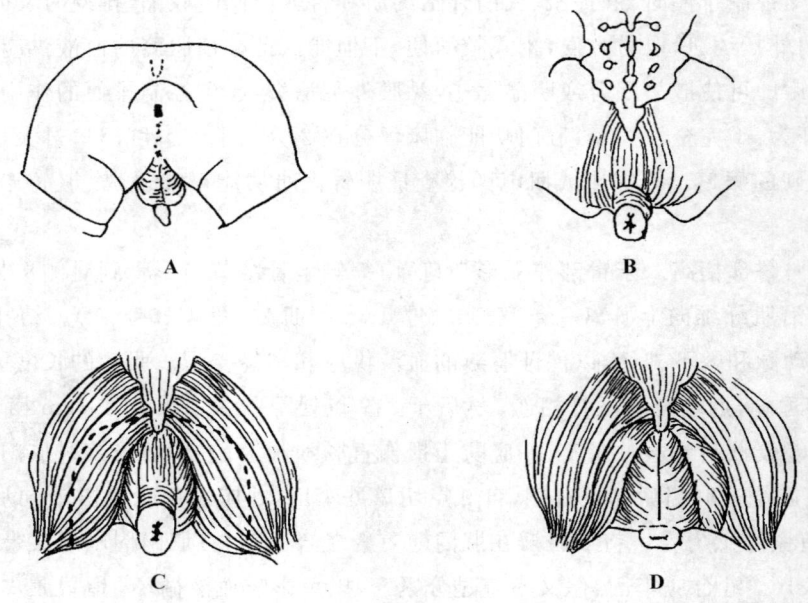

图 4-16-19　臀大肌修补肛提肌

A.尾骨下方弧形切口　B.直肠后肛提肌缺如　C.显露臀大肌两侧部（虚线为切取肌瓣的切线）
D.左右肌瓣翻转缝合于直肠后方

2）游离自体肌肉移植括约肌成形术：自体肌肉游离移植是治疗肛门失禁的一种方法。自体移植的肌肉多用一侧或双侧掌长肌，也可用尺侧屈腕肌。支配掌长肌的正中神经分支于前肘窝处易找到。支配尺侧屈腕肌的尺神经肌支位于肘关节下方尺侧。切除 1cm 支配被移植肌肉的神经支后 2 周，进行移植，以保证移植成活。新生的神经纤维是来自与其紧贴的、有神经支配的肌肉（图 4-16-20）。

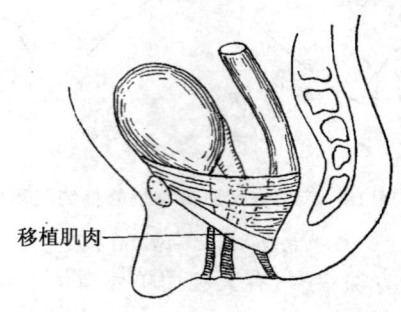

图 4-16-20　游离自体肌肉移植括约肌成形术

手术时完整地取出肌腹和肌腱，清除筋膜。将肌腱自中间横断，切下的肌腱缝合于肌肉的另一端备用。患儿取截石位，由肛门后方 1.5cm 向后至尾骨尖作纵切口，分离并暴露直肠后壁和肛提肌。在肛提肌水平的直肠两侧作隧道，直达耻骨枝。于相应的耻骨枝表面作两切口，与直肠两侧的隧道贯通。将被移植肌肉在肛管与直肠交界部呈"U"形环绕于直肠，缝合数针使之紧贴于肛提肌上。其肌腱在低张力下缝合固定于耻骨骨膜上。术后功能恢复的早期表现为出现直肠充盈感。在4～12个月后才能肯定治疗效果。

保证骨骼肌游离移植成活和恢复功能的条件是：①移植前2～3周去除移植肌的神经。②移植时剥除移植肌筋膜，以免妨碍神经和血管的再生。③移植肌须紧贴受区正常肌肉。④选用肌腹小和肌腱细长的肌肉作为移植肌。⑤清除受区的瘢痕，以便于血管和神经再生。

该手术术后虽能控制排便，由于一条肌肉的肌力有限，患儿在剧烈活动或稀便时仍有溢粪现象。故近年来多采用以掌长肌移植，即与第一条肌肉相反，第二条肌肉从耻骨枝切口放入隧道，肌腹位于直肠前方。两条肌腱拉紧后固定于尾骨上，这样呈双"U"形反向牵拉直肠。刘贵林等用此法治疗40例，取得良好疗效。

3）双侧髂腰肌加强盆底肌：腰骶部脊膜膨出或脊椎裂所致神经源性肛门失禁，其病理改变为神经系统发育缺陷致盆底肌肉瘫痪，表现为肌层薄弱，盆底下垂，肛门哆开。近年来有人采用双侧髂腰肌加强盆底肌，直肠悬吊术治疗小儿神经源性肛门失禁56例，其中54例术后排便功能明显改善，无污粪现象。

该手术方法是在双侧股骨小转子处作皮肤切口，找到髂腰肌肌腱止端，一次完全将其切断。在盆底内充分游离该肌并上提，应避免损伤该肌前面的神经及其内侧血管。将两侧肌腱从髂血管后方、输尿管前方送入盆底，间断缝合固定两肌腱断端。于会阴体处切1cm切口，由此口向盆腔穿两根丝线，将整个盆底肌与双侧髂腰肌肌腱尽量靠拢缝合固定，使盆底肌和直肠上提（图4-16-21）。

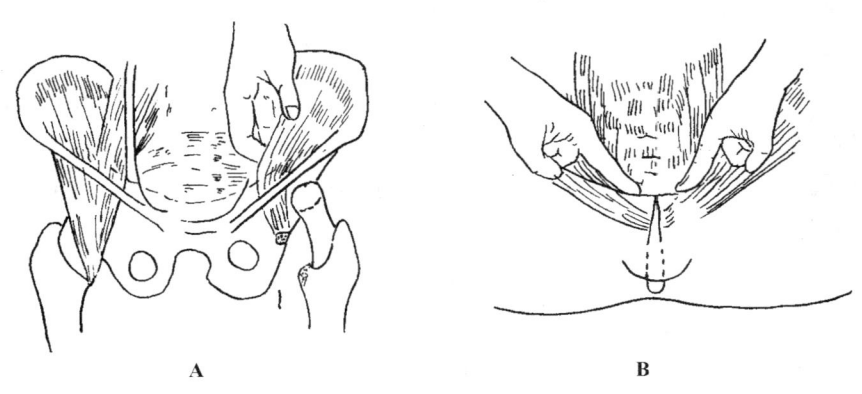

图4-16-21 双侧髂腰肌加强盆底肌

A.切断、游离髂腰肌肌腱 B.双髂腰肌固定于盆底

4）直肠内括约肌重建术：肠管平滑肌翻卷重建内括约肌，可用于先天性高位肛门直肠畸形一期手术及肛门失禁。

剥离拖出于会阴切口外3～5cm的肠管黏膜，将浆肌层向上翻卷，与会阴切口周围的肌肉缝合固定，黏膜缘与切口皮肤缝合，一般浆肌层翻卷180°～360°，如果翻卷的肌袖太长、度数过多、缝合过紧，可引起肌肉坏死和回缩，致使肛门狭窄。

关于该手术的括约机制，有人认为只要翻卷的平滑肌存活，保持平滑肌的特性，就可以起到内括约肌的作用，有自主抑制反应，或有助于维持静止状态的肛管闭合。

五、便秘

便秘是小儿常见的症状之一。据国外文献统计，除各种肠梗阻所致的急性便秘外，以慢性便秘为主诉者占儿科总门诊量的3%～5%，占消化科门诊的10%～25%。然而国内外均未见便秘在小儿外科门诊中所占比例的严格统计资料。

便秘包括大便频度减少及其相关的异常状态,如直肠排空不全、大便干结、便量减少、排便困难及污粪等。在正常情况下儿童排便规律和大便质与量的个体间差异较大,故在综合考虑患儿大便频度、性状、数量改变及排便难易程度和症状持续时间等诸因素基础上作出小儿便秘与否的判断似较合理。

慢性便秘指症状持续发作6个月以上者。它对患儿会造成一定生理及心理损害,诊断和处理均较困难,尤其国内对小儿慢性便秘的研究相对滞后,应引起重视。

(一)病因病理

1.小儿正常排便状况

(1)在正常情况下,胎粪大多数可在出生后24小时以内排出。早产儿则常稍晚。

(2)哺乳期婴儿,其排便次数可从每日5～8次到每日1次。如果不伴其他症状,可视为正常。

(3)2岁以内幼儿的粪便常不成形,用牛奶喂养者每日可排便1～3次。

(4)幼儿从1～2岁起开始对排便有控制能力,至4岁基本可完全控制。过早或强制性排便训练,常可导致小儿对排便兴致降低或发生心理抵触,从而造成慢性便秘。

2.排便生理 粪便所在处肠腔的纵行肌收缩,同时环行肌松弛,这种反应通过壁内反射向远端传播。而在纵行肌松弛的时候,粪便近端的环行肌收缩,通过气体向前压缩,使粪便在肠道内产生向远端的推进运动。当推进波到达乙状结肠、直肠时,肠壁扩张引起内括约肌的反射性松弛,同时对肛提肌的感觉纤维产生刺激,引起粪便膨胀感传入大脑皮质,即成为便意。如果此时符合排便意愿,则外括约肌张力主动下降,通过直肠、肛门肌的主动反射性收缩和腹肌、膈肌收缩,深吸气伴声门关闭等一系列协调动作完成排便。由此可见,正常排便必须具备以下条件:

(1)有足够产生正常肠蠕动刺激的肠内容物。

(2)有正常的肠神经装置,包括正常的直肠排便反射。

(3)腹内压肌群(腹肌、膈肌、提肛肌和肠道平滑肌)的功能正常。

(4)不存在任何妨碍正常肠蠕动的器质性因素。

3.便秘原因与机制 小儿便秘的原因十分复杂,任何影响正常排便生理的因素均可导致便秘的发生,其详尽机制远未阐明。由机械性肠梗阻、急性腹膜炎、中毒性肠麻痹、脑血管意外等疾病引起的急性便秘属急腹症及内科范畴。这里重点讨论的是慢性便秘的原因。此类便秘主要以神经性、精神性及功能性为主,发病部位常位于结肠及直肠、肛门,发生机制多为粪便传输障碍及出口梗阻。在小儿常见原因为:

(1)肠道刺激不足 如食物摄入量过少,食物中所含纤维成分不足,摄入水分不够等。较为典型的是先天性肥厚性幽门狭窄和幽门痉挛患儿,进入肠道食物较少,不能引起对肠壁神经的必要刺激,肠蠕动缓慢,食物运行速度降低而多见便秘。

(2)肠平滑肌张力下降 如小儿营养不良、佝偻病、克汀病、甲状旁腺功能亢进或减退、反复使用降低肠道张力药物(颠茄、阿托品、阿片制剂、抗惊厥药物、钙剂等),这些营养性、内分泌性、医源性因素均可降低肠平滑肌张力而致便秘。

(3)排便动力肌无力 正常情况下腹肌与膈肌收缩使腹压增加,成为排便的主要动力。这些肌群受损或薄弱时,因缺乏足够腹压可造成便秘。常见于各种神经麻痹、长期卧床、缺乏体育锻炼、先天性肌迟缓、慢性消耗性疾病所致的营养不良和全身衰弱、长期使用泻剂或灌肠所致的排便动力肌废用等。

(4)肠管及括约肌张力过高　较重要的为先天性巨结肠(HD)结肠、直肠神经节细胞缺如所致的结肠、直肠痉挛使粪便传输障碍。另可见于乙状结肠痉挛所致的结肠功能性梗阻。直肠、肛周的炎症疾患与肛裂时排便疼痛可反射引起肛门括约肌痉挛，导致排便困难。

(5)先天性巨结肠类缘病　指一类临床症状酷似HD，以顽固性便秘为主，但病理上神经组织改变与HD不同的疾病。主要包括：①肠神经元发育异常(intestine neuronal dysplasia，IND)。②神经节细胞减少症(hypoganglionsosis)。③神经节细胞发育不良(hypogenesis)。④神经节细胞未成熟症(immaturity of ganglia)。这类疾病引起儿童便秘的机制不详，但值得注意的是HD类缘病尤其IND的研究是近年的热门课题之一，据国外大量活检结果统计，HD与IND的检出率之比约为5∶3。

(6)乙状结肠过长　国外有学者观察600例慢性便秘的患儿中有25%乙状结肠过长。这种过长的乙状结肠一方面延长了粪便通过时间，增加了水分吸收，使大便更为干燥，另一方面肠腔本身扩张，肠壁增厚，并有明显的功能障碍，可能是小儿便秘的原因之一。

(7)习惯性便秘　由于小儿过于贪玩，长时间忽视便意或有意抑制排便感觉，或由于家长在训练排便时操之过急而采取强制手段，使小儿排便时紧张，影响了完善的排便反射的建立。

(8)精神性便秘　部分患儿在婴幼儿初期排便正常，当他们的生活中发生较大变故，如遭遇车祸、父母离异或家中新添弟妹后，由于精神因素使正常排便规律破坏，产生便秘。

(9)素质性便秘　临床上可见一些儿童除便秘外其他各方面与正常儿童无异，似乎有大便次数少的先天性倾向，询问家族史常可发现家长也有类似异常。

(10)其他神经性解剖异常　如脊髓圆锥、马尾神经损害，在小儿多见于脊膜膨出。再如先天性肛门直肠发育不全患儿，由于括约肌和其他盆底肌的失神经状态引起便秘。大脑发育不全、小头畸形或脑性瘫痪的患儿可因排便反射的中断抑制而出现不同程度的便秘。

(11)果壳性便秘　小儿吞食大量不能消化的果壳或果核，多见为西瓜子，易引起亚急性便秘，在粪便排出困难的同时，溢出臭稀水样物。

上述多种原因所致的慢性便秘，可使直肠或结肠长期扩张，肠壁感受迟钝，不能有效地收缩，粪便长期潴留在直肠或结肠内，其水分被吸收而变干硬，排便出现困难和疼痛，使患儿对排便产生畏惧感，粪便更为干硬，造成恶性循环。

干硬的粪块可以引起括约肌的痉挛性收缩及血液循环障碍。强制性的排便过程又可引起黏膜病变、皲裂及痔的形成，进一步导致肛门炎及直肠炎。肛裂及炎症的瘢痕性愈合的后果为内括约肌纤维化及内括约肌几乎不能发生反射性松弛，因而粪便只有在很高的压力下才能被排出，以至从起初的功能性便秘最终可发展为肛门括约肌失弛缓的机械性梗阻。

粪便持续性潴留使肠壁收缩能力下降，不断增多的粪便或增大的肠石在肛门直肠环处挤压肛提肌，肛管呈漏斗状变形并缩短，不随意的内括约肌收缩能力下降，松弛反射减退，诸多因素共同造成患儿感觉能力下降，对每次蠕动波到来时都可能发生的粪便溢出不敏感，出现污粪甚至充盈性粪失禁。这种持续性污粪或失禁，虽可使部分粪便在不受意识控制的情况下溢出，却不能使充满大量粪便的直肠排空。

(二)临床表现

便秘本身不是一种独立的疾病，而是由多种疾病在消化道表现出的一组症状，其临床表现主要有以下3个方面：

1. 排便异常

(1) 自然便次少　新生儿、婴幼儿应与同龄正常儿及患儿本人既往排便次数对照和动态对比。一般认为年长儿排便少于每周 3 次为便次减少。

(2) 粪便量少。

(3) 粪便性状改变　多见的为粪便干硬、粗大或呈球状,另一种情况是大便不成形或为稀便甚至黏液水样,但亦难以排出。

(4) 排便困难　患儿自觉排便前及排便时下腹壁胀,伴有不适与痉挛性疼痛。部分患儿有骶尾部疼痛,排便时满脸涨红,过度用力,呻吟有声。

(5) 污粪与充盈性粪失禁。

(6) 肛门疼痛　多见于合并有肛裂时。

2. 伴发症状　多见于有表达能力的年长儿,常诉头昏、头晕、食欲不振、疲劳、腹胀、口渴、恶心、会阴部胀痛。部分患儿情绪不稳定、记忆力差、学习成绩下降、注意力不集中、烦躁等。

3. 导致便秘的各种原发病表现　如神经性疾患的定位表现,肛裂时排便疼痛、鲜血便,内分泌疾病的相应变化,营养不良等。

(三) 诊断与鉴别诊断

小儿便秘的病因诊断较为困难,但却对确立正确治疗方案起决定性作用,必须根据病史、体检和必要的辅助检查资料进行综合判断。

1. 病史　需注意以下情况:

(1) 年龄　新生儿便秘常见于胎粪栓综合征、稠奶综合征、HD 等。婴儿便秘多与摄入水分不足、饮食质量不佳、幽门痉挛、先天性肥厚性幽门狭窄及 HD 等有关。儿童期便秘的主要原因为排便习惯不良、肌源性疾病、HD 及其类缘病、长期反复使用泻药及精神因素等。

(2) 排便规律及大便性状　稀便性便秘多见于 HD 及其类缘病。

(3) 饮食习惯、膳食结构、服药史。

(4) 伴发症状。

(5) 家族史　对素质性便秘的诊断有帮助。

2. 体格检查　不要把便秘当成慢性小毛病而忽视全面系统的体格检查,以免遗漏提示重要病因的体征而迷失治疗方向,贻误治疗时机。但一般来说,便秘患儿体征不多。

(1) 腹部　注意有无腹胀及肿块。部分患儿左下腹存在坚硬而不规则的粪块,痉挛性便秘时可扪及痉挛的肠段。

(2) 肛门　视诊有无肛裂、血迹。嘱患儿作排便动作,观察有无会阴下降及肛门收缩能力减弱。

(3) 直肠指检　有重要鉴别诊断价值。直肠空虚而不扩张者应考虑 HD,直肠内充满粪便者多为其他慢性便秘。指检时有压痛要考虑肛门裂与隐窝炎。直肠指检对排除肛管器质性狭窄、盆腔肿瘤往往有决定性意义。通过指检还可粗略判断括约肌张力及盆底感觉功能。

(四) 检查

1. 粪便检查　应争取对患儿某一次排出的粪便进行目测,粗略估计其重量,观察其物理性状(形状、大小、硬度),必要时作大便常规或潜血试验。

2. 血生化检查 主要针对内分泌及代谢性因素。近年国外学者围绕胃肠激素及氧自由基与便秘的关系做了一些研究,结论尚未明确。

3. 钡灌肠检查 对HD及乙状结肠过长等器质性病因的诊断有一定价值。

4. 结肠转运功能检查 利用不透X线的标志物,口服后定时拍摄腹部X线片,追踪其在结肠中的情况,是判断结肠内容物运行速度及受阻部位的一种方法。近年有用放射性核素扫描替代这一检查的报告。

5. 排粪造影 将钡剂注入直肠、结肠后,多次摄片或录像动态观察排便过程中肛管直肠的影像学改变。需注意X线对小儿性腺有损害,选择时应慎重。

6. 内镜检查 主要用于排除结肠及直肠内肿瘤、息肉、炎症及异物。

7. 盆底肌电图 仅适应有配合能力的年长儿,且结果判断较困难,欠准确。

8. 肛肠动力学检查 利用压力测定装置检查内、外括约肌和盆底、直肠的功能状态及其互相协调情况。新近研制的电脑分析肛门直肠测压三维图像仪对便秘病因的鉴别有一定实际意义。

9. 组织学检查 主要方法有直肠黏膜吸引活检、直视下切除直肠黏膜活检及直肠全层组织活检,标本行HE常规染色或结合免疫组织化学方法染色。主要应用于HD及其类缘病的诊断。IND等HD类缘病的诊断需使用后两种病理检查方法。

需要强调的是,病史、粪便性状和系统体格检查是慢性便秘病因诊断的基础。对重要的器质性病因应优先考虑设法排除,如肿瘤、中枢神经病变、HD等。只有在排除了这类重要器质性病因后仍难明确慢性便秘的原因时,才考虑进行其他辅助检查,并对于这些辅助检查结果的临床价值应有恰如其分的评价。

(五)治疗

慢性便秘的治疗应尽量争取达到恢复正常排便频率和粪便稠度,消除排便不适感,无需人为帮助而可维持适当排便规律的目的。

1. 病因治疗 对便秘原因明确者,有针对性地采取相应措施积极治疗。

2. 一般治疗 适用于原发病因虽已查明但却暂时无法矫治者及病因未明者。

(1)纠正不良饮食习惯 对母乳喂养婴儿加用润肠辅食,如加糖的菜水或新鲜橘汁、番茄汁、煮山楂或红枣水。4个月以上的婴儿可加菜泥或煮熟的水果泥。母乳不足者每日加1~2次8%含糖牛奶或60~90ml蜂蜜水。人工喂养儿较易便秘,应用8%浓度的糖牛奶并加喂果汁,可刺激肠蠕动。较大婴儿加菜泥、菜末、水果、粥类等辅食。再大一些应吃较粗的谷类食物如玉米粉、小米及麦片粥。幼儿应多吃红薯、胡萝卜及其他蔬菜,有条件者加琼脂果冻。营养不良者应注意加强营养,逐步增加摄入量。营养状况好转后,腹肌、肠肌张力增加,排便即逐渐恢复通畅。

(2)训练良好的排便习惯 应培养和建立每天1次大便的习惯。一般认为晚饭后为排便训练的合适时间,可利用小儿的胃结肠反射,家长也有较充裕的时间。提倡使用坐式便器。便秘患儿最初就诊时往往直肠内有大量粪潴留,第一步应考虑采取辅助措施如开塞露或灌肠将其清除,对直肠内的干硬粪团或肠石,常需医生戴手套用手指伸入直肠清除,如肠石过于干硬或位置较高,可用液体石蜡、甘露醇和过氧化氢混合液保留灌肠,以使肠石松散软化。年幼儿如需多次灌肠必须采用生理盐水。直肠内粪便彻底排空后,经医生正确的指导、家长督促及患儿的配合,经半年的训练大多可建立并巩固正常的排便习惯。托儿所集体性排便习惯训练效果优于家庭,但需防止训练中的操之过急或惩戒行为。

(3) 培养良好的生活习性　鼓励患儿规律起居,积极参加体育锻炼。注意患儿良好心理素质的培养。

3. 药物治疗　只宜作为短期辅助治疗,因为滥用泻药易致依赖性、医源性便秘。医生应熟悉常用泻剂的药理作用,慢性便秘者宜选用膨胀性泻剂,如小麦麸片、琼脂、车前子制剂等,必要时再使用刺激性泻剂(番泻叶、大黄、酚酞等)。急性、亚急性非器质性便秘者可酌情选用小剂量的盐类泻剂(硫酸镁、硫酸钠)、刺激性泻剂、润滑剂(石蜡油)等。

泻剂使用不宜超过 2 周。一般泻剂口服后需 6～8 小时发生作用,用泻剂一次排空结肠后,约需 2～3 天结肠才能重新充满,故也不鼓励连续用药。

以胃肠动力障碍为主要病因者,可选用西沙必利等肠道动力药物。

4. 中医治疗　中医认为便秘主要为津液不足、气机郁滞、脾肾双虚三证,有热秘、气秘、冷秘之分,正确的辨证施治有一定疗效。

5. 心理治疗　主要针对精神性便秘。

6. 生物反馈治疗　系将排便反射等生物学变化转变为声光信号等物理刺激,让患儿经主观能动训练学会根据这些信号控制体内的一些不随意功能,以达到排便功能趋于正常的治疗方法。近二十年来,国外将其应用于小儿慢性便秘治疗领域,效果尚存争议。可作为年长儿不明原因慢性便秘的选择性治疗之一。

7. 手术治疗　仅适应于部分病因明确、手术效果较肯定的器质性便秘,如 HD、先天性肥厚性幽门狭窄等的治疗。对病因未明的慢性便秘小儿尽可能少采用手术疗法。

六、直肠脱垂

直肠脱垂又称脱肛,系指肛管、直肠甚至乙状结肠翻出肛门之外。小儿直肠脱垂以 2～4 岁幼儿多见,发病的性别差异不明显,多被认为是一种自限性疾病。

(一) 病　因

1. 先天性解剖缺陷

(1) 骶骨的伸直状态　婴幼儿骶骨生理弯曲形成不全,直肠与肛管几乎在一条直线上。

(2) 盆底肌肉麻痹　多见于腰、骶部脊髓和脊膜膨出者,肛提肌松弛变长。

(3) 膀胱(子宫)直肠陷凹过深　致使直肠固定力量减弱。

(4) 直肠动脉分散细小　直肠失去部分重要的支持力。

(5) 直肠黏膜与肌层黏附不全。

2. 后天性促成因素

(1) 营养不良、消瘦　坐骨直肠凹内脂肪组织减少,失去对直肠的支持固定。

(2) 排便过程的长期紊乱　以慢性便秘者为多,长期腹泻者也可见。每次排便时长时间蹲坐便盆的不良习惯也易促发小儿直肠脱垂。

(3) 膀胱纤维化　往往并存盆底的结缔组织松弛。

(4) 腹压异常增高　见于长期或剧烈咳嗽、尿路结石、慢性细菌性痢疾及包茎的患儿。

(5) 长期不均衡饮食　缺乏纤维素性饮食及长期液体状饮食易致直肠脱垂。

（二）临床表现

1.脱垂"肿块" 是直肠脱垂最直观而重要的表现。起病阶段是排便用力时有淡红色肿块从肛门脱出,便后肿块常能自行回缩。反复发作后,肿块必须用手帮助托回,再继续发展下去,只要腹内压稍增高,即使不排便也出现脱垂肿块。按照脱出肛门外组织的成分和性状,临床上常将直肠脱垂分为3种类型：

(1)黏膜脱垂 肛管或直肠黏膜与肌层分离而脱出肛门之外,亦称不完全脱垂。此型临床上最为常见。脱垂黏膜呈环状,色淡红,质软,有时可触及折叠的两层黏膜。脱出肛门外长度不超过4cm,易于自行回缩或还纳。

(2)全层脱垂 直肠黏膜和肌层均脱出肛门之外,亦称完全脱垂或真性脱垂。长期黏膜脱垂可发展为全层脱垂。脱垂肿块略呈圆锥状,稍向后方弯曲,顶端可见一凹陷,表面多个环状黏膜皱襞,色淡红或暗红,触之较厚而有弹性感,可脱出肛门外10cm,并有肛门松弛,脱垂物多需辅助还纳。

(3)结肠套叠脱垂 临床上罕见。为肛管、直肠全层及部分乙状结肠脱出肛门外。脱垂肿块呈椭圆形,肛门极松弛,黏膜可有水肿、分泌物增多、糜烂、出血、溃疡甚至坏死,易嵌顿而致还纳困难。

2.伴发症状 患儿有肛门下坠感,下腹部及腰骶部疼痛,大便频繁,便量不多,便后有未尽感,尿频,伴烦躁不安等精神表现和肛周湿疹等刺激症状。

3.促成因素 营养不良、消瘦、长期便秘或腹泻、尿路结石、包茎及引起咳嗽的各种急、慢性疾病的表现。

（三）诊断与鉴别诊断

多数家长诉患儿有大便时肿块状物从肛门脱出的病史。医生嘱患儿蹲位或侧卧位用力屏气作排便动作时观察,可见有脱垂肿块。根据肿块的大小、长度及黏膜皱襞形状等性状基本上可区分其临床类型。重症患儿脱垂肿块还纳后作直肠指检时可发现肛门扩张,甚至部分患儿肛门口呈自然开放的洞腔状。内镜、X线检查及肛门直肠测压等器械性辅助检查仅在小儿直肠脱垂的病因病理研究领域使用。临床上根据病史、脱垂肿块性状、伴发症状及促成因素的表现多易确诊。在少见情况下小儿直肠脱垂需与直肠息肉和晚期肠套叠相鉴别：

1.直肠息肉 在诊查经常脱出于肛门口外的较大直肠息肉时若不特别注意易误诊为直肠脱垂。应注意直肠息肉有反复鲜血便史,检查者将肛门外肿块还纳后,再行直肠指检时在直肠内可扪及球形、滑润、活动度大的肿块,且有一细长蒂状物与直肠壁相连,拔指后指套上常有鲜血染迹。反复直肠脱垂患儿直肠长期受炎性刺激也可合并息肉,但此种息肉一般较小而无蒂。

2.晚期肠套叠 其头部可经乙状结肠、直肠、肛管脱出于肛门口外。这种患儿全身情况较直肠脱垂危重,多有近期的阵发性腹痛、呕吐、便血、腹部肿块史,而无反复肛门外肿块脱出的情况。直肠指检时肠套叠头部肠管与肛管之间有一间隙,手指循此间隙可达直肠腔内深部,而在肛管直肠黏膜连接处扪不到反折。

（四）治疗

小儿直肠脱垂有自愈倾向,应以保守治疗为主,部分较为严重者可行注射疗法,极少数需手术治疗。

1.保守治疗

(1)针对后天性促成因素的治疗 如有便秘、咳嗽、尿路结石、包茎、腹泻等致腹压增高的疾病和症状,给予相应积极处理。有营养不良者适当调整支持。在治疗期间应全面改善小儿的生活习惯,避免习惯性长时间蹲盆大便。有学者提倡坚持 1～2 个月直腿姿势排便排尿，减少髋关节弯曲，避免直肠与肛管成一直线。经上述综合处置，直肠脱垂多可治愈。

(2) 中医治疗

1) 内治法：服中药治疗，治则以"虚则补之"、"下者举之"、"酸主收敛"为依据，以补中益气汤加减为主。

2) 外治法：包括熏洗、敷药和熨灸 3 法：①熏洗：可用独虎散，以五倍子煎汤，加入芒硝、荆芥，趁热熏洗。②外敷：常用赤石脂、五倍子、乌梅或煅龙骨，取某一种为细末，干撒或以水油调敷。③熨灸：古以砖块烧热后外包毛巾，每次热敷局部半小时。现可用电热设备或理疗仪代之，但温度不宜过高，避免灼伤。

3) 针灸法：主穴为承山、长强、三阴交，配穴为百会。治法为先针承山，效果不佳再针长强，灸百会。

(3) 脱垂包块的手法复位　给患儿适量镇静剂，医生戴手套，一手食指插入脱出肠管中央腔内，另一手扶持肿块，向肛门方向轻柔逆行推入，肿块多能回纳。复位后用纱布叠成厚垫压住肛门口，宽胶布拉紧固定双臀。患儿卧位排便 1～2 周，尽量卧床休息。

2. 注射治疗　对多次保守治疗后仍复发的直肠脱垂患儿，注射疗法宜作为主要选择。它具有操作简便、痛苦较小、易于普及的优点。注射选用药物临床报告很多，大体分为硬化剂、收敛剂、平滑肌兴奋剂、局部麻醉剂诸类，如明矾、酒精、石炭酸甘油或植物油、鱼肝油酸钠、盐酸、尿素、麦角、高渗萄葡糖、普鲁卡因及中药复合制剂等。给药途径有直肠黏膜下注射和直肠周围注射之分，前者直接经直肠黏膜将药物注入黏膜下，后者经肛周正常皮肤刺至直肠周围注药。

以酒精直肠周围注射疗法为例，具体操作步骤为：患儿取截石位，术者左食指插入直肠为导引，右手持穿刺针，分别于 3 点、9 点距肛缘 1～2cm 处消毒皮肤入针，刺入 3～4cm。此时左食指扪定针头，右手轻摇针柄，可见针穿入部位的皮肤有上下起伏感。若针尖刺入直肠壁内则无此感觉，不可盲目注药。确定两侧穿刺针位置无误后，用注射器抽取 95% 酒精 1.5～2.5ml，从预留穿刺针头内注入。一般先右后左，双侧药量相等，推药前注意抽吸有无回血现象。注射完毕拔针后，暂时用胶布拉紧双臀，排便后注意肛周清洁，坚持卧床排便。多数病例一次即愈，极少数近期再发者，2 周后可重复一次注射疗法。

个别患儿注射后出现皮肤发红的酒精吸收反应，短期内可自行消失。偶因注入部位较浅，肛周可能出现硬结、疼痛，应予抗生素和局部热敷。极少数病例出现暂时性大便失禁，月余后多可自愈。

注射疗法的安全性必须予以强调。正确的药物选择、规范的注射操作及严密的术后观察十分重要。以免发生肛周多发脓肿、瘘管甚至出口梗阻等并发症。

3. 手术治疗　仅适合于肛门已松弛、保守及注射疗法无效、反复发作 1 年以上的全层脱垂和结肠套叠脱垂患儿，多施行于年长儿。尽管国外文献报告小儿直肠脱垂的手术有 40 余种，我们体会需手术治疗的患儿并不多见，且手术方法的选择应尽可能简单，避免增加患儿不必要的手术创伤。

(1) 肛门环缩术　这类手术能矫正肛门松弛状况，加强括约肌张力，但对脱垂肛管无固定作用。基本操作方法是在肛门前后距肛缘 2～3cm 处各作一约 0.5cm 的正中皮肤切口，用大弯针自后切口插入，通过肛门一侧皮下从前切口穿出，并引入结扎用带状物（筋膜、银丝、铜线、橡皮管或丝线），再将针自前切口插入，经另一侧皮下从后切口穿出并引出结扎物，完成结扎物对肛门一周的环绕。抽拉结扎物时，术者将食指置于肛门内，在后切口中将结扎物结扎或绞紧，使肛门缩小至紧贴食指为度。

(2) 悬吊固定术

1) 直肠骶尾区缝合固定术（EKehorn 法）：用大弯针穿粗丝线，由尾骨的右侧一直穿过皮肤、皮下组织、直肠后壁而进入直肠腔内，再从直肠腔内逆向由尾骨左侧穿出皮肤，最后将尾骨左、右两侧缝线的两端结扎于覆盖的敷料上，术后 2 周左右取出缝线。由于炎症反应，直肠后瘢痕使直肠与尾骨固定。

2）后壁修复及悬吊术：沿尾骨后矢状切口，切除尾骨，分离直肠后壁，缝窄直肠后壁的肌肉复合体，拉紧直肠后壁并将其缝合到骶椎下切缘处，起悬吊作用。

4. 嵌闭性直肠脱垂的处理 先用温盐水坐浴 2～3 日，水温 40～50℃，每日 3 次，每次半小时，待水肿消退后在镇静或麻醉下再试行手法复位。若脱出肠管已坏死，则宜选择经会阴直肠脱垂切除手术。

七、骶尾部畸胎瘤

骶尾部是畸胎瘤的好发部位，肿瘤可发生于任何年龄，女孩多于男孩，男女之比约 2.5∶1。

（一）病因病理

畸胎瘤起源于胚芽细胞（多能细胞），可发育为 3 个胚层所形成的组织和器官。骶尾区域为原结所在处，因此骶尾部畸胎瘤最常见，但躯体任何部位和脏器均可生长畸胎瘤。

骶尾部畸胎瘤有家族性，属于常染色体显性遗传。常伴发其他畸形如脊柱裂、腭裂、脐尿管未闭、脑脊膜膨出和隐睾等。

骶尾部畸胎瘤的大小变化很大，可由数厘米直径至能影响婴儿分娩的巨大肿瘤。此类肿瘤可为实质性，也可为囊性，或两者兼存。一般越为囊性的肿瘤，其良性的可能性就越大。肉眼可见肿瘤内有骨骼、毛发、指（趾）、皮肤等组织。如有钙化的区域，瘤体剖面可呈含沙状。

组织学检查显示肿瘤由 3 个胚层组成，某一胚层可占优势，但通常仍可分辨出其他两个胚层的细胞或结构。良性畸胎瘤内可见肌肉、软骨、骨骼、神经、皮肤、消化管、腺上皮和呼吸道上皮及肝、胰、甲状腺等组织器官。恶性畸胎瘤根据其成分可分为生殖细胞癌、胚胎性癌、卵黄囊瘤、绒毛癌、多胚癌等。在同一肿瘤内，可同时见到良性与恶性、成熟与不成熟的成分。所以，为了排除癌瘤的存在，必须进行全肿瘤的组织学检查。

骶尾部畸胎瘤多数为良性，但有恶变的危险。畸胎瘤恶变的机会随患儿年龄增长而增多。囊性者不易恶变，实质性者恶变率较高。有人报道女孩恶变率高于男孩。恶性畸胎瘤经淋巴转移至腹股沟淋巴结及腹膜后淋巴结等处，经血行转移至肝、肺等内脏器官。

骶尾部畸胎瘤可合并骶尾骨或肛管直肠异常。骶尾部巨大畸胎瘤甚至可并发凝血病，可能与肿瘤含大片可诱发 DIC 的内皮表层断裂促发暴发型 DIC 有关。

（二）临床表现

骶尾部畸胎瘤按其生长部位分为显露型、隐匿型及混合型。国外有人把混合型中肿瘤是否局限于骶前或向盆腔及腹腔发展又分为两型。

1. 显露型畸胎瘤 在生后即可见骶尾部有一明显的外生性肿块，多偏向一侧臀部。肿瘤为圆形或椭圆形，有时瘤体悬垂于两大腿之间而借一细蒂与基底相连。瘤体的实质性部分较韧，囊性部分则有波动感。常有肛门向前下方移位及尾骨向后方移位。瘤体表面皮肤多正常，少数可出现色素斑。

2. 隐匿型畸胎瘤 向盆腔内生长，骶尾部外表无肿块。仔细检查仍可见腰骶部皮肤水肿、静脉怒张、两侧臀部不对称。这些患儿多由于消化道或泌尿道的梗阻症状如大便细小、排便困难和尿潴留等而就诊，而且肿瘤也常为恶性。直肠指检可触及骶前肿物压迫，肠腔狭窄。如肿瘤向盆腔、腹腔发展，直肠指检摸不清其上极而在下腹部可触及肿瘤包块。此类包块较硬及固定，境界不清。这类患儿直肠指检触及骶前包块有时是早期的惟一发现。

3. 混合型畸胎瘤 同时向盆腔和骶尾部方向生长,常呈哑铃状。具有显露型的表现,也常发生直肠或膀胱的梗阻症状。

骶尾部畸胎瘤可出现感染、瘤体破裂出血、细蒂部扭转等并发症。以感染为常见,常流出脓液及坏死组织,经久不愈,形成慢性窦道。

血清甲胎蛋白(AFP)测定目前已成为恶性畸胎瘤的诊断和术后观察是否复发和转移的一项重要指标。国内有研究者提出 AFP 测定值超过 $250\mu g/ml$,应视为恶性或手术后有恶性组织残留及肿瘤复发等。良性畸胎瘤患儿 AFP 正常,恶性畸胎瘤及复发和转移者,则 AFP 增高。

在骨盆侧位 X 线平片上,骶尾部常可见软组织肿块影,直肠受推压前移。肿瘤内常有一定程度的钙化。钡剂灌肠检查能较准确地显示肿瘤向骶前和腹腔内的扩展程度。

(三) 诊断与鉴别诊断

骶尾部畸胎瘤大多数因生后骶尾部肿块而得到诊断。直肠指检的重要意义在于:①可发现混合型和隐匿型畸胎瘤。②判断肿瘤的位置与直肠的关系而决定手术方式。

骶尾部畸胎瘤应与骶部脊膜膨出、骶部脂肪瘤和血管瘤、感染性潜毛囊肿及直肠周围脓肿相鉴别。骶脊膜膨出常出现在背部中线上,肿物呈囊性且哭吵时有冲动感,压迫肿块时可见前囟突出,骶前无肿块,X 线片可见脊柱裂。脂肪瘤位于皮下,包块圆形质软。血管瘤呈红色或暗红色,穿刺有血。潜毛囊肿感染及直肠周围脓肿局部有红、肿、热、痛,穿刺有脓液。

(四) 治疗

骶尾部畸胎瘤一经诊断应早期手术切除,以防止并发症的出现和恶变的发生。如有并发症应考虑行急诊手术。手术成功的关键在于完整切除肿瘤及原发部位尾骨。

充分的肠道准备,术前 3 日口服新霉素及甲硝唑。手术前一日晚上及当日早晨行清洁灌肠,防止直肠损伤污染手术切口。全麻或连续硬膜外麻醉下,患儿俯卧位,抬高臀部,经双侧臀部中央横弧形切口,尽量远离肛门以避免污染。切开皮肤及皮下组织后,钝性分离达肿瘤包膜,沿包膜剥离,注意保持包膜的完整性。结扎骶中动静脉以减少术中出血。分离前面时助手可将食指伸入直肠内引导,以免损伤。向下方游离肿瘤时,其尾骨部粘连可以变得很明显,应从骶骨连续整块切除尾骨和肿瘤。将薄弱的提肛肌重新接合,并将其缝合固定于骶前筋膜上,以消灭无效腔并在直肠后方放置引流。对隐匿型和混合型有时需经腹和腹骶两处分别作切口。术后早期应对患儿进行严格的护理,以防止尿或粪便污染伤口。

良性畸胎瘤与尾骨连续整块切除术后,可达到基本治疗目的。未切除尾骨者或有少量瘤体残留,可出现肿瘤复发,而复发性肿瘤则恶变率较高。原发肿瘤为恶性者,应争取完整切除肿瘤,而后给予放疗或化疗。化疗可联合应用氨甲蝶呤、环磷酰胺及放线菌素 D 等。

八、肛瘘

肛瘘是小儿常见病,继发于肛周脓肿。后天性肛瘘有正常肛门,有肛旁感染史,以此与先天性肛瘘相区别。肛瘘多在新生儿期或幼婴期发病。

(一)病因病理

婴儿肛周皮肤及直肠黏膜娇嫩,局部免疫功能发育不成熟,黏膜屏障功能不完善,易被粗糙不洁的尿布擦伤,而引起肛门周围的皮下感染。在便秘、腹泻时,肛门括约肌松弛,肛隐窝外翻变浅,黏液减少,利于细菌侵入形成隐窝炎。炎症扩散到肛腺内,形成肛周脓肿。在女婴,肛管前壁与前庭间仅隔一层含有静脉丛的疏松结缔组织,脓肿极易向阴道前庭破溃而形成肛前瘘管,由于前庭及直肠黏膜向对侧延伸愈着,构成瘘管。

国外学者有认为肛瘘的形成含有先天性发育异常因素,有称为"双重消化道末端"之说。有些肛腺呈囊性扩张,肛腺具有分泌功能,异常肛腺常继发感染。亦有人认为,肛瘘形成与新生儿一过性雄激素分泌过多有关。

肛瘘由瘘内口、瘘管和瘘外口组成。按瘘管走行途径可分为括约肌内瘘、经括约肌瘘和括约肌外瘘。在小儿多为低位简单瘘,瘘管呈直线状或放射状,向深部蔓延形成复杂瘘者极少。内口多在齿状线以上的肛管和直肠,并非都是起自肛门隐窝。在婴幼儿尚有特殊类型的肛前瘘,在女婴为直肠前庭瘘、直肠阴道瘘和直肠会阴瘘。其特点为:①瘘管无分支,为单一直瘘。②管内壁衬有完整的黏膜,引流通畅,无反复感染史。③瘘内口距齿状线较近,多在1.5cm以内,居直肠正前方。④瘘管位于内括约肌环间,其下方为会阴体。婴儿肛旁瘘自然治愈的比例较大,而肛前瘘在经过急性感染期后6个月如仍不愈合,则进入慢性瘘管期,再自愈的可能性则较小,常需行手术治疗。

(二)临床表现

后天性肛瘘多有肛周感染病史,局部曾有红肿、疼痛、破溃、流脓等症状。初起时脓液较稠厚,色黄味臭,以后脓液逐渐减少,色白且稀薄,同时有稀粪从阴道前庭外瘘口处溢出,也有粪汁从肛门排出。随着患儿年龄的增大,大便变稠,从外瘘口处漏出大便减少,从肛门排出粪便增多。如瘘管引流通畅,急性炎症消退,排便则无疼痛。亦有少数病例在生后不久,家长发现有肛周瘘口,但无感染病史。肛瘘的数目、长短、深浅有所不同,从瘘外口插入探针,可贯通瘘管,从瘘内口处引出。内口多在直肠内齿状线上1～2cm处。

(三)诊断

有肛周感染病史及瘘外口者,诊断可成立。但应查清瘘管走向及瘘内口的位置。行肛门镜检查能发现瘘内口,多位于齿状线附近。此时,从瘘外口插入探针检查,可见到探针从瘘内口引出。在肛前瘘患儿中,少数瘘管粗大者,形如"孔穴"状,可见直肠黏膜经瘘外口膨出。一般无需行X线检查。

(四)治疗

1.新生儿及幼婴儿肛瘘　宜行保守疗法,用高锰酸钾溶液、中药溶液或温水坐浴。保持大便通畅和局部干燥清洁,使用抗生素后可能自行愈合。如肛瘘急性炎症期过后3～6个月形成慢性瘘管,有纤维束,局部反复红肿,瘘管时愈时破,间歇流脓,则需手术治疗。

2.瘘口位于外括约肌以下的简单肛瘘　可行瘘管切开术或瘘管切除术。要切开整个瘘管,彻底搔刮管壁的肉芽组织或切除整个瘘管,再根据局部情况,采用油纱条填塞、换药及坐浴,或行一期缝合。男孩采用挂线疗法,以促使局部纤维组织增生,被切开的组织得到瘢痕性固定,以避免括约肌受到损害,但挂线疗法不用于女孩直肠前庭瘘,因可能损伤会阴后联合,影响肛门功能。

3.肛前瘘　手术治疗是惟一有效的治疗方法。用挂线疗法或瘘管切除术,可引起肛门括约肌、阴唇后联合及会阴体断裂,肛门与外阴融合,导致大便失禁等不良后果。目前较多采用直肠内修补术。

(1)直肠内修补术 1981年徐本源等介绍此手术设计的方法及术后5年随访的结果,全部病例一次手术治愈,排便功能正常,会阴体亦正常。骶麻下,患儿取屈髋俯卧位,臀部垫高,在强力扩肛后用肛门牵开线固定圈或小直角拉钩暴露肛管及直肠下段。在齿状线上正前方瘘管内口的上缘,以内口为中心作弧形切口,切开黏膜及黏膜下层,弯过内口,两端向下止于齿状线,长度约占肛管周径的1/3。将切口以下、齿状线以上包括瘘内口的黏膜完全切除。于切口上方的黏膜下潜行分离2~3cm,使之能无张力地下移。用细丝线间断缝合瘘内口上、下缘的内括约肌,关闭内口。再平行作第二层缝合以加强之。将潜行分离的黏膜下移,覆盖已闭合的内口,与肛管创缘对位缝合(图4-16-22)。

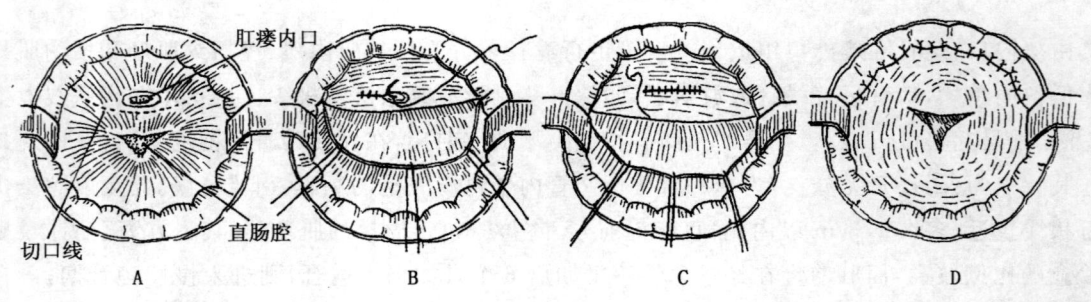

图4-16-22 直肠内修补术

A.暴露直肠下段,于肛瘘内口上缘作一弧形切口,将切口以下的黏膜层切除,直至齿状线
B.将切口近侧的直肠黏膜向上游离2~3cm,间断缝合内口上、下缘的内括约肌,以关闭内口肌层
C.再平行作内括约肌的第二层间断缝合以加强之
D.将已剥离松动了的直肠黏膜层下移,覆盖内口的肌层缝合处,与肛管皮肤创缘对位缝合

(2)瘘管根治会阴成形术 北京张金哲报告瘘管根治会阴成形术("H"形手术)治疗直肠前庭瘘,排便无复发。术者沿阴道肛门黏膜面与皮肤连接处作一纵形切口,再于阴道与肛门联结处黏膜作横切口,切口形成"H"形。从阴道直肠连接处向深处钝形分离5cm,充分游离阴道和直肠。然后从深部开始缝合直肠、阴道间隙的两侧软组织、括约肌和皮肤。最后经肛门前部皮肤穿过括约肌作减张缝合。

参 考 文 献

〔1〕张跃,马祖泰.小儿闭合性胰、十二指肠严重外伤的外科处理.中华小儿外科杂志,1996,3:148
〔2〕朱锦祥.胰腺功能测定及其临床意义.中华小儿外科杂志,1997,18(2):122
〔3〕李新丰,刘祖民,魏剑锋.小儿假性胰腺囊肿的酒精注射治疗.中华小儿外科杂志,1996,17(5):304
〔4〕夏穗生.现代腹部外科学.武汉:湖北科学技术出版社,1996.350
〔5〕张天泽,徐光炜.肿瘤学.第一版.天津:天津科学技术出版社,1996.12
〔6〕佘亚雄,应大明.小儿肿瘤学.上海:上海科学技术出版社,1997.12
〔7〕吴华.放射性核素显像在小儿外科的诊断应用.中华小儿外科杂志,1996,17(4):193
〔8〕李桂生,陈浩,苏诚等.先天性胆道闭锁与巨细胞病毒感染的临床研究.中华小儿外科杂志,1996,17:273
〔9〕赵莉,李振东,李索林.先天性胆总管囊肿切除肝管十二指肠吻合粘膜乳头成形术.中华小儿外科杂志,1996,17:315
〔10〕赵玉沛,张太平.胰岛素瘤诊断进展.中国实用外科杂志,1997,17:74
〔11〕朱再生,王先道.幽门前瓣膜征.中华小儿外科杂志,1996,17(3):146

〔12〕杜嗣廉等主编.小儿胃肠病学.北京:人民卫生出版社,1996.249～253

〔13〕许圣献等.小儿下消化道出血123例报告.中华小儿外科杂志,1996,17(1):15

〔14〕张永学等.核素显像对消化道出血的定位诊断.中国实用外科杂志,1996,16(6):322

〔15〕李正等.带蒂臀大肌瓣移植括约肌重建术治疗小儿大便失禁的疗效.中华小儿外科杂志,1997,18(2):88

〔16〕李正.小儿排便功能障碍的超声、CT及MRI诊断.中国实用儿科杂志,1997,12(3):169

〔17〕Boon LM,Burrows PE,Paltiel HJ,et al. Hepatic vascular auomalies in infancy:A twenty-seven-year experience. J Pediatr,1996,129:346

〔18〕Emond JC,et al. Anatomical hepatectomy for resection or transplantation. Am J Surg,1996,172(1):29

〔19〕Tsakayannis DE,et al. Acalculous cholecystitis in children. J Pediatr Surg,1996,31(1):127

〔20〕Karrer FM,Price MR,Bensard DD,et al. Long-term results with the Kasai operation for biliary atresia. Arch Surg,1996,131:493

〔21〕Horton RJ. Albendazole in treatment of human cystic echinococcosis. 12 years of experience. Acta Tropica,1997,64:79

〔22〕Upadhyay V,et al. Duodenal atresia:a comparison of three modes of treatment. Euro J Pediatr Surg,1996,6(2):75

〔23〕Powell PM,et al. Malrotation of the intestines in children:the effect of age on presentation and therapy. J Pediatr Surg,1989,24:777

〔24〕Borocco A,et al. A case of intrapancreatic duodenal duplication communicating with the biliopancreatic channel. J Radiol,1996,77(1):49

〔25〕Mishina D,Katsel P,Brown ST,et al. On the etiology of Crohn's disease. Proc Natl Acad Sci USA,1996,93:9816

〔26〕Greenholz SK,Perez C,Wesley JR,et al. Meconium obstruction in the markedly premature infant. J Pediatr Surg,1996,31:117

〔27〕Vanderhoof J. A. Short bowel syndrome in children and small intestinal transplantation, Pediatr Clin North Am,1996,43(2):533

〔28〕Fecteau A,Flagole H,Nguyen LT,et al. Recurrent Intussusception:Safe use of hydrostatic enema. J Pediatr Surg,1996,31(6):859

〔29〕Siegel M J. Appendicitis in childhood:usefulness of ultrasound in diagnosis. Pediatr Surg Int,1995,10:62

〔30〕Ramachandran P,Sivit C J,Newman K D,et al. Ultrasonography as an adjunct in the diagnosis of acute appendicitis:a 4-year experience. J Pediatr Surg,1996,3:164

〔31〕Simpson BB, Ryan DP, Schnitzer JJ, et al. Surgical evaluation and management of refractory constipation in older children. J Pediatr Surg,1996,31(8):1040

〔32〕Vera L. Biofeedback training in children with funtional constipation. Digestive Diseases and Sciences,1996,41(1):65

第五章 泌尿生殖系统

第一节 泌尿生殖系统胚胎学

泌尿、生殖虽为两个系统,但在胚胎学上却关系密切。泌尿系统的原始中肾管,最后发育成生殖系统的附睾、精囊、输精管等。成人男性的尿道具有排尿和排精的双重功能。因此了解泌尿生殖系统的胚胎学对诊断先天性畸形、解释发育紊乱引起的疾病病因是非常重要的。

胎儿的性别是由受精卵的染色体组型决定的。正常人体细胞含有 46 个染色体,23 个来自母亲配子(卵子),23 个来自父亲配子(精子)。个体的性别决定于卵子提供的 X 染色体和精子提供的 X 或 Y 染色体。在胚胎为 XX 性染色体组型时,发育为女性;胚胎为 XY 性染色体组型时,发育为男性。其他的核型如 Turner 综合征为 45,XO,表现为躯体矮小、先天性卵巢发育不全。若多一个性染色体如 47,XXY,为 Klinefelter 综合征,表现为先天性睾丸发育不全。

一、泌尿系统的发生

(一)肾和输尿管

在人类肾发育的过程中,分为前肾、中肾和后肾 3 个相互连续又略为重叠的阶段。

1. 前肾 人胚胎发育到第 3 周末,在颈胸节外侧间介中胚层开始分化为生肾节。有 7 对横列的原肾小管,各管一端开口于胚胎内体腔,另一端弯向尾侧与相邻小管接通,形成一条纵行的前肾导管,尾端将来通向泄殖腔。在人类,前肾没有排泄功能,中肾、后肾按先后顺序发生,前肾 1 周内即逐渐退化,但前肾导管保留下来即成为以后的中肾导管。

2. 中肾 胚胎发育到第 4 周末,中肾出现在前肾残迹的尾端,为生肾索,该索中间质形成多数小管,小管的一端向前肾导管开放,此时叫中肾管;小管的另一端和血管襻(肾小球)相关,镶嵌于肾小管的游离端,即形成肾小囊(鲍曼囊),肾小球和肾小囊共同形成肾小体。中肾小管的中间部分迅速延长分化为近曲小管和远曲小管。中肾有 30 个导管,尾端出现,头端即开始退化。兔、猫和猪胚胎的中肾是有功能的,人胚胎的中肾功能活动尚无确证。

3. 后肾 后肾出现于胚胎发育第 5 周初。在尾端肾索深入盆腔相当于骶椎两侧,后肾出现像一个肾团块的东西即肾原基。中肾管在进入泄殖腔前呈现大的弯曲,输尿管芽就从这个背侧正中出现。胚胎 5 周时后肾团块和输尿管芽融合,像一个帽子,表示肾已形成。后肾团块中后肾母细胞发育成肾单位。肾单位一端为肾小体,另一端为肾曲管,肾小体包括肾小球及肾小囊(鲍曼囊)。肾小囊为细管的盲端凹陷,包绕一个毛细血管襻即肾小球，一个流入小动脉和一个流出小动脉相关联，流出小动脉汇集后流回心脏。另一端肾曲管不断弯曲延伸，形成近曲小管、髓襻（Henle襻）和远曲小管。输尿管芽发出的输尿管，颅侧端膨大成肾盂，由肾盂分成大盏和小盏，由小盏延伸为集合管，集合管总数可达100万～300万条。此集合管和后肾团块发育成的远曲小管融合贯通。若出现贯通障碍即是形成先天性肾囊肿的原因之一。肾盂肾盏在前3个月形成4个原始肾叶，以后分割为8个肾叶，即为肾髓质，最初只有一个肾乳头，到出生时分割成8个肾乳头，成人后有8～19个肾乳头。初生时肾表面有分叶现象，为肾内部结构分叶的表现；到幼儿期，由于肾皮质单位的增长，肾表面分界消失。胎儿肾在胚胎第10周开始分泌排泄，膀胱充盈，尿液排出到羊膜腔，胎儿吞食羊水，对肺的成熟有重要意义（图5-1-1，图5-1-2）。

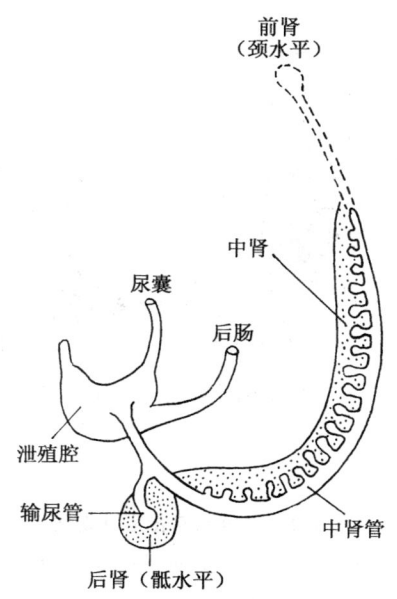

图5-1-1 肾及其管道发育图

后肾初形成时位于盆腔，以后由于胎儿腰骶部的生长及身体弯曲度变小，肾沿背侧体壁上升而成为腹膜后器官。当肾上升时肾汇合体节血管，这最后的血管形成肾动脉。肾门最初位于腹侧，上升过程中旋转90°转向内侧，这个过程起因于肾门侧唇的增殖而不是旋转（图5-1-3）。

很多畸形与肾、输尿管发育异常有关。肾上升异常可发生盆腔异位、肾回转不全。双侧肾融合成马蹄形肾。输尿管芽形成障碍或输尿管芽和后肾汇合障碍，可产生肾发育不全，伴羊水少而有Potter综合征。若输尿管芽多生一个副输尿管芽，可以发生输尿管重复畸形。

（二）膀胱和尿道

下尿路的发育与生殖系及后肠关系密切。胚胎3周时，后肠末端和尿囊基部的扩大部分成为泄殖腔，腔的两侧有中肾管通入，尾部延伸为尾肠；第5周时，泄殖腔和尾肠之间有一鞍形凹陷，充满间充质，形成尿直肠间隔，将泄殖腔分为腹侧的尿生殖窦及背侧的直肠。泄殖腔末端有一层内外胚叶共同组成的泄殖腔膜，与外界分离。这时泄殖腔膜也被分割成前方的尿生殖窦膜和后方的肛膜，尿直肠隔和泄殖腔膜汇合处形成会阴体。

在胚胎7周时，输尿管通向膀胱，中肾管向尾部靠近形成膀胱三角区。该三角区是中胚层最终被尿生殖

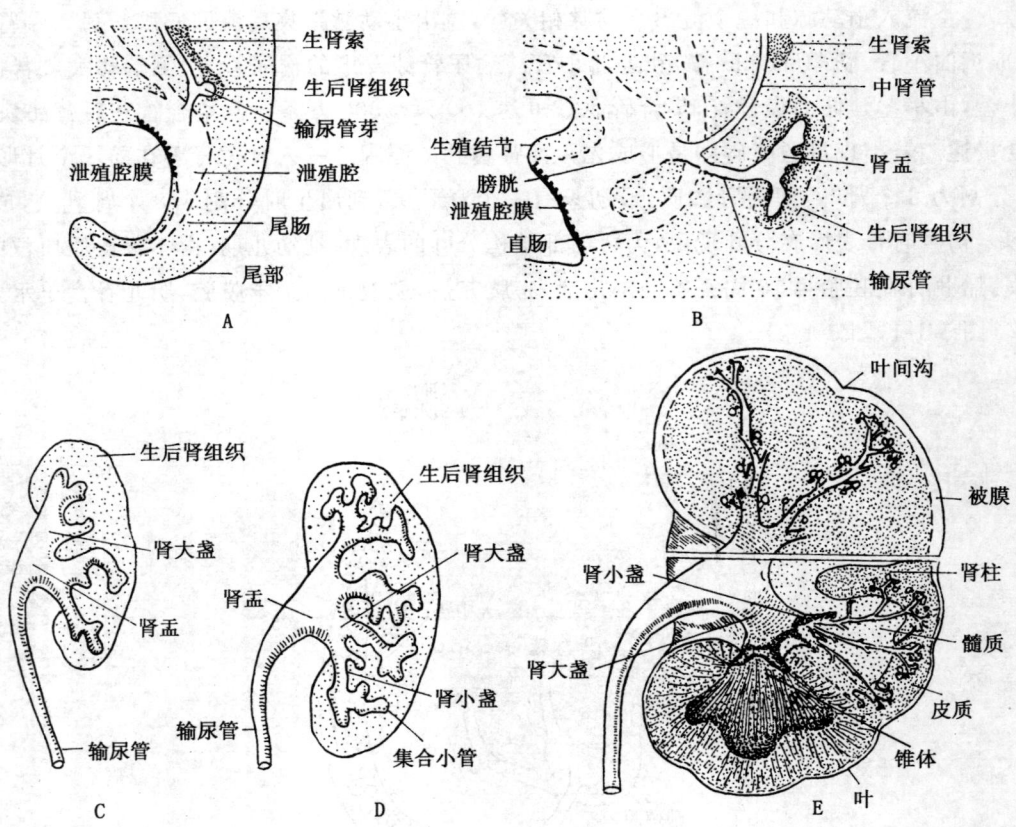

图 5-1-2 后肾及其管道系统发育
A. 5mm 期　B. 11mm 期　C. 15mm 期　D. 20mm 期　E. 9 周

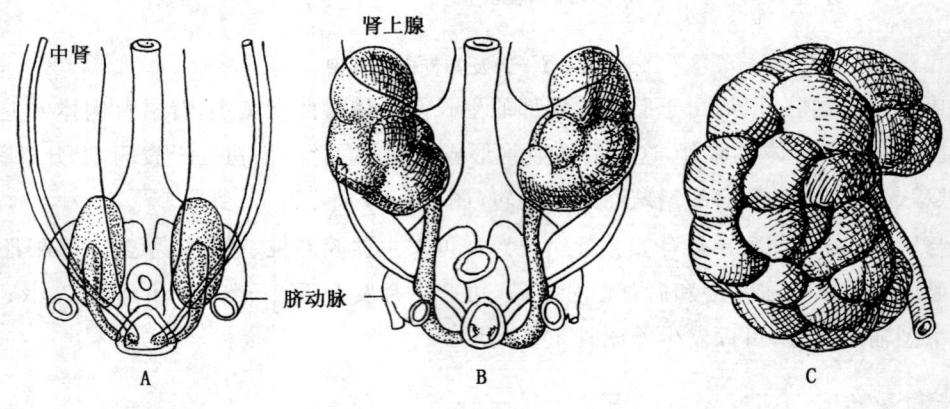

图 5-1-3 肾分叶及其上升
A. 6 周　B. 9 周　C. 出生时

窦的内胚层上皮所代替的场所。这时泄殖腔膜破裂,与外界打通,这个裂隙侧方覆盖外胚层,最后形成中线变成会阴,后方肛膜破裂也被外胚层覆盖。

胚胎 8 周时,膀胱肌肉开始出现,由间充质形成;胚胎 12 周时膀胱上皮变成移行上皮,在输尿管开口附近形成薄膜(Chwalle 膜)。肾脏在上升时产生牵引作用使输尿管的开口由原来中肾管下方转位于中肾导管开口的外上方,而中肾导管继续下移,在男性开口于尿道前列腺部,在女性中肾导管通入尿道的部位最终退化。

当膀胱形成时,尿囊退化成一条厚壁的管道,即脐尿管。出生后脐尿管成为一条从膀胱顶部到脐的纤维索,即脐正中韧带。脐尿管的畸形如脐尿管瘘、囊肿、憩室等在临床上均可见到,大多数与脐尿管退化不全、在12周前下尿路梗阻或由于膀胱膨胀阻碍闭合有关。

膀胱尿道重复畸形常伴有其他后肠和下部脊椎重复畸形,与早期胚胎后侧分裂有关。输尿管口异位、膀胱输尿管反流和输尿管口旁憩室是由于输尿管芽在中肾管的正常位置更靠近头侧或尾侧。靠近头侧造成膀胱输尿管反流和憩室,靠近尾侧造成输尿管开口异位。

异位输尿管囊肿可能由于输尿管芽异常和异位所致,如膀胱内的输尿管囊肿常由输尿管开口薄膜持续不开放或开放口狭小所致(图5-1-4)。

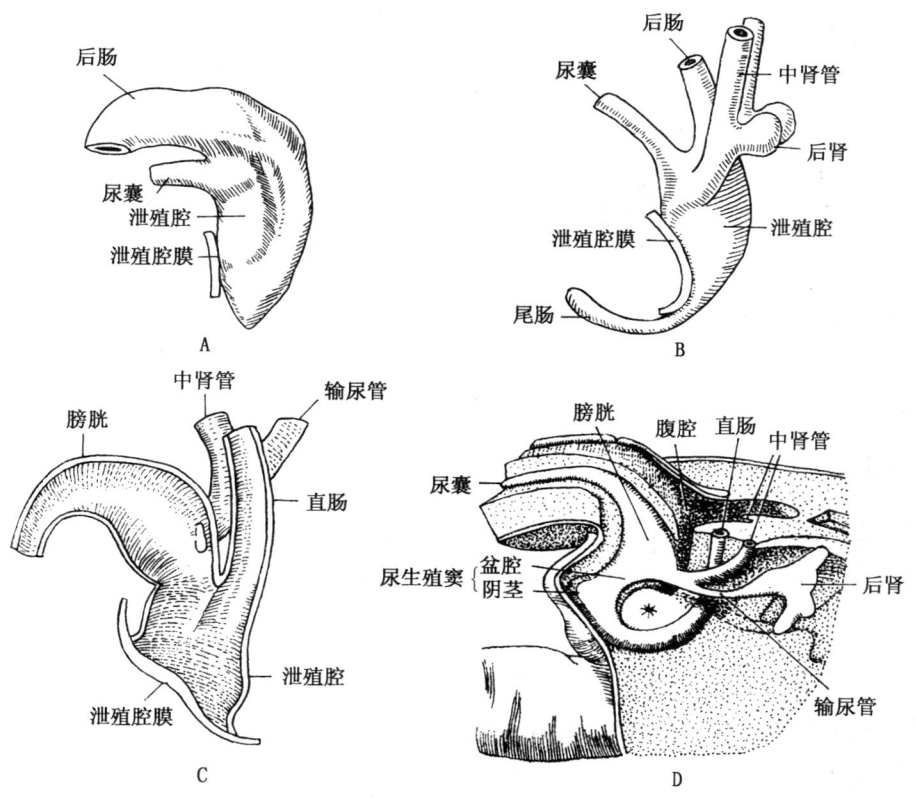

图 5-1-4 泄殖腔的分化

A. 3.5mm B. 4mm C. 8mm D. 11mm

尿道主要由尿生殖窦的尿道部演变而来,分上、下两段。在男性,上段形成前列腺部及膜部尿道,共同形成男性后尿道;下段形成海绵体部尿道的大部分。在女性,上段的一部分和尿生殖窦形成女性尿道;上段的另一部分和整个下段则发育成阴道前庭的大部分。

在胚胎第3个月末,前列腺部内胚层开始发育,以后形成前列腺。间胚叶同时进入前列腺芽,将来形成前列腺内的纤维肌肉组织,在女性尿道腺和副尿道腺相当于前列腺。男性尿道海绵体的上皮主要来自尿生殖窦,舟状窝处的上皮为外胚层索通入形成。女性尿道上皮都来自尿生殖窦膀胱部的内胚层细胞。前列腺尿道的精阜部来自中肾管和副中肾管。尿道腺在男性来自尿道海绵体。相似的组织在女性为大小前庭腺,来自前庭上皮(图5-1-5)。

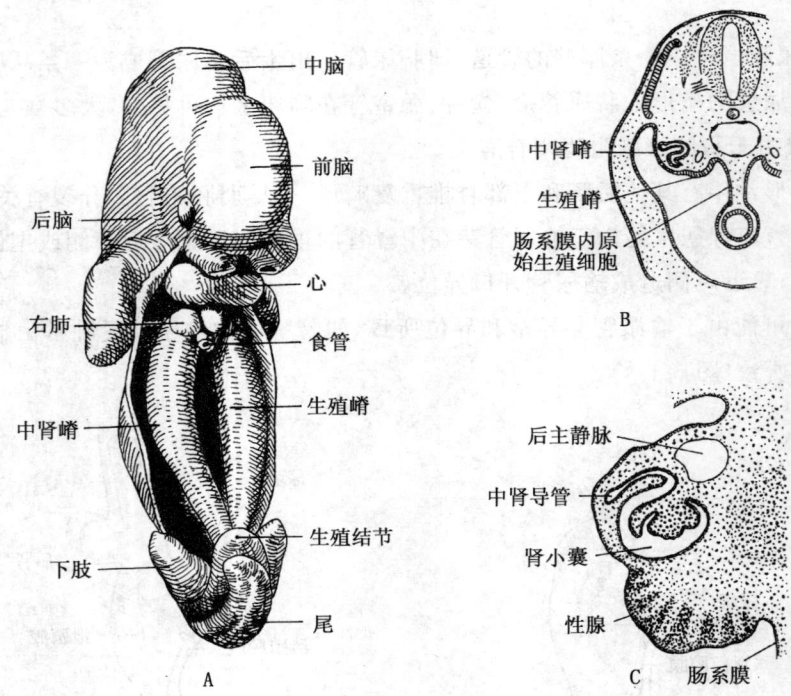

图 5-1-5 泌尿生殖嵴
A.9mm 腹侧观　B.7mm 横切　C.10mm 横切

二、生殖系统的发生

生殖系统的发生包括3个部分：生殖腺、生殖管道和外生殖器。人类的生殖系统是先形成中性期生殖腺、两套生殖管道及中性期外生殖器；生殖系向女性发展是一种固有的趋势，只有受胎儿睾丸雄激素的影响才能向男性方向发展。

胚胎第3周性腺开始形成，近30~50个生殖细胞在卵黄囊近于尿囊柄尾部的内胚层细胞中可以辨认并开始走向生殖嵴。生殖嵴位于中肾嵴内侧，两者平行。第5周时腹中线脐带和尾芽之间出现生殖结节，这个结节有一个细的向尾侧的泌尿生殖沟，它的基底是泄殖腔膜，它的侧面是泌尿生殖皱襞。

胚胎第6周时尚不能分辨性腺的性别，表层为生发上皮，其内间充质由体腔上皮向内生长构成，间充质形成性索。生殖细胞位于性索之间，生殖腺分成皮质和髓质。当胚胎性染色体为XX时，皮质发育成卵巢，髓质退化；当性染色体为XY时，髓质分化为睾丸，皮质退化。而生殖管道和外生殖器的性别分化，决定于性腺。

性染色体为XY的体细胞膜上有H-Y抗原，支配产生H-Y抗原的那一段DNA是睾丸决定基因，睾丸决定基因位于Y染色体的短臂靠近丝点的部位。如个体有Y染色体，而Y染色体丢失了睾丸决定基因，即使其性染色体为XY型，也仍发育为女性。

(一) 睾丸的发育

具有Y染色体的性腺中，原始性索伸入性腺的髓质分化成小支，互相连接成睾丸网，原始性索与表面上皮脱离，与原始生殖细胞结合称为曲细精管索。胚胎第8周，曲细精管索与生发上皮之间生出一层很厚的纤维膜,即睾丸白膜,白膜是判断生殖腺为睾丸的标志。睾丸不断扩大与退化的中肾分开,形成睾丸系膜,将来引导睾丸下降。白膜结缔组织在中线增厚形成睾丸纵隔,纵隔内的曲细精管索以后发育为睾丸网、直细精管和曲细精管。睾丸曲细精管在初生时还是实心的细胞索,由精原细胞及支持细胞组成,直至性成熟前不久才产生管腔。曲细精管间的间充质分化为睾丸间质和间质细胞。间质细胞在人胚60天时出现,产生睾酮及双氢睾酮,这标志着睾丸发育的开始。精原细胞在以后性成熟时发育成精子。睾丸网与附近遗留的15～20条中肾小管连通构成附睾管,将来精子由此进入附睾。

(二)卵巢的发育

缺乏Y染色体的胚胎直到10周后,才开始发育卵巢特有的皮质。原始性索伸入到髓质,在此形成不完善的卵巢网,随后原始性索及卵巢网均退化,被血管和基质所代替,成为卵巢髓质。随后生殖腺表面上皮又向深部生长,形成次级性索,又称皮质索。这些次级性索增大时,原始生殖细胞就穿入其中。胚胎16周时,次级性索断裂成许多孤立的细胞团,称为原始卵泡。原始卵泡由来自原始生殖细胞的卵原细胞及包围卵原细胞的来自次级性索的单层扁平的卵泡细胞组成。在胎儿期,卵原细胞进行有丝分裂,产生多量的卵原细胞。出生时约有200万个卵原细胞保留下来,并增大变为初级卵母细胞,绝大多数初级卵母细胞一直停滞在第一次成熟分裂的双线期,直至青春期后才继续发育。女性缺乏卵巢网式的髓部小管,因此成熟卵子只能由卵巢表面排出。

(三)生殖管道的发育

胚胎第6周,不论男性还是女性都发育两套生殖管道,即中肾管(Wolffian管)和副中肾管(Müller管)。左右副中肾管起源于左右中肾外侧的体腔上皮的凹陷部分。这凹陷部分卷曲成副中肾管,其头侧呈漏斗状,开口于体腔。副中肾管和中肾管平行向尾侧发展,当到达尾侧部时,跨到中肾管腹侧,双侧副中肾管合并成子宫阴道管,这管状结构的尾侧端突入尿生殖窦的背侧,形成一个隆起,称窦结节(或Müller结节)。中肾管在这结节的两侧通入尿生殖窦。

两性生殖管道的发育不受H-Y抗原的控制,而是受男性胎儿睾丸间质细胞产生的睾酮和双氢睾酮调控,使中肾管保留,变成男性生殖管道的一部分,即附睾、输精管、精囊及射精管。支撑细胞产生的激素有使副中肾管退化因子,使副中肾管退化。女性胎儿体内无此两种激素,中肾管退化,副中肾管则保留。

1.男性生殖管道的发育 当中肾管退化时,接近睾丸的中肾小管存留下来与睾丸网相连形成输出小管。10～15根输出小管通入由中肾导管发育而来的附睾管,附睾管迂回曲折构成附睾的头、体、尾。与附睾管相连的中肾管发育为输精管,每一根中肾导管尾端向外侧突出形成精囊,精囊导管远端发育为射精管。尿道前列腺部内胚层细胞外突形成前列腺,而尿道膜部的内胚层细胞外突形成尿道球腺。

2.女性生殖管道的发育 女性的中肾导管退化,而副中肾管发育为女性生殖管道。副中肾管的头段发育为输卵管;尾段左、右合并形成子宫阴道原基;与输卵管相连的部分管壁增厚,管腔增大,形成子宫体及子宫底。子宫颈和一部分阴道来自副中肾管末段。当两侧副中肾管合并时,也同时产生两个腹膜皱褶,即双侧阔韧带。

(四)生殖腺的下降

生殖腺的位置原在腹腔的后上方,以后睾丸及卵巢位置均下降(尤其是睾丸,一直下降到阴囊内)。在生殖腺尾端到阴囊或大阴唇之间有一长条索状结构，称为引带。由于胚胎的迅速增长以及索带的牵拉作用，生殖腺逐渐下降。约从第28周开始，睾丸通过腹股沟管下降，睾丸在腹膜鞘突后移动。约32周时，睾丸进入阴囊。在足月新生男婴中，97%以上两侧睾丸都已降入阴囊。约在12周时，卵巢也从腹后壁下降到骨盆缘稍下方。它的引带附着在子宫的靠近输卵管入口处。引带的头侧为卵巢韧带，引带的尾侧为子宫圆韧带。子宫圆韧带通过腹股沟管止于大阴唇。女性的鞘状突较小，常称作Nück管，并在出生前很早即闭塞消失，消失不全者，可形成Nück囊肿或腹股沟斜疝。

(五)外生殖器的发育

胚胎第6周时，尿生殖窦膜的腹侧产生一个突起，称为生殖结节。不久在生殖结节两侧各发生一个生殖突。在生殖结节的尾侧正中线上有一浅沟，称为尿生殖沟。尿生殖沟两侧的隆起称为尿道襞，尿生殖沟的底部即尿生殖窦膜。此时仍为未分化期生殖器。

1.男性外生殖器的发育　胎儿第7周后，在雄激素(双氢睾酮)的作用下，生殖结节增长生成阴茎。尿生殖窦的下段伸入阴茎并开口于尿生殖沟，尿道两侧的尿道襞融合逐渐延伸至阴茎头。在阴茎头顶端外胚层向内长出一个细胞索，以后和尿生殖沟汇合，使尿道外口移到阴茎头顶端。第12周时，阴茎头形成一个皮肤反折，称为包皮。生殖结节内的间充质分化为阴茎海绵体及尿道海绵体。生殖结节两侧的生殖突移向尾侧，相互融合形成阴囊。

2.女性外生殖器的发育　胎儿第10周女性外生殖器开始发育，生殖结节生长成为阴蒂。左、右生殖突变为大阴唇，尿道襞不融合形成小阴唇。尿生殖窦除一小部分形成尿道外，其余大部分加宽变浅。尿生殖窦膜破裂后，尿生殖窦与尿生殖沟共同形成阴道前庭(图5-1-6)。

生殖器官畸形常见，包括性别异常、尿道下裂及隐睾。如胚卵有Y染色体或H-Y抗原，则发育成睾丸，因有抑制副中肾管的因子存在使副中肾管退化，而睾酮使中肾管发育及外生殖器男性化。由于存在异位的H-Y抗原，46,XX的核型亦可发育成具有卵巢和睾丸或卵睾的真两性畸形。男性假两性畸形可发生于副中肾管退化因子缺陷、睾酮合成缺陷、酶缺陷、雄激素受体缺陷等。女性假两性畸形常见于先天性肾上腺皮质增生、肾上腺雄酮合成过多。尿道下裂是阴茎及阴茎尿道发育的停滞。隐睾是常见的畸形，有些可能是因宫内胎儿内分泌缺乏所致，有些是机械性因素所致。睾丸异位可能因睾丸下降路程受阻或睾丸引带附着异常所致。

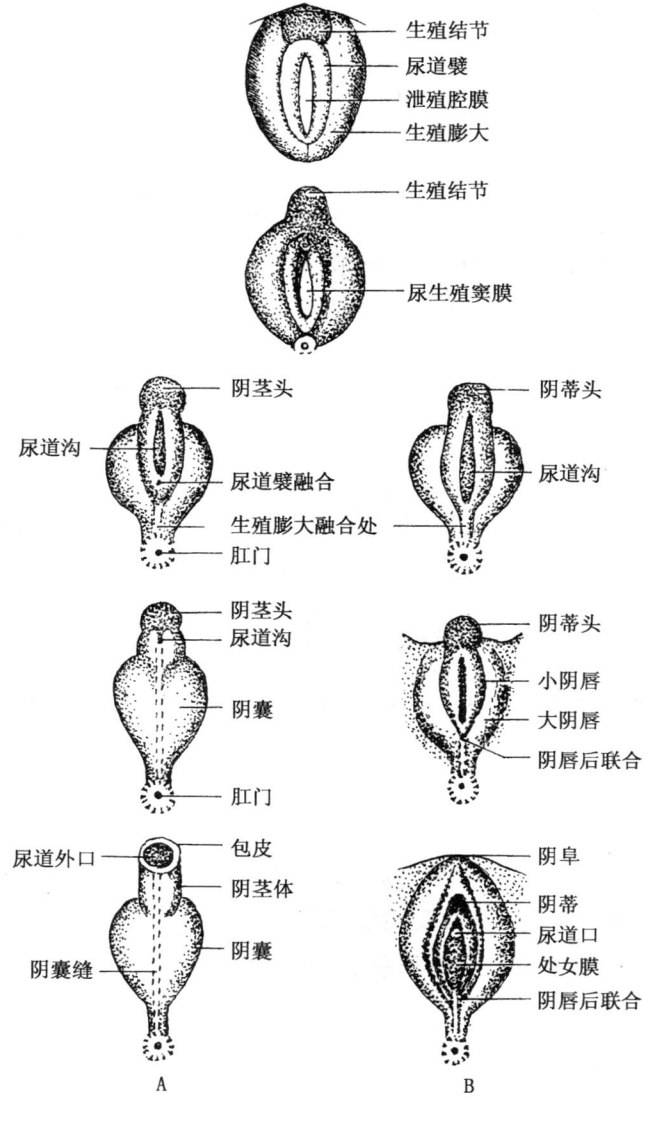

图 5-1-6 男女外生殖器的发育
A.男性 B.女性

第二节 泌尿生殖系疾病的诊断

随着人体影像学检查技术的发展,泌尿系统影像学诊断方法也日益朝简捷、安全、损伤小的方向发展,同时也提高了尿路疾病的诊断速度及准确率。但每种检查方法都有它的局限性及适用范围,作为临床医师应该在认真全面采集病史并作详细体格检查的基础上,根据不同病种、不同要求,有计划、有步骤地选择针对性的影像学检查,再将所获资料全面分析,得出较为客观、正确的诊断。忽视最基本的病史询问和体格检查,一味追求"全套式"的先进技术的应用,既增加了家长的经济负担,又使患儿遭受不必要的身心痛苦。因此小儿泌尿系统疾病诊断应从采集病史和体格检查着手,以有针对性的实验室及影像学资料为依据,进行科学的全面分析,得出定位定性的诊断。

一、病史采集

儿童病史的采集对象大多为家长。病史提供的正确性和全面性取决于家长本身的文化素质和对患儿的细心观察等诸多因素,采集时应有针对性地、有重点地询问有关临床表现,抓住特有的症状进行询问,加以分析。如"湿裤"这一症状,必须询问是持续性滴尿还是腹内压增加时尿液外溢或是两次正常排尿之间尚有尿液外漏,以区分是充溢性和压力性尿失禁或是输尿管口异位。

二、主要症状

小儿泌尿系统症状绝大多数与成人相似,但有些症状必须结合小儿生理解剖特点及小儿不能"自我"陈述病情而表现出全身症状如发热、呕吐、哭闹等因素多加考虑。

(一)少尿、无尿

初生婴儿一般在 24 小时内排尿,也可延迟至 36 小时之内排尿。婴幼儿每小时尿量少于 1~2ml/kg 或 24 小时尿量少于 200~400ml 为少尿。学龄儿童每日尿量少于 50ml 为无尿。

(二)尿频

2 岁以内小儿每天排尿 10 次以上可视为正常,4 岁以后次数逐渐减少为每天 6~7 次,年长儿每天 4~5 次,夜间 0~1 次。尿道或膀胱有炎症时膀胱受刺激可有尿频,每次尿量极少,并伴有尿急尿痛。尿道或膀胱颈部狭窄或神经性膀胱功能失调,膀胱内残余尿量增多也可出现尿频。但尿崩症、肾小管性疾病出现的尿频,多伴有多饮、多尿。

(三)尿急

排尿有迫不及待的感觉,表明膀胱处于激惹状态,常与尿频同时存在。膀胱和尿道有炎症或神经性功能失调可出现此现象。小儿膀胱多处于不稳定状态,常在情绪紧张时出现尿频、尿急,每次尿量极少,注意力集中或入睡后可无异常,症状可持续数月,不能视为病理现象。

(四)排尿困难

指排尿费力、尿线细、尿程短、尿流中断或滴沥,甚至不能排出而潴留于膀胱内。包皮口过紧,先天性或后天性尿道狭窄,膀胱或尿道结石、损伤,肿瘤压迫以及神经源性膀胱等原因均可引起。

(五)尿失禁

指小儿暂时性尿控制不全,白天湿裤,多为精神紧张和不稳定性膀胱所引起,或继发于急性膀胱尿道炎症。长期湿裤而伴有正常排尿,应考虑先天性输尿管口异位。不能控制排尿即完全性尿失禁需要进行泌尿系统及神经系统的全面检查。

(六)遗尿

指睡眠时不自主排尿。2～3岁小儿遗尿属生理现象,有10%～15%的儿童在此年龄以后仍有遗尿,可视为功能性或膀胱尿道神经肌肉发育迟缓。随着膀胱尿道调节功能的完善,至6～7岁甚至更年长时会逐渐减少而不遗尿。

(七)血尿

多数小儿血尿呈一过性,预后良好,无须处理,应连续作2～3次尿常规检查,确有镜下血尿,再做进一步检查。当然无症状的血尿可能是肾脏、膀胱肿瘤的早期表现。血尿伴有疼痛时,以结石居多,先天性尿路梗阻继发感染、损伤时也可出现镜下血尿,此时应考虑作超声及尿路造影检查。有报告认为,超声对无痛性肉眼血尿诊断的准确性高于尿路造影,尤其是对膀胱肿瘤,敏感度几乎高出1倍。

(八)脓尿

女婴尿道短,男婴多有包茎,如尿液检查每个高倍视野检出少于5个或离心尿少于7个脓细胞,不能认为有尿路感染。反复发作的脓尿,细菌培养阳性,菌落计数大于10万/ml,往往是先天性尿路畸形的典型症状,应用B超作尿路筛查。B超可测量肾脏大小,识别肾、肾盂、输尿管和膀胱的正常和异常解剖结构。

(九)疼痛

疼痛症状在小儿表现并不突出。肾盂输尿管连接处梗阻及尿路结石在年长儿常诉腹痛,易误诊为急性阑尾炎或其他急腹症。尿道或膀胱颈部结石表现为排尿时剧痛,小儿手握阴茎哭闹不已。

(十)肿块

某些疾病如肾积水、肾胚胎瘤、睾丸肿瘤、鞘膜积液等多以出现肿块始被家长注意而就诊,应在详细体检后,首选B超检查定性定位,若为实质性肿块应进一步做CT或MRI检查,囊性肿块应做相应的尿路造影或放射性核素检查。

三、体格检查

通过体检获得可靠的第一手资料,能指导医师有目的、有步骤地选择针对性的影像学检查。反之,有些疾患通过体检已能明确诊断(如腹股沟可触及的隐睾)就不必再做任何特殊检查。

(一)肾脏

正常情况下肾脏不易扪及,但婴儿由于腰部短、肝脏位置低,配合小儿呼吸,肾脏可在腹部扪及。肾胚胎瘤时肾区有饱满感,检查者一手放于患儿患侧后背,另一手平放腹部,能较清楚地扪及肿瘤的大小、形态及活动度。肾血管性高血压肾区可听诊到血管性杂音。

(二)膀胱

膀胱膨胀时可在耻骨上扪及,排尿后即消失。疑有膀胱肿瘤应做肛查或行双合诊检查。

(三) 阴茎

注意阴茎的发育、包皮粘连情况、尿道口位置。正确测量阴茎的长度(耻骨联合到阴茎头顶端的阴茎长度)。

(四) 睾丸、阴囊

注意阴囊皮肤有无炎症、湿疹、瘘管，阴囊内有无积液或肿块，睾丸存在与否，如阴囊内睾丸缺如应改变卧、立、蹲、坐不同体位反复在腹股沟和阴囊处检查。

四、影像学检查

影像学检查包括 X 线检查、B 超、放射性核素检查、CT 检查、MRI 检查等，这些检查各有优缺点，只有对其原理、适用范围、危害程度、价格高低有所了解，合理选择，相互补充，才能提高诊断水平。

(一) X 线检查

1. 静脉肾盂造影(IVU)　静脉肾盂造影是通过造影剂在集合系统暂时积聚、显影来了解尿路的解剖细节，提供肾脏大小、形态及梗阻部位的信息(图 5-2-1)，临床上常用其来进一步明确 B 超检查发现的解剖异常，如重肾、异位肾。与超声显像相比，静脉肾盂造影尚能粗略估计肾小球滤过功能，在没有 CT 设备的情况下，对于外伤造成的肾撕裂伤、肾蒂血管断裂引起造影剂外渗，静脉肾盂造影均能很好显示。

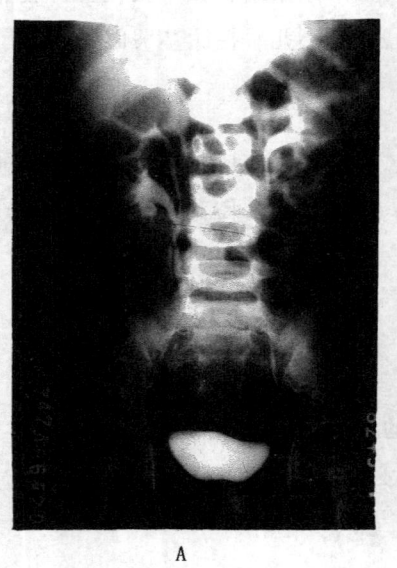 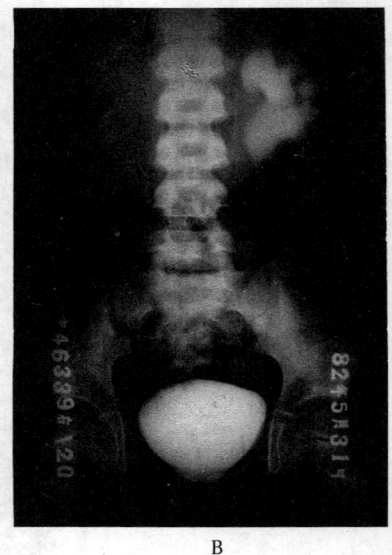

A　　　　　　　　　　　　　　B

图 5-2-1　静脉尿路造影(IVU)

A. 显示右侧重肾双输尿管畸形，左肾正常　B. 显示左侧肾积水，肾盂输尿管连接处呈漏斗形狭窄，右肾正常

(1) 腹部 X 线平片(KUB)　作静脉肾盂造影前应常规拍腹部 X 线平片，上界包括肾上腺，下界至外生殖器，能显示肾轮廓大小、形态及位置，补充显示超声难以发现的尿路结石及钙化斑，发现脊柱病变尤其是脊柱裂、骶骨发育畸形等。

(2) 观察水化程度　造影前应保持机体血容量正常，保证肾盂肾盏有足够的尿液充盈。小儿检查前不需脱水,检查前2小时禁水即可。

(3)应用造影剂　应用碘造影剂的剂量,新生儿宜4ml/kg,婴儿宜1.5～2ml/kg,幼儿宜1～1.5ml/kg,6岁以后同成人剂量。可选用非离子低渗透压造影剂碘海醇,以避免高渗透压钠离子负荷加重的副作用,且不必作碘过敏试验,但价格较昂贵。

静脉注射造影剂后3分钟摄片,造影剂位于肾小球和肾小管内,显示肾脏,提供了肾脏大小和外形的信息。15分钟时全程摄片以显示肾盂、肾盏、输尿管和膀胱。俯位摄片可增加输尿管充盈,有时需延迟摄片以帮助疾病定位,有尿路扩张时,可延迟至2小时摄片(图5-2-2A),一般腹部不加压,因为这只会增加不适,而对诊断无益。

(4)大剂量静脉肾盂造影　按4ml/kg造影剂加等量5％葡萄糖溶液或生理盐水静脉滴注,不同时间摄

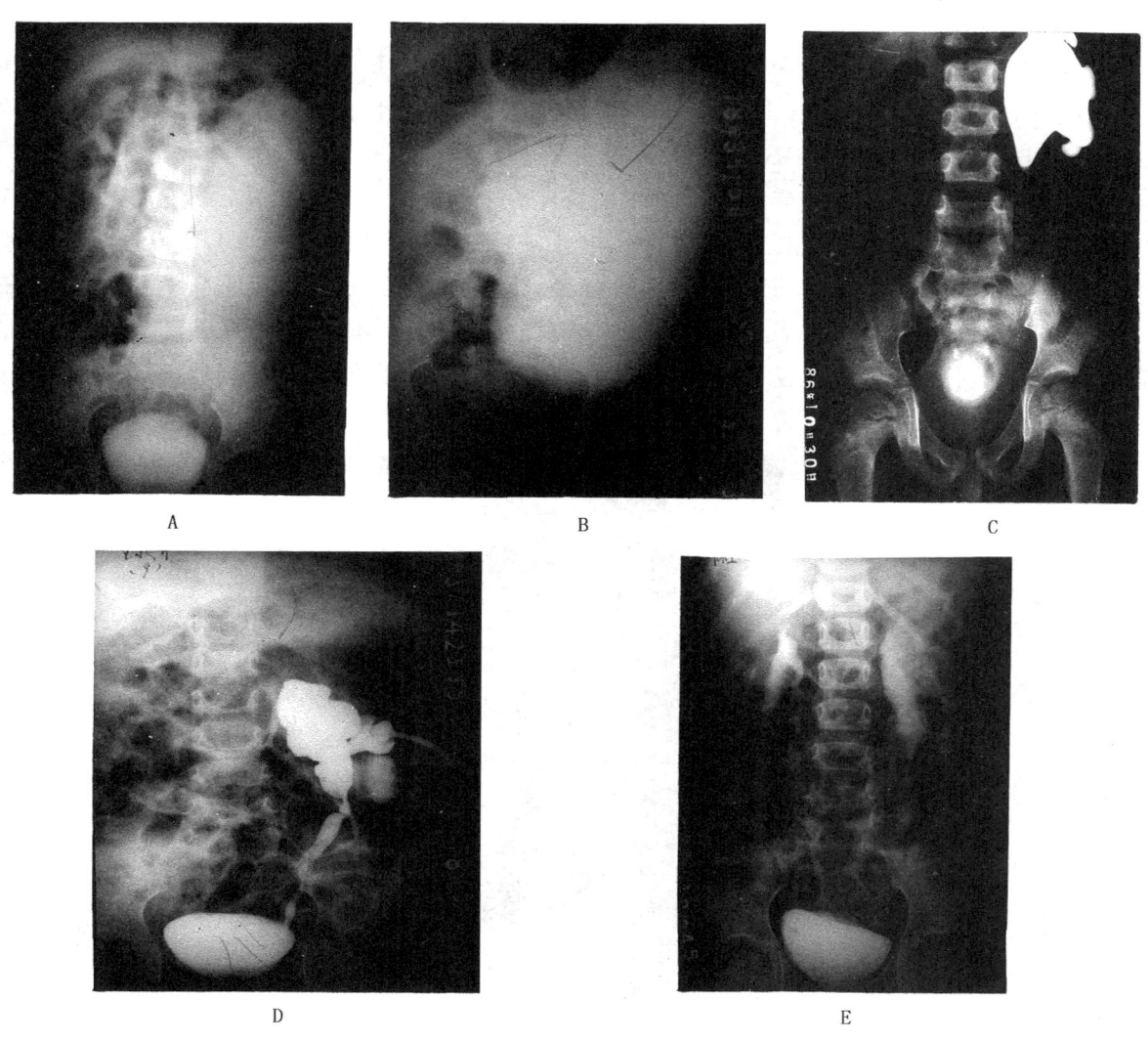

图5-2-2　静脉尿路造影(IVU)

A.术前IVU,120分钟延迟摄片,显示左肾巨大积水　B.术前经皮肾盂穿刺顺行造影,显示左肾巨大积水,膀胱内未见有造影剂
C.术前经皮肾盂穿刺顺行造影,显示左肾输尿管连接处狭窄　D.术后经肾盂造瘘管造影,显示吻合口通畅,输尿管膀胱显影
E.术后1年IVU随访,左肾积水明显改善,右肾轻度积水

片,可用于一般性 IVU 显示不满意或需观察输尿管全程的病例。

(5)充气"胃窗" 婴儿肠道气体可使肾脏阴影模糊,检查前让婴儿喝糖水或饮料,吞入的气体使胃泡扩张呈一"窗口",在窗口内可显示较清晰的肾脏阴影。

2.顺行肾盂造影 当上尿路有扩张而 IVU 检查显影不清,逆行插管造影又有困难时,可考虑经皮肾盂穿刺顺行造影。小儿取俯卧位,超声定位后,在第 12 肋下缘、骶棘肌外缘的外下方经皮穿刺入肾盂,抽出一部分尿液后注入静脉造影剂,在荧光透视下或 B 超监视下观察肾盂、输尿管影像,确定梗阻部位(图 5-2-2B、C)。对带肾盂造瘘管的病例,也可经造瘘管注入造影剂,观察肾盂输尿管吻合术后的通畅度(图 5-2-2D、E)。

Whitaker 灌注测压试验:以 2 根细针穿刺入肾盂,分别作灌注及测压之用,以 10ml/min 速度滴入生理盐水,记录肾盂压力,膀胱内导管记录下尿路压力。正常情况下肾盂压力不应高于膀胱压力 1.176kPa($12cmH_2O$)以上。此试验用于尿路有扩张,但显像检查梗阻不肯定的病例。

虽然经皮穿刺是简单的介入技术,但随着超声及放射性核素 DTPA 利尿性肾扫描的广泛应用,有创性的顺行肾盂造影已逐渐被弃用,Whitaker 灌注测压试验也只有在利尿性肾扫描检查结果模棱两可的情况下才有使用价值。磁共振尿路显像(MRU)多可清晰显示输尿管的梗阻部位。

3.逆行肾盂造影 逆行肾盂造影包括:①用膀胱镜经输尿管口插入导管,经导管缓慢注入 10%～15% 静脉造影剂后摄片,观察肾、输尿管扩张及排空情况。由于需经膀胱镜插管,对儿童尤其是婴幼儿来说有时受到检查器械限制无法进行,在膀胱、尿道炎症和尿道狭窄时又禁忌检查,因而对疑有肾盂输尿管连接处(PUJ)梗阻的病例已不再常规做逆行造影检查。大多数病例已被超声及利尿性肾扫描所替代。②输尿管开口异位病例如能在外阴找到开口,则从开口插入导管,注入 15% 泛影葡胺摄片,可显示相应的输尿管及肾(图 5-2-3)。

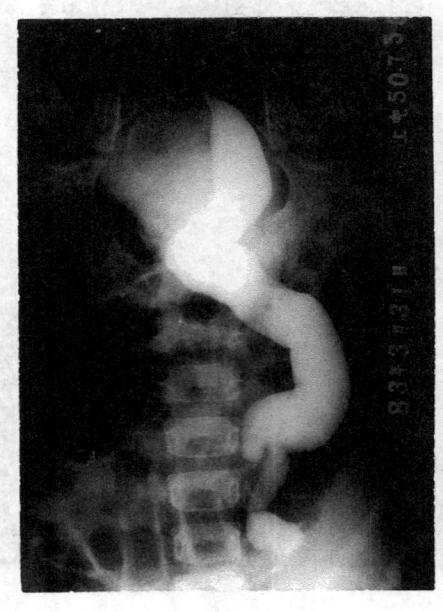

图 5-2-3 输尿管口异位
异位开口处逆行插管造影,显示左侧重肾伴巨输尿管

4.排尿性膀胱尿道造影(MCU) 排尿性膀胱尿道造影是指经尿道插管注入或滴入 15% 泛影葡胺使膀胱充盈,在充盈期观察膀胱形态、大小、有无充盈缺损及与邻近器官的关系,然后拔出导尿管,让小儿一腿屈

髋屈膝各 90°,另一腿站立伸直,在排尿状态下摄取斜位片,用以检查膀胱憩室、输尿管囊肿及尿道梗阻(尿道瓣膜、憩室、前列腺囊)等病变(图 5-2-4A～C)。

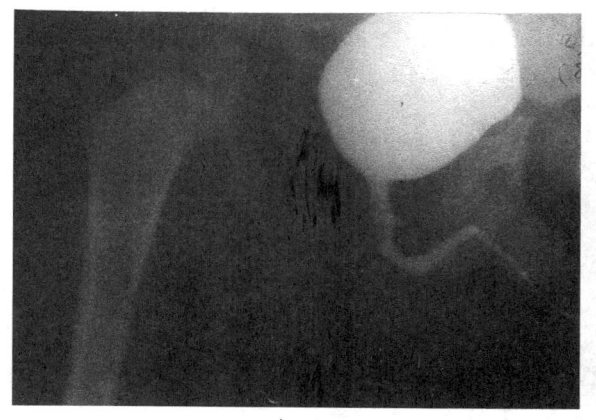

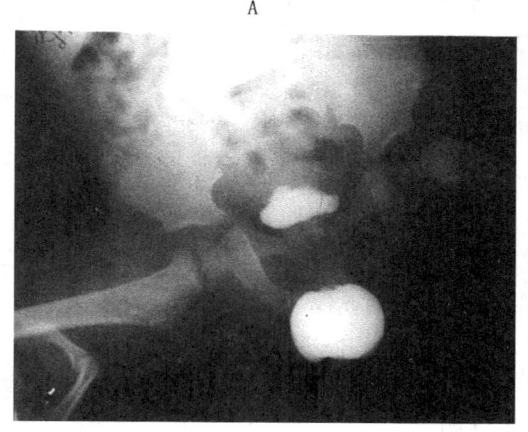

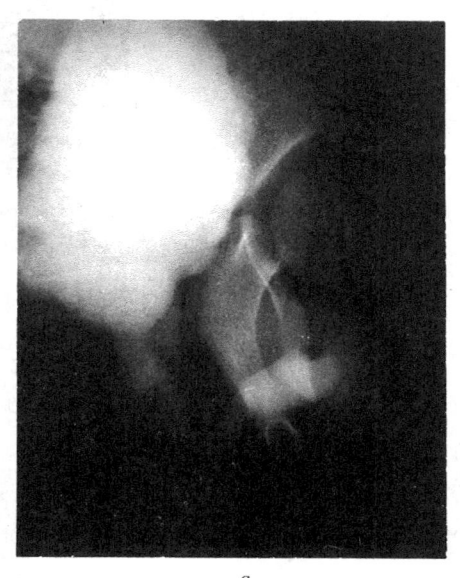

图 5-2-4 排尿性膀胱尿道造影

A.正常尿道 B.前尿道憩室 C.显示前尿道瓣膜、近端尿道扩张

MCU 是诊断膀胱输尿管反流并分级的主要检查方法,检查应在急性感染控制以后进行,造影时可加用抗生素。注入造影剂后于充盈期及排尿期摄取全程尿路片,根据反流程度进行分级(图 5-2-5)。对不能合作的小婴儿可在其排尿后再摄片。如显示造影剂残留于上尿路,对诊断同样有意义。

遇插导尿管有困难时,可行耻骨上膀胱穿刺注入造影剂充盈膀胱后进行造影。

5.肾动脉造影　小儿肾动脉造影主要用于诊断肾血管性高血压、动脉瘤、动静脉瘘、肾脏血管瘤等。随着介入性血管造影技术的不断发展,采用细导管、低渗透压造影剂及减少造影剂的用量,降低了这一操作的危险性。但仍是有创伤性检查,故对儿童高血压病例需经注射二巯基丁二酸(DMSA)、多普勒超声等筛查后,怀疑有肾血管病变者才进行血管造影。

方法:经股动脉直接穿刺插管(新生儿可经脐动脉插管),将套管针刺入股动脉后,拔出针芯,置入导引钢丝,再置入导管套,连同导引钢丝一并向内插入至腹主动脉后退出导引钢丝,导管插到第 12 胸椎或第 11 胸椎下缘,高压快速注入 76% 泛影葡胺 10～30ml,以 2～3 张/秒的速度连续拍片,共 3～4 秒,可了解肾、肾上腺血管形态及与主动脉的关系。操作过程中使用全麻或骶麻。

6.选择性肾动脉造影　经股动脉穿刺插管,将特制弯头导管在荧光透视下插入一侧肾动脉内,注入造影

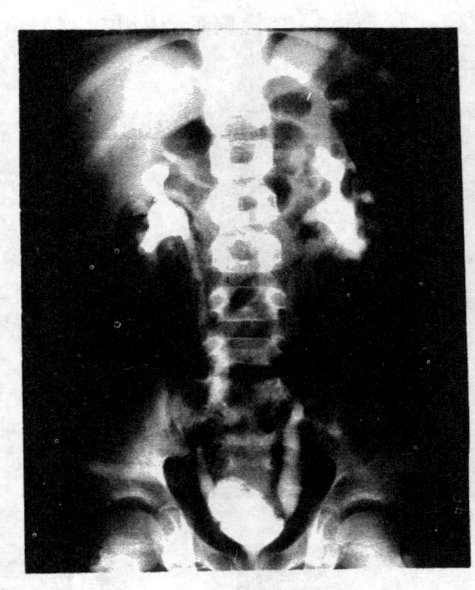

图 5-2-5 排尿性膀胱尿道造影示双侧膀胱输尿管反流Ⅲ～Ⅳ级

剂,使一侧肾血管显影。该法对肾创伤、肾畸形、肾肿瘤等有诊断意义,同时也可施行肾动脉扩张术、肾动脉栓塞术及肾肿瘤介入性化疗等。

7. 肾静脉采血及造影　经皮行股静脉穿刺,将特制弯头导管插入肾静脉(可采取分支肾静脉血样测定肾素水平),2 秒钟内注入 76% 泛影葡胺 10～20ml,连续拍片,显示肾静脉及分支,检查肾静脉血栓和瘤栓或作溶栓治疗。

8. 数字减影血管造影术　肾血管疾病、肾肿瘤还可用数字减影血管造影术(DSA)获得诊断,即先拍平片,然后静脉内注入造影剂,经计算机处理,除去平片上的阴影,在数字上减影突出血管造影。该法具有操作简单、造影剂用量小、避免动脉插管造影的危险、减影手续迅速、可消除其他影像干扰、效果满意等优点,主要用于观察血管形态、评价动脉术后情况、肾移植术前肾条件评价及术后肾动静脉血栓形成及排斥反应的估价。缺点是由于造影剂稀释,肾动脉分支显影不如动脉注射清楚,照片数目和显示范围有限。

(二)B 超检查

在各种影像学检查手段中,按方便、安全、迅速、价廉、无创伤性的原则,理所当然地应首选超声显像检查,因为它能经皮通过示波获得泌尿系统与各器官大体解剖相应的断面图像,并能根据病变组织对超声波的衰减及反射异常,判断各种疾患的异常图像,在临床上常起到筛选性检查的作用。另外,在超声引导下定位,经皮进行肾穿刺、膀胱穿刺、活检和置管引流介入疗法,更为安全可靠。

1. 泌尿系统的 B 超检查范围　可涵盖肾脏、输尿管、膀胱、前列腺、睾丸、附睾等。

(1)肾脏

1)肾发育异常:肾脏超声能重现肾脏的部位、形态和大小,定期随访,可评估肾脏生长发育情况。正常肾横切面类似圆形,冠状面呈椭圆形。肾窝空虚提示肾脏缺如或有异位肾或发育不良的小肾存在;肾结构模糊、皮质回声增强,皮、髓质分界不清是肾发育不良或肾萎缩的图像;若正常连续的肾窦强回声被一条肾实质回声带分隔,同时伴有肾脏增大,表示重肾畸形,需进一步作 IVU 或放射性核素 DMSA 静态扫描。

2)肾囊性病变:超声对有囊性改变的肾脏病变极为敏感,显示图像为无回声液性暗区。多发性肾囊肿见肾实质内有多个囊状无回声,其周围肾实质正常。多房性肾囊性变肾区内探及多个囊状无回声区,却无肾实质及肾窦肾盂的结构,常伴输尿管闭锁。隐性遗传性多囊肾(ARPD)在新生儿期,超声上就表现为多个回声增强伴两肾增大,皮、髓质难以区分,肝脏常被累及;而显性遗传性多囊肾(ADPD)往往发展到2～3岁时,超声才有典型的多个回声病变,肝脏很少有囊性病变,胆管也不扩张。

3) 肾结石:表现为收集系统的强光团,超声可查出X线上不显影的阴性结石回声,但输尿管结石超声不易检出。

4) 肾外伤:超声可根据肾实质回声改变及肾外形的变化了解损伤部位及其程度,也可作出血管及修复情况的随访观察。

5) 肾积水:超声是诊断肾积水的首选检查,肾盂两个边缘被尿液分离超过1cm以上则考虑有肾积水。由于肾积水的轻重不同,肾盂肾盏有不同程度的扩张。严重肾积水时肾实质厚度变薄(图5-2-6A、B)。胎儿22周时就能根据肾区无回声暗区的图像作出产前诊断,但由于新生儿肾功能尚未成熟,出生后不必立即作B超检查,可等待3～4天后进行。检查应包括输尿管、膀胱,以了解输尿管有无扩张,双侧肾积水伴有膀胱充盈,必须排除膀胱出口梗阻及膀胱输尿管反流,应进一步作MCU检查。

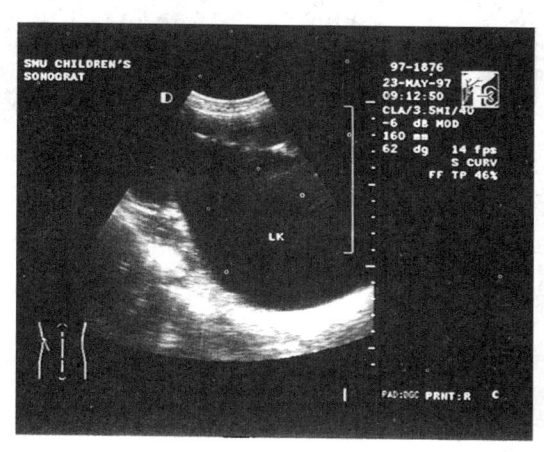 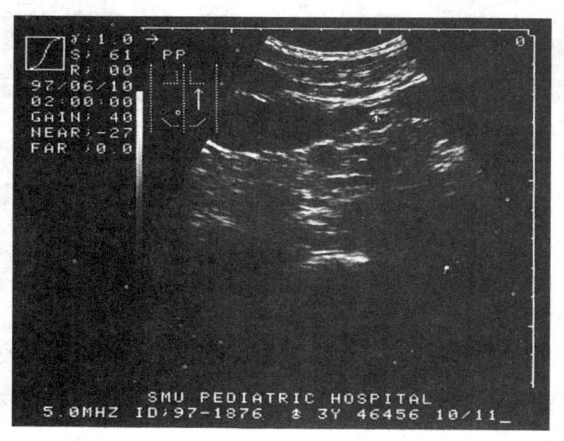

A B

图 5-2-6 B超示肾积水

A. 左肾超声探查,见左肾盂囊性扩张,无回声 B. 左肾超声纵切面探查,见肾盂输尿管连接处漏斗形狭窄

对有肾盂输尿管梗阻及膀胱输尿管反流的病例,可用超声随访集合系统扩张进展的程度,作为非手术治疗或术后疗效的观察,避免了多次进行IVU或放射性核素肾扫描检查。

6) 肾肿瘤:B超检查可显示肾占位病变,肿瘤组织回声不均,并可显示肿瘤与邻近器官的关系,可显示下腔静脉、肝、后腹膜淋巴结及对侧肾脏有无累及。B超能检出直径约1cm的小肿瘤,是诊断肾肿瘤极为有价值的诊断手段。

(2) 输尿管 正常情况下输尿管在超声上不能显示,如在膀胱后方见到单侧或双侧横切圆形、纵切长管形无回声,表示有输尿管扩张、积水。遇有肾盂肾盏扩张应常规作输尿管检查,以明确梗阻部位,若输尿管未能探及,提示肾盂输尿管连接处梗阻,再结合IVU及利尿性肾扫描检查,诊断可以肯定,不必再作肾盂顺行、逆行造影。一侧输尿管全程扩张提示膀胱入口处狭窄或有膀胱输尿管反流(VUR)。双侧扩张提示下尿路梗阻,作MCU检查,了解有无膀胱输尿管反流,尿道有无狭窄、瓣膜和憩室。如扩张的输尿管于膀胱后方向下延伸,不进入膀胱,应考虑异位开口的输尿管,在同侧往往探及重复的小肾。

(3) 膀胱 膀胱B超检查需饮水不排尿使膀胱充盈,不合作的小儿可应用适量镇静剂。

B超检查能检出膀胱内大于5mm的肿瘤,并了解其大小、部位及与邻近器官的关系、盆腔淋巴结有无转移。

膀胱结石表现为可随体位改变而游动的回声光团;输尿管囊肿表现为膀胱基底部囊性回声与扩张的输尿管相连,其他如膀胱异物、憩室、重复膀胱均能用超声检出(图5-2-7A、B)。评估膀胱残余尿多少及膀胱壁厚度可初步评价膀胱出口部梗阻程度及神经源性膀胱、尿失禁的类型。

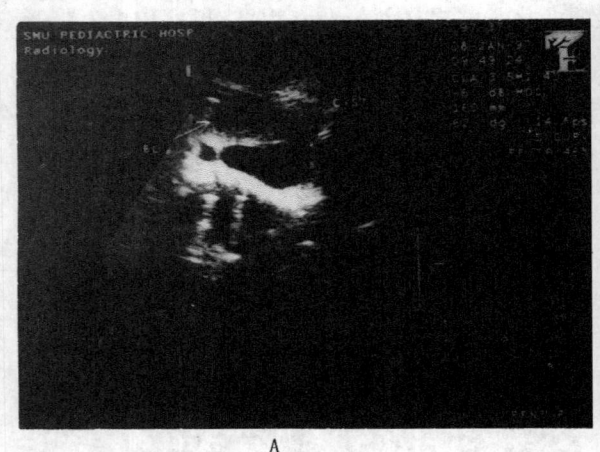 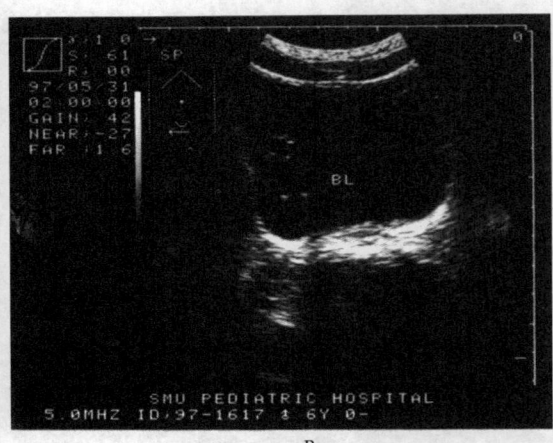

图 5-2-7 B超示先天性膀胱憩室
A.超声示膀胱后方有一囊性占位,壁薄 B.膀胱内小结石,膀胱腔内有数个强回声光团

(4) 阴囊 超声可显示阴囊内肿块性质如睾丸肿瘤、睾丸扭转、鞘膜积液、附件囊肿、静脉曲张等。对腹股沟内隐睾可定位,准确度已能代替CT,且方便、可靠。

(5) 子宫、阴道 各年龄组患儿,超声都可探及子宫、阴道。新生儿由于受母体激素影响,子宫相对较大,数周后缩小,7岁以后渐复大。根据子宫大小及有无,可对性早熟及两性畸形进行筛查。

2.多普勒和双功能超声检查在泌尿系统的应用 多普勒超声可鉴别动、静脉血流,定出血流方向,测出血流速度,可对阴囊肿块和急性阴囊痛如精索静脉曲张、睾丸肿瘤和睾丸扭转、睾丸附件扭转、睾丸炎等作鉴别诊断。对肾移植术来说,其还可了解术前供者血管及血流情况,术中检查通畅程度,术后定期随访监视病程进展。多普勒超声流动图还用以了解肾、输尿管动力学及功能情况。Natsuda 1995年报道,从腹部体表作多普勒超声流动图,根据输尿管开口喷尿情况,测定尿流最大速率、平均速率、连续时间及频率等参数,以了解肾、输尿管动力学及其功能,结果25例男性中23例(92%)、4例男孩中3例(75%)能清楚地见到喷尿情况,以上几个参数分别为31.8 ± 15.3cm/s;20.0 ± 10.2cm/s;2.5 ± 1.3cm/s和1.2。这是测定肾和输尿管功能的最有希望的无损伤检查方法。

双功能超声通过二维图像获得形态信息,并通过多普勒频谱分析获得有关血流信息。与简单型相比,双功能超声定位精确,加上相关技术及彩色编码等手段,科学性及实用性大为提高,对检查肾血管性高血压、肾移植后排斥反应及判断尿路梗阻程度提供了新方法。

(1) 测定肾动脉血流速度,判断肾动脉有无狭窄 检查前禁食,经B超了解肾体及声像图,继之彩色和脉冲多普勒观察肾血管及其分布的断面图像。正常肾动脉多普勒超声波形为低阻力型,最大收缩期速度(PSV)为90cm/s,血流频谱无增宽。肾动脉狭窄<60%时,PSV<180cm/s,RAR(肾动脉PSV/主动脉PSV)

<3.50；肾动脉狭窄＞60%时，PSV＞180cm/s，RAR＞3.50；肾动脉闭锁时无血流信号。

(2)测定肾动脉搏动及抗力指数值，判断泌尿系统梗阻程度 应用双功能多普勒超声摄像，根据肾内动脉搏动指数和抗力指数表示的肾内动脉的阻抗，可以鉴别泌尿系统梗阻程度。有梗阻者搏动指数和抗力指数值之间有明显差异（两者之间的系数为 0.77），轻度梗阻肾的平均抗力指数值为 0.64 ± 0.08，明显梗阻者为 0.74 ± 0.05。有人检查结果显示 95% 以上的明显梗阻，肾抗力指数值≥0.70，当抗力指数达到此值，梗阻明显，需手术治疗。抗力指数值＜0.70，肾血管抗力小，为轻度梗阻。

(三)放射性核素检查

放射性核素在泌尿系统的检查是将放射性核素及其标记物注入静脉后，以γ照相机或扫描机显示放射性显影剂在尿路系统浓聚和排出的不同断面图像。根据显像剂在器官浓聚的影像及排出的动态变化，了解肾脏等器官的位置、大小、形态，并判断血供、功能情况及病变性质。其优点为灵敏度高、辐射吸收量少、无过敏反应，但γ相机空间分辨率并不高。

小儿常用的检查有以下几项：

1. 肾血流灌注检查 快速静脉推注显像剂后，γ照相机探头对准患儿背部连续摄像 20～30 分钟，资料贮存于电脑，根据放射性计数随时间的变化绘制成曲线——肾图，分析肾血流灌注、肾实质形态、功能及尿路系统阻塞情况。

正常肾脏在腹主动脉上段显影 2 秒钟后两肾显影，为血流灌注像，肾图曲线急剧上升，持续上升 3～5 分钟达高峰，所见为肾实质像，然后开始从肾脏排泄进入集合系统，肾影逐渐变淡，曲线逐渐下降，20～30 分钟上尿路影基本消失，显像剂集中到膀胱，此段为排泄像。

常用显像剂有 ^{99m}Tc 巯基乙酰甘油三酯（Tc-mercapto acetyl triglycine-DTPA）、邻碘马尿酸（^{131}I-hippuran）和 ^{99m}Tc-巯基乙酰基三甘氨酸（^{99m}Tc-MAG$_3$），它们都能在血浆中迅速分泌及清除。DTPA 分子小，能自由跨越全部毛细血管床而弥散，主要经肾小球滤过而进入肾实质，能真正反映肾小球滤过率（GFR）及了解、比较两肾 GFR，具有放射量低、高光子流、图像清晰等优点。马尿酸和 MAG$_3$ 皆由肾小管上皮细胞摄取，再分泌到肾小管腔内，可测得有效肾血浆流量（ERPF）和了解肾小管功能。MAG$_3$ 是有效的血浆粘合剂，注入后在肾脏中有较高的血浆浓度，与马尿酸相比，显像更清晰。

(1)肾脏无功能或先天性缺如 肾脏不显影；肾图曲线维持同一水平，无明显上升。

(2)肾功能严重受损 肾显影延迟，影淡；肾扫描曲线呈低水平延长线，曲线上升缓慢，高峰低，但排泄正常。

(3)肾动脉狭窄、肾萎缩、肾静脉血栓形成 肾血流灌注减少，显影延迟，影淡，消退缓慢；肾扫描曲线高峰减低，上升及排泄缓慢。

(4)尿路梗阻 肾影持续不退，集合系统明显扩大；急性梗阻肾扫描曲线呈急剧上升，慢性梗阻曲线呈抛物线状（图 5-2-8A、B）。

2. 利尿肾动态显像 如何正确判断扩张的尿路有无梗阻病变，对制定保守或延期手术治疗很重要。临床上常用放射性核素利尿性肾扫描和 Whitaker 灌注测压试验来加以鉴别。利尿性肾扫描的基本概念是尿路系统的任何扩张都会显得排泄缓慢，若应用利尿剂后引流显著增加，表明无梗阻存在。

方法为常规肾动态显像结束后，上尿路扩张明显，静脉注射利尿剂，继续动态观察上尿路显像变化，常用显像剂为 ^{99m}Tc-DTPA 或 MAG$_3$（图 5-2-9A、B）。

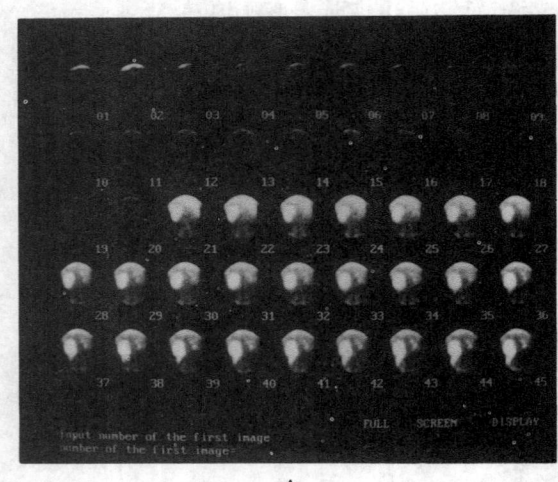

图 5-2-8 ^{99m}Tc-DTPA 肾动态显像

示左肾积水,输尿管迂曲扩张,右肾轻度积水

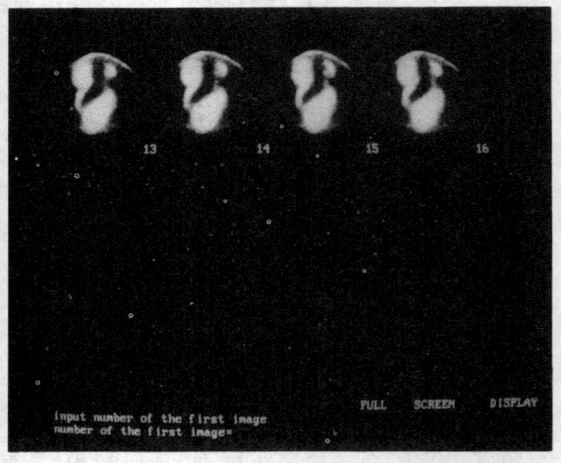

图 5-2-9 利尿性肾显像(同一病例)

A. 注射呋塞米(速尿)后,证实右肾积水,输尿管也迂曲扩张,并提示双侧输尿管膀胱连接处梗阻

B. 注射呋塞米后,显示右侧输尿管也迂曲扩张,并提示双侧输尿管膀胱连接处局部梗阻

诊断标准:用药后 5 分钟内放射活性下降 75% 或 20 分钟内下降 50%,肾扫描曲线下降,一般可除外梗阻;下降 50% 超过 20 分钟为有梗阻;15~20 分钟则不肯定,不能排除肾功能差对利尿剂无反应的情况。尤其是新生儿,肾小管发育不成熟,肾小球滤过功能差,一个异常的肾扫描图像并不能提示肾脏有不可逆的损害,需要定期复查超声和放射性核素检查,观察肾功能是否改善,对侧肾有无代偿性肥大及肾积水进展情况。由于新生儿生后数周内肾小球滤过率迅速改善,对怀疑有梗阻的肾积水患儿,应在生后 3~4 周进行利尿性肾扫描检查,3 个月后复查,不必急于早期手术,以允许新生儿肾功能有个恢复期。当随访出现肾功能不改善、对侧代偿性肥大、肾积水进行性加重等梗阻证据时方有手术指征,早期手术会妨碍不成熟的肾功能恢复。Stephen 等曾对 45 例怀疑有单侧 PUJ 梗阻的新生儿肾积水进行非手术治疗,其中 30 例为轻度积水、15 例严重积水,后者有梗阻型利尿性肾扫描及肾功能明显减退,随访 30 个月,所有病例肾功能都迅速改善,70%

的病例肾积水改善，对侧肾无代偿性肥大。

常用利尿剂为呋塞米（速尿，furosemide），剂量0.3~1.0mg/kg。新生儿对利尿剂刺激反应小，剂量可适当加大，1个月龄内可用到2mg/kg，1~6个月龄为1.5mg/kg，6个月龄以上者1mg/kg。关于水化程度，大多认为应在正常水化状态下测试，但推荐增加水负荷的理论是增加水化以加快呋塞米的利尿作用，使梗阻型变为非梗阻型，即假阳性变为真阴性。利尿剂使用时间将影响肾扫描曲线显影时间和结果，一般认为只有在给示踪剂以前用利尿剂才能在肾扫描上出现最大的利尿作用。应用DTPA是在测试中监测示踪剂进入集合管后15~20分钟给予，不早于30分钟，而应用^{131}I-马尿酸，在给药前15分钟给予，在肾扫描上才能出现最大的利尿作用，总之，何时给利尿剂目前尚不统一。

利尿性肾扫描临床应用指征为：①评价肾功能。②判断有无梗阻。③治疗疗效评价。④肾移植后随访。

3. **卡托普利放射性肾扫描** 肾血管性高血压患者血浆肾素明显高于原发性高血压，为提高血浆肾素活性对肾血管性高血压诊断的准确性，可用血管紧张素转化酶抑制剂（ACEI）——卡托普利进行激发。肾血管性高血压患者服卡托普利后，血管紧张素Ⅱ生成减少，肾小球内压GFR随之下降，影响肾功能，使放射性示踪剂^{99m}Tc-DTPA的吸收、积聚和排泄在患肾均有延缓，而健肾均显著增强，出现两肾不对称。

肾动脉狭窄的诊断标准：①患肾示踪剂吸收降低，高峰时间延迟（Tmax，11分钟）。②患肾GFR明显降低，或用药2~3分钟内两肾GFR相差大于9.9%。③患肾排泄延迟大于5分钟。④双肾体积不对称。

4. **肾静态显像** 静脉注射^{99m}Tc二巯基丁二酸（dimercaptosuccinic acid，DMSA）或^{99m}Tc葡萄庚糖酸（glucoheptose）后能长时间聚集在肾实质，通过γ照相可获得非动态的清晰的肾实质影像。葡萄糖庚酸注射后，一部分浓缩及分泌于尿液后，一部分在肾小管内，注入2小时后约10%~20%存在于实质，DMSA注入后2小时约40%~50%存在于实质，剂量为1850kBq/kg，最小剂量为11100~12950kBq；葡萄糖庚酸剂量为5550~8140kBq/kg，最小剂量为37~74MBq，注入后1.5~2小时取后前位用平行孔准直器对双肾摄像，并用针孔准直器取后位和后斜（30°）位对双肾进行放大摄像，采集双肾图像信息，经计算机处理求得左右肾功能。

20世纪80年代中期，已证实DMSA肾静态显像是诊断肾盂肾炎及肾瘢痕的极为敏感的检查方法，其检出率明显高于超声、IVU及CT。过去急性肾盂肾炎的诊断缺乏影像学证据，肾瘢痕的诊断建立在IVU的基础上，但是肾盂造影上显示的实质收缩往往发生在尿路感染2年之后。当IVU上识出瘢痕，通常肾功能已有明显丧失。

肾盂肾炎显像异常的原理在于粒细胞溶解产生的毒素麻痹肾小管的运转活性及炎症区域的相对缺血，导致DMSA积聚减少或缺如，描记器上摄取的图像有局灶性或弥漫性减少，但肾轮廓完整，无实质缺损区。

肾瘢痕存在时，DMSA摄取缺损伴肾功能丧失，肾实质变薄和平坦，实质有楔形缺损区出现，甚至全肾变形缩小。肾瘢痕分级标准：

Ⅰ级——2个以下实质缺损瘢痕区；

Ⅱ级——2个以上缺损区，但瘢痕区之间有正常肾实质；

Ⅲ级——整个肾脏广泛性受损、全肾收缩；

Ⅳ级——全肾缩小，无或仅有少量DMSA摄取（图5-2-10A、B）。

肾静态显像和动态显像一样，能直接显示肾实质影像而不受肾功能影响，只要有残留的肾功能存在，在放射性核素肾扫描上就能显示出来，所以有利于重复肾、异位肾、发育不良小肾的定位诊断（图5-2-11A~C）。但肾积水或肾盂扩张潴留将影响实质图像，不宜采用肾静态显像。

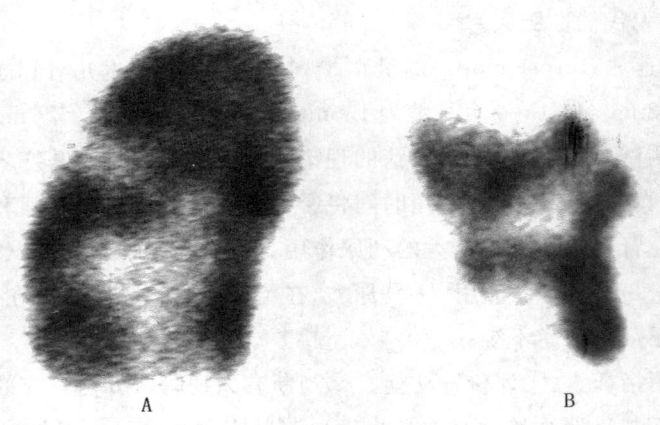

图 5-2-10 ^{99m}Tc-DMSA 肾静态显像（一）
A.示左肾皮质多处出现放射性核素摄取稀疏区，Ⅱ级肾瘢痕形成　B.右肾外形变形，失去正常形态，Ⅲ级肾瘢痕形成

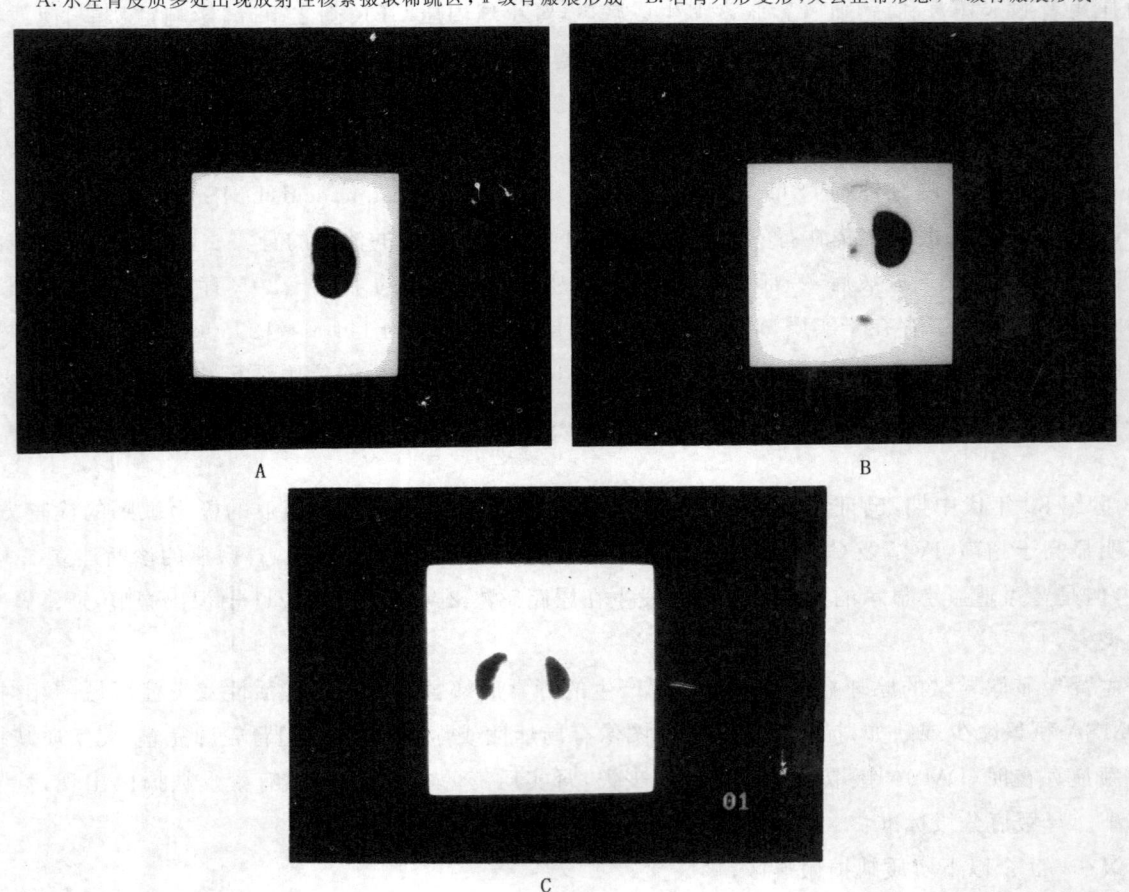

图 5-2-11 ^{99m}Tc-DMSA 肾静态显像（二）
A.示左肾区局部无放射性浓聚，提示左肾缺如，右孤立肾
B.示右肾正常，左肾区下部见小圆形、局灶放射性浓聚灶，提示左肾发育不良，IVP 和超声显像均提示左肾缺如
C.示右肾正常，左肾形态失常，其上极上方见一不规则局灶放射性浓聚灶，提示左重复肾畸形

5.SPECT 量化 DMSA 摄取检测分肾功能　应用 DTPA 或 I-马尿酸测定肾小球滤过率评价分肾功能是较为准确的检查方法，但因需抽血取样及检查时间较长的缺点，不能常规应用，近来应用量化的单光子发

射 CT 扫描(single photon emission computed tomography，SPECT)提供分肾摄取^{99m}Tc-DMSA 的含量百分比评估 VUR 患儿的肾损害程度及了解对侧肾功能代偿情况，在临床上有实用价值。

方法：静脉注入^{99m}Tc-DMSA 27.75～74MBq,4～6 小时后 CT 扫描成像。获得原始数据重编后分析并储存于光盘，根据经验公式计算出有功能的肾体积(ml)及所含放射性的浓度(ml)，即每 ml 肾体积内占有的放射性注入量的百分比，再乘以肾体积，得出肾摄取 DMSA 的绝对值。DMSA 正常分肾摄取量是 24.8%±3.9%，它与年龄有明显关系。随着年龄增加，有功能的肾体积也随着增加。正常生长的小儿，预期每 2 年增加 25%。DMSA 摄取量<15.6%，提示肾脏已有永久性损害，对 VUR 病例，即便作抗反流手术，也不能期望肾功能恢复。

6. 直接放射性核素膀胱造影(DRC)　直接放射性核素膀胱造影类似于 MCU，主要用于诊断 VUR。方法为排尿后将 18500kBq(500μci)^{99m}Tc(Pertechnetate)和生理盐水经导尿管缓慢注入膀胱，小儿在连有分层系统的 γ 照相前排尿，视野包括双肾、输尿管及膀胱，进行排尿全过程的观察。其优点为连续动态监测膀胱充盈及排空情况，敏感度高，能观察到少至 0.2ml 的 VUR，辐射吸收量极小。有人测量 1～10 岁膀胱辐射量为 182.7kGy，卵巢为 10～20kGy，睾丸更小，而用普通 X 线膀胱造影操作，膀胱辐射吸收剂量大约是 960kGy；缺点是需要插导尿管以及经导管充盈膀胱，不能产生生理性的正常充盈及动力排空。

7. 间接放射性核素膀胱造影(IRC)　间接放射性核素膀胱造影是动态肾扫描的一部分，静脉注入 MAG_3 30 分钟和 1 小时后，当多量的放射性核素积聚于膀胱时，让小儿在 γ 相机前排空，以每帧 1～2 秒的速度连续拍摄，获得充盈期及排完尿后的肾、输尿管及膀胱图像，测量排尿量及活性量，通过校正系数计算，可得出膀胱残余尿量、最大尿流率(ml/s)及反流量。IRC 的优点是避免了插管，减少了感染机会；允许膀胱有生理性充盈及正常的动力排空，能评价生理性或病理性的排尿，偶尔还可发现不稳定性膀胱。缺点是放射线曝光剂量大于直接法，其次是不能收集尿液标本，检查时要小儿密切配合，浓缩功能必须良好。

8. 小剂量荧光透视下膀胱造影　检查 VUR 的任何方法都不是绝对正确的，各有优缺点，普通 X 线造影法可同时显示膀胱和尿道的解剖异常，价格便宜，但曝光量大。DRC 敏感度高，曝光量小，但需插管。IRC 曝光量小，可同时评价肾功能，常用于 VUR 作定期随访观察。1995 年 Diamond 又推荐因人而异的小剂量荧光透视下排尿性膀胱尿道造影(tailored low dose fluoroscopic voiding cystogram)的方法，用于随访病例及家族性 VUR 的筛查，方法简单，照射量小，尤其是降低了生殖腺 X 线暴露量。缺点是不能显示尿道和其他潜在的解剖异常。

方法：放置 F8～12 导尿管，以稀释成 18% 的泛影葡胺从高于放射台面 100cm 以上的瓶中充盈膀胱。膀胱开始排尿后，荧光透视下双肾照影并维持整个排尿过程，膀胱排空后，排完的膀胱也立刻照影，获得荧光透视下排尿性膀胱尿道造影的图像，储存于计算机内，并立刻摄制胶卷。需要时图像转换成光盘储存，以备后用。

9. 肾上腺显像

(1)肾上腺皮质显像　正常的肾上腺皮质能浓聚^{131}I 标记胆固醇，肾上腺增生和肿瘤组织比正常肾上腺摄取更多的标记物，扫描显影更清晰。常用^{131}I 胆固醇静脉注射后第 5、7 天进行显像，用于诊断皮质肿瘤及增生。两者之间可进行地塞米松抑制试验加以鉴别，皮质肿瘤用地塞米松后，浓聚的图像不被抑制。

(2)肾上腺髓质显像　^{131}I 间碘苄基胍(^{131}I-meta-Iodobenzyl guanidine，MIBG)能进入肾上腺髓质内，用^{131}I 标记后能使髓质显像，而使嗜铬细胞瘤有更多的浓聚。可用于拟诊嗜铬细胞瘤的定位定性检查，尤其对异位嗜铬细胞瘤和恶性嗜铬细胞瘤的转移灶更有价值。

10.阴囊显像　放射性核素阴囊显像主要适用于急性阴囊疼痛的睾丸扭转和睾丸附睾炎的鉴别诊断以及睾丸固定术后的随访。

检查步骤：取仰卧位，以胶布将阴茎固定于大腿，弹丸式静脉注射 $^{99m}TcO_4$ 185MBq 后，先进行血流连续显像，每 2～5 秒/张，共 10 张，10 分钟后拍一帧为血池显像。

急性睾丸扭转血流灌注显像正常，影像上可见髂动脉和股动脉影，睾丸动脉不显示，血池像阴囊无明显放射性聚集，但患侧放射性增高，中心区稀疏。

急性睾丸附件炎灌注显像，患侧睾丸动脉和阴囊放射性增高，血池像患侧放射性明显增浓，无中心稀疏区。

(四)计算机 X 线体层显像

计算机 X 线体层显像(CT)与其他影像诊断方法相比，优点在于它有很高的分辨率，能看到普通 X 线不易显示的组织结构，并可通过 CT 值确定组织性质。用 CT 对人体作轴向扫描，可获得被查器官组织内部结构的横断解剖图像，无重叠影像，又能显示与周围器官的关系。但 CT 缺少完整的解剖形态，加之小儿腹壁脂肪薄，且不易配合，价格较贵，所以 CT 不能作为泌尿系统首选的检查方法，主要用于腹部复合伤、肾实质肿块和超声或普通 X 线检查结果不明确的病种。

1.肾脏

(1)肾发育异常　孤立肾、异位肾、融合肾通过超声或 IVU 检查一般已能明确诊断，若条件许可，应作 CT 检查。孤立肾 CT 平扫肾区空虚，被附近脏器填充，对侧肾代偿肥大。异位肾多在下腹或盆腔扫描到软组织密度影。融合肾一般以马蹄形肾多见，CT 平扫可见双肾下极在脊柱前方横跨融合，肾盂在肾的前方。

(2)肾肿块

1)肾囊性病变：小儿肾囊性病变包括多囊肾、多房性肾囊肿、多房性肾囊性变、单纯性肾囊肿、海绵肾等，大多可先通过超声筛查，得到诊断后再作 CT 检查进一步明确诊断。肾囊性变的 CT 表现的共同特点为肾实质内有大小不等、均质的低密度区，边界清楚，囊内容物为水密度，CT 值在 ±15HU 之间；增强扫描，囊内容物密度不变，在正常增强肾实质衬托下显示更清楚。

2)婴儿型多囊肾：CT 特征为双肾增大，肾实质密度减低；增强扫描，皮、髓质分界不清，肾实质内见有蜂窝状小囊。肝内可见无数扩张的小胆管。

3)成人型多囊肾：CT 特征为两肾增大，肾实质内有大小不等、分布不匀的囊肿。轻型病例囊肿间有正常肾实质存在，增强扫描囊肿更清楚；严重病例肾实质被囊肿取代，部分囊肿增强或钙化。

4)多房性肾囊肿：与多囊肾不同，病变为单侧，肾一端可见多个互不相通的囊腔，囊腔旁的肾实质与正常肾脏相同，有受压现象。

5)多房性肾囊性变：为肾的发育不良，CT 表现为单侧分叶状的肾脏被大小不等的囊腔所代替，无中心性肾盂结构，对侧肾可代偿性肥大。

6)海绵肾：一般为双肾髓质内海绵囊性变，囊肿甚小，CT 平扫不易发现，仅能见到沿髓质排列的小结石，增强扫描可见肾锥体有线条状密影或小囊腔，自肾乳头放射状排列。

(3)肾肿瘤　CT 检查肾肿瘤可较准确地区分肿瘤的起源，了解边界、局部浸润以及与邻近器官的关系，有无肝、下腔静脉转移。胸部扫描能发现胸片难以观察到的转移灶。对肾母细胞瘤，CT 可用于诊断、分期和随访疗效，对治疗起指导作用。

(4)肾感染性疾病 CT平扫可发现肾脓肿及肾周脓肿,表现为肾实质内形态不一、边界不清、密度不均的肿块;肾周脓肿为边界模糊的肿块,CT值降低。

(5)肾外伤 当临床上怀疑有多脏器损伤、血尿难以控制或尿路造影异常,应作CT扫描检查。CT扫描可根据肾脏形态不规则、密度影的高低、CT值的差别以及造影剂外渗等情况判断肾脏损伤的程度和范围,且能同时发现多个脏器损伤,避免了多次搬动和检查。偶尔还可发现外伤前已存在的肾畸形、肿瘤等。所以CT是儿童外伤后有效的非侵入性检查手段。

1)肾挫伤:因出血、水肿,肾实质内呈不规则形高或低的密度影,肾脏局灶性或普遍性增大。增强扫描肾密度降低。

2)肾撕裂伤:肾脏有断裂、分离,增强扫描肾实质内有线形或楔形低密度区,或见造影剂外渗,或肾内外血肿影。

3)肾蒂损伤:CT增强扫描,见肾动脉中断、肾门区血肿、肾血灌注不足密度降低、灌注时间显著延长。

2. 肾上腺 起源于肾上腺的肿瘤有神经母细胞瘤、嗜铬细胞瘤、肾上腺皮质癌等,当临床怀疑上述疾病时,均应作CT定位检查,可表现为肾前上方占位肿块。神经母细胞瘤,CT扫描于肾前方或脊柱旁可见到无包膜、形态不规则的肿瘤,并能提供肿瘤与邻近器官、主要血管、附近淋巴结之间的关系,对神经母细胞瘤的分期、治疗及随访都极有价值。

3. 膀胱、外生殖器 膀胱或盆腔内疑有占位性病变时,应作CT检查。小儿膀胱、前列腺肿瘤以横纹肌肉瘤为多,平滑肌瘤、血管瘤少见,CT检查对肿瘤的定位、分期、预后、随访均有意义。睾丸肿瘤因暴露于体表,诊断不困难,一般不作CT检查。

CT平扫加增强扫描能发现位于腹股沟的未降睾丸(图5-2-12),但与B超一样,腹内隐睾因受肠管血管干扰难以辨认。

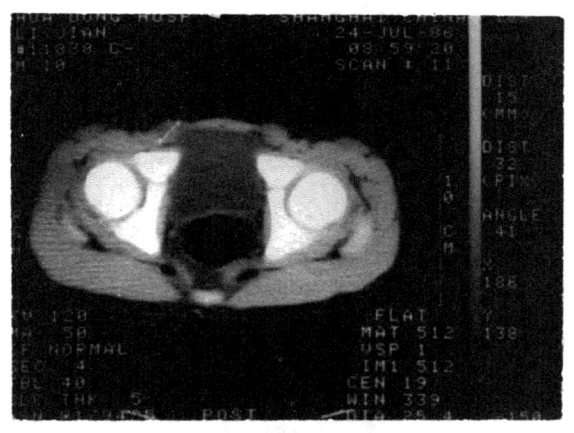

图 5-2-12 双侧隐睾
CT扫描示双睾丸于内环口处

(五)磁共振显像

与CT相比,磁共振显像(MRI)的优点是能从三个互相垂直的平面获得图像,对不同组织的分辨力高,图像清晰。CT仅能获得身体单个平面的图像,软组织对比度明显不及MRI。B超虽能扫描很多平面,但被检查的组织常被潜在的超声不能透过的气体或骨骼所阻挡,视野较局限,对比分析度相对也差。MRI对肾实质显像明显优于 CT 和 B 超,可十分清楚地区分出肾实质性或囊性肿块,帮助诊断肾积水、肾囊肿、肾周血肿、肾肿瘤、马蹄形肾、肾上腺肿瘤。对于盆腔或会阴部先天性畸形如膀胱外翻、肛门闭锁伴泌尿生殖系畸形以及直肠尿道瘘、精囊囊肿、子宫重复等,MRI 在多个平面上扫描,分辨力高,也能准确地作出诊断。对于盆腔会阴部肿瘤,MRI 能较好地评估肿瘤与邻近脏器的分界,有助于手术计划的制订及肿瘤分期。膀胱功能不全者,MRI 可筛查有无脊髓中枢的畸形或肿瘤。

MRI 虽能提供无痛的对比清晰的图像,但价格昂贵,不能广泛应用。在多数情况下,如应用其他影像学检查已获得诊断,就不要选用 MRI,除非 MRI 是提供资料的惟一方法。

另外,磁共振血管成像,可以从三维空间多方位多角度显示血管,易显示肾动脉开口狭窄。与注射法血管造影相比,MRI 不需插管和注射,具有快速、安全、高效、无创伤等优点,可作为诊断肾血管性高血压的筛查及肾移植的术前术后检查。

Hilfon 对小儿泌尿系统疾患影像学诊断的选择性应用提出这样的结论性意见:①产前肾积水和泌尿道感染,首选 B 超检查,其次为肾闪烁照相及排尿性膀胱尿道造影。②血尿、湿裤,IVP 检查为最佳。③肿瘤作超声和 CT 检查。④损伤首选 CT 检查。

第三节 非特异性泌尿生殖系感染

一、尿路感染

尿路感染是仅次于呼吸道感染的小儿最常见的疾病之一。反复感染可致肾脏瘢痕形成,造成不可逆性肾脏损害。因此对小儿尿路感染,尤其男性患儿,应想到存在先天性泌尿系统畸形造成尿路梗阻的可能,应追其病因,作必要的检查以明确诊断,以便及时合理的进行病因治疗。

小儿尿路感染的发病率约为 1%,且与年龄和性别相关。Berstrom 等人发现,新生儿期尿路感染的发生率,男婴是女婴的 3~5 倍;在 3 个月龄以内的婴儿中,75% 的尿路感染发生在男婴;大约 75% 的男孩尿路感染发生在 1 岁以内;1~3 岁的男、女孩子发病率大致相等;在较大孩子中,女孩发病率明显高于男孩。Kunin 估计,5% 的学龄期女孩至少发生过 1 次尿路感染,显然是经尿道上行感染所致。

(一)病因及发病机制

先天性泌尿系统畸形和尿路梗阻如肾盂输尿管连接部狭窄所致的肾积水、输尿管囊肿、输尿管开口异位、先天性尿道瓣膜、尿道憩室、原发性巨输尿管症、输尿管膀胱连接部狭窄、膀胱憩室等均可致尿液引流不畅,继发尿路感染;此外,尿路结石、异物、创伤、神经源性膀胱均可成为尿路梗阻的原因。原发性膀胱输尿管反流是非梗阻性尿路感染最常见的原因,占反复尿路感染患者的 60% 左右。

细菌能侵入尿路并引起感染,其发生机制十分复杂,一般认为与细菌毒力及机体的防御机制有关。

1. 细菌毒力 小儿尿路感染致病菌多为革兰阴性杆菌,以大肠杆菌最常见。近 20 年来观察到细菌的不同特性可使尿路发生感染,特别是细菌的细胞壁"O"抗原。目前已确认有 150 种大肠杆菌菌株,可用血清分型辨认如 O_1、O_2、O_4、O_6、O_7、O_{75} 与小儿尿路感染有关。细菌在尿路繁殖引起感染常因致病菌有粘着于尿路黏膜的能力,这种粘着力由致病菌的菌毛所致,而绝大多数革兰阴性杆菌均有菌毛。现已观察到,大肠杆菌中 P 型纤毛菌株与小儿尿路感染的类型之间有着较密切的关系。Kallenius 等对 97 个不同小儿尿路感染的致病大肠杆菌和 82 个健康儿童粪便中分离出来的大肠杆菌检查后发现,引起急性肾盂肾炎的大肠杆菌中 94% (33/35)有 P 型纤毛菌株感染,而引起急性膀胱炎仅占 19%(5/26),无症状性菌尿为 14%(5/36),健康对照组仅为 7%(6/82)。现已公认甘露糖敏感性粘附反应与大肠杆菌菌株和这种黏液粘附有关。大肠杆菌首先通过甘露糖敏感性粘附反应与黏性物结合,如不发生其他特性的粘附反应,细菌将随着黏液一起排出体外,而不引起感染。若有 P 纤毛菌株介导的抗甘露糖粘附反应参与,细菌将粘附于泌尿系统上皮细胞表面,引起尿路感染。

2.机体的防御机制 尿液是细菌的良好培养基,但在正常情况下,细菌侵入尿路并不一定致病,这与机体的防御功能有关。近年研究表明,尿路上皮细胞可分泌黏蛋白,如氨基葡萄糖聚糖、糖蛋白、黏多糖等,皆有抗细菌粘着作用。行扫描电镜观察尿路上皮有一层白色黏胶样物质,可见细菌附着在这层物质上,在排尿时这些黏蛋白如能被排出,则入侵细菌亦随之排出。机体的另一防御功能为免疫反应,一旦细菌侵入尿路,机体即有免疫反应,尿液中经常可发现免疫球蛋白(IgG 和 IgA),尿路感染的患儿中尿液 IgG 低于无症状的菌尿儿。IgG 是由膀胱和尿道壁的浆细胞分泌的免疫球蛋白。另外,泌尿系统的正常神经支配和有效的排尿活动可将尿路的细菌机械地"冲洗"出体外,从而防止和减少了感染的机会。而儿童,特别是婴幼儿免疫功能低下,肾、输尿管、膀胱等组织发育尚不完善,正常的排尿功能仍未完全建立。另外,小儿尿路感染大多合并有尿路异常、梗阻、反流等,使排尿不畅、尿液潴留,有利于细菌的生长繁殖,最终导致尿路感染。

(二)临床表现

小儿尿路感染在婴儿期以全身症状为主,主要表现为发热、精神不振及纳差等消化道症状。尿频、尿急、尿痛等排尿症状随年龄增长逐渐明显,排尿时哭闹、尿频或有顽固性尿布疹应想到泌尿系统感染的可能。在儿童期,除全身发热外,多有典型尿频、尿急、尿痛、排尿困难等症状,有时伴有腰部疼痛或下腹不适感。

(三)诊断

根据病史可有脓尿及菌尿的存在。可作下述检查:

1.尿常规检查与尿液细菌培养 尿路感染的诊断常依赖于尿常规检查和尿液细菌培养。一般可留中段尿、导尿或行耻骨上膀胱穿刺取尿标本,根据不同年龄和性别选择。①年龄较大且能合作的儿童,男孩先清洗阴茎头和尿道外口,女孩应清洗会阴部,排尿时收集中段尿于无菌培养瓶内立即送培养。②不合作的幼儿,或包皮不能上翻显露阴茎头的男孩,一般取中段尿困难,在会阴及尿道外口消毒后,导尿并弃去最初导出的尿液(因可能有尿道的细菌),这时所取的尿液作细菌培养一般是可信的,但它的缺点是有损伤,并可将尿道内的细菌带入膀胱内而引起尿路感染。③行耻骨上膀胱穿刺取尿标本送培养,此法方便、安全可靠,其阳性可靠性达 99%,适用于新生儿、婴幼儿和不合作的儿童,尤其在第一次尿培养结果可疑再重复培养以明确诊断时更宜采用此法。方法:在膀胱充盈情况下,局部消毒后于耻骨联合正中上方 1~2cm 处穿刺抽取尿液标本。

2.体格检查 体格检查首先了解患儿生长发育情况,腰部有无包块及叩击痛、耻骨上是否存在高度充盈的膀胱、腹部有无其他异常包块。仔细检查外阴部及尿道外口,了解会阴部有无湿疹、异常开口漏尿或囊性肿物从尿道外口脱出,男孩有无包茎、附睾炎,女孩有无小阴唇粘连、处女膜伞或尿道黏膜脱垂。

3.肾功能检查 急性泌尿系统感染时,肾功能不受影响;反复或慢性感染时肾小管功能首先受损,出现尿浓缩功能障碍；晚期，肾功能可全面受损，但仍以肾小管损害为主。最常用而简便的检查方法是尿浓缩试验和酚红排泄试验。急性肾盂肾炎患儿在热退及脓细胞明显减少后，血尿素氮和肌酐一般均正常，但大部分患儿尿浓缩功能和酚红排泄率降低，经治疗2周~1个月后多能恢复正常。由于有部分患者存在残余尿，因此认为尿浓缩功能减退较酚红排泄率降低意义大，可作为尿路感染肾脏功能受损的指标。国外有学者认为，尿路感染患者尿浓缩功能减退可作为肾盂肾炎的一个灵敏指标。近年来提出，尿抗体包裹细菌检查、致病菌特异抗体测定、C反应蛋白测定、尿酶测定、尿β_2-微球蛋白测定、四唑氮蓝试验等可作为尿路感染的定位检查，协助区别上下尿路感染。有人提出血清铜蓝蛋白及唾液酸测定是判断肾盂肾炎活动性的可靠指标，也是估计抗菌治疗效果的标准之一。

4. 影像学检查　影像学检查应根据患儿的情况，选择方便、安全、损伤小、价廉的方法。

(1) B超检查　因为无损伤、安全、无痛苦，故应作为首选方法。B超可测定肾的大小及肾区肿物的部位、性质，了解有无肾盂、肾盏扩张，有无重复畸形、巨输尿管；可测定膀胱的残余尿，膀胱的形态、大小，膀胱壁有无异常增厚，膀胱内有无肿瘤、异物、憩室、囊肿等；同时还可以了解肾、输尿管、膀胱内有无结石。

(2) 静脉尿路造影　由于小儿尿路感染与泌尿生殖系异常有密切关系，而静脉尿路造影检查除可了解双肾功能外，对先天性尿路畸形、梗阻、结石、肿瘤及肾积水等疾病有重要的诊断价值，故应列为常规检查方法。其临床指征为男孩第一次发生尿路感染者、女孩反复尿路感染者、上腹部肿块可疑来自肾脏者，可作静脉尿路造影。

(3) 排尿性膀胱尿道造影　是小儿尿路感染最重要的检查手段之一，但须在尿路感染控制后进行。其方法是将造影剂经导尿管或耻骨上膀胱穿刺注入膀胱内，也可在静脉肾盂造影中，待肾盂、输尿管内造影剂已排空，而膀胱仍集聚大量造影剂时，嘱患儿排尿，在电视荧光屏上动态观察。可了解：①膀胱的位置、形态、大小，其黏膜是否光滑，膀胱内有无真性或假性憩室、囊肿、肿瘤、结石、异物等。②有无膀胱输尿管反流及其反流程度。③膀胱出口以下有无梗阻，如尿道瓣膜、憩室、尿道狭窄等。

(4) 放射性核素肾扫描　放射性核素肾扫描在国内已广泛使用，其方法简便、安全、无创伤，不仅有助于疾病的诊断，而且适用于疗效评价、监测和随访。该检查根据需要选用合适的放射性药物，可以获得：①肾、输尿管、膀胱的大体形态结构。②肾脏的血供情况。③计算出分侧肾功能、肾小球滤过率和有效肾血流量。④尿路引流情况，从而作出尿路梗阻的定位诊断。⑤膀胱输尿管反流及膀胱残余尿量等情况。

(四) 治疗

小儿尿路感染的治疗原则是控制感染、解除梗阻、保持尿流畅通和预防复发，以避免肾功能的继发性损害。虽然多伴有尿路异常，但迅速诊断尿路感染并给予有效抗生素治疗是防止肾脏损害的关键。抗菌药物选择一般遵循以下原则：①感染的部位，上尿路感染应选择血浓度高的药物，而下尿路感染则应选用尿浓度高的药物。②药物应针对尿液细菌培养及药物敏感试验的结果而定。③选择副作用小、对肾毒性小的药物，特别在肾功能较差时更应慎重。④口服易吸收。⑤价格便宜。给药途径及疗程应依患儿年龄和疾病的严重程度而定。新生儿及婴幼儿的尿路感染一般病情较严重，致病菌毒性强，伴有高热，应经静脉给予广谱抗生素，直到药敏结果出来后再更改相应抗生素，一般需连续静脉内给药7~10天。较大儿童则延续到体温正常48小时后改为口服药物，疗程需10~14天。2岁以上的患儿若无全身症状，只表现为尿频、尿痛、尿急时，可口服抗生素。鉴于致病菌80%为大肠杆菌，在尿细菌培养药敏结果未出来前，首选药物为复方磺胺甲噁唑（复方新诺明）、呋喃妥因、甲氧苄啶和头孢菌素类药物，待药敏结果出来后再调整抗生素。过早使用新的广谱抗生素,不但价格昂贵,且易产生耐药性,给以后的治疗带来困难。

若已明确存在尿路梗阻(如肾积水合并严重感染),药物治疗仍不能控制感染时,应引流尿液(如行肾穿刺造瘘或留置导尿管)。第一次尿路感染的男孩和第二次感染的女孩,经药物治疗后应行必要的影像学检查。明确有泌尿系统畸形、梗阻、结石等病变时,应选择适当时间进行外科处理。膀胱输尿管反流是小儿尿路感染的常见原因,但对其治疗仍有争论。一般来说,对有反流的患儿并不需要急于手术治疗,特别是对婴幼儿,应首先用药物控制感染,建立良好的定时间歇排尿习惯,减少膀胱内残余尿,其症状随年龄增长而逐渐减轻,甚至消失。2岁以下的患儿经药物控制感染后,80%的反流可望消失。对严重的反流(Ⅳ、Ⅴ度)或经药物治疗久治不愈反而症状加重者,应考虑手术矫正——抗反流手术。

二、肾瘢痕与尿路感染

目前大量资料表明,尿路感染与膀胱输尿管反流之间的相互关系在肾瘢痕的形成机制中起重要作用,认为尿反流是肾盂肾炎肾瘢痕形成的首要因素。经长期观察发现,小儿在症状性尿路感染后,12%~20%的人发生肾瘢痕;婴幼儿和儿童的尿路感染,特别是上尿路感染有35%~50%伴有尿反流;而有肾瘢痕的小儿中80%以上有尿反流。为了区别其他损害所致的肾瘢痕,故又称反流性肾病。肾瘢痕的严重程度直接取决于小儿尿反流的程度,而且与尿路感染的程度相关。反流与感染互相影响形成恶性循环,最严重的肾瘢痕往往有肾内反流。因此为了防止形成肾瘢痕,保护肾功能,对小儿尿路感染首先是控制感染症状,然后检查病因,解除梗阻,使尿路引流通畅,避免慢性复发性尿路感染发生。

三、肾积脓

肾积脓又称脓肾,是指肾实质感染引起广泛化脓性病灶或尿路梗阻后,肾盂、肾盏感染化脓成为一个含脓液的囊腔,多并发于感染性肾积水、肾结石、肾盂肾炎。在小儿,膀胱输尿管反流、肾盂输尿管连接部狭窄所致的肾积水为其主要病因。临床表现为慢性脓尿及全身感染症状,如发热、精神不振、呕吐、纳差、消瘦、营养不良、贫血、腰部疼痛,血中白细胞数增多,中性核左移,尿液常规检查有大量脓细胞,尿培养阳性。如无梗阻,脓液从尿路排出可出现膀胱刺激症状;有时由于肾盂输尿管连接部严重狭窄,黏膜炎性水肿导致完全闭塞,可无泌尿系统症状,而主要表现为腰部肿块。诊断除依据病史、体征和实验室检查外,B超检查可发现患侧肾区囊性包块,CT肾扫描可显示肾脏内有脓液聚积,静脉肾盂造影或放射性核素肾扫描提示患侧肾功能减退或消失。脓肾如不及时治疗,可穿透肾包膜形成肾周脓肿。

治疗应根据病情和对侧肾功能而定,首先必须给予大量有效抗生素控制症状,在纠正全身状况的同时作肾造瘘术。若肾功能基本丧失,而对侧肾功能良好者,可作脓肾切除术,术中应注意脓肾与周围重要脏器和大血管之间的粘连情况,仔细解剖分离,以免造成副损伤,必要时可行肾包膜下肾切除术。若脓肾与肾周围粘连甚紧,肾体积过大,解剖层次不清,估计肾切除有困难,可先行肾造瘘引流,以后再行肾切除术。

四、急性附睾炎

急性附睾炎在婴幼儿较少见,但随着年龄增长,其发病率也逐渐上升。

（一）病因

小儿急性附睾炎多为非特异性感染。致病菌主要为大肠杆菌，其次为变形杆菌、葡萄球菌、肠球菌和绿脓杆菌等。细菌可通过血液循环、淋巴系统和输精管3个途径到达附睾使其发病。其发病机制目前尚不十分清楚，可能与下列因素有关：

1. 致病菌经射精管、输精管进入附睾　这是小儿急性附睾炎的主要感染途径。在精阜射精管开口处有瓣膜机制，防止逆流发生，在成年人输精管内充满分泌物和精子，不易反流，而小儿输精管内空虚，且射精管开口瓣膜尚不健全，致病菌可经射精管、输精管通路至附睾，尤其在尿道内压力增加时更易导致反流将细菌带入输精管而进入附睾。①细菌经射精管反流至输精管进入附睾，常见于先天性尿道下裂术后严重尿道狭窄和外伤所致的瘢痕性尿道狭窄，副中肾管退化不全形成前列腺囊，因排尿不畅，尿道压力升高，致病菌反流达到附睾。②某些泌尿系统解剖异常，如重复肾、双输尿管畸形合并输尿管开口异位，在男孩异位的输尿管可直接开口于射精管、精囊、输精管或后尿道，附睾炎是男孩患输尿管开口异位的重要体征。③外界细菌带入，如不洁导尿、导尿管留置时间过久，或肛门直肠闭锁伴有直肠尿道瘘者。

2. 血行播散　小儿全身其他部位的感染，如扁桃体炎、口腔感染、肺炎、皮肤疖肿、脓毒败血症等，细菌或病毒进入血流亦可导致附睾炎。

3. 淋巴系统入侵　盆腔脏器感染，如膀胱、尿道炎经淋巴系统扩散至附睾。

4. 损伤　阴囊部的直接损伤致附睾炎少见，但膀胱尿道镜检或行尿道扩张可诱发急性附睾炎。

（二）病理

附睾炎早期是一种蜂窝织炎，急性期附睾肿胀，呈结节状。感染一般从输精管开始，再经附睾尾至附睾头。早期有中性粒细胞及淋巴细胞浸润，中后期可形成脓肿。最后炎症可完全消退，但附睾管周围纤维化可使管腔阻塞。如为双侧附睾炎，成年后可导致不育。

（三）临床表现

小儿急性附睾炎起病较急，主要表现为患侧阴囊肿胀、疼痛，阴囊皮肤发红，常波及到对侧。疼痛可放射至同侧腹股沟区或腰部。严重者整个阴囊及会阴部呈弥漫性红肿，伴有发热，行走活动受限。如脓肿形成，皮肤变薄、发亮，甚至自行溃破、流脓。部分病例可有尿道刺激症状，如尿频、尿痛、排尿困难、尿液混浊。实验室检查可见白细胞总数升高，中性核左移，尿常规可见白细胞增多。

（四）诊断

根据病史及体征诊断并不困难。虽然尿培养阳性率不高，但小儿附睾炎常伴有大肠杆菌或绿脓杆菌引起的尿路感染，因此尿液分析及尿细菌培养仍是必要的。中段尿或尿道分泌物作革兰染色或细菌培养，可指导选用抗生素。X线检查可能发现某些与附睾炎发病有关的先天性异常，如重肾、双输尿管畸形。小儿急性附睾炎的临床表现与睾丸扭转和附睾扭转相似，需提高警惕。彩色多普勒检查和放射性核素^{99m}Tc阴囊扫描，可了解睾丸血流情况，有助于鉴别诊断。急性感染时呈血流增加，而睾丸扭转时有缺血，血流减少。但在诊断有困难时，为避免对急性睾丸扭转的误诊，及时手术探查是最明智的选择。

（五）治疗

分为非手术治疗和手术治疗两种，一般经非手术治疗可痊愈。

1. 非手术治疗

(1) 卧床休息,必要时给予镇痛、镇静剂,早期局部冷敷,托起阴囊。

(2) 静脉内给予足量广谱抗生素,待药敏结果出来后及时更换调整。

(3) 有尿路异常或尿道瘢痕性狭窄应作相应处理。

2. 手术治疗　绝大多数急性附睾炎经积极地非手术治疗很快能控制症状,直至痊愈。仅极少数病例需手术处理。手术适应证包括:①急性附睾炎与睾丸扭转难以鉴别时,应立即行阴囊探查。②药物不能控制急性炎症,附睾仍明显肿胀,疼痛加重时,应手术切开附睾包膜予以减压,不仅可以减轻疼痛,而且可缩短疗程。③单侧病变,形成阴囊皮肤瘘管经久不愈时,应行附睾切除术。若附睾炎症累及到睾丸,睾丸组织严重破坏,而对侧睾丸发育良好无病变时,应行睾丸附睾切除术。

五、急性睾丸炎

急性睾丸炎儿童并不少见,分为急性化脓性睾丸炎和病毒性睾丸炎两种,后者更常见。

(一) 病因病理

1. **急性化脓性睾丸炎**　多发生于尿道炎、膀胱炎、尿道狭窄排尿不畅或长期留置导尿管的患儿,感染经淋巴管或输精管扩散至附睾引起附睾炎、睾丸炎,常见致病菌为大肠杆菌、变形杆菌、绿脓杆菌等。细菌也可以由全身其他部位的感染经血行播散到睾丸。另外,凡是能引起附睾炎的因素均可成为急性睾丸炎的病因。以肉眼观察,急性睾丸炎有不同程度的睾丸增大、充血、张力增高,从切面上看有许多小脓肿,组织学观察有局灶性坏死、结缔组织水肿及分叶核粒细胞浸润。

2. **病毒性睾丸炎**　又称流行性腮腺炎性睾丸炎,是流行性腮腺炎最严重的一种并发症,也是小儿睾丸炎最常见的病因。其发病机制目前尚不清楚。常在流行性腮腺炎发生后3~4天发病,在流行性腮腺炎患儿中有20%~35%可发生睾丸炎,其中10%为双侧病变。肉眼观察可见睾丸肿大,外观呈蓝色,间质充血水肿。病理检查见血管扩张,中性粒细胞、淋巴细胞、巨细胞大量浸润,生精细胞有不同程度的退化。恢复期后查体可见睾丸变小变硬。组织学检查见曲细精管和生精细胞显著萎缩,但睾丸间质细胞受累轻。若为双侧病毒性睾丸炎可引起生精能力不可逆的破坏,成年后虽能保持第二性征,性功能正常,但一般无生育能力。

(二) 临床表现

急性化脓性睾丸炎表现为高热、寒战、睾丸疼痛并向腹股沟处放射,常伴有恶心、呕吐,阴囊皮肤红肿,睾丸体积明显肿大,有显著触痛,行走、活动受限。病毒性睾丸炎常于流行性腮腺炎后4天左右突然出现睾丸疼痛、高热。症状与化脓性睾丸炎相类似。

(三) 诊断

急性睾丸炎一般诊断不难,但需与睾丸扭转、创伤性阴囊血肿或睾丸损伤破裂出血相鉴别,同时也应区别是化脓性感染还是病毒性感染。首先要详细询问病史,如会阴部有无外伤史,发病前有无高热、双侧腮腺肿痛及尿路感染史等。体格检查除了解全身其他部位有无感染灶外,应重点检查双侧腮腺有无肿大及触痛,阴囊皮肤有无损伤、淤斑,了解睾丸位置、大小、质地、触痛,腹股沟区触摸了解有无精索增粗、触痛等。在诊断有困难时可用彩色多普勒血流图和放射性核素扫描,了解患侧睾丸的血液供应情况,以排除睾丸精索扭转和睾丸创伤性血肿。对少数诊断仍有困难不能排除睾丸缺血性病变的病例，应及时采取手术探查。因睾丸对缺血耐受能力极差，以免造成无法弥补的损失。

及时治疗尿路感染和附睾炎可有效减少急性睾丸炎的发生。对1岁以下易感儿接种流行性腮腺炎病毒减活疫苗，可以预防流行性腮腺炎并发病毒性睾丸炎。在临床实践中经常见到睾丸坚硬、细小的儿童，追问病史往往有流行性腮腺炎的发病史，应引起重视。

（四）治疗

急性期应卧床休息，静脉给予足量抗生素，待尿或穿刺液细菌培养及药敏结果出来后更换敏感抗生素。托起阴囊，局部冷敷，高热者应给予物理降温或解热镇痛剂。病毒性睾丸炎抗生素治疗一般无效，主要采用支持、对症治疗和针对流行性腮腺炎病毒的特异治疗，如抗腮腺炎注射液、吗啉胍（病毒灵）等。用1%利多卡因行精索周围局部封闭可改善睾丸血流，减轻疼痛，保护生精功能。在流行性腮腺炎的早期，应用免疫球蛋白或免疫血清能使睾丸炎的发生率降低75%。有报道用类固醇激素或ACTH可预防流行性腮腺炎患儿睾丸炎的发生或减轻睾丸炎的疼痛与肿胀。

六、阴茎头包皮炎

阴茎头包皮炎为儿童常见病，阴茎头炎几乎均伴有不同程度的包皮炎，因此在临床上所见均为阴茎头包皮炎。

（一）病因

阴茎头包皮炎患者一般均有包茎或包皮过长，由于排尿不畅或排尿后仍有少量尿液积存于包皮囊内，尿液的刺激使脱落的上皮细胞、腺体分泌物形成包皮垢，成为一个温热、湿润的细菌培养基，有利于细菌的生长繁殖，从而导致阴茎头、包皮感染，有时累及到尿道外口，造成排尿困难。致病菌一般为大肠杆菌、链球菌、葡萄球菌等。

（二）临床表现

初期表现为尿道外口包皮红肿、充血，伴有痒感不适，患儿用手捏住阴茎头。如未得到及时治疗，包皮及阴茎头红肿加重伴疼痛，并从包皮口流出少许脓性分泌物，严重时可累及阴茎皮肤，使其红肿，同时伴有排尿疼痛，患儿憋尿甚至引起尿潴留。如反复发作，阴茎头表皮和包皮内板增厚纤维化，造成瘢痕性包茎和尿道外口狭窄。

此病需与包皮血管神经性水肿和淋菌性尿道炎鉴别。包皮血管神经性水肿起病急，包皮在短期内突然红肿，伴有痒感，无触痛，无排尿困难，包皮口无脓性分泌物。淋菌性尿道炎儿童少见，由于患儿的父母患有此病，因共同使用盆具或毛巾而传染。主要表现为尿道内流出白色脓性分泌物，同时伴有阴茎头包皮红肿，一般取分泌物涂片检查即可鉴别。

（三）治疗

1.局部清洁　一般用1/5000高锰酸钾溶液清洗阴茎头部，若包皮能上翻应暴露阴茎头清洗，每次浸泡5～10分钟，每日2～3次。局部保持干燥。

2. 抗生素治疗　口服广谱抗生素,如氨苄西林和头孢菌素等,学龄儿童可给予复方磺胺甲噁唑、诺氟沙星(氟哌酸)等药物。

3. 手术治疗　少数瘢痕性包茎的患儿因引流不畅,炎症不能控制时,可作包皮背切引流。有包茎或包皮过长的患儿,特别是已形成瘢痕性包茎者,待炎症控制后择期行包皮环切术。

第四节　泌尿生殖系结核

结核病曾是严重威胁人类健康的传染性疾病,20世纪40年代,随着抗结核药物的问世以及一些预防措施的实施,结核病在全世界范围内得到了有效的控制。但到了20世纪80年代中后期,在世界范围内结核病又有所抬头。不仅是在贫穷落后的国家,即使在一些发达国家,结核病的发生率亦有所回升。据世界卫生组织(WHO)统计,全球每年约有800万新的结核病例出现,其中95%分布在发展中国家;全球每年约有300万人死于结核病。我国结核病现症患者约600万,每年死于结核病者达25万,超过其他各类传染病死亡人数的总和。结核病和艾滋病已是当今全球无处可以幸免的两大世界性公共卫生问题。

据统计,在结核病中,肺结核约占93%,而泌尿生殖系结核约占肺外结核的30%。故泌尿生殖系结核作为肺外结核的较常见部分,正日益受到人们的重视。

泌尿生殖系统各器官都可以受到结核菌感染而发生结核病变。但由于小儿生殖系统尚未发育,所以发生结核的可能性甚微。在泌尿系统中,最重要的是肾结核,其他部位的病变多继发于肾结核。

肾结核多继发于身体其他部位的结核病灶,结核菌经血行播散至肾脏造成感染所致,而肺结核是最主要的原发病灶。泌尿生殖系结核往往是在肺结核发生或痊愈多年后,才出现症状。有人总结,从初次结核感染到临床具有肾结核的表现,有2～20年的潜伏期(平均为5～8年)。国内曾比较过两组共908例肾结核,10岁以下者仅占2.9%,而且90%的发病年龄在9岁以上,所以儿童肾结核发病率甚低,可以认为泌尿生殖结核在小儿是一种不常见的疾病。

肾结核在发生发展过程中,可以分为病理肾结核和临床肾结核两个阶段。病理肾结核没有临床症状,即肾皮质微小肉芽肿,其自然愈合的机会很大。而临床肾结核是指病理肾结核不愈合而继续发展的结果。

(一)病理生理

泌尿系统最先发生结核病变的是肾脏,而肾的结核病变多继发于身体其他部位的结核病灶。除肺外,骨、关节、消化道等也可以成为原发灶。结核菌经血行到达肾脏是最主要的感染途径。这种感染约90%发生在肾皮质,10%在肾髓质。

肾结核的早期病变是结核结节——主要是由纤维组织、淋巴细胞和浆细胞形成肉芽肿性病变和纤维化。随着病变的发展,结核结节逐渐扩大融合并在中心发生坏死。病变侵入肾髓质在肾乳头破溃,进而蔓延到肾盏、肾盂的黏膜,在黏膜上形成结核结节和溃疡。病变仅限于肾实质时,临床表现可仅有蛋白尿和结核菌尿,一旦破溃进入肾盏则会出现脓尿。病变侵入肾盏、肾盂或输尿管后,则可因纤维化而形成狭窄。此外肾的病理变化可以见到硬化型、干酪空洞的钙化型,但往往混合存在。硬化型以纤维化为主,干酪样病变和空洞形成较少。干酪空洞型是肾结核中最普通的一种,可以局限在肾的一部分,亦可波及全肾最终形成结核性肾积脓。此外在干酪空洞四周往往有钙盐沉着。而钙化型是指整个病变范围内有大量钙盐沉着。此外肾结核病变进一步发展可以超出肾被膜，引起肾周围炎症粘连。

输尿管结核病变主要在黏膜和黏膜下层，甚或肌层亦可受浸润而发生溃疡和纤维化，导致输尿管增粗、变硬，管腔有不同程度的狭窄。

结核性膀胱炎可见黏膜充血、水肿，进而形成结核结节、融合、干酪化并形成溃疡。病变侵入肌层引起纤维化，导致膀胱容量减小。个别病例病变穿透膀胱全层，形成阴道瘘或直肠瘘。而且膀胱结核也可累及健侧输尿管口及输尿管下段，造成不同程度的狭窄和输尿管口的反流，进而导致健侧肾积水的出现。

结核性尿道炎在小儿非常少见。

儿童附睾结核发病往往急骤。其病理同样为结核结节，进而干酪坏死导致附睾增大、变硬，输精管成串珠样。病变进一步发展可以穿透阴囊形成瘘管。

（二）临床表现

肾结核早期往往没有明显的症状，只在尿常规检查时发现异常。尿呈酸性，有少量蛋白和红细胞、白细胞，有时可查出结核杆菌。

儿童和成人一样，典型的儿童肾结核临床症状为慢性膀胱炎表现。据两组80余例儿童肾结核材料表明，90％以上病例有尿频、尿急、尿痛的症状；93％～98％有镜下或肉眼血尿，但多为全程血尿，成人那种典型的终末血尿较少见（仅22％）；部分病例可见脓尿；约60％的患儿有消瘦、发热等全身中毒症状，而且年龄越小越明显。少数患儿可出现成人罕见的尿潴留。小儿肾结核进展较快为其特点。据一组51例儿童肾结核统计，当作出诊断时已多为晚期，病程不到1年者占61％，并发对侧肾积水的发生率明显高于成人。两组80余例儿童肾结核统计资料表明，对侧肾积水的发生率达37.3％～53.5％，而成人并发对侧肾积水仅为15％～16％。

成人肾结核约50％～80％合并生殖系结核。男性生殖系结核多数是肾结核的继发病，尿中的结核杆菌经后尿道感染生殖系统。少部分也可能是在肾受到结核菌感染的同时，经血行受到感染，与肾同为身体其他原发结核病灶的继发病变。但不论是经尿路感染或经血行感染，都首先在前列腺、精囊中引起病变，以后再经输精管（管腔内或管腔壁的淋巴管）蔓延到附睾。睾丸结核是附睾结核的直接蔓延，血行感染引起附睾结核或睾丸结核是很少见的。儿童肾结核合并附睾结核的发生率明显低于成人，仅在20％左右，主要表现为附睾肿大，输精管变粗变硬、有串珠状硬结，未经治疗甚至可穿透阴囊皮肤而形成瘘管。此外，儿童的附睾结核往往发病急骤，患儿会突然发热，阴囊部红肿、疼痛，进而形成脓肿破溃，病变转入慢性阶段。

（三）检查

凡泌尿系统感染的患儿，经规则的抗生素治疗2周以上无明显好转者，应怀疑肾结核而进行相应的检查。

1.尿常规检查　尿常规检查尿液呈酸性，尿中可有少量蛋白，红、白细胞及脓细胞。

尿中查出结核杆菌即表示有肾结核。黄澄如报道一组51例小儿肾结核，其尿沉渣涂片找抗酸杆菌，阳性率达86.3％。但由于尿中有多种分枝杆菌存在，可出现假阳性的结果，因而这种检查方法特异性较差。

近几年用聚合酶链反应技术（PCR法）诊断泌尿系统结核。它是从基因水平检测尿中结核杆菌，具有快速（仅需1天）、灵敏度高、特异性强的优点。用PCR方法检查，尿中出现阳性结果，说明尿中有结核杆菌存在，即可做出泌尿系统结核的确切诊断。

用结核杆菌培养和动物接种的方法,90%的患者可以查出结核杆菌。但这种方法需要4～8周以上才能得出结果。

2.结核菌素皮内试验　该法对诊断有一定的参考价值。结核菌素皮内试验反应范围大于20mm,应考虑有结核感染存在,给予抗结核治疗。

3.X线检查　对确定诊断、明确病变部位和范围有重要意义。

(1)X线平片　部分肾结核病例在X线平片上可看到钙化阴影。局限的肾结核钙化需与肾结石鉴别。肾结石多局限在肾盂肾盏区,其形态往往与肾盂肾盏相一致,而且边缘亦多清晰,密度高,中间有成层状结构,而肾结核钙化较不规则。钙化型肾结核全肾广泛钙化为其特点。干酪空洞型肾结核围绕空洞钙化,在X线平片上,散在的钙化点呈圆形排列,这是肾结核的典型所见。

(2)静脉尿路造影　如肾乳头破坏在造影片上表现为肾盏阴影的边缘如虫蛀状。有时由于纤维化,出现肾盏、肾盂边缘不整齐,内腔狭窄,也有一个或几个肾盏完全不充盈,出现缺少一部分肾盏的现象。个别病例的结核空洞较大,与肾盏相连处狭窄致造影剂不充盈,使邻近的正常肾盏有被拉伸长等影像。输尿管结核在造影片上的影像是边缘不整齐、多处狭窄和全输尿管僵直、硬化。此外,如果结核破坏严重,严重影响肾功能,则排泄性尿路造影患肾可以完全不显影。

4.B超检查和CT检查　B超检查难以发现肾盏的早期改变,对钙化的敏感度亦较差,虽能发现脓肿,但难以区分脓肿和集合系统的关系,也难以评估肾功能,故仅能作为一种辅助的检查方法。CT检查对显示肾盏的改变不如静脉尿路造影,对结核性狭窄引起的肾盂肾盏扩张、积水或积脓有时难以和其他病变引起的积水相鉴别。但对管壁的增厚和钙化灶的显示、肾功能的评估和肾周蔓延程度的了解,均有较好的效果。故对中晚期肾结核可与尿路造影互为补充。

(四)治疗

肾结核是全身性疾病,与任何其他器官的结核一样在治疗中必须重视全身支持治疗。对局部病变的治疗只有和全身支持治疗结合,才能取得最好的疗效。针对泌尿生殖系结核本身的治疗,不外单纯药物治疗或药物治疗+手术治疗。

1.药物治疗　由于有效的抗结核药物的应用,肾结核的肾切除率已从68%～76%下降到10%～40%。单纯药物治疗的指征为:临床前期肾结核;单侧或双侧局限性小病灶;双侧重度肾结核;泌尿系统外有活动性结核病灶不宜手术者;同时患有其他严重疾病不宜手术者。目前小儿常用的抗结核药物为异烟肼、利福平、吡嗪酰胺、乙胺丁醇、链霉素和丙硫异烟胺。

(1)异烟肼(isoniazid,INH)　异烟肼对细胞内外处于繁殖状态的结核杆菌均有较强的杀灭作用,而且该药能进入干酪性病灶及巨细胞内发挥药效。该药对肝脏有一定的毒性,治疗中如出现转氨酶升高应停药,待恢复后可减半量给药,如2周后无异常可恢复常量用药。此外,治疗中应加服维生素B_6,以防发生周围神经炎。异烟肼使用剂量为每日1次,每次10～25mg/kg,最大量为每日400mg。

(2)利福平(rifampicin,RFP)　利福平能在短期内杀灭繁殖中的结核杆菌,并能进入干酪空洞及巨细胞内发挥作用。副作用为对肾功能有一定影响,还可致胃肠功能紊乱,个别可出现血小板减少性紫癜。利福平常用剂量为每日10～15mg/kg,最大量为每日450mg。

(3)吡嗪酰胺(pyrazinamide,PZA)　吡嗪酰胺在酸性环境中有更强的杀菌作用,能透入巨细胞内发挥药效,对静止态的结核菌亦有效,而且对复发病例仍然有效。常用剂量为每日20～30mg/kg,分2～3次口服，最大剂量为每日 1.5g。主要副作用为有一定的肝毒性，个别亦可出现消化道症状、皮疹及关节痛。副作用与剂量有关，调整剂量或停药很快会恢复。

(4)链霉素(streptomycin,SM)　链霉素对分裂旺盛的结核菌有较强的杀灭作用。但该药虽能穿透脓腔却不能进入细胞膜，故对弱碱性环境中的细胞外细菌有较强效果。个别患者用药后对内耳系统及听力有一定影响。剂量为每日 20～30mg/kg，肌内注射，每日 1 次，最大量为 0.75g。

过去泌尿生殖系结核保守治疗用药期限为 1.5～2 年，由于疗程长患者难以坚持，易复发。随着抗结核药物的增多和临床经验的积累，近年比较提倡短程疗法。1977 年英国 GOW 提出 4 个月短程疗法：头 2 个月异烟肼、利福平、吡嗪酰胺三联用药，均每日 1 次，口服。病情严重者还可加用链霉素肌内注射。后 2 个月异烟肼、利福平二联用药，每周 3 次，口服。他报道了 140 例泌尿生殖系结核，用此疗法全部治愈。1979 年美国 Dutt 等提出 9 个月疗法：小儿用药为第一个月异烟肼每日 10～20mg/kg，利福平每日 10～20mg/kg，后 8 个月异烟肼 20～40mg/kg，利福平 10～20mg/kg，均每周 2 次用药。用此方法肺结核治愈率为 96%，肺外结核同样有较高的疗效。北京儿童医院短程化疗方案是先用 SM+INH+RFP+PZA 3 个月，继用 INH+RFP 6～9 个月。SM 前 1.5 个月每日肌内注射，后 1.5 个月隔日肌内注射。须随访 1 年。

2. 手术治疗　经过规则的药物治疗尿常规检查不能恢复正常，或泌尿系统造影检查显示无明显好转者则应考虑手术治疗。一般认为经过 4～6 周正规抗结核药物治疗准备后，即可进行手术。

肾切除适应证包括：一侧广泛破坏的肾结核、结核性脓肾、范围较大的干酪空洞型肾结核、患肾已无功能、肾盂输尿管破坏严重或肾广泛浸润且有高血压者。对双侧肾结核一侧严重破坏全无功能，另一侧病变较轻在药物适当准备下亦可作严重破坏一侧肾的切除。

肾结核局限在肾的一部分而药物不能治愈时可行部分肾切除，但一般至少需能保留一半肾组织才值得进行。偶有双肾病变均需行部分肾切除时，则有时亦可考虑切除部分略超过一半肾。如果惟一的肾脏需作部分肾切除时则至少应保留 2/3 的肾组织，以维持足够的肾功能。此外，对个别患者亦可酌情考虑行肾结核病灶清除术。

在手术治疗肾结核时，输尿管如果病变严重应切除至膀胱入口处。肾区不放引流可减少术后窦道的发生。术后仍需进行规则的抗结核治疗。

附睾结核如果对药物治疗不敏感，或虽经规则药物治疗附睾仍进行性增大，或形成脓肿及窦道时适于手术切除附睾。切除附睾结核时，如果睾丸未遭波及，则必须保留睾丸，只作附睾切除。

3. 对侧肾积水的治疗　肾结核和对侧肾积水治疗的先后，取决肾积水的程度和需要解除梗阻的迫切性。在一般情况下，如果肾功能良好的患者，能耐受肾切除，则应在抗结核药物治疗下先行结核肾切除，然后根据患者的情况再作肾积水的治疗。如肾积水严重，已发生肾功能不全或合并继发感染，则应在抗结核药物配合下，先作肾积水的治疗。

轻度的输尿管口狭窄仅引起对侧轻度肾积水，经观察如没有进展则无需治疗。

第五节 原发性膀胱输尿管反流

正常的输尿管膀胱连接处具有活瓣样功能,只允许尿液从输尿管流进膀胱,阻止尿液倒流。当活瓣功能受损,尿液从膀胱逆流入输尿管及肾,称膀胱输尿管反流。膀胱输尿管反流分原发性和继发性两种,前者系先天性活瓣功能发育不全,后者继发于下尿路梗阻,如后尿道瓣膜、神经源性膀胱等。

原发性膀胱输尿管反流在正常小儿人群中的发生率很难得知。Gibson(1949)为 343 例小儿做膀胱造影,仅 2 例有反流。Lich 等(1964)研究了 26 个出生后 24 小时以内的婴儿,未发现有原发反流。Politano 研究了 50 个正常小婴儿,均未发现有反流。

原发性膀胱输尿管反流的发生率在有尿路感染的小儿中为 29%～50%。Shopfner(1970)总结一组患尿路感染的小儿,反流的发生率在 1659 个女孩中为 14%,在 523 个男孩中为 29%。Baker 等(1966)提出,在患尿路感染的患者中,反流发生率与年龄有关,1 岁以内的婴儿发生率为 70%,4 岁为 25%,12 岁为 15%,成人为 5.2%。男孩发生反流多见于婴儿期,女孩多见于儿童期。

北京儿童医院自 1980～1993 年收治原发性膀胱输尿管反流患儿 32 例,占同期泌尿外科住院总人数的 0.6%,其中,男孩 19 例,女孩 13 例;年龄小于 1 岁 7 例,1～3 岁 9 例,4～6 岁 7 例,7～11 岁 9 例;双侧反流 15 例,单侧反流 17 例。

原发性膀胱输尿管反流与遗传之间的关系,反流可发生在同胞之间和患儿的父母。Stephens(1955)注意到反流发生在双胞胎。Tohenlcin(1964)报告一家三代有反流的证据。Lewy 和 Belman(1975)提出常染色体优势的遗传形式。Dwoskin(1976)统计反流最先发病者的 125 个家庭中,26.5% 的同胞有反流。Jerkins 和 Noe(1982)在同样的研究中发现 33% 的同胞有反流。

(一)病因及发病机制

输尿管肌层几乎都是由松散、不规则的螺旋形肌纤维构成,只有膀胱壁段的肌纤维才是纵行,进入膀胱后肌纤维成扇形构成膀胱三角区浅层肌肉,并向前延伸达精阜部的后尿道。输尿管穿入膀胱壁时,被一纤维鞘(Waldeyer 鞘)包绕,此鞘在膀胱外固定在输尿管外膜上,下行附着在三角区深层,输尿管位于其中,以便能适应膀胱的充盈和空虚状态。穿过壁层即进入膀胱腔的输尿管段位于膀胱黏膜下,并开口于膀胱三角区。

输尿管膀胱连接部的活瓣作用取决于膀胱内黏膜下段输尿管的长度和三角区肌层保持这个长度的能力,另一方面是逼尿肌对该段输尿管后壁的支撑作用。当膀胱内压上升时,黏膜下段输尿管被压缩而不产生反流。这种活瓣机制是被动的。当然也有主动的方面,如输尿管的蠕动能力和输尿管口的关闭能力,在防止反流中也起一部分作用。

反流原因:主要是黏膜下段输尿管纵行肌纤维有缺陷,致使输尿管口外移、黏膜下段输尿管缩短,从而失去抗反流能力。正常无反流时,输尿管黏膜下段的长度与直径比为 5:1,而有反流者仅为 1.4:1。此外,输尿管旁憩室、输尿管开口于膀胱憩室内,输尿管口异位,膀胱功能紊乱,也可引起膀胱输尿管反流(图 5-5-1)。

(二)病理生理与解剖

1. 反流分级　国际反流研究机构将原发性膀胱输尿管反流分为 5 度(图 5-5-2)。

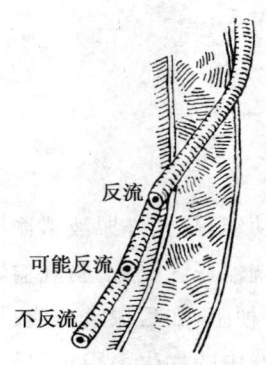

图 5-5-1 输尿管膀胱连接部、输尿管开口位置与反流的关系示意图

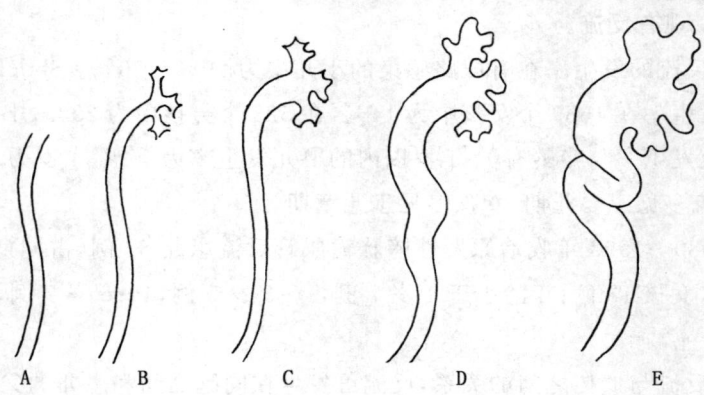

图 5-5-2 膀胱输尿管反流分度示意图
A. Ⅰ度 B. Ⅱ度 C. Ⅲ度 D. Ⅳ度 E. Ⅴ度

Ⅰ度：反流仅达输尿管。
Ⅱ度：反流到肾盂肾盏，但无扩张。
Ⅲ度：输尿管轻度扩张或（和）弯曲，肾盂轻度扩张和穹隆轻度变钝。
Ⅳ度：输尿管中度扩张和屈曲，肾盂肾盏中度扩张，但多数肾盏仍维持乳头形态。
Ⅴ度：输尿管严重扩张和迂曲，肾盂肾盏严重扩张，多数肾盏乳头形态消失。

2. 反流与尿路感染、肾瘢痕　反流使部分尿液在膀胱排空后仍停留在尿路内，并为细菌从膀胱上行到肾内提供了通路，因此反流常并发尿路感染，表现为急性肾盂肾炎的临床症状和无症状的慢性肾盂肾炎过程。Ambrose 等(1980)复习病理改变，在 63 个有反流的肾中，51 个(81%)组织学改变与肾盂肾炎一致。Hodson(1959)首先认识肾瘢痕经常发生于反复发作泌尿系统感染的小儿中，并观察到肾瘢痕常发生在肾上极伴杵状扩张的肾盏。1960 年 Hodson 和 Edwards 首次证明膀胱输尿管反流与肾瘢痕有关，肾内反流的部位与肾实质萎缩及肾盏变形的部位相吻合。有肾瘢痕的小儿中，97% 有膀胱输尿管反流，因此 Bailey(1973)使用"反流性肾病"一词来描述这种异常。Rolleston 等(1970)观察患重度反流的小婴儿更易产生肾瘢痕。在 32 个严重反流的肾中，26 个有损害，表示肾损害与肾内反流有关。新生儿及婴儿的集合管相对粗大，易发生肾内反流。反复感染可促进瘢痕形成，Wenberg 等(1975)指出，肾瘢痕是获得性的，他发现 4.5% 的女孩第一次尿路感染时有肾瘢痕，第二次尿路感染时的女孩 17% 有肾瘢痕。新瘢痕总是发生在反复发作尿路感染的小儿中。反流程度越重，持续时间越长，肾瘢痕的发生率越高。Cohen 报告在 58 例 Ⅰ～Ⅱ度反流病例中，6 例(12%)有肾瘢痕；45 例 Ⅲ度以上反流病例中，19 例(42%)有肾瘢痕；Ⅴ度反流病例，100% 有肾瘢痕。反流越严重，发生进行性瘢痕或新瘢痕的机会越高。肾瘢痕的发生可以很快,也可以在长时间之后出现。

3. 肾髓质及肾乳头的应用解剖　人的肾由14个分叶组成,每个分叶有各自的乳头。在肾发育过程中,分叶融合,因此成熟肾包含8～9个乳头。大多数乳头呈圆锥形,乳头管呈裂隙状,随肾盂内压力增高而关闭,以防止肾内反流,因此也叫非反流性乳头。肾的两极,特别是上极,乳头通常是融合型的,乳头表面呈平台或凹面状,乳头管开放,易发生反流,也叫反流性乳头。Ransley和Risdon(1975)指出,1/3小儿的肾只有这种非反流性乳头,2/3小儿的肾在其上极有单个的融合乳头(图5-5-3)。

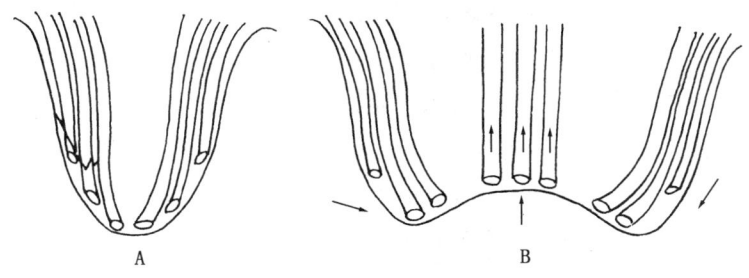

图 5-5-3　肾乳头应用解剖示意图
A.非反流乳头　B.反流乳头

4. 肾瘢痕的分级　患反流的小儿中,有30%～60%发生肾实质瘢痕,肾瘢痕的程度与反流的严重程度成正比。Smellie等将肾瘢痕分为4级。

(1)A级　仅有1～2个肾实质瘢痕。

(2)B级　较广泛而不规则的瘢痕,部分区域有正常肾组织。

(3)C级　全部肾实质变薄,伴广泛的肾盏变形。

(4)D级　肾萎缩。

5. 反流的影响

(1)肾小球与肾小管功能　反流对肾功能的影响与尿路部分梗阻对肾脏的影响很相似。反流时上尿路回压增加,远端肾单位首受其害,因此肾小管功能受损早于肾小球,反流损害肾浓缩能力,反流消失后浓缩功能改善。肾小球功能只在有肾实质损害时受影响,并与肾实质损害的程度成正比。

(2)肾生长　合并反流的小儿肾有不同原因,一些可能是胚胎发生被抑制,如肾发育不全或肾发育不良同时合并反流;一些则是因反流引起的获得性生长障碍。Ibsen等(1977)发现长期反流的患儿发生肾脏不生长。Smellie等(1981)发现大多数反流的患儿,用预防性抗生素控制感染,肾脏以正常比例生长,在70例反流小儿中有59例肾生长是正常的;在11个肾生长障碍者中,10个肾有反复的泌尿系统感染史。Mcrae等(1974)发现,轻度反流肾生长正常,严重反流影响肾生长;明显肾瘢痕者,反流消失后肾仍可生长。但近代研究(Shimada,1988)指出,75%的小儿肾在反流消失后仍保持其形态,恢复正常生长的只是少数。

单侧肾瘢痕可致对侧肾代偿性肥大。

(3)身体发育　Dwoskin和Perlmatter(1973)报告一组反流患儿多有体重偏低。Merrell等(1974)报告35例经外科矫治反流后身体发育改善。

(4)高血压　有肾瘢痕的反流患儿,在成年后发生高血压的机会较高。高血压的发生与肾素有关。肾瘢痕越少,发生高血压的危险越小。对患双侧严重肾瘢痕的小儿随访20年以上发现,18%有高血压,单侧病变者为8%。Wallece等(1978)总结166例反流患者,接受了成功的抗反流手术,术后10年发现12.8%患有高血压,这些患者都有肾瘢痕。Torres 等(1983)评价了 67 个患双侧反流的成年患者,其中 23 个(34%)患者有高血压或肾功能不全。

(5)肾衰竭　肾衰竭主要发生在双侧肾瘢痕伴高血压的患者。美国佛罗里达大学统计了 110 例有肾瘢痕的小儿肾移植,其中 7%～10%是反流患儿。

6.反流的自然过程　原发性膀胱输尿管反流一般随年龄增长会逐渐好转,这可能是因膀胱内输尿管段和三角区肌肉的生长和成熟之故。反流自然消失的理由,Shopfner(1970)认为小儿的年龄与反流的程度有关。Duckett(1983)在他的实验中报告,如果感染被控制,反流自然消失率Ⅰ度为 86%,Ⅱ度为 63%,Ⅲ度为 53%,Ⅳ度为 33%。Edwards 等(1977)发现静脉尿路造影显示正常输尿管口径的小儿,原发反流 85%可自然消失。Birminghan 反流研究组织(1983)指出,对患严重反流的小儿随访 2 年,26%有部分或完全消失。Shoog 等(1987)报告,Ⅰ、Ⅱ、Ⅲ度反流在一长时间的随访中,有完全相同的消失曲线,其中小部分年龄到 5 岁时,反流已全部消失。Billy 等(1992)报告一组患儿,反流的 5 年自然消失率Ⅰ度为 82%,Ⅱ度 80%,Ⅲ度 46%。Lenaghan 分析了一组 102 例反流患儿,42%反流自然消失,其中单侧反流自然消失率是 65%。在双侧反流中,输尿管无扩张者自然消失率是 50%,有输尿管扩张的仅 3 例(9%)反流自然消失。感染及肾瘢痕并不直接影响反流的消失,但肾瘢痕多见于严重反流的病例,反流消失机会少。Ⅳ～Ⅴ度反流由于输尿管的严重扩张,常被称为反流性巨输尿管。

(三)临床表现

1.反复发作的尿路感染　与反流和尿路感染有关的非特异性症状,包括发热、嗜睡、无力、厌食、恶心、呕吐和生长障碍,年长儿常有尿频、尿急、尿痛。

2.发热　Woodward 和 Holder(1976)评价了 350 个患尿路感染的小儿,发现有反流的小儿中 90%体温高于 38.5℃,在无反流的小儿中,仅 40%有同样的体征。

3.疼痛　婴幼儿的无菌反流可表现为肾绞痛,大儿童可明确指出在膀胱充盈或排尿时腰肋部疼痛。年长儿在并发急性肾盂肾炎时也有腰肋部疼痛或触痛。

4.高血压　年长儿伴肾瘢痕者可有高血压。

5.其他症状　严重肾损害时可有蛋白尿、夜尿、多尿及慢性肾功能不全的表现。少数患者可有镜下或肉眼血尿。

(四)检查

1.影像学检查　荧光屏监视下的排尿性膀胱尿道造影,是确定诊断和反流分级的精确有效的方法,并可重复使用。凡有泌尿系统感染发作的小婴儿和幼儿,均应作此项检查,但检查应在急性感染控制后 2～3 周进行,以免产生假象并加重尿路感染。

静脉尿路造影可很好地显示肾脏形态,通过所显示的肾轮廓,可计算肾实质的厚度和肾的生长情况。肾盏变钝、输尿管扩张可能是重度膀胱输尿管反流的表现。

放射性核素膀胱造影检查能确定有无反流,但对确定反流分级不够精确,可作随诊观察。

肾核素扫描可检测肾功能和显示肾瘢痕情况,用它随诊患儿有无新瘢痕形成,比较手术前后的肾功能,并用来评价肾小球和肾小管的功能。

B 超检查可用于计算肾实质厚度和肾生长情况。彩色多普勒可检出输尿管口的位置,可作为尿路感染患儿有无反流的筛选检查。

2.膀胱镜检查　膀胱镜检查不作为常规检查，但可用来了解输尿管口的形态和位置、膀胱黏膜下段输尿管的长度、输尿管口旁憩室、输尿管是否开口于膀胱憩室内及异位输尿管口。

（五）治疗

1.药物治疗　原发性膀胱输尿管反流在许多小儿随生长发育可自然消失，因此可较长期地应用抗生素控制和预防尿路感染，防止炎症损害肾脏。所选药物应当是抗菌谱广、易服用、价廉、对患儿毒性小、尿内浓度高、对体内正常菌群影响小的抗菌制剂。抗菌药物的使用应以其最小剂量便可以控制感染。感染发作时使用治疗量，感染被控制后改用预防量。预防量应为治疗量的1/3～1/2，这样很少引起副作用。预防量在睡前服用，是因夜间尿液在体内存留时间最长，更易引起感染。服药时间可一直持续到反流消失为止。婴儿可用阿莫西林，儿童可用复方磺胺甲噁唑、呋喃妥因。

药物治疗期间，患儿应定期随诊观察。每3个月做1次体格检查，记录身高、体重、血压。实验室检查包括尿液分析、血红蛋白、白细胞计数。每年做1次肌酐清除率检测。以上检查也要根据患儿的病情随时调整。为了解尿液是否保持无菌，每1～3个月做1次尿培养，若为阳性应相应调整治疗。静脉尿路造影在感染控制后18～24个月重复检查，如有感染发作应于近期内重复检查。排尿性膀胱尿道造影在诊断后6个月重复检查，以后大约间隔12个月重复1次。以后的检查也可改用放射性核素膀胱造影。

2.手术治疗

（1）适应证　下列情况应考虑用手术治疗：不能自行消失的Ⅴ度反流；较大的输尿管口旁憩室或输尿管开口于膀胱憩室内；输尿管口异位；膀胱输尿管反流和梗阻并存；异常形态的输尿管口；药物治疗不能控制感染或不能防止感染复发；肾小球滤过率降低；显著的肾生长抑制；进行性瘢痕形成或新瘢痕形成。

（2）常用手术方法　抗反流的输尿管膀胱再吻合术（或称输尿管膀胱再植术）有多种术式，分为经膀胱内、经膀胱外和膀胱内外联合操作三大类。针对原发性膀胱输尿管反流的常用术式有Cohen术式、Politano-Leadbetter术式、Glenn-Anderson术式等，其特点均为延长黏膜下段输尿管的长度，实现抗反流的功能。也有人应用膀胱三角区两输尿管之间膀胱肌层作横切纵缝或三角区肌层作楔形切除，来拉近两输尿管口间距，从而延长黏膜下段输尿管的长度。

新生儿期发现严重反流，应先作膀胱造口术，1年后待肾的形态和功能改善，再作抗反流手术和修复膀胱。一般很少需要暂时性肾造瘘或输尿管皮肤造口。膀胱造口或输尿管皮肤造口均应使用尿布护理而不使用收集尿液的容器。

在行输尿管膀胱再吻合手术时，输尿管粗大者应作输尿管折叠缝合或输尿管裁剪，以缩小输尿管的口径。黏膜下隧道的长度应至少是输尿管直径的2.5倍。双侧反流者如一侧轻一侧重时，应同时行双侧输尿管膀胱再吻合术。

（六）并发症及其防治

最常见的手术后并发症是未能消除反流。其次是新的输尿管膀胱连接部的术后梗阻，这可能是由于输尿管血液供应的破坏或输尿管穿入膀胱壁段的扭曲所致。此外，也可有术后反流与梗阻并存。

1.B超检查　B超检查是排除术后梗阻的最好方法，术后4～8周即可进行。术后2～4个月可作排尿性膀胱尿道造影，了解手术是否成功，有无反流和憩室存在，如检查结果正常，1年后再复查，若仍无反流，以后不需再检查。交替应用静脉尿路造影、超声和放射性核素扫描检查,用于随访肾结构、计算肾生长、观察肾瘢痕等。

2.输尿管旁注射 teflon 颗粒或胶原蛋白　输尿管旁注射 teflon 颗粒矫治膀胱输尿管反流早已开展,即使用一种特制针头,经内镜在膀胱内输尿管开口旁的黏膜下注入一定量的生物合成微粒悬液,使输尿管口适当紧缩,以阻止反流。近年来注射技术的成功率已达 90%。注射的 teflon 颗粒渗入血流,可引起生命器官的栓塞或注射局部形成肉芽肿,因此目前已改用胶原蛋白。此药虽不引起器官栓塞,仅有轻微异物反应,但远期效果有待观察。1994 年 9 月,在澳大利亚悉尼举行的第 23 届世界泌尿外科学术会议,Stenberg(瑞典)报告使用新的生物合成微粒——deflux(葡聚糖颗粒和 1% 的高分子玻璃质酸钠各半混合而成的悬液)作为注射材料,被认为安全、有效、无副作用,但也需观察远期效果。假如能有安全、稳定的注射药物,则可免除长期使用抗生素及反复进行影像学检查。

第六节　肾畸形、输尿管畸形

一、肾数目异常

(一) 肾不发育

1.双侧肾不发育　1946 年 Potter 对双侧肾不发育作了全面描述,故又称 Potter 综合征。他在 5000 例大龄胎儿及新生儿的尸体解剖中见到 20 例双侧肾缺如,发生率约为 0.4%。本症常合并面部畸形,表现为睑裂间距大、鼻扁平、小下颌、耳大而位置低,皮肤干燥松弛,手相对大并呈爪形,下肢常呈弓状,髋、膝关节过度屈曲,可有并趾畸形。常有肺发育不全,半数可合并心血管和消化道畸形。输尿管和膀胱可完全或部分缺如。

尿液是羊水的主要来源,双肾不发育时孕妇羊水量明显减少。半数婴儿为死产,低体重。活产者大多数因双肺发育不良,新生儿期即有严重呼吸困难,存活期很难超过 48 小时。

正常新生儿在生后 24 小时均有排尿。若在生后的第一天未排尿而膀胱区又不膨隆者,则提示肾不发育。腹部 B 超检查、CT 检查、MRI 检查对诊断有帮助。

2.单侧肾不发育　又称先天性单侧肾缺如或孤立肾。若对侧肾功能正常,可无任何临床症状,甚至终身不被发现。尸解及静脉肾盂造影的资料中提示,该症发生率约为 1/1500~1/1000 不等,男女之比约为 1.8 : 1,左侧多于右侧,部分有家族倾向。

多数单肾患者有同侧输尿管缺如或闭锁。膀胱镜可观察到三角区不对称,肾缺如侧常找不到输尿管开口。约 15% 的男性并有中肾管演化结构畸形,如附睾、输精管、精囊和射精管缺如,少数可有尿道下裂、单侧睾丸发育不全甚至单睾。约 30% 的女性并有副中肾管演化结构畸形,表现为单角子宫、双子宫或子宫有中隔、阴道发育不全,少数有一侧卵巢缺如。可并发其他系统的畸形,约 30% 有心血管畸形,约 25% 有消化道畸形。单侧肾不发育亦可发生在 Turner 综合征患者。

因对侧肾功能正常,故多数是在体检中偶然发现的,腹部 B 超、静脉尿路造影、CT、MRI 及放射性核素扫描均有助于诊断本症。单侧肾不发育的严重性在于当孤立肾受到外伤或有病变时,在不了解患者只有一个肾的情况下轻易地切除肾脏,这种严重错误在临床工作中曾有发生。20世纪70年代初,中山医科大学首例异体肾移植患者就是独肾。当时患者因血尿就诊,当地照片发现一侧肾结石,未作静脉肾盂造影等进一步检查,轻率地行肾盂切开取石术,术中不慎撕破肾蒂血管,不得已行肾切除术。术后2天仍无尿,始觉问题严重,转送至中山医科大学进行血液透析,后来成功地进行了异体肾移植。

(二)额外肾

个体有两个正常肾脏,另有第三个具有功能的肾称为额外肾。它与正常肾完全分开,有自己独立的血液供应,肾被膜和收集系统、输尿管亦完全分开。这有别于同一肾被膜包绕的重肾、双输尿管。

额外肾可在正常肾的头或尾侧,一般较小。若输尿管有梗阻,可有腹痛、发热、尿路感染、可扪及腹块等症状体征。额外肾可因其他原因作静脉肾盂造影时被发现。中山医科大学曾见1例。该婴儿因先天性锁肛直肠舟状窝瘘住院,手术时见其瘘管细小而长,直至盆腹膜返折处,剖腹游离乙状结肠时,见腰骶前有一小肾,如正常肾缩影,肾门朝右下,血液供应来自右髂血管。术后作静脉尿路造影时进一步证实为额外肾。若额外肾的输尿管有梗阻、积水、扩张、继发感染或输尿管开口异位时致尿失禁等,都应作相应的处理。

二、肾结构异常

(一)肾发育不全

先天性肾发育不全的病因尚不清楚。其临床及病理有以下特点:①肾异位一般为低位,甚至进入盆腔。②肾体积小,一般在正常肾的50%以下,甚至只有数毫米大小,外形可为实质瓣状,肾蒂血管细短。③肾小球及肾小管数目减少,但发育及分化正常。④约有75%伴患侧输尿管畸形,约有50%伴输尿管开口异位,其他畸形包括输尿管囊肿、输尿管细小、巨输尿管。

双侧肾发育不全生后不久可因尿毒症而死亡,单侧病例中的一部分缺乏明显的临床症状而未被发现。根据尸解资料,在肾脏畸形中单侧肾发育不全约占30%,估计在800~1000例婴儿中有1例。其中女性多于男性,比例约为5:1,左侧多于右侧。主要的临床表现因并发输尿管口异位而有滴尿,部分以头痛、肾性高血压就诊。诊断主要依靠静脉尿路造影、B超、CT、MRI等影像学检查。静脉尿路造影的X线表现为:①靠近脊柱或低位异位的小肾,外形不规则,失去正常轮廓,肾盂呈三角形或壶腹形,肾大盏常缺如,肾小盏呈棒状,输尿管亦多扩张迂曲。②肾功能低下,显影淡薄,约85%的病例不显影。③对侧肾呈代偿性增大。

B超检查是重要手段,1cm以上的小肾及扩张的输尿管均可清楚辨认,腔内积液或积脓亦多能辨清。多数病例经B超检查结合静脉尿路造影已可作出诊断。

CT及MRI检查对诊断甚有帮助,在需要的病例及条件许可者应建议做其中一项检查。

阴道造影对单侧肾发育不全伴输尿管异位开口病例的诊断颇具特征性。有正常分次排尿又日夜不停的滴尿女婴,尿味不重(肾功能不良之故),用以上影像学检查未能提供确切诊断而又疑为单侧肾发育不全者,应作阴道造影。因其异位开口于阴道者约占75%。当导尿管插入阴道后,双腿并拢夹紧导管,此时经导管注入造影剂,达到一定压力时,抗反流机制不健全的异位开口于阴道的输尿管下段多能显示出来,从而提供了可靠的诊断依据。因异位开口多在阴道的侧壁,故不宜用气囊尿管,以免球囊壁堵住输尿管口。值得一提的是,单侧肾发育不全的患儿行排尿性膀胱造影时,对侧输尿管反流发生率高达20%,但一般不太严重。

单侧肾发育不全并有症状者应切除患肾及其输尿管。

（二）多囊肾

根据遗传性质、临床表现及病理等特点，可分为婴儿型及成人型（图5-6-1D、E）。

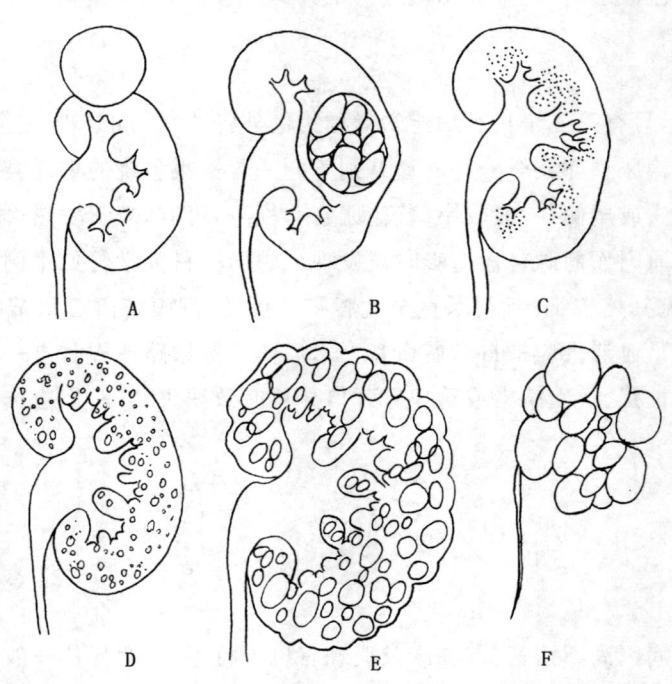

图 5-6-1 肾囊性疾病类型
A.单纯性肾囊肿 B.肾多房性囊肿 C.髓质海绵肾 D.婴儿型多囊肾 E.成人型多囊肾 F.多房性肾囊性变

1. **婴儿型多囊肾** 属常染色体隐性遗传疾病，主要发生在婴儿，也可见于年龄较大的儿童及成人。

（1）病理 双肾显著增大，表面光滑，外形有稍为明显的胎儿肾分叶状态，手感如海绵，切面呈海绵或蜂窝样。肾盂肾盏受压变形狭小。肾实质被多数囊肿所代替。远侧肾小管和集合管呈梭形囊状扩张，放射状排列。组织学检查，在肾被膜下可看到少数正常的肾小球和肾小管，囊肿为扩张的集合管。均伴有肝脏病变，肝门静脉区结缔组织增生，门静脉周围纤维化，常并发门静脉高压症。

（2）临床表现 根据起病年龄、肾小管病变数量和肝脏损害程度，分为4种临床类型：

1）围生期型：肾脏明显增大，90％以上的肾小管囊性扩张，肾病变范围广，伴轻微的门静脉汇管区周围纤维化。因婴儿腹部膨隆，产程多较长且不顺利，产后即可能有呼吸困难及循环不良，有些伴有肺发育不全，发绀、呼吸困难可更明显，呈典型Potter面容，可于出生时或数小时内死亡。死产的百分率也较高。有些存活婴儿出生时可触及巨大肾，生后即有尿毒症、脓尿、血尿及高血压。行静脉肾盂造影双肾不显影，B超、CT、MRI检查均可证实为双侧多囊肾。因进行性尿毒症，大多在生后2个月内死亡。

2）新生儿型：肾囊性病变广泛，约有60％的肾小管受累扩张，肝的纤维化稍加重。在新生儿期可有进行性尿毒症、高血压，可扪及双侧肾肿大。B超及其他影像学检查可证实为多囊肾。多于生后6个月内死亡。若能及时治疗，肾功能有改善的话，有些患儿可活到儿童期，但肝脏病变随年龄增长而加重，终将死于门静脉高压及肾功能不全。

3）婴儿型：约25％～50％的肾小管囊性扩张，肝纤维化加重。表现为慢性进行性尿毒症、生长发育迟缓、贫血、营养不良。门静脉高压及肝衰竭较明显。肾肿大较新生儿型轻。多在儿童期死于肝、肾衰竭。

4)少年型：约有10%的肾小管受累，但肝脏病变严重，有显著的门静脉周围纤维化。至少年期肝大明显，门静脉高压致食管静脉曲张出血、脾功能亢进。实验室检查亦有肾功能不全表现。大多在20岁之前死于肝衰竭。

(3)诊断与鉴别诊断　根据病史、发病年龄、临床表现及阳性家族史、影像学检查(主要是B超检查、静脉尿路造影、CT及MRI检查)，诊断准确率达95%。超声可显示肾明显肿大，有异常的液性暗区。小婴儿因肾病变广泛、肾功能差，静脉尿路造影多不显影。年长儿则可显示不同程度变形的肾盂肾盏。

新生儿、幼儿期应与其他引起肾肿大的疾病相鉴别，如双侧肾积水及双侧同时发生的肾肿瘤等。儿童期应与起病较早的成人型多囊肾等鉴别。婴儿型多囊肾患者肝的病变是弥漫性的，而成人型的肝脏病变是局灶性的，故作肝活检及影像学检查均有助于鉴别诊断。

(4)治疗　多囊肾本身尚无治愈的办法，只能作对症处理。血液透析能延长生命。由于肾或肝的严重损害均威胁生命，故预后不良。

2.成人型多囊肾　属常染色体显性遗传性疾病，尸检中约500~800具中有1例，致病基因在第16对染色体上。有家族史，常伴有肝、脾和胰腺等的囊肿。

(1)病理生理　肾小管与集合管间先天连接不良，尿液排出受阻，肾小管形成潴留性囊肿，病变为双侧性。早期囊肿较小，后期肾显著肿大，腹部膨隆犹如足月妊娠，两肾病变发展可不对称。肾表面及切面可见大小不等的囊肿，肾实质残留甚少。囊液澄清或混浊或呈暗血性。

(2)临床表现　发病缓慢，早期无症状，大多在40岁以后出现症状。肿大的肾下坠牵拉肾蒂，患者可有持续或间歇性腰痛(多为钝痛)、多尿、夜尿。体查可扪及腹部大包块，半数患者有高血压，可并发尿路感染，并有结石形成、镜下血尿等。病变发展到晚期出现慢性尿毒症，可有头痛、乏力、恶心、呕吐、食欲不振、体重下降及贫血等，最终死于尿毒症。

(3)诊断　B超、静脉尿路造影、CT或MRI为主要的诊断方法。B超可早期发现肾的囊性病灶。静脉尿路造影可见肾轮廓增大、不规则，肾盂肾盏受压变形。CT扫描或MRI可清楚见到肾的多囊性改变。

(4)治疗　肾功能尚正常的早期患者应作定期随诊观察。合并尿路感染、结石者宜作相应治疗，手术或切除巨大的囊肿，以缓解囊肿对肾实质的压迫，有助于延缓肾功能的减退。晚期患者可作透析及肾移植。并发感染的多囊肾及高血压者，肾移植前宜切除病肾。

本病出现症状越早，预后越差，一般在出现症状后10年内死亡，平均年龄约为50岁。因有遗传性，已婚者应绝育。

(三)单纯性肾囊肿

单纯性肾囊肿又称孤立性肾囊肿，多见于50岁以上的成年人，儿童罕见(图5-6-1A)。

1.病理生理　囊肿多为孤立性、单侧性，少数为多发性及双侧性。其大小不一，直径在2~10cm不等。肾实质因受压变薄，囊内为浆液，含有氯化物、蛋白质及胆固醇结晶，亦可见囊内出血。囊内被覆单层扁平细胞，与肾盂肾盏不相通。

2.临床表现　早期囊肿尚小，可毫无症状，因其他原因作影像学检查时偶然被发现。大囊肿可有腰腹部胀痛不适，偶有血尿、尿路感染、高血压等，体查可扪及肾区包块。

3.诊断　B超、CT或MRI等影像学检查多能明确诊断，但需与肾肿瘤鉴别。

4.治疗　小囊肿无症状者不需治疗。囊肿直径在4cm以上者,可在超声指引下经皮作囊肿穿刺,抽出囊液,然后注入等量四环素液或95%的酒精,有效率在95%以上。局部可有较明显的疼痛等反应。有些需二次注射。巨大的囊肿亦可作开放式腹腔镜去顶减压术或肾部分切除术,效果良好。

(四)髓质海绵肾

此症系肾先天发育异常,发病机制不明,一般无家族史。多见于40～60岁男性。尸检中有婴儿海绵肾的报告(图5-6-1C)。

1.病理生理　多为双侧性病变,肾大小可正常或稍大,病变侵及部分或全部肾髓质,锥体增大凸入肾盏,乳头部集合管扩张,切面见无数大小不等的囊腔与肾小管或肾盏相通,直径在1～10mm,形似海绵。囊壁为单层上皮细胞,内含不透明胶冻样凝块、细小结石样物质。肾实质正常。

2.临床表现　多无症状。但任何年龄均可发生症状,表现为反复血尿、尿路感染及肾区疼痛等,多数在中年后才有发作。大多数肾功能正常。双侧病变广泛者可有不同程度的肾功能损害。常见并发症是囊肿内大量小结石形成,成分主要为感染性的磷酸盐结石。

3.诊断　影像学检查有助于诊断。X线平片可见肾区有数目不等的小结石,静脉尿路造影显示髓质比例明显增大,充盈于小囊内的造影剂如葡萄串样。

4.治疗　主要是针对并发感染、结石的对症处理。鼓励患者多饮水,适当碱化尿液,减少结石形成。无并发症者预后良好。

(五)多房性肾囊性变

是新生儿、婴幼儿常见的腹块之一。无家族倾向,男女发病机会相等,多为单侧病变(图5-6-1F)。

1.病理　患肾失去正常的外形,由多数大小不等的半透明囊肿组成的肿物占据,形似一簇葡萄。囊肿壁薄而半透明,大体上看不到正常的肾组织。囊内壁被覆立方或扁平上皮,囊壁间可含软骨小灶,可见到初级形态的肾小球和肾小管。患侧输尿管可能缺如、闭锁或扩张积水。常合并泌尿系统其他畸形。

2.临床表现　腹部肿块是最常见的体征。若发生在重肾部位者可因输尿管开口异位出现尿失禁。

3.诊断　B超、CT等影像学检查有助于诊断。行静脉尿路造影患侧肾不显影。曾有外伤致囊肿穿入腹腔的报告。

4.治疗　单侧病变者可行肾切除,双侧病变者常早期死于肾衰竭和呼吸衰竭。

(六)肾多房性囊肿

1.病理　具有完整被膜的囊肿呈膨胀性生长,正常肾组织受压迫、推移而变薄,切面可见具有完整被膜的囊肿由许多小囊肿组成,囊液呈淡黄色或含血色,囊壁由立方或扁平上皮组成,间隔可能见到成纤维细胞、平滑肌细胞、胚胎性肾小球肾小管等成分(图5-6-1B)。

2.临床表现　可见于任何年龄,儿童可诉腰胀痛不适,亦有因血尿就诊者。体查可能扪及腹部包块。

3.诊断　B超、CT检查可显示囊肿位置、大小。静脉尿路造影见肾盏肾盂受压变形。选择性肾动脉造影可见到边缘清楚的无血管肿物。

4.治疗　多为单侧性,故可作肾切除术,亦可行肿物切除术或半肾切除。术中应注意与肾恶性肿瘤相鉴别。

三、肾形态、位置及旋转异常

（一）融合肾

两侧肾相融合有各种类型，可分为：乙状肾、块状肾、"L"形肾、盘状肾以及蹄铁形肾。

1. 乙状肾　是第二常见的肾融合畸形。交叉异位的肾位于下方，在肾极部彼此融合，每个肾都在各自的垂直轴线上旋转，肾盂方向刚好相反，外形呈S形，异位肾的输尿管越过中线由原侧连接膀胱，正常肾的输尿管经下肾的凸缘向下连接膀胱。

2. 块状肾　两侧肾广泛融合成一个不规则的肾块，两肾盂在前面分别引流分开的肾实质区域，输尿管不交叉，通常肾块位置偏低，许多仍停留在盆腔内或上升到骶骨岬水平。

3. "L"形肾　交叉异位横卧于正常肾的下极，异位肾在中线或越过中线，每个肾的输尿管在其原侧连接膀胱，两肾呈"L"形或反"L"形。

4. 盘状肾　盘状肾是肾的上下极内侧缘相连接，甚至中线融合，每个肾的外凸缘保持原形态，互不交叉，亦不相通。

5. 蹄铁形肾　是最常见的融合肾畸形，两侧肾的下极相互融合，融合部分名为峡部，为肾实质或纤维组织所构成。峡部多在腹主动脉和下腔静脉的前方，腹主动脉分叉之上，有固定的血液供应，此类型约占90%（图5-6-2）。肾的位置较正常低些，肾盂因受融合的限制，不能旋转，输尿管越过峡部前方下行，但不少患者因输尿管引流不畅，易并发积水、感染或结石形成。约1/3的患者合并泌尿生殖系、骨骼、心血管、胃肠道等畸形。约60%的患者因并发症而出现症状，如肾积水、泌尿系统感染和结石等。文献上有一侧肾发生肿瘤的报告。腹壁较薄弱者，可能扪及腹部包块。

影像学检查对诊断很有帮助，静脉肾盂造影显示肾位置低，靠近中线，肾旋转不良，肾盂肾盏重叠，肾下极向中线内收，双肾长轴呈"V"形，与正常肾轴刚好相反。治疗主要是对并发症而言，若合并肿瘤、结核等，宜将该侧切除。切开峡部，试图将肾分开已证明是无益的。

（二）异位肾

胎儿期肾胚芽在盆腔内，随着胎龄长大，肾逐步上升到正常位置。若上升发生障碍或异常，则形成异位肾。这与肾下垂不同（图5-6-3）。

李富德选用50例肾盂造影X线片和32例尸体标本作测量，结果是左肾上极介于胸$_{10}$的下1/3与胸$_{12}$中1/3之间；右肾下极在腰$_1$椎体下缘，比左侧略低约2/3椎体。肾长轴延长与脊柱中线夹角平均为14.4°。右肾门比左肾门低2cm，相当于2/3个腰椎体。

1. 盆腔肾　肾胚上升及旋转均发生障碍，肾一般较小，呈扁平圆形，90%肾轴较倾斜，甚至呈水平位。肾盂常在前方，输尿管较短，同侧与膀胱连接。肾血管常是异常的，主肾动脉起源于主动脉远侧或靠分叉处，常伴有一条或数条来自髂总动脉、髂外动脉甚至肠系膜下动脉的迷走血管。对侧肾畸形的比例较高，1/3的患者可伴有内外生殖器或其他系统畸形，女性如双角子宫、阴道发育不全、双阴道等，男性可有隐睾、双尿道、尿道下裂等。

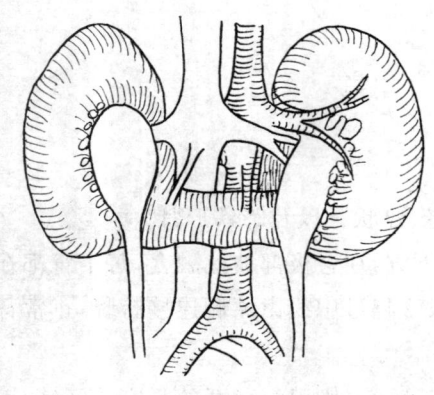 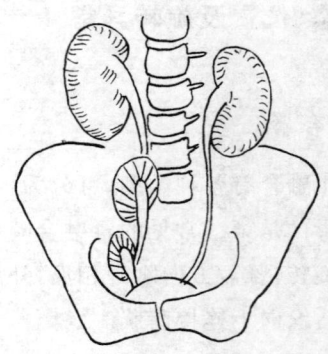

图 5-6-2 蹄铁形肾　　　　　　　　图 5-6-3　肾上升旋转示意图

无临床症状者居多。并发尿路感染、结石或肾积水者,可伴肾输尿管绞痛而误诊为阑尾炎或盆腔器官疾病,肾血管畸形可致高血压。孤立异位肾若被误为盆腔肿瘤而切除,其后果严重。

影像学检查,包括 B 超、CT 等对诊断甚有帮助,放射性核素肾扫描、下行肾盂造影可以确诊。无症状的异位肾诊断率也在不断增加。

治疗主要针对其并发症处理。

2.胸腔异位肾　胸内肾极为少见,是指肾部分或全部穿过横膈进入后纵隔,但不在游离的胸腔内,这与膈疝是不同的。在胚胎第 8 周,若肾继续上升,此时膈肌发育尚未全部完成,则肾可升至胸部后纵隔,同时也影响膈肌发育,故并发膈疝者达 50%。该症左侧多见。胸腔异位肾的正常旋转已完成,其形态和收集系统均正常,对侧肾正常,曾有双侧胸内肾的报告。

胸腔异位肾一般无症状,多为偶然发现。尿路造影时显示患侧横膈升高,肾位置明显升高,侧位片显示肾块在脊椎旁的后纵隔。若有并发症时,其治疗较为特殊。

3.交叉异位肾　指一侧肾越过中线移至对侧,输尿管由原侧与膀胱连接。其中左向右交叉异位较多见。其类型有:①交叉异位伴融合型。②交叉异位非融合型。③孤立性交叉异位肾。④双侧交叉异位肾。

90%的交叉异位肾是融合型的。非融合型的原位肾其形态位置均正常,异位肾则在下方。交叉异位肾的肾盂在前面,输尿管经原侧与膀胱连接。大多数交叉异位肾患者无症状,若合并结石、积水、感染时可出现腹痛、脓尿、血尿等泌尿系统感染症状。

各种影像学检查有助于诊断。因 B 超、CT 等检查的广泛应用,无症状的病例亦越来越多。因肾血管多有畸形,若因并发症需手术者宜先作肾动脉造影。

(三)肾旋转异常

胚胎发育过程中(胚胎第 4~8 周)在肾上升的同时,肾盂从腹侧向中线旋转 90°,当肾上升到最终位置肾窝时,其肾盏应向外侧,肾盂则指向内侧。肾旋转异常与肾畸形并存。

因肾周过多的纤维组织可包绕压迫肾盂、输尿管,以及血管异位的压迫等因素,可致肾积水或感染、结石等而出现临床症状。影像学诊断、静脉尿路造影、逆行肾盂造影及 MRI 图像具有特征性。

若有并发症需手术时,宜十分注意肾血管畸形的存在,避免误伤。

四、输尿管畸形

（一）原发性巨输尿管

1. 病因　曾有多种解释：①末段输尿管壁内副交感神经节细胞减少、发育不全或缺如，导致输尿管蠕动功能丧失，产生功能性梗阻，但未得到组织学的证实。②末端输尿管壁内纵肌缺乏（环肌正常），因而造成功能性梗阻，并认为纵肌缺乏是因胚胎12周后中肾管压迫输尿管所致。③末段输尿管肌层和神经均是正常的，但肌层内存在异常的胶原纤维干扰了融合细胞层样排列，阻碍了蠕动波传送而产生功能性梗阻。这些都有待组织学的进一步研究。另外有母女同患此病的报告，因此是否有家族遗传倾向，仍有待研究。

2. 病理　输尿管显著扩张是其特点，以单侧多见，双侧的患者约占20%，但轻重可不一致。其特征有：①输尿管下段或全段有不同程度扩张，管壁薄，无明显迂曲。②无器质性输尿管梗阻。③无下尿路梗阻病变。④无膀胱输尿管反流。⑤无神经源性膀胱。⑥输尿管膀胱连接部无解剖狭窄。⑦将尿液排空后，输尿管张力差，不能回缩至正常（小儿输尿管直径在0.7cm以内）。

3. 临床表现　症状以尿路感染、血尿及腹痛为多见，从婴幼儿至成人均可发病。常无故出现脓尿、尿浊、尿频、尿急、尿痛，伴不同程度腰腹疼痛，甚至有肉眼血尿。小儿可出现尿失禁，重者伴有全身中毒症状（如高热），经抗感染治疗多能控制尿路感染症状，但易反复发作。缓解期尿中亦可有少量白细胞。年幼者常有较明显的消化道症状，如恶心、呕吐、胃纳不佳等。患儿生长发育迟缓、贫血，偶尔可扪及腹部长形软性包块。曾有文献报告巨输尿管经腹股沟管疝出。

4. 诊断　根据症状、体征及针对尿路的影像学检查，多能作出正确诊断。

（1）静脉尿路造影　可显示扩张的输尿管，肾盂肾盏可能正常，也可不同程度地扩张，但一般显影较正常侧淡，延迟照片可见输尿管排空延缓。可能有肾瘢痕。

（2）排尿性膀胱尿道造影　膀胱外形正常，无反流，尿道无梗阻。但感染重者，可能有膀胱输尿管反流、膀胱炎症性改变等。

（3）B超检查　可发现扩张的输尿管，并能同时了解双肾及膀胱的情况。

（4）经皮肾穿刺造影　B超显示肾输尿管积水，静脉尿路造影不清楚者可作经皮肾穿刺造影，在荧光屏下反复观察对诊断十分有帮助，能充分了解扩张程度及其有无梗阻及梗阻部位。

（5）放射性核素检查　肾扫描检查对了解肾功能、输尿管的排泄状况及梗阻部位亦甚有帮助。目前，利尿性肾扫描已普遍应用于尿路疾病的检查。

5. 鉴别诊断

（1）梗阻性巨输尿管　先天性输尿管狭窄、瓣膜、闭锁、异位开口等，后天性的输尿管息肉、结石、感染、外伤等，均可造成梗阻性巨输尿管。

（2）反流性巨输尿管　原发或继发性膀胱输尿管反流，如继发于先天性后尿道瓣膜、尿道狭窄、尿道憩室、神经源性膀胱、下尿路梗阻性病变。

（3）继发性非梗阻性巨输尿管　如糖尿病、尿崩症等，长期多尿导致输尿管扩张。

6. 治疗　新生儿症状不重、扩张较轻者，可采取保守治疗，严密观察。

（1）手术适应证　临床症状反复发作，有肾积水、肾功能不全、输尿管扩张逐渐加重者。

(2) 手术目的　切除有梗阻作用的末段输尿管,作抗反流的输尿管膀胱吻合术。

(3) 手术方法　最多用的是 Cohen 手术,输尿管经膀胱黏膜下隧道横过对侧作输尿管膀胱吻合术。过大的输尿管可以折叠或裁剪。输尿管直径在 2cm 以内者,一般可以不作裁剪。蒋先镇等做了 19 条抗反流的膀胱输尿管吻合术,仅 4 条作了裁剪,术后随访复查证实未作裁剪的输尿管已明显缩小,无反流。

若输尿管侧肾脏已无功能或伴有无法控制的重度感染而对侧肾正常时,可作肾输尿管切除。

(二) 巨大输尿管积水

1. 病理生理　指输尿管极度扩张、伸长、迂曲,直径为正常的 10 倍以上。其容量巨大,甚至超过该患儿的 24 小时尿量。输尿管下端有狭窄、闭锁或异位开口。与巨大输尿管积水相连的肾多是无功能、发育不良的小肾,表面呈葡萄状小囊泡,无肾的外形,有些是并发重肾输尿管畸形,巨大输尿管积水多与上肾部相连。

2. 临床表现　以腹部膨隆为主,体查可扪及腹部深层有囊性不规则肿物感,有些是以感染为始发症状,表现为高热、脓尿、排尿困难、腹胀、腹部包块。女性伴有输尿管口异位者则有滴脓浊尿表现。

3. 诊断　根据病史、体征及影像学检查,诊断不困难。B 超可清楚显示大囊性包块的范围、位置、形态及肾的情况。静脉尿路造影因患侧肾无功能而不显影,但能了解对侧肾情况。CT 及 MRI 对诊断十分有用。但应注意与肾积水、肾肿瘤、神经母细胞瘤、腹膜后畸胎瘤等鉴别。

4. 治疗　因与巨大输尿管积水相连的肾发育不良、无功能,原则上应切除之。合并重肾、双输尿管畸形者宜将上肾部一起切除。感染重者,炎症可波及正常下肾,此时可先作输尿管引流,待日后再作重肾的上肾部及输尿管切除术。除单肾外,预后良好。

(三) 下腔静脉后输尿管

下腔静脉后输尿管是较罕见的畸形,其胚胎发育上的主因是下腔静脉发育异常,故亦可理解为输尿管前下腔静脉。

1. 胚胎学　下腔静脉由胎儿静脉丛形成。在胚胎时期,后主静脉、下主静脉和上主静脉共同参与下腔静脉系统的形成,3 对静脉的分支互相交通吻合,在两侧形成静脉环。静脉环的前面部分由上主静脉和下主静脉及其分支组成。胚胎 12 周时,后肾从骨盆上升,穿越此静脉环,输尿管在静脉环的前、后之间穿过,恰在后主静脉之后方。正常情况下,后主静脉不参与下腔静脉演变成奇静脉,上主静脉演变成肾上段的下腔静脉和肾静脉,下主静脉的左侧退化消失,右侧参与形成肾下段的下腔静脉,因上主静脉及下主静脉组成的后环最终形成下腔静脉,故右输尿管应在下腔静脉之前方 (图 5-6-4)。

若后主静脉不萎缩而参与下腔静脉的形成,则出现下腔静脉后输尿管。右输尿管在下腔静脉与腹主动脉之间穿过,并绕过下腔静脉的前方,再经其右外方转向下进入膀胱。若静脉环的前面部分也不消失,则可形成双下腔静脉,右输尿管位于下腔静脉之间。

2. 临床表现　由于右侧输尿管受下腔静脉压迫,引起上尿路不完全梗阻症状,以肾积水引起腰部胀痛不适为主,可继发感染、血尿及结石形成等。国内报道的 61 例下腔静脉后输尿管中以腰痛不适或间歇肾绞痛为主诉者约占 90%,伴血尿者约占 50%,并发肾结石者约占 20%,严重肾积水导致肾功能已丧失者约占 5%。

3. 诊断　本病主要依靠 X 线检查作出诊断。静脉尿路造影及逆行肾盂造影显示上段输尿管不同程度扩张和肾积水,肾输尿管向中线明显移位呈 "S" 形、鱼钩状或镰刀状弯曲。X 线表现可分两型：第 I 型 (低襻型) 输尿管在腰$_{3\sim 4}$水平从后方环绕下腔静脉,此型多见,肾积水明显,梗阻部位在髂腰肌缘,该点见输尿管先向

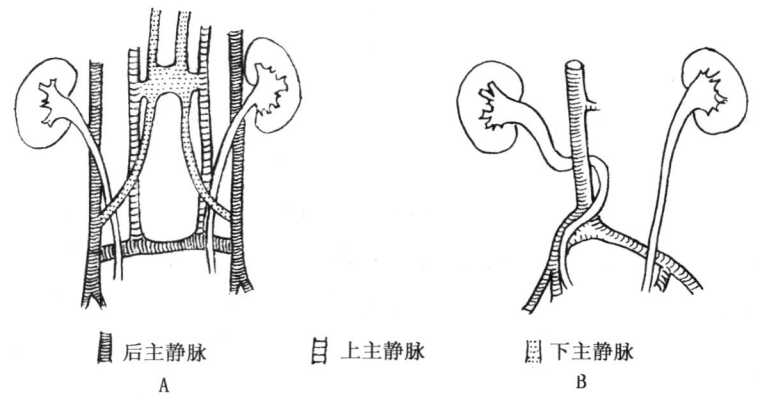

图 5-6-4 下腔静脉后输尿管胚胎发生示意图
A.胎儿静脉环　B.下腔静脉后输尿管

头侧,再走向下腔静脉后。第Ⅱ型(高襻型)输尿管在肾盂水平环绕下腔静脉,输尿管几乎与肾盂呈水平位,没有或仅有轻微肾积水。下腔静脉插管造影与右输尿管插管同时进行,可了解两者的关系,但有创伤性。彩色超声增强 CT 及 MRI 检查对血管畸形的诊断非常有帮助,应根据情况选用。

4.治疗　要根据肾积水的程度及有无其他并发症而定。

(1)高襻型　肾积水不重,症状又不明显,可密切观察。

(2)肾盂及上段输尿管有明显积水　症状较重者,应行右输尿管切断,移至下腔静脉前作输尿管端端吻合(图 5-6-5)。造成输尿管梗阻的原因有:①输尿管受腰大肌和下腔静脉间隙的压迫。②该段输尿管有慢性炎症和纤维化造成管腔狭窄。③输尿管与下腔静脉壁有纤维粘连,该段输尿管蠕动功能丧失。因此应将该段切除。如梗阻段与下腔静脉粘连紧而不能分离切除,则此段可以旷置。若梗阻位置更低,上输尿管又较长,可考虑作输尿管膀胱再植术。由于梗阻远侧输尿管较细小,因此术后积水的恢复较慢,较严重的肾积水则难以恢复至正常形态。近年来,血管外科发展较快,因此有人采用切断下腔静脉,移至输尿管后作端端吻合。因手术较复杂,所以对输尿管的确不能切断的病例,才考虑用此法。

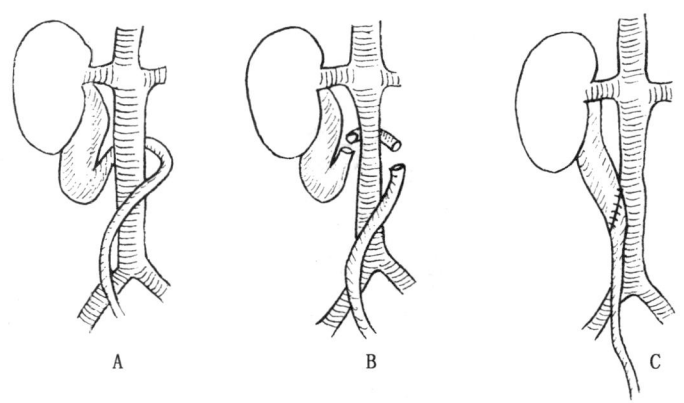

图 5-6-5 下腔静脉后输尿管手术示意图
A.输尿管上段因梗阻扩张　B.切断输尿管　C.在下腔静脉前方做输尿管端端吻合术(斜形)

第七节 肾盂输尿管连接处梗阻

先天性肾盂输尿管连接处梗阻所致肾积水是小儿较常见的泌尿系统畸形。其中男性多于女性,左侧多于右侧,双侧者占10%左右,偶可见孤立肾肾积水。正常情况下,肾盂最低处与输尿管上段连接呈一漏斗状。由于肾盂内的尿液压力刺激促使输尿管由上往下蠕动。如肾盂输尿管连接处有梗阻,将引起肾积水。

(一)病因及发病机制

最常见的原因有以下几种:

1.肾盂输尿管连接处狭窄 是最常见的原因,占85%以上。狭窄段长度多在0.5~2cm之间,有少数病例可达3~4cm,个别病例有多发狭窄段。光镜下肌肉排列和正常输尿管相似,内为纵肌,外为环肌,有的可看到肌层肥厚和纤维组织增生。电镜下该段平滑肌细胞变短,呈梭形,核呈椭圆形。细胞密集,互相紧密靠拢,细胞表面观察不到基底膜,似呈合成型细胞。胞质内肌微丝缺乏或减少,有的见不到致密体和质膜上的密斑,属于非收缩型平滑肌细胞。上述结构是输尿管蠕动的基础,失去这些结构也就失去了蠕动功能,为此提出肾积水的发生是输尿管狭窄段失去蠕动功能所致功能性梗阻的理论(图5-7-1A)。既往有文献报道,肾盂内壁上有起搏细胞,它是一种特殊细胞,接受来自尿液的刺激而产生电活动,使输尿管蠕动,将尿液向下输送。但从临床实际观察,当有肾积水时,行肾盂输尿管成形术,切除了大部分肾盂,而术后拔掉支架管后很快就有尿液由肾盂经输尿管传送到膀胱,因而肾盂内是否有起搏细胞值得进一步研究。

2.迷走血管压迫 正常情况下肾动脉由主动脉分出,一般都在肾门附近或进入肾门后再行分支到肾上中下部位。如肾动脉过早分支,有的从腹主动脉直接分支供应肾下极,则血管可压迫肾盂和输尿管连接部造成梗阻。这类患者较少,一般不超过3%,而且多见于较大儿童,其症状及病理改变也较轻(图5-7-1B)。

3.肾盂输尿管连接处瓣膜 它是由于肾盂黏膜在输尿管起始部形成活瓣样结构而引起梗阻,发生率较低,一般不超过1%(图5-7-1C)。

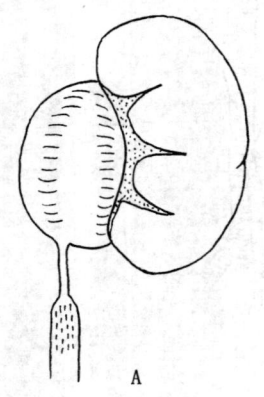 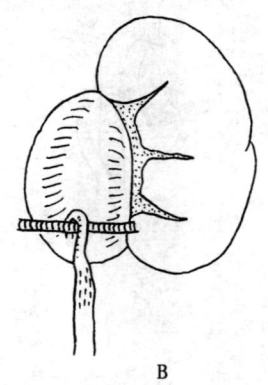 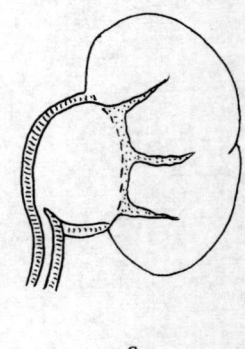

A   B   C

图5-7-1 先天性肾积水的病因

A.肾盂输尿管连接处狭窄 B.迷走血管压迫 C.肾盂输尿管连接处瓣膜

至于输尿管高位和输尿管起始部扭曲或折叠多是伴随有该段输尿管狭窄,其不一定是引起梗阻的原因,很可能是积水后肾盂扩张的结果,但它可能加重梗阻。

(二)病理生理

小儿正常肾盂的容量随年龄增长而增多。胎儿时肾盂容量在1ml以内。1岁左右婴儿肾盂容量为1~2ml。5岁以内者肾盂容量约以每岁1ml来估计,年长儿为5~7ml。成人一般不超过10ml。当尿液排出受阻时,为了克服梗阻,肾盂蠕动加强,肾盂肌肉发生代偿性肥厚。如梗阻继续存在或加重,则出现失代偿现象,肾盂内压力升高,肾小管内压也升高。肾小管内压力超过肾小球滤过压,则肾小球滤过暂停。此时如为肾外型肾盂则肾盂继续增大。笔者曾见到1例8岁患儿一侧肾积水量达3500ml,但肾实质改变不重。如属于肾内型肾盂,肾盏扩张明显,肾实质受压变薄,肾脏破坏严重,临床亦有积水在1000ml左右者,肾脏受损明显,严重丧失肾功能。为此说明肾积水的量和肾实质病理改变不呈正相关。笔者曾对积水肾的肾实质厚度进行病理研究,结果是肾实质厚度在2mm以下者已看不到肾小球和肾小管,电镜下已看不到细胞结构。肾实质厚度在3mm者,尚存有部分肾小球和肾小管,但从电镜观察,可见细胞变形,细胞核不规整,细胞质内线粒体嵴断裂或空泡化,出现各级溶酶体、大量胶原纤维,说明细胞病理改变明显,但尚存部分细胞结构,如能解除梗阻,细胞可能有部分恢复。肾实质厚度在4mm以上者,细胞结构基本正常。由此说明患肾的厚度决定病理改变的程度。

(三)临床表现

1. 腹部肿块　一部分患者以腹部肿块来医院就诊。肿块表面光滑,有囊性感,较大者可扪清界限及大小。如是婴儿或新生儿,在暗室内用强光源从腰部照射,患侧腹部可见透光阳性。较大儿童和少年看不到此征象。张力不高的肾积水,肿块界限可能不清楚。多数患者肿块有时大时小的表现。

2. 腰部疼痛　多以钝痛为主。由于肾脏扩大,肾包膜被牵拉,往往有钝痛。有时由于大量饮水,特别是夏季天气热,出汗较多,一次饮入大量液体,可诱发腹痛,有的可出现绞痛。故夏季发病者明显高于其他季节。

3. 消化道症状　不少患儿可表现出胃肠道功能紊乱,如厌食、体重不增、发育迟缓等。当有腹痛发作时,可出现恶心、呕吐。此时多以消化道症状到儿内科就诊。

4. 血尿和脓尿　当小儿激烈活动后,有的可出现一过性血尿。临床上很少见到肾积水合并脓尿者,如有脓尿,B超可见点状或云雾状改变,也可行肾穿刺抽液确定有无肾内感染。

5. 氮质血症　双侧肾积水或孤立肾积水的晚期可出现氮质血症。

(四)诊断与鉴别诊断

对有上述症状和体征的患儿,应当想到此病,但需作进一步检查。

1. B超检查　疑有肾积水时应首选B超检查。该检查既方便又无损伤,并可多次反复检查。如肾盂扩大为无回声,而输尿管不扩张,可初步诊断为肾盂输尿管连接部梗阻性肾积水。B超能观察到肾盂、肾盏扩大的程度及肾实质厚度。如肾实质厚度在3mm以上者,经治疗解除梗阻,预后较好。如积水较少,不能肯定诊断者,可定期反复多次检查。

2. 静脉肾盂造影(IVP)　静脉肾盂造影对轻中度积水者多数能显示出肾盂和肾盏扩张影像。不显影者主要是积水量较大,造影剂被稀释的结果。通过IVP检查可与重复肾、输尿管囊肿及发育不良肾相鉴别。

3. 放射性核素检查　通过B超和IVP检查,结合临床症状和体征,多数可作出正确诊断。如作IVP检查不显影者,可应用放射性核素扫描。经注射核素药物后30分钟,患侧放射性核素仍不消失,表示有梗阻存在,但患肾有功能。如经30分钟患肾仍无核素显示,说明该肾已丧失功能。经核素动态定量检查,只要患肾有5%以上的功能就能显出影像。

4. 排尿性膀胱尿道造影　可和膀胱输尿管反流、输尿管囊肿、尿道瓣膜和尿道憩室等鉴别。

经以上检查,对肾积水的原因、积水的程度、患肾的功能等可作出明确诊断,并可与实质性肿瘤、胆总管囊肿及其他泌尿系统畸形相鉴别。一般不必作CT、MRI和膀胱镜检查。

(五)治疗

绝大多数先天性肾积水是肾盂输尿管连接处梗阻所致,手术的目的是解除梗阻,保留患肾。根据中国医科大学第二临床学院10多年的总结,约98%的病例都能保留患肾。既往曾有较多术式治疗肾积水,但效果不够理想。目前多主张采用离断式肾盂成形术(Anderson-Hynes术式),即切除无蠕动功能的输尿管狭窄段和部分肾盂,保留肾盂最下方肾盂舌状瓣,将此舌状瓣和纵行切开的上段输尿管进行斜吻合(图5-7-2)。

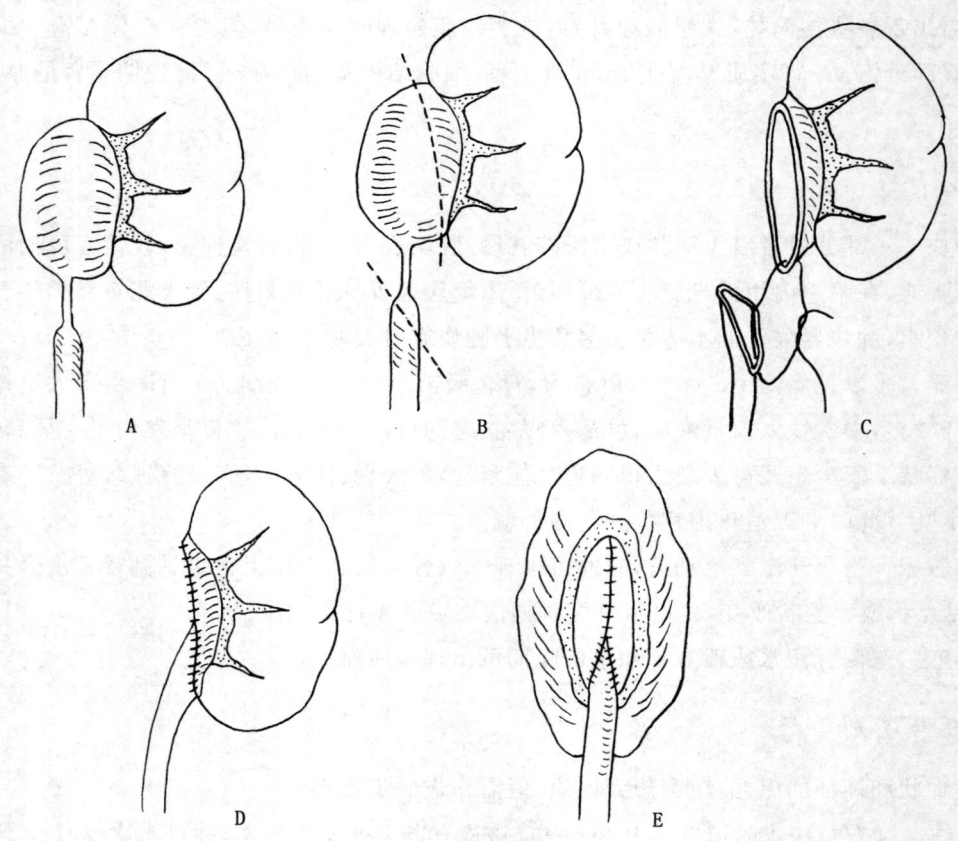

图 5-7-2　离断式肾盂输尿管成形术
A.肾盂输尿管连接处狭窄　B.肾盂和输尿管切除范围　C.肾盂和输尿管切除后状态
D.肾盂和输尿管吻合后侧面观　E.肾盂和输尿管吻合后正面观

吻合前输尿管内放置硅胶支架管,并做通畅试验,注入20ml生理盐水无阻力也无反流才能吻合。吻合完成后肾盂和输尿管上段呈漏斗状。吻合线用6-0可吸收线,并做肾盂或肾造瘘。术后7天拔支架管,2天后用亚甲蓝做通畅试验,证明已通畅,夹管24～48小时,无发热、疼痛等不良反应可拔除造瘘管。

对由于迷走血管压迫所致的肾积水,如果血管支很细,阻断血液供应10分钟后,肾下极不改变颜色可切断此血管,解除梗阻。但大多数血管较粗,阻断后会影响肾下极血液供应,故也得采用离断性肾盂成形术解除梗阻。

产前B超检查,正常胎儿肾盂直径多在1cm以内。如胎儿肾盂直径大于1.5cm者产后应及时作B超复查,多数不发展,有的还能缩小,故可除外肾积水。少数肾盂不断扩大,积水增长较快者可作IVP检查。如生后即有巨大肾积水或有压迫症状者,可用套管针穿刺作肾造瘘术,待生后1个月左右作肾盂输尿管成形术。无症状的轻度肾积水,不必急于手术,应用B超动态观察。

(六)术后并发症的防治

近年来随着医疗技术水平的提高,以及对小儿肾积水基础研究的开展,治疗效果已有明显提高。但仍可有并发症,影响了治疗效果,现就常见的并发症叙述如下。

1. 肾盂输尿管吻合口梗阻　常见的原因有以下几种。

(1)吻合口内外积血　由于剥离肾盂时出血,止血结扎不够彻底,或肾盂成形时缝合肾盂的缝线密度不够,另外做肾造瘘时也可引起肾内外出血。积血后可有部分吸收,也可机化成瘢痕,压迫吻合口或使吻合口内腔变细而引起梗阻。

预防方法为:术中应尽量彻底止血,术后冲洗创口和肾盂,如渗血不止可在肾外放引流管,肾造瘘易出血,近年来多主张用硅胶管作肾盂造瘘。

(2)吻合口处输尿管扭曲　笔者曾见到1例术后发生梗阻,于术后5个月时再次手术,术中发现输尿管于吻合口处有180°扭曲,经切断重新吻合治愈。

(3)输尿管狭窄段切除不彻底　临床曾见到2例由于输尿管上段狭窄段未完全切除,术后仍有梗阻,经再次切除狭窄段治愈。

(4)术式不合理造成梗阻　笔者曾有2例经外院手术后来就诊的患者,经再次手术发现未切除扩张的肾盂,输尿管和肾盂呈环形吻合,由于吻合口狭窄造成梗阻。经用Anderson-Hynes法作离断性肾盂成形治愈。

2. 肾盂成形术后感染　在20世纪70年代末80年代初,术后感染的发生率较高。当有泌尿系统感染时除有高热外,还有尿液混浊或有絮状物,尿化验除有少量红细胞外主要是大量白细胞。经尿液细菌培养可找到致病菌。主要细菌有大肠杆菌、副大肠杆菌、绿脓杆菌、硝酸盐杆菌、阴沟杆菌和真菌等。一旦感染就不易控制,曾有1例绿脓杆菌感染达半年之久。

(1)感染的常见原因　有以下几种:

1)术前合并结石。

2)术后肾盂内有积血和血块。

3)巨大肾积水术后残余尿量多。

4)术后经静脉或经口补液量偏少,不利于利尿、冲洗和引流。

5)支架管和造瘘管留置时间过长。

6)抗生素应用得不够合理。

(2)解决方法

1)术中彻底止血,紧缩缝合肾盂,术终前用生理盐水经造瘘管反复冲洗肾盂,直至颜色变浅为止。创口渗血者可应用肾外引流管。

2）支架管放置时间不超过1周，造瘘管争取在10天内拔掉。

3）术后经静脉全量补液1周左右。

4）给足量有效的抗生素，特别是术后5天以内应控制感染。培养出细菌后根据药物敏感试验，给予合适的抗生素。

（七）预后

解除梗阻后原有的症状可消失，肾功能和肾实质厚度可有一定恢复，术后6个月内恢复较快，到术后1年基本定型。除极早期轻度肾积水术后形态、功能可恢复外，对大多数病例来说，已扩张的肾盏和肾盂及肾实质厚度已不能恢复到正常状态。

第八节 双输尿管、输尿管囊肿、输尿管口异位

一、双输尿管

双输尿管是输尿管先天异常中最多见的，它引流重肾。临床上女性多见，男女之比为1：1.6，单侧为双侧的6倍，左右侧无明显差异。双输尿管常并发其他尿路畸形，如输尿管口异位、输尿管囊肿、原发性膀胱输尿管反流、肾积水、肾发育不良或肾发育不全等。因输尿管本身无临床症状不易被发现，往往因并发尿路感染或其他畸形进行检查时才被发现，故确切发病数尚不清楚。近期用动物血管紧张素2受体（angiotensinon-2-receptor，AGTRZ）基因突变研究说明，其与人的重复畸形特征相似（Pope等，2001）。按Weigert-Meyer定律及Mackie和Stephens学说，同期肾与输尿管芽的发育与这基因异常有关。似乎人AGTRZ参与多基因遗传的概率高。

（一）完全性双输尿管并发膀胱输尿管反流

因下肾部输尿管口偏头侧及外侧，而上肾部输尿管口偏尾侧及内侧（Weigert-Meyer定律）致使下肾部输尿管黏膜下隧道短，故易发生反流。如上输尿管口位于膀胱颈或尿道内，也会因无三角区支持而发生反流。此症患者常因尿路感染就诊。可行静脉尿路造影及排尿性膀胱尿道造影明确诊断。重度双输尿管反流治疗原则是行抗反流性双输尿管膀胱再吻合术。如双输尿管中只有一根反流，因双输尿管远端在同一包鞘内不易分离，也应行抗反流性双输尿管膀胱再吻合术。如下输尿管高度反流并伴严重下肾部病变则作下肾部分切除。

（二）不完全性双输尿管

不完全性双输尿管亦称Y型输尿管，虽然两输尿管分叉间可有反流，如无尿液淤滞可无临床症状，不易被发现。如输尿管间有反流而造成尿液淤滞并发尿路感染，可引起肾盂肾炎，往往因腰部不适或疼痛就诊。其诊断方法与完全性双输尿管相同。如需要手术治疗，可根据输尿管分叉部位来选择，可行抗反流性输尿管膀胱再吻合术或输尿管再吻合及肾盂输尿管再吻合术。

二、输尿管囊肿

输尿管囊肿是指输尿管末端在膀胱黏膜下的囊性扩张,亦称输尿管膨出。其囊肿部分包括外层膀胱黏膜、中间肌纤维组织、内层为输尿管黏膜。输尿管囊肿可完全位于膀胱内,亦可部分突入膀胱颈或尿道内。囊肿大小不一,大者可充盈整个膀胱,小者直径仅约1cm。

(一)发病率

各家的报道不一。Compbell 于 1951 年报告,在 4000 例尸检中有 1 例。Uson 1961 年报告,3200 例小儿尸检中有 6 例,即 500 例中有 1 例。临床上发病率各家差异也很大。一组小儿泌尿外科住院患者约 100 人中有 1 例。另一组 5000~12000 例儿科住院患者中仅 1 例。笔者组自 1964~1996 年共收治 131 例,其中有 60%~80% 为异位型输尿管囊肿。女性为男性的 4~7 倍。左侧多见。有 80% 的囊肿来自重肾双输尿管的上肾部输尿管。

(二)病理生理

输尿管囊肿分为单纯型及异位型(图 5-8-1)。

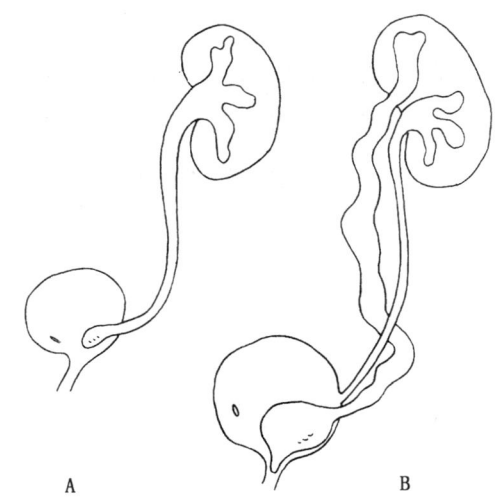

图 5-8-1 输尿管囊肿分型
A.单纯型 B.异位型

1.单纯型(原位型) 此型多见于男性,位于正常输尿管口或稍偏外。囊肿一般较小,因不阻塞尿道内口而无梗阻症状,故不易被发现。有时因囊肿内并发结石出现血尿或肾区疼痛才被发现。

2.异位型 多见于女性,此型占本症的 60%~80%,且 80% 并发于重肾双输尿管的上输尿管。此型输尿管囊肿较大,多数开口小,位于膀胱基底部,近膀胱颈部或尿道内,故部分囊肿可脱出至尿道口外。因此造成尿路梗阻,并常伴尿路感染。

(三)临床表现

由于异位型输尿管囊肿位于膀胱基底部或及尿道,阻塞了尿道内口,造成尿路梗阻而出现排尿困难、尿频、尿急及反复的发热、脓尿等尿路感染症状。有些患者尿道口有囊性肿物脱出。婴幼儿可表现生长发育迟滞,亦可因梗阻造成膀胱膨大,若为肾及输尿管积水则以腹部肿物就诊。如并发结石会出现血尿、腹痛或腰痛等。

(四) 诊断

静脉尿路造影是本症的主要诊断方法。单一输尿管膨出因多为原位型,若肾功能良好,膀胱内可见一蛇头样药影,其周围可见一圈透光的输尿管膨出壁。囊内有时可见结石影。异位输尿管膨出来自重肾双输尿管的上肾部,因梗阻造成上肾部功能低下或无功能,致使上肾部显影不良或不显影,而显影的下肾部则向外向下移位,呈一低垂的花朵状。膀胱基底部可见一光滑充盈缺损阻塞尿道内口,部分病例可突入尿道内。此阴影应与肿瘤、结石、血块或直肠内气体鉴别。如静脉尿路造影膀胱内膨出阴影显示不清,可用15%泛影葡胺作膀胱造影。膀胱镜检对原位输尿管囊肿及小的异位型观察很清楚。B超可检出膀胱内1cm以上的输尿管囊肿。

(五) 治疗

输尿管囊肿的治疗原则是解除梗阻,防止反流,处理并发症。

原位输尿管囊肿无临床症状,不需要治疗。有临床症状或已造成相应的输尿管积水,可先试经膀胱镜行输尿管囊肿的开窗术,如效果不满意或出现反流,应作囊肿切除及抗反流的输尿管膀胱再吻合术,若肾功能已丧失则作肾切除术。若患侧为重肾双输尿管,上肾部功能正常或轻度积水,可经膀胱镜做囊肿的开窗术,如不能奏效,则作囊肿切除及抗反流的双输尿管膀胱再吻合术。若患侧为重肾双输尿管,上肾部功能严重受损或发育不良,应作上肾部及上输尿管切除术。若症状仍不能缓解,再进一步检查或需作囊肿及上输尿管残端切除术。若双侧均为重肾双输尿管,双侧上肾部输尿管均有囊肿,双侧上肾部功能均严重受损,应分期进行双侧上肾部切除术,两期间隔至少2周。若患侧上下肾部均严重受损,应做患侧肾切除术。

三、输尿管口异位

凡输尿管开口不在膀胱三角区两上侧角者称输尿管口异位。

(一) 发病率

因不是所有的输尿管口异位均有症状,故发病率难以估计。1970年Compbell报告,在19046例小儿尸检中有10例,即约1900例小儿中即有1例。输尿管口异位多见于女性,女性是男性的2.9倍。女性多发生在尿道壁、阴道壁或前庭部,而男性多发生在后尿道。在女性输尿管口异位的病例中,80%以上为重肾双输尿管,而输尿管口异位多发生在上输尿管,而男性多为单一输尿管。输尿管口异位并发重肾畸形时,上肾部往往发育不全或发育不良,也可并发于蹄铁形肾或盆腔肾等。

(二) 临床表现

因女性输尿管口异位多发生在括约肌以下的阴道壁、尿道壁或前庭部,故患者表现有正常分次排尿,又有持续性滴尿(图5-8-2)。因长期被尿液浸渍,造成外阴部及大腿内侧潮红,甚至糜烂。部分患者因异位输尿管口狭窄,造成相应的肾及输尿管积水或反复尿路感染,常会出现脓尿或阴道脓性分泌物。男性患者则因异位输尿管口在后尿道的前列腺部（图 5-8-3）、精囊乃至附睾等部位，故无尿失禁症状，往往表现有尿频、尿急、尿痛或脓尿等尿路感染症状，甚至有因反复发作的附睾炎而就诊者。

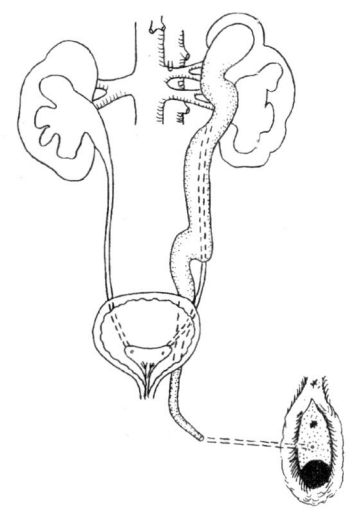

图 5-8-2　左重肾双输尿管（女性）
来自上肾部的输尿管开口于阴道前庭，有尿失禁

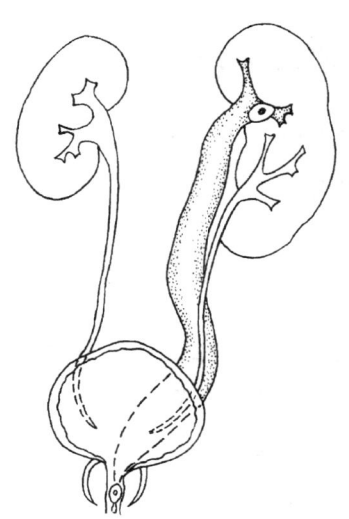

图 5-8-3　左重肾双输尿管（男性）
来自上肾部的输尿管开口于尿道前列腺部，不发生尿失禁

（三）诊断

因女性输尿管口异位多在外阴部，应仔细观察尿道口、阴道口及前庭部有无尿液不断溢出。部分患者能见到溢尿之小孔，向内插入输尿管导管并注入 15% 泛影葡胺，摄 X 线片，即可见到异位开口的输尿管及肾脏的形态。静脉尿路造影是诊断输尿管口异位首选的方法，可了解异位输尿管口相应的输尿管及肾脏情况，以利选择治疗方案。合并重肾双输尿管的异位输尿管口来自重肾的上肾部，其相应的上肾部如发育不良或重度积水，因肾功能低下而静脉尿路造影片上不显影或显影很淡，可见向下向外移位呈花朵样的下肾部。若相应的上肾部仅有轻度积水，则可见呈棒槌状的肾盂肾盏、轻度扩张的输尿管及正常的下肾部肾盂肾盏。对肾功能低下的病例可做高浓度大剂量造影剂延缓拍片及放射性核素扫描检查。如系单一异位输尿管口，若并发肾发育不良或肾重度积水，静脉尿路造影或放射性核素扫描均不显影者，可借助 B 超检查了解肾脏的位置、大小及形态，以利选择手术入路。B 超仍不能确诊者可再做 CT 或 MRI 检查。

（四）治疗

输尿管口异位手术方法的选择取决于相应的肾功能。如系并发重肾双输尿管而相应的上肾部重度积水或发育不良，应做上肾部切除。如仅有轻度或中度积水，肾功能尚好，应做抗反流的输尿管膀胱再吻合术或上下肾部输尿管端侧吻合术。如系单侧肾发育不良应做肾切除术。如系一侧单一异位输尿管口，并肾积水但功能尚好，应做抗反流性输尿管膀胱再吻合术，而肾功能严重受损应做肾切除术。双侧单一异位输尿管口较少见，治疗方法较复杂，包括双侧输尿管再植、膀胱颈成形或用肠管扩大膀胱。若尿失禁无好转需考虑行可控性尿路改流术，如以阑尾为输出道的可控性膀胱。

第九节 膀胱畸形

膀胱自泄殖腔发生,膀胱三角区自中肾管发生。膀胱畸形常伴有结肠、肛门、泌尿生殖道、骶骨及下肢的畸形,极少数可伴有肺发育不全,属尾侧发育异常综合征。

一、膀胱不发育与发育不全

膀胱不发育(膀胱缺如)是一种罕见的畸形。1951 年 Campbell 报告在 19046 例小儿尸检中仅发现 7 例。多数因合并有肾、输尿管及其他脏器的严重畸形而死亡。但少数患儿也可以存活。文献报告 37 例膀胱不发育中有 8 例存活(其中仅有 1 例为男性)。女性可因输尿管开口在尿道、前庭及阴道而存活。Lepontre 报告 1 例 4 个月的男婴上尿路正常,输尿管开口在直肠前壁而存活。

膀胱发育不全也很少见。如不伴其他严重畸形也可以存活。Munger(1961)报告 1 例 4 岁的女孩膀胱容量仅 30ml,经治疗后膀胱容量扩大到 120ml,排尿也能控制。

B 超、X 线检查能明确诊断。

治疗原则:做各种尿路成形术,控制感染,保护肾功能及改善生活质量。

二、重复膀胱

重复膀胱是罕见的畸形。膀胱的形态和相互间的关系多种多样,按其重复的程度可分为完全性与不完全性,按膀胱间位置关系可分为左右、前后、上下、葫芦状和多房性。

最常见的是左右膀胱重复畸形(双膀胱)。两个膀胱各有完整的肌肉壁、输尿管开口、膀胱颈和尿道。在男性为双阴茎双尿道或单阴茎双尿道。在女性还可以存在重复的子宫和阴道。半数以上伴有结肠、直肠和肛门的重复畸形(图 5-9-1)。

临床症状取决于重复的程度和类型,可以无症状,也可以因尿液通路不畅而出现梗阻、感染症状。严重的重复畸形,外阴形态异常,括约肌发育不良而致小便控制不良或排尿困难。

B 超、静脉尿路造影及尿道、阴道、肛门逆行造影能作出诊断,必要时行内镜检查。膀胱憩室常与本病混淆,应作鉴别。

治疗以消除尿路梗阻、功能性修复及改善生活质量为目的。可行隔膜切除、膀胱侧侧吻合、尿道口及肛门的整形术和直肠侧侧吻合术。子宫的畸形可暂不处理。

三、脐尿管畸形

膀胱和尿囊关系密切。膀胱由脐孔处下降时,膀胱顶部与脐孔间形成一索条状的脐尿管,最终闭合成索状。闭合不良可形成各种畸形。

脐尿管畸形是一罕见的畸形。各种畸形的发生率为:开放的脐尿管为 48%,脐尿管囊肿为 31%,开口于

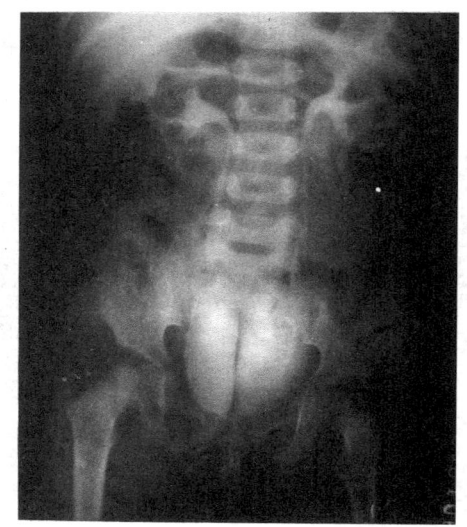

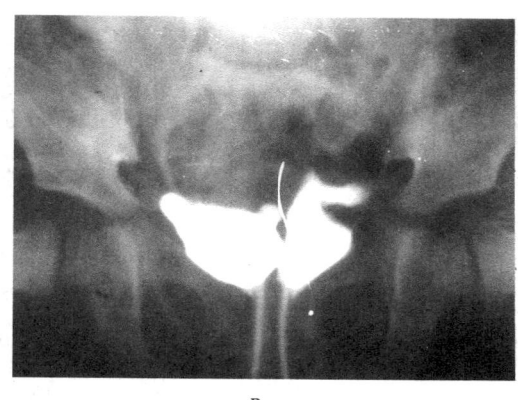

图 5-9-1 左右膀胱重复畸形（女性）

该患者 4 岁，生后即有大小便失禁和频发的尿路感染。X 线片示：

A. IVP 显示左右双膀胱并有各自的输尿管及肾脏

B. 显示子宫和阴道重复畸形

C. 钡剂造影显示直肠、结肠重复畸形。经多次手术后大小便正常，生长发育良好

脐孔的脐尿管窦为 18%，开口于膀胱的脐尿管为 3%。其中，开放的脐尿管最为常见（图 5-9-2）。脐孔内有澄清的尿液溢出，腹压加大时尤为明显。周围皮肤因此而呈湿疹样改变。脐尿管囊肿不大时无症状，巨大而有感染时可有局部炎症症状，有一位于脐孔下方正中腹壁下的肿块。体检时令腹壁肌肉收缩肿块变小而不清晰。如化脓可向脐孔穿破溢脓，如向膀胱破溃则尿内有脓性改变并出现膀胱炎症状。开口于脐孔的脐尿管窦可有少许渗出液或脓性分泌物由脐孔溢出，引起周围皮肤湿疹样改变。开口于膀胱的脐尿管一般无症状，有些瘘管扩大成憩室发生结石、炎症等并发症，可出现疼痛、血尿及感染症状。

B 超对诊断未破溃的脐尿管囊肿很有帮助。膀胱尿道造影常能明确诊断开口于膀胱的脐尿管。用亚甲蓝注入膀胱或脐部瘘口可见另一端排出蓝色的尿液，是常用的诊断方法。

本病应与卵黄管畸形作鉴别，后者为消化道畸形。

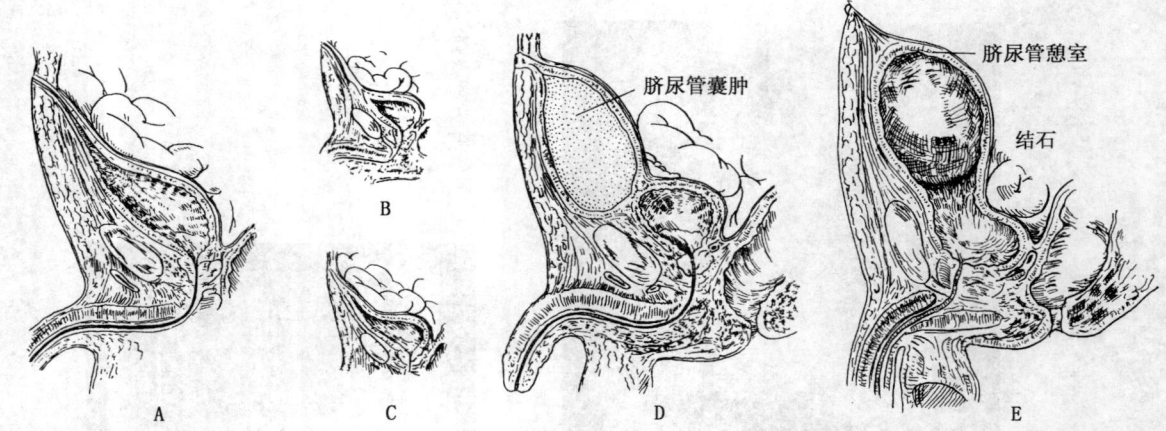

图 5-9-2 脐尿管畸形

A. 开放性脐尿管　B. 开口于脐孔的脐窦　C. 开口于膀胱的脐尿管　D. 脐尿管囊肿　E. 脐尿管憩室

治疗：切除瘘管及囊肿。有感染者可用抗生素控制感染或切开引流后再作瘘管切除术。

四、膀胱憩室

在儿童时期本病大多为先天性的。膀胱肌层存在局限性的薄弱或裂隙，膀胱黏膜和部分肌纤维在膀胱的压力下由此向外突出而形成膀胱憩室。膀胱颈部不一定存在梗阻。膀胱肌层缺陷的位置和范围决定了憩室所在的位置和开口的大小（图 5-9-3）。

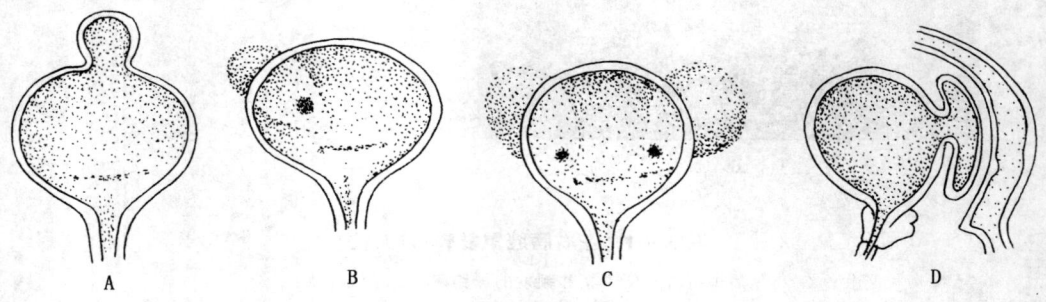

图 5-9-3　常见膀胱憩室的位置

A. 在膀胱顶部　B、C. 在输尿管口之上内侧　D. 在膀胱直肠之间

该病多见于男孩。憩室为圆形或卵圆形，多数发生在膀胱三角区边缘，这里是两种不同组织来源成分的交接部。憩室常影响输尿管开口部和壁间段的功能而发生不同程度的反流。输尿管开口在憩室里、输尿管壁间断缺少膀胱肌层的支持，就发生膀胱输尿管反流（图 5-9-4）。

在膀胱顶部的"脐尿管憩室"好发于梅干腹综合征的患儿。

若无并发症，本病可无症状。充盈的憩室对周围组织的压迫可引起输尿管或膀胱颈部的梗阻和感染症状，如排尿困难、尿频、尿急、尿液浑浊和发热等上尿路感染症状。

B 超和静脉尿路造影，尤其是侧位的排尿性膀胱尿道造影有很大的诊断价值，不难与膀胱重复畸形、膀胱内输尿管囊肿相鉴别，同时应证实有无上下尿路梗阻和膀胱输尿管反流的存在。

治疗原则：解除上下尿路梗阻，控制感染，切除憩室。如有膀胱输尿管反流，应作抗反流输尿管膀胱再植术(图5-9-5)。

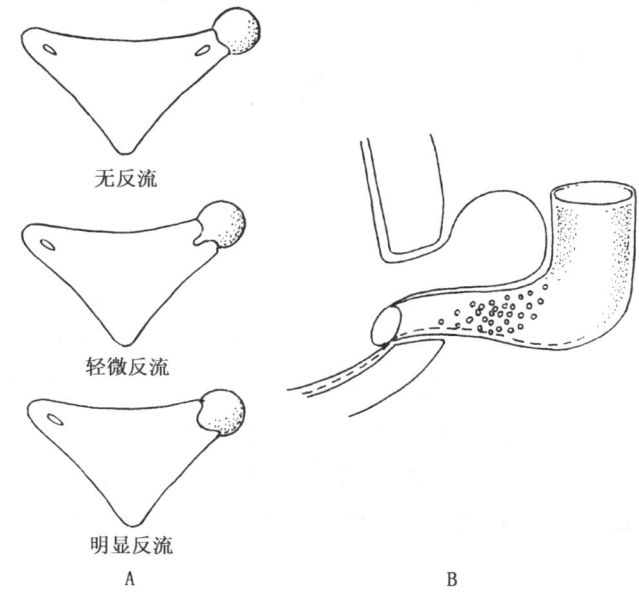

图 5-9-4　输尿管口位置与膀胱输尿管反流的关系

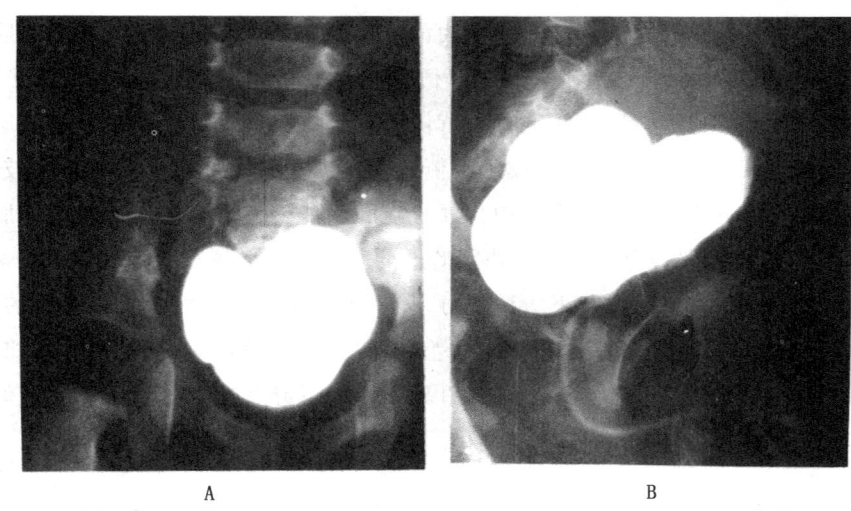

图 5-9-5　膀胱憩室排尿期造影正、侧位片

该患儿男性,8个月,尿流滴沥2个月余,急性尿潴留28小时。尿道膀胱排尿期造影显示双侧膀胱憩室,压迫膀胱颈部,无膀胱输尿管反流。手术切除憩室并作抗反流输尿管膀胱再植术后排尿正常

A.正位片　B.侧位片

第十节 膀胱外翻、尿道上裂、泄殖腔外翻

一、膀胱外翻

膀胱外翻(exstrophy of bladder)是比较少见而治疗困难的泌尿生殖系统先天性畸形。发病率为1万～5万新生儿中有1例,男性约为女性的1.7～2.3倍。河北医科大学第二医院在1972～1997年收治的87例各型膀胱外翻中,男女之比为1.8:1。本症虽少见,但在外翻性异常中最多见。它是从泄殖腔外翻到远端尿道上裂的一系列异常之一。这些异常包括泌尿系统、肌肉骨骼系和肠道。在这一系列异常中,典型膀胱外翻占50%～60%,尿道上裂占30%,其他占10%(包括泄殖腔外翻及复合外翻)。笔者组137例外翻畸形中,尿道上裂占36%,典型膀胱外翻占51%,非典型膀胱外翻占13%。本症虽无明显遗传因素,但文献中有同胞兄弟、姊妹同患此症和父母、子女同患此症的报道,说明有家族性。

（一）病因及发病机制

正常胚胎3周时后肠末端与尿囊基部连通的膨大部分成为泄殖腔。其末端的泄殖腔膜是由泄殖腔的内胚层和肛凹的外胚层组成。第4周初在泄殖腔膜的颅侧发生生殖结节。随着初阴的发育形成,泄殖腔膜则位于初阴的腹侧面。第6周末泄殖腔被尿直肠隔分为背侧的直肠和腹侧的尿生殖窦。尿直肠隔与泄殖腔膜会合处形成会阴体,将泄殖腔膜分隔成背侧的肛膜和腹侧较大的尿生殖膜。第8周末该膜破裂,分别成为肛门和尿生殖孔。尿生殖孔与初阴腹侧面的尿生殖沟相通。在胚胎4～10周时泄殖腔膜内外胚层之间由两侧的间充质组织向内生长、发育构成脐以下的腹壁。外翻畸形的胚胎发生学说尚无定论。一类学说是泄殖腔膜发育异常,阻碍间充质组织向中线生长,影响下腹壁发育。另一类是脐以下区域由于中胚层的病变而发育延迟,导致下腹壁关闭不全。泄殖腔膜破溃的位置和时间的差异,决定了外翻畸形的各种类型,如尿道上裂、膀胱外翻、泄殖腔外翻。膀胱外翻是在尿直肠隔分隔泄殖腔以后,由位置异常在下腹壁和初阴背侧的尿生殖膜发生破裂所致(图5-10-1)。

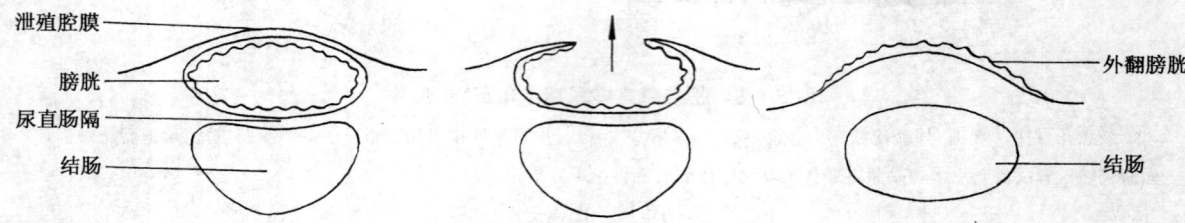

图 5-10-1 膀胱外翻胚胎发生示意图

(二)临床表现与分型

1.临床分型与特征 膀胱外翻主要有3种类型(图5-10-2)。常见为完全型即典型膀胱外翻,尚有部分型和隐型(假性)膀胱外翻,也有个别膀胱外翻的变异畸形,不易归类。笔者组87例膀胱外翻,其中完全型69例(占80%),部分型9例、隐型9例(各占10%)。并发现近10年来非典型膀胱外翻较前明显增多。前14年42例中非典型膀胱外翻3例(14:1),后10年45例中非典型膀胱外翻15例(3:1)。

(1)完全型膀胱外翻 膀胱黏膜全部外翻暴露于下腹壁,呈红色肿块(图5-10-3),触之易出血并疼痛敏感。在相当于膀胱三角的部位可见两侧输尿管开口,并有间断喷尿。脐瘢痕位于膀胱黏膜边缘上方正中线处,呈皱缩之片状瘢痕,多无正常脐形。外翻膀胱黏膜可以很光滑,也可由于长期暴露或因局部感染引起水肿、增厚、变脆,形成息肉和鳞状上皮化生等,由于越靠顶部尿液湿润越少,因而鳞状上皮化生多从顶部开始。外翻膀胱黏膜周围和阴囊皮肤由于尿液刺激常伴有尿性皮炎。逼尿肌长期处于废用和外翻紧缩状态,以致增厚、纤维化、变硬。骨盆发育异常,有明显耻骨联合分离(图5-10-4),造成两侧股骨外旋,呈摇摆步态,均伴有完全型尿道上裂,呈完全性尿失禁(图5-10-2A)。

(2)部分型膀胱外翻 膀胱黏膜没有完全外翻,翻出之黏膜大小不定,多不能直接看到输尿管开口。腹壁缺损常扩大到外翻膀胱黏膜上方,于该处形成大小不等的腹壁疝,脐瘢痕即在此部位,也叫脐疝。外翻膀胱黏膜下缘为膀胱裂开处,呈大小不等的洞状,可见溢尿,同样有明显的耻骨联合分离,伴有完全型尿道上裂,呈完全性尿失禁(图5-10-2B)。尚有较少见的膀胱顶部(脐疝下方)部分膀胱黏膜外翻,也称膀胱上裂或上瘘。

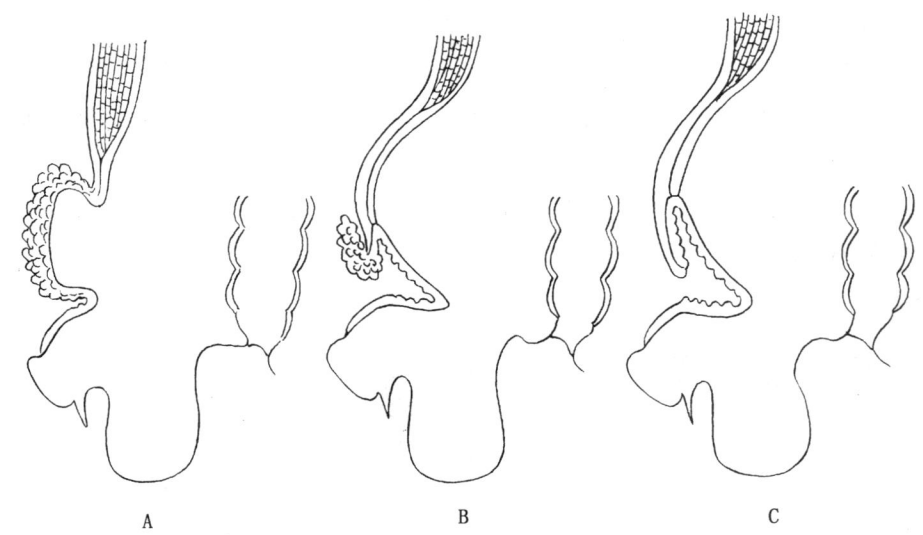

图5-10-2 膀胱外翻分型示意图
A.完全型 B.部分型 C.隐型

(3)隐型膀胱外翻 亦称假性膀胱外翻,即膀胱膨出伴完全型尿道上裂。膀胱黏膜无外翻,膀胱区下腹壁及其上方为较大的腹壁缺损,呈腹壁疝样膨出。局部皮肤为较薄的大片瘢痕,膀胱前壁较薄并与皮肤愈着。膀胱颈部裂开呈短而宽的洞状。同样有明显的耻骨联合分离,伴有完全型尿道上裂,呈完全性尿失禁(图5-10-2C)或伴有隐性尿道上裂。笔者曾遇3例伴有隐性尿道上裂的病例。男性尿道于阴茎头顶端开口,尿道无裂开,但尿道位于阴茎海绵体背侧,两侧阴茎海绵体裂开。尿道背侧为瘢痕状皮肤并与下腹壁瘢痕状皮肤连成一片;女性尿道口前移,尿道无裂开,有耻骨联合分离。前联合、阴蒂、阴阜均裂开并有分离。尿道前壁与自下腹壁向耻骨分离处延伸的瘢痕状皮肤愈着。男女均可无尿失禁或有不同程度尿失禁。

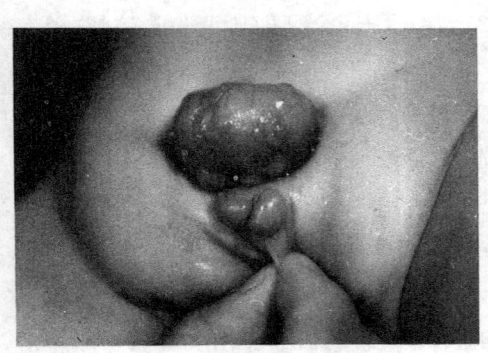

图 5-10-3　完全型膀胱外翻（男性）

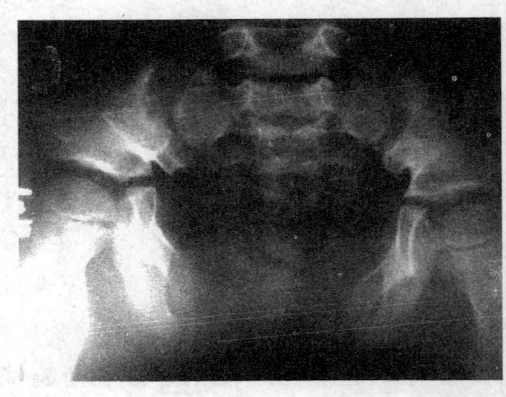

图 5-10-4　膀胱外翻的耻骨联合分离

2.伴发畸形　膀胱外翻常合并其他畸形，如肛门前移、腹股沟疝、隐睾、肛门闭锁、直肠脱垂、直肠会阴瘘、脊柱裂等。与膀胱外翻相关的伴发畸形有肠异位、卵黄管异位、小膀胱、阴茎海绵体分离、阴囊裂和会阴裂等。

3.合并肠异位　膀胱是由泄殖腔分隔而来，胚胎时与其相连组织均可异位于外翻膀胱处。以肠组织最为多见，笔者的一组 87 例中，有 11 例肠异位，占 13%，尚有卵黄管和泄殖腔残留组织异位各 1 例，此类并发症多发生于非典型膀胱外翻。笔者的一组 69 例典型（完全型）膀胱外翻中，有 6 例（11.5∶1），18 例非典型（部分型和隐型）中有 5 例（3.6∶1），另泄殖腔（管状）和卵黄管（片状）残留组织异位各 1 例均发生于部分型膀胱外翻中。虽同为翻出黏膜组织，但婴儿期外翻的肠黏膜与膀胱黏膜在肉眼下不易区别，易被忽略漏诊。在膀胱外翻修复术中异位肠组织常影响膀胱内翻关闭。异位肠组织有片状和管状两种：①片状肠异位：多发生在完全型膀胱外翻黏膜周边，以左上方和右上方为多见（图 5-10-5）。局部表现为直径约 2～4cm、圆形或长圆形的块状凸凹不平的黏膜片。其内侧与外翻的膀胱黏膜融合连接，外侧常超出膀胱外翻环向外突出。此黏膜明显高出外翻的膀胱黏膜，表面鲜红、湿润而有光泽，呈细绒状，有时可见黏液附着，无鳞状上皮化生。②管状肠

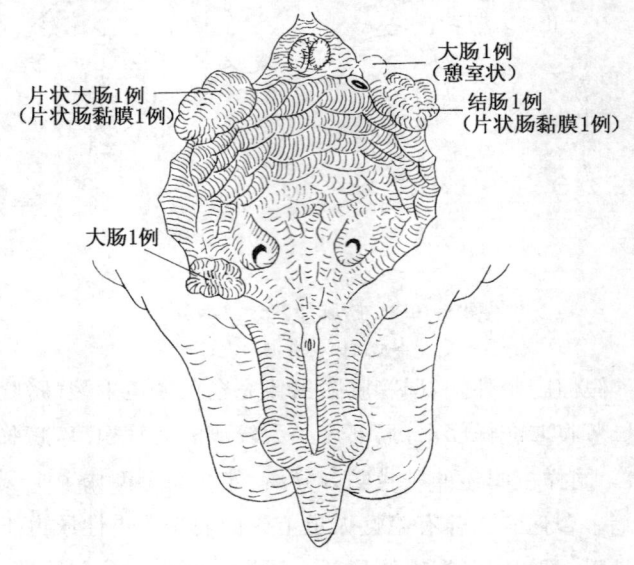

图 5-10-5　膀胱外翻合并片状肠异位发生部位及病理示意图

异位:多并发于部分型或隐型膀胱外翻。多位于闭合部膀胱前壁或顶部的前上方,在下腹部瘢痕状皮肤与膀胱前壁之间,或向上延伸到膀胱顶部腹膜外部位。肠黏膜可无外翻或少量外翻于肠管开口周围,也有在腹压增加时肠脱垂者。肠管开口常位于膀胱前壁裂开处,与膀胱黏膜相连接。翻出的肠黏膜呈鲜红色,可见环形黏膜皱襞,偶见肠黏液附着。探之为长短不等的盲端管腔,腔内可有残存胎粪。异位肠管与腹腔内肠管不相通。

(三)诊断

膀胱外翻为显性畸形,易于明确诊断。然而非典型膀胱外翻,伴有相关合并畸形或膀胱外翻变异畸形,则诊断会有困难或容易漏诊。由于触及局部时引起疼痛,患儿不能配合检查,必要时可给以镇静剂或在麻醉后做详细的局部检查。诊断中需要明确膀胱外翻类型、有无合并畸形和膀胱外翻变异畸形。应做静脉尿路造影了解上尿路情况。

(四)治疗

功能性修复术为治疗膀胱外翻的首选术式。膀胱外翻修复手术的要求为:①修复腹壁缺损和关闭外翻膀胱。②控制排尿,保护肾功能。③修复男性阴茎达到恢复正常形态和功能。手术治疗方式,一类是膀胱外翻功能性修复,另一类是膀胱切除加尿流改道。

1. 膀胱外翻修复手术

(1)功能性修复术 包括髂骨截断术、内翻关闭膀胱、重建膀胱颈部、修复腹壁缺损和尿道上裂以及抗输尿管反流术等。手术可以一期完成也可分期进行。手术年龄在1.5～3.0岁为宜。近年来提出新生儿期(生后72小时内)先行初期膀胱关闭术,以保护膀胱,减少膀胱黏膜继发病变和上行感染所致的肾损害,并可提高日后膀胱颈部重建术后的控制排尿率。Grady等于1989～1997年共做新生儿及小婴儿膀胱外翻与尿道上裂一期修复18例,日后再做输尿管膀胱再吻合,提高了控尿效果。

双侧髂骨截断后对合耻骨联合有以下优点:①使骨盆恢复正常形态,可以矫正由于股部外旋造成的摇摆步态。②减低关闭膀胱和修复腹壁缺损时的组织张力。③使尿生殖膈与肛提肌靠拢,增加控制排尿的能力。④男性耻骨对合后,两侧阴茎海绵体随之并拢,可以增加阴茎的长度。

(2)功能性膀胱关闭 髂骨截断后变换体位一期完成或间隔7～14天行二期手术。

(3)处理与手术相关的合并畸形 ①膀胱外翻合并肠异位:切除异位肠组织,行典型功能性修复术。片状肠异位黏膜外翻突出,浆膜消失,浆膜面呈瘢痕样挛缩,局部粘连而僵硬,无伸展能力,因而内翻困难,不易利用。对影响内翻关闭的多余异位肠组织应作修剪切除。管状肠异位多发生于部分型或隐型膀胱外翻,此两型膀胱容量无缩小,不需要扩大膀胱容量,且异位肠管的长度有限并与膀胱有间隔。若利用此肠管作扩大膀胱术,则容量扩大不多却增加手术的复杂程度,故无需利用。②合并小膀胱:可选用结肠膀胱扩大分期修复术(Arap术)。尚有功能性修复或单纯关闭膀胱后,观察膀胱容量和括约肌功能,再决定如何选择膀胱扩大成形术。③合并阴茎海绵体分离:两侧阴茎海绵体从呈倒"V"字形的部分分离到相距较远的完全分离。膀胱外翻按功能性修复进行。阴茎海绵体分离则于阴茎伸长术时对合两侧阴茎海绵体。采用膀胱外翻功能性修复的同时游离松解两侧阴茎海绵体后,再对齐缝合,并游离尿道作成尿道下裂,以后再二期修复尿道下裂。

(4)并发症及其防治

1)伤口裂开,膀胱外翻复发:髂骨截断后腹壁伤口张力不大,防止感染措施得当,可预防伤口裂开。此并发症有二次修复手术成功者,但手术困难,尤其再次膀胱颈部重建,达到控制排尿更困难,被列为尿流改道手术的指征。

2) 尿道瘘和尿道狭窄。

3) 下尿路结石:笔者组的发生率为14%,多发生于术后1~2年。可能与膀胱黏膜炎症和上皮脱落有关。治疗采用切开取石手术。

4) 膀胱输尿管反流:发病率较高,有认为功能性修复术后几乎100%有膀胱输尿管反流。笔者一组69例,术后膀胱输尿管反流造影者中有反流者占81%,多为Ⅰ度和Ⅱ度反流。常规作抗输尿管反流手术似无必要。术后若反复上行感染或发生肾积水者应及时作抗反流手术。

5) 尿失禁:功能性修复术后判定能否控制排尿应在青春期以后,术后尿失禁者不宜过早行再次抗尿失禁手术或尿流改道手术。

2. 尿流改道手术　膀胱过小、膀胱壁僵硬、伴有复杂畸形、膀胱外翻功能性修复失败或术后远期不能控制排尿者,可以考虑作外翻膀胱切除和尿流改道手术。

常用可控性回结肠膀胱术,有利用缩窄末段回肠作排尿通道的Indiana术式和利用阑尾作排尿通道的Riedmiller术式。做可控性回结肠膀胱术的要求:①建立高容量、低内压的贮尿囊。②抗反流的输尿管贮尿囊吻合。③可控性腹壁排尿通道。④减少贮尿囊的重吸收。

膀胱切除与尿流改道可同期或分期进行。男性需保留尿道、前列腺、精囊和输精管,在膀胱颈部以上切除。要做包括阴茎伸长的尿道上裂修复手术,以保存其性功能。女性则作膀胱尿道切除和外阴成形术。腹壁缺损可采用腹直肌前鞘两侧翻转交叉缝合。缺损不大,可于腹直肌外侧作纵行切开,减张后向内拉,对合腹直肌前鞘。下腹壁皮肤缺损可采用"Z"字成形或转移皮瓣等方法修复。

二、尿道上裂

尿道上裂(epispadias)是一种少见的泌尿生殖系统先天性畸形。Burkholder在30000个新生儿中发现1例,Dees(1949)在男性117664和女性481110中有1例。男性发病率为女性的4~8倍。河北医科大学第二医院137例中不伴膀胱外翻的尿道上裂有50例,伴膀胱外翻者有87例(两者之比为1:1.7)。不伴膀胱外翻者中男女之比为5.9:1。尿道上裂的胚胎发生与膀胱外翻相同,只是程度不同。它是异位在初阴背侧的尿生殖膜发生破裂所致。

尿道上裂的临床分型各家意见不一。男性尿道上裂可分为阴茎头型、阴茎型和完全型。Culp将其分为阴茎型、耻骨联合下型和完全型;Muecke将女性尿道上裂分为部分型(前庭型)、耻骨联合下型(完全型)和耻骨联合后型(最重型)。笔者按临床治疗需要,分为不完全型(阴茎头型和阴茎型)、完全型(耻骨联合下型)和复杂型(伴有膀胱外翻)(图5-10-6)。

(一) 男性尿道上裂

1. 分型

(1) 不完全型　尿道开口在阴茎头或阴茎体的背侧,呈长形沟状裂口,尿道黏膜外露,包皮堆积在阴茎头腹侧。阴茎短而扁平并有背屈。两侧阴茎海绵体分离,尿道位于阴茎海绵体背侧。尿道近侧未裂开部分可以触到两侧阴茎海绵体之间有程度不同的缝隙。无尿失禁或仅有轻度部分尿失禁。无耻骨联合分离或有轻度

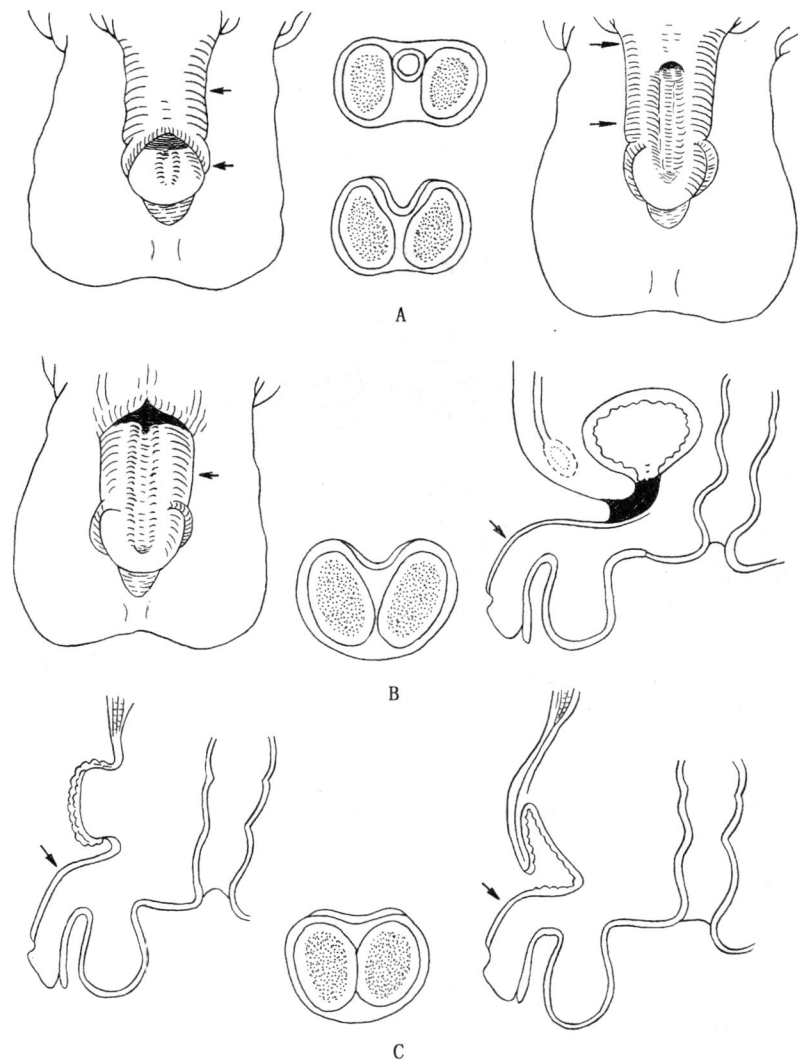

图 5-10-6　男性尿道上裂分型示意图
A. 不完全型　B. 完全型　C. 复杂型

耻骨联合分离,无腹壁缺损(图 5-10-6A)。

(2)完全型　尿道开口在耻骨联合下方,呈洞口状。阴茎部尿道背侧裂开,尿道黏膜外露位于阴茎海绵体背侧呈沟槽形(图 5-10-7)。两侧阴茎海绵体明显分离并在尿道腹侧接近和部分并拢。阴茎短而扁平并有背屈。有完全性尿失禁,有耻骨联合分离,无腹壁缺损(图 5-10-6B)。

(3)复杂型　无尿道开口或开口在分离的耻骨联合之间(隐型膀胱外翻者)。全尿道裂开,位于阴茎海绵体背侧,尿道黏膜外露呈扁平浅沟槽。两侧阴茎海绵体在尿道背侧并拢,也偶有两侧阴茎海绵体呈"V"形或完全分离者。两侧阴茎海绵体脚随裂开的耻骨支分离到两侧。阴茎明显缩短扁平上翘,有明显耻骨联合分离,有完全性尿失禁。有腹壁缺损伴各型膀胱外翻(图 5-10-6C)。

2. 诊断　尿道上裂为显性畸形,容易诊断。不完全型尿道上裂合并包茎者易漏诊。其阴茎短,外观近似隐匿阴茎故需鉴别。检查时很容易触到裂开的阴茎头和两侧阴茎海绵体之间的沟状缝隙。复杂型尿道上裂两侧阴茎海绵体完全分离者需与双阴茎畸形鉴别。

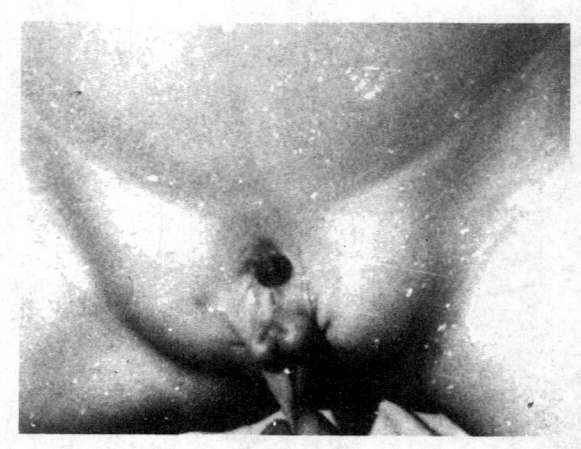

图 5-10-7 男性完全型尿道上裂伴膀胱黏膜脱出

3. 治疗 近30年来在男性尿道上裂治疗中,重视对矫正阴茎背屈和阴茎伸长。Hinman于1958年为伴有膀胱外翻患者作了阴茎伸长手术,并强调其重要性。他把阴茎背侧纤维组织切除,并切断阴茎悬韧带,用阴茎腹侧包皮覆盖阴茎背侧远端黏膜缺损处,以后二期作尿道成形术。Johnston(1975)采用从耻骨支上部分游离附着在耻骨支上的两侧阴茎海绵体脚,以伸长被分离的耻骨拉开而缩短的阴茎海绵体。

男性尿道上裂外科治疗目的是修复尿道上裂、治疗尿失禁和矫正阴茎畸形,以达到恢复正常排尿和男性性功能的目的。

矫治尿道上裂手术,可于1岁后进行,但抗尿失禁手术宜推迟至3～5岁为宜。

4. 术后并发症及其防治

(1) 膀胱颈部膜状梗阻 Leadbetter术中膀胱三角两侧保留的狗耳状膀胱壁过多,缝合后向下膨出,则易导致尿道内口前壁形成瓣膜状,造成排尿困难。后尿道延长以后造成狗耳后间隙扩大,膀胱前壁更容易膨向间隙而折成皱襞。术中适当修剪两侧狗耳状膀胱壁,新膀胱颈部缝合成漏斗状,并用膀胱周围软组织充填耻骨后间隙,膀胱前壁薄弱者可用腹直肌加强,可以达到预防目的。治疗可经尿道或膀胱造口作电切术,适当切除膜状皱襞即可消除梗阻。

(2) 阴茎头血供障碍 在阴茎伸直和阴茎伸长手术中,当缝合两侧阴茎海绵体时,切勿累及阴茎背血管神经,以免引起阴茎头缺血坏死或萎缩。

(3) 阴茎头扭转 采用Young法时仅从一侧阴茎海绵体上分离尿道,则两侧阴茎海绵体呈不对称缝合,致使两侧阴茎海绵体缝合后成为前后位,而导致阴茎头发生90°左右的扭转。术中注意预防或尽量不用Young法。影响性生活者可再手术矫治。充分游离两侧阴茎海绵体,在阴茎根部把扭转到腹侧的阴茎海绵体向背侧牵拉并固定在耻骨筋膜上,使前后位的两侧阴茎海绵体复位成左右位。

(4) 尿道瘘和尿道狭窄 尿道瘘多发生在阴茎背侧根部,常因尿液积存、感染所致。保持尿液引流通畅,预防伤口感染,保持伤口干燥可以预防尿道瘘发生,早期可自行愈合,瘘已形成则应择期行修补手术。尿道狭窄多发生在吻合部位或尿道口,治疗用尿道扩张术或保留尿道支架管持续扩张。

(5) 逆行射精 与膀胱颈部松弛有关,对药物治疗无效、症状严重或影响生育而治疗要求迫切的患者,可考虑作膀胱颈部缩紧手术或后尿道延长手术。

(二)女性尿道上裂

1. 分型

(1)不完全型　仅尿道末端部分缺如,阴唇、前联合稍有裂开,阴蒂分裂成两叶。无耻骨联合分离,无尿失禁。由于常无临床症状,而多无治疗要求,临床上很少见。

(2)完全型　尿道开口位于耻骨联合下方,开口宽大呈洞口状,尿道口后缘完整,并与阴道口有宽窄不等但较完整的隔开。尿道口前缘随分离到两侧的阴蒂呈扇形裂开。尿道管腔很短而宽大,可以直接看到膀胱腔。阴阜低平向下呈沟状延伸到耻骨联合下方与扇形裂开的尿道口前壁相连接。前联合及阴唇均分离,阴蒂分裂成两个半球形,且相距较远,包在裂开的小阴唇前端内侧。有耻骨联合分离,耻骨联合处宽而低平,并可触到分离的耻骨缝隙。有完全性尿失禁(图 5-10-8)。

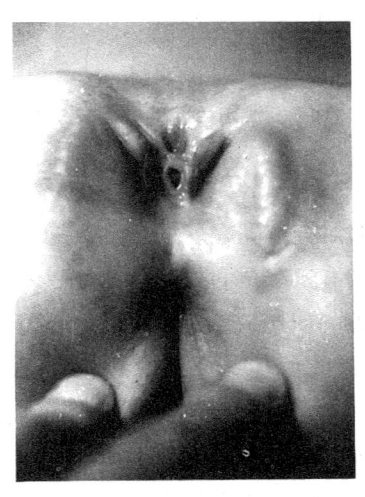

图 5-10-8　女性完全型尿道上裂

(3)复杂型　无尿道开口,尿道完全裂开,尿道黏膜暴露于外,与外翻的膀胱黏膜相连接。阴蒂随裂开的耻骨分离到两侧。耻骨联合分离较严重。有完全性尿失禁,有腹壁缺损,伴有各型膀胱外翻。

2. 诊断　依据临床特征不难诊断。完全型尿道上裂由于尿道宽大而松弛,可伴有膀胱黏膜脱出。遇此并发症时,需要与尿道黏膜脱垂、输尿管囊肿脱出和尿道息肉等鉴别。

3. 治疗　不完全型(前庭型)女性尿道上裂无需治疗。完全型和复杂型(伴膀胱外翻者)无标准术式。手术治疗目的是矫治尿失禁和修复女性外生殖器畸形。抗尿失禁方法常用 Young-Dees Leadbetter (YDL)术。笔者采用尿道缩紧术治疗女性尿道上裂尿失禁的同时修复外生殖器畸形。

三、泄殖腔外翻

泄殖腔外翻(cloacal exstrophy)又称膀胱肠裂(vesicointestinal fissure),甚为罕见,它是外翻性异常中最复杂的一种先天性畸形。约 20 万个新生儿中有 1 例,在性别上无明显差异。泄殖腔外翻是由于在胚胎早期,泄殖腔尚未被尿生殖膈分隔为背侧的直肠和腹侧的尿生殖窦之前,泄殖腔膜破裂所致(图 5-10-9)。

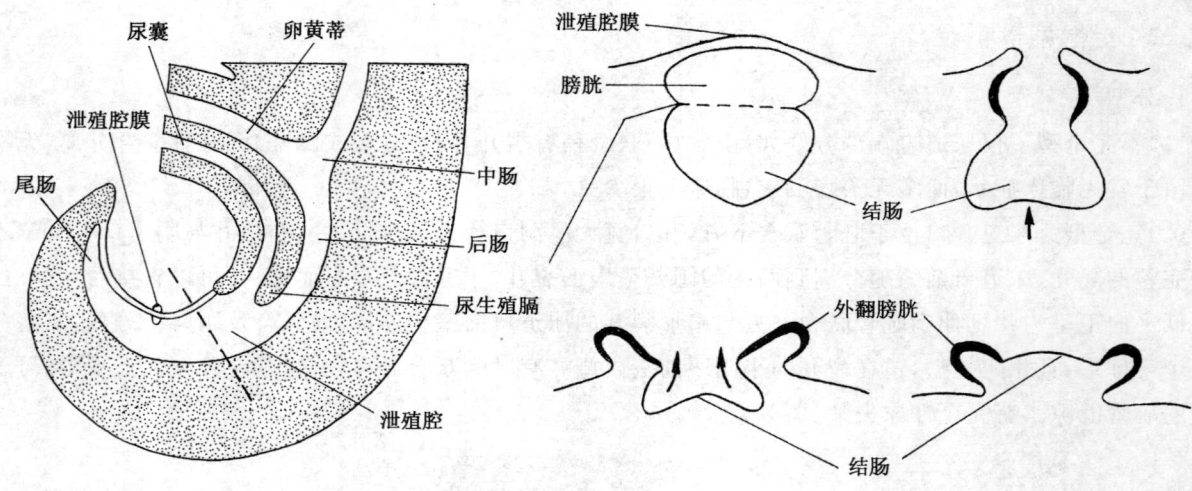

图 5-10-9 泄殖腔外翻胚胎发生示意图

（一）临床表现

典型泄殖腔外翻，脐茎向下移位，常伴有不同程度的脐膨出，其下方为泄殖腔外翻的黏膜。外翻的膀胱被位于中间的外翻回盲肠分隔成两半。在中间窄长的外翻肠黏膜上可见两个开口，一个是近侧肠开口，即终末段回肠，胎粪由此开口排出，常伴有严重的回肠脱垂，呈长鼻子状；下方是远端肠开口，连接几乎没有发育的结肠，常为短小的胚胎残留，末端为盲端（图5-10-10）。外翻黏膜下方为发育不良的畸形阴茎或阴蒂。男性两侧阴茎海绵体分离或无阴茎，阴囊没有发育或分离；女性阴蒂分离或缺如，常有小的阴道或分叉形阴道和子宫异常。耻骨联合分离较典型膀胱外翻更严重。无肛门，肛窝向前移位，实际上无会阴体（图5-10-11）。几乎全部患儿均合并有脊髓脊膜膨出或脊髓畸形。还常伴有生殖系、胃肠、骨骼和神经系统的异常。常因中肠旋转不良而存在小肠缩短，影响肠吸收的面积。大小便呈失禁状态，常伴有腹泻和感染。

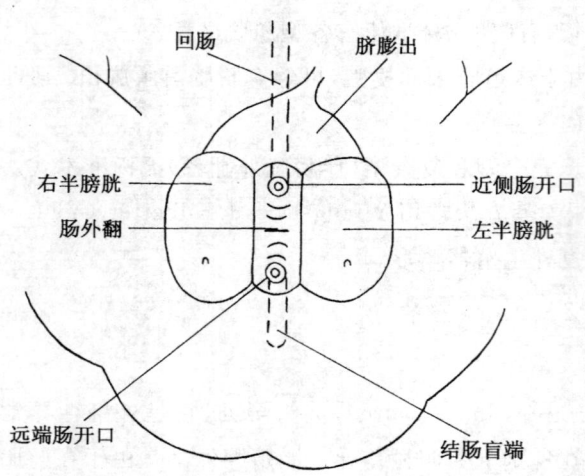

图 5-10-10 典型泄殖腔外翻解剖示意图

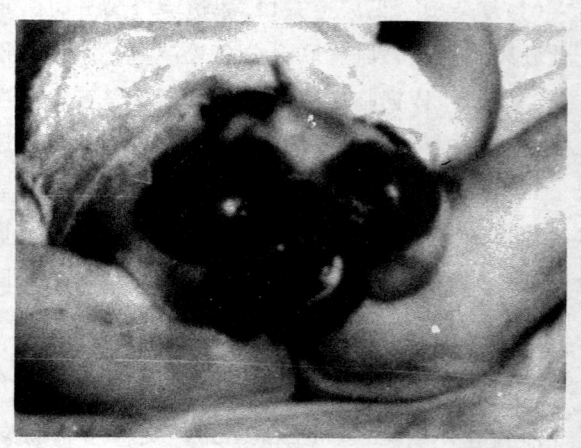

图 5-10-11 泄殖腔外翻

男，新生儿，两侧为外翻的膀胱，中间下方为外翻并脱垂的肠襻，上方为脐茎和脐膨出

非典型泄殖腔外翻更为罕见。其临床表现也不尽相同，难以命名或归类。

(二)治疗

Howell 等采用修补脐膨出、关闭膀胱、末端结肠造瘘将外生殖器做成女性的方法,治疗 15 例。其中长期存活率 85%,这种治疗被认为是安全但比较保守的方法。新生儿期行修复手术虽然难度很大,但有以下优点:

(1)腹壁可以修复近于完全正常。
(2)关闭膀胱可以保护其黏膜,使其膨胀,便于以后重建,并可能达到控制排尿。
(3)保留结肠经会阴部拉出,最大限度地保存了肠道的吸收面积。
(4)对合耻骨和关闭环绕末端肠道的提肛肌环,可能为最终控制大便提供一些机会。
(5)在新生儿期即可确定性别。

早期需注意是否存在需要紧急处理的脐膨出或其他急性肠道问题。如果肠道病变很容易矫正,则可同期关闭膀胱,否则应分期手术。术前需作肾脏、脊髓、心脏等检查,以确定伴发畸形的范围。对畸形程度和局部组织进行评估,以确定能否进行修复手术。由于耻骨联合分离得更严重,大多数需要做髂骨截断术,以便无张力地对合耻骨。远端结肠虽然短小,但不应丢弃,它可用作结肠输出道或建造尿道、阴道等。膀胱输尿管反流在泄殖腔外翻中比典型膀胱外翻发生率低,但有些病例在早期或远期可发生输尿管狭窄,需引起注意。Ansell 认为,足月分娩可能是男性新生儿,如阴茎长度超过 3.5cm,即使阴茎海绵体分离也倾向于接受其染色体和性腺的性别。染色体严重缺陷是外科手术的禁忌证。

术后定期作肛管和尿道扩张,3~4 岁时,应对其整体作一评估,再决定进一步处理。

第十一节 尿道畸形

一、重复尿道

重复尿道(urethral duplication)是指小儿有两条以上的尿道。该病少见,男女均可发生,不过女性更为罕见。在两条尿道中,多数一个位置正常,称正尿道;一个发育差,位置不正常,称为副尿道。

(一)分类

尿道重复畸形,男女表现不同,国内外分类方法也不统一,现综合分类如下:

1. 男性重复尿道分类 按照两条尿道的位置排列,可分为:①左右并列的重复尿道。②上下排列的重复尿道。前者少见,一般发生在重复阴茎畸形的病例,而且往往并发泌尿系统和消化系统的其他畸形。国内文献就有双阴茎、双膀胱、双尿道、双肛门畸形的报告。上下排列的重复尿道常见,可分为 3 种类型。

(1)完全型 两条尿道互不交通,各有其尿道内口和外口。副尿道一般位于正尿道背侧,开口于阴茎的任何部位(图 5-11-1A)。

(2)不完全型 副尿道在正尿道背侧,不直接与膀胱相交通。本型多见。又有下列 4 种情况:①副尿道与正尿道不交通,近端呈一盲端〔图 5-11-1B(a)〕。②尿道近端与正尿道相通,远端为一盲端〔图 5-11-1B(b)〕。

③副尿道近端与正尿道相通,远端开口于阴茎头、阴茎体或有两条副尿道〔图 5-11-1B(c)、B(d)、B(e)〕。④副尿道远、近端均与正尿道相通〔图 5-11-1B(f)〕。

（3）肛门前副尿道的会阴分叉型　副尿道自正尿道分出后,开口于直肠或会阴部(图 5-11-1C)。本型极罕见。

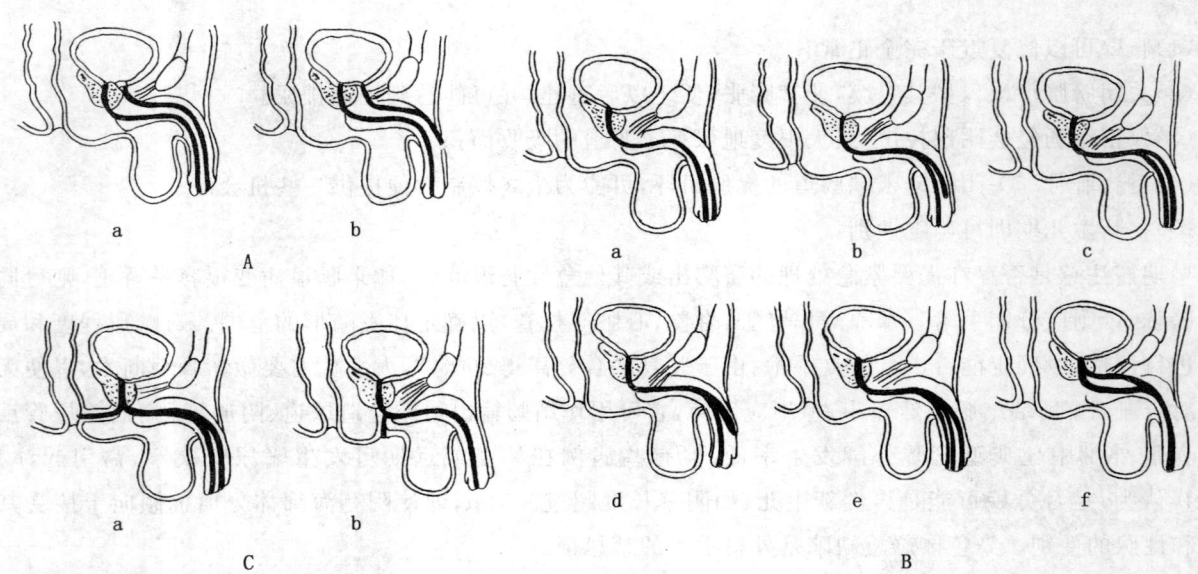

图 5-11-1　尿道重复畸形分类
A.完全型　B.不完全型　C.会阴分叉型

2.女性重复尿道分类　均为完全型重复尿道。可表现为:①正尿道开口于会阴,副尿道开口于阴蒂下。②两个尿道均开口于会阴或阴道。

(二)病因及发病机制

重复尿道畸形的病因尚不十分明确,有多种学说,但是哪种学说也不能解释所有类型的发生原因。主要学说有:①间质从尿道原基的侧面插入,将尿道隔成前后两个管腔。②尿直肠隔将泄殖腔分为前后两个腔,前面发育成膀胱和后尿道,后面发育成肛门直肠。尿直肠隔止于穴肛膜,若继续向下发育,则把尿道也分隔成两部分。③胚胎期尿道分叉。④胚胎发育过程中,阴茎与尿道发育互相不平衡、不协调所致。前两种学说可以解释完全重复尿道,后两种学说只能解释不完全性重复尿道。

(三)临床表现

最常见的症状为尿路感染,由于副尿道引流不畅,易致感染,成为尿路感染的病灶,可出现局部红肿、尿频、脓尿、发热等症状。其次为排尿异常,如尿线分两股、直肠或会阴漏尿等。副尿道尿线细或仅为滴尿;完全性重复尿道由于副尿道平滑肌发育不全,可出现尿失禁症状;副尿道发生炎症或分泌物积聚,致副尿道扩张呈囊状,压迫正尿道而引起排尿困难,甚至产生尿路梗阻症状。此外,阴茎外观异常,双阴茎、双尿道畸形者外阴有两个阴茎;不完全型重复尿道因副尿道开口于阴茎背部,尿道口远端呈索状阴茎上弯,与尿道上裂相似。

(四)诊断

根据临床表现及仔细的尿道检查,排尿性膀胱尿道造影或逆行正、副尿道造影,膀胱尿道镜检查等,可以确定副尿道的长度、内径、内口的位置及其与正尿道的关系,从而判断其类型。

第三类重复尿道畸形尚需与尿道直肠瘘、尿道会阴瘘相鉴别。后天性尿道瘘常有局部外伤史或感染史。作尿道测压,重复畸形患儿副尿道有平滑肌,故压力较高,而先天性尿道会阴瘘及尿道直肠瘘压力低下可资鉴别。重复尿道畸形常合并其他畸形,如膀胱、子宫发育不全,无阴道、肠道畸形等,应做全面的详细检查,以免漏诊。

(五)治疗

女性重复尿道畸形及男性第一类型重复尿道患儿,副尿道无症状,不影响排尿,可不予处理。轻度感染者,给予抗感染治疗。症状重者,根据情况做副尿道切除、尿道成型或副尿道电灼,亦可试行向副尿道注入硬化剂使其封闭。

第二类型副尿道开口于阴茎头者,可将两尿道之间隔切开,使其合二为一;副尿道开口于阴茎,造成阴茎上弯畸形者,行索状尿道切除,矫正阴茎上弯。

第三类型畸形,由于正常尿道发育差或闭锁,需将副尿道的尿道口经分期尿道成型移至阴茎头。重复阴茎、重复尿道往往伴有泌尿、生殖、消化系统多种畸形,因此,治疗比较棘手。术前应作全面检查,根据其所伴发的畸形、阴茎发育情况、尿道与膀胱的关系,制订合理的手术方案,切除发育差的阴茎,同时或分次手术矫正其他畸形。此外,尚需进行必要的心理治疗,以提高患儿的生活质量。

二、巨尿道

先天性巨尿道(congenital megalourethra)是指先天性无梗阻原因的尿道扩张。本病罕见,因胚胎期尿道皱褶处的中胚层发育不良所致。一般发生在阴茎体部尿道,多伴有尿道海绵体发育异常。排尿时尿液将缺乏海绵体的尿道充盈、扩张,阴茎明显变粗大(图5-11-2),即使不排尿时,阴茎腹侧亦可见冗长的皮赘,能扪及其中的扩张尿道。

(一)分型

巨尿道可分为两种类型:

1. **舟状巨尿道** 合并尿道海绵体发育异常。
2. **梭形巨尿道** 有阴茎海绵体及尿道海绵体发育不良。本症常合并泌尿系统其他畸形,如肾发育不良、尿道下裂等。尿液长期潴留在扩张的尿道内,易使细菌繁殖,尿道黏膜水肿、变脆,可形成尿道结石,甚至尿道穿孔。

(二)临床表现

本症仅见于男孩,生后即出现排尿时阴茎气球样胀大,排尿结束后仍有尿液滴沥,在小儿并无排尿困难。阴茎腹侧或阴茎体部可扪及巨大扩张的尿道。尿道造影可见部分尿道或全部尿道扩张(图5-11-3)。

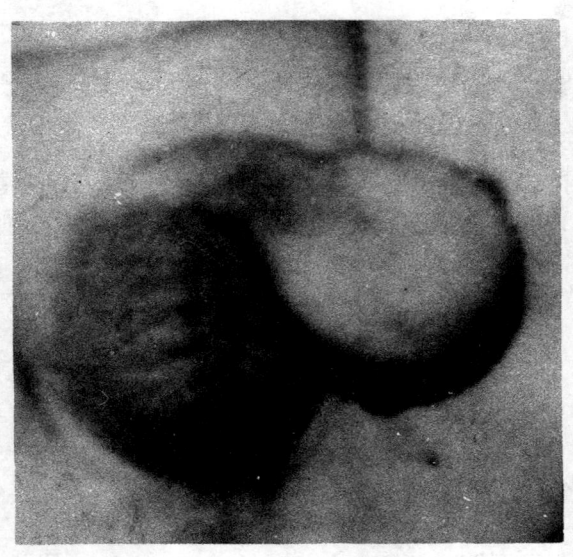
图 5-11-2　巨尿道（排尿时）

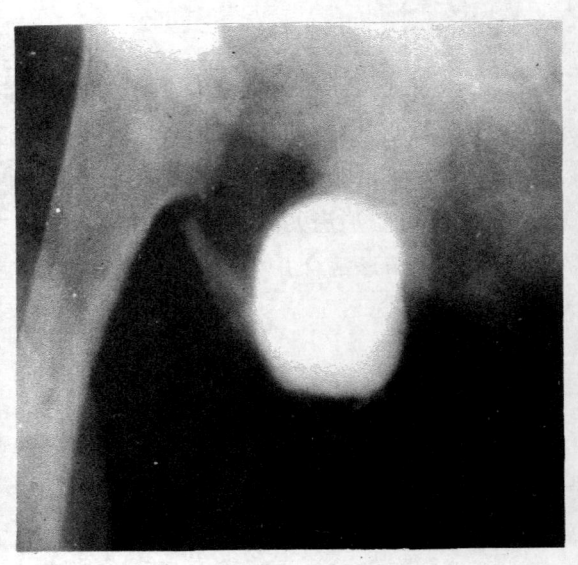
图 5-11-3　巨尿道（尿道造影）

（三）诊断

根据典型病史、体征，结合尿道造影检查可作出诊断。本症主要需与前尿道瓣膜及尿道憩室相鉴别。尿道瓣膜小儿生后有排尿困难症状，尿道造影显示瓣膜近端尿道扩张，远端细或不显影。尿道憩室小儿虽然也有排尿时阴茎腹侧软包块出现，尿道造影仅显示阴茎腹侧有与之相连的憩室存在，并非部分或全部尿道扩张。

（四）治疗

可分为保守治疗与手术治疗。若临床上不出现并发症，如尿道炎症、结石等，可采取排尿后挤出尿道内潴留的尿液，保持局部清洁的保守治疗。一般多因湿裤及阴茎外观异常而行手术治疗，可作尿道成形手术，将扩张巨大的尿道裁剪、紧缩，使尿道管径与正常相符，同时也需对合并的其他畸形进行矫治。

三、尿道息肉

尿道息肉（polyps of the urethra）是发生于男性后尿道的息肉，临床极少见。

（一）病因病理

病因不明，一般认为为先天性，可能由中肾管演化而成。多见于婴幼儿，息肉生长于前列腺部尿道、精阜附近，单个存在，有细长的蒂，表面覆盖移行上皮，少数病例局部有鳞状上皮变性。息肉中央为纤维血管组织、平滑肌组织，含有前列腺泡者极少。

（二）临床表现

由于息肉生长于后尿道，常脱垂于尿道，因此，排尿时极似一活塞阻塞尿道。临床上出现排尿困难及尿路梗阻症状,有些病例出现血尿。继发感染者,即有尿路感染的表现,如高热、脓尿、尿频、尿痛等;严重者可导致膀胱输尿管反流及肾功能损害。

(三)诊断

诊断可根据临床症状,进一步作排尿性膀胱尿道造影,发现后尿道有可移动的充盈缺损或尿道镜检直接观察到息肉而确诊。本症需与后尿道瓣膜症鉴别。两者临床症状相似,都可表现为尿道梗阻,主要靠排尿性膀胱尿道造影及内镜检查鉴别。排尿性膀胱尿道造影时本症为后尿道出现可移动的充盈缺损,后尿道瓣膜症表现为后尿道鸟嘴样扩张及菲薄的瓣膜影。镜检时,本症为后尿道可见移动的球形息肉,后尿道瓣膜症可见到起源于精阜的栅门状或虹膜样瓣膜。

(四)治疗

本症治疗方法为手术切除息肉,经尿道利用膀胱镜电切除息肉或经膀胱途径手术切除息肉,前者为首选方法。内镜治疗方法简单,损伤小,不出血。无论哪种治疗方法,均需注意术中勿损伤射精管口。若息肉切除不彻底,有复发的可能。

第十二节 尿道瓣膜症、尿道憩室

一、后尿道瓣膜症

后尿道瓣膜症(posterior urethral valves)是男性婴幼儿中最常见的先天性下尿路梗阻疾病。早在1919年,Young首先描述了本症。在我国,施锡恩和谢元甫于1937年曾报道过本症。该病多见于婴幼儿、新生儿,就诊原因多为呼吸困难、生长发育迟缓、营养不良、腹部肿物、尿路感染,故易将这类患儿收到内科诊治,而延误早期诊断。国内自20世纪70年代以后才逐渐认识该病,黄澄如等(1987)报道了国内例数最多的后尿道瓣膜症。

(一)病因及发病机制

Young将后尿道瓣膜分为3种类型,被广大医师所接受。

1. I型 最常见,占梗阻性后尿道瓣膜症的95%以上。瓣膜起自精阜远端,如一对三角帆样走向前外侧膜部尿道近侧缘,两侧瓣膜汇合于后尿道背侧中线,中央仅有一孔隙可排尿。逆行插管可通过瓣膜,但排尿时,瓣膜向远端尿道膨出而达膜部,甚至达球部尿道,造成排尿困难。瓣膜多为单一的膜性组织,薄而有张力。其病因不清楚,可能由中肾管发育异常所致。正常男性的中肾管从泄殖腔皱褶后方中部冠状面插入泄殖腔,最后中肾管的开口移至精阜。如中肾管进入泄殖腔比正常位置靠前,即形成了后尿道瓣膜I型。

2. III型 这种瓣膜位于精阜远端膜部尿道,呈环状隔膜。中央有一孔隙同I型瓣膜,可逆行插入导尿管,但排尿时瓣膜向远端膨出造成梗阻。其形成的原因可能为尿生殖膈分化不全。

I、III两种瓣膜虽然在病理构成上不同,但临床表现、治疗及预后等无明显区别,有时甚至尿道镜都难以辨别。

3. Ⅱ型 是否存在尚有争论。瓣膜形态为黏膜皱褶从精阜走向后外侧膀胱颈,不造成梗阻。

(二)病理生理

后尿道瓣膜形成的下尿路梗阻影响上尿路,如不及时治疗最终将导致肾衰竭、酸中毒、电解质紊乱等改变。其病理生理改变如下(图5-12-1)。

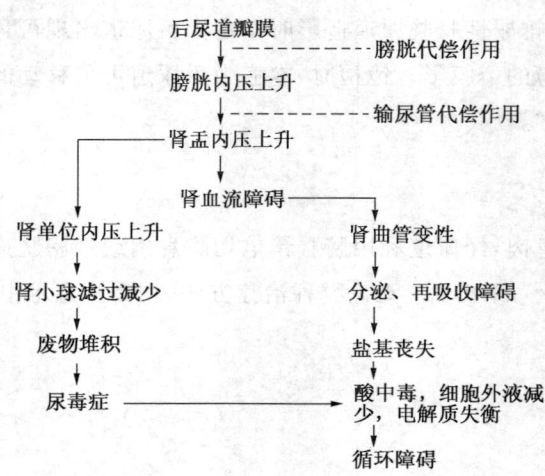

图 5-12-1 尿道瓣膜病理改变示意图

由于后尿道瓣膜于胚胎形成的早期就已出现,可引起泌尿系统及其他系统的发育异常和功能障碍。

1. 肺发育不良 妊娠期患后尿道瓣膜症的胎儿由于尿路梗阻,排尿减少,致使以胎儿尿为主要来源的羊水减少。羊水过少妨碍胎儿胸廓的正常活动和肺的扩张,造成肺发育不良。这种患儿生后常有呼吸困难、发绀、呼吸窘迫综合征、气胸和纵隔气肿,死亡率可超过50%。往往诊断还未明确就已死于呼吸衰竭。

2. 肾小球滤过功能不良 其主要原因是泌尿系统感染及肾发育不良。后尿道瓣膜症导致的尿潴留、上尿路引流不畅及输尿管反流都易并发泌尿系统感染,加重肾实质损害,致肾功能低下。而肾发育不良与胚胎发育有关。一般认为在原始后肾胚基生成时,尿路梗阻、尿液反流使肾曲管内压力增高而造成肾发育不良。也有人认为是输尿管芽位置异常,输尿管口比正常位置靠外则引起反流,发育不良的肾质地硬,表面有很多小囊泡,镜下观察肾小球硬化,数目减少。

3. 肾小管功能异常 后尿道瓣膜症造成上尿路压力增高,可破坏肾小管、集合系统,造成肾小管浓缩功能障碍,即获得性肾性多尿症或肾性糖尿病。无论液体摄入量多少及有无脱水,尿液排出均增多,从而促使输尿管逐渐扩张,增加膀胱容量。膀胱内压增高,加重上尿路的损害,形成恶性循环。

4. 肾输尿管积水及膀胱输尿管反流 后尿道瓣膜症多合并不同程度的肾积水及输尿管扩张。原因之一是尿道瓣膜导致膀胱内压增高,使上尿路尿液引流不畅,肾小管功能异常引起的多尿等。所以切除瓣膜后,大多数患者的上尿路扩张应有不同程度的减轻。如无变化,特别是反复出现泌尿系统感染时,应怀疑膀胱输尿管连接处梗阻或输尿管蠕动功能异常。上尿路扩张的另一原因是膀胱输尿管反流。其发生率可达40%~60%。其原因是膀胱压力增高,使输尿管口抗反流机制失调,输尿管口周围有憩室、输尿管向外移位等。膀胱输尿管反流更加重了肾实质、肾曲管的破坏,易反复出现泌尿系统感染,致使肾瘢痕形成,远期合并高血压、肾衰竭等。

5.膀胱功能异常 后尿道瓣膜症患者中约有25%有不同程度的膀胱功能异常。其中以尿失禁最多见,可能是由于逼尿肌收缩不良、膀胱颈肥厚造成排尿困难而引起,或因膀胱容量小、括约肌收缩功能差所致。膀胱功能异常的准确原因尚不十分清楚。Parkhouse报道后尿道瓣膜症患者到青春期后,若膀胱功能异常严重,肾功能更差。这可能是因为到青春期后,前列腺发育增加了膀胱出口的阻力,可改善尿失禁,但也增加了膀胱内压力,继而进一步影响了肾功能。

(三)临床表现

梗阻的程度不同,临床表现亦各异。通常按年龄观察后尿道瓣膜症患者的症状及体征。

在新生儿期常见的临床表现是腹部肿物、尿性腹水及因肺发育不良导致的呼吸困难,而不是排尿困难。可触及的腹部肿物通常是积水的肾脏、扩张迂曲的输尿管、有尿潴留的膀胱。对于严重的后尿道瓣膜症患儿当尿液排空后能触及增厚的膀胱壁。新生儿也可以有排尿费力、尿滴沥及急性尿潴留,但不常见。膀胱是个肌性空腔器官,膀胱肌肉代偿性增生后在一些后尿道瓣膜梗阻程度不重的新生儿能在一定程度上克服梗阻,排空膀胱内的尿液。新生儿期的腹水原因很多,但约40%是尿性腹水,其中以下尿路梗阻引起的尿性腹水最多见。北京儿童医院所见的9例尿性腹水中,8例为后尿道瓣膜引起。腹水是由于尿液自肾实质或(和)肾窦处渗出或漏出,透过薄且有渗透性的腹膜进入腹腔。尿性腹水也可自泌尿器官其他部位如膀胱处渗出,但少见。虽然腹水可以引起危及生命的水、电解质紊乱,但由于尿液分流,降低了肾内压力,腹膜又能吸收腹水,所以有尿性腹水的患儿经治疗,预后良好。患重度后尿道瓣膜症的新生儿可有泌尿系统感染、尿毒症、脱水及电解质紊乱。如有肺发育不良,生后可有呼吸困难、发绀、气胸或纵隔气肿。所以对有这种症状的新生儿,在治疗呼吸系统疾病的同时,一定要注意有无泌尿系统的临床表现。

小婴儿多表现为生长发育迟缓、泌尿系统感染及消化系统症状,如呕吐、营养不良。因肾功能差引起多饮、多尿,因肾发育不良、输尿管反流造成高血压等。仔细询问病史,应有排尿困难。

学龄期儿童患者多因排尿异常就诊。表现为尿线细、排尿费力、尿失禁、遗尿等。轻型尿道瓣膜症患者肾功能损害不重,生长发育影响不显著。

(四)诊断

1.产前诊断及处理 随着B超的普及和技术的提高,泌尿系统畸形的产前诊断率逐步提高,尤其是羊水过少的胎儿中50%以上有严重的泌尿系统畸形。后尿道瓣膜症被检出率位于肾盂输尿管连接处梗阻、巨大梗阻性输尿管之后,居第3位,占尿路畸形的10%。其超声特点为:①常为双侧肾输尿管积水。②膀胱壁增厚。③前列腺尿道长而扩张。④羊水量少。但后尿道瓣膜症有时易与梅干腹综合征及双侧重度膀胱输尿管反流混淆,需要在产后进一步检查确诊。有人尝试行宫内膀胱造影诊断后尿道瓣膜症。在怀疑有后尿道瓣膜时,为防止肾功能进一步恶化,减轻肺发育不良,很多医师主张行宫内手术,作膀胱的尿液引流至羊膜腔,并且已有了成功的尝试。因后尿道瓣膜症的产前确诊较困难,宫内手术对母亲和胎儿有一定危害,加上没有足够的临床资料证明产前手术的优越性,所以产前治疗并未被广泛应用。

2.产后诊断 对有临床表现的患儿要明确诊断,需行排尿性膀胱尿道造影等检查。可用B超作初步筛选。

排尿性膀胱尿道造影(VCU)可见前列腺尿道伸长、扩张,梗阻远端尿线细或不显影;膀胱颈肥厚,膀胱边缘不光滑,有小梁及憩室形成。有40%~60%的患者继发膀胱输尿管反流。

尿道镜检查可直接观察瓣膜的位置及形态。对能合作的患儿行尿流动力学检查，其中最大尿流率为手术效果提供了客观指标。静脉尿路造影及肾放射性核素扫描能了解肾功能及上尿路的形态，肾、输尿管是否积水。B超可了解整个尿路形态。

（五）治疗

后尿道瓣膜症的治疗原则是纠正水和电解质紊乱、控制感染、引流和解除下尿路梗阻。具体因年龄及病情不同而异。

对后尿道瓣膜症的患儿，尤其是一般状况差的，一定要查血常规、肾功能，因为这些患儿常有代谢性酸中毒、慢性脱水、低钙等电解质紊乱状况，应对症予以纠正。有尿路感染者可根据细菌培养结果给予抗生素控制。对一般状况差的患儿先引流下尿路，有的留置导尿管即可。对感染不易控制、营养状况差、肾功能不良、因年龄小无条件做尿道镜手术的患儿，可作膀胱造口或膀胱造瘘。如以上引流方法无效，需作输尿管皮肤造口或经皮肾穿刺造瘘。对有肺发育不良的新生儿常需要采用气管插管、机械通气等呼吸道治疗措施。对有尿性腹水的新生儿应作适当的膀胱减压。如腹部过度膨胀引起呼吸困难，需作腹腔穿刺减压。一般状况好的婴幼儿及肾功能较好的患儿可接受尿道内镜电灼瓣膜手术，手术中要注意保护精阜。电灼12点瓣膜后再补充电灼5点及7点。

（六）并发症及其治疗

对继发于后尿道瓣膜症的膀胱输尿管反流要注意随访。在解除尿道瓣膜症造成的梗阻后输尿管反流患儿中，1/3症状可自行消失；1/3在预防量抗生素的治疗下感染可被控制；1/3反流无好转而反复感染，需行抗反流手术。手术时间应在电灼瓣膜术后6个月以上，待膀胱及输尿管条件改善后进行，应用较多的方法是Cohen膀胱输尿管再吻合术。对于单侧重度输尿管反流，如肾脏已无功能，可行肾切除术。

后尿道瓣膜症另一常见的并发症是膀胱输尿管连接处狭窄。对后尿道瓣膜症患者作静脉尿路造影，如有肾输尿管积水，则作排尿性膀胱尿道造影。排除输尿管反流后，要怀疑膀胱输尿管连接处有狭窄的存在。当切除瓣膜或引流下尿路后，患者仍有严重的泌尿系统感染，要做经皮肾穿刺造影。如造影剂滞留于肾输尿管内，排泄延迟，输尿管远端显影似鸟嘴状，可确诊膀胱输尿管连接处狭窄。行利尿性肾核素扫描也可诊断本症。北京儿童医院收治了97例后尿道瓣膜症患者，发现5例（7根输尿管）膀胱输尿管连接处梗阻。如膀胱条件好，可行膀胱输尿管再吻合术。但大部分患者的膀胱成小梁样改变，黏膜水肿，且一般状况差。所以应先作肾穿刺造瘘或输尿管皮肤造口，待患儿状况好转后再行膀胱输尿管再吻合术。但无论是反流还是狭窄，做输尿管再植术前，一定要保证尿道梗阻已解除，膀胱功能正常，否则手术效果差。

另有约1/4的患儿在解除尿道瓣膜症后仍有膀胱功能异常，表现以尿失禁为主，也有的表现为排尿困难，需作尿流动力学检查。对有膀胱非抑制收缩者，可用颠茄、丙胺太林（普鲁本辛）等抗胆碱药物，以增加功能性膀胱容量。对残余尿量多者可应用清洁间歇导尿。对膀胱容量小者，可行膀胱扩大术。这类患者在进入青春期后，尿失禁症状会随着前列腺发育而改善。但对肾功能不良的患者，由于增加了尿道内压，会加重肾功能的损害。

对后尿道瓣膜症的患者治疗后一定要定期随访，观察一般状况是否改善，有无排尿困难、尿失禁、尿路感染，并复查肾功能。术后3个月左右复查静脉尿路造影及排尿性膀胱尿道造影。一般临床症状的改善先于影像学检查结果的改善。

（七）预后与康复

由于诊断、治疗技术的提高，后尿道瓣膜症患者的死亡率已由青春期后的50%降至5%左右，新生儿死亡率约在2%～3%。血清肌酐值是观察肾功能及预后的一个重要指标。如1岁患儿，血肌酐在88μmol/L以下，或血肌酐在术后2年内恢复正常者，预后好。如合并肾发育不良、重度膀胱输尿管反流、肾功能不良则很难恢复。

后尿道瓣膜症一定要长期随诊，因为很多患者是随着年龄增长肾功能逐步恶化的，到青春期或成年早期发生肾衰竭。对肾衰竭患者，最终处理方法是血液透析或肾移植。下列特殊患者的预后较好：①有尿性腹水。②一侧重度输尿管反流，另一侧肾脏正常。③有先天性巨大膀胱憩室，其原因是尿液分流或有缓冲区，降低了尿路内压力。

二、前尿道瓣膜症及憩室

先天性前尿道瓣膜症（anterior urethral valves）较后尿道瓣膜症少见，可伴发憩室，但也是一常见的下尿路梗阻疾病。Firlit（1978）认为后尿道瓣膜症发生率7倍于前尿道瓣膜症。William（1969）报道同期收治后、前尿道瓣膜症病例比例为150：17。北京儿童医院1984～1996年收治后、前尿道瓣膜症比例为132：70，前尿道瓣膜症发生比例要高于以上的报道。

（一）病因病理

前尿道瓣膜症及憩室的胚胎病因尚不十分明确，有可能是尿生殖板在胚胎某个阶段融合不全，或尿道海绵体发育不全使局部尿道缺乏支持组织，尿道黏膜向外突出所致。

前尿道瓣膜多位于阴茎阴囊连接处。两侧瓣膜从尿道背侧发出走向远端，于腹侧中线汇合。同后尿道瓣膜一样，前尿道瓣膜不妨碍导尿管从外向里插入，但阻碍尿液排出。由于梗阻，造成近端尿道扩张。部分病例伴发尿道憩室。黄澄如等（1990）报道50例前尿道瓣膜症中有15例伴发尿道憩室。尿道憩室一般位于阴茎阴囊连接处近端的前尿道，分为两类：①广口憩室：尿液充盈时，其远端唇构成瓣膜，伸入尿道腔造成梗阻。②有颈的小憩室：多不造成梗阻，可并发结石而出现症状。随年龄增长，小憩室并不影响尿液的排出。

前尿道瓣膜症引起的病理生理改变与后尿道瓣膜症相同。

（二）临床表现

患儿有排尿困难，尿液滴沥。

危重患者的临床表现与后尿道瓣膜症患者相同。患儿可有反复泌尿系统感染、败血症、电解质紊乱、肾功能不全。表现为发热、脓尿、生长发育迟滞。有肾输尿管积水、尿潴留时，腹部可触及肿块。新生儿、小婴儿以全身表现为主，反而忽视排尿困难的症状。仔细询问应有排尿困难，表现为尿线细或尿滴沥。如伴发的尿道憩室被尿液充满时，可于阴茎阴囊连接处出现膨隆肿块，排尿后仍有滴沥，用手挤该肿块有尿溢出。如伴发憩室内结石，用手可触及。

（三）诊断

根据临床表现及泌尿系统造影检查可明确诊断。

排尿性膀胱尿道造影是主要的辅助检查。造影可显示阴茎阴囊连接处近端尿道扩张，远端尿道尿线细。如伴有尿道憩室，可于尿道腹侧见到憩室影像。膀胱可有小梁及憩室形成。可伴有膀胱输尿管反流。在黄澄如等报道的50例前尿道瓣膜症及憩室中有10例发生膀胱输尿管反流，占20%，低于后尿道瓣膜症40%~60%的发生率。泌尿系统X线平片可了解有无结石形成。静脉尿路造影可观察上尿路形态，部分前尿道瓣膜症患儿可有肾输尿管积水。可通过肾显影情况判断肾功能。肾核素扫描重点提供肾功能及分肾功能情况。尿流动力学检查可协助诊断下尿路梗阻及了解有无膀胱功能异常。尿道内镜检查可直接观察瓣膜的形态、位置。

（四）治疗

重症患者的处理同后尿道瓣膜症。对有泌尿系统感染、电解质紊乱者应加以控制、纠正，并及时引流下尿路。如患者一般状况差、上尿路损害重、插导尿管引流不满意，需行耻骨上膀胱造瘘，甚至肾造瘘、输尿管皮肤造口。对新生儿、小婴儿可先行尿道憩室造瘘。待一般状况改善后可处理瓣膜，切除憩室。

对单纯前尿道瓣膜症患者可经尿道电灼瓣膜，电灼4、6、8三点。注意辨清瓣膜，否则电灼时易损坏正常尿道，造成局部尿液外渗或尿瘘。对合并尿道憩室的病例应手术切除，修复尿道。

并发症的处理、术后随访、检查等同后尿道瓣膜症。

第十三节　尿道下裂

尿道下裂(hypospadias)因前尿道发育不全而致。异位尿道口位于正常位置近端至会阴部的途径上，且大部分患儿并发阴茎下弯。尿道下裂是小儿泌尿系统中常见的先天性畸形。国外报道，在初生男婴中发病率约为3.2/1000，或300个男婴中有1例(Sweet,1974)。我国黄婉芬等在新生儿健康筛查中发现，2257个男婴中有7例(3/1000)。不同人种和不同地区的发病率不尽相同。

（一）病因及发病机制

尿道下裂病因尚未十分明确。正常的外生殖器在胚胎第12周发育完成。在第6周胚胎的尿生殖窦腹侧出现生殖结节，生殖结节的两侧各发生一个生殖突，尾侧正中线上有一条浅沟，称为尿生殖沟。尿生殖沟两侧隆起部分为尿生殖褶，其底部为尿生殖窦膜，胚胎在第7、8周以后外生殖器向男、女性分化。在双氢睾酮的作用下，生殖结节增长形成阴茎。尿生殖窦的下段伸入阴茎并开口于尿生殖沟。尿生殖沟两侧的尿生殖褶由近端向远端融合形成尿道，开口至冠状沟部。在阴茎头顶部，外胚层向内生长出一个细胞索，以后细胞索中央与尿生殖沟相通，使尿道外口位于阴茎头部。如果在胚胎期由于各种原因导致尿生殖沟融合不全时，即形成尿道下裂。因尿道远端最后形成，所以尿道口位于阴茎体远端的尿道下裂较多。胚胎期的尿生殖沟平面称为尿生殖板。由于尿道形成异常，尿生殖板亦演变异常。尿生殖板纤维组织增生，是导致阴茎下弯的主要原因，其他原因有阴茎体腹侧或皮下各层组织缺乏，阴茎海绵体背、腹两侧不对称，尿道海绵体发育异常等。

尿道下裂的发病有明显的家族倾向，为多基因遗传病。有报道8%的患者父亲及14%患者兄弟中亦有尿道下裂。

男性外生殖器形成受雄激素影响。绒毛膜促性腺激素(HCG)刺激睾丸间质细胞产生睾酮，睾酮在5α还原酶的作用下转化成双氢睾酮,男性外生殖器的发育受双氢睾酮的调节。如睾酮产生不足或者睾酮转化成双氢睾酮的过程出现异常就可造成尿生殖沟融合不全而形成尿道下裂。外生殖器的异常有可能继发于母亲孕期激素的摄入。也有人认为尿道下裂不是一个简单的畸形,而是全身性内分泌异常在外生殖器的局部表现。Allen及Griffin的患者中有半数对HCG刺激呈低水平的反应。Shima等报道,98例尿道下裂患者垂体产生间质细胞刺激素的水平受黄体生成素释放激素(LHRH)的刺激调节,而且HCG刺激睾酮生成亦受影响。

(二)临床表现

尿道下裂的临床表现因其分型不同而异。一般按尿道口位置将其分为4型:Ⅰ型:阴茎头、冠状沟型;Ⅱ型:阴茎体型;Ⅲ型:阴茎阴囊型;Ⅳ型:会阴型。然而由于尿道下裂中的阴茎下弯程度与尿道口位置不成正比,有些开口于阴茎体远端的尿道下裂却合并重度下弯。为了便于估计手术效果。Barcat按矫正下弯后尿道口退缩的位置来分型。无论按哪种分型,尿道口位于阴茎体远端的病例占大多数。

典型尿道下裂的临床表现如下:

1. 异位尿道口 尿道口可异位于从正常尿道口近端至会阴部尿道的任何部位。有些患者尿道口有轻度狭窄。尿道海绵体缺如的病例可见远端菲薄的尿道壁。如尿道口不易观察,可一手垂直拉起阴茎头背侧包皮,另一手向前提起阴囊中线处皮肤,可清楚显示尿道口。尿道口位于近端的患儿尿线,一般向后,故需蹲位排尿。

2. 阴茎下弯 即阴茎向腹侧弯曲。按阴茎头与阴茎体纵轴的夹角,可将阴茎下弯分为:轻度,小于15°;中度,15°~35°;重度,大于35°。后两者在成年后性交困难。但并非所有尿道下裂都合并阴茎下弯,有人认为有阴茎下弯的尿道下裂仅占35%。尤其尿道口位于远端的前型尿道下裂,其阴茎下弯发生率更低,且多为轻度下弯。

3. 包皮异常分布 包皮呈帽状堆积于阴茎头背侧,而阴茎头腹侧包皮因未能在中线融合,呈"V"形缺损,包皮系带缺如。

4. 伴发畸形 尿道下裂伴发畸形中最常见的是腹股沟斜疝和睾丸下降不全,各占9%(Khuri,1981)。

前列腺囊常发生在重度尿道下裂中,可能是副中肾管退化不全或尿生殖窦男性化不全的遗迹,位于前列腺尿道后方精囊开口的附近,多数无症状,部分患儿可并发感染、结石,可影响插导尿管。经排尿性膀胱尿道造影、尿道镜检查可检出前列腺囊,超声及CT可明确其位置。有报道在会阴型及阴茎阴囊型尿道下裂中的发生率占10%~15%。北京儿童医院收治的74例重度尿道下裂病例中,因泌尿系统感染而行排尿性膀胱尿道造影发现2例前列腺囊。如有症状,可行手术切除,入路有经耻骨及膀胱三角区、会阴及直肠后矢状位。前一种方法暴露清楚,损伤小。无症状病例不必处理。

许多尿道下裂病例合并阴茎阴囊转位、阴茎扭转,也有的病例合并小阴茎、重复尿道等。少数患者伴发肛门直肠畸形。由于上尿路的胚胎发育更早于外生殖器,所以尿道下裂患者的上尿路畸形并发率并未明显增加。但Khuri等认为,如尿道下裂伴发其他系统畸形,应做上尿路的常规检查。北京儿童医院病例中有伴发肾积水、肾母细胞瘤者。

(三)诊断与鉴别诊断

1. 鉴别性别异常的方法 尿道下裂是显性畸形,故诊断容易。对于尿道下裂合并双侧隐睾的病例要鉴别有无性别异常。鉴别方法为:

(1)体格检查 观察患者的全身发育、体形,有无第二性征;检查外生殖器有无阴道,触摸双侧睾丸的大小及表面、质地。

(2)检查染色体、X性染色质。

(3)测尿17-酮类固醇排泄量。

(4)剖腹探查及性腺活检。

2.较常见的性别畸形

(1)混合性腺发育不全 本症性腺一侧为睾丸,另一侧为条索状性腺,常有输卵管、子宫或阴道。性染色质阴性。染色体为45,XO或46,XY。患者外表男性性征不足,个子矮小。

(2)肾上腺性征异常(女性假两性畸形) 由肾上腺皮质增生引起。性染色体为46,XX,性染色质阳性,尿17-酮类固醇排泄增加。外表较粗壮,嗓音低哑。外阴检查可见阴蒂增大如会阴型尿道下裂的阴茎。存在尿生殖窦。其开口前方与尿道相通,后方与子宫相通。

(3)真两性畸形 外观为尿道下裂合并隐睾,尿17-酮类固醇正常。性染色体半数以上为46,XX。少数为46,XY/46,XX嵌合体或46,XY。开腹探查可发现体内兼有睾丸、卵巢或两种成分的性腺(卵睾)。

(4)男性假两性畸形 染色体为46,XY,性染色质阴性。但内外生殖器发育不正常,外生殖器外观可全似男性或女性。该病很少见。

(四)治疗

尿道下裂的治疗是小儿泌尿外科的热门话题。已发表的手术方法多达300余种,但尚无一种为广大医师非常满意并接受的术式。主要问题是尿道成形术后并发症多,尤其尿瘘发生率高。北京儿童医院收治首诊尿道下裂1200余例(1973~1996),使用术式多达10余种。尽管积累的经验多,但术后并发症发生率仍较高。

无论用何种术式,其治疗结果应达到以下标准:①尿道口位于阴茎头正位。②阴茎下弯完全矫正。③阴茎外观满意,接近正常。④能站立排尿。⑤成年后能进行正常性生活。尿道下裂的治疗分为阴茎下弯矫正、尿道成形两个主要步骤及阴茎头、尿道口成形,阴茎皮肤、阴囊皮肤成形等。早年以分期手术为主,目前国内外基本上均应用一期手术,以期达到比较满意的效果。以下按有无阴茎下弯介绍手术方法。

1.手术方法

(1)无阴茎下弯的尿道下裂手术 尿道口位于阴茎体远端的前型尿道下裂占多数,而且合并阴茎下弯少。也有部分阴茎阴囊型病例无或合并轻度阴茎下弯。这类手术的特点是不切断尿道板并利用它做修复尿道的部分材料。手术相对简单,成功率高于合并阴茎下弯的病例。尿道口位置不同,术式亦不相同。

1)尿道口前移、阴茎头成形术:尿道口前移、阴茎头成形术(meatus urinarius advancement and glans plasty incorporated,MAGPI)是Duckett(1981)介绍的。适用于阴茎头型、冠状沟型病例。术中未损伤尿道,术后不发生尿瘘。个别病例有术后尿道口退缩。

2)尿道口基底血管皮瓣法:自从Mathieu(1932)发表尿道口基底血管皮瓣法(翻斗式皮瓣,Mathieu法或flip-flap)后,经过多年的实践,已被公认为是修复前型无阴茎下弯尿道下裂的一个满意术式。该法适用于冠状沟型、冠状沟下型及尿道口位于阴茎体前1/3的病例,但要求阴茎头发育好,阴茎腹侧皮下组织充裕。手术成功率高。北京儿童医院近23年使用该术式修复133例尿道下裂,成功率在85%以上,而且外观好。其缺点是阴茎头小的病例易合并尿道口狭窄,基底血管皮瓣长度受血供限制,尿道缺损长的病例不宜使用。

3)加盖岛状皮瓣法:加盖岛状皮瓣法(onlay island flap)是Duckett(1986)根据横裁包皮岛状皮瓣管形

尿道成形法改进的。适用于尿道板发育好,尿道口位于阴茎体、阴茎根的病例。有报道其成功率要高于Mathieu法。由于应用有血供的岛状皮瓣,避免了近端尿道口的环形吻合,术后并发症少,近年来被广大医师逐渐接受并取得满意效果。

对于很多轻度或中度阴茎下弯的病例,由于下弯原因并非尿道板处纤维索带引起,而是阴茎腹侧各层皮下组织缺乏、阴茎海绵体不对称等引起,所以在阴茎皮肤脱套,阴茎背侧白膜紧缩、短缩(阴茎发育好的病例)后,均可矫正下弯。因保留了尿道板,也可用以上几种方法修复尿道下裂。

(2)有阴茎下弯的尿道下裂手术 这类病例在切开尿道板矫正阴茎下弯后需用代替物成形新尿道,所以术后并发症尤其是尿道瘘发生率较高。手术方法很多,但目前主要应用的一期尿道成形术分为3种:①利用带血管蒂的岛状皮瓣代尿道。②用游离移植物代尿道。③用与尿道口邻近的皮肤代尿道。以第一种方法应用最多,比较被国内外医师广泛采用的是Duckett带蒂岛状包皮瓣尿道成形术。

1)横裁包皮岛状皮瓣尿道成形术(Duckett法):横裁包皮岛状皮瓣尿道成形术是Duckett(1980)改进了Asopa及Hodgson等人的手术方法形成的,即横裁包皮内板,分离出供应其血供的血管蒂,形成岛状皮瓣围绕支架缝成管转至腹侧代尿道,并将原来的切开阴茎头改成阴茎头下隧道。对尿道缺损长的重度尿道下裂,单纯用岛状包皮瓣法不能弥补尿道,则利用尿道口周围皮肤作Duplay尿道成形后再与包皮管吻合的手术方法即Duckett+Duplay尿道成形术。由于该手术充分利用了阴茎皮肤的生理解剖特点,血管蒂内有固定血管支配,设计合理,术后阴茎外观类似包皮环切术后,所以被国内外多数医师首选为治疗合并阴茎下弯的尿道下裂术式。Duckett术式的缺点是操作复杂,手术技术要求高,需积累经验后方能取得满意效果。北京儿童医院自1980年起应用该方法,至今已做600例左右。早期成功率较低,随着经验的积累及技术的改进,目前成功率达75%以上。Duckett认为其并发症可控制在10%~15%左右,但国外文献的报道很少能达到该标准。

Duckett术式最常见的并发症是尿瘘。目前北京儿童医院的尿瘘发生率在20%左右,主要为直径小于1cm的小尿瘘。修瘘方法简单,成功率高。加尿瘘修补,95%左右的尿道下裂患者经过2次手术可获治愈。经过术后随诊,该术式外观效果最满意。所以我们认为对有尿道缺损的尿道下裂应使用本术式。

2)阴囊中线皮肤岛状皮瓣法:该手术利用阴囊纵隔的血管解剖特点,尿道近端只做半圈吻合,皮管的缝合面贴于海绵体,术后尿瘘发生率很低。目前争论的主要问题是阴囊皮肤有毛发,远期可能并发结石。若技术不熟练,术后由于皮肤向近端退缩,阴茎外观效果不满意,前细后粗,如胡萝卜样。

3)游离移植物代尿道:用游离移植物代尿道种类很多,其中常用的有包皮、膀胱黏膜及口腔颊黏膜等。由于移植物本身无血液供应,易出现挛缩、尿道狭窄等并发症,故未被广大医师接受。很多人认为该方法只能用于不能应用带蒂皮瓣、经过多次手术局部取材困难的病例。

由于一期手术应用广泛且效果满意,已逐步取代分期手术。

4)皮条埋藏法:Browne于1936年报告了皮条埋藏法(Denis-Browne),但由于术后尿瘘发生率高,很多医师做了改良。目前国内应用的方法是吴文斌等于20世纪60年代初改良的术式,成功率可达80%。黄澄如等总结314例Denis-Browne手术病例后认为,该术式对于阴茎下弯已矫正、手术失败的长段尿瘘仍有使用价值。

由于尿道下裂各型差异大,修复标准高,医师需熟练掌握多种术式,结合患者的特点及自己的临床经验来选择手术方法。

(3)无尿道下裂的先天性阴茎下弯手术 本畸形分3种类型,手术方法亦不同。

1）尿道海绵体缺乏、尿道发育不良：该类型最常见。治疗方法分两种，第一种切开发育异常的尿道呈尿道下裂，矫正阴茎下弯，用适当的一期尿道成形术；第二种方法是于阴茎下弯部切断尿道，矫正阴茎下弯，用背侧包皮做Duckett带蒂岛状皮瓣转至腹侧分别与尿道两断端吻合。

2）阴茎体段尿道周围有海绵体，但Bück筋膜、皮下肉膜及皮肤异常引起阴茎下弯：大部分病例在经过阴茎皮肤脱套后可矫正下弯，只有个别病例需切断尿道矫正下弯并行尿道成形术。

3）尿道海绵体及周围各层组织均正常，只是阴茎海绵体背腹两侧白膜不对称引起下弯：经过背侧白膜紧缩后下弯可矫正。但如果阴茎发育差，需切断尿道，腹侧白膜嵌插真皮片矫正下弯并行尿道成形术。

2.手术相关因素

（1）手术年龄 由于小儿的阴茎在3岁以前增长幅度小，为消除患儿的心理障碍，6～18月龄即可手术。

（2）手术器械、缝线 手术器械最好用整形外科器械、可放大1.5～2.5倍的手术放大镜。而缝线以合成吸收线如Dexon、PDS、Vicryl等最佳。

（3）切口敷料 常用的种类有吸水纱布、尼龙纱布、化学合成胶布、生物膜、可铸形硅胶泡沫等。以硅胶泡沫操作最方便，感觉舒适，止血、减少水肿效果好。

（4）尿液引流 凡做尿道成形的病例均应做尿液引流。主要方法是耻骨上膀胱造瘘及尿道内置导尿管。前一种方法引流通畅安全，但多了一个手术操作。后一种方法简单，但导尿管管径细，易堵塞甚至脱出。

（5）术后用药 为减轻疼痛，可用骶管麻醉。应口服颠茄、溴丙胺太林等解痉药以减轻膀胱刺激症状。术后注意予以缓泻药维持大便通畅，以防便秘引起伤口出血。对青春期患者应口服雌激素，防止阴茎勃起。

（6）切口观察及排尿时间 一般术后3～5天拆开阴茎敷料，7～10天停止尿液引流，观察排尿情况。

（五）并发症及其防治

1.尿瘘 尿道下裂术后最常见的并发症是尿瘘，其次是尿道狭窄及尿道憩室状扩张。

尿瘘的修复可分为口径大于1.0cm的大尿瘘及小于1.0cm的小尿瘘两种处理方法。小尿瘘修补方法有：①结扎法。②切开缝合法。③皮瓣覆盖瘘口法。较常用的是Y-V皮瓣法，其中以第3种方法效果最好。大尿瘘的修复方法应根据瘘口的位置、大小、局部皮肤的条件而定。能利用皮瓣如flip-flap（翻斗式皮瓣）、Duckett术的效果最好。如局部血供条件不适于做皮瓣，较常用的术式是就地取材的Duplay、Thiersch、Denis-Browne等方法。

2.尿道狭窄 尿道狭窄多发生在阴茎头段尿道及近端尿道吻合口处。术后3个月内的早期狭窄可用尿道扩张解决，若无效需手术。阴茎头段尿道狭窄原因是阴茎头下隧道太窄或成形尿道血供差导致尿道挛缩。这类狭窄通过扩张大部分可好转，否则需切开尿道，6个月后作尿道成形术。近端尿道吻合口狭窄原因主要是成形尿道血供差、吻合口未作斜面吻合等原因。如尿道扩张无效，作局部尿道造瘘，半年后修补瘘口。

3.尿道憩室状扩张 多见于Duckett横裁岛状包皮瓣手术的病例。其原因如下：①继发于远端尿道狭窄，近端尿道扩张。②成形尿道口径过宽。③成形尿道周围支持组织少。继发于尿道狭窄的轻度尿道扩张在解除狭窄后可好转，而重度憩室状扩张需行手术裁剪尿道成形。

（六）女性尿道下裂

女性尿道下裂很少见。查体及作膀胱尿道镜检查可发现尿道口位于处女膜内，开口可位于正常尿道口近端至膀胱颈的阴道背侧壁上任何位置。常伴有尿道口狭窄。尿道口如位于膀胱颈可有尿失禁。对尿道口靠远端、无尿失禁的病例如有排尿困难,可用尿道扩张等保守方法治疗。对有尿失禁的患者,需作膀胱颈括约肌及尿道成形术。

第十四节 阴茎畸形

一、包茎与嵌顿包茎

（一）包茎

1. 病因　包茎(phimosis)指包皮口狭小,使包皮不能翻转显露阴茎头。分为先天性包茎(生理性包茎)和后天性包茎两种。

在胚胎第12周,阴茎头处形成皮肤反折,称为包皮。当其向前生长,完全包裹阴茎头时,包皮的内层上皮很快与阴茎头粘连。在妊娠晚期,由于脱屑和空泡的形成,包皮与阴茎头逐渐分离。至出生时,这种分离过程在大多数新生儿仍未完成。并常常伴有包皮口的相对狭窄,使包皮不能翻转显露阴茎头,即先天性包茎。仅有4%的新生儿包皮能够完全翻转,生后数月粘连逐渐吸收。至3~4岁时由于阴茎及阴茎头的生长及包皮下上皮碎屑逐渐堆积,加之间断性的阴茎勃起,包皮口逐渐扩大,包皮可自行向上退缩,外翻包皮可以很容易显露阴茎头。3岁时约90%的包茎自愈,17岁以后仅不足1%有包茎。在小儿,包皮可以起到保护阴茎头及尿道口的作用,防止因尿布摩擦而引起的擦伤及溃疡。因此小儿包皮过长是一生理现象而非病理现象。

后天性包茎多继发于:①强行上翻包皮时,包皮口撕裂,瘢痕愈合。②由尿布疹引起反复发作的包皮炎症。③阴茎头包皮炎。④包皮及阴茎头损伤。⑤包皮环切术后,残留环形瘢痕形成并与阴茎头粘连。上述原因均可使包皮口形成瘢痕性挛缩,失去皮肤弹性及扩张能力。包皮不能向上退缩,包皮垢积留于包皮下,经常刺激阴茎头,引起反复发作的阴茎头包皮炎。部分患者由于包皮口细小,并常伴有尿道口狭小,可发生排尿困难,甚至引起膀胱及上尿路病变。这种包茎不能自愈。

2. 临床表现　包皮口狭小者有排尿困难、尿线细、排尿时间延长、包皮膨起。包皮口周围皮肤变厚,颜色苍白。长期排尿困难可引起直肠脱垂及腹股沟斜疝等并发症。尿积留于包皮囊内,经常刺激包皮及阴茎头,促使其产生分泌物及表皮脱落,形成过多的包皮垢。严重者可引起包皮和阴茎头溃疡或结石形成。积聚的包皮垢呈乳白色豆渣样,从细小的包皮口排出。有的包皮垢如黄豆大小,堆积于阴茎头的冠状沟处,隔着包皮略呈白色的小肿块,常被家长误认为肿瘤。包皮垢积留于包皮下,可诱发阴茎头包皮炎。急性感染时,阴茎头及包皮黏膜潮湿红肿,可产生脓性分泌物。患儿疼痛不安,包皮水肿,排尿困难,有时可有急性尿潴留。阴茎头包皮炎的反复发作,往往养成用手挤压阴茎的习惯,因此可能造成手淫。

3. 治疗　婴幼儿期的先天性包茎,可将包皮反复试行上翻,以此扩大包皮口。手法要轻柔,循序渐进,不可过分急于把包皮退缩上去。当阴茎头露出后,清洁包皮垢,涂抗生素药膏或液体石蜡使其润滑,然后将包皮复原,否则会造成嵌顿包茎。大部分小儿经此种方法治疗,随年龄增长均可治愈,只有少数需作包皮环切术。

后天性包茎患者由于包皮口呈纤维性狭窄环,需作包皮环切术。对于包皮环切术的适应证目前有争论。一些国家因宗教原因或民族习惯,生后常规作包皮环切。有资料显示,泌尿系统感染的发病率未行包皮环切的人群比已做过包皮环切的人群高10～20倍。这可能是由于包皮及尿道口周围附有较多致病菌所致。但也有人提出,经常清洗包皮及阴茎头,保持局部的清洁卫生,可以获得与包皮环切同样的效果。目前认为包皮垢是一种致癌物,因此包皮环切可以减少阴茎癌及宫颈癌的发病率。但 Johnston(1982)提出阴茎癌及宫颈癌的发病主要是与包皮及阴茎头没有保持良好的清洁卫生有关。常规作包皮环切的以色列与包皮环切术不普及的北欧国家,这两种癌的发病率均很低,无明显差异。而在埃塞俄比亚,新生儿期常规行包皮环切术,但宫颈癌的发病率仍很高。

(1)包皮环切术的适应证 ①包皮口有纤维性狭窄环。②阴茎头包皮炎反复发作。③5岁以后包皮口狭窄,包皮不能退缩而显露阴茎头。④包茎伴有膀胱输尿管反流。对于阴茎头包皮炎的患者,在急性期应首先控制炎症,待炎症消退后,再试行手法分离包皮,局部清洁治疗。无效时考虑行包皮环切术。炎症难以控制时,应作包皮背侧切开以利引流。

(2)包皮环切术的方法 方法如图 5-14-1 所示。

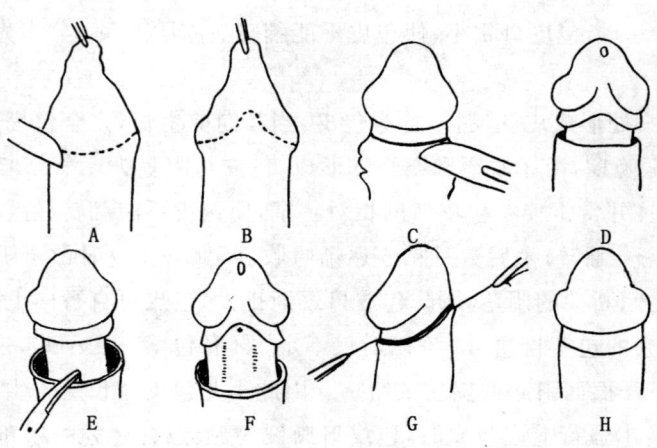

图 5-14-1 包皮环切术

(3)包皮环切术的并发症及其防治

1)伤口感染:局部应用抗生素软膏或 4% 硼酸溶液湿敷。感染严重时可应用口服或注射抗生素控制感染。

2)出血:主要是因为术中止血不彻底。经过局部加压包扎或手指压道,可以达到止血的目的。但极少数病例需要缝合结扎止血。

3)包皮切除过多:致使局部张力过高,伤口裂开。一般经过局部应用抗生素药膏,伤口可以二期愈合,不影响术后阴茎外观。

4)包皮保留过多:外观看起来似未行包皮环切,但一般不影响阴茎功能。

5)包皮口形成瘢痕性狭窄环:尤其在肥胖儿,由于耻骨前脂肪堆积,使阴茎呈"隐匿"状。部分病例包皮口处的瘢痕与阴茎头粘连,阴茎勃起时可引起疼痛。上述情况一般需要手术矫治。

6)阴茎损伤:主要是由于操作不够仔细所致。尤其是在应用电刀时,更应认真小心。

7)尿道瘘:绝大部分发生于尿道海绵体发育缺陷、单纯阴茎下弯、Ⅰ度尿道下裂的患者。在阴茎头背侧包皮呈帽状堆积,往往提示存在尿道下裂。这类患者不应行包皮环切术,应保留包皮以用于尿道成形。

8)尿道口狭窄:包皮环切术后,尿道口外露,引起反复发作的尿道口炎,继而引起尿道口狭窄。部分病例需要行尿道口切开。

9)尿潴留:术后如阴茎包扎敷料,偶可因包扎过紧而引起尿潴留。

(二)嵌顿包茎

嵌顿包茎(paraphimosis)是包茎或包皮过长的并发症。当包皮被翻至阴茎头上方后,未能及时复位,而导致嵌顿包茎。多数病例发生于阴茎勃起时,少数病例因插导尿管后包皮未能及时恢复正常位置所致。包皮环阻塞静脉及淋巴循环,引起水肿,致使包皮狭窄环越来越紧,阴茎头及包皮水肿越发严重,包皮复位更加困难,形成恶性循环,最终将导致局部缺血,包皮及阴茎头发生坏死。如果同时并发感染,将引起局部蜂窝织炎、腹股沟淋巴结肿大,感染扩散甚至可引起盆腔静脉的血栓性静脉炎。

1.临床表现　水肿的包皮翻在阴茎头的冠状沟上,在水肿的包皮上缘可见到狭窄环。阴茎头呈暗紫色肿大。患儿疼痛剧烈,哭闹不止,可有排尿困难。时间过长,嵌顿包皮及阴茎头可发生坏死、脱落。

2.治疗　用手持续适度地压迫狭窄环远端水肿的阴茎头及包皮数分钟,可以减轻水肿。必要时给予局部阻滞麻醉,以利于手法复位。手法复位的方法有两种:①在阴茎冠状沟处涂液体石蜡,紧握阴茎头并逐渐加压,用两个拇指压挤阴茎头,两手的食指和中指把包皮退下来,使之复位(图 5-14-2)。②左手握住阴茎体,右手拇指压迫阴茎头,左手把包皮从阴茎体上退下来,同时右手指把阴茎头推入包皮囊中。有时可加用粗针头多处穿刺包皮,挤出水液,也有助于复位。复位后应择期作包皮环切术。若手法复位失败,应作包皮背侧切开术。

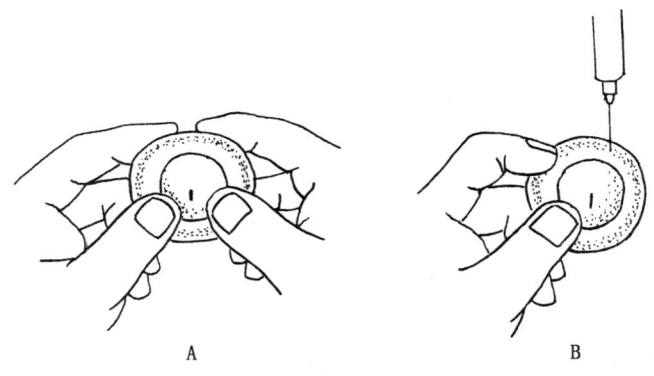

图 5-14-2　嵌顿包茎手法复位

二、阴茎不发育

阴茎不发育(penile agenesis)是一种罕见的先天性泌尿生殖系统畸形,约 3000 万活产男婴中有 1 例。目前在世界上约有 70 例报道。

(一)病因及发病机制

阴茎不发育是由于胚胎期生殖结节不发育或发育异常所致。尿生殖窦最远端终止在会阴部而未移至生殖结节的前面,导致尿道开口于会阴部或肛门附近。在生殖结节发育异常的同时,尿直肠隔分隔泄殖腔膜的过程也发生障碍,引起尿道开口于直肠前壁。这些发育异常的情况均发生在胚胎的早期,因此往往同时伴有其他类型的先天畸形。

(二)临床表现及并发畸形

阴茎不发育通常表现为阴茎缺如,阴囊发育良好,睾丸已降至阴囊,体积与质地均正常,肛门前移。大多数患者在肛门前缘正中处有一小的皮肤乳头状隆起。尿道开口于肛门与皮肤乳头状隆起之间。在少部分患者尿道开口可位于会阴正中、阴囊前、耻骨前或直肠前壁。亦有尿道闭锁及尿道不发育的报道。

尿道开口越靠近近端,并发其他先天性畸形的比例越高,而死亡率也越高。

并发畸形主要包括隐睾、膀胱输尿管反流、蹄铁形肾、肾不发育、先天性肛门闭锁等,也可并发骨骼肌肉系统、心血管及呼吸系统的先天畸形。在并发畸形中,大约52%发生于泌尿生殖系统,23%发生于消化系统,14%发生于骨骼肌肉系统,11%发生于呼吸及心血管系统。

在目前所报道的阴茎不发育的比例中,除2例染色体核型为46,XX/47,XXY嵌合体外,其余染色体核型均为46,XY。

(三)诊断与鉴别诊断

根据临床表现,阴茎不发育的诊断在出生时即可明确。但在以往所报道的病例中,经常有延误至数月甚至数年后才明确诊断。这可能与对本病认识不足有关。在诊断明确后,应用各种检查手段确定是否合并有泌尿生殖系统及其他系统的先天性畸形,同时明确尿道开口的位置。对此类患者应作染色体核型检查。

阴茎不发育有时需要与隐匿阴茎、假两性畸形、阴茎阴囊转位、尿道上裂、阴茎阴囊型及会阴型尿道下裂、小阴茎等相鉴别。

(四)治疗

阴茎不发育的患者有时合并严重的先天性畸形,甚至危及生命。应根据不同类型的畸形,予以适当治疗。在以往报道的一部分按男性抚养的病例中,绝大部分成年后均存在有严重的心理及行为障碍。加之阴茎重建手术技术难度大,效果不佳,既无良好的性功能,又无足够长度的尿道。因此目前多数学者认为该类患者在生后即应按女性抚养。

外科治疗主要采用变性手术,包括睾丸切除、尿道成形并前移至会阴部、女性外阴及阴道成形等。

小儿出生后有暂时性睾酮快速增高,为了避免其对精神状态的影响,目前多主张在生后24个月内行性腺切除,亦可同时重建外生殖器。这样既有助于家长接受患者的性别,又可减轻患者以后的心理障碍。在作睾丸切除时应保留阴囊皮肤,用于女性外阴及阴道成形,亦可用于尿道成形。尿道成形、女性外阴及阴道成形术可按常规经腹会阴入路。而Stolar等(1987)曾将Pena提出的后矢状入路治疗肛门闭锁的手术方法,经改良后用于本病的治疗,收到很好的疗效。此外,在青春期应给予雌激素以促使第二性征的发育。

三、重复阴茎

重复阴茎(diphallia)是一种极为少见的先天性泌尿生殖系畸形。发生率约为1/500万。Wecker于1609年首先描述了本症,到目前为止在世界范围所报道的病例不足100例。

在胚胎3周时,后肠末端和尿囊基部的扩大部分成为泄殖腔。泄殖腔内有一层由内、外胚层组成的薄膜,称为泄殖腔膜。中胚层细胞向泄殖腔膜迁移,并环绕泄殖腔膜增殖,在其颅侧融合而形成生殖结节,生殖结节增长形成阴茎。重复阴茎的病因可能是在胚胎发育早期,中胚层迁移或融合的异常所致。

（一）临床表现

可以从单纯阴茎头的重复畸形到两个完全分离的双阴茎畸形。其大小可以从一个小的附属体到大如正常的阴茎。通常两个重复阴茎的位置是并列的，但亦有部分病例重复阴茎的位置是上下排列。大部分有重复尿道及独立的海绵体组织（图 5-14-3）。

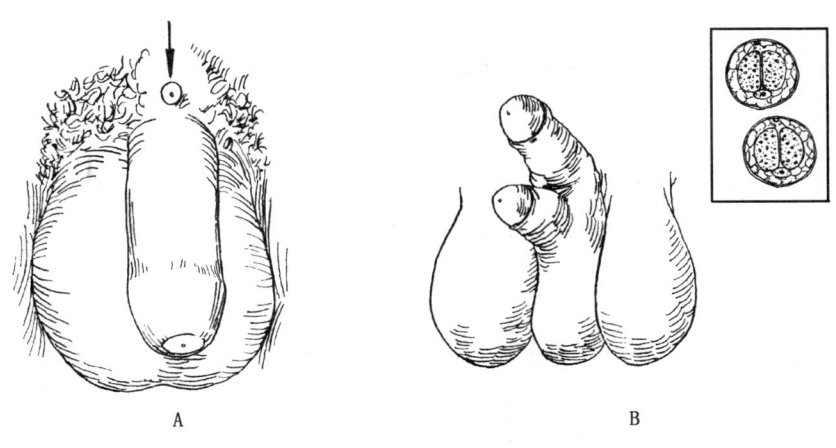

图 5-14-3 重复阴茎
A. 不完全性 B. 完全性

常见并发畸形，包括尿道上裂、尿道下裂、膀胱外翻、重复膀胱、耻骨联合分离、肾发育不良及肛门直肠畸形、心血管畸形等。

（二）治疗

要根据不同情况采取相应的治疗措施。总的原则是应保证较为正常的阴茎外观及其功能。切除发育相对不良的阴茎海绵体及尿道。发育较好的阴茎可施成形术。同时根据临床表现治疗其他并发畸形。

四、阴茎扭转

阴茎扭转（penile torsion）指阴茎头偏离中线，沿阴茎纵轴向一侧扭转，但阴茎发育正常。扭转可以是顺时针方向，但多呈逆时针方向。其原因是阴茎皮肤的异常附着所致。

Ben-Ari（1985）曾报道，在男性新生儿中，发生 35°的阴茎扭转约占 0.7%，而大于或等于 90°的扭转约为 0.3%，但在年长儿中阴茎扭转较为少见。据推测可能本病有自行矫治的倾向。阴茎扭转经常合并轻度的尿道下裂、阴茎下弯或包皮呈帽状分布。该病多因作包皮环切或外翻包皮时被发现。但阴茎腹侧中线从近端至远端呈螺旋形的曲线，往往提示可能存在阴茎扭转。

轻度扭转不引起勃起及排尿功能障碍，不必治疗。只有在阴茎扭转大于 90°时才是外科矫治的指征。方法是在冠状沟近侧环形切开阴茎皮肤，将皮肤分离脱套至阴茎根部。矫正扭转以中线为准，缝合阴茎皮肤，但对阴茎扭转大于 90°的病例效果不佳。有的需要暴露并松解阴茎根部海绵体，切除引起扭转的纤维索带，必要时可用不吸收线将扭转对侧的阴茎海绵体白膜与耻骨联合固定。对合并尿道下裂的患者，在手术治疗尿道下裂的同时矫正阴茎扭转。

五、隐匿阴茎

隐匿阴茎(concealed penis)是一种先天性外生殖器畸形。Keyes(1919)首先描述本病。其特征是阴茎体发育正常,其病因为阴茎皮肤没有正常附着于深层筋膜,而是呈松弛状态,致使阴茎隐匿于阴茎皮肤中。另外,肉膜筋膜发育不良,失去弹性,进而会限制阴茎的伸展,可能也是引起本症的原因之一。在肥胖的年长儿及青少年,则是由于其下腹部尤其是耻骨前脂肪堆积,而使阴茎呈隐匿状。部分患者上述病因可以同时存在。

(一)临床表现

隐匿阴茎的主要临床表现为阴茎隐匿于皮下,外观短小,包皮口与阴茎根距离短。包皮似一鸟嘴包住阴茎,与阴茎体不附着,背侧短,腹侧长,内板多,外板少。用手握住阴茎同时将周围皮肤后推,可以显示正常阴茎体(图5-14-4)。

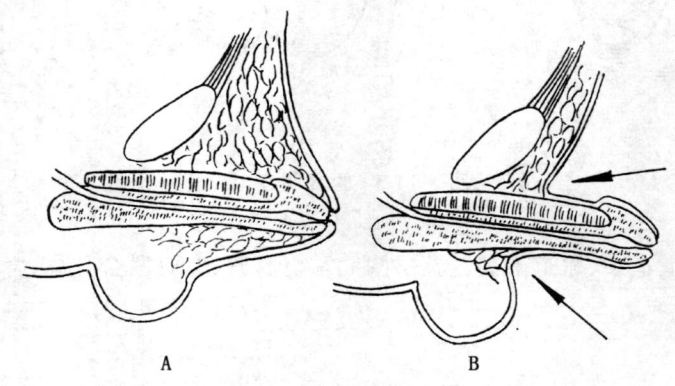

图 5-14-4 隐匿阴茎的检查
A.检查前 B.将隐匿阴茎周围皮肤后推显示正常阴茎体

隐匿阴茎经常合并包茎。一部分尿道上裂的患者其阴茎皮肤外观类似于本症,应注意加以区别。此外本病还应与阴茎阴囊融合及小阴茎相鉴别。

(二)治疗

如能上翻包皮暴露阴茎头可不必手术,隐匿阴茎可随年龄增长逐渐好转。手术的目的是扩大包皮口,暴露阴茎头。禁忌做包皮环切。

六、阴茎阴囊融合

阴茎阴囊融合(penoscrotal fusion)又称蹼状阴茎(webbed penis),是指阴囊中缝皮肤与阴茎腹侧皮肤相融合,使阴茎与阴囊未完全分离。多数为先天性畸形,病因目前还不完全清楚。有人认为是因为胚胎时期包皮的正常发育过程出现障碍所引起。阴茎阴囊融合可以是完全性的,阴茎腹侧皮肤与阴囊皮肤完全融合在一起,彼此不能分离;也可以是不完全性的,在阴茎与阴囊之间有一不同长度的薄的蹼状皮肤将阴茎近端与阴囊连接在一起,使之不能完全分离。少数病例则是继发于包皮环切术后或其他手术切除阴茎腹侧皮肤过多所致。多数患者无尿道发育异常。约有3.5%的尿道下裂患者并发本畸形。

治疗:在儿童时期,阴茎阴囊融合仅仅是外观上异常,无功能性障碍。但在成年人,阴茎阴囊广泛融合可能引起性交障碍。外科治疗的目的就是将阴茎阴囊相互分离。手术方法为:在阴茎阴囊之间的蹼状皮肤上作横切纵缝,可满意矫正外形(图 5-14-5)。也可作 V-Y、W 等成形术。

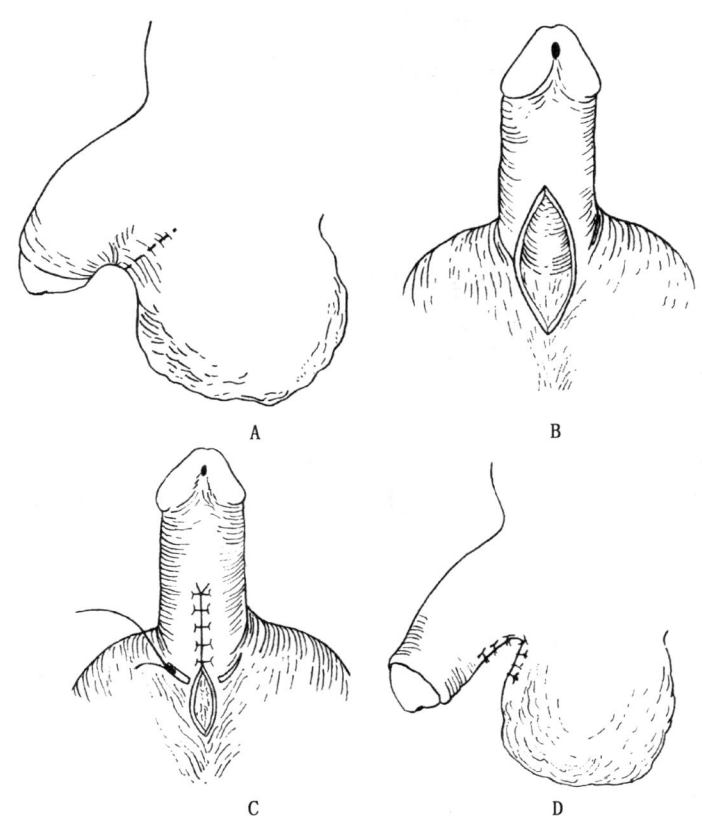

图 5-14-5 阴茎阴囊融合的手术示意图
A.横向切开阴茎阴囊之间的蹼 B.游离阴茎与阴囊 C.纵缝切口 D.手术完成

七、阴茎阴囊转位

阴茎阴囊转位(penoscrotal transposition)指阴囊异位于阴茎上方,又称为阴茎前阴囊(prepenile scrotum)。阴茎阴囊转位可以是完全性的,也可以是部分性的。①完全性阴茎阴囊转位:阴囊完全异位于阴茎上方。Cohen Addad 等(1985)及 Mackenzie 等(1994)将此类型分为 2 组。第一组:完全性阴茎阴囊转位,而阴囊发育正常。第二组:完全性阴茎阴囊转位同时伴有阴囊分裂,阴茎可以发育正常或发育异常。大部分病例阴囊内可扪及睾丸。本型较为罕见。②部分性阴茎阴囊转位:阴囊部分异位于阴茎上方,并可呈分裂状。睾丸通常已降至阴囊,并常位于阴茎两侧。Param 等(1982)曾用炸面饼圈形阴囊(doughnut scrotum)来描述部分性阴茎阴囊转位:阴茎位于中央,阴囊在其周围环绕,本类型较为常见。此外,亦有数例单侧阴囊转位的报道,表现为分裂阴囊的一半位于阴茎的上方,而另一半则位于阴茎下方的正常位置。

目前本病的病因不太清楚,可能与胚胎期阴囊膨大向下迁移不全有关。

阴茎阴囊转位并发泌尿生殖系的畸形有会阴型、阴囊型尿道下裂以及肾不发育、肾发育不全、多囊肾等。

亦可并发其他系统包括骨骼系统、消化系统、心血管系统及中枢神经系统等的先天性畸形。性染色体异常及同一家族中兄弟同时患有阴茎阴囊转位的病例亦有报道。

治疗：外科治疗的目的是恢复阴茎与阴囊之间的正常关系，同时解除患儿心理上的压力。对于合并重度尿道下裂的病例，在使用Duckett-Duplay尿道成形术后使用上述方法。但为保护包皮瓣血液供应，多主张在术后6个月修复阴茎阴囊转位。Perovic等（1992）应用一期手术同时修复尿道下裂及阴茎阴囊转位，亦取得很好的效果。

八、小阴茎

小阴茎（micropenis）指阴茎体在充分勃起伸直状态下其长度小于同年龄组正常阴茎长度平均值2.5个标准差以上的阴茎，同时具有正常的形态及解剖结构。小阴茎的长度与直径比值正常。

1. 阴茎长度测量　阴茎长度的测量标准应严格规范。用拇指及食指提阴茎头，将阴茎体尽量拉直，使其长度近似于阴茎充分勃起的长度（充分拉直的阴茎长度与阴茎勃起时的长度之间的相互关系数为0.983）。同时用尺子尽可能挤压耻骨前脂肪垫。沿阴茎背侧测量从耻骨联合到阴茎顶端的距离为阴茎长度。在小婴儿用手指挤压阴茎根部，造成静脉回流受阻，海绵体充血后测量的阴茎长度更为可靠。对隐匿阴茎及蹼状阴茎应尽量推挤脂肪及周围组织，准确测量。包皮的长度不应包括在测量长度之内。正常阴茎长度参考值见表5-14-1。

表 5-14-1　正常男性阴茎长度参考值（cm）

年　　龄	平均值±标准差	低于2.5个标准差界值
新生儿（30周）	2.5±0.4	1.5
新生儿（34周）	3.0±0.4	2.0
0～6个月	3.9±0.8	1.9
6～12个月	4.3±0.8	2.3
1～2岁	4.7±0.8	2.6
2～3岁	5.1±0.9	2.9
3～4岁	5.5±0.9	3.3
4～5岁	5.7±0.9	3.5
5～6岁	6.0±0.9	3.8
6～7岁	6.1±0.9	3.9
7～8岁	6.2±1.0	3.7
8～9岁	6.3±1.0	3.8
9～10岁	6.3±1.0	3.8
10～11岁	6.4±1.1	3.7
成人	13.3±1.6	9.3

2. 阴茎正常发育　正常男性外生殖器发育完成于胚胎期的前12周。阴茎发育分3个阶段：第一阶段为生殖结节期，阴茎于会阴部类似小丘，长8～15mm；第二阶段为阴茎体期，阴茎拉长呈圆筒状，长16～

38mm，尿生殖沟延伸至阴茎头；第三阶段于胚胎的第3个月，尿道发育完成，阴茎长度为38～45mm。胚胎第4个月后，阴茎逐渐增长。阴茎的发育受激素的控制。

妊娠的前3个月，胎盘产生绒毛膜促性腺激素(HCG)，妊娠4个月后胎儿下丘脑分泌促性腺素释放素(GnRH)，或称促黄体生成素释放素(LHRH)，刺激腺垂体的促性腺细胞合成并分泌两种促性腺激素即黄体生成素(LH)及促卵泡素(FSH)。HCG、LH及FSH刺激睾丸间质细胞(Leydig细胞)产生睾酮(T)，睾酮在5α还原酶作用下转化为双氢睾酮(DHT)，DHT刺激阴茎发育。

(一)病因及发病机制

在胚胎的前3个月，睾酮分泌及利用发生异常，不仅引起小阴茎，同时还并发阴茎形态的异常如尿道下裂等。小阴茎的患者其阴茎的形态及解剖结构正常，说明此阶段胎盘能够产生足够的HCG刺激胎儿睾丸间质细胞分泌睾酮，进而保证阴茎的正常发育。从胚胎第4个月开始，胎儿腺垂体的促性腺激素刺激胎儿睾丸的间质细胞分泌睾酮。此阶段如促性腺激素或睾酮分泌不足，或由于睾酮不能转化为双氢睾酮，均可造成小阴茎。另外，靶器官对雄激素不敏感也是造成小阴茎的一个重要原因。

1. 促性腺激素分泌不足的性腺功能减退(hypogonadotrophic hypogonadism)　病变位于下丘脑-垂体轴。下丘脑分泌的促性腺素释放素的缺乏或垂体本身的功能障碍导致促性腺激素分泌不足，进而不能刺激胎儿睾丸分泌足够的睾酮促使胎儿阴茎正常发育。

(1)脑组织结构异常　无脑畸形胎儿，下丘脑功能丧失，促性腺素释放素缺乏，继而引起促性腺激素及睾酮分泌减少，造成小阴茎。先天性垂体发育不全、脑胼胝体发育不良合并下丘脑功能障碍、脑中线发育异常包括枕部脑膨出、伴共济失调的小脑畸形等均因促性腺激素分泌不足而引起小阴茎。并常合并其他器官的多发畸形。

(2)并发综合征　小阴茎最常见的病因是先天性促性腺素释放素缺乏，而无脑组织结构的异常。常合并多发畸形，表现为各种综合征，如Kallmann综合征、Prader-Willi综合征、Lawrence-Moon-Biedl综合征等。具体病因不详，可能与染色体、基因异常有关。

(3)单纯激素缺乏　包括促性腺素释放素缺乏及间质细胞刺激素缺乏。此外，可同时伴有生长素、甲状腺素、肾上腺皮质激素等多种激素的缺乏。

2. 促性腺激素分泌过多的功能减退(hypergonadotrophic hypogonadism)　这类患者的下丘脑、垂体分泌功能正常，由睾丸本身病变而致睾酮分泌减少，通过负反馈途径而致使促性腺激素分泌过多。

(1)睾丸发育不良　妊娠后期睾丸出现退行性变。这种发育不良的睾丸往往下降不全，部分患者的睾丸位于腹腔内。

(2)先天性睾丸缺如　其病因可能为胎儿期睾丸扭转。

(3)部分性雄激素不敏感　由雄激素受体基因的缺陷所致。在完全性雄激素不敏感的患者表现为类似女性外阴。部分性雄激素不敏感可由于雄激素受体活性降低或受体本身的异常，造成小阴茎。

3. 原发性小阴茎(idiopathic micropenis)　除上述原因外，还有少部分患者下丘脑-垂体-睾丸轴激素分泌正常，但有小阴茎畸形，到了青春期阴茎又能正常增长。病因尚不清楚，可能是胚胎后期促性腺激素刺激延迟、一过性睾酮分泌下降等原因所致。

一部分青春期前的患者虽经各种检查，但仍不能确定病因。Lee PA等(1980)总结了45例小阴茎患者，其中10例归为此类。

小阴茎患者的染色体多为 46,XY,但亦可有性染色体异常,如 Klinefelter 综合征(47,XXY)、多 X 综合征(48,XXXY 及 49,XXXXY)、多染色体(69,XXY 三倍体)畸形。

(二)诊断与实验室检查

根据阴茎体长度小于同年龄组正常阴茎长度平均值 2.5 个标准差以上的阴茎,同时具有正常的形态及解剖结构的定义,即可诊断小阴茎。但有些患者,尤其是青春期前的患者,病因学诊断可能较为困难。染色体核型应作为一种常规检查。如果临床症状及体征提示患者患有某种特殊的综合征,应根据这些疾病的特点进行一些适当的检查,以确定或除外这些综合征。虽然病史及伴随的症状和体征对病因学诊断能够提供一定的线索,但主要诊断方法是激素检查。不同年龄组血清睾酮、LH、FSH 值有较大差异(图 5-14-6,图 5-14-7)。因此诊断方法亦不完全相同。

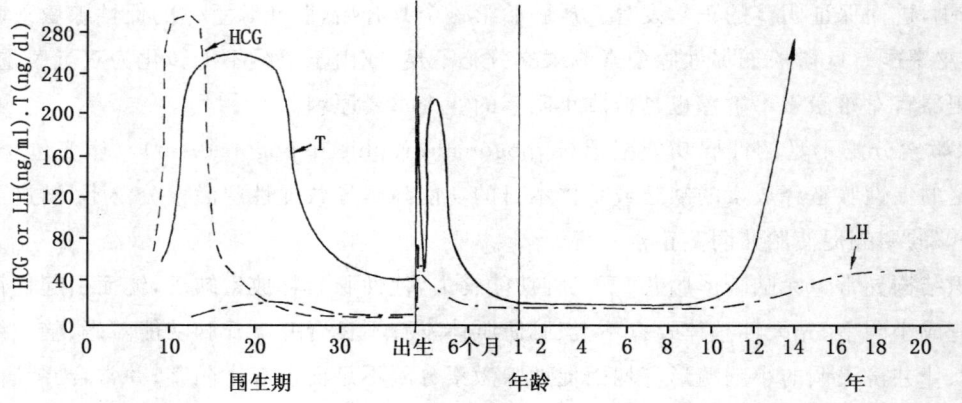

图 5-14-6　胎儿至成人 HCG、LH、T 的平均值

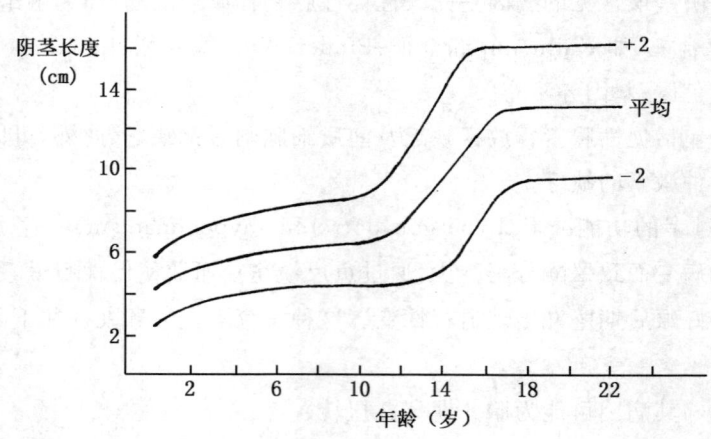

图 5-14-7　阴茎长度与年龄的关系

1. 激素测定

(1)促性腺激素分泌不足的性腺功能减退　睾酮、LH、FSH 同时降低,应当考虑是促性腺激素分泌不足的性腺功能减退。尤其对青春期以后的患者具有更大的诊断价值。这类患者多表现为各种综合征或脑发育异常,可能有家族遗传史,往往睾丸发育小。临床上可能表现有小脑畸形、眼距宽、耳郭位置低、小口、高腭弓、并指(趾)、多指(趾)、嗅觉不灵、早期聋哑、视力差等。MRI 可能发现下丘脑、垂体畸形。对有颅面异常者,应

注意视神经交叉、第四脑室及胼胝体有无异常。

正常的男婴出生后，睾酮、LH、FSH 有暂时性的快速增高，第 8 周时达高峰，在 6 个月后下降。血清睾酮高于 3.5nmol/L 属正常。不足 6 个月龄的患儿，因睾酮、LH、FSH 同时降低而怀疑是促性腺激素分泌不足的性腺功能减退，可用人绒毛膜促性腺素(HCG)刺激试验来证实。方法：隔日肌内注射 HCG，每次 500IU，共 5 次，最后一次注射后 24～48 小时之间查血清睾酮，睾酮值明显增高。为进一步区别病变是位于下丘脑还是腺垂体，应做促性腺素释放素刺激试验以鉴定腺垂体功能。方法：肌内注射促性腺素释放素 2.5μg/kg，分别于 30、60、90、120 分钟后取血测 LH、FSH，如正常则证明腺垂体分泌功能正常，病变位于下丘脑。但有时腺垂体解剖结构正常，其功能却不佳，这是由于垂体长期处于低刺激状态，腺体内酶匮缺所致。此时可在 2 小时内用泵作脉冲式皮下注射促性腺素释放素 2.5μg/kg，持续 10 天，有可能使这种腺垂体功能恢复。但由于实际应用困难及 LH 的反应值范围广泛，所以在临床上如果腺垂体解剖结构正常，其他内分泌功能也正常，则考虑小阴茎的原因在下丘脑。因腺垂体反应不良所致的小阴茎可同时有促肾上腺皮质激素及生长素分泌降低，可引起暂时性低血糖惊厥。所以应常规作血糖、钾、钠及氢化可的松测定。亦可同时作与生长素有关的激素检查及甲状腺功能测定。

正常的 6 个月龄至 14 岁的小儿，血清睾酮、LH、FSH 值较低，因此该年龄组的病因学诊断较为困难，主要依据 HCG 刺激试验来与促性腺激素分泌过多的性腺功能减退相鉴别。隔日肌内注射 HCG，每次 1000～1500IU，共 7 次，最后一次注射后 48 小时测睾酮值。如大于 7nmol/L，可认为睾丸功能正常。引起小阴茎的病因是促性腺激素分泌不足的性腺功能减退。否则需要再作一次 HCG 试验以排除由于促性腺激素分泌不足所造成的酶匮缺而带来的假象。即使是阴性反应，也只能反应 Leydig 细胞的功能，而不能除外有发育不全的睾丸组织。如睾丸功能正常，则需作腺垂体功能测定，包括血浆氢化可的松、生长素、T_4、甲状腺结合球蛋白或甲状腺刺激素及促性腺激素释放素刺激试验。该年龄组可予皮下注射或喷鼻给药。通过上述方法来确定是腺垂体还是下丘脑分泌功能异常。

大于 14 岁的患者，睾酮、LH、FSH 3 种激素同时降低可作为诊断依据。需注意区别下丘脑功能异常及青春期延迟带来的激素水平不足。

(2)促性腺激素分泌过多的性腺功能减退　此类患者通常睾丸发育小。在青春期以后的患者，LH、FSH 增高，而睾酮低。不足 6 个月龄的患儿，LH、FSH 增高，睾酮低，同时 HCG 刺激试验的血清睾酮值低于 3.5nmol/L 预示睾丸功能不佳，可以明确诊断。6 个月龄至 14 岁的患者诊断比较困难。在 HCG 刺激试验时，睾酮对 HCG 的刺激缺乏正常的反应，或者病理检查显示睾丸发育不良，可以考虑诊断为促性腺激素分泌过多的性腺功能减退。

(3)部分性雄激素不敏感　如果通过检查证明激素分泌并无异常，要考虑是否为对雄激素不敏感而造成小阴茎。但这种患者很少见。在青少年期，可发现 FSH、LH、睾酮增高，而阴茎不增长。对这种患者可以从外生殖器皮肤取活检培养，作成纤维细胞激素受体检查或分析雄激素受体基因有无突变。也可进行试验性治疗，阴茎局部应用 2.5%～5% 睾酮霜，每日 3 次。其他原因引起的小阴茎在治疗 2～3 周内，阴茎会有明显增长，而部分性雄激素不敏感的患者，阴茎无明显增长。此外，患者可能有男性假两性畸形的家族史。

(4)原发性小阴茎　此类患者在青春期前不易诊断。在青春期以后，FSH、LH 及睾酮正常，未经治疗阴茎可以自行增长，即可明确诊断。在婴儿期，LH、FSH 正常，HCG 刺激试验时，睾酮对 HCG 的刺激有正常反应，可以拟诊为原发性小阴茎。

(5)病因不明确的小阴茎　在 6 个月龄至 14 岁的患者，虽经各项检查，有时下丘脑及腺垂体功能仍不能确定,可以用 HCG 刺激试验来确定 Leydig 细胞功能。如睾酮对 HCG 刺激有正常的反应,可以除外促性腺激素分泌过多的性腺功能减退。青春期后应重新检查 LH、FSH 及睾酮,以便明确诊断。

2.其他检查　在未触及睾丸的患者,可用腹腔镜探查取组织活检。如果睾丸位于内环上方而且发育好,可经腹腔镜钳夹精索血管以建立侧支循环,待 6 个月龄后作 Fowler-Stephens 睾丸固定术。由于促性腺激素分泌不足的性腺功能减退可合并一侧肾发育不良或异常,故应作肾影像学检查。此外,还有性腺探查、造影等检查方法。

(三)治疗

对小阴茎患者的治疗,应根据病因及具体情况决定治疗方案。总的来说,年龄越小,治疗效果越好。

1.内分泌治疗

(1)促性腺激素分泌不足的性腺功能减退　最常用的方法是用与 FSH、LH 有类似功能的 HCG 治疗。首次疗程即为 HCG 刺激试验,既用于检查同时也产生治疗效果。若效果不明显,可用第 2 个疗程:肌内注射 HCG,每 5 日 1 次,每次 500IU,共 3 个月。于第 6 周及第 12 周各复查一次。对于下丘脑功能异常的患者,给予促性腺素释放素(如 LHRH)直接替代,效果最好。为了更加有效,给药方式应像下丘脑分泌促性腺素释放素生理性脉冲式地释放一样,每 2 小时给增加量,每次 25ng/kg,通过喷鼻或皮下注射给药。

(2)性腺功能异常　如单纯睾丸分泌睾酮异常,用睾酮替代疗法。可外用睾酮霜或肌内注射睾酮,每 3 周 1 次,每次 25mg,共 4 次。治疗后阴茎、阴囊均可增长,有时有阴毛出现,有的患者可引起脊柱发育过快。Seung 等(1993)曾应用双氢睾酮治疗小阴茎的患者,亦取得良好效果,尤其是在 5α 还原酶缺乏的患者,效果更佳。方法为阴茎局部应用双氢睾酮凝胶,10 岁以下每日 12.5mg,10 岁以上每日 25mg,共 8 周。

内分泌治疗虽可促使阴茎增长,但成年后大部分患者阴茎长度仍低于正常值。

2.手术治疗　对睾丸下降不全的患者在内分泌治疗无效后,应尽早行睾丸固定术。

对于激素治疗无效可能为雄激素受体异常的患者,要考虑手术整形。坚持做男性者可用阴茎再造成形、阴茎假体放置等方法,但应用最多的还是变性手术。小阴茎的患者是按男性抚养,还是变性为女性,目前观点不一致。Lee 等认为在出生时阴茎长度小于正常平均值 2.5 个标准差以上的应行变性手术。Burstein 等认为应先用睾酮治疗 1~2 个疗程,如阴茎长度增长达到同年龄组正常范围,应按男性抚养。变性手术包括阴茎切除、睾丸切除、尿道口移位于会阴部及阴道成形、女性外阴成形等。在青春期应用雌激素治疗以促进第二性征发育。

(四)预后与康复

对小阴茎患者应长期随访至成年,观察了解阴茎发育、性行为及生育能力。Money 等报告一组患者由于治疗不规则或延迟,成年后存在严重心理障碍、性行为异常(同性恋),有的要求变性。但 Reilly 等报告了 20 例小阴茎的病例,却都能站立排尿。其中 12 例青春期以后的患者,儿童期均经过内分泌治疗,虽然成年后大部分阴茎长度仍低于正常值,但性行为正常,性生活满意。所以应正确采用内分泌、心理治疗。对阴茎过小无治疗可能的患者,早期做变性手术是最佳选择。

第十五节　睾丸及附睾畸形、输精管异常、前列腺囊异常

一、隐睾

隐睾(cryptorchidism)从字面上讲是指隐藏着的睾丸,但有些相关情况也被包括在内,如睾丸缺如、真性睾丸未降或睾丸下降不全及睾丸异位等。

据报道,早产儿隐睾的发病率约为30%,新生儿为3.4%~5.8%,1岁时约为0.66%,成人为0.3%。发病率在生长发育中逐渐降低,表明在出生后睾丸仍可继续下降,但至6个月龄之后,继续下降的机会明显减少。

（一）睾丸发育胚胎学

胚胎第5周,尿生殖嵴内侧的腹膜上皮增生、变厚,称为生殖上皮。不久,尿生殖嵴内外侧之间出现一条纵沟,把原来的尿生殖嵴分为内、外两部,内侧部称生殖嵴,是生殖腺的起源。第6周时,原来位于卵黄囊壁的原始生殖细胞沿中线逐渐迁移入胚胎体腔后壁中线两侧的生殖嵴内。原始生殖细胞在生殖嵴内增生、伸长,形成一些界限不清楚的上皮细胞索,称生殖细胞索。这时还不能区分是睾丸还是卵巢,统称为原始生殖腺。第6~7周,如果受精胚为异配型,即XY型,因有Y染色体的存在,则有了H-Y的表达,诱导原始生殖腺的皮质退化,髓质发育成睾丸。此时,生殖细胞索与其间的间充质分界比较明显。由于系膜逐渐增厚,把生殖腺内的生殖细胞索和生殖腺表面的生殖上皮完全隔开。不久,生殖细胞索增殖分为两部分,以生殖系膜为中心,呈放射状排列,一部分后来分化成曲细精管;而靠近系膜的一部分则分化为直细精管和睾丸网。

睾丸形成之后,曲细精管内的支持细胞分泌一种非激素类的产物,抑制同侧的副中肾管向输卵管、子宫、子宫颈等方向发育,称为副中肾管抑制物（又称苗勒管抑制物,MIS）,最终促使副中肾管退化。

（二）病因及发病机制

一些学者曾观察妊娠26周时睾丸进入腹股沟管内,至28周左右通过外环,32周达阴囊底部。一组胎儿尸检报道,75%的睾丸在妊娠24~28周时通过腹股沟管。Weil等指出,睾丸通过腹股沟管的过程很快,可能发生在几天之内。但从外环降至阴囊底部则需3~4周以上,而且通常于出生后12周内完成。至于睾丸如何通过腹股沟管,又如何从外环部进入阴囊底部,至今尚无具有说服力的论证。

传统的有关睾丸下降的理论,举例如下：

1. 睾丸引带的牵拉　睾丸引带近端附着于睾丸和附睾,其末端呈带状,附着于腹壁的间充质。由于阴囊是由腹壁向外突起而成,因此,引带的末端主要附着于阴囊底部,是为主要分支;另有部分引带附着于耻骨结节、会阴部或股内侧部,称为相应的分支。Heyns对178例人胎及婴儿的尸检中发现,睾丸引带牢固地附着于腹股沟管。少数通过外环的睾丸,也无肉眼可辨认的睾丸引带向阴囊或其他任何部位延伸。国内曲金龙对14具17~28周胎龄的死胎进行尸检,也有类似的发现,即睾丸引带只附着在耻骨联合,即使胎龄增大,睾丸引带末端的附着不变。即引带不附着于阴囊底部,就无从谈起引带将睾丸牵拉进入阴囊。

2. 腹内压力　呼吸、哭叫时的腹肌收缩及出生时产道的压迫产生动力使睾丸下降。腹壁缺损的婴儿隐睾发生率高被认为是支持腹内压力理论的证据。最典型的例证就是梅干腹综合征(prune belly syndrome)，即腹壁肌肉发育不全、不足或缺如，伴有上尿路扩张和双侧隐睾。然而也有实验不支持腹内压的作用。实验者将幼鼠的腹壁肌肉切除，使其失去产生腹压的条件，但是幼鼠的睾丸仍降入阴囊。

3. 附睾发育与睾丸下降　临床所见的隐睾伴有附睾畸形或附睾与睾丸分离者的比例甚高，似乎支持附睾发育与睾丸下降之间有着密切的关系。然而，临床遇到一些附睾或(和)输精管缺如者，其睾丸正常地位于阴囊内。

4. 重力作用　Hunter曾提及直立位(即重力)可能对睾丸下降起一定作用。一些其他学者随后提出了睾丸重量有助于下降的理论。然而，Curling指出以胎儿宫内的常见位置，重力作用方向与睾丸下降通道恰恰相反。

5. 内分泌因素　1932年Engle给10例青春期前的猴子注射腺垂体提取液或孕妇尿液，其中2只睾丸从腹股沟管进入阴囊。自此之后，对睾丸的内分泌调控机制进行了大量研究，甚至有的学者断言，隐睾不是先天性畸形，而是一种内分泌疾患。支持者列举了大量隐睾患者的血清有关性激素检测结果，揭示隐睾患者血清LH水平明显低于对照组。对隐睾患者给予HCG或LHRH治疗，有一部分隐睾降入阴囊。然而，内分泌缺陷不能解释隐睾双侧者远远少于单侧者，以两侧睾丸或精索的雄激素受体不相等也难圆其说。给予外源性激素治疗隐睾的效果也不如想象的满意。对于内分泌缺陷者导致睾丸不降，其间的关系尚无满意的解释。同样，对于激素治疗有效的隐睾，也无法阐明其促使睾丸下降的机制。

由于睾丸正常下降的机制还不清楚，隐睾的发生是在哪一个环节上出了故障也就无法揭示。目前，仍无一种能够说明所有隐睾的病因。

(三)病理生理

1. 大体病理　未降入阴囊内的睾丸常有不同程度的发育不良，体积明显小于健侧，质地松软。少数睾丸缺如者，仅见精索血管残端。

隐睾患侧伴有附睾和输精管发育畸形。参阅本节附睾畸形和输精管畸形。

2. 组织病理　正常睾丸曲细精管内生殖细胞的发育过程是：生殖母细胞→Ad型精原细胞→Ap型精原细胞→B型精原细胞→初级精母细胞→次级精母细胞→精子细胞→精子。

正常男孩出生后60～90天，睾酮潮涌促使生殖母细胞发育为Ad型精原细胞。这个过程大约在婴儿3～6个月龄时完成。隐睾者生后60～90天的LH和FSH潮涌受挫，胎儿型间质细胞数目减少，不能形成睾酮潮涌，从而导致生殖母细胞不能转变成Ad型精原细胞。其组织学标志是：①1岁以后仍持续出现生殖母细胞。②Ad型精原细胞减少。可见，隐睾的病理组织主要表现为生殖细胞发育的障碍。

其次是间质细胞数量的减少。但即使是双侧隐睾，仍有适量的雄激素产生，可维持男性第二性征的发育，且很少影响成年后的性行为。隐睾的曲细精管平均直径较正常小。曲细精管周围胶原组织增生，基底膜增厚。

隐睾的病理组织学改变随年龄增大而愈加明显。成人的隐睾，其曲细精管退行变性，几乎看不到正常精子。睾丸病理组织学改变的程度也和睾丸所处的位置有关，位置越高，病理损害越严重；越接近阴囊部位，病理损害就越轻微。

(四)临床表现

可发生于单侧或双侧，单侧明显多于双侧。单侧隐睾者中右侧的发生率略高于左侧。

隐睾患侧阴囊扁平，双侧者阴囊发育较差。触诊时阴囊空虚无睾丸。经仔细检查，约80%的隐睾可在体表扪及，最多位于腹股沟部。睾丸体积较对侧略小，不能推入阴囊。挤压睾丸，患者有胀痛感。如果能将扪及的睾丸逐渐推入阴囊内，松手之后，睾丸又缩回腹股沟部称为滑动睾丸（glidingtestis），仍应属于隐睾范畴。如松手之后睾丸能在阴囊内停留，则非隐睾，称为睾丸上缩性。约20%的隐睾在触诊时难以扪及，但这并不意味着患侧没有睾丸。扪不到的隐睾在手术探查中，约80%以上可在腹股沟管或内环附近被发现，而其余不足20%虽经广泛探查，仍然找不到睾丸。如为一侧找不到睾丸，称为单睾（monorchism）或单侧睾丸缺如，发生率约占隐睾的3%～5%，约5000个男性中有1例。如双侧隐睾经探查均未能发现睾丸，称无睾畸形（anorchism），约20000个男性中有1例。有关单睾畸形和无睾畸形，参阅本节有关内容。

由于生精细胞发育受到障碍，单侧隐睾患者成年后，生育能力会受到影响，如为双侧，则半数以上没有生育能力。

（五）诊断

隐睾的诊断并不难。但应注意阴囊内扪不到睾丸者并不一定是隐睾，特别要注意除外上缩性睾丸。小儿提睾肌反射比较活跃，受到某些刺激，如寒冷或惊吓后，提睾肌收缩，可将本来位于阴囊内的睾丸提至阴囊近端，甚至进入腹股沟管，临床表现颇似隐睾。因此，检查时应消除患儿的恐惧心理，力求患儿安静和合作。检查者双手应温暖，室温也不宜过低。让患儿取坐位，两腿分开，呈外展位，是检查隐睾的标准体位。蹲位检查也有利于上缩睾丸自动下降。有人报告压迫股动脉片刻，然后松开，上缩睾丸多能自行下降。

经过反复仔细检查，患侧仍不能扪及睾丸者，还应检查股部、耻骨部、会阴部，以确定有无睾丸异位。

对于不能扪及的隐睾，术前如何判断患侧有无睾丸及隐睾所处的位置，可通过一些特殊检查，如B超检查、CT检查、MRI检查。近年来腹腔镜用于不能扪及隐睾的术前检查，取得比较满意的效果。

无论是哪种检查，都有一定的局限性，手术探查仍然不失为最后确定的手段。

（六）治疗

目前认为，应从新生儿开始对隐睾进行监护，因此，应与产科医务人员密切配合。新生儿时期睾丸相对大于其他各年龄组，而且尚无提睾肌反射。如果发现新生儿阴囊内无睾丸，即应考虑隐睾，并嘱家长去有关专科进行随访。生后6个月如睾丸仍未下降，则自行下降的机会已经极少，不可再盲目等待。

隐睾的治疗，可分激素治疗和手术治疗。

1. 激素治疗

（1）激素治疗的种类

1）绒毛膜促性腺激素（HCG）：从20世纪30年代开始成功地应用绒毛膜促性腺激素治疗隐睾以后，HCG几乎统治隐睾的治疗达半个世纪。20世纪70年代中期，促黄体生成素释放素（LHRH）开始应用于隐睾治疗，HCG已非第一选择。然而在LHRH尚未普及的情况下，HCG仍被临床广泛应用。

剂量：5岁前，肌内注射，每次1000～1500IU，隔日1次，共9次。

5岁后，每次1500IU，隔日1次，共9次。

2）促黄体生成素释放素（LHRH）或促性腺素释放素（GnRH）：1972年Bregada首次试用促性腺素释放素治疗隐睾，但第一次获得成功者是Bartsch（1974）。GnRH制剂已发展到鼻黏膜喷雾剂。

国外所用制剂几乎都是德国HOECHST公司生产的Cryptorcur。一般剂量每侧鼻孔喷入200μg，每日3

次，饭前或饭后即刻喷入，持续 28 日。Cryptorcur 的优点是应用时没有痛苦，即使感冒仍可继续应用。其缺点是价格昂贵，而且药物浪费惊人。据研究，鼻黏膜吸收率仅 2% 左右。注射法，每次 25μg，每日 1 次即可，剂量为喷雾法的 1/50。

加拿大蒙特利尔也生产 GnRH，为鼻黏膜滴剂，用标准滴管，每滴含 GnRH 500μg。

3）促黄体生成素释放素＋绒毛膜促性腺激素：据报道，如果在 LHRH 治疗后再加用 HCG，每周 1 次，每次 1500U，连续 3 周，睾丸下降率会有明显的增加。

4）布舍瑞林等 LHRH 类似物：LHRH 在血液循环中可被酶灭活，所以人类的 LHRH 的半衰期只有 13~27 分钟。它与细胞膜上受体的结合力也很低。类似物是对第 6 位或第 10 位上的氨基酸作一些替换，使活性增加 15~100 倍，半衰期延长至 50 分钟~7 小时。

布舍瑞林（buserelin）是最常用的 LHRH 类似物，半衰期为 75 分钟，作用比天然 LHRH 强 16 倍，可经静脉给药或鼻孔喷入。

应用布舍瑞林治疗隐睾的报告还不多。给药方式有两种：其一是 20μg 鼻孔喷入，每 8 小时 1 次，持续 28 日；另一种是 10μg 鼻孔喷入，持续 6 个月。

其他类似物还有亮丙瑞林（leuprorelin）、histrelin 和那法瑞林（nafarelin）等。

(2) 激素治疗的效果

1）睾丸下降：尽管 HCG 治疗隐睾已有近半个世纪，但对其治疗效果很难作出正确的评价。Job 治疗 111 例 162 个隐睾，年龄为 5~14 岁。结果完全下降（两侧睾丸均在阴囊内）占 31.5%，不完全成功者（部分下降或左右不均）占 21.5%，失败者 47%。单侧与双侧病例疗效并无差别。另 153 例 197 个隐睾中，年龄从 6 个月至 4 岁不等，结果完全下降占 23%，不完全下降占 15%，失败占 62%。以上提示 5 岁以上的治疗效果稍好于 5 岁以下者。

Knorr 报告 HCG 治疗成功率 4 岁为 17%，5~6 岁 33%，7~8 岁 42%，9~10 岁 57%。Bergada 一组 1204 例 HCG 治疗隐睾的结果，其成功率为双侧 40%，单侧 30%。

Hadziselimovic 对单侧隐睾先用 LHRH 治疗，成功率为 57.7%，加用 HCG 下降率增加 26.9%，即总有效率为 84.6%。双侧隐睾先用 LHRH 治疗，成功率 63.6%，加用 HCG 下降率增加 22.7%，总有效率为 86.3%。Illig 等用双盲法治疗 84 例，4 周后完全下降 38%，隐睾部位改善 28%，无反应 19%；而安慰剂组隐睾部位改善 25%，无反应 75%。De Muinck 等用双盲法，安慰剂对照 252 例 301 个隐睾。8 周后安慰剂治疗组 8%（10 例），而 LHRH 组 9%（14 例）睾丸下降。Rajfer 等以 LHRH 每日 1.2mg，持续 28 日；HCG 每周 3000IU，持续 4 周之不同方案治疗 33 例隐睾。结果 LHRH 组 16 例中有 3 例（19%）隐睾降入阴囊；而 HCG 组 17 例仅 1 例（6%）睾丸下降。

2）睾丸上缩：另有 5 例为睾丸上缩，原本不包括在研究组内，笔者有意也给予 HCG 治疗。结果所有上缩睾丸全部降入阴囊内。笔者认为原先有关 HCG 治疗隐睾，其效果所以有较大差别，可能是包括了不同比例睾丸上缩病例。

无论是应用 HCG 或 LHRH 治疗隐睾都将导致血浆内 LH 达到需求的水平，从而刺激间质细胞产生足量的睾酮。从理论上讲，应该有助于曲细精管内生殖细胞的发育。

Hadziselimovic 将 61 例 2~6 岁真性隐睾分为两组。31 例诊断后立即手术，并取标本作光镜和电镜检查，结果均有精原细胞减少，曲细精管周围结缔组织增生，间质细胞萎缩。经 LHRH 治疗的 31 例中有 16 例（55%）于治疗完成时睾丸下降。其余 15 例未成功者停药后 2 周进行手术，也取标本活检，所见组织学和超微结构与未经 LHRH 治疗者相比有所差别，即间质细胞增大，内质网与经 HCG 治疗者相同。

Bica 等将 63 例隐睾随机分为 3 组：第一组 22 例（原为 23 例，后因 1 例为真两性畸形而除外），给予布舍瑞林治疗；第二组 20 例给予安慰剂（后因 1 例为无睾综合征而除外，实为 19 例）；第三组 18 例直接手术。结果做了 118 个睾丸活检（65 个为隐睾，53 个为对侧阴囊内睾丸），发现生殖细胞成熟的损伤与隐睾所处的部位有关，即隐睾处于阴囊上方者较位于腹股沟管内者更常见 Ad 型精原细胞。如每个曲细精管断面上为 3 个生殖细胞，则可见到精母细胞。如曲细精管断面内的生殖细胞含量为 0.2 或更少者，则没有一个断面能见到精原细胞或精母细胞，而对侧阴囊内睾丸约 64% 可见到 Ad 型精原细胞，但只有 27% 可见精母细胞。而隐睾者无一睾丸可见精母细胞，见到 Ad 型精原细胞者只占 17%。

布舍瑞林治疗成功者，生殖细胞总量最高。

Hadziselimovic 等对 50 例曾作过睾丸固定术（41 例为原发性隐睾，7 例为继发性隐睾——包括 2 例疝修补后的医源性隐睾；5 例睾丸在阴囊后至少 1 年，而后睾丸上升，另 2 例为上缩性睾丸，家属坚持手术治疗），对现已成年者进行精液分析，结果发现当初睾丸活检生殖细胞含量低于 0.1 者，手术对生育并无裨益。其中 8 例在手术后 1 年至几年后重复活检，生殖细胞的发生也无改变。对 35 例当年手术年龄为 2～11 岁者给予 5～6 个月布舍瑞林（10μg 隔日 1 次），同样进行活检复查。结果当年活检生殖细胞每管小于 0.1，属于不育危险者，在经 5～6 个月布舍瑞林治疗后，生殖细胞数量有意义地增加。7 岁以前手术的，2/3 病例生殖细胞明显改善；对于年长儿童，尽管其效果不如年幼者，但布舍瑞林刺激的效果也较明显。

3）鞘状突闭锁：Herzog 分析 96 例 100 个 Denis Browne 袋（腹外斜肌腱膜浅层），其中 65 个经激素术前治疗，发现 45 个（69%）鞘状突闭锁；而 35 个未经激素治疗者只 11 个（31%）鞘状突闭锁，$P<0.0002$。

4）附睾改变：经激素治疗者，附睾畸形占 12%，而未接受激素治疗者，附睾畸形占 34%，$P<0.03$。

（3）激素治疗失败的原因　激素治疗隐睾无论是支持者或反对者，其报告中都有一些失败的病例。激素治疗隐睾失败的原因，可能与下列因素有关。

1）隐睾的病因为睾丸本身的缺陷：Herzod 指出，扪不到睾丸者，约 1%～3% 在手术探查时仅发现睾丸或附睾残余、精索血管和输精管残端，提示睾丸和附睾在出生前已经萎缩。这可能由于宫内睾丸扭转所致的血供障碍所致。也有在出生后反复或急性睾丸扭转、睾丸固定或疝修补术后的继续性睾丸萎缩。对于这些临床可表现为"隐睾"者，激素治疗不可能达到预期的结果。

2）解剖上的障碍：Hazebroek 等一组经过严格筛查，即摒除了上缩睾丸、伴有腹股沟疝和染色体或其他畸形综合征外，其余病例按双盲法进行对照研究。结果激素治疗成功的有 18% 的病例，而对激素治疗失败者均进行手术治疗。术中发现有解剖异常，主要有鞘状突或鞘膜发育异常，其次是机械性梗阻如异常的引带残余或筋膜覆盖阴囊入口。

值得注意的是附睾发育异常的比率较高，还有一定数量的睾丸缺如（单侧或双侧）。这些解剖上的异常是激素治疗无法纠正的。

（4）激素治疗的副作用　Bergh，Widmark 等曾报告对成年鼠单次应用 HCG（约 125U/kg）后有炎症反应如血管内多形核粒细胞堆积和移行、血管通透性增加以及间质水肿等。这些反应一般在治疗后 4～8 小时出现。成年鼠实验性隐睾在应用单次 HCG 24 小时，睾丸内血管通透性极高，睾丸内压力增至 5.3kPa（40mmHg）。

Hjerkvist 对 23 例隐睾经用 HCG 治疗无效者，在最后一次给药后 4 小时进行手术，术中常规活检。另 8 例未用过激素治疗者作为对照。发现隐睾在停药后立即进行手术组有轻度的炎症样反应。不过至 6～12 个月后,已无明显的 HCG 引发的损伤。

此外,HCG 注射给药有疼痛、精神改变以及外生殖器增长,特别是年长儿可能因此发生某些过激行为。较长时间或大剂量可能引起骨骺早期愈合。

LHRH 以及其类似物至今尚未见到有明显的副作用的报告。Van Loon 曾报告长期应用 LHRH 后可产生抗 LHRH 的抗体。

(5)激素治疗后的复发　无论是 HCG 或 LHRH 治疗后降入阴囊内睾丸,在某个间隔期后,都有一定的复发率,结果各家报告不一。

Schwarz 等一组 119 个隐睾用 LHRH 治疗 4 周,完全下降 64 例(37%),部分下降 47 例(27%)。随访 6 个月以上,原先完全下降的睾丸位置偏高,一半以上位于阴囊颈部。

2.手术治疗　对激素治疗无效者,应在 1 岁之后 2 岁之前进行手术治疗。

(1)睾丸固定术　手术可在全身麻醉或硬脊膜阻滞麻醉下进行。术中必须对精索进行充分的游离。笔者等曾在 100 个隐睾手术中所得精索伸延长度为 4.91cm,其中以腹膜后游离精索伸延长度为最明显,平均增延 2.0cm。对输精管与精索血管之间结缔组织尽量避免离断,以保持其间的血管交通支,更不要将输精管周围组织完全剥光。有实验表明,广泛剥离输精管周围组织损伤了输精管神经,致输精管蠕动发生紊乱,影响精子的正常输送。在处理鞘突管或疝囊壁时,如输精管与鞘突管或疝囊后壁粘连较紧,不必勉强分离,宁可旷置该部分疝囊后壁,任其与输精管相连。在固定睾丸时,切忌对睾丸本身以任何缝线作穿过牵引。有实验表明,用铬制肠线固定睾丸,76% 发生炎症,65% 有脓肿形成,完全无精子发生者占 82%,曲细精管坏死者占 88%。用尼龙线固定者,29% 无精子发生,29% 曲细精管坏死,58% 曲细精管萎缩。而行内膜皮下固定者,94% 发生周围粘连,但有正常精子发生;23% 有小灶性曲细精管萎缩。经广泛游离的精索长度仍难以完成一期睾丸固定者,切不可再行精索血管切断的 Fowler-Stephens 术,更为明智的选择是将睾丸固定在尽可能低的位置,或加用硅胶薄膜包裹已经游离的精索和睾丸,等待再行二期睾丸固定术。

(2)分期睾丸固定术或再次睾丸固定术　第一次手术时不能将睾丸固定在阴囊内,而权宜地将睾丸固定在腹股沟皮下环附近者;或第一次手术虽将睾丸固定在阴囊内,尔后睾丸又缩回到腹股沟部者,都应考虑再次手术,将睾丸固定在阴囊内。北京儿童医院报告 22 例,成功率达 92%。Reman 在复习了有关文献后指出,第二次得以成功者,乃是由于第一次手术时精索游离得不够充分,而不曾有过在第二次手术时精索有所增长的证据。但也不可否认,少数病例的精索血管确实太短,虽经充分游离至起始部,隐睾仍无法牵到阴囊内;另外,任何时候都不能要求任何一位施行隐睾固定的外科医师都能确确实实地做到对精索的充分游离。因此,第一次手术时不能将睾丸固定在阴囊内,或第一次睾丸固定术后睾丸回缩至腹股沟部者,仍然有必要再次进行睾丸固定术。第二次手术应在第一次手术后 3 年进行。第二次手术在分离时要尽可能将精索、睾丸和周围的瘢痕一并游离,切不可在瘢痕组织中去寻找精索,分离血管。有一部分病例可能将睾丸纳入阴囊内。

(3)精索动静脉切断术　又称长襻输精管法、Fowler-Stephens 手术。对准备行精索血管切断者,则不宜对精索血管作广泛地游离。在精索血管最上段稍加分离之后,用无损伤血管钳暂时夹住,切开睾丸白膜作出血试验。如白膜血管不出血,或 5 分钟内出血停止,为阴性,表明睾丸侧支循环不足,不宜行精索血管切断。如持续流出鲜血达 5 分钟以上,为阳性,表示侧支循环血供丰富,可在该处切断精索血管。将被切断的精索连同睾丸和输精管整块向下游离,不可再在精索血管与输精管之间进行任何分离,尽量保留其间的血管交通支。其他步骤与一般的睾丸固定相同。

(4)分期 Fowler-Stephens 术　为了尽量减少侧支循环的破坏,并让侧支循环的血供得到充分的代偿,

1984年Ransley等提出，在第一期手术时，只是尽可能地高位切断精索血管，而不试图对精索作任何游离。待6个月之后，行二期手术游离精索。1991年Bloom等通过腹腔镜对睾丸血管加以钳夹，6个月之后，再次切断血管并完成睾丸固定术。

(5)睾丸移植　随着显微外科的日益发展，自20世纪60年代开始即有微血管吻合应用于睾丸移植的报告。有关睾丸移植在隐睾治疗中的价值，目前还难以对其作出客观的评估。原因之一是至今总的例数不多，谈不上有什么成熟的经验；其二，远期效果如生育力、恶性变等，尚需较长时间的随访。

(6)睾丸切除术　对于单侧腹内高位隐睾经充分游离精索后仍然不能完成一期睾丸固定而无条件地进行其他手术方法者，或该侧隐睾发育极差并无保留实际意义者，特别是成年人隐睾，其对侧睾丸正常位于阴囊内者，应将患侧睾丸切除。

(七)并发症

隐睾还可能出现以下一些并发症。

1.隐睾常伴鞘突管未闭　如果肠管疝入，发生嵌顿者并不少见，而且容易引起肠坏死，也可能压迫精索血管，使睾丸进一步萎缩，严重者导致睾丸梗死。

2.隐睾扭转　未降睾丸发生扭转的概率较阴囊内睾丸高21～53倍。隐睾扭转一般表现为患侧腹股沟部疼痛性肿块，颇似腹股沟疝嵌顿，但无明显胃肠道症状。右侧腹内隐睾扭转，其症状和体征颇似急性阑尾炎。在小儿急腹症中，应予鉴别。如阴囊内有正常睾丸即可除外隐睾扭转。龚以榜曾报告22例隐睾扭转。

3.睾丸损伤　由于隐睾处在腹股沟管内或耻骨结节附近，比较表浅、固定，不像正常睾丸位于阴囊内，受到阴囊的缓冲保护，故容易受到外力的直接损伤。

4.隐睾恶变　隐睾恶变比正常位置睾丸高18～40倍。高位隐睾，特别是腹内隐睾，其恶变发生率比低位隐睾高6倍。隐睾恶变年龄多在30岁之后，6岁以前行睾丸固定术后发生恶变者，比7岁以后手术低得多。一组2000例隐睾术中活检，发现6%有原位癌。

(八)预后与康复

治疗隐睾最主要的目的在于减轻或阻止睾丸组织的进一步退变，维持或恢复生育能力。但是，这个最主要的预后受到诸多因素的影响。

关于睾丸下降机制的研究大多以动物模型为对象，而对隐睾治疗的效果则必须以隐睾患者为对象。文献中虽有众多的临床报告，但是，无论是激素治疗还是手术治疗，能严格地对照并提供充分的实验室资料，诸如精液分析、睾丸活组织检查等客观依据者，却为数不多。

影响预后判断的因素如下：

1.诊断标准　临床上如果把阴囊内扪不到睾丸就诊断为隐睾，则谬之甚远。阴囊内扪不到睾丸固然是隐睾的一种表现，但阴囊内扪不到睾丸并非就是隐睾。将上缩睾丸诊断为隐睾是最常见的一种误诊。究竟有多少上缩睾丸被当作隐睾，很难有个正确的评估，一般认为，至少有10%左右。Hadziselimovic一组660例初诊为隐睾者，经反复检查，其中33%以上为上缩睾丸。

如果将上缩睾丸当作隐睾治疗，其效果当然是比较满意的。

2.隐睾的解剖位置　隐睾所处的位置越高，其病理损害越严重；位置越是靠近阴囊，其病理损害就越轻。这一点已被广大的泌尿外科医师所共识。有研究表明，隐睾处于腹外斜肌腱膜浅层的Denis Browne袋者，睾丸组织学虽有某种程度的损害,但是较之位于腹股沟管的"真正隐睾"要轻得多。因此认为位于 Denis Browne 袋的睾丸,不应诊断为隐睾,而应属于异位睾丸的范畴。这点文献中也有类似的提法。然而,至今在诊断隐睾时并非都把隐睾部位加以标明,在统计治疗效果时,也无法加以区分。

3. 附睾异常 文献报告,隐睾伴有附睾异常的解剖类型各异,其产生的影响差别极大。睾丸所产生的精子,必须通过附睾才能进一步成熟并获得能量。如果附睾头不与睾丸附着,或附睾体或附睾尾有狭窄,甚至闭塞,都将影响精子的成熟或输送。即使隐睾经手术固定在阴囊内,睾丸组织发育正常,也无法将正常精子输出,从而影响生育能力。附睾畸形可能是对称性,即使是降入阴囊内的睾丸,也难免有某种程度的异常。

4. 研究方法欠缜密 众多的隐睾术后随访报告中,只是凭临床检查如睾丸固定术后的位置、大小、质地等,作为治疗效果的判断,极少附有隐睾术后的组织学证据或精液分析的结果。即使有组织学证据,也无法确证输精管有无梗阻。即使有精液分析的结果,对双侧隐睾可有一定的参考价值,对于单侧隐睾,其意义并不能表明患侧睾丸的功能。

5. 手术时的年龄影响 目前,比较一致的倾向是隐睾应在 1 岁之后 2 岁之前即行睾丸复位固定术。诸多文献中,极少将治疗划分为各个不同年龄的随访结果。2 岁以前手术治疗的随访,更是少之又少。

笔者于 1985 年对 715 例隐睾手术进行随访。当时年满 17 周岁以上者 162 例,其中 57 例 73 个隐睾;单侧 41 例,双侧 16 例。共行睾丸固定 72 个,睾丸切除 1 个,手术时年龄在 6 岁以上。18 例接受精液分析,单侧隐睾 14 例,精子密度 0.6 亿～1.12 亿/ml 者 9 例,0.252 亿～0.5 亿/ml 者 5 例。双侧隐睾 4 例,2 例无精子,另 2 例各见 3 个死精子。24 例接受睾丸活检,共 28 个标本。结果:2 个标本只见纤维结缔组织,未见曲细精管;26 个有睾丸组织之切片中,按 Nistal 标准,曲细精管减少 10%～30% 为明显发育不全,占 9 个;减少 30% 以上为严重发育不全,占 17 个。26 个见有睾丸组织之标本中,除 6 个能见到少量成熟精子外,其余 20 个睾丸之精子发育均有不同程度障碍,多数停留在精原细胞阶段。

二、单睾

单睾(monorchism)一词系由希腊文"orchi(睾丸)"加前缀"mon-(单)"组成。对 monorchism 的解释和理解不尽相同。1990 年笔者发表《单侧睾丸缺如 33 例的临床分析》一文,采用单侧睾丸缺如(unilateral absent of testis)一词,意为经探查后一侧没有睾丸。如为左侧睾丸缺如,意即左侧没有睾丸而右侧睾丸存在,意义比较明确,不会在理解上发生混淆。

(一)病因及发病机制

睾丸缺如的原因尚不清楚。可能由于睾丸不发育或睾丸形成后因某种原因发生退化。在 Y 染色体精子致孕的胚胎,由于 H-Y 的影响,原始性腺分化成为胎睾,胎睾形成之后,支持细胞即分泌副中肾管抑制物,抑制副中肾管向子宫、宫颈、输卵管和阴道发育而终至退化,而间质细胞分泌睾酮,诱导中肾管发育成附睾、输精管、精囊和射精管。如果睾丸缺如是由于睾丸不发育,那么患侧应有副中肾管分化的结构,而不应该有中肾管的衍生物。但对单侧睾丸缺如进行手术探查中,绝大多数可以找到中肾管的衍化结构而无副中肾管的衍化结构,说明该侧胎睾曾经发育过并发挥过其正常功能,不支持睾丸不发育的说法。一侧睾丸缺如可能是在胚胎形成之后的某个时间发生退化。至于引起睾丸退化的真正原因尚不清楚。许多学者都认为可能是睾丸血供意外,而以睾丸扭转为最大可能。睾丸扭转可发生在出生前或出生后。如果发生在宫内时期,睾丸坏死萎缩,出生后多诊断为隐睾。

(二)临床表现

单侧睾丸缺如多以患侧阴囊内扪不到睾丸就诊。检查患侧未能扪及睾丸。

(三)诊断

Levitt收集文献统计,单睾畸形占隐睾患者的4%。笔者等对1010例隐睾进行手术,其中33例被证实为单侧睾丸缺如,占3.3%。因此,一侧扪不到的"隐睾"究竟是腹内型隐睾还是睾丸缺如,是一个比较实际的问题。如果在患侧只是对腹股沟管或内环之内的腹腔作有限的探查而未发现睾丸者,就作出该侧睾丸缺如的诊断是危险的。文献曾有数例腹内睾丸肿瘤者,都曾因隐睾手术未找到睾丸而被诊断为单侧睾丸缺如,教训是深刻的。另一方面,如果该侧确是睾丸缺如,行腹腔内或腹膜后广泛彻底的探查,会给患者带来无谓的创伤。如何在术前作出该侧有无睾丸的判断,是多年来临床医师所关注的焦点。曾经有过一些辅助检查,如腹股沟疝造影术(herniagraphy)、睾丸动脉或静脉造影检查,近年又有B超检查、CT、MRI检查等,但因分辨标准难以掌握,常有一些假阳性或假阴性结果。血管造影乃创伤性检查,尤其是婴幼儿血管细小,有相当大的危险性,或者根本无法进行。腹腔镜应用于隐睾的术前检查,虽然历史不长,但已积累了许多值得重视的经验。有条件的医院,可以继续探索更为准确的判断标准。

尽管有许许多多的术前辅助检查,但对不能扪及的"隐睾",外科医师仍然倾向手术探查。在手术探查中未能找到睾丸,才能最后作出单侧睾丸缺如的诊断。

在手术探查中,如在腹股沟管找到精索血管的盲端,则是睾丸缺如的确切标志,探查手术即可终止。据文献综合及笔者的经验,这种情况占睾丸缺如病例的65%~70%。如在腹股沟内环附近未见睾丸者,应扩大腹腔切口,进行腹腔内探查。从理论上讲,睾丸是腹膜后位器官,但笔者的经验也支持文献的意见,相当一部分隐睾位于腹腔内,并有相应的系膜。有时睾丸与壁腹膜或下腹部肠管粘连。在腹腔探查为阴性后,再作腹膜后探查。其范围应上至肾门或肾下极,下至骨盆边缘,探查必须细致,对可疑组织可予以切除并进行活检。偶尔可在腹股沟部发现输精管盲端或附睾,也许是睾丸扭转坏死遗留的局面,但在广泛探查之前,还不能对此作出睾丸缺如的结论。从胚胎发生学上讲,睾丸起源于原始性腺,而附睾、输精管由中肾管衍化。未与睾丸附着的附睾、输精管可以单独下降进入腹股沟管甚至阴囊内。遇上这种情况,还需按上述原则作进一步的探查。

基于睾丸扭转可能是睾丸缺如的主要原因,而睾丸扭转常具有其解剖异常的基本因素,并且解剖异常可能具有双侧性,因此,强调对所有单侧睾丸缺如者,应行对侧阴囊探查和睾丸固定。Bellinger报道的7例单侧睾丸缺如者中,有6例行对侧探查,发现5例睾丸为铃舌样畸形。笔者对33例单侧睾丸缺如中的8例进行探查,均无异常发现。另对33例睾丸扭转中的6例进行对侧探查,仅1例呈铃舌样畸形。

三、无睾

无睾(anorchism)定义比较明确,即个体没有睾丸。发生率极低,约20000个男性中有1例。

(一)病因及发病机制

从理论上讲,也可以是胎睾未发育或胎睾已形成但因某种原因而退化。如果胚胎早期(第6~8周)睾丸不发育,即使没有卵巢存在,副中肾管也会自发地分化成子宫、子宫颈、阴道上段和输卵管,外生殖器也不可能形成阴茎和阴囊。临床所见的无睾均为男性表型，以先天性睾丸不发育难以解释，而最大可能仍是出生前或出生后睾丸血供发生意外的结局。

（二）临床表现

均以双侧隐睾或婚后不育就诊，阴囊两侧或腹股沟区均不能扪及睾丸。

（三）诊断

仅凭体表未能扪及睾丸不足以诊断无睾，其他辅助检查的诊断意义也不完全肯定，有关激素测定以判断个体有无睾丸组织还有争议。在青春前期，即使有睾丸的个体，正常血浆睾酮浓度是很低的，很难检测出来。必须给绒毛膜促性腺激素刺激睾丸的间质细胞产生睾酮，使睾酮水平提高后，才能检测出来。一般说来，无睾者缺乏睾丸间质细胞，睾酮水平不上升，可以判断为无睾，如果睾酮水平上升，提示有睾丸组织存在。Levine 报告1例17岁男孩双侧隐睾于10岁曾行腹股沟和腹部探查，未找到睾丸组织。13岁时，发育突然开始，有痤疮、阴茎增大、出现阴毛和腋毛。16岁时在肾上腺皮质和性激素抑制和刺激试验下测定睾酮。结果是：试验前是青春期的正常范围，给予 ACTH 后，睾酮没有增加；给地塞米松，也没有明显抑制。再给地塞米松加炔诺酮（norethindrone）抑制，睾酮下降，低于青春期正常范围之下；而给予地塞米松和促性腺激素之后，血浆睾酮上升，提示腹内有睾丸存在。再次手术探查，发现双侧均有未成熟的萎缩睾丸、精索、输精管和精囊。该研究者还对2例小男孩（均为1岁）进行了促性腺激素刺激试验。投药之后，血浆睾酮明显上升，提示间质细胞对促性腺激素有反应，而有可能发现青春期前男孩的隐睾。然而，Kirschner（1970）报告2例19岁青春期男孩，在确诊没有睾丸的情况下，却产生足量的睾酮。Lipet 也发现1例患者对促性腺激素有阳性反应。Goldberg 报道的9例无睾者也都是经过手术探查和活检证实，但有1例在促性腺激素刺激下睾酮有明显上升，提示可能有间质细胞存在。对此睾酮来源的可能解释是来自包括肾上腺和睾丸外的间质细胞。曾假设在睾丸下降的途中，可能播散有残余的间质细胞。

（四）治疗

对于无睾患者，必须依赖外源性睾酮制剂，因为没有睾丸间质细胞，应用促性腺激素是无效的。睾酮制剂应在青春发育期开始投用。应用过早，特别是剂量超过生理需要量时，可促进骨骺加速发育，表现为一时身高高于同龄儿童。过量睾酮也可引起骨骺提前愈合，而表现为身高停滞而落后于同龄儿童。因为无睾患者对睾酮是终身依赖，所以必须经常监测血浆睾酮浓度，依此对睾酮进行适当的调整。有资料表明，血浆睾酮超过150ng/dl 者，即使及时停药，亦有加速骨骺成熟的危险。血浆睾酮必须维持在100ng/dl 以下。

无睾患者肯定没有生育能力。1978年 Silber 报告为一对30岁的单卵孪生兄弟进行同种睾丸移植。其一（供者）阴囊内双侧有正常睾丸，并已生育3个健康子女；而另一（受者）经手术探查双侧无睾，必须依赖外源性睾酮维持青春发育。接受同种睾丸移植后2小时，体内睾酮即升至正常水平，精子密度也逐渐上升至正常水平，至230天时增到800万/ml，活动者50%。本例同种睾丸移植的成功，得益于单卵双生的血缘关系。Attaran（1966）曾做过同种睾丸移植术，即使是同胎狗，也没有得到远期成功效果。

四、多睾

多睾指个体含有3个或3个以上的睾丸。一侧阴囊内有2个睾丸，则必须明确对侧阴囊内或腹股沟区其至腹内有无睾丸。如对侧阴囊内或腹股沟区甚至腹内有睾丸,则可称为多睾;如果对侧阴囊内或腹股沟区甚至腹内没有睾丸,则应属于睾丸横过异位。

最早证实多睾的是 Blasius(1670)和 Ahfeld(1880)。他们在尸体解剖中发现多睾。1895年 Lane 报告第一例手术所见的多睾。之后有一些似是而非的病例报告。因此必须对多睾进行病理检查。只有在确证附加或额外睾丸有曲细精管者,才可以诊断为多睾。1978年 Pelander 等收集世界文献共有52例,加上自己的1例共53例多睾。这些病例都是经组织学证实的,其中有年龄记录者40例,14岁以下儿童仅有8例。近年来国内也有一些提供组织学证据的多睾个例报告。

(一)病因病理

尚未明确。可能是胚胎早期生殖嵴上皮细胞群异常分裂的结果。

多睾(附加睾或额外睾)可位于阴囊或腹股沟区甚至于腹内。可与下降的正常同侧睾丸共同包裹在一个鞘膜囊内或各自独立。一般附睾和输精管是共同的,也有分别有各自的附睾,或有某种联接再进入同一输精管。血液供应可完全分离,或在精索部合并,或无丰富血液供应。组织学检查,如附加或额外睾丸位于阴囊内,病理切片可含有正常的生精细胞;位于腹股沟区或腹内的多睾,曲细精管萎缩退变,不含生精细胞。当然,多睾位置与病理改变也并非绝对相关。虽有多睾恶变报告,但其发生率极低。

(二)临床表现

一般多无临床症状。偶尔因合并症或并发症就诊。最多见的并发症是腹股沟疝,其次是隐睾,其他还有鞘膜积液、附睾炎、精囊囊肿、精索静脉曲张以及肿瘤。1975年 Renton 报告1例15岁伴有男性假两性畸形。此外,多睾也可发生扭转。

(三)诊断

至今,所报告的病例绝大多数都未能在术前作出正确的诊断。主要原因是外科医师对此畸形认识不足。因此,对腹股沟疝其包块不大,呈实质性、不易还纳时,而阴囊两侧已有2个睾丸者,应高度怀疑多睾畸形。而一些多睾与正常睾丸均在阴囊内,且共同被一个鞘膜囊包裹者,应注意与睾丸肿瘤鉴别。

(四)治疗

多睾虽可恶变,但其发生率极低,预防性多睾切除并非必要,但常常伴有其他先天畸形。对怀疑多睾者,还是应该进行手术探查、活检或(和)切除。

五、睾丸横过异位

睾丸横过异位是一种相当少见的先天异常。1982年 Gauderer 等估计见诸报告者不足100例。一般认为第一个描述睾丸横过异位者应是 Lenhossek。他在1886年所描述的横过异位睾丸是其父20年前所进行的尸体解剖所见。虽有资料表明,在 Lenhossek 报告前6年(1880)Ahlfeld 就曾经有过报告,但是所报告病例更近于多睾畸形而不是横过异位睾丸。1967年 Thevthan 总结33例并加上自己的1例。1980年 Fujita 描述1例并复习了1960年之前的日本文献共有44例。近年国内也有一些个例报告。

（一）病因

目前还不清楚。可能与胚胎发育有关。

1. Kimura(1918)提出，输精管是融合的，那同侧的两个睾丸可能起源于同一生殖嵴。真正的横过异位者，必须是每个睾丸具有分离的输精管。

2. Gupta 和 Das(1960)假设，在胚胎发育的早期，中肾管发生粘连或融合。在一个睾丸下降时，另一个睾丸也跟着下降至同一侧阴囊内。

3. Gray 和 Skandalakis(1972)等认为，大多数患者的输精管仍然分开，那么横过异位必定是发生在较晚时期。

4. 持续副中肾管结构阻碍睾丸正常下降而进入对侧阴囊内。

（二）病理

大多数睾丸横过异位都是经膀胱前壁穿过对侧的腹股沟管，紧贴于正常睾丸的精索。横过异位睾丸多有其自身的血供。但也有报告两个左腹股沟管内睾丸共同接受右侧精索动脉的供应。输精管一般都是分离的，但也有先是分离，在某种水平又融合成单一输精管。横过异位睾丸的组织学差别较大，有的有正常生精功能，而有些则为发育不良的睾丸组织。文献中报告 10 例横过异位睾丸，5 例已有生育；Fujita 复习日本文献 45 例横过异位睾丸，7 例无精子或少精子。

并存畸形：最多见的是隐睾，约占 20%。其他还有尿道下裂、精囊囊肿、肾发育不良、副中肾管退化缺陷等。

（三）临床表现

睾丸横过异位本身并无特殊临床症状。以往报告病例多因隐睾或"疝"进行手术才得以发现。

（四）诊断

早年对本病认识不足，诊断时平均年龄为 21 岁。近年，虽然大多数病例仍非手术前作出诊断，但诊断时平均年龄提前到 4 岁。

如一侧隐睾，对侧睾丸下降而伴有"腹股沟疝"者，应予以考虑。如一侧隐睾，对侧睾丸下降，但于腹股沟部扪及比睾丸增大的实质性肿块，应高度警惕睾丸恶变。文献中已有 6 例报告。其中 5 例为精原细胞瘤，另 1 例为混合瘤，发病年龄均在 25 岁以上。

（五）治疗

对于已经降入对侧阴囊的横过异位睾丸，如无并发症，不必手术将异位睾丸复位固定。如横过异位睾丸处于同侧阴囊以外的位置，则应按隐睾充分游离精索后，恢复其应有的位置并加以固定。

六、附睾畸形

第一例附睾畸形的报告发表于 1851 年。早年附睾输精管畸形极为少见，截至 1949 年 Michelson 等收集世界文献中的附睾输精管畸形者只有 47 例。自 20 世纪 70 年代开始即有许多文献报告，并认为附睾畸形并不少见，尤其常见于隐睾的并发畸形。

发病率：由于对附睾畸形的定义不明确，各家报道的发病率差别极大。并发于隐睾的附睾畸形为19%（Belloli等）、36%（Marshall等）、71%（Elder）。

（一）病因

睾丸由性腺嵴发育。曲细精管汇集在睾门，形成睾网，胎睾形成之后，支持细胞分泌副中肾管抑制物质，抑制副中肾管衍变为子宫、输卵管和阴道。间质细胞分泌睾酮，诱发中肾管发育成附睾、输精管、精囊和射精管。大约在胚胎第12～13周时，附睾与睾丸接合，完成男性内生殖器官的发育。如果胚胎发育在关键时间停滞或延缓，可能造成附睾与睾丸附着异常。在胚胎早期，性腺和中肾管均从胸主动脉的外侧支接受血供，以后睾丸血供来自精索内动脉，而输精管则由髂内动脉供血。在发育阶段，如果发生血管意外，可能出现附睾缺如或输精管节段闭塞或缺如。

（二）形态分类

1971年Scorer和Farrington最早提出一个附睾畸形分类法。以后许多研究者都根据自己的手术所见提出一些修改意见。Belloli等（1994）对456例共522个隐睾手术观察，并以50例成人尸体解剖和96例小儿腹股沟疝或鞘膜积液的手术观察作为对照，提出将附睾畸形分成两类：①正常的单纯变异。②输精管完全性解剖不连接。兹介绍如下（图5-15-1，图5-15-2）：

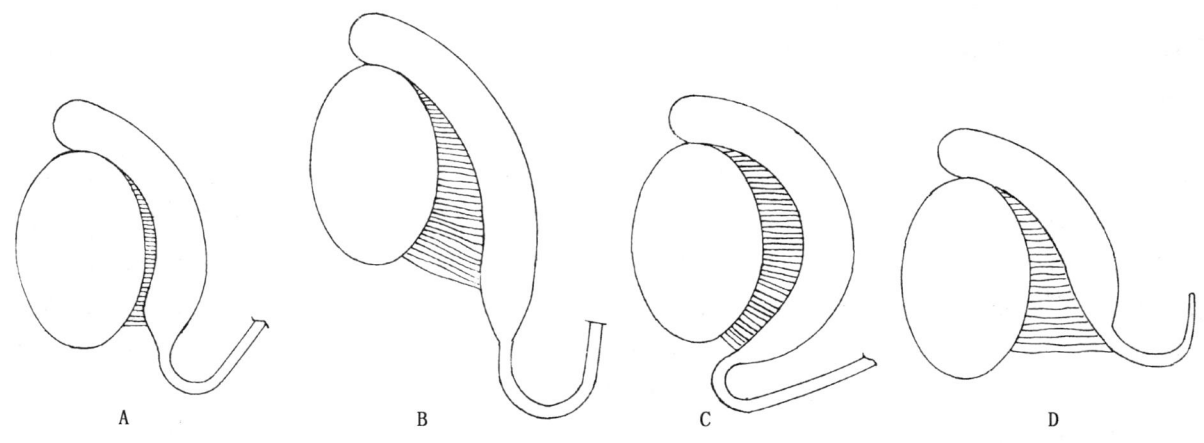

图5-15-1　睾丸与附睾的正常关系及其变异
A.正常　B.附睾尾延长伴长输精管襻

一些研究者也曾对正常下降睾丸进行解剖观察，附睾畸形的发生率明显低于隐睾者，而且病变也轻微得多，大多数只能算作正常的变异。Elder等发现疝和鞘膜积液术中所见的附睾畸形的发生率为31%，而隐睾为62%（$P<0.01$）。对照组中，包括成人50例尸体解剖，均未发现输精管不连接畸形。陶文芳等对26个隐睾进行术中观察，附睾形态正常者14个，形态异常者12个，包括伸长的环状附睾6例、附睾与睾丸分离4例、输精管中段闭锁1例、1例为附睾输精管缺如。异常附睾的光镜检查见附睾输出小管减少，间质纤维组织增生，上皮细胞发育不良；核染色质深染，粗大，胞浆少；固有膜增厚，环形肌发育较差，肌细胞被纤维组织代替。电镜所见，附睾上皮细胞幼稚，核大而圆，核质淡，异染色质少，胞浆不丰富；线粒体、内质网和溶酶体少；基底膜增厚，肌细胞发育差，肌丝少。附睾组织学改变2岁以前还不明显，2岁以后逐渐加重。附睾畸形内环境的

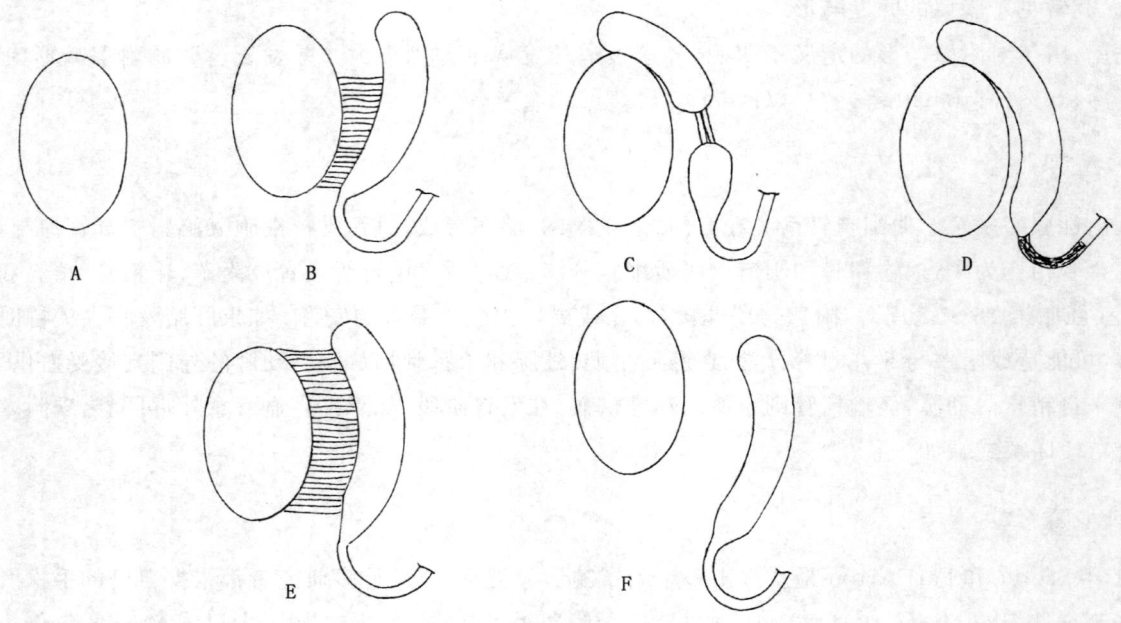

图 5-15-2　附睾及输精管异常伴精道不连接
A.附睾完全缺如　B.附睾头不附着　C.附睾体闭锁　D.附睾尾闭锁
E.附睾体与睾丸完全分离,其间有长睾丸系膜　F.附睾与睾丸完全分离,其间无睾丸系膜

改变,使精子成熟过程受到不同程度的障碍。Gill 等也观察到伴有附睾畸形的隐睾,其睾丸组织也有一定程度的损害,约 31% 的精细胞减少,1% 无精细胞。

附睾畸形的临床意义有:

1. 对生育能力的影响　生精过程在曲细精管内完成,但精子必须在附睾内进一步成熟并获得能量,才具有致孕能力。如果附睾与睾丸分离,精子无从进入附睾。有些畸形虽与睾丸有某些程度的连接,但异常附睾本身也有一些内环境的改变,对精子的进一步成熟也有一定程度的障碍。并发于隐睾的附睾畸形,虽然各家所谓异常的标准不完全一致,但其各组中与疝、鞘膜积液手术中所见或尸体解剖资料比较,其结论都是一致的,即并存于隐睾的附睾畸形明显高于腹股沟疝或鞘膜积液,而且畸形程度也严重得多。未降睾丸本身即有一定病理损害而影响生育能力。如病侧有附睾附着异常,即便隐睾经复位固定后有正常精子发生,但其结果仍然是生育能力受到障碍。

2. 并发睾丸扭转　附睾与睾丸附着异常,特别是附睾与睾丸完全分离,其间仅有少许睾丸系膜相连,该处常是发生睾丸扭转的部位。

3. 有些附睾明显延长或输精管襻进入腹股沟管内或阴囊内　在疝修补术或鞘膜积液手术中,如不注意,容易造成附睾或输精管的医源性损伤。

七、输精管缺如

1755 年 John Hunter 首先发现输精管缺如,至 1948 年文献报道仅 25 例,但 1967 年统计已有 200 多例。

(一)病因病理

输精管来源于中肾管。男性胚胎发育至第 8～9 周,在胎睾分泌睾酮的作用下,中肾管分化出附睾、输精管、精囊和射精管,至第14周完成。在胚胎早期,若中肾管发育停滞或延缓,或供应中肾管的血供出现意外,均可导致输精管的发育畸形,甚至缺如。引起胚胎发育畸变的诱因,可能与遗传(染色体异常)、放射线、化学物质、激素、病毒、环境等因素有关。

输精管发育异常可为单侧性或双侧性。病变为完全性闭锁、完全缺如或部分性缺如,如为阴囊段缺如,称为外缺如;如为盆腔段缺如,称为内缺如。

并发畸形有精囊缺如或纤维化、附睾发育不全,或射精管缺如、肾缺如(单侧)等。

(二)临床表现

多以婚后不育为主诉而就诊。如为双侧畸形,反复精液检查均无精子出现。临床检查外生殖器、睾丸、附睾、精索静脉均无异常,但未能扪及输精管。

(三)诊断

对于成年人婚后多年不育,扪诊睾丸大小、质地正常,附睾、精索血管无异常,但扪不到正常输精管,而精液检查2次以上均无精子者,应首先考虑双侧输精管缺如。其他检查,如精液量、精液黏滞度、pH、果糖测定等,可以作为参考。FSH测定,如FSH升高,提示生精细胞受损;如FSH正常,提示输精管梗阻所致。睾丸活检对输精管缺如的确诊并无帮助。

(四)治疗

目前对双侧输精管缺如者尚无满意的治疗方法。Hanly(1955)试用人工形成精囊囊肿,然后抽取精液进行人工授精。Schmidt(1976)采用大隐静脉、睾丸鞘膜形成人工精囊后,再抽取精液进行人工授精。无论是哪种方法,致孕率均极低,难以在临床上广泛开展。对于迫切要求自己生育孩子的夫妇,可采用供精者精液进行人工授精较为方便可靠。

八、前列腺囊

前列腺囊并不少见。在Morgagni首次描述前列腺囊后的19年,Anrold(1869)报告第一例尸体解剖所见的前列腺囊,位于膀胱后中部。该例为妊娠7个月胎儿,因腹部肿块致产程延长而死亡。以后有许多病例报告,并出现一些不同的命名,如前列腺囊、前列腺窦、精阜囊肿、副中肾管囊肿等。Myers及其同事Barret和Kelalis认为前列腺囊和副中肾管囊肿应是两个独立的临床实体。但Schuhrke和Kaplan认为并无强有力的证据支持。

(一)病因

在胎儿性腺分化发育之前,每个胎儿都具有中肾管和副中肾管。中肾管在内侧,副中肾管在外侧。如果受孕胚胎含有Y染色体,Y染色体短臂的睾丸决定因子(testis-determining factor,TDF)引发原始性腺于妊娠第6周发育为睾丸。胚睾形成之后,于第7周,支持细胞分泌一种非甾体的物质,称副中肾管抑制物(MIS)。当两侧副中肾管向内侧靠拢时,受到MIS的局部抑制而退化,仅遗颅侧端和尾侧端部分残余。颅侧端附着在睾丸上部,形成睾丸附件,尾侧部互相融合并附着在尿生殖窦的颅侧。胚胎4周时尿生殖窦上皮向前列腺囊(副中肾管末端融合部分)生长,最终与前列腺囊平面相遇,融合并与前列腺囊结合。妊娠5个月时,这些实质性索条出现空腔，形成囊洞。因此，前列腺囊是由两种不同组织起源构成的，颅侧部分来自副中肾管，尾侧部分来自尿生殖窦。

Zondeck(1982)认为，前列腺囊患者大多没有精阜。他检查的5例前列腺囊患者中，有4例输精管长入其中。其他人也已证实这点。从这点看，前列腺囊的胚胎发生尚有疑问。因为前列腺囊是副中肾管结构，而输精管则是来自中肾管，难以解释。

(二)病理

Schuhrke总结了英语文献中的88例，其中有病理资料者31例。包括6例(19%)无上皮细胞；10例(32%)被覆立方或低立方上皮；3例(10%)被覆移行上皮；6例(19%)被覆鳞状上皮，3个囊肿见有局灶性鳞状上皮化生；4例(13%)膀胱腺瘤或膀胱纤维瘤；子宫内膜腺癌和鳞状上皮细胞癌各1例。可并发囊内结石和肿瘤形成。

常见的并存畸形为尿道下裂，异位尿道口越是近端型者，并存前列腺囊的发生率越高。Shima(1979)统计了254例男性尿道下裂并存的前列腺囊的发生率分别为：阴茎头型3.4%，阴茎体型10.8%，阴茎阴囊型9%，阴囊会阴型34.5%。搜集88例前列腺囊有并存畸形记录者69例，尿道下裂者占27%，其中阴茎阴囊型占89%。前列腺囊还可能影响正常射精而引起生育障碍。其他的并存畸形还有隐睾和肾不发育或发育不全。

(三)临床表现

根据前列腺囊的大小不同、引流是否通畅以及有无感染而有不同的临床表现。小的前列腺囊可终身没有临床症状。比较常见的临床症状可能有：

1. 下尿路刺激症状　如尿频、尿急和排尿困难。
2. 尿路梗阻症状　如排尿踌躇、尿流率降低、排尿时间延长。
3. 附睾炎　小儿比成人更为多见。

比较少见的临床表现有尿潴留、尿道口脓性分泌物排出、终末血尿、会阴部或腹部疼痛等。少数病例有阴茎勃起功能不全或下腹部包块。

Kenawi曾随访82例尿道下裂术后性功能情况，77例(93.9%)有满意射精。另5例中有1例无自然射精者，该例为尿道大憩室，犹如精液储藏器；另4例射精慢而微弱者，分别为尿道憩室、尿道球部增宽、远端尿道梗阻和前列腺囊。

(四)诊断

对于有下尿路症状者，特别是近端型尿道下裂伴有隐睾者，应考虑并有前列腺囊。直肠指检可以扪及大小不等的囊性肿块。但对前列腺后的肿块，应与精囊囊肿、前列腺内囊肿、前列腺脓肿、畸胎瘤、中肾管囊肿、腹膜后肿瘤、膀胱憩室和棘球蚴囊肿等进行鉴别。排尿性膀胱尿道造影是一种很有力的诊断手段，如见到精阜水平后尿道有憩室样显影，则应首先怀疑前列腺囊。尿道镜检查，经前列腺囊开口插管造影，如无子宫颈显影，则是尿生殖窦融合畸形，可以确诊为前列腺囊。

(五)治疗

小的引流良好又无感染的前列腺囊不需治疗，但应密切随访。对反复出现临床症状，特别是小儿出现反复发作的附睾炎，或并发囊内结石，或盆腔内甚至腹部可扪及的前列腺囊，则应予手术切除。

手术治疗可经耻骨上膀胱外,或经膀胱或经会阴进行前列腺囊切除术,但有损伤精囊或输精管的可能。

第十六节 性别畸形

小儿性别畸形是一组涉及遗传、解剖、生理、心理和社会诸多领域的重要疾病,需要尽早明确诊断并决定恰当的抚养性别。如未及时处理可带来严重不良后果,诸如因代谢紊乱引起婴儿早期死亡、青春期出现异常第二性征、性腺恶变以及性别选择不当所致的精神创伤等。应通过检查染色体、激素代谢、内生殖管道解剖及性腺组织学等资料的分析,作出合理抚养性别的决定。

(一)正常性别分化过程

1. 男性 分化过程见有关章节,如隐睾、尿道下裂。

2. 女性 内外生殖器官女性分化为一自主过程。Jost对胎兔的研究证明,切除两种性别胎仔性腺后,内外生殖器沿雌性发育。组织学上在胎儿后期才有卵泡形成并开始有卵巢激素分泌,表明卵巢在女性生殖器官分化过程中未起作用(图5-16-1)。

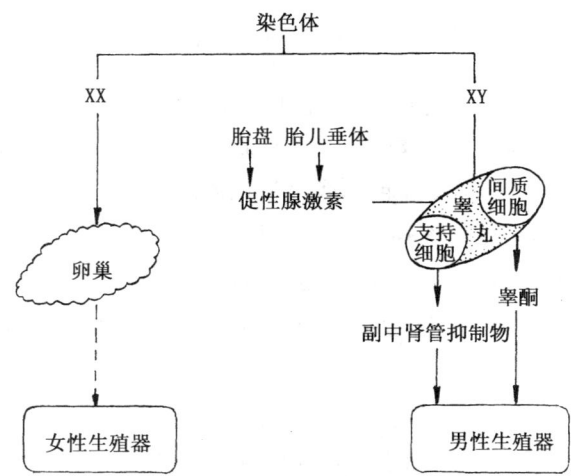

图5-16-1 性别分化过程之一

胎儿第9周时中肾管开始退化,其后副中肾管分化成为输卵管,其尾端融合形成子宫体、颈及阴道上1/3。外生殖器分化亦为自主过程,开始于孕第8周左右,生殖结节分化为阴蒂、阴唇,阴囊隆起形成大阴唇。阴道下部由尿生殖窦发生(图5-16-2)。

(二)病因及发病机制

性别畸形是胎儿在异常激素影响下发育的结果。可由染色体或其所含遗传物质异常、性腺自身缺陷或激素靶器官的缺陷,以及由胎儿肾上腺产生或由母体所传递的异常激素浓度等所引起。

1. 染色体异常 卵巢正常分化需要两个X染色体,如Turner综合征,其核型为45,XO,性腺呈纤维条索且不产生激素。睾丸发育则需要位于Y染色体上的遗传物质。真两性畸形有睾丸及卵巢两种组织,染色体

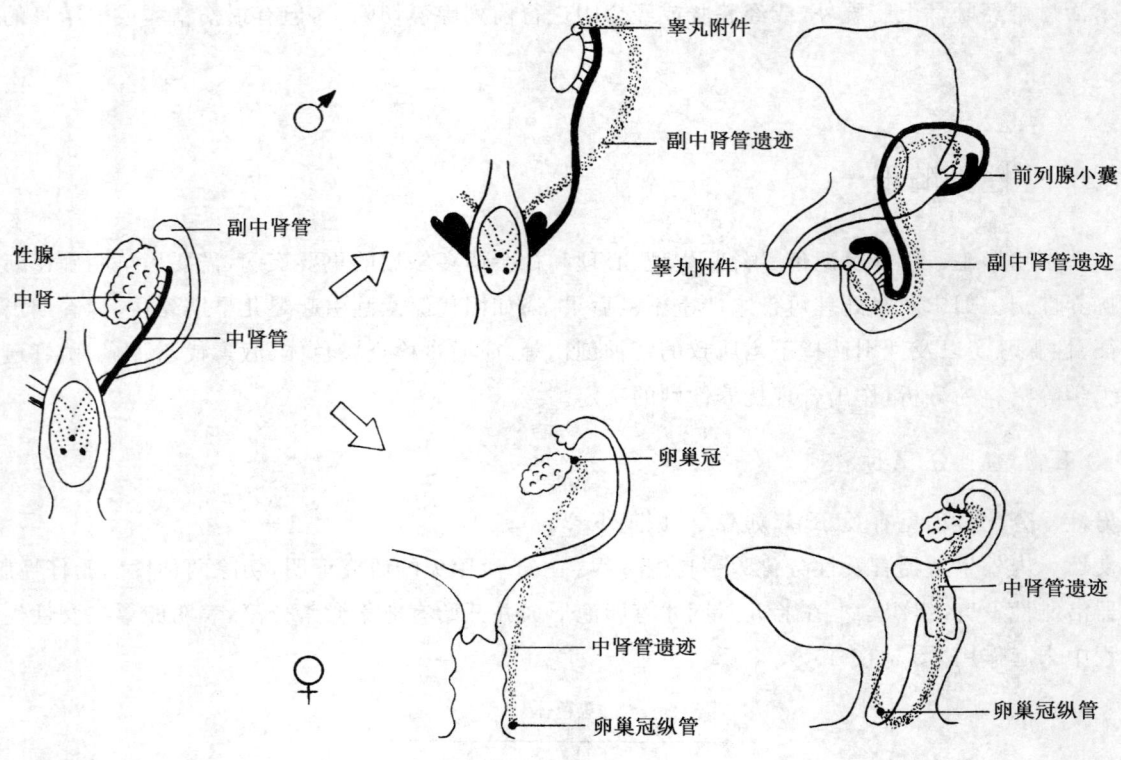

图 5-16-2　性别分化过程之二

可为 46,XX/46,XY 的嵌合型,但临床上多数为 46,XX 而无嵌合型,同时也发现有 46,XX 正常男性,这些情况可能系性腺分化的决定基因移位到 X 染色体或常染色体所致。

2.原发内分泌疾病　在男性,外生殖器性别畸形可由睾丸产生激素不足或不恰当所引起。如睾丸发育不良、组织学有异常且产生睾酮、MIS 浓度不足,造成外生殖器不完全男性化,中肾管衍化器官退化,副中肾管结构持续存在。而睾丸产生 MIS 障碍,可有正常男性内、外生殖器官,但另有输卵管、子宫及开口于尿道精阜处的前列腺囊存在。

因为女性化是自主发生的,卵巢发育不良不引起外生殖器性别畸形。但女性胎儿可因自身肾上腺产生的雄激素或由母体胎盘传递的雄激素的作用而引起男性化,因中肾管在肾上腺开始有功能时已退化,所以男性化仅限于外生殖器。

3.靶器官障碍　由于靶细胞内代谢过程中一个或多个步骤的障碍,外生殖器及中肾管对胎睾分泌的睾酮无反应,这类雄激素不敏感症中的重要代表为睾丸女性化综合征。睾丸在组织学及功能上属正常,但包括外生殖器在内的靶器官对睾酮完全无反应,患者呈女性表征。因 MIS 产生及作用无障碍,子宫及输卵管发育完全受抑制。而由尿生殖窦形成的部分阴道可发育成短的盲端阴道。这些细胞内的缺陷可为不完全性的,引起程度不同的性别畸形表现。

(三)分类

以临床应用为目的,依据性腺组织学,将性别畸形分为 4 类(图 5-16-3)。

1.女性假两性畸形　卵巢组织学正常,染色体核型均为 46,XX,而外生殖器表现为程度不同的男性化。此类最主要的代表为先天性肾上腺增生症(肾上腺性征异常症)。

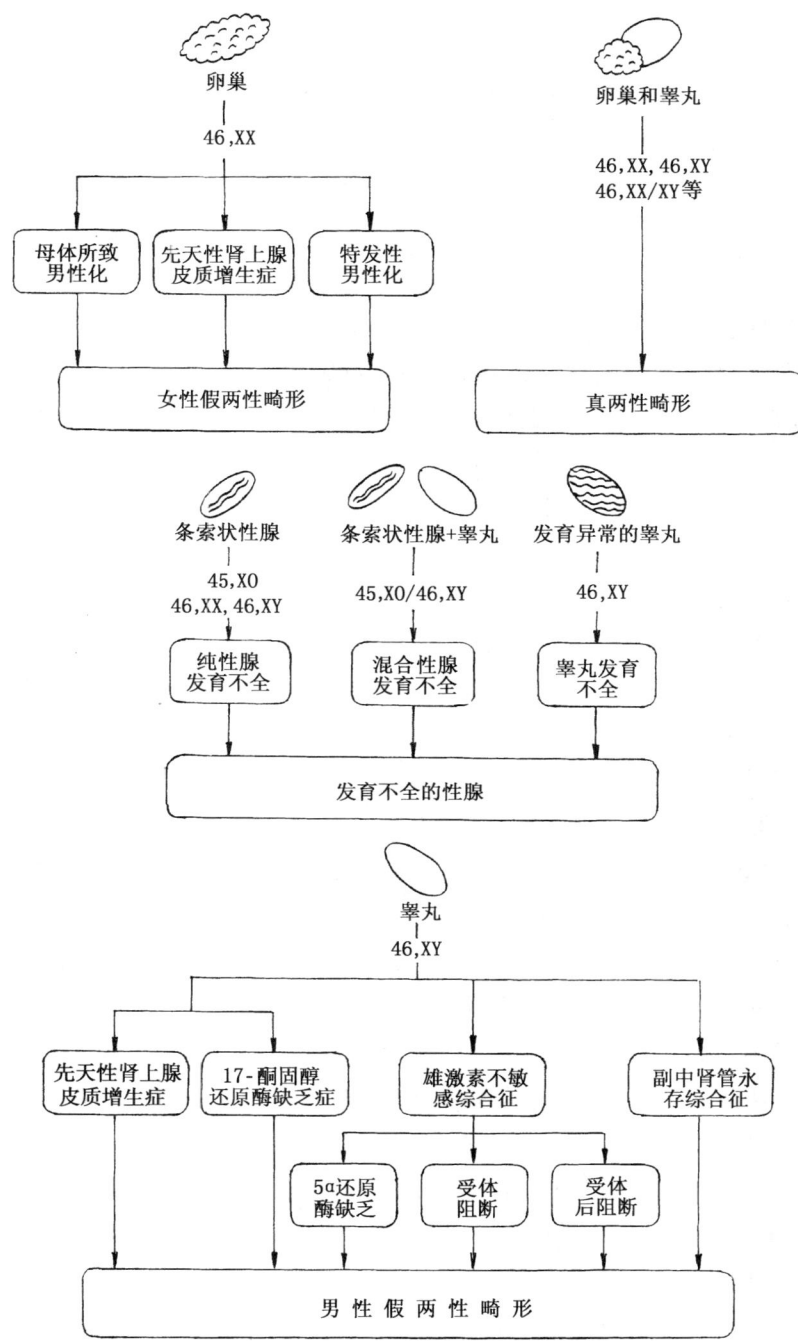

图 5-16-3 性别畸形分类

2.真两性畸形 在同一患者有卵巢及睾丸两种性腺组织,染色体核型及外生殖器表现不定。

3.男性假两性畸形 睾丸组织学正常,染色体为 46,XY,外生殖器表现部分或完全男性化障碍,即各种雄激素不敏感综合征。

4.性腺发育不良 性腺部分或完全为纤维性基质所替代。外生殖器表征及染色体核型不定,但染色体多为 XY 及 XO 的嵌合型。

(四)诊断

1. 临床判断　首先仔细采集病史,许多性别畸形为家族性隐性遗传病。病史中注意亲属中生殖器异常、青春期发育异常、婴儿早期死亡或不育症等;母亲妊娠期药物史,特别是流产的治疗或应用避孕药物史等。相同病种的患者,外生殖器表征亦有差异,单独从体检不能作出肯定诊断,但可作出意向性结论,如一侧性腺可以扪到则不是女性假两性畸形,因卵巢位于腹腔内。应注意阴茎发育程度、尿道开口位置,若阴茎发育好,提示在宫内曾有相当水平睾酮存在。直肠指检可触诊有无子宫。其他有意义的体征有促肾上腺皮质激素(ACTH)增高引起的皮肤色素异常,提示先天性肾上腺皮质增生;年长儿身材矮小可怀疑为 XO 染色体系;类库欣综合征或男性化表现,应考虑有功能性卵巢或肾上腺肿瘤存在。

2. 颊黏膜涂片检查　有第二个 X 染色体者,颊黏膜涂片通常有 20%～30%细胞核周围有致密小点(Barr 小体或称 X 小体),也有可能为荧光染色辨认出 Y 染色体。临床上考虑先天性肾上腺皮质增生时,颊黏膜涂片可作为筛选检查,若激素水平检查支持诊断,可以不作进一步染色体检查。但颊黏膜涂片提供信息有限且对 1 个月内的新生儿结果不可靠,对其他类型性别畸形应进行完整的染色体核型检查。

3. 染色体核型　一般取小样本静脉血,未成熟儿可取骨髓作染色体核型检查。至少应检查 40 个淋巴细胞才有合理准确性。46,XX 核型存在于女性假两性畸形、多数真两性畸形以及 XX 型性腺发育不良。46,XY 核型存在于所有男性假两性畸形、XY 型性腺发育不良及部分真两性畸形。混合性腺发育不良的基本规律是 46,XY/45,XO 的嵌合型,而 46,XY/46,XX 或其他组合也存在于真两性畸形中,嵌合型通常能从血液检查鉴定,不必作其他组织学检查。

4. 生化检查　先天性肾上腺皮质增生有多方面代谢缺陷,有的尚伴有低钠、低钾血症,代谢酸中毒或低血糖等。由于 21-羟化酶缺乏引起的性征异常是性别畸形中最常见的,因此血中 17-羟孕酮检测对不能扪及性腺的性别畸形是很有价值的筛选检查。尿中 17-酮类固醇及孕二醇滴定度升高也有价值。这类病例也可伴有低血容量,血浆肾素检测是判断低血容量的一种较敏感的指标。

血浆睾酮浓度升高支持先天性肾上腺皮质增生或存在有功能性睾丸组织。由于小儿正常值范围较宽,诊断价值受限,应用 HCG 刺激试验可有帮助。对雄激素不敏感综合征的生化诊断在成人容易进行,在儿童判断则较困难。简单的办法是观察应用外源性睾酮后,阴茎、阴囊是否有反应来作出判断。

5. 生殖道造影　应根据需要进行选择,一般在其他检查之后进行。对女性假两性畸形的患儿,生殖道造影的目的是了解阴道开口进入尿生殖窦的平面,特别是与盆底的关系,对计划阴道成形手术时有价值。其他类型的性别畸形,其价值在于确定有无阴道、子宫或宫颈轮廓。由于生殖道造影在不同病种可出现相似影像,在同一病种内也有差异,因此造影本身不是诊断性的。

多数性别畸形可显示大小、轮廓差异较大的阴道。先天性肾上腺皮质增生的阴道长度及大小与男性化程度呈反比,但子宫体颈及输卵管属正常。雄激素不敏感综合征患者的阴道短小伴有圆形穹隆,通常不高于耻骨上支平面,有的可见模糊、扭曲的输精管起于穹隆。性腺发育不良综合征及真两性畸形,常仅见子宫管轮廓而宫颈因退化显示不清。

6. B超检查　先天性肾上腺皮质增生患儿盆腔超声图可显示膀胱后发育较好的子宫。对其他性别畸形,B 超检查价值有限。在真两性畸形,超声可能探及膀胱后子宫或卵巢,因腹内睾丸回声密度低难以肯定。

7. 性腺组织学检查　除先天性肾上腺皮质增生及一部分雄激素不敏感综合征的患者,其病因可用生物化学方法确定外,其他性别畸形则依赖性腺组织学检查。能扪及性腺者可经由腹股沟切口探查,必要时切口可延伸探查腹腔。不能扪及性腺者应作腹腔镜或剖腹性腺探查。术中注意性腺颜色、坚韧度,性腺门有无结节,在邻近组织中寻找附睾、输精管或输卵管。取性腺活检时,若标本显示为间质,则应尽可能达到中心部分,以免遗漏卵巢及睾丸组织相互覆盖的卵睾。对患者进行进一步处理均应在得到组织学诊断之后。如治疗选择方案已事先确定,对有经验的手术及病理医师,在经冷冻切片确定诊断后,根治性矫治手术可于同次手术进行,但较多情况首次手术仅限于性腺活检。

(五)治疗

1. 性别确定　任何婴儿有表 5-16-1 所记录的外生殖器临床表现之一应进行详尽检查,包括生化、染色体及影像学检查等,根据结果确定是否需要做性腺活检,在肯定诊断后决定恰当抚养性别。下列因素在作抚养性别决定时应仔细加以考虑。

表 5-16-1　两性畸形检查的临床表现

类　　型	临床表现
男性表型	双侧睾丸不能扪及 会阴型尿道下裂 单侧睾丸未降,合并尿道下裂
中 间 型	非男非女的生殖器
女性表型	阴蒂肥大 疝囊内性腺 融合阴唇

(1)就诊时年龄　是一重要的确定抚养性别因素,一般公认建立性别身份的年龄约在 2.5 岁,超过这一时期改变性别可能会发生心理障碍。例外的情况是,最初的性别选择证明是错误的,并应作精神鉴定表明性别转换对其更为适合时才能改变性别。

(2)生育潜力　女性假两性畸形不论其男性化严重程度如何均有潜在生育力,因此应作女性抚养。个别例外是已有完全形成的阴茎且已被误作男性抚养,就诊时已在年长儿期,维持男性角色并切除内生殖器官是恰当的。因其他性别畸形生育多有严重受损,因此,此项不作为确定性别的指标。

(3)解剖学因素　阴茎大小应作为男性抚养时考虑的首要指标。估计时应注意海绵体容积,排除阴茎下曲及耻骨前脂肪增厚造成的假性小阴茎表征。对阴茎发育潜力,特别是部分雄激素不敏感者的估计有一定难度,因此可先给试验疗程睾酮治疗,对反应好者可作男性抚养。由于在技术上已能使尿道下裂修复,在外观及功能上均十分满意,因此尿道下裂的严重性不作为决定性别的因素。

考虑女性抚养,容积大而低位的阴道是有利的,但无重要性,因为手术治疗可作阴道成形术。

(4)内分泌功能　由于外源性雌激素及睾酮用药方便,性腺产生激素的功能不是确定抚养性别的主要因素。若性腺有功能,应保留与抚养性别相应的性腺。女性假两性畸形卵巢是正常的。真两性畸形及混合性腺发育不良的睾丸在儿童期可能表现有较好功能,但成年后逐渐衰减,最终均需补充睾酮。

(5)恶性变　性腺恶变的可能性应在性别确定时加以考虑,由于 46,XY 条索状性腺较常见恶性变,应切除。对睾丸显示发育不全或组织学难属正常但滞留腹腔不能下降的亦宜切除。对有轻度雄激素不敏感、混合性腺发育不全或真两性畸形保留睾丸固定于阴囊便于长期观察。

性别畸形婴儿一般性别确定见表 5-16-2。

表 5-16-2　两性畸形婴儿的性别确定

病　　名	性别确定
女性假两性畸形	
先天性肾上腺皮质增生症	女性
其他	女性
真两性畸形	不定
男性假两性畸形	
5α还原酶缺乏症	不定
受体障碍	女性
副中肾管永存综合征	男性
先天性肾上腺皮质增生症	不定
17-酮类固醇还原酶缺乏症	不定
性腺发育不全	
纯性腺发育不全	女性
混合性腺发育不全	不定
睾丸发育不全	不定

2.手术矫治

(1)手术时间　作女性抚养的婴儿,一般可在6个月龄左右行阴蒂缩小及外阴阴道成形术,这样可减少父母的焦虑并便于按女性抚养。对先天性肾上腺皮质增生的婴儿应先用激素替代治疗使病情稳定。严重男性化伴有高位阴道的矫治可在1岁以后进行。由于早期手术有较多狭窄及阴道损伤的可能性,有人主张手术推迟至年长儿甚至到青春期进行,除非因尿液滞留阴道并有继发感染被迫早期手术矫治。对作男性抚养者,未降睾丸需保留的可在性腺活检时同时作睾丸固定术。阴茎下曲矫正及尿道成形术可于1岁后一期进行。

(2)女性假两性畸形手术

1)阴蒂缩短术:手术要点是保留阴蒂头及阴蒂背侧神经血管束,切除阴蒂体及阴蒂背侧过多皮肤,将阴蒂头固定于耻骨骨膜上。

2)阴道成形术:阴道成形主要包括切开尿生殖窦,显露外阴,插入会阴部皮瓣以扩大阴道外口。对轻度尿生殖窦融合者,只需在中线向后切开,缝合阴道上皮及会阴皮肤即可。但常有阴道狭窄及发育不良,可切开并插入带血供的会阴皮瓣。

(3)男性假两性畸形治疗　完全性雄激素不敏感综合征,外阴表征为女性,无明显畸形,其睾丸可留在原位至青春期,因而有自然乳房发育,但如有阴蒂长大,应将睾丸切除,需雌激素诱导青春期并长期维持激素治疗。

多数男性假两性畸形生殖器性别不明确,由于到青春期男性化发育很差,包括小阴茎及融合会阴,均宜按女性抚养。对小阴茎可于婴儿早期先用睾酮试验治疗,除非有明显反应,阴茎能达到相应年龄正常范围,最好仍作女性抚养。小阴茎患儿,单纯切除阴茎干海绵体及球部尿道就像女阴,可保留阴茎背侧神经血管束及阴茎头,包皮侧面及阴茎体皮肤可向下推进在切开的尿道两侧形成小阴唇,并将小皮瓣翻入球尿道部位以免会阴部挛缩。如有副中肾管演化的短阴道,则在尿道外置时将皮瓣翻入以扩大阴道口,对无残存阴道者可在阴道模型支持下游离全厚皮瓣移植或用肠段代阴道,同时应作睾丸切除。

一、女性假两性畸形

(一) 先天性肾上腺皮质增生症

女性假两性畸形的男性化表现是皮质醇合成过程中发生障碍,引起雄激素增多的结果。在已了解的皮质醇合成过程的诸多缺陷中,有3种为引起女性假两性畸形的原因,其中21-羟化酶和11-β羟化酶缺乏占所有病例的95%。本症为一种隐性遗传疾病。

1.分类

(1)21-羟化酶缺乏　占先天性肾上腺皮质增生症的90%左右。已报告的发病率为1/15000,也有迟发病例的报告。提示先天性肾上腺皮质增生是所有遗传代谢性疾病中最常见的。21-羟化酶活性的障碍导致脱氧皮质醇及皮质醇合成减少,负反馈作用引起垂体ACTH分泌增加,从而促使肾上腺皮质产生更多合成障碍之前的代谢产物,如17-羟孕酮及17-孕烯醇酮。这些产物为17-20裂解酶代谢为脱氢表雄酮及雄烯二酮,后者在外周末梢转化为睾酮(图5-16-4)。

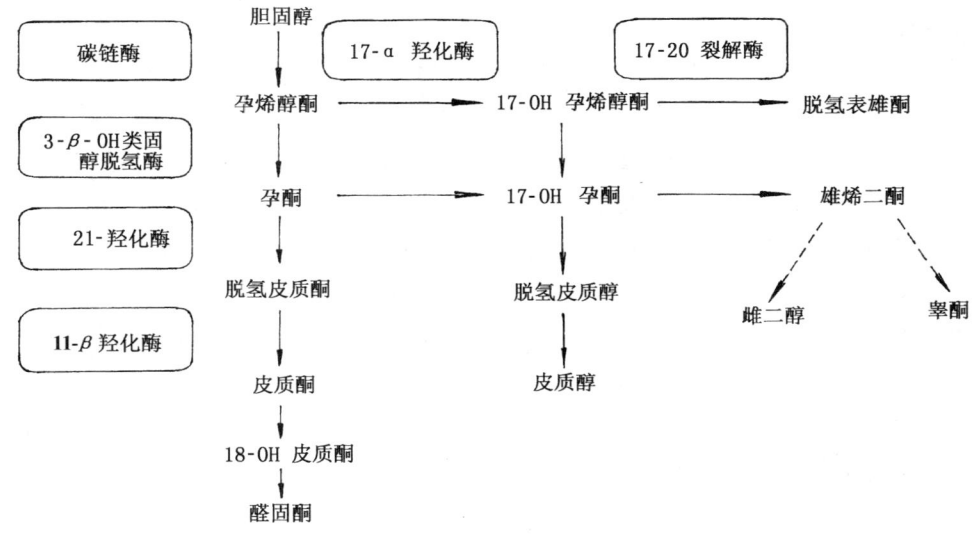

图 5-16-4　羟化酶缺乏

1)临床特点:有不同程度男性化表现,如阴蒂长大伴下曲畸形、尿液从基底部单一尿生殖窦开口排出。因ACTH作用,阴唇皱褶增多,色素加深。有的病例则仅有轻度阴蒂肥大。

未经治疗,婴儿生长较迅速且有肌肉发达、骨龄提前,骨骺可早融合致使患儿最终矮小,可有阴毛、腋毛早熟生长及痤疮、汗腺成熟等。至青春期无月经来潮,乳腺不发育。由于可有醛固酮减少,患儿中有1/2～2/3可有盐丧失表现。重症患儿可因呕吐、脱水及循环衰竭或合并高血钾等而早期死亡。

因副中肾管正常发育,而中肾管在雄激素水平增高前已退化,所以内生殖器官完全为女性,仅卵巢可能呈多囊性。

2)诊断:血浆17-羟孕酮和雄烯二酮浓度增高可确立诊断,前者为一特别敏感的标记物,常较正常高几百倍。在不能测定17-羟孕酮时,也可测定其主要代谢产物孕二醇类及17-酮类固醇。皮质醇及11-脱氧皮质醇合成虽减少,但检测结果常在低限正常范围,因此诊断价值较小。应注意血浆电解质及血压监测,虽然在早期可以无症状特点,严重病例有血钠降低,血钾浓度升高。即使醛固酮合成轻微减少的轻型病例,血浆电解质可能在正常范围,但作血浆肾素浓度测定可有升高。因此血浆肾素对尿中醛固酮的浓度的比率可作为诊断及监测治疗有价值的指标。

超声波盆腔扫描可见发育良好的子宫,生殖道造影可显示容量大的阴道及正常轮廓内生殖管道。造影的价值主要了解阴道汇入尿道的平面。

(2)11-β羟化酶缺乏　占先天性肾上腺皮质增生病例的10%略低。由于也造成17-羟孕酮增多,可出现21-羟化酶缺乏所引起的相似男性化症状。不同的是11-β羟化酶缺乏也引起去氧皮质酮增加,可导致盐潴留,约2/3的患儿可有高血压,但一般到儿童期症状才明显。外生殖器男性化愈重者更有可能发生高血压。

依据临床表现,17-羟孕酮及血清去氧皮质酮、11-脱氧皮质醇水平升高可确定诊断。血清钠多正常,血钾正常或降低,血浆肾素浓度降低。轻型病例只有在ACTH刺激之后,有特征的生化检查结果才较明显。

(3)3-β羟类固醇脱氢酶缺乏　本病非常少见,其代谢障碍发生于皮质醇代谢过程早期,引起17-羟孕烯醇酮和脱氢异雄酮的积聚,由于后者雄激素作用较弱,所以男性化属轻型,多数仅有中度阴蒂肥大及轻度大阴唇皱褶,尿道及阴道融合形成尿生殖窦或分别开口于会阴。典型病例尚有严重盐丧失且早期死于循环衰竭和高血钾。轻型者醛固酮合成量足以维持一定血钠水平。诊断依靠血浆脱氢异雄酮及17-羟孕烯醇酮浓度增高合并血浆醛固酮及皮质醇水平降低。

2.筛选检查　由于遗传学的进展,现在知道引起21-羟化酶缺乏的基因位于染色体6的短臂上,负责编码的11-β羟化酶基因位于染色体8的长臂上。在单纯男性化、伴有盐丧失以及晚期发病等各类病例之间有明显的遗传学差异。这些遗传学进展与不断改进的生化检测的应用使得先天性肾上腺皮质增生的产前诊断已有可能。应用最广的是在妊娠4~5个月间检测羊水中17-羟孕酮浓度,与羊水细胞HLA定型联合应用使检测结果可靠性有所提高。近年来,先天性肾上腺皮质增生的诊断也可于妊娠3个月时在绒毛膜上用HLA-DNA探针及绒毛活检等进行。通过给母亲应用地塞米松,来防止女性胎儿男性化。

3.治疗　先天性肾上腺皮质增生的内科治疗包括用可的松替代不足的皮质类固醇,减少ACTH刺激肾上腺皮质。在整个儿童时期一直需要维持剂量的可的松,并在出现临床症状及手术期间增加剂量。一般应根据17-羟孕酮水平、躯体生长、手腕照片了解骨龄等,以调整维持剂量。对伴盐丧失者还应给氟氢可的松,剂量调整至维持血浆肾素在正常水平。年长儿可通过饮食疗法代偿盐丧失,但急性发病期应使用氟氢可的松以预防循环衰竭。

只要有男性化外生殖器,不论程度轻重均需行阴蒂成形及外阴阴道成形手术。

(二)外源性因素所致的男性化

母亲在孕期头3个月因治疗复发性流产服用促孕药物可致女性胎儿男性化,但一般外生殖器男性化程度较先天性肾上腺皮质增生为轻。母体内存在功能性的肾上腺或卵巢肿瘤也可以引起胎儿男性化,但这种情况十分罕见,母亲体征表现可提示该潜在病因。

二、真两性畸形

多数病例为散发性,在笔者研究的家系中,表明这种畸形为常染色体隐性遗传病。

(一)临床表现

1. 外生殖器　真两性畸形外生殖器表征差异很大,可表现为男性伴阴茎阴囊型尿道下裂、性腺完全下降,也可外观呈女性伴轻度阴蒂肥大,但多数倾向男性化。有发育较好的阴茎伴下曲畸形,尿道下裂部单一尿生殖窦开口,阴唇阴囊褶不对称。按男性抚养者到青春期出现乳房发育或周期性血尿,女性表征者青春期出现男性化,有少数病例直到成人因不育症检查才明确诊断。

2. 染色体核型　以46,XX核型为多见,也可有46,XY及嵌合型。可有地区性差异,如在欧美地区以嵌合型常见,主要以46,XX/46,XY和47,XXX/46,XY为多;在日本约50%的病例为46,XY核型;而在非洲也以46,XX核型占多数。这种地区差异原因尚不清楚。

3. 性腺　具有睾丸及卵巢两种组织,常见的性腺排列形式为双侧卵睾,但可有其他任何组合形式。睾丸组织趋向多出现在右侧,卵巢组织至少有一发育良好的卵巢滤泡存在。大多数卵睾两种组织成分两极分布并有清楚界线,一部分形成分离结节位于性腺门或为另一组织套状包绕等类型则属罕见。

组织学上卵巢通常发育较好,但滤泡较正常少,儿童期外形维持稳定,到青春期滤泡成熟伴有排卵。睾丸组织出生时排列较正常,Leydig细胞位于形成良好的精曲小管之间,但随着年龄增长小管不能发育成熟,间质组织内纤维化增加,到成年时仅少数有精子形成。

性腺的内分泌功能与组织学改变平行,卵巢可产生雌激素、孕激素,已在活体组织培养及试管内检测等得以证明并维持至成年早期阶段;而在出生后短时期产生睾酮可较正常,但随年龄增长而衰减。

肿瘤可以发生于两种性腺成分之一,最常见的类型为性腺母细胞瘤与无性腺细胞瘤。Van Niekerk认为恶变发生率约为4%。

4. 内生殖管道　解剖结构与同侧性腺性质平行,卵巢一侧通常有发育良好的输卵管和完全退化的中肾管;部分或完全下降睾丸一侧,有良好的附睾及输精管形成,副中肾管退化,表明有足量睾酮及MIS分泌;在卵睾则通常有两种管道系统存在,其发育程度与卵睾两种组织的容积比例有关,子宫常有退化。即使充分男性化,仍有阴道存在并在低于盆底平面开口于尿道,应属真两性畸形的特点。

(二)诊断

在完成染色体、影像学及内分泌检查后,应进行诊断性剖腹术。染色体核型以46,XX多见,亦可有特征性嵌合型。盆腔B超检查可发现子宫、阴道。生殖道造影可显示阴道、子宫、一侧或双侧输卵管等非特殊性发现,但对计划处理方面有帮助。

内分泌检查可在用HCG刺激后进行,血浆睾酮及雌二醇浓度上升表明有功能性睾丸及卵巢组织存在,在术后用来判断不保留的性腺组织是否已完全切除是很有价值的。

真两性畸形的最后诊断决定于性腺探查活检,组织学上确定有两种性腺组织存在。

(三)处理

真两性畸形在抚养性别上较其他性别畸形选择余地更大,有利于作男性抚养的条件是阴茎发育良好、睾丸容积较满意且已下降或易于使之下降入阴囊,但因内分泌功能将逐渐下降,青春期时多需要补充激素。性腺以卵巢为优势者宜作女性抚养,因其常有阴茎发育不良而子宫发育好,且完成女性外阴阴道成形亦无困难。只要解剖条件允许,在决定抚养性别时,应将家长愿望加以考虑。

手术处理应包括切除所有不恰当的性腺和管道组织,并根据抚养性别完成相应的外生殖器成形手术。对男性抚养者,必须将保留的睾丸组织固定于阴囊内,尿道下裂可在18个月龄左右进行修复。

三、男性假两性畸形

这一类患者的睾丸组织学正常,外生殖器性别畸形是由于靶组织对睾酮不敏感或系睾酮生物合成中的缺陷所引起。

（一）雄激素不敏感综合征

睾酮是睾丸产生的主要循环雄激素,在会阴区睾酮经5α还原酶转化为更强的双氢睾酮并对周围组织发挥作用。睾酮直接刺激附睾输精管分化,对垂体控制黄体生成素（LH）及精子生成素（FSH）分泌起负反馈作用。在某些组织,睾酮首先在细胞内经芳香族酶转化为雌激素,这一途径与性分化的相关性目前尚不明确。现在已知的睾酮在细胞内代谢的主要步骤如图5-16-5所示。临床上的各种综合征现在认为是这一活动序列上某一部分或完全障碍的结果。

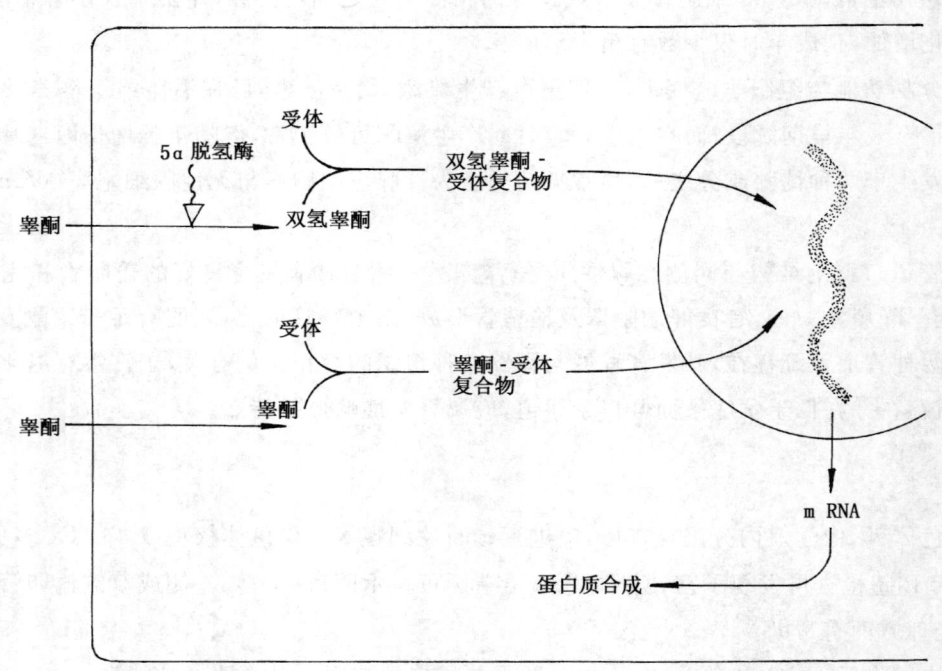

图 5-16-5 雄激素不敏感综合征

1. 5α还原酶缺乏症　亦称假阴道会阴阴囊型尿道下裂(pseudovaginal perineoscrotal hypospadias),为常染色体隐性遗传病。

(1)临床特点　出生时外生殖器呈女性,伴有中等程度阴蒂肥大,尿道在尿生殖窦内,部分患儿有短阴道,分别开口于会阴,睾丸未降或腹股沟扪及一侧睾丸。至青春期患儿出现进行性男性化,声音低沉,阴茎长大,有男性型阴毛、腋毛,睾丸部分下降,但面部毛发稀少,痤疮少见,乳腺不发育或很小。这些变化系由于青春期睾酮分泌高潮所致,也表明儿童时期5α还原酶代谢途径的重要性已下降。

(2)诊断　对成人检测发现血浆睾酮对双氢睾酮比率增加可确立诊断。但婴儿、儿童由于差异太小而不能准确测量,需应用促性腺激素刺激后方可反映出来。也可取患者会阴部皮肤作成纤维细胞培养,测量睾酮向双氢睾酮转换情况。生殖道造影可见不同长度阴道,穹隆圆形,无子宫颈,对比剂可充盈输精管。

(3)处理　多数婴儿宜作女性抚养。对出生时阴茎发育较好,因预期青春期有一增长高潮,也可考虑作男性抚养。作此决定前应明确诊断,并在应用一疗程睾酮或 HCG 治疗后阴茎应有增长表现。

2. 完全性受体障碍(亦称完全性雄激素不敏感症或睾丸女性化综合征)

(1)临床特征　染色体核型为正常女性,无性别畸形表征,部分病例因腹股沟扪及性腺或疝手术时发现睾丸。可在儿童期发现本病,大多数则因青春期原发闭经检查才作出诊断。乳房发育可正常,但阴毛、腋毛稀少或缺失,外阴虽无异常但阴道短且为盲端,副中肾管衍化物缺失而中肾管仍有退化结构。

(2)诊断　本病腺垂体及其他靶器官均对循环睾酮无反应,因为睾丸受促性腺激素的持续作用,也是青春期患者出现血浆 LH 浓度升高及血浆睾酮、雌激素浓度增高的原因。在儿童期诊断较难肯定,在应用促性腺激素刺激后,若有正常血浆睾酮对双氢睾酮比率可暗示诊断。也可从生殖器皮肤试管内成纤维细胞培养或组织片中测量睾酮对双氢睾酮的转换率。对能从生化检查作出诊断的病例,影像学及性腺活检是不必要的。

(3)处理　所有患儿应作女性抚养,但睾丸可保留至青春期,可有自然乳腺发育,如发现阴蒂长大或随访观察有困难时睾丸可以切除。这种情况需用雌激素诱导青春期发育,所有患者需要长期应用维持性激素治疗。

3. 部分性受体障碍　不完全性雄激素不敏感症较为常见,外生殖器可为女性,伴轻度阴蒂肥大,轻型者表现为尿道下裂伴一侧或双侧睾丸完全下降,但均有精子缺乏症。青春期时男性有女性型乳房发育。最轻型病例,外生殖器可完全正常而在男性不育症检查时才作出诊断。由 Reifenstein、Gilbert-Dreyfus、Lubs 以及 Roseuater 等所描述的不同的综合征可能属于这一类之中。

部分性雄激素不敏感症的诊断应进行与完全性受体障碍者相同的生化检查。当睾丸活检显示组织学正常,17 酮还原酶活性正常,生殖道造影显示有前列腺囊或阴道时应考虑此诊断。完全性与不完全性受体障碍均被认为是 X 性连锁隐性遗传病。

患受体障碍的婴儿是性别畸形中最难处理的问题之一,因为到青春期男性化程度很差,所以当阴茎大小有疑问时,应早期作睾酮刺激试验。除非有明显反应,患儿最好作女性抚养,应切除睾丸并行女性外生殖器成形术。

(二)睾丸功能缺陷

外生殖器性别畸形由睾丸自身缺陷所致,如 Leydig 细胞分泌睾酮不足或 Sertoli 细胞产生 MIS 不足。

1. 17-酮类固醇还原酶缺乏症　亦称 17β-羟类固醇脱氢酶缺乏症,为一种家族性缺陷,致使雄烯二酮转化为睾酮发生障碍,这一代谢过程只发生在睾丸。

临床上大多数病例表现为女性伴阴蒂肥大及尿生殖窦,一侧或双侧性腺在腹股沟扪及。这类患儿易误诊为不完全性雄激素不敏感症,但到青春期可出现阴茎长大、声音低沉、面唇毛发等明显男性化表现,系由于酶代谢过程再活化所致。血浆雄烯二酮升高及睾酮浓度低可助确立诊断。儿童基础水平可在正常范围,在用 HCG 刺激后可出现异常高的雄烯二酮对睾酮比率。

由于患儿对外源性睾酮有反应,对出生时阴茎发育较好者,可给予一疗程睾酮治疗并观察阴茎增长情况,对反应好者可作男性抚养。由于有自然改善可能,至青春期可减少维持睾酮剂量。

2. Leydig 细胞发育不全　此诊断用于少数表现为女性的男性假两性畸形,多因原发性闭经就诊。睾丸在组织学上表现 Leydig 细胞数量及大小均降低，潜在原因尚不清楚。症状与 17-酮类固醇还原酶缺乏症相似。但区别是本病到青春期无明显男性化，血浆雄烯二酮浓度亦不增高，提示可能有 LH 受体活性方面的缺陷。

3. 副中肾管永存综合征　亦称腹股沟子宫疝，是副中肾管抑制物（MIS）产生或作用有缺陷的后果，常因在腹股沟疝手术时发现子宫及输卵管作出诊断。两种结构发育良好并有前列腺囊开口于精阜中心。不完全型者上述结构呈退化状态。典型病例为阴茎发育正常，睾丸完全下降且中肾管衍化物发育好。有些病例可有轻度尿道下裂或睾丸下降不全，说明睾酮代谢也可能有缺陷，因与睾丸发育不全不易区别，需作性腺活检鉴别。

4. 无睾综合征　系妊娠晚期睾丸在宫内萎缩。因妊娠前 3 个月胎睾分泌睾酮正常，所以阴茎形成良好，但无后期较快速的增长，此与睾丸丧失时间有关。出生时婴儿有小阴茎，阴囊平坦空虚，对 HCG 刺激无睾酮反应。确切诊断要通过腹腔镜或剖腹探查仅发现有精索血管及输精管盲端。

5. Kallmann 综合征　与无睾综合征症状相似，病因为 LH 产生障碍。因妊娠前 3 个月胎盘的促性腺激素对睾丸的刺激作用，阴茎已完全形成但呈小阴茎，睾丸仍小且未下降。生化检查发现有高 LHRH 和 FSH 浓度，而 LH 及睾酮血浆浓度低可成立诊断。

四、性腺发育不全

性腺发育不全指未能完全分化为卵巢或睾丸，形成临床上一组有特征的病种，从卵巢呈纤维条索的 Turner 综合征到外观为睾丸但组织学发育不全的睾丸发育不良。最常见的为处于中间位置的混合性性腺发育不良，即一侧性腺呈纤维条索，另一侧为外观较正常的睾丸，染色体核型较宽，以 45,XO 系最常出现。

（一）纯性腺发育不全

1. Turner 综合征　表征女性，染色体核型 45,XO。特征有身材矮小、蹼状颈、肘外翻及因双侧条索状卵巢所致的性幼稚。较常见主动脉狭窄，约 1/3 的病例伴有肾畸形。本病不表现性别畸形，多数因青春期原发性闭经就诊。儿童时期生殖道造影显示正常阴道、子宫及输卵管，但在成年后仍表现婴儿型子宫及输卵管。应作常规 B 超检查肾脏，任何异常均应作进一步检查。

2. 46,XX 性腺发育不良　性腺组织学与 Turner 综合征相似，以纤维组织结构为主，生殖细胞稀少或缺如。亦为女性表征，有青春期闭经，阴毛、腋毛稀疏，乳腺不发育。与 Turner 综合征不同的是，身材正常或较高，染色体核型为 46,XX。有家族史者，证明为常染色体隐性遗传。

本病有特殊胚胎学意义，因为虽有两个正常的 X 染色体，卵巢仍不能发育，可能常染色体也在正常卵巢发育中起作用。生化检查有血清雌激素浓度低，而 LH 及 FSH 浓度增高。确定诊断应作腹腔镜或剖腹性腺活检。46,XX 性腺发育不良不常合并泌尿系统畸形。

3. 46,XY 性腺发育不良　亦称 Swyer 综合征。临床表现类似于 46,XX 性腺发育不良，特点是条索状性腺明显，有形成肿瘤的倾向，可为双侧且常发生于成年早期。大多数肿瘤组织学上为非转移性的性腺母细胞瘤，可分泌雌激素及睾酮。若突然出现阴蒂长大或乳腺发育表明有肿瘤出现。这类肿瘤中半数可有多数无性细胞瘤灶，这种瘤灶具浸润性并有转移倾向。其他少见肿瘤为畸胎瘤和绒毛膜上皮癌。46,XY 性腺发育不良的肿瘤发生率约为 30%，常有 H-Y 抗原存在。虽然主要染色体核型为 46,XY，但也可发生变异，出现与

45,XO 或 46,XX 的嵌合型。

(二)混合性腺发育不全

性腺组织学与染色体核型介于 Turner 综合征与睾丸发育不良中间。性腺是睾丸在一侧,条索性性腺在另一侧。出生时外生殖器表现为非男非女畸形,阴茎大小虽有差异但多有发育不良,伴尿道下裂、阴唇阴囊皱褶不对称,性腺可扪及或偶尔下降至阴囊。睾丸组织学有较大差异,发育差者显示结构紊乱,小管形成差且间质丰富,但完全下降的睾丸组织结构可近正常。随年龄增长,睾丸组织学仍有小管发育不良伴有 Leydig 细胞功能下降。对侧条索状性腺位于正常卵巢位置,组织学与其他条索性腺相似,偶见小管形成但卵巢滤泡常缺如。典型染色体核型为 46,XX/45,XO,其他嵌合形式包括有 47,XXY、46,XY 或 45,XO 系。内生殖管道很大程度上平行于性腺发育。在条索性腺一侧可有发育良好的输卵管及单角状子宫。在对侧,输精管及附睾发育好。副中肾管系统退化或缺如。阴道容积较大并开口于盆底平面以下尿道。生化方面,在经 HCG 刺激后常有快速活跃的睾酮反应。青春期后血清睾酮基础浓度仍低,FSH 及 LH 浓度升高。

混合性腺发育不全的性腺恶变亦较常见,约占未治病例的 30%。肿瘤多见于条索性腺且类型与 46,XY 性腺发育不良相似。儿童期发生于睾丸的肿瘤多为胚胎细胞瘤,青春期后则为精原细胞瘤且多发生于仍滞留于腹腔的睾丸。约 5% 的混合性腺发育不良者可伴发肾母细胞瘤。儿童期注意临床观察尿液常规、尿路造影及超声扫描等监测。

本病在处理上因受到阴茎小、性腺恶变倾向及最终睾丸 Leydig 细胞功能不良的影响,大多数婴儿宜作女性抚养,早期切除两种性腺并行女性化外生殖器成形术。对已有满意的男性化特征的婴儿也可作男性抚养,睾丸已下降阴囊时可先取睾丸活检,若无组织学异常可以保留睾丸,并应作剖腹术切除条索性腺、同侧输卵管、半子宫及阴道。儿童时期可通过 HCG 刺激评估 Leydig 细胞功能,以决定青春期时是否需要补充激素。

(三)睾丸发育不全

亦称睾丸发育不全性男性假两性畸形(dysgenetic male pseudohermaphrodism),两侧睾丸呈紊乱小管及过多基质的混合物。由于在宫内,睾酮及 MIS 两者分泌均缺乏,外生殖器呈不完全男性化且有部分副中肾管存留。

临床上外生殖器表征可呈女性伴轻度阴蒂肥大,亦可呈男性伴有尿道下裂及隐睾。染色体核型为 46,XY,无嵌合型。睾丸异常分化原因尚不清楚,但这些病例已有 H-Y 抗原表达减少的报道。

恶变也较常见,也有发生在新生儿的报告,因此在作出诊断时应当切除性腺。抚养性别由外生殖器表征决定。

第十七节　阴囊其他病变

一、鞘膜积液

鞘膜积液可分为原发性及继发性两种,前者是由于腹膜鞘状突闭合不全所致,后者则继发于炎症、外伤、肿瘤等疾病。临床上绝大多数小儿鞘膜积液为原发性。

（一）病因及发病机制

在胚胎早期，原始睾丸位于腹腔的后上方，相当于第1～2腰椎平面。随着胚胎的发育，睾丸逐渐下降，第6个月达腹股沟管内环附近，第7个月时沿腹股沟管下降，到第8～9个月降至阴囊内。在睾丸下降的同时，腹膜沿腹股沟向阴囊方向突出一盲囊，称鞘状突。下降过程中的睾丸紧贴于鞘状突的背侧，当降至阴囊后，大部分近侧端的鞘状突自然闭锁形成鞘韧带，而远端包绕睾丸的鞘状突形成睾丸固有鞘膜，在其壁层与脏层之间存留一间隙，称为睾丸固有鞘膜腔。腔内有少许浆液，活动时可减少睾丸摩擦。睾丸下降后，如鞘状突未闭或闭合不全则形成不同类型的鞘膜积液。

（二）临床表现与分型

1. 睾丸鞘膜积液　增多的液体积聚于睾丸固有鞘膜腔内。患侧阴囊内可扪及圆形光滑的囊性肿块，如张力大时不能触及睾丸和附睾。

2. 精索鞘膜积液　腹膜鞘状突在精索两端闭合，而中间未闭合部分存有积液。囊内积液与腹腔及睾丸鞘膜腔不相通。肿物位于腹股沟或阴囊上部，呈椭圆形，在其下端可触及睾丸。

3. 睾丸、精索鞘膜积液　鞘状突在腹股沟管内环处已闭锁，精索部未闭合，积液与睾丸鞘膜腔相通。阴囊内肿物呈梨形，在腹股沟部逐渐变细。

4. 交通性鞘膜积液　完全未闭合的鞘状突留有窄细的管道，该管与腹腔相通。因此，腹腔内液体可经精索鞘突流至睾丸鞘膜腔内，同样，睾丸鞘膜腔内的液体亦可倒流进入腹腔。积液可随体位改变而发生变化，即患儿站立或活动时阴囊部肿块逐渐增大，平卧后积液可减少甚至完全消失。这是小儿中最常见的，如管腔粗，肠管也可随之进入，即腹股沟斜疝（图5-17-1）。

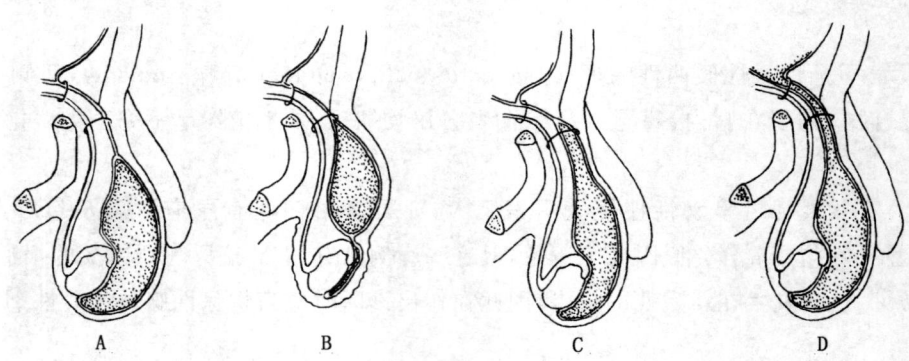

图5-17-1　常见鞘膜积液类型
A. 睾丸鞘膜积液　B. 精索鞘膜积液　C. 睾丸、精索鞘膜积液　D. 交通性鞘膜积液

5. 圆韧带囊肿　该类积液为女孩所特有。在胚胎发育过程中，子宫圆韧带通过腹股沟管降至大阴唇。腹膜鞘状突闭合不全则形成圆韧带囊肿，亦称Nück囊肿。故腹股沟斜疝也可发生在女孩。

（三）诊断与鉴别诊断

在阴囊或腹股沟部出现的肿物，结合上述各类型鞘膜积液的特征，若透光试验检查呈现阳性者，对鞘膜积液作出诊断并无困难。

鞘膜积液主要应与腹股沟斜疝及睾丸肿瘤相鉴别。斜疝的包块在无嵌顿时易还纳,按压还纳时多有"咕噜"声,咳嗽有冲击感,叩诊呈鼓音,有时可闻及肠鸣音,透光试验阴性。睾丸肿瘤为实质性包块,睾丸普遍增大,用手托起有沉重感,透光试验阴性。

应注意极少数鞘膜积液因囊壁增厚或为混浊液体,透光试验可为阴性,有可能造成误诊。B超检查可协助诊断。

(四)治疗

按鞘膜积液分类特点,在非交通性鞘膜积液患儿中,多数可在1岁内自行吸收消退。交通性鞘膜积液仅少数在出生后能自行愈合,不能自愈者均需手术治疗。

治疗鞘膜积液的手术方法与腹股沟斜疝相同,目前已被公认是一种安全可靠的方法。手术切口有两种,一是沿下腹壁皮横纹相当于内环口处作横切口,另一种沿腹股沟管方向作斜切口。切开腹外斜肌腱膜,钝性分离提睾肌,在精索内前方游离出未闭或闭合不全的鞘状突,使其与精索完全分离,于内环处切断结扎。开放远端鞘状突,排出积液即可。囊肿较大者,可在鞘状突前壁无血管区作部分切除开窗,以利于残存积液吸收,囊肿闭合。

二、精索静脉曲张

精索静脉曲张是指精索蔓状静脉丛扩张、伸长、迂曲而形成的阴囊内血管性团块。其主要危害是导致男性不育。过去一直认为,青春期少年及成年人好发,儿童罕见。近年来,随着对本病的认识和关注,发现在儿童期亦有较高的发生率,只是多数病情较轻,随着年龄的增长症状逐渐加重。

儿童期原发性精索静脉曲张的发病率各家报告不一,可能与被统计的患者年龄长幼不一致有关系。Oster等报告,1072名6~19岁男生中,发病率为16.2%;Berger报告为9.0%;Steeno等报告为14.7%。国内章氏报告在800名9~14岁在校男生中为7.87%。山东省立医院调查2000名7~12岁在校男生,精索静脉曲张发病率为7.64%。以上数字说明,在儿童期本病并不少见。

儿童期原发性精索静脉曲张99%发生在左侧。继发性精索静脉曲张多由腹腔、盆腔、腹膜后肿瘤或迷走血管压迫和髂静脉阻塞等疾病引起,在儿童很少见。

(一)病因及发病机制

1.原发性左侧精索静脉曲张的病因　原发性左侧精索静脉曲张的病因尚不太清楚,目前有以下几种学说:

(1)精索内静脉瓣膜缺乏或功能不全　由于肾静脉内压力大于精索内静脉内压力,导致血液反流,是发病的主要原因之一。Ahlerg通过尸检发现,约40%的正常男子左侧精索内静脉近肾静脉处缺乏瓣膜,约10%瓣膜功能不全,由此可造成血液反流、精索静脉曲张。近年来,由于对本症的注意,发现大量的儿童患精索静脉曲张,作静脉造影亦证实了反流的存在。另有人研究表明,精索静脉曲张患者与正常人的反流率无显著差异。有人用放射性核素扫描检查反流情况,发现并非所有左侧精索静脉曲张患者都存在反流,揭示这部分患者的静脉瓣膜功能尚好。因此,单一的静脉瓣膜缺乏或功能不全不能解释全部精索静脉曲张的发病机制。

(2)左精索内静脉解剖走行异常　正常左侧精索内静脉呈直角注入左肾静脉,走行较右侧长。从理论上推测，增加了血液回流的阻力，易发生左侧静脉曲张。此学说不能解释发生精索静脉曲张者仅为少数人。山东省立医院对13例精索静脉曲张患儿进行顺行精索内静脉造影，发现8例(61%)患儿的左精索内静脉有解剖异常，说明左侧精索内静脉走行异常可能是左精索静脉曲张发生的一个重要原因。但解剖走行正常者，也会发生精索静脉曲张，其原因当属别论。

(3)胡桃钳现象 通过局部解剖发现，左肾静脉位于主动脉与肠系膜上动脉之间。有人视这两支动脉似胡桃钳样压迫左肾静脉，影响左精索静脉的回流，称为上胡桃钳现象。还有人观察到，左髂总动脉压迫髂总静脉，致使精索静脉的侧支回流受阻，称为下胡桃钳现象。这些也许都是血管解剖的一种变异，压迫精索内静脉可致精索静脉曲张。

(4)精索包膜萎缩或松弛 有学者对精索包膜进行研究，认为组成精索包膜的肌纤维鞘有泵压作用，促使血液回流，并有限制静脉过度扩张的作用。如果包膜的肌纤维组织发生萎缩和松弛，就可能影响血液的回流，产生精索静脉曲张。本文作者曾对隐睾患者进行随访。在隐睾手术中剥去精索包膜者，术后5年无一例发生精索静脉曲张。另有学者对40名斜疝患者进行前瞻性研究，在疝修补术中切除一段精索包膜，术后6～18个月均未发现精索静脉曲张。

综上所述，左侧精索静脉曲张的发病因素是综合性的，主要是静脉瓣膜缺乏或发育不良以及左精索静脉的解剖走行异常。其他可视为辅助因素。

2.右侧精索静脉曲张的发病机制 单纯右侧精索静脉曲张罕见，临床上大多见单纯左侧或双侧。过去认为，双侧精索静脉曲张占所有精索静脉曲张的15%，近年来的统计高达50%～60%，可能与过去忽略右侧的轻度和亚临床精索静脉曲张有关。有人认为，双侧精索静脉间有丰富的交通支，右侧精索静脉曲张继发于左侧精索静脉曲张。

(二)病理生理

早期精索静脉曲张的病理变化为静脉单纯伸长、扩张、迂曲。后期因静脉长期淤滞，可形成静脉结石、静脉内膜营养不良，进而继发静脉炎等。

精索静脉曲张的主要危害是对睾丸组织的病理损害。不少学者对青春期及成年患者进行研究，发现各级精母细胞成熟障碍或发育停止，继而影响精子的形成，出现不同程度的少精或无精。精子的结构和活动度均有不同程度的异常，生育力低或不育。由此认为，精索静脉曲张是引起男性不育的重要原因之一。

随着近年来对儿童期精索静脉曲张发病的重视，发现儿童患者的睾丸组织已出现明显的病理损害。大体病理见双侧睾丸较正常同龄儿软、容量小，患侧重于对侧。组织切片所见：①光镜下定性观察，示10岁以前生精小管均为实性，10岁以后开始出现管腔。基膜和界膜明显增厚，间质细胞增多、肥大，并成群分布。7岁前患儿变化尚轻，仅见患侧睾丸组织生精上皮变薄，细胞排列紊乱，对侧基本正常。7岁后，随年龄增长及病情加重，睾丸组织的病理损害也加重，双侧生精小管中均见生精细胞稀疏，并出现生精细胞向生精小管内脱落的现象。重度患儿的生精细胞在成熟前大片脱落，有的只剩支持细胞，且已发生玻璃样变，使生精小管呈网络样改变，患侧重于对侧。定量观察，可见双侧睾丸组织中生精小管平均直径(MTD)、生精小管生育力指数及Sertoli细胞指标均明显降低，降低程度与年龄及病变程度成正相关，患侧重于对侧。②电镜下观察到生精上皮及基膜、间质和间质细胞、毛细血管及内皮细胞之间的连接，均出现程度不同的超微结构改变。支持细胞及精原细胞变化轻者，见线粒体增多并聚集于细胞的基底部。扁形精原细胞增多，长轴与基膜平行。损害重者，线粒体肿胀，嵴模糊，甚至溶解消失，形成大小不等的空泡。胞质电子密度降低。生精上皮的基膜增厚，呈波浪状。界膜中胶原纤维增多。基质水肿,毛细血管扩张,内皮之间的连接减少或消失。年龄越大,病情越重,上述变化也越明显。

(三)应用解剖

精索静脉由引流睾丸、附睾及输精管的许多小静脉组成,被包绕在精索内、外鞘膜与提睾肌组成的肌纤维鞘内,分为3组:

(1)精索组　由前侧的蔓状精索内静脉丛组成,是睾丸、附睾血液回流的主要途径,也是组成精索的主要部分。

(2)输精管组　位于中间,收集输精管、附睾尾部及邻近的小部分睾丸静脉,与输精管伴行。

(3)提睾肌组　位于精索后侧,引流附睾尾部及部分精索内静脉的外侧支。3组之间有广泛的交通支相连。精索组在腹股沟外环平面,分为精索内、外静脉。精索外静脉于腹股沟管的中下部离开蔓状血管,汇入腹壁下深、浅静脉。与精索静脉曲张发病关系最为密切的是精索内静脉,其在腹股沟管内环处汇合为1~2支,进入腹膜后间隙,80%变为1支主干,20%仍为2支,沿腰大肌前面上升,左侧呈直角注入左肾静脉,右侧90%以锐角注入下腔静脉。输精管组及提睾肌组静脉分别回流至髂内静脉及髂外静脉。

(四)临床表现与分型

1.临床表现　原发性精索静脉曲张在青春期或之前发病,随年龄的增长而逐渐加重。儿童期多属轻者,临床症状不明显,多无任何不适感,常在体格检查或洗澡时偶被发现。

(1)阴囊下坠感和疼痛　儿童期少见,多在青春期后出现,表现为患侧阴囊区下坠感,久站后偶有坠胀性痛。发生静脉炎时疼痛加重,有烧灼感。

(2)阴囊肿物　儿童期肿物多较小,往往不易发现,个别仔细的家长在为孩子洗澡时偶然发现而就诊。儿童患者阴囊肿物明显者,仅占5%~10%。

(3)神经衰弱和性功能障碍　青春期后,有些患者因缺乏对该病的认识,思想压力过重,可出现神经衰弱症状。严重者婚后出现性功能障碍。

(4)患侧阴囊包块(静脉团)　立位体检可见患侧阴囊松弛、下垂,睾丸低于对侧。肿物位于睾丸上方,无压痛及波动感,扪之有虫样感。压缩或平卧时包块可减小或消失。重度患者病侧睾丸较对侧小,质软,睾丸容积亦较对侧小。

继发性精索静脉曲张多见于成人,平卧时阴囊肿块多不能消失。

2.临床分型　精索静脉曲张分两型,即临床型及亚临床型。

(1)临床型　典型的临床型精索静脉曲张在儿童早期患者,可结合Valsalva试验进行诊断。即嘱患者立位屏气,使腹压增加,观察和触摸阴囊局部有无静脉团块出现或增大,从而发现较轻的和隐匿的精索静脉曲张。依据此项试验,将临床型精索静脉曲张分为4级:

1)0级:一般检查和Valsalva试验均未见精索静脉曲张的团块。

2)Ⅰ级:一般检查无静脉曲张团块,作Valsalva试验可发现较少的静脉团。

3)Ⅱ级:一般检查能摸到静脉曲张团块,但看不见;Valsalva试验团块增大,血管显露。

4)Ⅲ级:静脉曲张团块大而易见。

(2)亚临床型　亚临床型精索静脉曲张是指有血液逆流入精索静脉中,一般的临床物理检查不能发现的精索静脉曲张,需借助其他仪器才能诊断。多是在对常规查体未发现精索静脉曲张的不育患者,作进一步检查时才发现。按亚临床型精索静脉曲张的程度,分为滞留型和分留型。通常滞留型多见,可发展为分留型。有人认为,只有分留型才可能伴有不育。研究发现,精索静脉曲张是一进行性加重的疾病,亚临床型可发展为临床型精索静脉曲张。

亚临床型精索静脉曲张常用的检查方法有:①精索静脉造影术:此法对亚临床型精索静脉曲张检出率最高。但因其有一定的创伤性,应用受到限制。②彩色多普勒超声:是一种无创伤性、简单、敏感、诊断精确的方法。可同时显示图像及睾丸血流,对亚临床型精索静脉曲张的检出率与静脉造影相似。易为患者接受,是目前首选的方法。

(五)诊断

根据临床表现,诊断本病应无困难。对可疑者可行精索静脉造影术、彩色多普勒超声、红外线测温器及放射性核素锝扫描协助诊断,当不会漏诊。若怀疑继发性精索静脉曲张,需摄腹部平片,作 IVP、腹部 CT 或膀胱镜等检查。

临床上,精索静脉曲张应与腹股沟斜疝、睾丸鞘膜积液、睾丸肿瘤等鉴别。

(六)治疗

本病治疗的目的,是解除精索静脉曲张对睾丸组织的病理损害,保护睾丸的生精及内分泌功能。虽然不是所有精索静脉曲张患者都无生育能力,但为预防或减轻此后果,根本方法是及时手术治疗,尤其是对睾丸变小、质地变软的患者。

亚临床型精索静脉曲张是否需要治疗,曾有争议。但近年来的研究进展发现,亚临床型患者手术后效果比临床型更显著。大多数学者倾向早期治疗。

目前常用的手术方法为:精索内静脉高位结扎术。手术经腹股沟外上方斜切口。在内环水平以上腹膜外找到精索内静脉主干,予以切断及结扎。阻断来自肾静脉的血流,远端精索静脉将通过侧支循环回流入心。此法一直被认为是一简单、有效的方法。近年来也可经腹腔镜作精索内静脉高位结扎术。

(七)预后

精索静脉曲张引起生育力低下的原因,有以下几方面:①有害物质的作用:含有肾及肾上腺有害代谢产物(前列腺素、5-羟色胺、儿茶酚胺等)的血液逆流入精索内静脉,并与对侧静脉血相混,进入双侧睾丸,损害生精上皮,抑制精子形成,引起不成熟精子的过早脱落,并影响精子的活力。②睾丸热损伤:精索静脉曲张时,睾丸局部温度较正常提高 1~2℃,长期温度升高影响精子的发生。③供血障碍:精索静脉曲张时,静脉回流受阻致血液淤滞,影响动脉供血,导致精子发生所需的氧和营养物质缺乏。④内分泌紊乱:精索静脉曲张亦损害睾丸间质细胞,引起睾酮下降,促卵泡素(FSH)及黄体生成素(LH)升高。

精索静脉曲张是引起男性不育的重要原因之一。约 50% 的成年患者婚后不育。此时再对不育进行治疗,仅有 48% 的患者恢复生育能力。近年,有学者对比研究儿童早期手术治疗者与成人期不育症再治疗者的生精功能,发现前者的改善明显高于后者。故为防止不育,提倡对本症尽早手术治疗。

三、睾丸扭转

近些年,围绕睾丸扭转的发生机制、病理变化、被挽救睾丸的近期及远期功能变化等,进行了大量的临床和动物实验研究,从而加深了对该病的诊治及危害性的认识,报道的病例不断增多。至1982年,国外学者统计、文献报告已有1500例。笔者汇集了1981~1996年15年间国内文献中的42组报告,共232例。实际发病人数当远超过此数,说明睾丸扭转并不少见。

该病可发生于任何年龄。文献中发病年龄最大者为68岁,最小为新生儿。有人认为,胎儿睾丸发生扭转而致睾丸坏死后萎缩,可能是先天性无睾丸症的原因之一。多数学者发现,该病好发于20岁以下的青年人,约占全部病例的81%。青春前期及新生儿期为发病高峰期。分析国内报告的232例的年龄未见明显的发病高峰年龄。

大多数睾丸扭转为单侧发病,左侧略比右侧多。也有统计表明,约2%为双侧睾丸同时扭转。

(一)病因及发病机制

睾丸扭转的病因尚不十分清楚。可能为数种因素同时致病。

1.睾丸鞘膜和精索的发育异常　是睾丸扭转的主要原因。Cass(1982)观察到,几乎所有的患者均存在易致睾丸扭转的解剖变异,共有4类:

(1)睾丸鞘膜变异　正常睾丸鞘膜与睾丸、附睾和阴囊后壁附着。附着处不被鞘膜包绕,使睾丸的位置相对稳固(图5-17-2)。当鞘膜完全包裹睾丸或向上扩展包绕到精索远端,使睾丸悬吊在精索上,呈"铃锤"样畸形,睾丸可在鞘膜腔内自由旋转(图5-17-3)。Cass的一组病例中,92%有此异常。

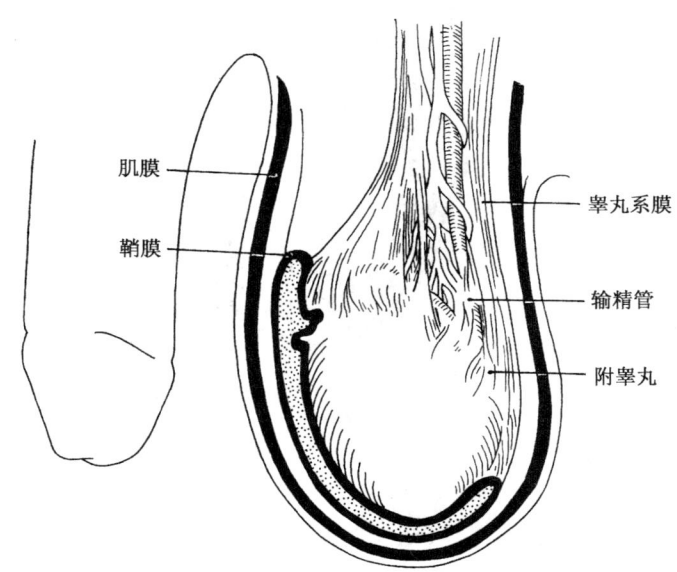

图 5-17-2　鞘膜与睾丸的正常关系

(2)附睾附着在睾丸一极或与睾丸分离,或附睾系膜过长,增加了睾丸活动度而致扭转(图5-17-4)。

(3)新生儿鞘膜尚未与阴囊粘连,故易发生鞘膜外扭转。

(4)隐睾、睾丸异位、多睾症、精索过长者是好发睾丸扭转的人群。有人发现,下降不全的睾丸发生扭转的概率为正常者的21~40倍。

2.提睾肌痉挛　是睾丸扭转的始发原因。从解剖上看,提睾肌呈斜形或螺旋形分布于精索。当提睾肌收缩时,使睾丸由外侧向内侧旋转。故发生睾丸扭转时,左侧为逆时针旋转,右侧为顺时针旋转。

3.与遗传有关。

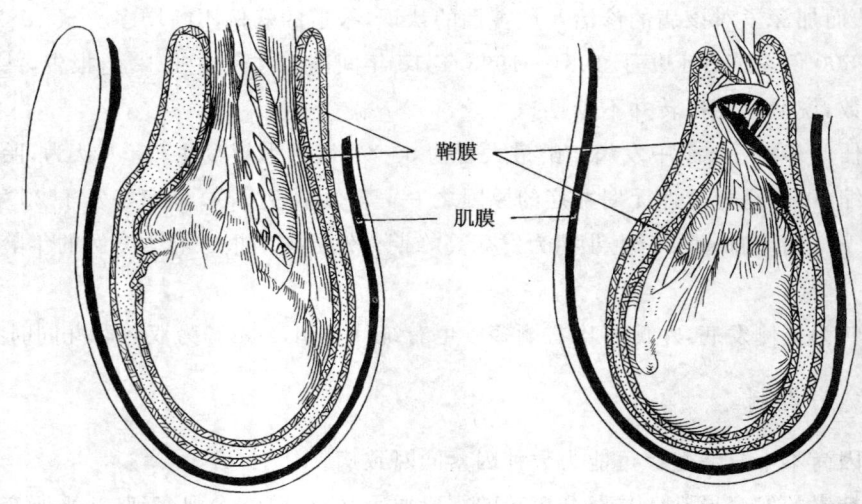

图 5-17-3 "铃锤"样畸形及发生扭转的情况

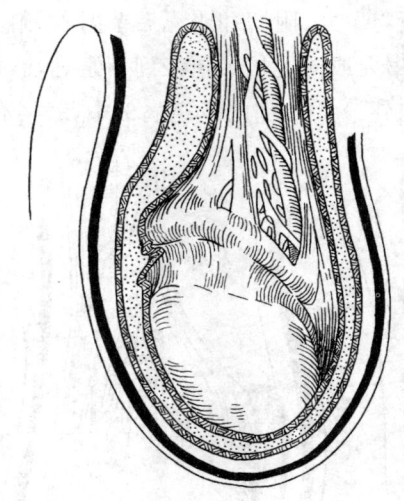

图 5-17-4 附睾附着在睾丸一极所致的扭转

(二)病理生理

睾丸扭转后,发生的病理改变与扭转程度及缺血时间密切相关。

睾丸组织对缺血非常敏感。Smith(1955)用狗做动物实验,发现睾丸缺血 2 小时尚不影响睾丸生精及内分泌功能;缺血 4 小时,生精功能停止 60 天,内分泌无影响;缺血 6 小时,生精功能消失,内分泌功能部分丧失;缺血 10 小时,睾丸的生精和内分泌功能完全丧失。临床上也大致如此,睾丸扭转后 3 小时之内复位者,均正常存活;至 6 小时处理者,睾丸挽救率为 80%;8~10 小时处理者,挽救率仅 50%~70%;超过 10 小时,仅为 20%;24 小时以后,只为 10%。

睾丸的血供来自睾丸动脉、精索动脉和输精管动脉。睾丸扭转的程度不同,对睾丸血供的影响也不同。有人观察到,睾丸扭转 90°时,7 天后睾丸坏死;扭转 180°时,3~4 天睾丸坏死;扭转 360°时,12~14 小时睾丸坏死;扭转 720°时,仅 2 小时睾丸即已坏死。

各家观察远期的睾丸形态及功能变化不尽一致。有人见到,纠正扭转后获救的睾丸发生萎缩,2 年后萎缩率为33%～68%。一些临床及动物实验表明，睾丸扭转后，由于抗原物质的释放，引起自身免疫反应、神经介质和有毒物质的积聚或内分泌障碍，可损害睾丸，影响生精功能，导致不育。有人认为，睾丸扭转前，已存在大体解剖和内部结构的异常，生育能力可能已下降。另有些学者认为，睾丸扭转不影响生育功能。Puri 通过 IgG 免疫凝集试验，在所有病例中均未发现自身抗体。认为在青春期前发生睾丸扭转后，因睾丸生殖细胞尚未完全发育，很少因自身免疫而致对侧睾丸的交感性病变，成年后不会影响生育。

（三）临床表现与分型

1. 临床表现　患侧睾丸疼痛为本病第一个症状。往往在睡眠或安静时突然发生，可能是睡眠中迷走神经兴奋，提睾肌随阴茎勃起而收缩增加，使睾丸扭转，并逐渐加重。1/3 的患者睾丸肿痛为缓慢发生。少数患者发病前有剧烈活动史。疼痛性质起初为隐痛，继而加剧并变为持续性的剧烈疼痛，患睾不让触摸。少数患儿的疼痛沿精索向上放射。也可有反射性恶心、呕吐。

初期检查，阴囊肿大、压痛。有人认为，睾丸轻度肿大并上移至阴囊根部，且呈横位，是本病特异性体征。在发生扭转后，先出现静脉回流受阻，睾丸淤血，继而动脉闭塞，睾丸缺血肿胀，睾丸和附睾界限不清。Prehn 征阳性，即向上抬举睾丸时疼痛加重。患侧提睾反射消失。阴囊红肿渐加重，变硬。

2. 临床分型　睾丸扭转基本分为两种类型：

（1）鞘膜内睾丸扭转　临床所见睾丸扭转多属此型。多在青春期发病。

（2）鞘膜外睾丸扭转　扭转发生在睾丸鞘膜之上，故又称为精索扭转。几乎全部发生于新生儿期，不易早期诊断。扭转度多在 360°以上。

（四）诊断与鉴别诊断

1. 诊断　因本病无特异性表现，不容易早期明确诊断。我们汇集国内 232 例报道，误诊率近 60%。有人强调，儿童期的阴囊急症不合并泌尿系统症状时，在明确诊断其他疾病以前，应考虑为睾丸扭转。多普勒超声血流测定及 ECT 有助于确诊。还有人将 B 超和 MRI 用于术前诊断。

（1）多普勒超声仪血流测定　可灵敏地检测出睾丸血流的变化，是一种快速、简便、无创伤、无痛苦并可反复进行的检查方法，诊断准确率高达 81%～90%。检查时，将多普勒超声听诊器头直接放在阴囊上，沿睾丸纵轴移动探头，探测睾丸的血管音，探到血管音为阴性；压迫精索血管，血管音消失为阳性。可两侧对比，当睾丸扭转时，血流减少或消失；急性附睾炎时血流增多；睾丸附件扭转时，血流正常或增多。但此方法也有一定的假阴性，常是由于充血水肿或不完全扭转（180°以内）时，血流未完全被阻断，动脉尚有微弱搏动，静脉淤血，以及探头位置过高受精索血管搏动所干扰。

（2）放射性核素检查　检查前患者口服氯化钾，以保护和阻断甲状腺功能。静脉注入 185～740MBq 钾。第 1 分钟为显影期，后 5～10 分钟为睾丸实质显影。将 β-闪烁照相机对准阴囊和睾丸，每 5 秒钟采集一次。睾丸扭转患者表现为血管期减少，实质期减退或消失，并出现孕环反应；附睾炎患者表现为血管期和实质期显影增强。应用放射性核素扫描诊断睾丸扭转的准确率为 87%～100%，但也有假阴性者或假阳性者，多是由扭转时间长，睾丸组织充血所干扰。此法优点是无痛、无创伤、快速。10～15 分钟可完成而不影响急症手术时间，但 24 小时内不能重复检查。

2. 鉴别诊断　睾丸扭转无典型的病史及独特的体征，鉴别诊断较困难，临床早期常误诊。术前应与下列疾病相鉴别：

(1) 睾丸炎及附睾炎　儿童期可单独存在也可并发于流行性腮腺炎。阴囊肿痛起病缓慢,多有发热、血象高等炎性表现。附睾炎能比较清楚地触及肿大的附睾轮廓,睾丸常下垂。Prehn征阴性。

(2) 睾丸附件扭转　睾丸附件一般系指中肾管残迹。睾丸附件发生扭转后,其症状与睾丸扭转相似,临床上常较难鉴别,但两者的手术治疗原则一致。有时在睾丸的上方或侧方扪及豌豆大的痛性肿块,可首先考虑睾丸附件扭转。

(3) 其他　有时也应与其他疾病,如睾丸脓肿、腹股沟斜疝、外伤、肿瘤等相鉴别。

(五) 治疗

睾丸扭转治疗的目的是挽救睾丸,保护生育及内分泌功能。因此,对阴囊急症患者,有睾丸肿、胀、痛、抬举痛者,疑有睾丸扭转时,应尽早行手术探查,以提高睾丸挽救率。在出现症状后6小时之内处理是至关重要的,即使术中发现是炎症,手术也能起到减压的作用。

手术从腹股沟韧带上平行斜切口入路,先将睾丸复位。如变暗的睾丸复位后颜色变红,或睾丸已发黑,经热盐水纱布覆盖15分钟,颜色变红,鞘膜外出血,或睾丸白膜切开有出血,说明睾丸有活力,应保留睾丸,将其固定在肉膜上。如睾丸已无生机,应予以切除。

四、睾丸附件扭转

睾丸附件是胚胎时期中肾管或副中肾管的残留结构。解剖学上,根据附件所在的位置,分为4种类型(图5-17-5):①睾丸附件:多位于睾丸上极。②附睾附件:位于附睾头部。③精索附件:也称旁睾,位于精索远端。④输精管附件:又称迷走输精管,位于附睾体与附睾尾之间。睾丸附件是副中肾管靠头侧部分的残留,与女性输卵管的纤维端同源。附睾附件是中肾管头端部分的残留,在女性该残迹为卵巢冠和囊泡附件。另外两种附件是中肾管足侧部分的残迹,在女性表现为卵巢旁体。这些残留结构直径多在0.1~1.0cm之间,多以一蒂与正常组织相连,易发生扭转。1922年Colt报道了第1例附件扭转,至今国外文献中报道已达数百例。国内以重庆医科大学儿童医院报告最多,近20年内经手术证实的在200例以上。在阴囊急症中,睾丸附件扭转的发生率高于睾丸扭转。

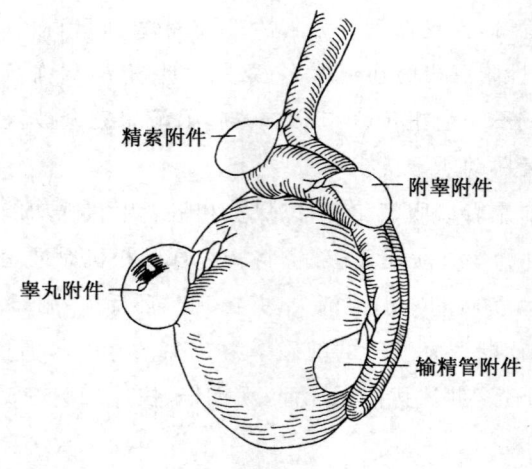

图 5-17-5　各种睾丸附件的位置

文献中报告的病例多集中在8~13岁，极少有双侧同时发生者。

(一)病因及发病机制

附件扭转发生机制尚不清楚。某些病例发病前有剧烈活动或睾丸外伤史，有些则是在睡眠中发生。多数找不到发病原因。

(二)病理生理

Rolnick等(1968)做了100例尸检，发现92例有位于睾丸上极的睾丸附件，34例有附睾附件，另两种类型的附件未作统计。在位于睾丸上极的睾丸附件中，双侧者占69%，单侧者占23%，有蒂的占82%；附睾附件都有蒂，其中双侧者为12%，单侧为22%。这两种类型中，左侧发生率高于右侧。且均发现少数复合性附件，即一侧睾丸或附睾上有2个以上的附件。虽然人体睾丸附件的出现率高达90%以上，但只有极少数人发生扭转。临床上绝大多数病例是位于睾丸上极的睾丸附件扭转。Skoglund(1970)分析文献所载的321例睾丸附件扭转，发现有明确诊断者为309例。其中位于睾丸上极的睾丸附件扭转占92%，附睾附件扭转占7%，精索附件扭转占0.7%，输精管附件扭转占0.3%。国内一组106例病例报告中，98.1%是位于睾丸上极的睾丸附件扭转。

各种睾丸附件在组织学上比较类似，多数由柱状上皮细胞覆盖的胶状血管结缔组织构成。尽管4种附件均可发生扭转，但多数是位于睾丸上极的睾丸附件扭转。这是因该型附件较多见，且多数有蒂，位于鞘膜腔内，活动度大，容易发生扭转。发生扭转后，附件可缺血、坏死。鞘膜受刺激而充血、增厚，鞘膜腔内可见有不同程度的清亮或浑浊的渗出液。重者可引起阴囊水肿或局限性红肿。

(三)临床表现

附件扭转后，一般都出现突发性患侧睾丸疼痛。疼痛也可起始于下腹部或腹股沟区，个别可表现为阑尾炎的症状。疼痛的程度多为轻、中度，比睾丸扭转轻，大多可忍受。但因个体差异较大，所以不能单纯以疼痛的轻重作为鉴别两者的依据。阴囊可出现红肿，全身症状较轻。

体检时，可触及睾丸上极痛性小结节。有的透过阴囊的皮肤可见该处有一暗蓝色斑点，透光试验见该处变暗，有小片状阴影。睾丸位置正常。

(四)诊断

依据症状和体征可作出诊断。但有时附件扭转很难与睾丸扭转相鉴别。体检时在睾丸上极触及小结节，且触痛明显，以及透过皮肤见到该处有暗蓝色斑点时，被认为是本症的特异性表现，有助于确诊。

血常规检查早期白细胞数正常，合并感染时可升高。尿常规无异常。多普勒超声听诊检查，示患侧睾丸的血管搏动音略增强，睾丸血供正常或轻度增高。B超检查对比两侧睾丸，患侧睾丸正常或稍肿胀。放射性核素扫描示睾丸正常，少数患者可见患侧睾丸血液灌注增加。

这些特殊检查在附件扭转时多无明显异常发现，只是在与睾丸扭转以及睾丸炎、附睾炎鉴别时有意义。

(五)治疗

附件扭转是一自限性疾病，一般5~7天可自愈。15岁以下男孩急性阴囊疼痛的病例中，附件扭转比睾丸扭转多见，但有时两者鉴别很困难。尽管目前有许多特殊仪器可辅助诊断，但难免出现假阴性或假阳性。因此,多数人主张对阴囊急症不必在鉴别诊断上花过多时间,而应早期施行阴囊探查术,以提高睾丸扭转的挽救率。

有以下情况者可行保守治疗:①明确诊断附件扭转者。②就诊时疼痛发作时间超过48小时以上,诊断倾向于附件扭转者。因为即使是睾丸扭转,若超过48小时,挽救的机会已很小。但是,对疼痛发作时间不足48小时,不能排除睾丸扭转者,应尽早行手术探查。

第十八节 女性生殖系及外阴病变

女性生殖管道来自副中肾管,因为没有胎睾,也就没有雄激素及副中肾管抑制物,中肾管退化而副中肾管逐渐分化。6～8周胚胎发生于中肾管外侧的副中肾管向中线移动,并于中线汇合。2个副中肾管的末端使泄殖腔的顶背部隆起,形成2个苗勒结节。汇合的副中肾管在苗勒结节处连接泌尿生殖窦,至第10周胎儿形成单一管道称子宫阴道管。在卵巢位置下移时,副中肾管分化为输卵管,其顶部通于腹腔成为输卵管腹腔口。副中肾管的中段,左右两个逐渐靠近,合并成子宫,其中隔也逐渐消失并逐渐加厚形成子宫底、体及宫颈。

阴道的胚胎来源则不十分肯定,目前比较公认的是阴道由泄殖腔上皮向上分化形成的。胚胎第9周,泄殖腔的盆段有2个实管套入副中肾管合并体的下段,称为泄殖腔阴道球。该实体迅速增长成为阴道板,并包绕副中肾管合并体的下端。胚胎第11周,阴道板下段开始腔化,而其上段不断增生,从而延长子宫腔至泄殖腔的距离。胚胎第12～16周,女性外生殖器分化形成。因为没有胎儿雄激素特别是双氢睾酮,生殖结节稍微延长成为阴蒂。尿道皱襞不汇合成为小阴唇。生殖隆突膨胀成为大阴唇。泌尿生殖沟开口于外,形成前庭,由尿道及阴道穿透。胚胎第5个月,阴道板成为阴道,其上端扩大以包围子宫颈下段,形成阴道穹隆。在阴道下端与泄殖腔之间有隔膜,称为处女膜,由泄殖腔上皮及间质组成。

一、阴道未发育或缺如

约4000～5000个活产女婴中发生1例,多合并其他器官或系统畸形。一般多于青春期因无月经而就诊,也偶有于新生儿期因腹部肿物就诊者。

治疗:根据本身及合并畸形状况决定治疗方案。一般于月经来潮前用皮肤或肠管作阴道成形。假如没有子宫,应于婚前作阴道成形术。

二、处女膜闭锁

先天性阴道梗阻可能是胚胎第5个月时阴道未完全管腔化的结果。如处女膜闭锁可造成阴道膨胀,称阴道积液;如阴道及子宫都扩张则称子宫阴道积液。先天性阴道梗阻最常见的是单纯处女膜闭锁,其次是高位阴道横隔,后者也可并发阴道不发育或尿生殖窦畸形。

(一)临床表现

新生儿有阴道梗阻,可有下腹肿物及尿路梗阻。下腹肿物为扩张膨胀的阴道,是因受母体雌激素刺激产生宫颈腺体分泌积聚所致。B超检查可见大的中线囊性肿物,将膀胱向前推移,直肠后移。经会阴或前腹壁穿刺抽出液体注入造影剂可协助诊断。如出生后未出现下腹肿物,则可能在青少年期因无月经、周期性腹痛及阴道积血,表现为腹部肿物就诊。阴道腔积血过多时,可引起排尿困难。

(二)诊断

腹部检查常可于下腹部触及肿物,外阴检查可看到处女膜膨出,用针穿刺可抽出阴道内积液或积血。

(三)治疗

如为单纯处女膜闭锁,切开引流即可,但须确定是否合并有泌尿生殖窦畸形或尿道畸形。如阴道梗阻是因高位阴道横隔造成,须注意有无阴道前部缺如,日后尚需作阴道成形。

三、小阴唇粘连

小阴唇粘连是指小阴唇内侧及边缘的粘连,56%见于2岁前。虽然有先天性的说法,主要还是因为小阴唇上皮细胞的生长及成熟是靠母体遗留下来的雌激素的影响。到了2岁左右,雌激素的水平低落,小阴唇上皮又薄又嫩,可造成损伤性粘连。此外,由于阴部与外部接触,易受感染。感染能使嫩弱的小阴唇上皮受浸润脱落,形成感染性粘连。

(一)临床表现

多数没有症状,常因家长无意中发现小阴唇全长粘连,上至阴蒂下,下至阴唇系带,只在阴蒂下有一小孔供排尿用。而在粘连的中间部可见一层蓝色浅薄的透明膜,有时在粘连的后侧有一大孔。民间俗称"石女",即阴道闭锁、性别畸形等。

(二)治疗

由于是膜式粘连,且遗有排尿孔,只需用血管钳轻轻地作钝性剥离,分离后每日清洗并涂抗生素软膏以防再粘连。

四、子宫、阴道重复畸形

大约在胚胎第9周时,由于胎儿形成过程中出现异常,包括子宫阴道隔的演化紊乱,可发生各种子宫、阴道重复畸形,常见的有两个宫颈融合共有一个阴道或分别各有一阴道,也有两个子宫融合共有一个宫颈及一个阴道。

如有完全性阴道重复,其中一个阴道有梗阻而另一个阴道通畅,则外阴显示正常。当新生儿有腹部囊性肿物时,应考虑到本症,典型影像学检查可见将膀胱往前推而正常阴道则被往后压。阴道镜检查可见肿物压向阴道侧壁,如有可能,单纯切开梗阻的隔膜,可达到通畅引流。多数病例只需切开阴道隔膜,偶有需剖腹探查明确诊断以通畅引流者。

青春期女孩可表现为有正常经期并有周期性盆腔不适及肿物,用B超、阴道造影及MRI检查可显示在积血的阴道之上有正常宫颈,可经阴道作隔膜切开。

有报告,有阴道隔的双子宫怀孕及生产者,故本症并不影响生育。

五、泌尿生殖窦畸形

泌尿生殖窦的定义是尿路和生殖道共同并入同一管道。在两种性别胎儿发育过程中都经过泌尿生殖窦期。在正常女性胎儿第 9 周时,如副中肾管停止发育则可表现为泌尿生殖窦畸形。如缺陷发生比较早,可呈长泌尿生殖窦并短阴道及高位开口的尿道(图 5-18-1)。反之,如缺陷发生比较晚,则泌尿生殖窦短并有接近正常的阴道、前庭以及低位尿道口。

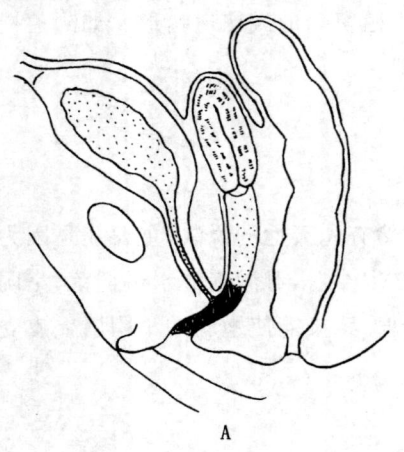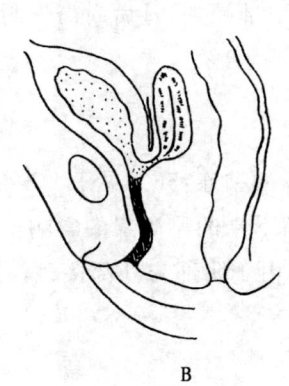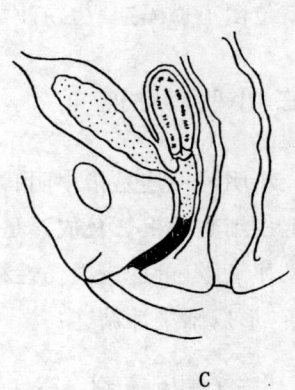

图 5-18-1　女性泌尿生殖窦畸形的变异

泌尿生殖窦畸形并有高位阴道及尿道开口时也常并发肛门前移,说明这些患者尿直肠隔形成也差。

(一)诊断

用泌尿生殖窦造影可了解局部解剖结构。用小的硅胶导管或气囊导尿管插入泌尿生殖窦行逆行造影,可显示尿生殖窦、阴道、尿道、膀胱及宫颈轮廓,并明确这些结构的相互关系。

(二)治疗

如共同的泌尿生殖管道短,则经会阴分离尿道及成形阴道比较满意;如共同管道长,阴道及尿道开口都很高,并伴完全性尿失禁,手术就复杂而困难。Hendren 曾介绍用部分阴道前壁建立新的加长的尿道。Pena 用后矢状位经直肠入路治疗泌尿生殖窦畸形。笔者曾遇一 6 岁女童有完全性尿失禁,经耻骨暴露尿生殖窦时,只见子宫颈位于尿生殖窦的后壁上,无法分离出尿道及阴道,遂决定将该共同管道留作阴道,最后行以阑尾为输出道的可控性尿路改流术。术后 7 年现自行间歇导尿,可不漏尿,每次导尿量 300~500ml。

六、泄殖腔畸形

泌尿生殖窦与直肠都通过一个共同通路开口于会阴部,称泄殖腔畸形。在胚胎早期有泄殖腔期,即该期尿囊与后肠相会合。在胚胎期第 4~6 周,有尿直肠隔将尿囊与后肠分离,如未分隔就形成泄殖腔畸形。这些婴儿出生时腹部常膨胀,会阴部既无肛门也无阴道,只有一个开口,可诊断为泄殖腔畸形。该畸形共有 4 种主要类型(图 5-18-2)。畸形严重程度主要视泌尿道、生殖道与直肠在腔内开口位置的高低而定。三者可会合于低位,也可会合于膀胱颈部,甚至膀胱三角区。

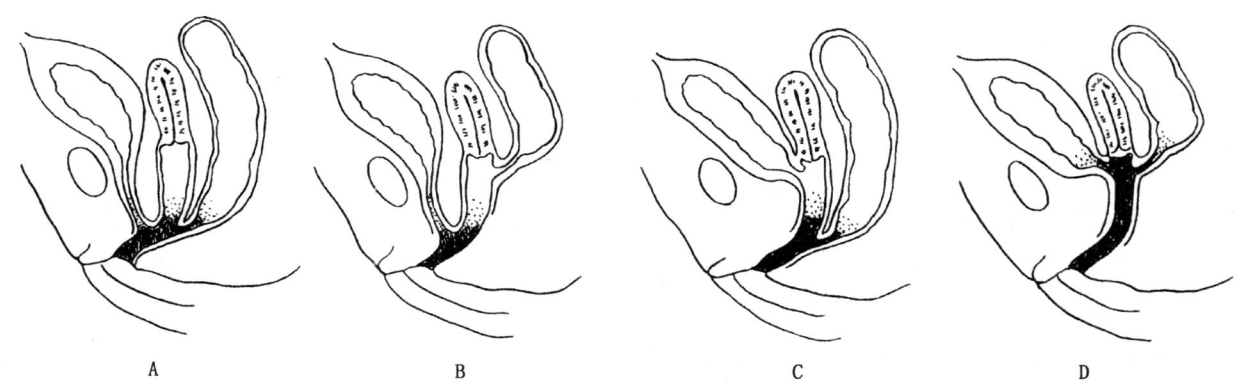

图 5-18-2 泄殖腔畸形的 4 种类型

常伴有阴道畸形,最常见的是阴道重复畸形,也可于会阴部有明显梗阻,造成阴道积液及尿路梗阻。

(一)诊断

可经该会阴部单一孔道注入造影剂证实诊断,即泌尿生殖道及消化道汇入单一通道。因为不是所有组成部分都能清晰可见,最后确切的解剖结构须手术核实。

(二)治疗

由于泄殖腔畸形的复杂性,对小儿泌尿外科医师或小儿外科医师都是个难题。假如直肠在泄殖腔的开口位置低,可经会阴作肛门成形。如直肠开口在提肛肌以上,需先作结肠造瘘,二期作腹、骶、会阴肛门成形。如无明显的尿路梗阻,就不急于在围生期作任何特殊治疗。如有尿路梗阻,只需扩大尿生殖窦开口,就可使尿液通畅外流。

泄殖腔畸形的重建手术,如可能应推迟至 1 岁以后,最好一期完成。肛门放在靠后合适的位置以便有足够的会阴部完成阴道及尿道成形。

七、尿道黏膜脱垂

尿道黏膜脱垂(prolapse of urethra)是指女孩尿道黏膜部分或完全脱垂于尿道口外。多见于 5～10 岁女孩,表现为内裤有血迹。1970 年宫里收集日本文献上的 151 例中,小于 10 岁者 93 例。多见部分脱垂,完全者少见。

(一)病因病理

本病病因尚不十分明确,有人认为是先天性尿道黏膜过多、过长,或因为雌激素不足导致尿道周围支持组织薄弱,加上长期咳嗽、便秘等使腹压剧烈增加的因素,而形成尿道黏膜脱垂。也有人认为本症与局部创伤及尿道、膀胱炎症有关系。尿道黏膜脱垂于尿道口,受尿道环形压迫,黏膜血液循环不良,充血水肿,可发生嵌顿及坏死;局部受衣裤摩擦而出血,继发感染可发生糜烂或溃疡。

(二)临床表现

主要症状为尿道口环形红色肿物,中央有一小孔,尿液可由此射出。肿物触之易出血,合并感染时,局部可出现糜烂、溃疡,表面有脓苔、坏死等。发生嵌顿时,脱垂的尿道黏膜急骤增大、水肿、青紫,并伴有疼痛。

(三)诊断

尿道口脱出的环状红色肿物中央有腔隙,导尿管自此进入膀胱,导出尿液即可确诊。临床上需与以下疾病鉴别:①尿道肉阜。②输尿管囊肿。③尿道肿瘤。尿道肉阜为尿道口侧壁的局部红色肿物,多见于尿道后壁,非环状,易鉴别。输尿管囊肿脱垂于尿道口时可出现排尿困难症状,排尿时尿道口出现囊状肿物,尿毕多可自行还纳,尿液自囊壁的一侧流出;B超可探及膀胱后壁囊状肿物;膀胱造影示膀胱三角区充盈缺损。尿道息肉及尿道肿瘤可脱垂于尿道,为淡红色实质性有蒂的肿物或易脱落的葡萄状肿物。病理检查可以明确诊断。

(四)治疗

可分为非手术治疗及手术治疗。症状轻微者宜行保守治疗。采取卧床休息、温水坐浴后,试行手法复位。局部有感染者外用抗生素。有人报道局部外用雌激素,取得较好疗效,可使脱垂尿道黏膜消失或改善。方法为外用0.5%雌激素霜,每日2次,4周为一疗程。治疗期间应注意乳房变化,如乳房增大应中断用药。该法适用于月经初潮前的女孩尿道黏膜脱垂者。如保守治疗失败、复发或症状严重者宜手术治疗。在静脉复合麻醉或骶麻下,尿道内置入8~12F气囊导尿管,边切除边以细肠线或Dexon线连续缝合,直至完全切除环状之尿道黏膜。术中应注意:①勿强力向外牵引脱垂之尿道黏膜,以避免过多切除正常尿道黏膜。②缝合线勿抽得太紧,预防尿道口狭窄。术后导尿管留置2~4日并给予适当抗生素。有条件者可试用电灼或冷冻治疗。

八、尿道口旁囊肿

白色小囊肿将尿道口从中线推向一侧,一般体检不易见到,如从阴道向前压迫尿道时,可见有些分泌物从尿道排出。本病多无症状,可自行破溃,引流自愈。

第十九节 肾性高血压

肾性高血压是指由肾血管或肾实质病变引起的继发性高血压。本病在小儿多表现为中度或重度高血压。近年来随着泌尿外科的进展及介入放射学技术的进步,本病诊治已有很大的进展。

(一)病因与发病机制

肾性高血压的病因很复杂,主要分为肾素性高血压与非肾素性高血压、肾实质与肾血管性高血压两大类。本病已知有肾素-血管紧张素-醛固酮系统及激肽释放酶-激肽-前列腺素系统参与其发病过程,其发病机制见图5-19-1。

肾实质或肾动脉病变──→肾灌注压降低或缺血──→肾素释放增加 $\xrightarrow{\text{血管紧张素原}}$ 血管紧张素Ⅰ $\xrightarrow{\text{转化酶}}$
(10肽)

血管紧张素Ⅱ、Ⅲ──→血管收缩及肾上腺皮质醛固酮分泌增加──→高血压
(8肽)

图 5-19-1　肾性高血压的发病机制

(二)临床表现

1. 原发性疾病的症状　可引起肾性高血压的原发疾病很多,现将常见者列于表 5-19-1。

表 5-19-1　引起肾性高血压的常见疾病

类　　　型	疾病名称
肾实质性疾病	急性、慢性肾小球肾炎 急性、慢性肾衰竭 尿路梗阻疾病 反流性肾病 囊性肾病 外伤
肾血管性疾病	主动脉狭窄 肾动脉疾患 大动脉炎后遗症 外源性肿物压迫 肾梗死

2. 高血压症状　肾性高血压可见于任何年龄的小儿,最小者可在新生儿发病。约有半数患儿虽已有高血压但临床症状并不明显,仅在常规体检时才发现高血压。在婴幼儿可表现为易激惹、呕吐、生长迟缓和易患呼吸道疾病甚至充血性心力衰竭。在儿童期可有易疲劳、易激惹、呕吐、生长迟缓等症状。儿童如有头痛尤其是严重的枕部疼痛、心悸、出汗、眩晕、视力模糊甚至失明、惊厥等症状均应高度怀疑有中度至重度的高血压。临床症状是否明显与血压增高值及血压增高的速度有关。

病史询问时应详细询问服用药物史(肾毒性),新生儿期脐动脉插管史(肾动脉栓塞),感染、外伤、手术史(尤其泌尿外科手术史),并应询问家族史(高血压、肾畸形等)。体检方面应注意心脏体征、眼底检查、上下肢血压(如降主动脉狭窄)、脐周及大血管杂音(如大动脉炎)、腹部及盆腔有无肿块和肿瘤(如肾肿瘤、多囊肾等)。

(三)诊断与鉴别诊断

1. 实验室检查　包括尿常规、尿分析、全血细胞计数、二氧化碳结合力、肌酐、尿素氮、肾小球滤过率、尿酸、电解质、尿培养等。如为肾实质性高血压一般尿常规均有较明显异常,再根据不同病因方面的实验检查多可与肾血管性高血压鉴别。如疑有肾素性高血压可行外周肾素活性测定,测定时应注意大部分降压药对肾素绝对值的影响和不同年龄组的不同标准,并取卧床及立位时血标本同时送检,如能测量肾静脉肾素则更为理想。

2. 影像学与放射性核素检查

(1)X 线腹部平片及静脉肾盂造影　可见病肾显影及造影剂排泄迟缓,病肾各径小于健侧,可有不规整边缘或切迹。

(2)放射性核素检查　可先作 B 超,必要时作 CT 或 MRI 检查,以期得到肾脏解剖学资料如肾大小有无

明显异常,有无肾实质瘢痕和新生物。对有外周肾素升高伴有高血压的病例更应检查肾血管情况。由于超声多普勒肾血管检查敏感性不高,近来有给卡托普利增加血流差异以增加其检查效果。多普勒彩色扫描(color-flow doppler scanning)显示更为理想。放射性核素检查如肾扫描可显示单侧肾功能受损,少数病例可出现双肾功能受损并可作为分肾功能测定的客观指标。静脉减数肾血管造影(IVDSA)无创伤、有效,可用于门诊病例检查。本检查可产生类似常规血管造影的结果,但目前儿科经验不如成人。

经皮、经股逆行股动脉造影和选择性肾动脉造影,可显示肾动脉主干或大分支的狭窄部位和有无侧支循环,以确定手术方法、估计手术后效果,但在小儿应注意此操作可能出现的潜在并发症。拔管后动脉穿刺点可有出血,故应在拔管后压迫穿刺处10分钟或更长时间。置管后血凝块形成可致小腿血管闭塞,动脉痉挛可致小腿缺血。8岁以下儿童应用细导管,以免因减少动脉峰值血流影响造影效果。用低渗透压造影剂可减少造影时患者对造影剂的反应。经动脉注射造影剂不像静脉注射那样易致肺部释放组胺,故过敏反应较静脉注射为低。患者检查前的准备类似排泄性尿路造影,必要时需肌内注射镇静剂或全麻药物如氯胺酮,以得到最佳摄片。因选择性肾动脉造影在婴儿及小龄儿童操作上有一定难度,故一开始可先选用主动脉造影。

(四)治疗

小儿肾性高血压应及时在内、外科医师密切配合下协同治疗。治疗主要包括保守疗法、药物治疗以及手术治疗等方面。

1. 保守疗法与药物治疗　非药物治疗主要包括低盐饮食,并应注意患儿饮食中与高血压有关的钠、钾、钙的摄入。药物治疗方面除与不同病因有关的药物治疗外,在选用降血压药物时应考虑到该药可能会长期应用,故应避免选择对小儿生长发育有影响的降血压药。根据患儿血压增高程度及速率可选用不同类型降压药。如肾上腺素受体阻断药(如普萘洛尔,即心得安)、中枢性降压药(如可乐定)、血管紧张素转化酶抑制剂(卡托普利)、血管紧张素Ⅱ拮抗剂(如沙拉新)等,重度高血压时最好选用强力血管扩张药(如硝普钠)。以上药物可配合利尿剂使用。如有脑病惊厥加用镇静解痉药物。

2. 手术治疗　为肾性高血压尤其肾血管性高血压的重要治疗方法。

(1)经皮、股动脉插管行狭窄肾动脉气囊扩张术。

(2)肾动脉外源性压迫肿物切除术。

(3)血管重建手术　如人造血管移植术、血管旁路手术、肾动脉狭窄段切除再吻合术等。但由于小儿血管管径小,效果不理想。

(4)自体肾移植术　将病肾切下后经低温液灌注及去除肾血管病变部后再将该肾移植于髂窝。由于髂内动脉压力较肾动脉压力高,故吻合后肾内供血充足。低温提供了对肾缺血的保护,延长了手术安全操作时间。又因大动脉炎很少累及髂内动脉,故该病引起的肾动脉狭窄病例也可选用此法。本法成功率较高。

(5)肾部分切除及全肾切除术　如肾动脉或肾实质病变局限于一极者,可行该肾部分切除术。如病变局限于一侧肾但无法进行适当手术治疗(如先天性肾发育不良)且对侧肾功能良好时为根治肾性高血压可行病侧肾切除术。

第二十节 泌尿系统损伤

泌尿系统损伤可分为开放性和闭合性两种,小儿多为闭合性损伤。在损伤部位中又以肾及尿道损伤多见。输尿管损伤虽不多见,但常被延误诊治。一般来说,膀胱及尿道损伤宜作排尿性膀胱、尿道造影;上尿路损伤最好作 CT 扫描,因 CT 能清晰显示肾和其他腹腔脏器的边界,用静脉尿路造影看不到的尿外渗,采用对比剂作 CT 检查,可被检出。

一、肾损伤

肾损伤在小儿腹部外伤中约占 8%～10%,是小儿泌尿系统损伤中最多见的。由于小儿肾体积相对较成人的大,而肾周脂肪薄,筋膜与肌肉发育差,故小儿肾损伤的发病率较成人高。

(一)病因及发病机制

最常见的是直接暴力如上腹或腰部肾区受到外力的撞击或腰侧受到挤压(车祸)及间接暴力的坠落伤。北京儿童医院 1968～1990 年收治的 87 例肾损伤中,车祸伤 23 例、坠落伤 22 例、摔伤 21 例、踢伤 15 例、其他原因 6 例。少见的原因有身体突然猛烈转动、肌肉强烈收缩造成的肾损伤,医源性以及外伤所致肾动脉栓塞、肾梗死等。

小儿也偶见病理性肾破裂如肾积水、肾母细胞瘤,即使轻微损伤也可造成肾破裂。上述 87 例中 3 例原有肾积水,2 例原患肾母细胞瘤。

肾损伤按临床治疗需要可分为轻伤及重伤。

1. 轻伤 包括肾皮质裂伤、肾包膜下血肿及肾挫伤(图 5-20-1A、B)。轻型损伤出血少,无尿外渗,血尿数日内即可消失,无需手术治疗,愈后无后遗症,肾功能亦不受损。约占肾损伤的 85%～90%。

2. 重伤 包括肾碎裂伤(又称多处裂伤)、肾蒂损伤、肾周血肿及肾实质损伤通向肾盏肾盂(图 5-20-1 C～H)。本型约占肾损伤的 10%～15%。患儿多有严重出血、尿外渗及休克,多需急诊手术以挽救生命和患肾。

上述 87 例中,肾挫伤 69 例(79%)、肾撕裂伤 8 例(9%)、肾碎裂伤 5 例(6%)、肾蒂损伤 5 例(6%)。有时也可见因肾积水遇轻微外伤所致肾盂破裂或肾盏漏斗部破裂。

(二)临床表现

1. 血尿 肉眼或镜下血尿是最常见的症状(1000ml 尿中有 2ml 血可使尿呈红色),其发生率在 80% 以上。血尿的程度不一定与肾损伤的程度一致,如有严重肾实质损伤或肾蒂断裂、肾盂输尿管连接部梗阻或断裂时,血尿很轻或没有血尿。有时血尿并血块通过输尿管可引起肾绞痛,或膀胱充满血块导致尿潴留。密切观察血尿的变化仍有重要的临床价值。笔者曾遇 1 例 8 月龄男婴因持续血尿就诊,静脉尿路造影左肾下极不显影,CT 疑为肿瘤,B 超检查肿物质地不均,采用超声监测肿块变化,经静脉尿路造影复查 4 个月无明显变化,仍持续血尿,决定手术探查,证实为左肾下极血肿,清除血肿而保留肾脏,治愈。上述 87 例中 78 例(90%)有血尿,其中肉眼血尿 57 例(65%)、镜下血尿 21 例,另有 3 例肾碎裂伤、2 例肾蒂损伤及 2 例肾母细胞瘤患

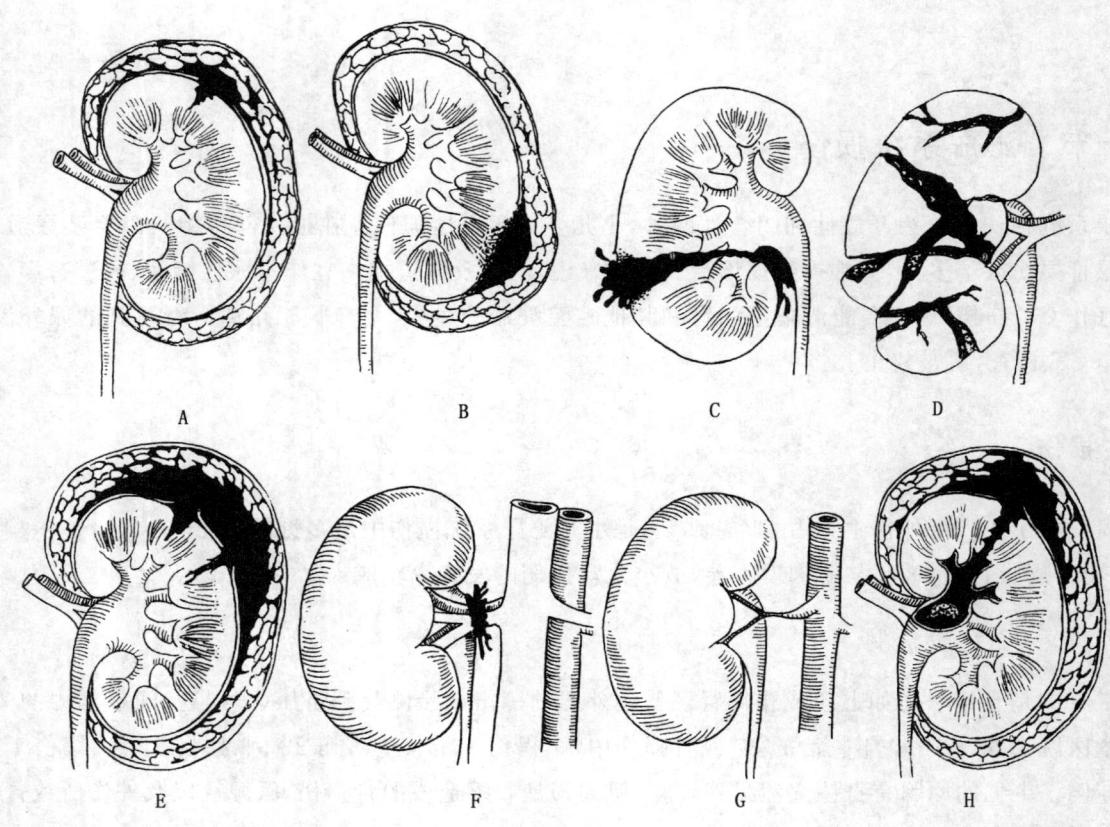

图 5-20-1 闭合性肾损伤
A. 肾皮质裂伤　B. 肾包膜下血肿　C. 肾实质裂伤,通向肾盏肾盂　D. 肾多处裂伤(肾破裂伤)
E. 肾周血肿　F. 肾蒂损伤,肾动静脉断裂　G. 肾蒂损伤,肾动静脉痉挛、栓塞　H. 肾上极裂伤

儿无血尿。故血尿并不能说明肾损伤的严重程度,而且有时血压恢复后或梗阻解除后才出现血尿,有时尿路中不仅一处出血。

2. 休克　休克的发生率与肾损伤的轻重及有无合并伤密切相关。对这类患儿应尽快进行检查,迅速处理,以免失去抢救时机。偶尔患儿在玩闹中受损,但迟发休克,表现为突然面色灰白、皮肤湿冷、血压降低、脉细速并呈进行性意识丧失,可能是由于继发性大出血或严重感染所致。

3. 疼痛　腰区局限性疼痛是另一常见症状,多源于外伤后肾包膜内压力增高或血、尿外渗。有时伴弥漫性腹痛、吸气时胸痛、恶心呕吐,有压痛或叩击痛。严重损伤可有腰部肌肉紧张或强直。合并腹腔脏器损伤者,可有腹膜刺激征。

4. 肾区肿块　肾损伤患儿中约20%出现肾区肿块,由肾周血肿或(和)尿外渗所致。上述87例中有8例(10%)。有时因肌肉紧张或腹胀(肠麻痹)触诊不清楚。

5. 发热　可因血肿吸收或并发感染所致。

6. 合并损伤　小儿肾损伤常合并其他器官或泌尿系统其他部位损伤。上述87例中合并膈肌破裂3例、脾破裂3例、肝破裂2例、肠系膜血肿2例、脑震荡1例、骨折3例,共计14例。国外报告合并损伤可高达40%,其他器官如颅脑、脊髓、肺、肠均可被累及。所以当肾损伤的伤情与严重的临床症状不相符合时,应作仔细的检查以便检出有无合并损伤。

(三）诊断

大多数肾损伤仅根据外伤史及血尿即可做出初步诊断,但确切情况尚需影像学检查。对外伤史来说,除家长陈述外,最好能询问患儿本人,有时患儿因怕责骂而否认有外伤史,或婴幼儿由别人看管,未能详述受伤情况,检查时体征不多,但肾损伤可能很严重。

1. B超检查 本法不能了解肾功能,也不能分辨肾挫伤及裂伤,但可辨认肾结构改变及肾内、外血肿。可检出尿外渗及局限性积尿。在进行保守治疗时,可随时监测损伤的变化。

2. CT检查 检查前注射大剂量造影剂,行增强连续扫描,可检出直径1cm以上的病变,故可明确肾损伤的部位及程度。CT可了解肾裂伤、肾周血肿、尿外渗以及并发的腹内损伤,其准确率可达98%。肾断裂时,可见肾块分离、血供中断,离断后的肾块不增强显影。

3. 静脉尿路造影 通过静脉尿路造影了解双侧肾功能、肾盂肾盏形态及造影剂外溢情况,并可发现合并存在的肿块或先天性畸形。小儿肾损伤合并畸形或肿瘤发生率为15%～20%。一般静脉尿路造影阳性率为30%～60%,凡疑有肾损伤或(和)严重腹部钝伤,都应作此检查。实际上在抢救过程中就可经静脉注入造影剂,行腹部X线摄片,不仅可显示骨折、软组织密度和异物,而且快速造影剂的排泄,可即刻明确肾的情况,避免手术探查腹部钝伤时遗漏对肾损伤的处理。伤肾不显影时,除应考虑伤后肾功能受到严重抑制外,还应想到有严重肾碎裂伤、肾血管损伤、肾动脉外伤和栓塞的可能性。

4. 放射性肾核素扫描 ^{99m}Tc-DTPA静脉注入,检查肾形态与功能,是一种安全、无创的方法。如与CT相配合,能准确查出肾损伤程度与范围。如血流期肾区无灌注,提示肾蒂撕裂或损伤性肾动脉栓塞,如为分支动脉栓塞则表现为楔形缺损。功能期如出现放射性摄取减低,提示肾挫伤;如放射性范围增大、不规则,提示尿外渗。

5. 肾动脉造影 小儿肾动脉内膜缺乏弹性纤维,当钝性外力使肾突然改变位置时,肾动脉内膜易受损伤,导致血栓形成,造成部分或完全性肾动脉阻塞。左肾动脉短,又无十二指肠与肝的保护,受伤机会多于右侧。肾动脉损伤时,小儿可无内出血表现,也无腹内合并伤,B超检查可以正常,惟静脉尿路造影伤肾不显影,应即刻行肾动脉造影。肾动脉造影既可以确诊肾蒂伤,也可显示深部肾裂伤。目前CT或(和)放射性肾核素扫描有替代肾动脉造影的趋势。

6. X线平片 胸腹X线平片可发现肋骨骨折、血气胸、脊椎骨折。当有尿外渗或(和)肾周血肿时,脊柱凹向患侧、肾影模糊、腰大肌阴影消失。

7. 逆行性肾盂造影 需在麻醉下进行,并有可能加重伤情,继发感染,故极少采用。只有在不能进行其他影像学检查而又必须及时了解双肾情况时,才作此项检查。

此外,如合并腹腔脏器损伤,可行腹腔穿刺检查。

（四）治疗

肾损伤治疗的目的是在防治休克的情况下最大限度地保存有功能的肾组织。肾脏血供丰富,代偿及修复能力强,在出血停止后常可自愈。

闭合性肾损伤治疗方法的选择,除根据临床表现和有无合并伤外,主要参考影像学的检查,以确定损伤的程度及范围。

轻度肾外伤宜用非手术治疗,包括:绝对卧床休息,直至镜下血尿消失;广谱抗生素预防感染;观察血尿及病情变化,包括肾区有无肿块、肿块有无增大、压痛有无加重。测定血细胞比容,注意肾功能变化。也可用超声监测。离院前应复查静脉尿路造影。恢复活动后仍应强调2～3个月内避免剧烈运动,定期行必要的影像学检查。

严重肾损伤的保守治疗约50%发生并发症,包括延期出血、持续性尿外渗及血肿感染。作延期手术时,被迫作肾切除的概率高,晚期尚可并发高血压。

1. 手术适应证　①肾血管损伤。②肾区肿块逐渐增大。③持续肉眼血尿。④静脉尿路造影或CT增强扫描有明显造影剂外溢。⑤肾组织不能存活,如多次静脉尿路造影或肾核素扫描,一部分肾实质持续不显影者。

2. 手术方法　肾损伤的手术治疗方法包括:切开引流、肾缝合、肾部分切除、血管修复、肾自体移植和肾造瘘术。肾碎裂伤和肾蒂伤无法修复而对侧肾正常,则应行肾切除术。

单纯肾缝合或仅切开引流,可经上腹作横切口,腹膜外入路。

重度肾损伤或有腹腔内脏合并伤,宜采用经腹切口,上自胸骨剑突下,下至脐下正中直切口。在空肠起始部左侧结扎切断肠系膜下静脉,切开后腹膜显露腹主动脉,易于找到左右肾动脉。用动脉钳控制伤侧肾动脉,在手术野无出血情况下,探查肾损伤情况,进行相应处理。

肾上极或下极损伤不能修补时,可作肾部分切除,应注意保留肾包膜以覆盖创面。

肾血管损伤,用5-0 Prolene线修复,如手术显露困难,可作肾自体移植。Cass等证明肾动脉栓塞后,肾功能恢复与肾缺血时间有直接关系。在12小时以内肾保存率达80%;12～18小时,肾保存率降为57%。Lokes证明,如超过20小时,失肾率为100%。Maggio和Stable还证明,用非手术方法治疗,肾功能均未恢复,远期高血压发生率分别为57%、50%。

肾裂伤可用Dexon线或肠线作间断褥式缝合,多处裂伤在止血缝合后,可用带蒂大网膜包裹肾脏。

在前述87例肾损伤中,非手术治疗72例(82.8%),手术15例(17.2%),包括肾缝合3例、肾盂输尿管连接部切除再吻合3例、肾部分切除1例、肾切除4例(其中肾母细胞瘤破裂2例,肾碎裂伤1例,另1例因并发肾及肾周严重感染行延期肾切除)、肾静脉破裂修复2例,另2例仅作腹膜后血肿清除术。肾蒂损伤3例,经保守观察,患肾功能均丧失。Javadpour、Morse等也提出小儿肾损伤患者中70%～80%可用非手术方法治疗,20%～30%须手术,其中5%～7%须作肾切除。

(五) 并发症及其防治

肾损伤的早期并发症有继发性出血、尿外渗、脓肿形成及肾功能衰竭,多并发于严重肾损伤经非手术治疗者。晚期并发症有高血压、结石、肾囊性变和钙化、肾盂肾炎、局限性肾盏扩张、肾动静脉瘘(引起高血压或血尿)、节断性或全肾萎缩、胸尿等。

对晚期并发症的治疗视具体情况而定。有高血压时随访最少1年,如为瘢痕肾引起,以肾切除疗效最好。肾动脉狭窄者,可经皮行腔内动脉扩张术、其他血供重建术或肾自体移植术。

二、输尿管损伤

输尿管为一由肌肉黏膜构成的细长管形器官,其外包有完整的筋膜称为输尿管鞘。输尿管位于腹膜后间隙,有一定的活动范围,前内侧有腹膜、腹腔内容物和脊柱,后外侧有腰肌群,故不易受外伤。小儿输尿管损伤多同时有其他内脏损伤,常被漏诊以致失去救治肾脏的机会,甚至危及生命。如能在伤后3日内得到及时修复,肾功能多能完全恢复。

(一)病因及发病机制

1.腹部钝伤　在车祸或自高处坠落时,胸腰脊柱过度伸展或侧弯,同时肾向上移位而肾盂输尿管连接部相对固定,强力牵拉,导致该部直接断裂,是输尿管损伤最好发的部位。

2.医源性损伤　做腹腔内手术时,广泛剥离引起活动性出血,匆忙止血误伤输尿管,或在输尿管内进行操作如输尿管插管、输尿管镜检查所造成的穿透伤。

3.穿透性开放伤　枪弹伤及刺伤等直接损伤可发生于输尿管的任何部位,但罕见于小儿。

(二)临床表现

输尿管损伤无特殊症状,故常被延误诊断。血尿不一定出现,至于腹部肿块(肾旁局限性积尿)、发热、胸腔积水、尿性腹水、尿瘘形成均系尿外渗及感染症状。少数病例一侧输尿管被误扎,术后该侧腰部可有胀痛,被误为术后切口痛,在日后作尿路造影时,才发现伤肾无功能。

(三)诊断

输尿管损伤的诊断应首选CT扫描。在抢救休克过程中,待一般情况改善后即应作CT检查,可了解肾实质的损伤、有无尿外渗及合并脏器的损伤。如无CT设备,在急症情况下作静脉尿路造影,也可显示肾功能及尿外渗状况。笔者曾遇一6岁男儿因腹部钝伤入院,伤后20小时作静脉尿路造影,见左肾内下侧有造影剂外溢,因量不多且病情稳定,保守观察,逐渐形成肾旁局限性积尿,此时已是伤后20天。即作静脉尿路造影,见左肾外上移位,肾盏变钝,决定手术,见输尿管侧远端已闭锁,肾盂输尿管连接部所连输尿管近端不断有尿滴出,作该部瘢痕切除,端端斜吻合,放支架、肾盂造瘘及肾窝引流,术后恢复顺利,痊愈出院。3个月后静脉尿路造影复查,肾功能恢复良好。

一般不宜作膀胱镜检查及逆行肾盂造影,因患儿情况危重,而膀胱镜须在麻醉下进行,并有导致感染的危险。B超检查对泌尿系统的辨认很有帮助,但对危重患儿不如CT、静脉尿路造影。此外,如疑术中损伤输尿管,或在术后、其他损伤后出现局限性积液,可经静脉注入靛胭脂,若穿刺液中有蓝染则说明有尿外渗。

北京儿童医院外科(1972～1993)共诊治输尿管损伤8例,年龄为1个月～7岁,平均3岁。其中腹部钝伤6例、手术损伤2例。3例于伤后53天～11个月转入该院。6例中3例并发左胸积尿,2例并发横膈破裂,1例伤后出现高热、感染。除1例手术损伤及时诊断、修复外,均于伤后8～60天(平均22天)才确诊为输尿管损伤。

腹部钝伤后检出有尿外渗,除考虑肾损伤外,应考虑肾盂输尿管连接部断裂。

(四)治疗

如能检出输尿管损伤,应即进行修复手术。对已被延误诊治的患儿,应对症治疗,包括抗感染及支持治疗,改善一般情况。如不能作修复术,应行经皮肾穿刺造瘘,争取日后的进一步诊治。如仅做局限性积尿引流,输尿管断端逐渐愈合而闭锁,引流尿液日渐减少、消失,会被误为自愈,实际上是肾萎缩、肾功能丧失。上述钝伤中的2例患者,1例虽于伤后20小时入院,仅处理膈肌破裂,伤后5天出现局限性积液,经引流月余后积尿消失,患肾萎缩。另1例在伤后月余作肾造瘘,但1个月后肾造瘘脱落,未及时处理,最终导致肾萎缩、感染、功能丧失。

对盆腔手术损伤下段输尿管,如不能作端端吻合,可游离伤侧膀胱,采用腰肌膀胱悬吊术,作输尿管膀胱吻合术,如仍不能修复可利用管状膀胱瓣输尿管成形术(bouri flap operation)代替缺损的输尿管下段。若上段输尿管缺损过长,则可将肾脏游离、下移以利于吻合,如缺损输尿管过多,不能采用上述术式时,可用一段回肠代输尿管。

三、膀胱损伤

在20岁前膀胱未完全下降至盆腔,故在婴儿及儿童期,膀胱是一腹腔器官,大部分被腹膜覆盖,当腹部损伤时,膀胱受伤机会多。Mertz等认为,肾损伤患儿中约3%并发膀胱损伤。

(一)病因及发病机制

1. 腹部钝伤　如挤压伤、坠落伤合并骨盆骨折尤以耻骨联合或双侧坐骨、耻骨支骨折时,由于膀胱内压突然上升,约有10%发生膀胱破裂,折断的耻骨支又可直接刺伤膀胱。当下腹受到钝器暴力损伤时,空虚的膀胱只发生裂伤,轻度充盈的膀胱易向腹膜外破裂,高度充盈即饱满的膀胱常向腹腔内破裂。腹腔内破裂(图5-20-2)约占20%,腹膜外破裂(图5-20-3)约占80%。骨盆骨折时膀胱周围韧带虽可自盆壁撕脱,但更多见膀胱挫伤,一般不造成严重的临床后果。在难产过程中偶可出现膀胱破裂,则可有新生儿尿性腹水。

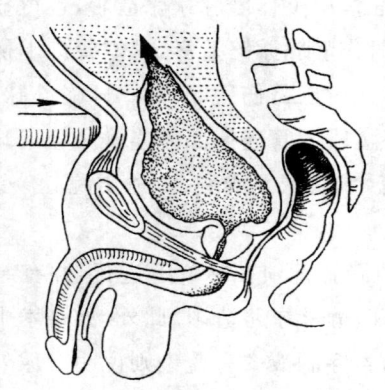 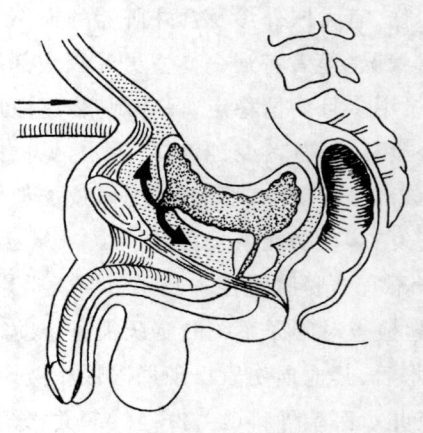

图5-20-2　腹腔内膀胱破裂　　　　　　　　图5-20-3　腹膜外膀胱破裂

2. 膀胱穿透伤、刺伤、枪伤　均不多见。偶发生于小儿坠落时,尖物经直肠、阴道或腹壁刺伤膀胱,或小儿经尿道插入针、麦秸或体温表等异物后穿透膀胱。

3. 医源性损伤　施行内镜检查或电灼有时可造成膀胱单纯性穿孔,或做腹股沟斜疝手术时误将膀胱切开或缝扎。

4. 病理性破裂　慢性梗阻性膀胱功能障碍如神经源性膀胱合并炎症时可致膀胱破裂,自脐部流尿,有时被误诊为脐尿管瘘。

(二)临床表现

膀胱损伤可因并发其他内脏损伤、休克或骨折而被忽略。膀胱挫伤及小裂伤的主要症状是痛性肉眼血尿或镜下血尿。膀胱穿孔或破裂症状严重,早期主要表现为休克和腹膜刺激征,晚期主要表现为感染和中毒症状。

患儿可有弥漫性腹痛、耻骨上疼痛（有或无肿块）、压痛、肌紧张及肠麻痹。膀胱破裂口大时常不能排尿，大量血尿外渗，在腹膜外沿输尿管上行，偶有经腹股沟管、闭孔及坐骨大孔积存于阴囊（大阴唇）、下腹、股部及臀筋膜深面。直肠指诊可触及软、有波动及压痛的肿块。

外渗的血、尿形成尿性腹水，初时尚可耐受，继之出现腹胀、呼吸窘迫、严重肠麻痹以及腹膜自行透析产生的低钠、高钾及氮质血症，最终发生严重败血症。临床表现既不能分辨并存的内脏损伤，也不能区分是腹腔内还是腹膜外破裂。更有甚者，很多患儿虽有血尿或不能排尿，但无严重的膀胱损伤；反之有些膀胱严重损伤的患儿却排出清尿。

（三）诊断

影像学检查有以下几种：

1. X线平片检查　可检出骨折、耻骨联合分离或异物。
2. 静脉尿路造影　检测泌尿系统的完整性，可发现肾或输尿管损伤、畸形或移位。检出膀胱移位、充盈缺损及尿外渗。
3. 排尿性膀胱尿道造影　用10%~15%静脉尿路造影剂经尿道注入膀胱，在严格无菌操作下使膀胱充盈到最大的耐受容量，摄取排尿前后正位及双侧斜位片。这是最重要的检查，如有腹腔内破裂，则造影剂可逸至膈下及肠曲间；如为腹膜外破裂，可见膀胱受盆腔血肿的压迫呈倒泪珠样，常可见膀胱前及其周围尿外渗。腹膜外及腹腔内膀胱破裂可并存，如系穿透伤可同时有直肠或阴道损伤。

（四）治疗

小的腹膜外膀胱裂伤可留置导尿管10天。几乎所有膀胱破裂均须手术探查。绝大多数腹腔内膀胱破裂位于膀胱顶部或后壁；腹膜外破裂则位于膀胱前壁或侧壁。穿透伤时常并发内脏损伤、输尿管下端损伤以及腹膜内外膀胱破裂。由于腹壁下动脉耻骨支破裂（偶也直接来自髂外动脉）以及耻骨上行支后侧的闭孔动脉分支破裂，可有大量膀胱周围出血。

小心探查膀胱腔，包括膀胱颈部，用3-0或2-0肠线分两层在腹膜外修补膀胱破裂部分。在腹膜外的膀胱顶部放置F22双腔导尿管或蕈型导管。除腹腔有严重污染外，一般不放腹腔引流。如有输尿管下端损伤，须同期作输尿管膀胱吻合，修补后放输尿管支架管。膀胱前间隙留置引流。

如术后恢复顺利，则于术后10天经膀胱造瘘管注入造影剂，拍摄排尿前后的前、后及斜位X线片。没有尿外渗时可夹闭膀胱造瘘管，嘱患儿经尿道排尿，观察24小时，如无不适，可拔除膀胱造瘘管。

（五）并发症及其防治

包括败血症、延期血尿、膀胱结石及膀胱瘘。延期血尿及膀胱瘘常并发于较长期经尿道留置导尿管的患儿。膀胱结石须取出。合并感染应积极治疗，一旦感染控制，须在一段时间内持续应用抗感染药物。

四、尿道损伤

尿道损伤是泌尿系统常见的损伤，在小儿多见于男童。北京儿童医院1974~1993年共收治130例，其中男性109例、女性21例，新鲜损伤21例（包括女性1例），多为学龄儿童。上述130例中，3岁以下幼儿仅占5%，3~6岁占33%，6~14岁占62%。

男性尿道被尿生殖膈分为两部分。尿生殖膈是一坚强的肌肉筋膜组织，强有力地侧附于坐骨下支与耻骨下支。穿过尿生殖膈的结构有膜部尿道、尿道周围的肌肉、阴茎动脉、阴部神经及自主神经的分支。尿生殖膈以上的尿道为后尿道，位于盆腔内，又分为前列腺部尿道及膜部尿道。前列腺部尿道被前列腺包绕，管腔较宽大。膜部尿道是尿道最为固定的部位，当它穿过尿生殖膈时，周围有尿道外括约肌。后尿道最易遭受损伤的部位是膜部尿道及其与前列腺尿道交接处。尿生殖膈以下的尿道为前尿道，有尿道海绵体组织包绕，包括球部尿道（位于会阴部）及悬垂部尿道。前尿道被完全包绕在阴茎筋膜（Buck's fascia）内（图5-20-4），最易遭受损伤的部位是球部尿道。在上述109例中，前尿道损伤31例，后尿道损伤78例。

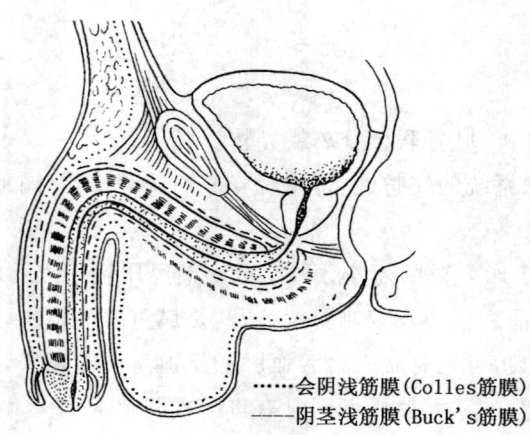

……会阴浅筋膜（Colles筋膜）
——阴茎浅筋膜（Buck's筋膜）

图 5-20-4　尿道筋膜示意图

（一）病因

1.闭合性损伤　是小儿尿道损伤最主要的原因。其中最多见的是会阴部骑跨伤所致的球部尿道损伤及骨盆骨折所致的后尿道损伤。

当小儿从高处坠落恰好骑跨在硬物上时，男孩的球部或阴茎阴囊部尿道被挤压于硬物与耻骨联合下缘之间，因球部尿道比较固定，故这类损伤绝大多数发生于球部尿道。女孩尿道短而宽，相当于男性后尿道，故骑跨伤在女孩所发生的损伤与骨盆骨折所致者相似。

男性后尿道损伤多并发于骨盆骨折如车祸、坠落伤或挤压伤时。由于耻骨支骨折，撕裂耻骨前列腺韧带，连同耻骨联合及前列腺急剧移动，致使前列腺部尿道与膜部尿道交接处撕裂或断裂（图5-20-5），或骨折使尿生殖膈撕裂，致使膜部尿道撕裂或断裂。膜部尿道的损伤亦可扩展到球部尿道。

2.开放性损伤　枪伤、刺伤偶尔也见于小儿。也曾见于小儿摔落时尿道、阴道正碰击在尖物上。另外，任何原因造成的外生殖器损伤，如男孩阴茎被动物咬伤时，尿道也可被咬断。

3.医源性损伤　如内镜穿破、撕裂尿道，也多见于电灼时；手术矫治先天性肛门闭锁或直肠尿道瘘时可损伤尿道。笔者曾见11例医源性损伤，其中包括因先天性心脏病术后留置红橡片导尿管造成前尿道狭窄5例，其他6例为扩张肛门1例、钳夹前尿道结石1例、电灼前尿道瓣膜2例、膀胱尿道镜穿破后尿道1例，1例新生儿被其母用浓高锰酸钾液浸泡阴茎导致灼伤。

上述130例致伤原因为车祸77例、骑跨伤27例、医源性损伤11例、砸伤7例、刺伤3例、动物咬伤3例、鸟枪伤及电击伤各1例。

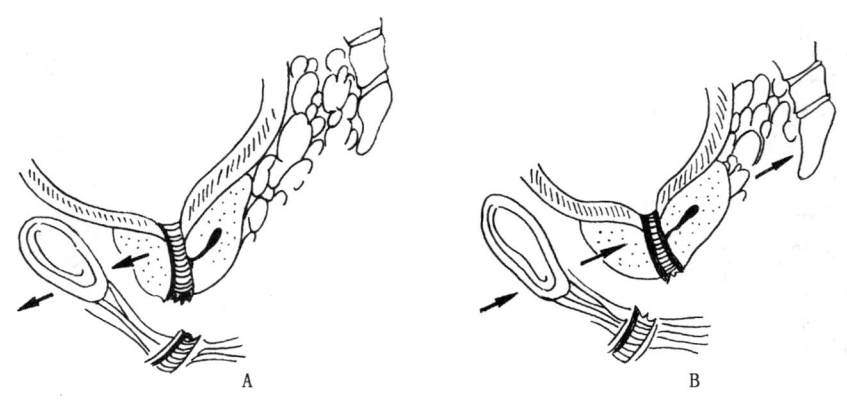

图 5-20-5　骨盆骨折所致的后尿道损伤

（二）病理生理

尿道损伤可分为挫伤、破裂和断裂。尿道挫伤为尿道黏膜或（和）尿道海绵体部分损伤，而阴茎筋膜完整；尿道破裂指部分尿道壁完整，尚保持尿道的连续性；尿道断裂指尿道完全断开，失去连续性。

尿道损伤后 72 小时以内主要表现为出血、组织破坏和缺损，在此期内可行尿道修补、吻合或其他恢复尿道连续性的手术。此后的 3 周以内则为创伤性炎症反应或已有继发感染、组织水肿、炎细胞浸润，治疗应以控制感染引流尿液为主，待炎症消退后再作进一步诊治。再后的 3 个月左右则为炎症逐渐消退或逐渐痊愈，或形成尿道狭窄、闭锁。

尿道破裂或断裂后尿外渗及血肿的范围和蔓延与尿道损伤的部位密切相关。男孩前尿道损伤因紧张而有力的阴茎筋膜限制了血及尿外渗，如阴茎筋膜破裂，则尿外渗可沿会阴浅筋膜（Colles 筋膜）弥散于阴茎、阴囊及会阴部，再向上可沿腹壁浅筋膜深层弥散至腹壁（图 5-20-6）。由于尿生殖膈的限制，血肿和尿外渗不能进入盆腔内。后尿道损伤的血肿及尿外渗首先积聚于前列腺和膀胱周围的疏松结缔组织内，继而可向膀胱前的腹膜外组织及其后的腹膜后间隙向上蔓延（图 5-20-7）。尿生殖膈完整时，尿外渗及血肿不能进入会阴浅袋内。若已破损，会阴部也同时有血肿及尿外渗。

（三）临床表现

因损伤部位、程度以及是否合并骨盆骨折和内脏损伤而不同。严重损伤如车祸所致骨盆骨折或合并内脏损伤者，可发生休克。其他表现有尿道口有血滴出、排尿困难、局部疼痛甚至不能排尿，耻骨上可触及膨胀的膀胱。骑跨伤者有阴囊及会阴肿胀，呈青紫色，小儿的排尿动作引起疼痛并加重尿外渗。在女孩由于常合并易出血的阴道损伤，同时没有强而有力的筋膜保护，故出血更多。后尿道损伤者，血肿及尿外渗位于盆腔内可有直肠刺激症状及腹膜刺激征。

（四）诊断

根据病史、临床表现、直肠指检、影像检查，尿道损伤的诊断并不困难。直肠指检对确定尿道损伤的部位、程度以及是否合并肛门直肠损伤等均可提供重要线索。

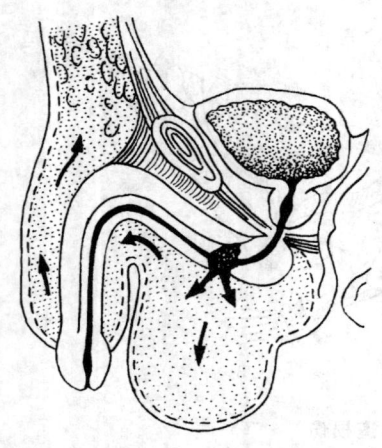

图 5-20-6　球部尿道损伤

尿液通过破裂的阴茎筋膜沿会阴浅筋膜和腹壁浅
筋膜扩展至会阴部、阴囊、阴茎和下腹部疏松组织中

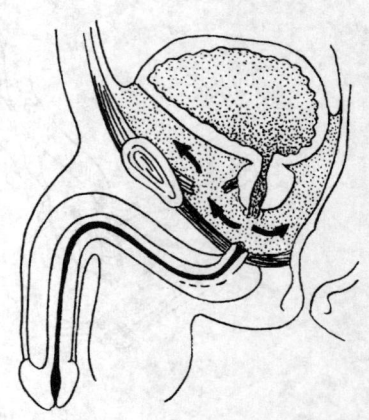

图 5-20-7　后尿道损伤的血肿

前列腺及膜部尿道断裂,耻骨前列腺韧带断裂,
血液积聚于尿生殖膈之上

X 线平片可查出骨骼损伤及耻骨联合分离。有后尿道损伤者如行静脉尿路造影,当有前列腺尿道与膜部尿道交接处撕裂而无膀胱穿破时,可见膨胀的膀胱位于盆腔高位。不要试图插入导尿管,它可使不全性尿道断裂被扯成完全性断裂并招致感染。最好作排尿性膀胱尿道造影,导尿管或注射器头仅放在尿道外口附近,在严格无菌条件下注入 10%～15% 静脉尿路造影剂。后尿道损伤,外渗造影剂在尿生殖膈之上与腹膜外膀胱破裂不易区分,如辅以膀胱穿刺造影,可见膀胱壁完整,并可能向上移位。如尿生殖膈也破裂,则造影剂广泛渗于会阴部。

(五)治疗

待患儿情况稳定后,应尽早处理泌尿系统损伤。对后尿道损伤来说,大体有两种处理方案:①急诊作耻骨上膀胱造瘘,日后如发生尿道狭窄,再行修复。②同期行尿流改道及修复尿道。

1. 急诊行膀胱造瘘及延期修复尿道狭窄　如患儿合并其他威胁生命的损伤或医师经验不足,则宜行急诊膀胱造瘘。6 周后试夹膀胱造瘘管,如系不完全性尿道断裂,愈合良好无狭窄,排尿通畅,可拔除膀胱造瘘管。但大多数患儿系完全性断裂,不能排尿,3～4 个月后当盆腔血肿吸收,炎症消退,上升的膀胱也自行下降,接近尿生殖膈,再根据尿道狭窄的情况行尿道内切开,经会阴修复或经耻骨及会阴联合修复。

2. 同期行尿流改道及修复尿道

(1)尿道端端吻合术　一期尿道修补吻合术能达到满意的解剖对位,效果好。笔者组近 2 年来共做 5 例(男 4 例、女 1 例)急诊经会阴修复尿道,同期行膀胱造瘘。4 例治愈,1 例半年后又做一次尿道内切开,治愈。

(2)尿道会师牵引术　是目前新鲜后尿道断裂常用的处理方法,手术简单,但发生尿道狭窄机会高。

女孩尿道损伤,必须在麻醉下进一步检查,因尿道损伤常同时伴阴道撕裂及阴唇血肿,故在尿潴留的同时有多量出血。出血使检查者更难分辨撕裂的创面,可经耻骨上膀胱内引导放入双腔导尿管。

男孩前尿道损伤,如为不完全性断裂,应在麻醉下经尿道留置导尿管 7～10 天,在卧床休息及抗感染药物治疗下,轻度尿外渗可自行吸收。完全性前尿道断裂不可能放入导尿管,须经会阴手术修复。当有严重的会阴及阴囊尿外渗时,可行皮肤切口引流。

(六)并发症及其防治

尿道损伤后早期可有创伤、出血性休克以及尿外渗、感染、盆腔脓肿、耻骨骨髓炎、尿瘘形成。晚期则有尿道狭窄、尿失禁(暂时或永久性)、阳痿及不育症。尿道狭窄又可造成尿潴留、膀胱输尿管反流、肾积水、感染及结石。女孩则可并发阴道瘘,故可以尿失禁为主要表现。如并发阴道狭窄就有排尿困难,甚至不能排尿。

小儿后尿道狭窄,尤以长段狭窄的治疗较为困难,须清除尿道周围的瘢痕组织。有时因尿道缺损过长,在男孩不得不先作会阴部尿道造瘘(用带蒂阴囊皮管与近端尿道断端吻合做成会阴部尿道造瘘)或用局部带蒂皮肤形成尿道与远端尿道吻合,如作会阴尿道造瘘则至少半年后再与远端尿道吻合或包埋。女孩就更困难,多需经耻骨修复。故在新鲜尿道外伤患儿情况允许即病情稳定,医院设备条件和医生的经验与技术等条件具备的情况下,宜施行经耻骨上及会阴入路的后尿道修补吻合术,恢复尿道的连续性,可极大地缩短病程,使患儿早日康复。

第二十一节　小儿尿石症

尿石症在小儿不如成人多见,但我国长江以南地区比北方多见。江西省儿童医院自1985～1995年共收治14岁以下小儿尿石症273例,包括肾结石102例、输尿管结石13例、膀胱结石77例、尿道结石81例。其中多发性结石患者以结石所处最高部位划归上述某一类,以避免重复计数。如果按左肾、右肾、左侧输尿管、右侧输尿管、膀胱以及尿道6个部位分别统计,则共311处尿石。同一患者同时出现多个部位结石者35例,占本组全部尿石症患者的13%(不包括同一器官内出现多个结石的病例)。

小儿尿石症患者的年龄高峰在2～6岁(图5-21-1),61%的病例出现在上述高峰年龄区,83%的病例发生在1～8岁,92%的病例发生在1～11岁。上、下尿路结石发病高峰年龄相似。性别的差异在本组病例中,上尿路结石115例(男104例,女11例),男女之比为9∶1;下尿路结石158例(男148例,女10例),男女之比为15∶1(表5-21-1)。

表5-21-1　273例小儿尿石症年龄和性别分布

年　龄	性　别	肾结石	输尿管结石	膀胱结石	尿道结石
<2岁	男	7	1	6	15
	女	0	0	0	0
2～6岁	男	54	4	48	52
	女	0	1	5	1
>6岁	男	33	5	14	13
	女	8	2	4	0

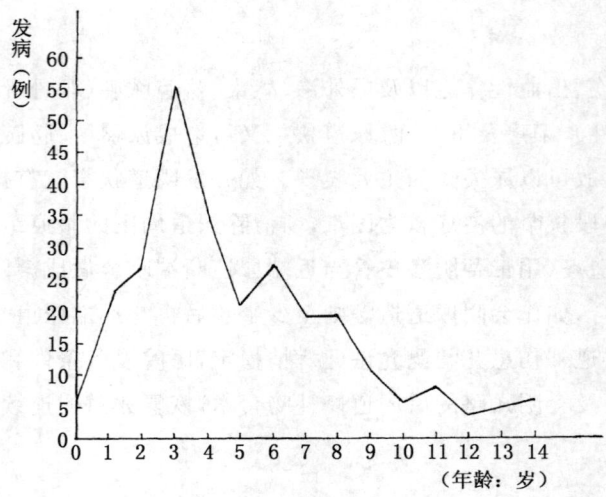

图 5-21-1　273 例小儿尿石症年龄分布

尿石是人体病理性生物矿化在泌尿系统的表现，与人体的内环境和新陈代谢密切相关。多方面的因素影响着尿石的形成。大量的资料已表明，过量摄入高蛋白、高糖饮食，可增加肾结石的发病危险，而膀胱结石的发病又与营养不良、缺乏乳类喂养密切相关。合理的饮食调配肯定有益于尿石的预防和治疗。

祖国医学对尿路结石很早就有记载，自《黄帝内经》开始即不断有关于"淋"的论述，认为尿中杂质积为砂石，小者成砂为"砂淋"，大者成石为"石淋"。中医学还有极丰富的防治尿石症的方剂，不少至今仍行之有效。

（一）病因及发病机制

尿石症的病因复杂，目前认识到尿石症是一种病理性生物矿化的结果。

成核作用学说、结石基质学说和晶体抑制物质学说，是3种最基本的尿石形成机制学说。根据物理化学的观点，结石形成主要受4种因素的影响，即过饱和因素、抑制活性因素、促进活性因素和颗粒滞留因素。某些结石成分处于过饱和状态时，受尿中有关物质的促进催化，即可形成晶体，成核沉淀出来，并可以在过饱和的尿中继续生长聚集成团。但由于尿液的流动性以及尿中存在对晶体形成有抑制作用的物质，如镁、枸橼酸、葡胺聚糖、RNA类物质等，所以不能长得很大即从尿中排出而不构成结石。当这些微细颗粒受尿中促进物如基质中尿黏蛋白、血清蛋白的影响迅速聚集成团，或由于其粘附于尿路上皮以及尿路梗阻性因素引起颗粒滞留时，才有机会长大成石。任何增加尿石成分过饱和度、减弱抑制物、增强促进活性以及导致颗粒滞留的因素，都可以成为尿石症的病因。

人体的矿化可分为正常矿化如骨骼和牙齿的形成，异常或病理矿化如异位的组织钙化和各种结石的形成——尿石、胆石、牙石和涎石等。有尿石症的患者常合并其他组织矿化异常如骨质疏松、肾钙化、异位钙化、尿酸性关节炎等。因此尿石症作为人体病理性生物矿化的一种表现，与人体内环境和新陈代谢有极密切的关系。

尿石形成的病因有外界环境因素、个体因素、泌尿系统因素、尿液因素等4个方面作用的影响。其中在小儿尿石症患者中更应该受到重视的是营养、感染、梗阻和先天性泌尿系统疾病等。前述4个方面病因相互作用，最终引起尿液的异常变化，在尿液中形成一种适宜于结石发生的环境，渐产生尿石，导致尿石症（图5-21-2）。

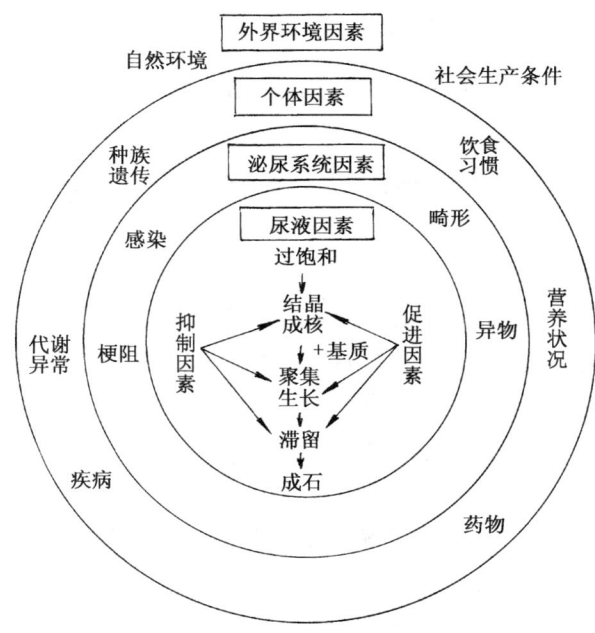

图 5-21-2 尿石形成的病因与机制示意图

(二)病理生理

尿石主要在肾和膀胱内形成,绝大多数输尿管结石和尿道结石是结石排出过程中停留该处所致。

在肾小管形成晶体前,上皮细胞微绒毛脱落或消失,细胞顶侧胞浆膨起突向管腔形成巨大泡状结构,线粒体肿胀及空泡变性,胞浆溶酶体活跃,管腔内出现电子致密的颗粒状物质以及含钙的细胞碎片,愈向远端积累越多。这些形态学变化,被认为对肾结石的形成和成长是十分重要的,它们可与晶体共同在肾内形成微结石。

结石存在后可以续发多种病理改变:①损伤黏膜,有时形成溃疡。②造成不同程度的梗阻,严重时发生肾积水、肾损害。③诱发急、慢性感染,导致肾盂肾炎,严重感染破坏和梗阻可形成脓肾。④长期存在的结石有致恶性变可能。

输尿管结石除具有上述共同的病理变化外,可因结石边缘锐利,损伤、切割、刺破管壁,使结石有脱出于输尿管腔外组织内的可能。

由于膀胱结石的机械性刺激,膀胱黏膜往往呈慢性炎症改变。因结石造成膀胱颈或后尿道梗阻,时间一长膀胱壁可有小梁和假性憩室形成,并使膀胱壁增厚、肌层纤维组织增生,长期的梗阻最后导致上尿路发生梗阻性病变,破坏损害肾功能。

尿道结石病理以产生局部的尿道梗阻、黏膜损伤、炎症为主要变化,可导致尿潴留、尿道狭窄、尿道周围炎等。因尿道结石多为急症,一般不会引起长期梗阻。

(三)临床表现

可有血尿、腰痛、腹痛、外生殖器痛、无尿、排尿困难、尿频、尿急、尿痛以及发热等。其中以血尿(包括肉眼或镜下血尿)和疼痛(腰痛、腹痛、外生殖器痛、会阴痛)为绝大多数尿石症患者所共有。

(四) 诊断

典型的尿石症可根据血尿、疼痛以及 B 超、X 线摄片检查而明确诊断。在诊断过程中应全面采集临床资料。

1. 病史　应详细了解患者的饮食习惯、排石史、药物治疗史、个人史、家族史、肠炎病史、尿路感染史、手术史等。

2. 症状和体征　血尿、疼痛是绝大部分尿石症患者所共有的症状。

3. 影像学检查　影像学检查在尿石症的诊断中占有重要的地位。

(1) B 超　适于初步的筛选和随诊复查，具有如下优点：①发现阴性结石。②了解肾实质厚度。③了解有无肾积水。④发现尿路原发病变。⑤提供鉴别资料。

(2) 全尿路 X 线平片　90% 以上的尿石可显影，能初步了解结石的特点，应作为尿石症的常规检查项目。

(3) 排泄性尿路造影　具有如下优点：①了解双肾功能。②显示形态结构改变。③了解有无梗阻。④发现阴性结石。⑤发现尿路原发病变。尿石症患者如果不常规先摄 X 线平片，而直接作泌尿系统造影，则结石的阴影可能被造影剂遮盖而遗漏结石的诊断。

(4) 膀胱镜检和逆行肾盂造影　一般不需要，也尽量不要采用。

(5) CT 检查　对 X 线不显影结石的诊断有帮助。

4. 实验室检查　尿石症患者均需行尿液、血清分析及尿细菌学检查。

(1) 尿常规检查　可出现血尿、脓尿、尿结晶、管型、尿糖、尿蛋白和尿 pH 值、尿比重的改变等。

(2) 尿生化检查　包括尿钙、尿磷、尿酸、尿草酸、尿胱氨酸、尿镁、尿钠、尿氯化物、枸橼酸、肌酐等，有利于了解代谢异常及分析结石性质成分。

(3) 尿培养及细菌药物敏感试验。

(4) 血清检查　包括血钙、磷、尿酸、血浆蛋白、血二氧化碳结合力、钾、钠、氯、肌酐、尿素氮等，有利于了解代谢异常，寻找结石病因及判断肾功能。

5. 尿石特征的诊断　结石成分主要是尿中难溶的无机盐、有机盐和酸，大部分为晶体；其次为基质，含蛋白、多糖。以一种晶体成分为主的纯结石只占少数，多数含 2 种以上成分。90% 左右的结石含草酸钙，其次常见的成分是磷酸钙，尿酸及其盐类存在于 10% 左右的结石中，磷酸镁铵则一般存在于合并感染的结石中，胱氨酸及罕见的黄嘌呤结石只见于有相应代谢障碍的患者。偶见结石大部由基质构成，称基质结石或软结石，常发生于尿路感染患者。细菌附着有机物增殖是形成结石的重要因素，故亦称细菌结石。下尿路结石含尿酸盐及磷酸镁铵成分者多于上尿路结石，含草酸钙者稍少于上尿路者。

结石各种成分在 X 线片上的致密度从高到低为：草酸钙、磷酸钙和磷酸镁铵、胱氨酸、含钙尿酸盐。可以结石附近的骨皮质致密度作对照，约相似于磷酸钙的致密度。尿酸结石吸收 X 线的程度接近于软组织，在 X 线片上不显影，故称阴性结石，但阴性结石还包括因拍片条件不适当、结石过小、与骨重叠而未被发现者。

尿石被取出体外后，应常规进行结石分析，这是研究结石病因的起点。结石分析方法不下十余种，可根据应用的目的和条件选择。

(五) 治疗

尿石症的治疗技术，在小儿不如成人发展迅速。主要包括体外冲击波碎石、各种腔内技术碎石取石等。

1. 急症处理 梗阻和感染是尿石症的严重并发症。因剧烈疼痛和急性无尿、少尿而就诊提示急性完全性梗阻。在给予解痉药物处理的同时应积极做好急诊手术治疗的准备。在小儿较少出现剧烈疼痛。双侧梗阻无尿者可同期实施双侧手术,若患儿全身状况差可仅作双侧肾造瘘术。上尿路结石因损伤、梗阻病理改变继发的感染,可迅速严重地损害肾功能,若感染不能及时控制,可导致急性肾功能衰竭。此时,手术引流、取石是首选。

2. 手术治疗 目前小儿尿石症主要以开放性手术取石为主。手术治疗适应证为:①结石较大,呈多角形、粗糙,估计结石不能经尿路排出。②结石合并有梗阻嵌顿。③结石合并有感染。④经常引起绞痛及大量血尿。⑤存在原发梗阻性病变者。在决定实施手术前应评估患者的全身状况及各系统的功能状态,确保手术安全。

3. 保守治疗 适用于:①肾功能无损害。②无梗阻并发症。③无感染并发症。④肾结石直径成人小于0.8cm,幼儿小于0.4cm者。⑤结石表面光滑。同时符合上述条件者,可在观察随诊中进行非手术治疗。

治疗采用综合疗法,多饮水、调整饮食、调节尿液酸碱度以及中西药物治疗等,以便达到溶石和自行排石目的。同时定期进行影像学检查,了解结石的位置、大小变化,决定下一步的治疗方案。

4. 病因治疗 解除尿路梗阻、矫治先天性尿路畸形、控制尿路感染、治疗代谢性疾病、停服致石药物等。

5. 体外冲击波碎石 近年来的实践证明,儿童的尿路结石用体外冲击波碎石和成人一样安全有效。不少学者认为,小儿尿石的复发率高,作为非侵入性治疗方法的体外冲击波碎石,能多次重复治疗。

6. 腔内泌尿外科技术的应用 腔内泌尿外科技术在小儿泌尿外科中的应用经验较少,尤其在通过内镜碎石取石操作时间长、难度大的小儿尿石症病例中。主要因为小儿尿道细,受器械操作刺激易发生充血水肿,并易因器械损伤引起狭窄,特别是男孩。

一、肾结石

尿石症通常分为上尿路结石和下尿路结石。上尿路结石包括肾结石及输尿管结石,下尿路结石包括膀胱结石和尿道结石。

江西省儿童医院近10年收治尿石症患者共273例,其中肾结石102例,占全部尿石症病例的37%。双肾结石25例,占肾结石病例的25%,左右侧发病率基本相等。肾结石大多发生在2～8岁,其中双肾结石发病高峰年龄偏小,在1～6岁,最小者为一8月龄男孩。男孩多于女孩(男女比例约为12∶1)。

肾结石位置可处在肾盂、肾盏或肾盂输尿管连接部,其中以肾盂输尿管连接部和下肾盏者最多。结石可单发,也可多发;大小悬殊,小的如粟粒甚至泥沙样,大者可充满整个肾盂肾盏;形态有球形、椭圆形、不规则形或巨大鹿角状铸形。

(一)临床表现

肾结石的临床表现主要与结石的特征和结石引起的并发症密切相关。在肾盂或肾盏内不活动的尿石无感染时,可长期无症状。但绝大多数患者出现以血尿、疼痛为主的症状。

1. 血尿 活动后血尿加重。腰痛后血尿加重是肾结石的特征,亦可表现为无痛性血尿。有时血尿较轻,肉眼不能看出,但几乎每个病例都能出现多少不等的镜下血尿。因此尿实验室检查很重要。

2. 腰痛 肾结石患者的疼痛主要表现为腰痛,多为钝痛、隐痛。小儿出现肾绞痛少,低龄儿因不会申诉表现为哭闹不安。

3.感染症状 一部分患儿因并发泌尿系统感染而就诊。出现尿频、尿急、尿痛、脓尿,或伴有全身感染症状如发热、恶心、呕吐、食欲不振等。

4.无尿 双侧肾结石引起双侧梗阻,或单肾发生结石梗阻,均可出现急性无尿。一侧肾结石梗阻也可能由于肾-肾反射引起急性无尿。因急性无尿、少尿而就诊患儿多病情危重,肾结石也往往是多发性的。

5.全身症状 结石因感染或原发疾病可致发热、食欲不振、消瘦、生长发育迟缓等全身性表现。在因不明原因生长发育迟缓而就诊的患儿中,应注意检查有无尿石症。

6.排尿石史 少数病例病程中有小结石排出史。

肾结石合并梗阻或继发感染时,可出现肾区叩击痛、脊肋角压痛。肾积水严重时,腰部或上腹部可触及囊性肿块。如果肾结石未因梗阻引起肾积水或发生继发感染,体格检查可能完全正常。

(二)诊断与鉴别诊断

肾结石的诊断一般不难,通过病史、体检、必要的影像学检查和实验室检查,多数病例可确诊。

肾结石引起的疼痛需与急腹症相鉴别。如右侧者同急性阑尾炎、胆囊炎、胆石症、胆道蛔虫病相鉴别。一般急腹症在系统检查和血、尿常规检查后得到确诊,或经过短时间的急诊观察即能明确诊断。急腹症尿中常无红细胞,病变亦常逐渐加重,腹痛很少缓解,无肾结石之间歇性发作与缓解特点。通过X线摄侧位片可鉴别排除腹腔内钙化影。侧位片上,上尿路结石位于椎体前缘之后,而腹腔内淋巴结钙化、胆道结石、静脉石、肠石则位于椎体前方。

(三)治疗

肾结石的治疗原则包括:①保护肾功能。②清除结石。③防治病因。

1.一般治疗 指饮食疗法,包括多饮水和食物调节。既配合治疗,又可起到预防作用。

2.保守治疗 在结石小、光滑,而且无梗阻和感染并发症,肾功能正常情况下,可先试行保守治疗。

保守治疗以中西医结合治疗为主,包括中西药物、解痉、利尿、针灸等。保守治疗主要以溶石、排石为目的,同时改善肾功能,防止和减轻梗阻。溶石基本中药处方:鳖甲、生薏苡仁、白芷、金钱草、海金沙、苍术、滑石、夏枯草。排石处方:金钱草、车前子、石韦、滑石、海金沙、冬葵子、枳壳、莱菔子、泽泻。减轻梗阻改善肾功能基本处方:桑螵蛸、补骨脂、苍术、生黄芪、熟地黄、何首乌、覆盆子、菟丝子、王不留行、牛膝。

保守治疗期间,应注意观察每次排出之尿液,观察有无结石排出。

3.手术治疗 开放性手术取净结石仍是治疗小儿肾结石的主要手段。

(1)手术适应证 ①结石合并梗阻、肾积水。②结石合并感染,如肾盂肾炎、脓肾、败血症等。③结石较大,估计不能排出,经常引起大量血尿及绞痛。④保守治疗无效。⑤存在原发病变如肾盂输尿管连接部梗阻等。

(2)手术原则 应尽可能保护肾功能,取净结石。对合并有原发性尿路梗阻性疾病者如肾盂输尿管连接处狭窄等,应手术取石,同期予以矫治,但如果继发严重感染,则应延期处理。

(3)手术方法 原位肾盂或经肾窦肾盂切开取石术,能取出绝大部分肾结石,小儿肾结石很少需要施行肾实质切开取石术。仅在一侧肾结石合并严重感染、脓肾、肾功能丧失而对侧肾正常时才考虑采用肾切除术。

肾造瘘术适用于双肾结石合并急性梗阻无尿、少尿,或严重感染,同时病情危重,不能耐受手术时。适当时间再延期实施Ⅱ期手术取石。肾造瘘术包括经皮肾穿刺造瘘和游离肾造瘘两种方法。经皮肾穿刺造瘘适于合并有较大肾积水、严重感染以及肾功能不良、暂时不能耐受手术者;游离肾造瘘手术同时可达到取净或取出部分结石目的。

4.体外冲击波碎石 用于小儿上尿路结石已有成功经验报道。有人认为由于儿童尿石的复发率高,作为非侵入性治疗方法的体外冲击波治疗和成人一样安全有效,所以对儿童特别适合。

5.经皮肾镜取石、经尿道输尿管镜取石 腔内泌尿外科技术应用在小儿方面的经验很少,特别经尿道之腔内技术一般认为不适宜于小儿,因为小儿尿道细,受器械操作刺激易发生充血水肿,易受损伤,引起狭窄,同时操作难度亦大,尤其是在男性患儿中。

(四)病因治疗及防治

病因治疗主要包括控制感染、矫治先天性尿路畸形,治疗能诱发泌尿系统结石的代谢性疾病如甲状旁腺功能亢进症、皮质醇增多症等,以及停服致石药物和改善营养等。

清除结石后,积极预防或延迟结石的复发十分重要。除病因治疗外,还应根据自然排出或取出之结石的化验结果,决定预防方法。有学者认为多饮水和食物疗法可使2/3的患者不再复发结石。特殊性预防方法如:草酸钙结石患者可口服维生素 B_6 或氧化镁,以减少尿中草酸含量或增加尿中草酸溶解度;尿酸结石患者可口服碱化尿液药物碳酸氢钠、枸橼酸钾;磷酸钙或磷酸镁铵结石患者可口服使尿酸化的药物氯化铵等。在服药期间应监测尿 pH 值。

二、输尿管结石

在上述273例尿石症患者中,输尿管结石13例,占5%。年龄主要分布在2~8岁,男女之比为10:3。左右侧发病大致相等(左侧7例,右侧5例),其中仅1例为双侧输尿管结石。

输尿管结石中90%以上是在肾内形成而排入输尿管的。原发于输尿管的结石很少,往往是由于输尿管本身存在梗阻性病变如憩室、狭窄、囊肿、异位开口等。输尿管在解剖上有3个生理性狭窄,即肾盂输尿管连接处、输尿管跨越髂血管处、输尿管进入膀胱处。这3个狭窄部位常是结石下降受阻、停滞、梗阻、嵌顿的部位。

输尿管结石的形态一般为椭圆形,结石的长轴与输尿管纵轴平行。

(一)临床表现

输尿管结石和肾结石的症状大致相似,也以血尿和疼痛为主要表现。由于输尿管结石较易造成梗阻,引起同侧肾积水和继发感染,临床上可触及积水扩张的肾及存在肾区压痛和叩击痛,腹部沿输尿管走行区结石相应部位亦可有深压痛。多数情况下,体检可无异常发现。

(二)诊断与鉴别诊断

诊断过程中应详细了解肾功能状态以及有无并发症等。注意与腹腔淋巴结钙化、静脉石、肠石以及急性阑尾炎和尿路感染等的鉴别。

(三)治疗

小儿输尿管结石的治疗以开放性手术取石为主。体外冲击波碎石在小儿输尿管结石的治疗上,还有待更多的资料统计和经验积累。腔内器械如应用输尿管镜经尿道碎石取石,在小儿尤其是男性儿童中,被认为是不适宜的,有导致尿道狭窄的危险。部分病例亦可采用保守治疗,密切随诊观察。

保守治疗的适应证为:①结石小,表面光滑。②无梗阻及感染并发症。③很少引起损伤血尿者。治疗方法包括大量饮水、根据结石成分调整饮食、中西医结合疗法。中西医结合治疗的原则是消石利尿,有多种方案,包括中西药物、解痉、利尿、针灸等。常用中药有金钱草、石苇、滑石、车前子、鸡内金、木通、瞿麦、萹蓄等。

三、膀胱结石

膀胱结石在上述273例尿石症患者中占28%。在77例膀胱结石中,发病高峰年龄在1~7岁。其中男68例、女9例,男女之比为7.5:1。女性患儿发病较少,同女孩尿道短、宽、直,小结石易于排出有关。

膀胱结石可以原发,也可以继发于憩室、尿道梗阻性疾病以及异物、感染等,还可来源于上尿路结石。尿石多为单发,2个或2个以上多发性膀胱结石极为少见。

(一)临床表现

主要表现为排尿疼痛、排尿困难、血尿以及因排尿疼痛、困难而并发的许多症状,如牵拉阴茎、揉搓会阴、排尿中断、脱肛、腹股沟斜疝、急性尿潴留等。

(二)诊断与鉴别诊断

膀胱结石的诊断主要依据病史、临床表现、B超或X线摄片检查等。排尿后直肠指诊配合耻骨上双合诊多可于膀胱区触及结石。须注意同膀胱异物、膀胱炎、后尿道瓣膜症等疾病相鉴别。

(三)治疗

小儿膀胱结石的治疗目前以开放性的耻骨上膀胱切开取石术为主,也是最常用最基本的治疗方法。

四、尿道结石

上述273例尿石症患者中小儿尿道结石81例,占尿石症的30%。81例患者中几乎全是男孩,仅1例女孩因结石梗阻于尿道外口而被诊断。

(一)临床表现

主要症状为排尿困难、排尿疼痛,以致急性尿潴留伴阴茎、会阴部剧痛。亦可为血尿、尿滴沥、尿失禁以及继发下尿路感染。前尿道结石可于体外触及,后尿道结石经直肠指诊亦可触及,舟状窝结石可于体外窥见。

(二)诊断与鉴别诊断

诊断尿道结石不难,须注意尽量避免不必要的尿道腔内器械检查,以免加重尿道损伤,并发尿道狭窄。还应作必要的影像学检查以明确肾、输尿管、膀胱内有无结石。诊断时,亦应注意与尿道炎、尿道损伤、尿道异物、尿道狭窄相鉴别。

(三)治疗

尿道结石患者多为急症,须及时处理,解除梗阻和疼痛,缓解尿潴留。

1. 舟状窝结石　可在注入无菌液体石蜡后,钳出或轻轻挤出。如果因结石大、嵌顿严重,不易取出,可先将结石钳碎再分次取出,尽量不作尿道外口腹侧切开取石。

2. 前尿道结石　位于阴茎体部的尿道结石,可用手压迫结石近端尿道,再经尿道外口注入无菌润滑油,轻轻向远端挤出结石。如不能挤出,亦可用无菌生理盐水及润滑油将结石冲回膀胱内处理。如结石嵌顿严重而不能移动时,可经尿道切开取石或应用腔内器械碎石后排出。

3. 后尿道结石　用无菌生理盐水或润滑油将结石冲回膀胱,留置导尿管,按膀胱结石处理。

4. 尿道狭窄、尿道憩室合并结石　多需手术取石并同期治疗尿道狭窄,切除尿道憩室。

第二十二节　梅干腹综合征

梅干腹综合征(prune belly syndrome,PBS)又称腹壁肌肉缺损综合征(abdominal musculature deficiency syndrome)、腹壁肌肉发育不良综合征、梨状腹综合征,是罕见的先天性发育畸形,主要表现为腹肌发育缺陷、尿路畸形和双侧隐睾,所以又称为三联症。1893 年 Frolich 首先报道 1 例表现为腹大、腹壁皱缩畸形的罕见病例。患儿腹壁松弛,有许多皱褶,形似梅干,故 1901 年 Osler 命名为梅干腹综合征。

梅干腹综合征发病率低,约 35000～50000 活产男婴中有 1 例。1970 年前约有半数死后明确诊断,20%是死产或新生儿期死亡,另 30%于 2 岁内死亡,多死于尿路感染、败血症或肾衰竭。本症 95%为男性,具有典型的三联畸形,病变严重,死亡率高。女性病变轻,仅有腹壁肌肉发育不良,预后较好。

(一)病因及发病机制

梅干腹综合征的病因至今不明。医学家从不同角度进行研究提出了不同的学说。

1. 原发性尿道扩张说和原发性尿道机械性梗阻说　有些人提出腹壁发育缺陷及腹腔内睾丸都继发于胎儿发育期尿路扩张。宫内早期尿路梗阻可引起肾发育不良和尿路扩张。膀胱扩张阻止睾丸下降形成隐睾,腹壁缺陷继发于巨输尿管、巨大膀胱或胎儿腹水。但是临床上所见的严重尿道梗阻,如后尿道瓣膜症,并未发生相似的腹壁缺陷或上尿路迂曲、扩张,隐睾的高发病率也未见于其他梗阻性尿路病变。

2. 原发性腹肌缺如说　因为腹壁和尿路都起源于轴旁间质中胚层及中胚层侧板,所以认为由原始中胚层的误差造成腹壁缺陷及尿路畸形。

3. 尿路无神经节症说　有人推测梅干腹综合征与先天性巨结肠相似,但主要影响泌尿生殖系统。郭永成(1991)报道 2 例梅干腹综合征,其中 1 例膀胱壁病理检查肌间神经丛体积小,未见神经节细胞,是原发还是继发有待研究。但是多数临床资料不支持此说。Mcgovern 尸检 4 例梅干腹综合征均有正常神经节。Nunn 解剖追踪梅干腹综合征的膀胱颈、输尿管膀胱段和直肠周围神经以及整块骨盆的连续切片镜检,发现神经节细胞正常。波士顿儿童医院 33 例梅干腹综合征资料显示膀胱三角区、膀胱颈及输尿管内的神经节细胞正常。

4. 遗传说　有人认为,梅干腹综合征是单基因缺陷,亦有人认为是不同基因产生相同的效果。不少证据支持性别连锁遗传(sex-linked inheritance)的说法。有报告在同胞间发生梅干腹综合征。本症男性多见,提示性联隐性遗传特点。Williams 根据性联隐性遗传的规律检查 3 例梅干腹综合征患儿,染色体正常,即多数本症患者的核型是正常的。波士顿儿童医院报道未发现与家族遗传有关者 33 例。

5. 胚胎发育异常说　胚胎第 6～10 周,骨骼肌、尿路管腔壁的平滑肌和肾胚基均由间充质分化而来,如发育异常,则成梅干腹综合征畸形,由于腹肌发育缺陷,不能构成腹股沟管,睾丸不能下降而成隐睾。Nunn 报道梅干腹综合征尸检 7 例的输尿管、膀胱和前列腺部尿道的管壁,发现平滑肌呈斑点状或大部缺乏,代之以结缔组织,腹肌也有同样病变。Mininberg 电镜检查梅干腹综合征患者的腹肌,发现肌细胞间连接消失,肌丝之 Z 线断裂,细胞内糖原颗粒排列异常,线粒体边缘碎裂。上述结果均支持先天性发育异常说。目前多数学者同意此学说。

(二)病理生理

梅干腹综合征除泌尿生殖系统外,其他系统也有不同程度的改变。畸形程度各异,轻者只有腹肌发育缺陷,多见于女性;严重者有复杂的尿路畸形,常因肾和肺发育不良而夭折。

1. 腹肌　患儿都有不同程度的腹肌发育缺陷,多数外形相似,但差别很大,两侧常不对称,呈斑块状分布。发生率和顺序为腹横肌、脐下腹直肌、腹内外斜肌和脐上腹直肌,亦有涉及膈肌的。病理检查发现腹部存在薄层的红色条状类似颈阔肌的肌肉,未能发育为正常的腹壁三层肌肉。也有报告继发的萎缩肌肉与肥大肌肉同时存在。腹部向外侧明显膨出,以致使肋缘外张如喇叭口。由于腹肌薄弱,收缩无力,患儿坐立困难,甚至不能坐立。咳嗽无力,易患呼吸道感染,影响膀胱排空。婴儿期腹壁呈典型皱褶样,至幼儿期则呈罗汉腹,随着年龄的增长,腹壁皮下脂肪发育,张力增加,腹部外形可得到改善。虽然腹壁薄、缝合层次及组织少,但不影响切口愈合,很少有切口并发症。

2. 尿路器官

(1)肾脏　梅干腹综合征的预后主要取决于肾发育不良的程度,即取决于出生时功能性肾单位数量的多少。肾可能正常,但常常并发肾发育不良和肾积水。肾发育不良包括肾多房性囊性变和肾发育不良。两侧常不对称,如一侧肾结构正常,对侧为肾多房性囊性变;一侧正常,对侧肾发育不良或缺如。严重的肾发育不良往往合并尿道狭窄、巨尿道或肛门闭锁。肾积水为单侧或双侧,轻重各异,积水程度与腹壁发育缺陷无直接关系。肾积水程度常较输尿管扩张程度轻,肾实质较预料的厚,积水肾功能较好,这一点对预后的估计很重要。肾积水的发生机制与梗阻性尿路病变不同。肾盏漏斗部窄而长,肾盂可大可小,偶尔并发肾盂输尿管连接部梗阻,在制订治疗计划时必须注意这一点。先天性发育畸形常伴有肾功能不良,患儿可反复发生尿路感染,导致进行性肾功能破坏,因尿毒症或败血症死亡。波士顿儿童医院 33 例梅干腹综合征中有 7 例肾发育不良或多房性囊性变,23 例肾积水。北京儿童医院 2 例中 1 例右肾缺如。郭永成等报告的 2 例中 1 例双肾积水、1 例右肾积水。

(2)输尿管　一侧或两侧输尿管伸长、迂曲、扩张,直径 4～5cm,最大可达 9cm。如结肠样粗细的巨输尿管呈节段性分布,有时一条输尿管上同时存在扩张、狭窄、闭锁和小囊。远端输尿管病变最重,近端管径较细,接近正常。透视下可见输尿管蠕动不良,是可逆的。患儿成长过程中输尿管可能逐渐伸直,功能得到改善。组织学检查输尿管壁平滑肌缺乏,被纤维组织代替,尤以远端输尿管为著,有些则神经丛减少。输尿管因缺乏平滑肌蠕动功能,使尿液排出困难,导致积水、扩张。多数病例输尿管膀胱连接部显著不正常,存在输尿管反流。少数结构正常无反流。由于输尿管远端结构及功能更差,有些病例用输尿管远端作重建术时往往造成手术失败,应慎重考虑。Welch 检查 43 例梅干腹综合征,其中 80 条输尿管有畸形。Williams 对 10 例梅干腹综合征进行排尿性膀胱尿道造影,7 例有反流。

(3)膀胱及脐尿管　本症的典型膀胱是大而外形不规则,容量 600～1300ml,内壁光滑。膀胱壁厚,但肌肉不肥厚,罕见有小梁形成;肌细胞纤细,排列紊乱,断裂;间质疏松水肿,部分黏膜层移行上皮脱落。或膀胱壁厚薄不均,呈斑点状平滑肌发育不良或缺如,代之以纤维结缔组织。膀胱顶部呈憩室样与腹壁脐部相连,有的脐尿管未闭,提示尿路梗阻相当严重,预后不良。膀胱三角区很大,输尿管口位于后外侧,两侧相距很远。虽然常有反流,但有些查不出反流。膀胱颈宽而松,与扩大的前列腺尿道相接。膀胱压力和尿流率在正常范围。膀胱容量大,排尿时间延长。膀胱压力和尿道球部压力相似。有些患儿膀胱可以完全排空,但多数有残余尿,这是由于逼尿肌收缩无力,排尿机制不平衡,排不尽的膀胱内尿液及膀胱输尿管反流的尿液又流入膀胱所致。部分患儿随年龄增长排尿有改善,残余尿减少。部分则残余尿随年龄增长而增多。

(4)前列腺　与宽广的膀胱颈相接的前列腺尿道明显扩张,呈三角形或梭形,逐渐变细,至膜部尿道更狭窄。排尿性膀胱尿道造影与后尿道瓣膜症相似。实际上梅干腹综合征罕有并发后尿道瓣膜者,大多数病例无尿道梗阻。相对狭窄可构成不平衡的排尿。有些患儿经尿道切开有明显效果。少数患儿膜部尿道完全闭锁,造成上尿路损害。尸体标本检查发现前列腺发育不良或发育异常、前列腺上皮不发育。前列腺组织缺乏可能是前列腺尿道扩张的原因。

(5)尿道　多数病例尿道正常,偶尔并发先天性巨尿道,阴茎巨大、松弛,也可合并其他畸形,如阴茎上翘、阴茎下弯、尿道下裂、海绵体缺如、包茎、尿道口狭窄等。生后早期做包皮背切和切开狭窄的尿道口以解除梗阻。

3. 睾丸　双侧隐睾是梅干腹综合征的特点。Welch 统计 43 例,其中双侧隐睾 37 例、单侧无睾 4 例。隐睾多为腹腔内型,可位于肾后壁、肾盂下、输尿管前、膀胱后、骨盆边缘、坐骨水平等处,有时无睾丸引带。睾丸恶变机会与一般腹腔内睾丸相似。梅干腹综合征隐睾的原因不明,似与其他隐睾不同,可能与以下因素有关:①睾丸自身发育不良或无睾丸引带。②巨大膀胱阻止睾丸下降。③腹肌发育不良,不能构成正常腹股沟管,睾丸不能下降至阴囊。

睾丸组织学检查:青春期前与未成熟睾丸相似,曲细精管体积小,生精上皮未发育,间质血管扩张;青春期后睾丸曲细精管萎缩,无精子生成,内分泌功能正常。血清睾酮值正常,而黄体生成素及促卵泡素增高,说明曲细精管功能失常。

本症成人内分泌功能正常,有正常阴茎勃起和性欲,但由于睾丸发育不良,无精子生成或阴茎发育畸形、逆行射精等多种原因,未见有生育后代的报道。如果婴幼儿期及时做睾丸阴囊内固定或睾丸自体移植,矫正尿道畸形,是否存在生育能力尚待进一步研究。

4. 其他系统

(1)肌肉骨骼系统　本症常合并肢体发育畸形,多见者有先天性马蹄内翻足、先天性髋关节脱位以及多指(趾)、并指(趾)畸形等,少见者有脊柱侧弯、关节弯曲、肢体缺损等,最常见但不重要的是膝、肘外侧的皮肤直接与关节粘连而形成小凹。畸形可能与妊娠期羊水过少胎儿受压及膀胱膨胀压迫髂血管有关。头颅畸形有颅缝早闭、狭颅畸形、面部不对称、眼距过宽、鼻裂、下颌过小等。胸廓畸形有漏斗胸、鸡胸、肋缘外翻等,与腹直肌、腹内外斜肌发育缺陷有关。

(2)消化系统　本症易并发肠旋转不良、肠扭转、肠闭锁、肛门闭锁等畸形。多发生于尿道闭锁及肾发育不良的病例。也有报告本症合并腹壁裂与巨结肠症者。由于腹肌发育不良,收缩无力,经常便秘而发生继发性巨结肠。随着患儿的生长发育,巨结肠将自行改善,很少需要治疗。

(3)心血管系统　本症约 10% 患儿合并心血管发育畸形,如动脉导管未闭、房间隔缺损、室间隔缺损、法洛四联症等。

(4)呼吸系统　本症合并呼吸系统畸形有气管狭窄、肺发育不良、后鼻孔闭锁等。其中肺发育不良最为严重,是新生儿早夭的原因之一。

(三)临床表现

患儿出生时难产或臀位产,羊水量少,羊膜皱缩;生后腹大,腹壁皱缩,腹胀但腹肌不紧张。站立呈梨形,平卧呈不对称性蛙腹。季肋部膨出,脐部移向上腹部,部分脐尿管开放。腹部形状无一定规则,一侧腹壁膨隆,主要由于巨输尿管及巨大膀胱所致。腹壁菲薄,可见蠕动的肠管。哭闹及排便无力,腹肌收缩无力,用感应电流刺激腹肌无收缩。两侧胸下部向外隆起呈翼状张开,吸气时肋下凹陷,呼气时鼓起,呈矛盾呼吸。双侧阴囊内无睾丸。部分有包茎、尿道外口狭窄等,其中包茎是排尿困难的常见原因。

重度梅干腹综合征者肾畸形严重或有肺发育不良,可伴有完全性尿路梗阻及脐尿管开放,有 Potter 面容。一般为死产或新生儿期死于呼吸衰竭。中度梅干腹综合征者肾发育不良的程度较轻或病变限于一侧,生命可通过治疗而延长。新生儿期成活,多数可经尿道排尿,但生长发育迟滞。如果发生尿路感染,则上尿路病变进行性加重,患儿可因肾功能衰竭或败血症死亡。轻度梅干腹综合征者虽有尿路畸形,但肾实质结构基本正常,功能良好,尿淤滞较轻,经过保守治疗或手术治疗可活至成年。以往有报道,本症患儿60%在生后3个月内死亡,20%可活到5岁,20%可活到成年,个别可活到70岁。据 Williams 统计,本症20%为死胎或生后1个月内死亡,出生后10天内死于肺发育不良,以后死于肾功能不良。50%死于2年内,原因为尿路功能性梗阻和感染所致的进行性肾破坏,最后死于尿毒症或败血症。近年来随着医学的进步,本症的预后有很大改观。梅干腹综合征如果合并有其他系统畸形,则有相应的临床表现。

严格说来,完全的梅干腹综合征只发生于男性,但有报告3%发生于女性。女性患者主要表现为腹壁、膀胱及尿路的缺陷,尿道一般正常,上尿路大部正常。

(四)实验室检查

1.尿常规 能较早期发现泌尿系统病变。梅干腹综合征时肾功能损害、尿路感染等能从尿常规检查中早期反映出来。尿液标本易得,方法简便,为首选的化验指标。

2.肾功能检查 主要目的是查明肾病变的严重程度,估计预后。血尿素氮(BUN)、肌酐、肌酐清除率能反映肾功能情况。如果 BUN、肌酐高于正常值,则表示肾功能受损,且增高程度与肾功能受损程度相平行。肌酐上升90%以上由肾功能不全所致。肌酐清除率降低程度反映肾功能损害程度,50~70ml/min 为轻度损伤;30~50ml/min 为中度损伤;低于 30ml/min 为重度损伤;如果低于 20ml/min,便可出现尿毒症症状。

(五)影像学检查

1.B超检查 肾发育不全者多为单侧小肾脏,肾内结构仍清晰显示,皮、髓质可辨认。孤立性肾囊肿为圆形或椭圆形无回声区,囊壁菲薄,光滑整齐,可位于肾实质任何部位。多房性肾囊性变可见肾实质内多个囊状无回声区,与集合系统不相通。肾缺如者可见肾窝被肠管占据,对侧肾形态、结构及回声正常,各径测值均大于正常。肾积水时集合系统分离,肾盂、肾盏不同程度扩张。输尿管积水时可探及无回声的扩张的管状结构延伸到膀胱后方。输尿管扩张程度与肾盂扩张程度不成比例,肾盂扩张较输尿管轻。本症膀胱明显扩大,形态不规则,壁增厚,内壁不光滑,有时可见未闭的脐尿管,宽大的膀胱颈与前列腺尿道相接。

2.静脉尿路造影(IVU) 可以了解尿路的形态及肾功能。用高浓度、大剂量造影剂延迟拍片,可提高诊断效果。排尿性膀胱尿道造影是诊断膀胱输尿管反流、尿道狭窄、尿道瓣膜症的确诊性检查手段,同时能显示膀胱的形态、大小及是否存在脐尿管未闭及尿道狭窄。但排尿性膀胱尿道造影可能诱发难以控制的尿路感染，应慎重选用。

3.CT检查　可显示器官横断面结构及与其周围器官的关系，不受气体与骨骼的干扰，分辨率高。对了解梅干腹综合征肾脏和膀胱病变有帮助，对腹腔内隐睾的诊断价值更大。

4.MRI检查　无创性，可作组织器官多轴方向的断层检查，显示结构更清楚，诊断更准确。含流动液体组织基本不产生信号，因此可清楚显示肾积水、输尿管积水的范围和程度，膀胱的形态和大小。

5.放射性核素检查　可了解肾脏的位置、大小、形态、肾积水程度，也是一种检查分肾功能和上尿路通畅情况的简便方法。

(六)诊断与鉴别诊断

出生时羊水过少，有难产史，患儿有大而皱缩的典型腹部外形及双侧隐睾，故梅干腹综合征的诊断并不困难。关键在于查明尿路的病理改变、肾功能及心肺功能，全面掌握病情。

(1)测定BUN、肌酐、肌酐清除率，了解肾功能。

(2)B超检查了解肾脏大小、形态，肾实质厚度，肾盂及输尿管扩张、积水程度，膀胱大小、形态，脐尿管是否开放。

(3)IVU查明肾盂、肾盏、输尿管和膀胱的病理形态及肾功能。

(4)排尿性膀胱尿道造影确定有无输尿管反流、尿道梗阻、后尿道瓣膜，了解膀胱形态。

(5)定期作尿培养了解尿路感染情况。

(6)胸部X线检查了解心肺功能。

(7)其他尚可用CT、放射性核素扫描、膀胱尿路测压、尿流率等帮助诊断。一般不主张行内镜检查，以免引起尿路感染。

孕妇产前应定期作B超检查，如存在梅干腹综合征可在孕30周左右检出。其特征为扩张的输尿管、大膀胱及松弛的腹壁。如能在胎儿期发现本症，则有助于围生期的处理。

(七)治疗

1.综合治疗　治疗的目的是保护肾功能，解除尿潴留，预防尿路感染。其中解除尿液潴留是治疗的关键。由于本症尿路病变复杂，发病率低，不易积累治疗经验，直到目前尚无规范的治疗方法。倾向保守者，认为梅干腹综合征是可以自行好转的疾病。倾向手术治疗者，主张早期高位尿液转流，以后根据肾功能变化采取相应处理。但多数主张根据尿路病变情况进行相应处理。

典型病例膀胱巨大、壁厚、松弛无力，排空慢而不完全，常有反流，输尿管迂曲、扩张，伴有肾积水。治疗方法尚有争议。

(1)非手术治疗　虽然尿路重建手术可取得成功，但很多人认为，广泛的重建术并不能改善肾功能。尿路造影虽有明显异常，但很多新生儿经保守治疗生活很好，故主张非手术治疗，方法如下：

1)用胸腹带或有弹性的紧身胸腹裤支持腹部，增加腹压，但要避免抑制呼吸。

2)每次排尿时应连续3次用力排尽膀胱内尿液。

3)鼓励患儿锻炼腹肌，促进发育。

4)抗生素治疗或预防感染。

5)定期作尿路复查,了解病情变化,进行相应处理。

(2)暂时性尿流改道　如果尿路感染难以控制或肾功能恶化,则应考虑尿路引流。最简单的是膀胱造口,不用引流管或贮尿袋,使尿液自然流出。当输尿管严重迂曲扩张、尿路感染或肾功能进行性恶化时,须作高位输尿管襻造瘘或肾盂造瘘,同期作肾活体组织检查,有助于计划日后重建术。缺点是损害上段输尿管。

(3)广泛性尿路重建　本症尿路病变主要是尿淤滞,在此基础上易继发感染,导致肾功能损害,所以很多外科医师致力于重建迂曲的尿路。重建手术需要将输尿管、输尿管肾盂连接处及输尿管膀胱连接处全部游离拉直,解除所有部位的梗阻,切除过长的功能不良的下段输尿管,剪裁功能接近正常的上段输尿管,缩小管径,切除膀胱顶部及脐尿管,进行防反流的输尿管再植术。

该手术剥离广泛,手术复杂,效果不够理想。有些患者未作广泛尿路重建术而生活较好,另一些人却因接受了不成功的手术而适得其反,故广泛性尿路重建术目前仍有争议。手术成功的关键有赖于外形和功能接近正常的上段输尿管及医师熟练的手术技巧和经验。

2.膀胱尿道功能失常的治疗　不少患儿因膀胱排空不良,尿液潴留,导致反复尿路感染。大膀胱容量、不正常的膀胱壁及相对狭窄的膜部尿道都与之有关。治疗的目的是改进逼尿肌功能,减少排尿阻力。

(1)缩小膀胱容量　膀胱巨大,膀胱顶部隆起如假性憩室。检查发现该处神经、肌肉分布少,透视见扩张的膀胱顶部阻碍排尿。因此缩小膀胱容量能改善排尿功能,降低尿路感染的发生率。

折叠式膀胱缩小成形术:切除扩张的膀胱顶部和残存的脐尿管,切口重叠缝合,缩小了膀胱容量,使膀胱成为球体形状,增加了膀胱肌层厚度。术后早期膀胱容积平均缩小50%,排尿功能改善,尿路感染率降低,近期效果显著。随着时间推移,术后膀胱容积逐渐扩大,远期效果欠佳。该手术可单独进行,也可作为尿路重建术的一部分。

(2)尿道内切开术　适用于排尿困难、残余尿量增多、膀胱输尿管反流或输尿管扩张的患者。方法简单易行,能改善膀胱排空,但易产生尿失禁。有些尿失禁是暂时性的。

用Otis尿道内切开术直视下切开前列腺尿道远侧的狭窄段,膀胱颈宽不必切开,留置导尿管数日,术后尿路形态有改善。

(3)巨尿道修复　尿道显著扩张常只限于阴茎部尿道,尿道口及阴茎头部正常。于冠状沟下环形切开阴茎皮肤,将阴茎皮肤脱套至阴茎根部。尿道内留置导管,在导管之上切除多余的尿道壁,然后缝合尿道及浅层阴茎皮肤。严重病例须自尿道口向近侧切开,切除多余的尿道壁及皮肤,按尿道下裂术式进行修复。

3.隐睾的治疗　患儿睾丸发育不良,无生殖细胞,膀胱颈宽不能正常射精,一般无生育能力,但内分泌功能基本正常。因腹腔内睾丸有并发睾丸肿瘤的报告,故有必要对隐睾进行手术治疗。

(1)早期经腹腔睾丸固定术　新生儿及6个月龄以内的婴幼儿经腹腔完全游离精索,常可把睾丸无张力地放入阴囊。如婴儿期行尿路重建术,可同期完成睾丸固定术。如不作尿路重建术,则到婴儿3~6个月龄,心、肺及肾功能稳定时作睾丸固定术。

(2)Fowler-Stephens术　在内环之上离断精索血管,保存远端精索与输精管间的血管吻合支,在输精管上保存一层腹膜,以保护这些侧支循环。也可分期手术以提高成功率,即先结扎精索血管,过一段时间后再作二期睾丸固定术。

(3)睾丸自体移植术　应用显微外科技术将移植的睾丸血管与腹壁下血管吻合。

4.腹壁缺陷的治疗　腹壁缺陷是本症最大的特点,影响美观。对肺及膀胱功能的影响难以确切估计。很多患儿可单纯用胸腹带或有弹性的紧身胸腹裤来支持松弛的腹壁。不少外科医师主张用手术方法加强腹壁,改善腹部外形以提高患者的生活质量,取得了一定进展。腹壁折叠术包括横梭形切除部分下腹壁,可获得良好效果。Ehrlich 及 Monfort 采用纵形切口腹壁成形术,更符合生理特点,效果更满意。增加了前腹壁的厚度,腹部外形更好。

5. 肾移植　很多梅干腹综合征患者最终需行肾移植。但由于供肾来源、医疗技术、患儿年龄、排异反应、经济条件等诸多因素的限制,我国小儿,特别是新生儿、婴幼儿肾移植的推广受到很大的影响。肾移植作为治疗慢性肾衰竭、抢救患儿生命的有效措施,在医疗工作者的不断努力及探索下,必将得到迅速发展。

第二十三节　泌尿男生殖系肿瘤

一、肾肿瘤

根据北京市肿瘤防治研究所肿瘤登记处提供的资料,1988~1990 年北京地区 14 岁以下小儿恶性肿瘤发病率为 4.6/10 万~7.7/10 万。1993 年小儿恶性肿瘤死亡率为 3.1/10 万,居各种疾病的第五位。北京儿童医院 1956~1995 年经病理证实为恶性实体肿瘤者共 2492 例。前 6 位排列如下:淋巴瘤 521 例(20.9%),肾母细胞瘤 354 例(14.2%),神经母细胞瘤 324 例(13.0%),组织细胞增生症 304 例(12.2%),内胚窦瘤 202 例(8.1%),横纹肌肉瘤 182 例(7.3%)。同期共有肾脏原发肿瘤 447 例,病种分布如下:先天性中胚叶肾瘤(congenital mesoblastic nephroma)14 例,肾母细胞瘤 354 例,肾透明细胞肉瘤(clear cell sarcoma)44 例,恶性杆状细胞瘤(malignant rhabdoid tumor,又称恶性横纹肌样瘤)17 例,肾癌(renal cell carcinoma)5 例,其他肿瘤 13 例。既往曾认为小儿肾肿瘤 97% 是肾母细胞瘤,实际中胚叶肾瘤、肾透明细胞肉瘤、肾恶性横纹肌样瘤生物学特性和预后与肾母细胞瘤截然不同,不属于肾母细胞瘤范畴,需分别讨论。

(一)肾母细胞瘤

参见第一章第七节小儿实体肿瘤与血管瘤的相关内容。

(二)先天性中胚叶肾瘤

先天性中胚叶肾瘤(congenital mesoblastic nephroma)也称胎儿错构瘤(fetal hamartoma)或婴儿间叶性错构瘤,是一种少见的好发于新生儿或婴儿早期的先天性纯间叶性错构瘤,偶见于 1 岁以后,罕见于年长儿。由 Bolande 等于 1967 年首次命名并描述其组织形态。国外报道占小儿肾肿瘤 2.8%~3.9%,国内文献仅北京儿童医院报告了 14 例,占同期 380 例肾肿瘤的 3.7%。其中小于 1 岁者 10 例,小于 3 个月者 4 例。

首发症状为腹部包块或血尿。多数肿瘤被膜完整,切面苍白,质韧,瘤细胞呈螺旋状排列如平滑肌瘤或纤维瘤,或质软如鱼肉样。组织结构分为平滑肌瘤型和细胞型。平滑肌瘤型主要是交错排列成束状或编织状的棱形细胞,形态类似成纤维细胞或平滑肌细胞,胞浆丰富,淡嗜酸性,细胞核为长杆状或长棱形,核分裂象不多,核仁不明显。细胞型是平滑肌瘤型基础上细胞成分增多,排列无明显极向,细胞呈短棱形、多边形或星形。细胞核为短棱形或椭圆形,核分裂象增多,核仁明显。两型之间有重叠和过渡。

治疗:行肾切除,罕见复发和转移。Joshi 等于 1986 年综述了 18 例细胞型中胚叶肾瘤出现复发或转移,3

例死亡。Beckwith建议对有术中破溃或局部残留者,或大于3个月龄虽完整切除肿瘤但组织学类型为细胞型者,术后使用肾母细胞瘤良好组织类型的化疗方案。Richmind曾报道28例中胚叶肾瘤无一例死于肿瘤,而有3例死于化疗或放疗并发症,故认为化疗的应用须慎重。

(三)恶性杆状细胞瘤

恶性杆状细胞瘤(malignant rhabdoid tumor,MRT)是近年来认识的一种少见的高度恶性的好发于婴幼儿的肾肿瘤,亦可原发于肾外或合并脑瘤。过去曾归入肾母细胞瘤不良组织结构中。目前认为本瘤并非来源于后肾胚基,不属于肾母细胞瘤范畴。北京儿童医院447例小儿肾肿瘤中有恶性杆状细胞瘤17例,占3.8%。年龄最小者4个月,最大者4岁,8例年龄小于1岁。国外报道发病年龄最小为3周龄。肿瘤切面与肾母细胞瘤相似,向周围组织浸润和出血坏死更为多见。镜下见肿瘤细胞形态较一致,圆形或卵圆形,细胞核偏心位,核呈泡状,核仁大而突出,胞浆嗜酸性,部分肿瘤细胞靠近细胞核旁的胞浆内可见嗜酸性玻璃样球形包涵体。电镜检查见相当于包涵体位置的胞质中有大量中间丝结构,呈同心圆漩涡状排列,无代表横纹肌分化特点的交替排列的粗细丝结构和Z带。本瘤高度恶性,预后不佳。上述有17例手术切除肿瘤,12例辅以化疗、放疗,获随访10例仅存活2例,现分别已存活5年、6年。NWTS资料中经综合治疗的恶性杆状细胞瘤4年存活率亦仅为25%。目前进行的NWTS-5放弃传统的以长春新碱、放线菌素D和多柔比星为主的联合化疗方案,使用卡铂、依托泊苷、环磷酰胺联合化疗,并作放疗,具体方案为:

NWTS-5用于恶性杆状细胞瘤各期治疗方案:化疗+放疗。

卡铂:16.7mg/(kg·d)×2,静脉注射,用于术后1周内及第3、9、12、18、21周。

依托泊苷:3.3mg/(kg·d)×3,静脉注射,每种药各用6个疗程(两种药同时用)。

环磷酰胺:14.7mg/(kg·d)×5,静脉注射,用于第6、15及24周,共3个疗程。

(四)肾透明细胞肉瘤

肾透明细胞肉瘤(clear cell sarcoma)亦称为小儿骨转移性肾肿瘤(bone metastasizing renal tumor of childhood),易发生骨转移。过去也归入肾母细胞瘤不良组织结构中。一般认为原发于肾脏,但细胞来源不明,现多数人认为不属于肾母细胞瘤。NWTS-4已将其与肾母细胞瘤分开研究。北京儿童医院44例肾透明细胞肉瘤占同期447例肾肿瘤的9.8%。90%的病例发病年龄在1~5岁间。肿瘤切面所见与肾母细胞瘤基本相同,显微镜下可见肿瘤向周围肾组织浸润。肿瘤细胞呈巢状分布,细胞核圆形或椭圆形,核仁不清,细胞浆呈透明或淡嗜酸性,细胞核及细胞浆均为透明空泡样。肿瘤细胞巢由细的网状纤维组织分割,其内含有较多的毛细血管。

治疗仍为手术、化疗、放疗的综合治疗。北京儿童医院44例透明细胞肉瘤中,经综合治疗并获4年以上随访者10例,存活4例,其中1例为带瘤存活。近年多柔比星的应用改善了预后。NWTS-2透明细胞肉瘤预后很差,NWTS-3在原长春新碱和放线菌素D基础上加多柔比星,4年存活率上升至74.8%。NWTS-4推荐对透明细胞肉瘤各期均用长春新碱、放线菌素D、多柔比星3种药联合化疗并加用放疗。目前NWTS-5对本瘤各期采用多柔比星、放线菌素D、长春新碱、环磷酰胺、依托泊苷联合化疗,疗程缩短为24周。各期均加放疗。

据北京儿童医院资料分析,透明细胞肉瘤除易发生骨转移外,另一特点为可以出现较晚转移和复发。在15例透明细胞肉瘤复发与转移病例中,术后2年以内发生者7例,2~4年间6例,4年以上2例。而同期78

例肾母细胞瘤转移和复发病例中,77例发生于术后2年内,仅1例发生于术后2年半。对透明细胞肉瘤应延长密切随访年限。

（五）肾癌

肾癌(renal carcinoma)在小儿少见,约占12岁以下小儿肾肿瘤的1%,是10~20岁间最常见的肾脏恶性肿瘤。青少年肾癌平均发病年龄为12岁,国内文献报道最小年龄为2岁。与成人肾癌男性多于女性相反,青少年肾癌女性占2/3。肾癌细胞来源于近曲小管上皮细胞。透明细胞型特点为肿瘤细胞体积较大,多边形,胞浆透明,有疏松小空泡,核圆形深染,位于细胞中央。颗粒细胞型特点为细胞体积较透明细胞小,呈圆形或不规则形,胞浆中等,内有嗜酸颗粒,核圆形、卵圆形,染色深。癌细胞常为混合型,以某一型为优势称为透明细胞癌和颗粒细胞癌,透明细胞癌占多数。90%的患儿以无痛性全程血尿就诊。60%可触及腹部包块。肾癌与肾母细胞瘤同属恶性实体瘤。最后诊断需依据病理切片。

肾癌治疗以肾切除为主。Robson将肾癌分为4期。Ⅰ期肿瘤局限于肾内;Ⅱ期肿瘤侵及肾周脂肪,但在肾周筋膜内;Ⅲ期肿瘤转移到区域淋巴结或侵及下腔静脉;Ⅳ期有远处转移。一般认为小儿肾癌肿瘤分期是影响预后的最主要因素。有报道用白细胞介素-2和(或)干扰素免疫治疗对肾癌转移病例有效。12岁以下小儿肾癌预后较成人好,长期存活率可达72%,而成人仅40%~50%。北京儿童医院5例肾癌中3例获随诊,均存活,分别已随访22年、10年、4年。

其他原发于肾内的肿瘤有横纹肌肉瘤、畸胎瘤、脂肪肉瘤、神经母细胞瘤、纤维瘤、淋巴管瘤等,均罕见。

二、肾上腺肿瘤

（一）神经母细胞瘤

参见第一章第七节小儿实体瘤与血管瘤相关内容。

（二）嗜铬细胞瘤

嗜铬细胞瘤(pheochromocytoma)来自肾上腺髓质、交感神经节、旁交感神经节或其他部位的嗜铬组织,故可位于自颈交感神经链至盆腔的部位。这些细胞产生血管活性的胺类。肾上腺素仅产生于肾上腺髓质及主动脉旁体(organs of zuckerkandl)的肿瘤,而去甲肾上腺素产生于交感神经链的肿瘤。绝大多数嗜铬细胞瘤患儿手术时约为4~6cm,切面呈棕黄色至浅褐色,被受压的正常肾上腺组织完整包绕,可有出血或囊性坏死区。镜下检查很难鉴别为良性或恶性,主要根据临床表现。如有复发或转移,则认为是恶性。小儿很少是恶性主动脉旁体。术中及术后即刻死亡多由于未发现有第2个肿瘤。小儿嗜铬细胞瘤的另一特点是,有更多家族遗传及并发多发内分泌肿瘤。较成人更多见的并发症是肾上腺外病变,约占30%,常见部位是主动脉分叉部及主动脉旁体。

1.临床表现 本病占儿童高血压患者的1%。临床症状是由于血液循环中肾上腺素和去甲肾上腺素过多所致。由于两种激素分泌量不同,各病例临床表现也有差别。高血压为本病特征,可高达21.3~26.7kPa/14.7~12.0kPa(160~200mmHg/110~90mmHg),90%以上为持续性高血压,少数为阵发性高血压(在成人50%为阵发性),亦有为持续性而有阵发加剧者。开始发作不频繁,逐渐发作增多,有些由阵发性转变为持续性。发作时伴有头痛、心悸、出汗、苍白、恶心、呕吐及腹痛等症状,在发作间期可以完全缓解。有时由于某些体位如侧卧或屈曲身躯,或按压腹部或肾区而引起高血压的发作。但儿童常以有神经症状如头痛、视力障碍、惊厥或精神病而住院,有时误诊为脑瘤。此外,还有消瘦及多饮、多尿的症状。多饮、多尿可以由于大量出汗所致,也因为儿茶酚胺有抑制抗利尿激素的作用。持久的高血压使心脏肥大,尤其以左心室肥厚明显,引致高血压性心脏病及充血性心力衰竭。眼底可出现视神经盘水肿、出血和小动脉痉挛等病变。患儿可以有高血糖及糖尿,糖耐量曲线异常,基础代谢率往往升高。代谢异常特别在那些以分泌肾上腺素为主的肿瘤更为明显。

少数嗜铬细胞瘤发生于膀胱,瘤体常不太大,位于肌层内,覆有正常膀胱黏膜,临床特点为当膀胱膨胀或在排尿时,血压骤高并出现其他儿茶酚胺增多的症状,少数患者有血尿。

2. 诊断 小儿高血压除病史及体检外,需做尿常规、尿培养、血清肌酐、尿素氮测定和静脉尿路造影。最常用的儿茶酚胺的代谢检查是测 VMA。如有异常应考虑嗜铬细胞瘤。最主要的定位检查是腹部超声和 CT 检查。

3. 治疗及预后 确诊后应行手术摘除肿瘤。近年由于注意到肿瘤多发性的特点及手术前使用 α 及 β 受体阻滞剂,手术死亡率已大为降低。

术前使用 α 及 β 受体阻滞剂可使血压、脉搏趋于正常,使心脏得到恢复,减少由心力衰竭而引起的手术死亡。一般先使用 α 受体阻滞剂酚苄明(phenoxybenzamine),最开始用 0.2mg/(kg·d),逐渐增量至 1mg/(kg·d),直至血压降至正常。术前 3 天可加用普萘洛尔(心得安)。由于长期血管收缩,导致血容量减少,故术前后应补充足够血容量。近年有报告,术前使用钙通道阻滞剂(钙拮抗剂)或 ATP 可以稳定血压,但在小儿尚缺乏这方面的经验。

经腹腔手术须注意多发瘤及肾上腺外肿瘤,术后须监测血压变化及儿茶酚胺代谢的检查,以防有肿瘤遗漏及复发。

(三)肾上腺皮质癌

在小儿肿瘤中,肾上腺皮质癌(carcinoma of the adrenal cortex)发病率低于 0.001%。北京儿童医院 1956~1979 年共收治 4 例肾上腺皮质癌,女性 3 例,男性 1 例。文献上肾上腺皮质癌也多见于女性,该 4 例年龄均在 4 岁以内。

肾上腺皮质癌常较大,呈黄或粉白色,有包膜,常见坏死组织,质脆。镜下由于细胞浆少,故似神经母细胞,核深染,多见分裂象。肾上腺皮质癌的细胞核较神经母细胞瘤者更圆而大,有显著的核仁。

肺是肾上腺皮质癌的好发转移部位,较少侵及区域性淋巴结。

1. 临床表现 肾上腺皮质癌以分泌糖皮质激素及雄激素为多见,故北京儿童医院所见 4 例均有皮质醇增多症(库欣综合征)及肾上腺性征异常症(男孩性早熟及女孩男性化)的混合表现。肥胖主要表现在面及躯干,而四肢并无过多脂肪。颜面圆满紫红。由于下颚及锁骨上有大量脂肪,颈部显得很短。有乏力、声音低沉、毛发增多和高血压等症状。男孩有阴茎增大,睾丸及前列腺发育正常;女孩有阴蒂肥大和肌肉过于发达。

腹部检查时,于上腹季肋部一侧可触及坚硬而固定的肿块。X 线静脉肾盂造影可见肾脏因受肿瘤压迫向外下侧移位。嗜酸性粒细胞降低,尿 17-羟皮质类固醇增高,腹部超声及 MRI 检查可协助定位诊断。

2. 治疗 经腹腔入路尽早手术切除肿瘤。手术前后应补充皮质类固醇以预防肾上腺皮质功能不足。二氯苯二氯乙烷(OP-DDD)毒性大,只拮抗肾上腺皮质功能亢进症状而不能控制肿瘤生长。如术中肿瘤未能完整切除,术后应加放疗。本病预后差,化疗对已扩散的肿瘤无效。

三、横纹肌肉瘤

横纹肌肉瘤(rhabdomyosarcoma,RMS)来源于分化为骨骼肌的胚胎间胚层,是小儿最常见的软组织肉瘤,约占小儿软组织肉瘤的50%,小儿恶性实体瘤的4%～8%。北京儿童医院(1955～1995)经病理证实的2492例恶性实体瘤中,横纹肌肉瘤占182例,仅次于淋巴瘤(521例)、肾胚瘤(326例)、神经母细胞瘤(324例)、组织细胞增生性疾病(304例)及内胚窦瘤(202例),居第6位。该病可发生于各年龄,但70%的病例发生于10岁前,无明显性别差异。

横纹肌肉瘤不常并发先天性畸形,可发生于人体各部位,包括无横纹肌的部位,有不同的组织亚型。

横纹肌肉瘤协作组(Intergroup Rhabdomyosarcoma Study,IRS)为北京各专业组按统一方案对RMS进行研究的联合组织。从1972年开始,约4～6年为一阶段,1972～1978年为IRS-1,1978～1984年为IRS-2,1984～1988年为IRS-3,1989年迄今为IRS-4。直到20世纪60年代后期,由于肿瘤的迅速局部扩散及转移,少有长期存活者。而今由于联合用多种药物化疗、放疗及手术,使各部位的横纹肌肉瘤5年存活率达到56%～65%,而原发于泌尿生殖系者可达72%～74%。

既往是先作原发瘤或原发瘤器官切除,术后应用化疗、放疗。近年来则是先作肿瘤活体检查,临床分期,化疗或加放疗而后做肿瘤或(及)器官切除术。

北京儿童医院(1967～1995)经病理诊断的横纹肌肉瘤原发部位分布如下:泌尿生殖系44例(36%)、腹膜后29例(24%)、头颈部18例(15%)、躯干11例(9%)、四肢10例(8%)、肛旁和会阴3例(2%)、肝胆5例(4%)、其他3例(2%),共123例。该组年龄分布为3个月～14岁,其中小于1岁13例(10.5%)、1～5岁81例(66%)、大于5岁29例(23.5%)。123例中94例(76%)小于5岁。

通常横纹肌肉瘤最好发于头颈部,泌尿生殖系次之。在泌尿生殖系中最好发于膀胱(多位于膀胱三角区)、前列腺及阴道(好发于阴道前壁贴近膀胱处)。睾旁横纹肌肉瘤起源于精索间胚层。

(一)病理生理

横纹肌肉瘤的大体形态、生长速度和组织结构差异很大。既往最常用的病理分型是IRS修改Horn及Enterline创用的。分为胚胎型、葡萄状型、腺泡型及多形性型,共4型。另外的分类法即小儿国际肿瘤协作组(International Society for Pediatric Oncology,ISPO)、美国癌症研究所(National Cancer Institute,NCI)以细胞及其核为基础的分类法。由于病理分型极大地影响预后,如葡萄状型者5年存活率可达95%,胚胎型为64%,腺泡型为53%,其他分化差的为44%,故Newton等提出拟在IRS-4对横纹肌肉瘤及其相关肉瘤应用新的分类即横纹肌肉瘤新国际分类法(New International Classification of Rhabdomyosarcoma,ICR)。

Ⅰ:良好型
    a.葡萄状型横纹肌肉瘤
    b.梭形细胞横纹肌肉瘤

Ⅱ:中等型:胚胎型横纹肌肉瘤

Ⅲ:不良型
    a.腺泡型横纹肌肉瘤
    b.不能分辨的肉瘤

Ⅳ：目前不能估计预后的类型　横纹肌样的横纹肌肉瘤(RMS with rhabdoid features)

1.胚胎型横纹肌肉瘤　由形成横纹肌细胞的胚芽间胚层构成，故细胞形态包括从原始间质到分化较好的肌细胞。本型虽常见致密区域，但以中等量瘤细胞及疏松、水肿基质为主。细胞核较腺泡型者小，染色质也较淡，难以看到核仁。在肿瘤的未分化区有胞浆很少的梭形及星形细胞，说明是肿瘤的原始胚基部分。在分化较好的区域可见含丰富胞浆的梭形细胞，胞浆嗜酸性，PAS染色(periodic acid schiff)阳性。对诊断困难的病例用免疫组化检查，可显示肌动蛋白(actin)及结蛋白(desmin)反应阳性。

胚胎型横纹肌肉瘤最大的特点是细胞呈带状，有些呈双极样突起，细胞核狭长。有些含单核巨细胞，核较附近的瘤细胞核大3倍。分化好的瘤细胞可看到横纹。

(1)葡萄状亚型　是胚胎型的变异，多数病例的肿瘤大体形态呈葡萄样。瘤表面为所在器官的正常黏膜，黏膜下即有几层平行于黏膜、密集的不同分化程度的瘤细胞，有些可见横纹。多数瘤内细胞少，富有水肿性基质和扩张的血管。

(2)梭形细胞亚型　本变异首先由Palmer等确定，细胞体和细胞核都呈长梭形，核仁明显。有两种类型：①胶原少的类型：细胞组成束状，与脂肪平滑肌肉瘤相似，细胞间有很少的间质。②富于胶原的类型：细胞被大量胶原纤维分隔呈涡旋状。本型易于辨认，多见于睾旁，预后良好。

2.腺泡型横纹肌肉瘤　本瘤由纤维血管结缔组织间隔形成腺泡，间隔处覆瘤细胞。腺泡中因被瘤细胞充填而使本型难以辨认。约1/10的病例腺泡呈局灶性，其余部分呈胚胎性或未分化恶性瘤细胞。

3.不能分辨的肉瘤　瘤细胞常密集而无特殊形状，细胞圆，较成熟淋巴细胞大，胞浆中等量或极少。细胞核较横纹肌肉瘤者大，含分散的染色质，有一个或少数显著核仁。本型常除外诊断，但仍维持由原始间胚层细胞组成。

新分类法分析IRS-2病例升至ICR 32%，胚胎型由IRS 53%降至ICR 49%，葡萄亚型由IRS 3%升至ICR 6%，小儿没有多形性横纹肌肉瘤。

(二)临床分期

根据原发瘤及淋巴结转移决定分期。目前应用最广的是IRS(Maurer,1977)分期：

(1)Ⅰ期　局限性病变，大体及镜下证实肿瘤已完全切除，未侵及区域淋巴结。

(2)Ⅱ期　区域性病变，即肿瘤已有局部浸润，或局部淋巴结受侵。

1)肿瘤切除，无大体肿瘤残存，但有镜下残存，无区域淋巴结受侵。

2)肿瘤已完全切除，区域淋巴结受侵或和肿瘤侵及邻近器官，无镜下残留病变。

3)区域性病变并侵及淋巴结，大体切除但有镜下残留病变。

(3)Ⅲ期　肿瘤不能完全切除或活体检查有肉眼残存病变。

(4)Ⅳ期　就诊时已有远处转移病灶。

(三)临床表现

症状及体征因肿瘤原发部位及肿瘤大小而异。横纹肌肉瘤高度恶性，有早期局部扩散倾向，并可经淋巴及血行转移至肺、肝等处。

1.头颈部横纹肌肉瘤　在小儿多为胚胎型，在耳、鼻及鼻旁窦则为葡萄状肉瘤。几乎全部患儿都因肿块就诊，其症状有眼球突出、声音改变、吞咽困难、呼吸梗阻、咳嗽及外耳道有分泌物，如侵及神经则发生疼痛。

由于肿瘤的膨胀及浸润性生长,可使症状加重。最后出现脑症状,如发生转移则出现相应的症状。

(1)眼眶横纹肌肉瘤　可发生于眼肌或泪腺,多见于7～8岁男孩。表现为单侧突眼。由于病情进展可发生上睑下垂、头痛。X线片或可见骨质破坏。

鉴别诊断应包括白血病及神经母细胞瘤,血常规、骨髓涂片易于区别。

(2)耳横纹肌肉瘤　可发生于外耳道、中耳、乳突或鼻旁窦,可以是胚胎性或葡萄状肉瘤。由于只侵犯一侧,常引起单侧听力丧失,但不易引起注意。常因外耳道有息肉样肿物及耳内有血性分泌物就诊,易误为炎性息肉。较少见的是耳后外侧肿物,生长迅速,初期可能为不明显的隆起,由于不痛而不被注意,确诊时可增大至惊人程度。偶以面神经麻痹为主诉者,肿瘤从中耳扩散到乳突,并通过内板侵入颅后窝。

检查需包括各方面颅骨及岩骨椎体的X线片。中耳的横纹肌肉瘤是严重的小儿肿瘤,须早期手术并同时应用放疗、化疗。手术为乳突根治术。放疗要包括颅底。虽然放疗后肿瘤缩小,也常有局部复发,故还须化疗。

(3)口、颈部胚胎型横纹肌肉瘤　常起源于口底、舌、悬雍垂、软腭、鼻咽、喉、唇、鼻、牙龈、颞、颊、下颌肌肉、腮腺等部位及颈部肌肉。表浅者表现为单纯无痛性肿块,初期可误以为良性肿瘤。幼儿喉部肿瘤可引起声音嘶哑及急性呼吸道梗阻,须做气管切开。治疗包括手术、放疗、化疗。

2.躯干及四肢横纹肌肉瘤　大多以无痛性肿块为主,也可伴疼痛,如为痛性肿块可误诊为炎症。

3.泌尿生殖系横纹肌肉瘤　虽然可发生于任何部位,但最多见于膀胱及阴道。在男孩也可发生于睾丸、前列腺及精索;女孩可发生于子宫、宫颈及卵巢。肿瘤如位于膀胱及阴道,因为有空间扩展,则呈葡萄状肉瘤,但转移至其他部位则为肿块形。

北京儿童医院(1967～1992)共收治39例泌尿生殖系横纹肌肉瘤,其中32例(82%)小于5岁(4月～4岁),原发瘤位于膀胱或(及)前列腺者26例、位于睾旁9例、位于阴道3例及位于阴茎1例。

(1)膀胱横纹肌肉瘤　大体病理形态为多发,有蒂或无蒂、灰白色、息肉样肿块,位于膀胱三角区、膀胱颈部及尿道内口,有时充满膀胱内腔。肿瘤起源于黏膜下层及表浅肌层,向下可侵及尿道,向上可侵及输尿管。

小儿因下尿路梗阻而表现为排尿困难,可引起尿潴留及继发性尿失禁或感染。如肿瘤破溃则可有血尿。女孩有时可见肿瘤自尿道脱出。偶见小儿尿出片块状瘤组织。

体检下腹膨胀,导尿后耻骨上肿物不消失。直肠指诊可触及直肠前肿物。

静脉尿路造影常有上尿路扩张,膀胱基底有不规则充盈缺损。

(2)阴道横纹肌肉瘤　肿瘤呈粉色湿润息肉样,可有浅表溃疡及出血。位于阴道前、后壁及处女膜。最初可以有(无)臭味的阴道黏液和血性分泌物。当肿瘤生长充满阴道并脱出阴道口外,由于感染、溃烂,常并发出血及坏死。肿瘤多为局部扩展,可侵及盆底,充满盆腔,可累及膀胱或直肠。由于膀胱颈梗阻,可致肾、输尿管积水。

(3)前列腺横纹肌肉瘤　半数发生于5岁以内,表现为下尿路梗阻及会阴部有肿块突出。直肠指诊可触及肿物。

(4)睾旁横纹肌肉瘤　患侧阴囊有无痛性肿物,可起源于精索、附睾、睾丸被膜及睾丸,是小儿精索最常见的肿瘤。

4.胃肠道横纹肌肉瘤　最常见于胆道,胆管扩张,被葡萄状息肉样组织充满。肿瘤可局部蔓延,侵及肝、胰、大网膜及附近组织。临床表现有乏力、黄疸或伴发热,常被误诊为传染性肝炎。由于有进行性黄疸、右上腹痛及肿块,被诊为梗阻性黄疸。化验检查直接及间接胆红素增高,血清胆碱酯酶(ChE)增高。

也有报告横纹肌肉瘤发生于心、肺、气管及脑者。

(四)诊断

根据各部位作相应的检查,如腹部肿物作超声、静脉尿路造影、CT扫描,常可获得满意的影像诊断。如小儿就诊时盆腔已被巨大肿瘤充满,可先用化疗或加用放疗,待肿瘤明显缩小时,再作进一步检查。

活体组织检查,如经膀胱镜取活体可获组织学诊断。为发现肺部转移灶,应行胸部CT扫描。也应作骨扫描及骨髓穿刺,以便精确进行临床分期,制订治疗方案。

(五)治疗

1.治疗　横纹肌肉瘤的治疗最初主张手术为主或加放疗。由于该瘤早期蔓延及易发生血行和淋巴道转移,故治疗效果不满意。自1958年开始应用手术、化疗、放疗以来,疗效有明显提高。近年更加术前化疗,争取肿瘤缩小,再作局部肿瘤切除,以保存器官及其功能。如膀胱横纹肌肉瘤经化疗后作膀胱部分切除或膀胱肿瘤切除,在提高存活率的同时提高了存活质量。

IRS-2为避免既往对泌尿生殖系RMS的清扫术,初期手术只限于肿瘤的活体组织检查,其后的治疗见图5-23-1。

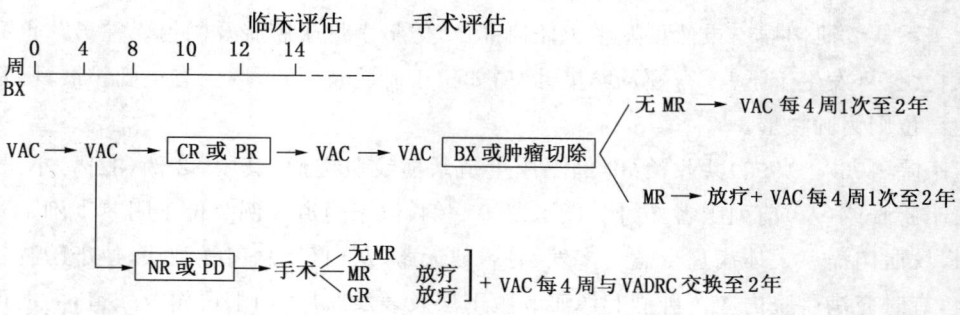

图5-23-1　IRS-2评估RMS治疗程序

VAC=VCR+ACTD+CTX,其中VCR 2 mg/(m²·d),IV,手术当日;ACTD 0.15 mg/(kg·d),IV,手术当日始,连用4日;CTX 10mg/(kg·d),IV,手术当日始,连用2日

VADRC=VCR+ADR+CTX,其中VCR 2mg/(m²·d),IV,手术当日;ADR 30mg/(m²·d),IV,手术当日;CTX 10mg/(kg·d),IV,手术当日始,连用2日

CR　完全缓解　PR　部分缓解　NR　无缓解　PD　病情进展

MR　镜下残留　GR　肉眼残留　BX　活体组织检查

强力化疗,每月反复VAC疗程(亦称脉冲式VAC),8周后作临床及影像检查以评价疗效。如完全或部分缓解则继续化疗至16周,再作临床及影像检查,继之再手术探查以判断肿瘤范围及残留情况。经外科手术如有肉眼或镜下肿瘤残存,则加放疗及上述脉冲式VAC化疗,总疗程2年。如术后无肿瘤残存则不做放疗,只用VAC脉冲式化疗2年。

虽然IRS-2计划保存膀胱,但经治疗后3年,存活者中只有25%保存了膀胱。阴道RMS均存活,有67%需做阴道部分切除以消除残余肿瘤。IRS-2的总存活率最高为80%,实际与IRS-1相近。

IRS-3在VAC方案上加用ADR、CDDP;如诊断为膀胱颈或前列腺肿瘤,则在第6周加放疗,近期尚未见总结报告。

自1977年北京儿童医院外科泌尿组对膀胱/前列腺RMS术前均用VCR1.5mg/(m^2·W)静脉注射共4～8周,待肿瘤缩小后行膀胱全切,术后VAC化疗2年。具体用法是:VCR手术前后共10次(每周1次),以后改为每2周1次;ACTD每日0.12mg/kg,连用7日,每3个月重复一疗程;CTX10mg/kg静脉注射每10日1次,共3次,3个月重复一疗程。ACTD与CTX交替应用,两药间隔1.5月。5例中4例获长期无瘤存活,均已超过13年。自1987年起,笔者又做保留膀胱的手术。1992年的2例因买不到ACTD,而CTX可引起生精障碍,故试用VCR+CDDP+VP-16。经治疗并获随访的15例中,8例存活,其中4例保存了正常的膀胱功能。

综上所述,外科手术时间及方式可提高存活率及改进生活质量。理想的联合治疗可获得高存活率而不必作广泛、多次外科手术。

RMS的治疗应根据原发部位、病理组织学及临床分期而异。IRS-4原发瘤在阴道或阴唇,良好的组织I期可用VAC或VAI(I:ifosfamide,异环磷酰胺)1年,不作放疗。睾旁RMS I期可仅用VCR+ACTD;II期用VAC或VAI或VIE(e:etopside即VP-16)18个月加标准放疗5040cGy(180cGy×28日);III期除上述化疗18个月外,放疗用加大量,也可选适宜患儿半年后再次手术;IV期用强力化疗包括联合用VCR、美法仑(melphalan),以及依托泊苷、异环磷酰胺、ADR并加大放疗量。

2.影响预后的因素

(1)合理治疗 RMS在应用化疗前,单纯手术或加放疗,仍有70%～80%的病例死于广泛转移。Heyn等(1974)先手术完全切除大体肿瘤,术后放、化疗(VCR+ACTD)1年,获2年无瘤存活率85.5%(24/28);另一组未用化疗,2年无瘤存活率为47%(7/15)。这说明联合应用化疗的重要性。笔者组9例睾旁及3例阴道RMS经综合治疗,获4年以上随访者8例,6例无瘤存活。

(2)肿瘤原发部位 位于眼眶、泌尿生殖系(除外膀胱、前列腺)、头颈(除外脑膜旁)对治疗效果最好。继之为四肢、脑膜旁、膀胱、前列腺,原发于腹膜后者最差,最具侵袭性。

(3)病理组织分型、临床分期与预后关系密切。

(4)其他因素 一般认为与年龄无明显关系。肿瘤直径≤5cm,预后较好。

膀胱、前列腺的保守手术对存活并不构成危害。

(六)展望

良好组织类型的早期病变缩短疗程,保存器官及其功能,以期减少因治疗带来的早期及晚期并发症。

对高危瘤,如何进行联合有效化疗及放疗,以提高存活率,是一重要的课题。

四、睾丸肿瘤

(一)概述

在全部睾丸肿瘤中,小儿仅占2%～5%。北京儿童医院1955～1993年收治各类肿瘤10023例,其中睾丸肿瘤165例,占1.6%。睾丸肿瘤多见于3个年龄组:婴幼儿期、青年期(15～35岁)及50岁以上者。在上述165例睾丸肿瘤中,年龄在3岁以下的婴幼儿共103例(62.5%),小于5岁者135例(81.8%)。

1.病理生理 睾丸的3种组织成分即生殖细胞、间质细胞和支持细胞均可发生肿瘤。其中以生殖细胞肿瘤占多数。

青春期前睾丸肿瘤的分类（Kay R,1993）：

(1)生殖细胞肿瘤　卵黄囊瘤、畸胎瘤、混合性生殖细胞瘤、精原细胞瘤。

(2)睾丸间质细胞肿瘤（内分泌细胞发生的肿瘤）　间质细胞瘤（Leydig 细胞瘤）、支持细胞瘤（Sertoli 细胞瘤）、幼年颗层细胞瘤、混合性睾丸间质细胞瘤。

(3)性腺母细胞瘤。

(4)支持组织的肿瘤　纤维瘤、血管瘤、平滑肌瘤。

(5)淋巴瘤和白血病。

(6)瘤样病变　表皮样囊肿、先天性肾上腺皮质增生继发的增殖性小结节。

(7)继发性肿瘤。

(8)睾丸附件肿瘤　睾旁横纹肌肉瘤。

北京儿童医院 1955～1993 年 165 例睾丸肿瘤病种分布如下：卵黄囊瘤 77 例（46.6%），畸胎瘤 68 例（41.2%），横纹肌肉瘤 9 例（5.4%），表皮样囊肿 5 例（3.0%），间质细胞瘤 2 例（1.2%），恶性淋巴瘤 2 例（1.2%），精原细胞瘤 1 例，海绵状血管瘤 1 例。

生殖细胞肿瘤在成人睾丸肿瘤中占 95%，其中精原细胞瘤最多，约占 70%，但在小儿生殖细胞肿瘤所占比例的略低，有报道约占小儿睾丸肿瘤的 60%～75%。其中卵黄囊瘤最多，其次为畸胎瘤。小儿精原细胞瘤、混合性生殖细胞瘤、胚胎癌均罕见。旧称的婴儿胚胎癌实际为卵黄囊瘤。

在胚胎发育第 4～6 周时，原始生殖细胞从卵黄囊沿中线逐渐迁移入胚胎体腔后壁中线两侧的生殖嵴内，因此生殖细胞肿瘤还可发生于性腺外原始生殖细胞的迁移路线上，多位于中线部位如骶尾部、纵隔、颅内等。Dehner 总结了 832 例小儿生殖细胞肿瘤，其中 337 例（41%）位于骶尾部，239 例（29%）位于卵巢，74 例（7%）位于睾丸，49 例（6%）位于纵隔或心包，47 例（6%）位于颅内，37 例（4%）位于腹膜后，29 例（3%）位于头颈部。

2.临床表现与诊断　多以阴囊内无痛性肿块就诊，有压痛或自发疼痛者少见。一般生殖细胞肿瘤从发病到就诊时间平均为 6 个月，而非生殖细胞肿瘤可达 18～24 个月。体检时阴囊内触及无压痛有沉重感的肿块，透光试验阴性。约 15%～25% 并发鞘膜积液。如有腹膜后肿块或锁骨上淋巴结肿大应疑有肿瘤转移。内分泌功能性肿瘤则有性早熟现象。

超声对检查阴囊内肿物非常有效。可显示睾丸形态，测量肿瘤大小。小儿畸胎瘤通过 B 超常可探及骨组织及囊性变，并可初步辨别畸胎瘤抑或卵黄囊瘤。B 超和 CT 均可用于检查腹膜后转移瘤。B 超、CT 和静脉尿路造影可了解上尿路情况及输尿管是否受腹膜后淋巴结转移瘤压迫而向外移位。

作为肿瘤标志物，甲胎蛋白（AFP）测定对小儿卵黄囊瘤分期及随访监测很重要。AFP 是胎儿早期由卵黄囊细胞、近端小肠和肝脏产生，足月的产新生儿可达 $5\times10^4\mu g/L$，生后 24 小时内迅速降至 $2\times10^4\mu g/L$，6 个月龄以后及成人正常值小于 $20\mu g/L$（20ng/ml），半衰期为 5.5 天。肿瘤切除后，增高的 AFP 应在 25 天内降到正常，否则提示有肿瘤残留。正常情况下绒毛膜促性腺激素（HCG）测定低于 5IU/L。HCG 由胎盘滋养层细胞或特异的肿瘤产生。约 2/3 的胚胎癌、绒毛膜上皮癌和多胚瘤 HCG 测定阳性。HCG 半衰期为 45 分钟～24 小时，完全切除肿瘤后 5 天内，增高的 HCG 应降至正常。因青春期前胚胎癌、绒毛膜上皮癌和多胚瘤很少见，在小儿睾丸肿瘤中，HCG 作为肿瘤标志物意义不大。

（二）小儿常见的睾丸肿瘤

1. 卵黄囊瘤（yolk sac tumor） 卵黄囊瘤亦称婴儿胚胎癌（infantile embryonal carcinoma）、内胚窦瘤（endodermal sinus tumor）、睾母细胞瘤（orchioblastoma）、透明细胞腺癌（clear cell adenocarcinoma）及Teilum瘤，是小儿最常见的恶性睾丸肿瘤，约占小儿睾丸肿瘤的55%（Mostofi和Price，1973）。多发生于3岁以前，北京儿童医院77例睾丸卵黄囊瘤中，53例（68.8%）小于3岁，71例（92.2%）小于5岁。肿瘤为实体性，直径约1～8cm；切面灰白色，散在有灰黄色区域，或间有黏液样或出血的区域；光镜下形态变异较大，可见网状结构或相互交错的腺样或管样结构。在小血管周围有扁平或立方形的肿瘤细胞形成乳头状突入腺样或管状结构中。在肿瘤细胞内外可见淡嗜酸性玻璃样点状圆体。Kurman和Norris（1976）用间接免疫过氧化物酶反应检验经甲醛固定的石蜡切片证实，AFP存在该点状圆体中。最特殊的结构是Schiller-Duval小体，由未分化的胚胎性细胞形成类似大鼠胎盘内胚窦的特殊血管周围结构，其形态为立方或柱状瘤细胞，呈单层排列，包绕毛细管、薄壁血窦或小静脉样血管形成一血管套样结构。其横切面很像不成熟的肾小球，故有人称其为中肾瘤。

（1）分期

1）青春期前小儿睾丸生殖细胞肿瘤分期如下：

Ⅰ期：肿瘤局限于睾丸，高位精索切断睾丸切除，无临床、影像学及组织学检查提示病变侵及睾丸以外，肿瘤标志物在睾丸切除术后限定时间以内降至正常（AFP 25天，HCG 5天）。如果诊断时肿瘤标志物阴性或未查，需作同侧腹膜后淋巴结活检，证实无转移。

Ⅱ期：曾经阴囊作睾丸切除或活检，镜下见病变浸润阴囊或精索，腹膜后淋巴结转移≤2cm，肿瘤标志物持续增高。

Ⅲ期：腹膜后淋巴结转移≥2cm，无内脏或腹膜以外的转移。

Ⅳ期：远距离转移，包括肝脏。

2）青春期睾丸肿瘤分期：青春期睾丸肿瘤不同于婴幼儿及儿童，更接近成人。Einborn（1980）提出青春期睾丸肿瘤分期为：

Ⅰ期：肿瘤局限于睾丸。

Ⅱ期：有腹膜后淋巴结转移。

Ⅲ期：横膈上有肿瘤转移。

Ⅳ期：远距离播散到肺、骨、肝等。

小儿卵黄囊瘤就诊时约85%属Ⅰ期病变，存活率可达70%。90%～95%的卵黄囊瘤患儿血清AFP增高，AFP测定可用于肿瘤残存或复发的监测。

（2）治疗 卵黄囊瘤可较长时间局限于睾丸。与成人睾丸肿瘤不同，小儿很少发生腹膜后淋巴结转移，文献报道仅4%～6%。最多见为血行转移到肺。小儿卵黄囊瘤不宜作腹膜后淋巴结清扫的原因如下：①腹膜后淋巴结转移发生率很低。②影像学的发展，CT、B超、MRI均可用于发现腹膜后淋巴结转移，帮助临床分期。③肿瘤标志物可提示肿瘤残留或转移。④腹膜后淋巴结清扫可引起射精障碍。

1）Ⅰ期：病变仅作经腹股沟管高位精索切断睾丸切除，不作化疗。术后每个月检查肿瘤标志物、胸部X线片、腹部B超或CT共3个月，然后每3个月复查一次，直至手术后3年。如某患者术前AFP正常或未查肿瘤标志物，需作同侧腹膜后淋巴结活检，用于确定临床分期。

2) Ⅱ期：经阴囊睾丸切除或曾经阴囊活检者，需作同侧半阴囊切除。持续 AFP 增高者需作腹膜后淋巴结活检。Ⅱ期病变均需联合化疗，12 周后如有肿瘤复发证据或 AFP 增高，则需手术探查。化疗以后残留腹膜后肿块者不常见，手术切除利于作出病理组织学诊断。如肿瘤持续存在则转入Ⅲ、Ⅳ期治疗方案。

3) Ⅲ期、Ⅳ期病变和复发瘤作腹膜后淋巴结活检，接受联合化疗。12~18 周后如 AFP 持续增高或临床仍可发现腹膜后转移瘤，则需手术探查切除或作活检。术后联合化疗 2 年，如有肿瘤残存可加用放疗。

有效化疗药物有顺铂(CDDP)、长春碱(VBL)、博来霉素(BLEO)、放线菌素 D、多柔比星、环磷酰胺。常用组合有：VABⅢ方案（长春碱、放线菌素 D、博来霉素、顺铂、环磷酰胺、多柔比星）、PVB方案（顺铂、长春碱、博来霉素）。自 1989 年以来，已有报告卡铂、异环磷酰胺、依托泊苷(VP-16)、替尼泊苷、VM-26 用于转移或复发瘤化疗。

上述 77 例睾丸卵黄囊瘤中，1992 年以前共 69 例，获随访 40 例，存活 2 年以上 26 例(65%)。其中 1956~1972 年单纯手术治疗者获随访 13 例，存活 2 年以上 4 例(30.7%)。1973~1992 年部分病例使用长春新碱或加环磷酰胺化疗，获随访 27 例，存活 2 年以上 22 例(81.4%)。有文献报道，经规律综合治疗卵黄囊瘤Ⅲ期病变存活率可达 83%，Ⅳ期达 67%。

2.畸胎瘤(teratoma) 畸胎瘤睾丸畸胎瘤多见于 5 岁以前小儿，约占睾丸肿瘤的 35%。畸胎瘤虽包括 3 个胚层组织，但绝大多数肿瘤以外胚层为主，如皮肤及附属结构和神经胶质成分。中胚层包括软骨、平滑肌和骨。内胚层包括胃肠和呼吸系统结构与内皮。畸胎瘤根据其组织结构可分为 3 种类型，即成熟畸胎瘤、不成熟畸胎瘤和恶性畸胎瘤。在小儿仅约有 15% 分化不好或含恶性成分，其生物学特性与青春期以后的畸胎瘤不同，多呈良性过程，预后较好。肿瘤可含囊腔，透光试验呈阳性。

治疗：Ⅰ期病变经腹股沟切口，高位精索切断，睾丸切除即可。北京儿童医院 68 例睾丸畸胎瘤中仅有 7 例不成熟或含有恶性成分，获随访 5 例，诊治时年龄均小于 3 岁并属于Ⅰ期病变，全部存活。其中 4 例存活 5 年以上。Ⅱ、Ⅲ期病变则应加作保存神经的腹膜后淋巴结清除及化疗，也可考虑加用放疗。化疗药物可选用顺铂、长春碱和博来霉素，对已播散肿瘤者完全有效率可达 50%。由于长春碱不良反应较严重，近年多改用依托泊苷，疗效相近而毒性减低。青春期后的睾丸畸胎瘤治疗同成人。

3.其他生殖细胞来源的肿瘤 如精原细胞瘤、绒毛膜上皮癌、胚胎癌、畸胎癌在小儿罕见。可发生于青春期，治疗同成人睾丸肿瘤。

4.间质细胞瘤(Leydig cell tumor) 间质细胞瘤约占小儿睾丸肿瘤的 4%(Mostofi,1983)，多见于 3~6 岁组。因肿瘤产生多种内分泌激素包括雄激素、雌激素、孕激素和皮质类固醇，故表现有性早熟、男性乳房增生，骨龄超过同龄儿。北京儿童医院 165 例睾丸肿瘤中，仅有 2 例间质细胞瘤，分别为 6 岁、7 岁，均有面部痤疮、阴茎增大、一侧睾丸肿大，睾酮测定达 266ng/dl（正常 0~45ng/dl）。

实验室检查应包括血睾酮、17-羟类固醇、11-去氧皮质酮、尿 17-酮类固醇。在间质细胞瘤均升高至成人水平或更高，而促卵泡素和促黄体生成素正常。本瘤需与先天性肾上腺皮质增生症并发间质细胞增生鉴别。先天性肾上腺皮质增生时，促肾上腺皮质激素增高，可被肾上腺皮质激素负反馈抑制而导致睾丸内间质细胞增殖性小结退化，间质细胞瘤无此变化。此外，绒毛膜促性腺激素刺激试验也可区分间质细胞瘤与间质细胞增生。

肿瘤直径可由数毫米至 4cm，绝大多数为单侧局限性良性病变，无真包膜。

治疗：切除患侧睾丸，预后良好。上述 2 例术后性早熟症状消失，分别已存活 24 年、13 年。

5.支持细胞瘤(Sertoli cell tumor) 支持细胞瘤瘤体呈圆形，质硬，包膜完整，黄白色或灰色，一般直径小于3cm。组织学检查肿瘤由大小一致的柱形或大多角形细胞构成，并形成不同程度小管状。肿瘤好发于10岁以前，可分泌雌、雄激素，20%的患者有乳腺增生。婴儿期肿瘤小而无症状，常呈良性过程。需作B超、CT检查有无腹膜后淋巴结肿大。95%的病例可经腹股沟切口切除睾丸治愈。如有播散则需加化疗或放疗。

6. 睾旁横纹肌肉瘤(paratesticular rhabdomyosarcoma)　睾旁横纹肌肉瘤是小儿精索最常见的肿瘤，约占阴囊内恶性肿瘤的17%。可起源于精索、附睾、睾丸被膜及睾丸。常表现为位于睾丸上的无痛性肿块，呈实质性。肿瘤生长迅速，约40%~50%的患者就诊时已有淋巴结转移。

(1)临床病理分期(IRS,1975)　参见前述横纹肌肉瘤中相关内容。

(2)治疗　首先为经腹股沟做内环部精索切断，睾丸切除。如曾经阴囊作活检或肿瘤与阴囊皮肤粘连，则需切除该部阴囊皮肤。Ⅰ期病变经根治性睾丸切除后用VAC方案(VCR+ACTD+CTX)化疗2年。Ⅱ~Ⅳ期病变需加腹膜后淋巴结切除。Ⅲ期、Ⅳ期病变可加放疗。北京儿童医院1977~1992年共治疗睾旁横纹肌肉瘤9例，5例经睾丸切除及术后联合化疗已无瘤存活4~13年，平均7年。其中最大1例治疗时9岁，现已20岁，生长发育良好，但精液内无精子。3例失访，1例未做规律化疗，仅用长春新碱6次，术后3年9个月腹部出现转移瘤，家长放弃治疗。IRS-1报告18例，16例(89%)无瘤存活2年。

7. 性腺母细胞瘤(gonadoblastoma)　性腺母细胞瘤又称性腺胚细胞瘤或性腺发育不全性肿瘤。是生殖细胞与生殖间质细胞的混合瘤，含有生殖细胞、支持细胞与间质组织。其中生殖细胞占优势，与生殖细胞癌相似，无内分泌活性。但混合性有恶性生殖细胞者不到10%。约1/3的病例为双侧病变。

肿瘤几乎均来自不正常性腺，核型含有一个Y染色体，最常见的核型是46,XY及45,XOY及46,XY。患儿都有性别异常，80%为表型女性，有腹腔内睾丸(睾丸女性化综合征)，或表型女性有腹腔内索状性腺及核型有一Y染色体(纯性腺发育不良，XY型)。约有20%的性腺母细胞瘤患者表型趋向男性，但性别常含糊。性腺可能为双侧发育不良的隐睾或索状并发对侧隐睾(混合性腺发育不良)。本瘤均发生于性别畸形患儿的青春期，核型有Y染色体。虽然不常见转移但应在肿瘤发生前做性腺切除。

8. 睾丸的类肿瘤病变　睾丸的表皮样囊肿可表现为无痛性肿物，常为单发，被覆鳞状上皮，含有角化碎屑，无畸胎瘤成分。本症占睾丸肿瘤的1%以下。病变为良性，可作囊肿切除而保留睾丸，有时也需作睾丸切除。

9. 睾丸继发性肿瘤　最常见的继发性恶性病变为淋巴瘤及白血病。约有4%的男性Burkitt淋巴瘤患者可侵犯一侧睾丸，而以睾丸肿瘤为主要症状。睾丸也可被急性淋巴细胞白血病侵犯。由于急性淋巴细胞白血病受化疗控制者增多，睾丸成为残余肿瘤的庇护所，故在很多医院当白血病已明显治愈时，在停用化疗药前，需常规作双侧睾丸活体检查。约有10%可得阳性结果，而2/3的患者最终仍用放疗使睾丸得到救治。因有足够的间质，不需要内分泌补充，但不能生育。罕见肾母细胞瘤及神经母细胞瘤经精索扩散至睾丸，易与原发性睾丸肿瘤相混淆。

第二十四节　胎儿泌尿外科与围生期管理

胎儿医学是涉及基础医学和临床医学多个领域的新兴学科。近十年间发展迅速，从某些遗传病的出生前诊断治疗发展到胎儿外科，取得举世瞩目的突破。胎儿泌尿外科(fetal urology)亦是其中的一个方面。由于超声的不断更新,分辨率的改善,可以显示胎儿泌尿系统的全部详细图像。加以母体-胎儿B超检查的广泛应用及积累的经验,可作出更为正确的出生前诊断,外科病变的发现数量增多,影响到临床医师对新生儿的处理。另一方面,通过实验和临床研究,对先天性泌尿系统异常胎儿的病理和生理已有所认识,了解到双侧肾积水隐藏着潜在的死亡威胁,提示对胎儿期不经任何处置估计出生后必然肾功能不全者,应该开展宫内胎儿外科治疗。

常规的妊娠期B超检查改变了许多先天畸形的外科处理,许多可能矫治的畸形,能够在宫内作出诊断。可判断其预后而决定处理方法、计划分娩的时间和方式,在分娩后及时转送,使其能在出生后早期接受合适的内科和外科治疗,以提高疗效和生存质量。但某些病例则宜选择终止妊娠,少数病例宜在宫内接受各种方式的治疗。

在宫内治疗胎儿早年已有成功的实例。如胎儿贫血,可经腹腔或静脉输入红细胞治疗;胎儿心律失常,可给母亲适当的药物治疗;各种维生素缺乏症,给母亲服用维生素。药物可注入羊水内,由胎儿吞入或吸收,如治疗先天性甲状腺功能减退症应用甲状腺激素。近年开展宫内造血干细胞移植,治疗先天造血系统疾病和先天代谢缺陷,已有成功病例报道。基因疗法也在实验和临床研究中。

胎儿外科自20世纪80年代起开始在动物模型上应用,此后应用于临床病例。在超声监视下,经子宫穿刺置入导管减压,治疗胸腔积液、脑积水、尿路梗阻等,有较多的并发症。目前通过对胎儿外科手术的安全性、有效性和可行性的研究,已开展开放式宫内胎儿外科手术,其适应证为影响胎儿器官发育、威胁生命的解剖结构异常如尿路梗阻。

出生前治疗组需配有多学科的专业人员包括有产科、超声诊断、新生儿科、遗传学科、小儿外科、小儿泌尿外科、儿科及小儿麻醉科等,相互合作,交流经验,提供咨询和制订治疗方案。

一、胎儿的肾功能和尿流动力学

在胎儿期,发育中的肾是相对不成熟的,前肾期无功能;胎龄10~12周中肾期,近端有分泌,远端有再吸收功能;14周后肾期时肾小管有主动转运功能。在整个妊娠期间,胎盘的功能如同一具胎儿血液透析器。胎肾是个不很重要的角色,其作用仅维持胎儿盐及水的体内平衡。心排出量灌注胎肾的比率较低,约2%~4%。肾小球滤过依靠超滤压、肾小球壁的渗透性和滤过膜的表面面积。在妊娠过程中,肾小球滤过率(GFR)并不呈线性增加,而是与肾发育时间有关,一般到胎龄34周肾小球发育完全,肾血液量增加,肾血管阻力下降,肾皮质外层肾单位滤过增加。胎龄25周时约为$4ml/(min \cdot 1.73m^2)$,从28至40周时增加4倍,34~36周为$25ml/(min \cdot 1.73m^2)$。出生以后,肾内血流发生改变,心排出量灌注新生儿肾的比率增至20%。肾内血流再分配,原来供应近髓肾单位血流较多,现在增加比率供应皮质肾单位,因而肾小球滤过率增加,从$25ml/(min \cdot 173m^2)$至3个月时增加3倍达$80ml/(min \cdot 173m^2)$,此后逐渐增加直至2岁(图5-24-1)。

尿液产生于胎龄第5~9周间。尿量随胎龄增长而增加,30周时为$10ml/h$,足月时尿量为$26~28ml/h$,量多者达$8ml/(kg \cdot h)$。现代研究提示胎儿足月时尿量为$50ml/h$。正常胎尿是低张的,严重的尿路梗阻和肾发育不全的尿液是等张的。在胎儿有双侧肾积水时,难以评价从尿液的浓缩和内含物的差别上区分有潜在可能恢复的肾功能与不能恢复的肾发育不全。进行胎儿的膀胱穿刺得到的尿液测定,正常是Na^+ $100mmol/ml$以下,Cl^- $90mmol/ml$以下,渗透压$210mOsm/L$以下。尿量($>2ml/h$)和羊水量亦反映肾功能的程度。

出生前膀胱的功能尚不完全了解,正在利用高分辨超声显像技术和胎仔动物实验研究中。

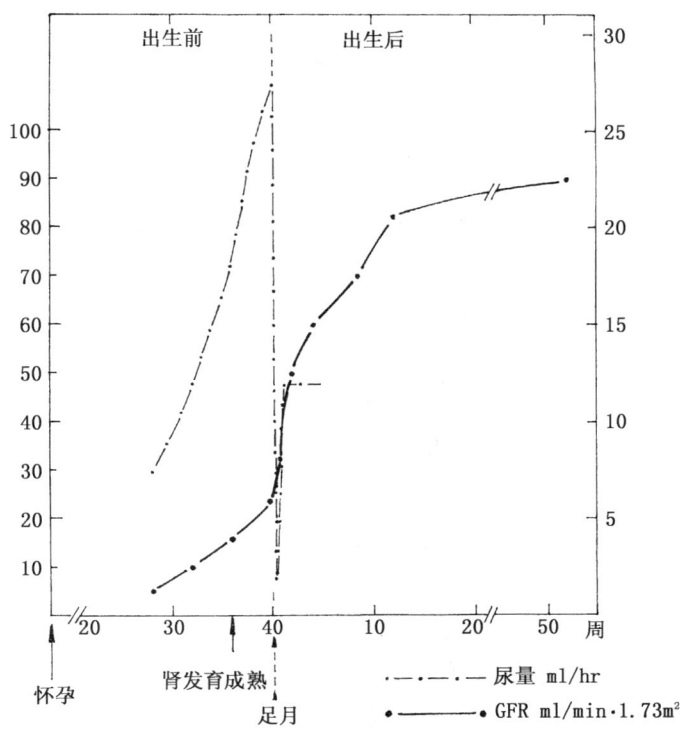

图 5-24-1　胎儿和新生儿的肾小球滤过率与尿量

膀胱容量平均为 12ml（或 6~8ml/kg），残余尿少于 1ml。试验各种药物的反应，研究提示在妊娠第 3 个月时，胎儿膀胱是在神经的控制之下。Nicolaides 用实时超声显像研究人类胎儿的膀胱功能，观察尿的产生和膀胱排空。对妊娠 16~40 周的 101 例正常胎儿，连续观察 2~5 分钟，间隔 20~60 分钟。结果尿量随胎龄而增加（表 5-24-1），24~36 周间尿量稳定在 14ml/(kg·h)。

表 5-24-1　胎儿尿量、膀胱容量与胎龄及出生体重的关系

胎龄	出生体重(g)	尿量[ml/(kg·h)]	平均膀胱容量(ml)	膀胱容量(ml)
24 周	500	14	2.5	5
28 周	900	13	5	5.7
32 周	1500	14	10	6.6
36 周	2400	14	23	9.6
38 周	2875	14	28	9.7

膀胱容量亦随胎龄而增加，尿量排出时间平均为 25 分钟（7~43 分钟），观察完全排空时间，有时长达 2 分钟，残余尿平均少于最大膀胱容量的 10%。81 例中 22 例无残余尿。

目前可以从超声推断正常和异常胎儿的膀胱功能，计算出膀胱容量均值、每小时尿量、排空时间和残余尿量。另外，通过胎羊模型可精确测量膀胱压力、容量和药物反应。将来，可以用尿流动力学评估异常胎儿膀胱的功能及对肾或肺发育的影响和药物治疗。

二、胎儿泌尿系统 B 超检查和发育异常的发生率

当前 B 超检查被列为妊娠期的常规检查。第一次在妊娠第 12 周进行,观察胎儿发育情况;第二次于第 16～20 周,用以诊断畸形;第三次在第 32～36 周,作胎儿评价、确定性别等。B 超可发现各种严重畸形,如无脑儿、脑积水、脑脊膜膨出、膈疝、脐膨出、肠闭锁、肾积水、肿瘤等。许多泌尿系统的先天性疾病都可在宫内获得诊断。

胎儿泌尿系统的超声图像,在正常胎儿于胎龄 14 周时能见到膀胱。肾脏初次发现于第 15～16 周,一般要等到第 18 周较明显。胎肾见于横切面,恰在脐静脉水平的下方。标准的正常胎肾大小,20 周时能见到明显回声明亮的锥体和皮质髓质接合部。正常胎儿的输尿管是看不到的,除非有远端尿路梗阻或膀胱输尿管反流。胎儿膀胱是一个回声明亮的肿块,位于胎儿躯干的底部,16～18 周随着充满和排空而大小不同。在第 30 周时,正常的最大膀胱容量为 10ml,足月时增至 50ml。妊娠早期确定胎儿性别时,必须明确显示阴茎或(及)阴囊或大阴唇。有学者认为,在胎龄 24 周以前,能肯定区分性别的占 40%,而到妊娠第 3 个月时,B 超检查几乎 100% 正确。胎儿疑诊梗阻性尿路病变时区分性别很重要,因为膀胱出口梗阻在女性是非常罕见的。

羊水可由母体血浆通过羊膜的渗透而来,随着妊娠的进展,羊水量逐渐增加,其成分亦有改变,主要是第 15～16 周胎儿的尿液开始排入羊膜腔。如果发现羊水量过少时,提示有严重的肾功能不全和尿路梗阻存在。羊水量过少可并发肺发育不全,在出生早期因呼吸窘迫而死亡。至于尿路梗阻出现羊水过多,其机制尚不明了。

出生前 B 超检查后发现的畸形率约有 1%。其中 20%～30% 为泌尿系统异常。有一组报道,在 6050 例中,检出 60 例先天畸形,近半数为中枢神经系统畸形,22% 发生在泌尿生殖系,15% 在胃肠道,8% 在心、肺。当肾脏增大及尿量增多时,妊娠后期检出的泌尿生殖系畸形较多。各类畸形需要多次检查才能证实。

出生前可能诊断的泌尿系统异常有:①双侧肾不发育。②囊性肾:即成人型多囊肾(adult polycystic kidney)、多房性肾囊性变(multicystic kidney)、婴儿型多囊肾(infantile polycystic kidney)。③尿路狭窄闭塞:部位在肾盂输尿管连接处、输尿管膀胱移行部、尿道等处。④功能性扩张。疾病发生的频率依次为肾盂输尿管连接处狭窄、多房性肾囊性变、原发性巨输尿管、输尿管囊肿、后尿道瓣膜症、膀胱输尿管反流、多囊肾、梅干腹综合征(prune belly syndrome)等各种畸形。

对胎儿来说,轻度肾盂扩张可能是短暂的,是继发于高尿量的征象,是由于肾外型肾盂或一过性膀胱输尿管反流的关系。大的肾盂才可能有畸形存在。一组肾盂大于 15mm 的 32 例报道中,30 例(93%)有泌尿系统畸形,几乎全部需要外科处理。而肾盂在 10～15mm 间的半数需要外科处理或长期随访。肾盂在 10mm 以下的 29 例中仅 1 例(3%)有泌尿系统畸形。因此,有学者指出肾盂中心回声轻(central echo complex,CEC)<8mm 为正常,9～11mm 为可疑,而 11mm 以上则肾积水可能性极大。有学者推荐以肾盂前后径(anteroposterior diameter of renal pelvis)为标准;3mm 为正常;5～9mm(PD/KD<50%)为生理性,宜随访;10～15mm(PD/KD≥50%),则为肾积水(图 5-24-2)。当发现肾盂扩张和肾实质菲薄化而诊断肾积水时,要注意是单侧或双侧、输尿管是否积水、膀胱是否扩大,以推测梗阻部位,但常不能明确肾积水的原因。大部分病例往往留待出生后进行检查后再确定诊断。

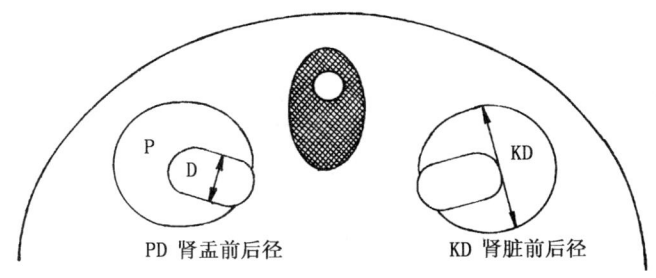

图 5-24-2 胎儿肾积水的测计法

三、梗阻性尿路疾病的胎儿期处理

先天性泌尿系统疾病的出生前处理,基本原则为宫内监视,定期超声复查进行评估,作出早期诊断,提供咨询,与双亲商议选择处理方法或终止妊娠。如发现双侧肾发育不全或双侧多房性肾囊性变都是致命的。若发现泌尿系统畸形伴有其他致命的畸形,则泌尿系统的评价居于次要地位。对单侧尿路梗阻伴有正常羊水量的病例,只需进行超声随访观察,不必进一步诊断评价;对双侧尿路扩张伴有羊水量过少或在连续B超检查时羊水量减少的病例,必须进行预后评估,决定因素在于残余的肾功能和出生时胎儿潜在的正常肾功能及肺功能。胎儿肾功能的初步估价是羊水量,因为妊娠中期和后期的羊水量大多数来自胎尿,因为存在正常量的羊水提示至少存在一个功能性肾脏,所以羊水状况是惟一预见指标。在妊娠后期有正常量的羊水提示有足够的肾功能,而在妊娠早期有重度羊水过少提示肾功能甚差。如果B超检查发现肾皮质囊肿的出现则高度预示肾发育不良,其敏感性为44%,特异性达100%,但是没有囊肿亦不能除外肾发育不良。尿液成分的改变是肾功能变化的反映,总尿液排出是肾小球过滤和肾小管再吸收和分泌的组合,因此可在超声指引下作胎儿膀胱穿刺,得到尿液作分析,测定尿钠、氯和渗透压。共有6项预后标准需要确定(表5-24-2),作出"胎肾功能好"和"胎肾功能差"的评估,然后选择合适的处理方法。

表 5-24-2 胎儿肾功能的评估

预后指标	变差	转好
羊水量	减少	正常
肾B超检查	囊性	正常
尿量(ml/h)	<2	>2
Na^+(mmol/ml)	>100	<100
Cl^-(mmol/ml)	>90	<90
渗透压(mOsm/(kg·H_2O))	>210	<210

处理原则如图5-24-3所示。假如不伴有其他畸形,有足够的羊水量,则母体接受常规产科处理,胎儿在出生后处理。假如发现严重畸形,在24周以前,常劝告家属终止妊娠。假如胎儿已在29周以上,有严重的双侧上尿路梗阻,伴严重的羊水过少,则早期分娩是一种能生存的选择。假如羊水过少,但肾功能尚好而肺未成熟之时,可选择胎儿治疗,经皮置管减压或开放式胎儿手术。

胎儿治疗的目的是胎儿出生后能够生存,保留足够的肾功能。及早防止早产和肺发育不良,方法是在胎

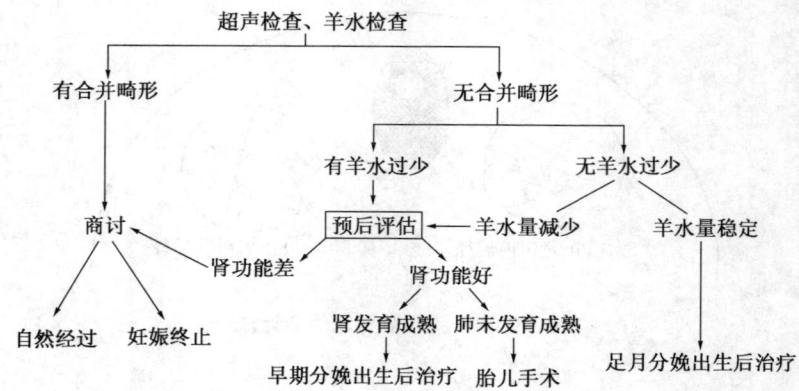

图 5-24-3 胎儿双侧性尿路梗阻症的治疗原则

儿期手术解除尿路梗阻。20 世纪 80 年代初,Harrison 首先开展此项技术,在超声监视下,经子宫穿刺入扩张的尿路,应用 S 形支架管置于膀胱或输尿管的扩张部位,与羊水腔之间形成旁路。结果发现妊娠 16 周前后施行手术者预后改善,20 周以后施行者不能预防肺发育不良。

子宫内治疗的适应证应有严格的规定。①双侧性尿路梗阻。②胎儿期不经任何处置估计出生之后必然出现肾功能不全。③胎儿期解除梗阻后,估计可以恢复肾功能。1986 年国际胎儿外科注册处(International Fetal Surgery Registry,IFSR)报告了 70 例泌尿系统畸形胎儿治疗的总结,52% 的病例于围生期死亡,有并发症者占 43%,主要是导管留置引起的出血、感染、胎膜早破以及导管闭塞和移位等,还有发生绒毛膜羊膜炎(chorioamnionitis)的危险。因此,膀胱羊水腔引流的结果并不令人满意。

目前开展的胎儿手术是膀胱袋形缝合术(marsupialization)或双侧输尿管造口术。美国加利福尼亚大学胎儿治疗研究组报告了 5 例开放式胎儿手术(1 例输尿管造口,4 例膀胱袋形缝合),在妊娠 18~24 周时手术,32~35 周时剖宫产。结果 3 例胎儿恢复羊水动力状态,出生时有足够的肺功能,2 例新生儿死于出生时肺发育不全,减压后无羊水和少许羊水。3 个成活婴儿随访,1 例肾功能正常,但于 9 个月时死于其他原因;另 1 例 16 个月时肾功能正常;第 3 例于 3 岁时发生肾衰竭,但生长发育正常,后接受肾移植。临床和实验证据证明,开放式胎儿手术是安全的,母体无并发症,对将来生育无影响。但早产仍是胎儿外科面临的严重后遗问题,大多数病例需要提早剖宫分娩。与早产有关的发病率随着经验的积累,将有所改善。

四、出生前尿路扩张或异常病例的出生后处理

疾病诊断基本上在出生后进行。出生前疑有尿路扩张或异常者,在出生后应查明肾积水的原因。重要的是在出现症状之前即开始抗感染治疗,并作针对性检查,尽早解除梗阻,以防止肾损害,使婴儿正常生长发育。新生儿的临床表现主要是腹部肿块和尿路感染。在出生之后可作如下安排:第一期(日龄 0)诊断与治疗原则为急救。胎儿娩出后有一个适应过程,要注意观察全身情况,必要时呼吸管理。两侧性巨大肾积水者可实施经皮置管引流。第二期(日龄 1~3),重点放在新生儿全身管理,生后 48 小时内避免手术,进行一般常规检查、输液、哺乳等。第三期(日龄 4~14),进行各种检查确定诊断。包括排尿性膀胱尿道造影(VCU)、静脉尿路造影(IVU)、CT 检查、放射性核素肾扫描(DMSA、DTPA),必要时行肾穿刺造影及血液和尿液的肾功能检查。血清肌酐值有参考价值,目的是了解形态异常的程度与部位、肾功能损害的程度,以进行综合判断。第四期(出生 2~4 周),此时实施根治手术较为安全。

出生后，B超检查可再证实肾积水的存在。但要注意最初数天由于早期脱水和肾小球滤过率较低，可以出现"正常"的假象。假如B超检查正常，则在第一年内必须多次反复检查，因为所有异常都在此期内发生。假如超声显示出生后有持久的肾积水，必须在2~4周内继续检查，作排尿性膀胱尿道造影除外反流和膀胱内病变。作尿路造影确定扩张的程度和梗阻的部位。肾扫描反映血流量与滤过的情况、肾盂排泄率、肾小球滤过率、肾小管功能、血清和尿液的渗透压浓度和电解质。若肾盂排泄率提示存在梗阻，则有手术指征，立即手术或在6个月内进行。最多见的肾积水原因是肾盂输尿管连接部狭窄，运用显微外科技术施行 Anderson-Hynes 肾盂成形术。若放射性核素摄取显著减少，按以下准则外科处理：总的摄取在20%~40%，于3个月内施行肾盂成形术；在20%以下，施行肾盂造口置管，等待数周，期望恢复，如恢复则作成形术，否则作肾切除。如若放射性核素摄取正常，则持非手术态度，除非有显著损伤出现（>10%）。

后尿道瓣膜症的典型症状是腹部肿块、不能排尿、尿性腹水或肺发育不良。新生儿期处理首先针对肺并发症，保持体液和电解质稳定，保留导尿管减压，引流2周，待肾功能恢复，应用婴儿膀胱尿道镜证实诊断及解剖情况后用电灼破坏瓣膜，可获得疗效。

出生前诊断与出生后全面检查的结果相比较，正确诊断率约在60%。部分病例出生前发现肾盂肾盏扩张或膀胱输尿管反流，常在生后2~3个月自然消退，可能为生理性或功能性。这方面文献报道的病例甚多，因此，对于可疑病例，在生后1~2年内宜定期随访，有必要每3个月行超声复查。

大多数肾盂扩张病例没有其他症状，仅半数或更少的病例存在尿路梗阻和肾功能减退（常为中等程度和可代偿的），几乎没有进展恶化的或呈轻而慢的发展。功能减退的肾脏其半数能改善，发生尿路感染者很少。肾积水趋向自然消退。当前的资料提示许多处理可以推迟几年，或多数并不需要执行。Koff 和 Campbell 强烈支持此观点。在45例未手术连续观察的病例中肾功能全部在短期内改善或正常，但还需要作更长期的研究。

第二十五节 遗尿症

遗尿症是指儿童时期反复不自主的排尿。夜间入睡后遗尿称夜遗尿症，其中约10%患儿白天午睡时也发生遗尿称白天遗尿。婴儿不能控制排尿是正常现象，5~6岁儿童如在1个月内夜间遗尿2次以上或6岁以上儿童1个月内夜间遗尿1次或1次以上者即定为遗尿症。约80%的遗尿患儿自婴儿开始即出现遗尿而无神经系统和泌尿系统的器质性病变，称为原发性遗尿。约有25%的儿童在中止遗尿半年以上后又发生遗尿，且平均持续2.5年称为继发性遗尿。他们中多数可追溯到在发育过程中有精神压力因素。

遗尿患儿持续时间长短不一，每年约有15%的比例自愈，但约2%的患者可持续到15岁或延迟到成年以后。在控尿能力方面，多数女孩到2岁时白天、夜间均不遗尿，而夜间遗尿的男孩比女孩多50%。对一组859名儿童经过12年的观察，其控尿能力与年龄的关系见表5-25-1。

表 5-25-1　控尿能力与年龄的关系

年龄(岁)	排尿能力控制(%)	无复发率(%)	年龄(岁)	排尿能力控制(%)	无复发率(%)
1	7	6	7	90	74
2	41	35	8	92	78
3	66	51	9	94	81
4	72	56	10	95	84
5	81	64	11	96	90
6	87	70	12	97	92

(一)病因及发病机制

排尿控制的发育,婴儿期排尿动作靠脊髓反射呈自发性排尿,其反射过程在骶髓中枢和逼尿肌之间进行。这是因为婴儿大脑皮质发育尚未完善,对脊髓排尿中枢的控制能力较弱。婴儿期由于尿道括约肌的收缩可阻止尿失禁的发生。排尿时括约肌松弛以便低压的膀胱排空,但不能制止无抑制性逼尿肌收缩,可能出现滴尿现象。在1~2岁时由于传递膀胱感觉的副交感神经发育成熟,能感觉到膀胱膨胀,小儿开始有尿意感,但尚无能力控制排尿。3岁儿童日间的控尿能力已建立,能在短时间内利用提肛肌、耻骨尾骨肌及括约肌的收缩控制尿液不排出,并逐渐延长控尿时间,扩大膀胱容量。在3岁时每日排尿次数明显减少,此时平均排尿量约增加4倍。4岁时绝大多数小儿在白天及夜间能像成人一样有正常的控尿能力,能利用膈肌和腹肌收缩增高膀胱内压引起排尿。同时可通过大脑皮质的抑制暂时推迟和中止排尿。4~5岁时膀胱容量必须超过2岁时的一倍以上才能控制夜间的全部尿量,如仍保持2岁时的膀胱容量则有可能发生遗尿症。一个成熟小儿控制排尿需要具备3个因素:①有一个与年龄相当的膀胱容量。②能随意控制外括约肌动态(必须获得控制其排尿开始和终止的活动能力)。③在膀胱容量达到任何程度时大脑皮质有直接控制能力去发动排尿或制止排尿。排尿控制的建立可受外界的影响,且建立夜间控制排尿的年龄个体差异很大。

遗尿的病因甚为复杂,有很多学说解释遗尿。包括发育延缓、睡眠不正常、遗传因素、精神因素以及器质性尿路病变。绝大多数遗尿患儿没有明显或必须治疗的精神疾病、神经异常或泌尿系统疾病。一个患儿可能有多个发病因素,因此很难以一个病因来解释患者发病原因,遗尿症的原因常难以确定。

1.尿流动力学因素　功能性膀胱容量减少。遗尿症小儿的膀胱容量比正常控尿者的膀胱容量小50%以上。在麻醉下测定患儿膀胱容量则完全正常,说明容量减少是功能性的而不是解剖意义上的。有些遗尿症患儿在白天同时有尿频、尿急、尿失禁等症状,提示有无抑制性膀胱收缩。这是膀胱失去大脑控制非自主性无抑制的逼尿肌收缩或逼尿肌与括约肌不协调所致。遗尿症患儿中膀胱无抑制收缩约占50%,这是在膀胱测压时仰卧位测得的,如采用坐位、立位膀胱测压或排尿中断等诱发试验,其发生率可能高达78%~84%。如果仅仅依靠症状来判断有无抑制性膀胱收缩,易造成错误,因为近1/3的患儿有无抑制性膀胱收缩而无尿失禁,20%的小儿有症状但膀胱测压正常。

对遗尿患儿的尿流动力学检查必须在睡眠时或麻醉下进行,才能确定有无膀胱活动增加。约1/2的遗尿症患儿在睡眠时膀胱测压压力增高,膀胱收缩时压力可上升到4.9kPa(50cmH$_2$O)以上。典型的遗尿症发作是在排尿时膀胱出现连续高压收缩,即使睡眠时不发生遗尿仍然有类似的膀胱活动增加,但压力比发作前低而收缩频率也减少。

2. 发育延缓 随着年龄增长遗尿症未经治疗可以趋向正常排尿控制。一些学者认为这是发育延缓的反映,是大脑皮质发育延迟或未能充分发育成熟,不能控制脊髓排尿中枢,在睡眠时逼尿肌出现无抑制收缩。遗尿患儿的膀胱功能性容量及膀胱高度活跃性随时间推移可改善至自行消失。而遗尿症患儿也罕有明显的神经器质性病变,支持了膀胱控制功能发育延缓的学说。

一些社会因素或精神压力可改变控尿能力,也支持遗尿症发育延缓的学说。2～4 岁是膀胱控尿功能发育的敏感时期,多数遗尿症发生在此时期。有些研究者提出原发性和继发性遗尿与精神压力发生的时间有关。原发性遗尿精神压力发生在敏感期而继发性遗尿精神压力发生在敏感期以后。精神压力虽然时间短暂,但恰好在小儿夜间排尿控制发育敏感阶段,也会影响控尿功能的发育。遗尿患儿在其他方面的发育也会延迟,表现在骨龄延迟、走路说话延迟的比例较高。

3. 睡眠因素 通过对患儿在睡眠时生理功能和脑电图的研究,有学者认为睡眠紊乱是遗尿症的主要因素。一般认为,遗尿症与深睡眠有关,但遗尿症小儿的睡眠曲线与正常者无区别。事实上患儿整个睡眠过程中都会出现遗尿,且多数遗尿症小儿在深睡眠时并不遗尿,而且一部分患儿是在睡眠不深或清醒时发生遗尿。

4. 遗传因素 患有遗尿症的近亲(主要指父母)数目愈多,其子女发生遗尿症的概率也愈大。Bakwin 提出如双亲均有遗尿症,则子女 77% 发生遗尿,如父母之一有遗尿病史则子女遗尿发生率为 44%。父母均无遗尿症病史,只有 15% 的小儿有遗尿。在孪生儿中,如一人有遗尿,另一孪生儿也会有遗尿。上述观察支持遗尿症病因中的遗传因素,但对其机制尚不能解释。

5. 器质性尿路病变 泌尿系统感染和远端尿路梗阻是引起遗尿症常见的器质性病变。遗尿症的小儿尤其是女孩泌尿系统感染发生率高。患儿因膀胱无抑制性收缩,多数可有白天遗尿,故常有意地收缩膀胱括约肌以抑制排尿,造成膀胱内压上升,像有尿路梗阻一样,故易患感染。男孩虽也有无抑制性膀胱活动,但感染机会比女孩少。除膀胱无抑制性收缩外,多数夜遗尿症小儿并无器质性尿路病变,有器质性尿路病变者约有 10%。远端尿路梗阻如尿道口狭窄并不引起遗尿,但少数患儿经尿道外口切开后遗尿现象获得改善。

6. 精神心理因素 精神和心理因素常易诱发遗尿症。有些学者发现患儿白天玩耍过于疲劳、心情焦虑紧张、不适应新环境、与父母关系不融洽等都可引起遗尿,这种遗尿症多属于继发性遗尿。多数遗尿症患儿并没有明显的精神性疾病,针对发病原因对症治疗往往能取得较好效果。

7. 其他因素 据报告遗尿症与过敏有关,少数患儿过敏与遗尿并存。某些食物过敏可引起膀胱功能性容量减少,促进膀胱收缩,使膀胱活动加强。当食物过敏消除后上述情况改善。某些疾病如癫痫、镰状细胞贫血和蛲虫感染等均有可能诱发遗尿。

(二) 诊断

典型遗尿症的诊断并不困难。多数遗尿症小儿无器质性病变,但须仔细询问病史,作全面的体格检查、尿常规及尿培养检查、泌尿系统检查,必要时需行尿流动力学检查和 X 线检查。

1. 病史 详细询问病史,根据病史可初步分析患儿遗尿症是原发性或继发性、精神性或器质性。应了解患儿排尿情况,了解有无排尿困难、尿频、尿急及尿线粗细等情况。了解患儿睡眠的深度。睡眠深度分 3 类:①一般声调即能唤醒患儿。②大声呼唤摇动才能唤醒。③拉动患儿排尿仍未清醒。病史还应了解患儿家庭环境及有无使患儿情绪紧张、精神焦虑的因素以及患儿既往的治疗情况,包括用药及剂量、用药的时间和效果等。患儿家庭成员及近亲有无遗尿病史也很重要。

2. 体格检查　应全面进行体格检查。腹部检查着重检查腹部有无肿块及膀胱的充盈情况。下腹部扪及充盈的膀胱提示可能有下尿路梗阻存在。直肠指检可以了解盆腔骶前有无肿瘤和肛门括约肌张力情况。骶尾部注意检查有无脊膜膨出或脂肪瘤等。外生殖器应检查有无病变或畸形。小儿针孔样包茎时也可能发生排尿困难出现滴尿。神经系统的检查应注意患儿步态、下肢活动有无异常以及下肢感觉、运动、反射功能。

3. 泌尿系统检查　是否作泌尿系统检查应视情况而定。对仅有夜间遗尿而无感染者不需作进一步检查。有尿路感染或神经性病变者需作全面的尿路检查。男性作静脉尿路造影和排尿性膀胱尿道造影以排除尿路梗阻、畸形、尿潴留等。女性静脉尿路造影如发现有重复肾时，需进一步检查会阴部有无异位的输尿管口。

4. 尿流动力学检查　有些病例无尿路感染但有白天或夜间遗尿或有不同的排尿功能障碍，提示有复杂的排尿功能紊乱。这些患儿中大多数并无尿路解剖异常，但有尿流动力学的紊乱，有无抑制性膀胱活动。可用无创伤性 B 超检查了解肾、输尿管及排尿前后膀胱残余尿量。如 B 超检查正常可用药物（如抗胆碱类药物）作治疗试验。不稳定性膀胱的容量通常减小，膀胱容量减小的程度愈明显，遗尿和尿频的症状愈严重。

5. 其他检查　尿常规、尿培养的检查可以明确有无泌尿系统感染。X 线平片检查可以观察有无脊柱裂等病变。

（三）治疗

遗尿症的治疗方法甚多，包括行为疗法、膀胱训练、警报器应用、药物和饮食等方面。选择哪种治疗方法主要取决于治疗效果并结合儿童对治疗的信心、对疾病的理解程度以及家长的合作来考虑。一般几种方法联合应用往往有较好的效果。

1. 行为疗法　改变遗尿患儿遗尿的不良习惯，需要儿童、家长和医生的共同努力。首先要建立儿童自身的责任感，使儿童知道问题不是别人的，而是自己的。医生和家长积极协助，医生在进行诊治时应尽量解除患儿存在的思想顾虑，鼓励患儿树立信心。家长不应消极等待患儿自愈，应以正确的态度耐心开导，正面鼓励，增加儿童治愈的信心。责备儿童，甚至打骂、恐吓儿童试图达到杜绝遗尿的目的，只会起到相反的作用。因此家长应帮助患儿建立合理的生活制度，避免其过度劳累，傍晚后不宜过于兴奋或看惊险影片。应关心体贴患儿，安排好儿童的生活，傍晚后限制液体入量，入睡前排尿，夜间睡眠时叫醒小儿起床排尿 1~2 次，如果患儿在睡梦中多次翻转扭身表明有排尿征兆，应及时唤醒儿童起床排尿。还要让小儿自己料理尿湿的床单衣物。鼓励儿童一起寻找尿床的原因，使儿童主动参加治疗。

2. 膀胱训练疗法　适用于 6~8 岁儿童。因有不少遗尿症患儿膀胱容量较小，因此训练膀胱增加容量是有效的方法。方法是鼓励患儿白天尽量多饮水以增加功能性膀胱容量。同时鼓励儿童控制排尿，尽量延迟排尿，延长两次排尿的间隔时间，逐渐提高对膀胱胀满的耐受能力，以使夜间能保留更多的尿量不出现遗尿。要随时测定每次的排尿量以了解膀胱容量的改变情况。Stafield 观察了 110 名进行膀胱训练的儿童，6 个月后有 35% 的患儿治愈。也有人认为膀胱训练对扩大膀胱容量确实有效，但不能达到治愈的目的。

3. 应用报警器　应用报警器是帮助患儿建立从熟睡中醒来排尿的条件反射，使患儿只要感到膀胱胀有尿意时，不等仪器报警即能自动醒来去厕所排尿，达到治愈遗尿的目的。这种方法适用于 8 岁以上的儿童。报警器是用电池控制的仪器，装有感应极，睡前将感应极置于身下，一旦感应极被尿液浸湿时，仪器即发出铃声或嗡嗡声将儿童惊醒起身排尿。报警器使用效果取决于儿童的年龄、密切配合以及仪器的灵敏度，一般需连续治疗 5~12 周才能有效，短期使用效果不佳。使用时应注意防止电池电极破坏接触皮肤造成皮肤溃疡损伤。也可应用闹钟来帮助建立排尿条件反射。家长需观察患儿发生遗尿的规律，如遗尿发生在入睡后 4 小时左右,则将闹钟定在估计遗尿时刻前 10 分钟闹响,家长叫醒患儿排尿。如患儿此时已遗尿,则下次将闹钟提前 10~20 分钟闹响,以此逐步建立患儿正常的排尿反射。

4. 药物治疗

(1) 中枢神经兴奋剂 盐酸丙米嗪具有兴奋中枢神经的作用,能减少膀胱活动力和增加膀胱容量。剂量为 1mg/(kg·d),每晚在睡眠前 2 小时服下。一般 5~8 岁剂量为 25mg,较大儿童为 50mg,如服药 1 周后未见进步则可酌情增加剂量,5~8 岁可增加至 50mg,8~10 岁可增加至 75mg,症状获得最大改善后可将剂量维持 2~3 个月,然后在 3~4 个月内逐渐递减剂量,再以小剂量隔日一次或隔 2 日一次最后停药。治愈率在 30%~60%。如有复发则可重复应用。此药毒性较大,中毒剂量可抑制呼吸,剂量超过 32mg/kg 即可造成死亡。其他副作用有口干、胃肠道不适,过敏性皮疹和心律不齐、低血压等较少见。此药应在家长指导下服用,家长必须将此药妥善存放,放在儿童不易拿到的地方。在采用其他治疗方法以前此药不要作为首选药物。

(2) 甲氯芬酯(遗尿丁) 甲氯芬酯作用于中枢外围神经系统,具有弱的抗胆碱能作用,相当于阿托品对膀胱平滑肌作用的 1/157,不能停止逼尿肌的无抑制性收缩。作用于膀胱交感神经,阻止去甲肾上腺素对 α 受体的作用,促进 β 受体的作用。因此甲氯芬酯能增加膀胱容量。甲氯芬酯对中枢神经的活动有抗抑制作用,易于唤醒睡眠中的儿童。儿童口服量为 0.1g,每日 3 次,治愈率可达 50%,好转率 15%~20%。但停药后 60% 的患儿可复发。甲氯芬酯用于睡眠过深的儿童效果较好。

(3) 盐酸麻黄碱 具有拟交感神经作用,它的周围作用系产生类似刺激肾上腺能神经所起的作用。对膀胱颈部和后尿道的收缩力有增强作用。用量为每晚 15mg。

(4) 的托派 具有抗胆碱和直接解痉作用,能使平滑肌松弛,对丙米嗪无效者可试用此药。12 岁以下患儿每日 3 次,每次 5mg,口服。12 岁以上患儿口服 4 次(早、午、晚、临睡),每次 5mg,持续 1 个月,然后每日减少 5mg 至每晚 5mg。

(5) 副交感神经阻滞剂 丙胺太林为胆碱能阻滞药物,可限制膀胱的应激能力,抗胆碱能药物对无抑制性膀胱的治疗效果较好,可使逼尿肌松弛抑制膀胱收缩。应用于夜间及日间均有遗尿或夜间遗尿伴有日间尿频、尿急、急迫性尿失禁症状患者为佳,剂量为 1.5mg/(kg·d)。

5. 针灸和中医治疗 针灸对调节膀胱功能也有良好的作用。治疗遗尿时取穴关元、足三里、三阴交,并可用穴位封闭、穴位埋线等治疗方法。10 次为一疗程,2~3 个疗程可见效,如无效则放弃。

中医治疗遗尿以补益心脾、温肾固涩为主,有一定疗效。常用方剂为:

(1) 桑螵蛸散加减 桑螵蛸 6g,远志 4.5g,石菖蒲 4.5g,龙骨 12g,党参 9g,黄芪 9g,茯神 9g,金樱子 9g,覆盆子 9g,补骨脂 9g,甘草 3g。

(2) 缩泉丸 乌药、益智仁、山药各等量成丸,每次 6g,日服 2 次。

(3) 推拿 揉丹田 200 次,摩腹 20 分钟,按摩梨状肌等。

6. 饮食治疗 限制某些食物尤其是过敏食物可能对治疗遗尿有帮助。

遗尿由于包茎、尿道炎、精阜炎以及结石异物局部刺激引起者可行手术、药物、理疗等局部病灶的治疗,有良好的效果。

第二十六节 神经源性膀胱

在完成尿液排泄的过程中,膀胱和尿道作为一个完整的功能单位主要有两种功能,即有一定的容量储尿,并以合适的形式保障尿液的有效排空。这是一个十分复杂的生理过程,它有赖于完整的膀胱逼尿肌和尿道内、外括约肌的功能,盆底肌及排尿辅助肌的作用,以及这些结构之间功能的高度协调才能完成正常的贮尿和排尿。而上述各部分功能的实现及协调,都是在神经系统的良好控制下达到的。因而,任何神经源性、肌源性损害,解剖学缺陷和功能紊乱都可造成膀胱和尿道的贮尿和(或)排空障碍,即下尿路功能障碍性疾病。

(一)病因

小儿下尿路功能障碍性疾病是一大组疾病的总称,在泌尿学领域甚为常见。其临床表现千差万别,但主要的症状是贮尿障碍(尿失禁)和排空障碍(尿潴留)两种,这也是我们在治疗上要解决的主要问题。下尿路功能障碍性疾病的原因多种多样,可将其分为3大类:即神经性、功能性和解剖性膀胱尿道功能障碍。而每类中又包括多种疾病。

1. 神经源性

(1)先天性

1)脊髓发育不良。其中有:①脊膜膨出。②脊髓脊膜膨出。③脊髓裂。

2)椎管闭合不全。包括:①脂肪脊膜膨出。②脊髓纵裂。③脊髓栓系综合征。④神经源肠囊肿。⑤椎管内皮样囊肿或窦道。

3)椎骨发育不全。

(2)获得性

1)脑性瘫痪。

2)神经系统损伤。如:①中枢神经系统损伤。②周围神经损伤。③神经系统肿瘤。④脑膜炎。

2. 功能性

(1)贮尿障碍

1)不稳定性膀胱。

2)遗尿症。

3)昼间尿频综合征。

(2)排空障碍

1)非神经性神经源性膀胱。

2)懒惰膀胱综合征。

3. 解剖性

(1)贮尿障碍

1)膀胱外翻。

2)尿道上裂。

3)输尿管口异位。

4) 尿道括约肌损伤。

5) 尿道过短和女性尿道下裂。

6) 复发性尿路感染。

(2) 排空障碍

1) 尿道狭窄。

2) 后尿道瓣膜。

3) 前尿道瓣膜。

4) 尿道结石。

5) 包皮口狭窄。

(二) 病理生理学与分类

神经性膀胱尿道功能障碍是指某种原因引起控制排尿的中枢或周围神经受损而导致的下尿路某些部分功能丧失或协同失调，使正常的贮尿和(或)排空功能受到破坏。它与神经源性下尿路功能障碍、神经源性膀胱是同义名词。虽然神经源性膀胱这个名词并不能准确和全面地表达其内涵，但因其简单和沿用日久，目前我们仍就应用它称谓神经源性膀胱尿道功能障碍这类疾病。

1. 排尿生理　目前认为在膀胱和尿道壁内存在两种感觉神经末梢：一种是接受本体感觉(如肌张力和收缩感)的，主要位于逼尿肌和尿道平滑肌细胞间的胶原纤维组织内；另一种是接受外部感觉(如痛、温、触觉)的，主要位于黏膜和黏膜下层组织内。本体感觉通过盆神经传入中枢内，但在脊髓内不形成突触，而是以长纤维的形式直接进入脑干网状结构内，然后经丘脑达大脑皮质(即第二反射弧)。外部感觉器的神经冲动则经脊髓丘脑束进入丘脑形成突触，然后再上行到大脑皮质。

中枢神经系统对下尿路的控制机制目前仍未完全研究清楚。有意识地自主诱导排尿和停止排尿起始于大脑皮质。大脑前叶中央回上内部分、扣带回前部分和胼胝体膝部在排尿周期中起着决定性的作用。除在排尿时间外，高级中枢对逼尿肌作用的静效应总是持续性的抑制。

膀胱和尿道是一个整体功能单位。从机械角度观察，膀胱犹如一个贮液库，具有储存和定期排空尿液的作用；而尿道则在排尿过程中起着管道的作用；内、外括约肌则相当于阀门的功能。从动力学角度来说，贮尿和排尿过程是一个压力差周期性变化的过程。但贮尿和排尿活动并非是简单的机械学和动力学的综合，而是一个由神经系统控制的多种反射联系的复杂生理过程。正常排尿活动是一个贮尿和排空交替出现并周而复始的过程。一个排尿周期包含了贮尿与排空两个阶段或时期。

(1) 贮尿期　又叫充盈期。来自肾脏并经输尿管排出的尿液不断地进入膀胱。随着尿液的积聚，膀胱壁内的压力和容积感受器产生了感觉冲动并经盆神经传导入骶髓后根，经脊髓上升到脑干基底神经节。此时的反射属于下意识的反射，即皮质下中枢和膀胱逼尿肌之间的反射，并未引起大脑皮质中枢兴奋。当容量增加到一定程度时，感觉冲动则经脊髓丘脑侧束传至大脑皮质，由皮质下中枢对膀胱逼尿肌的抑制转为大脑皮质有意识的控制(即患儿在膀胱测压时产生的初感觉)。随着膀胱的继续充盈，逼尿肌扩张，膀胱仍可接受大量尿液并维持低膀胱内压，大脑皮质则有意识地抑制逼尿肌收缩直到达到膀胱容量时。如时间、地点及体位合适，则大脑皮质解除对脑干网状结构内排尿中枢的抑制，排尿中枢发出运动冲动至逼尿肌，于是逼尿肌收缩，膀胱内压力迅速上升，排空期开始。如时间、体位不合适，则大脑皮质继续抑制脑干网状结构的排尿中枢，直到条件合适时或最终忍不住尿时开始排尿。

在充盈期内，随着膀胱尿液容量的增加，膀胱壁不断地伸展和逐渐变薄，但腔内压力始终维持在 $0\sim1.47$ kPa（$0\sim15cmH_2O$）之间，而此时的尿道内压则在 $3.92\sim5.88$ kPa（$40\sim60cmH_2O$）之间，尿道呈关闭状态，尿道压高于膀胱内压，使尿液于充盈期内始终积聚于膀胱内。此期内尿道外括约肌始终有收缩活动以维持一定的基础张力，当初感觉出现后则这种收缩活动随容量增加而逐渐增强，至充盈期末达到高峰。

大脑皮质对排尿的抑制能力可因人而异，并可受中枢神经系统其他部分的影响或因训练而改变。如看到或听到流水声会降低起始排尿的阈值，在容量较小时即有尿意。而睡眠时大脑皮质处于抑制状态，膀胱内感受器对膀胱充盈和产生的感觉冲动向皮质传入受到抑制而延迟排尿。

膀胱容量为逼尿肌对膀胱内液体不能再作适应性扩张时的最大容量，此时膀胱壁及弹性组织已伸展至极限，如再增加容量则膀胱内压就会迅速上升，它等于膀胱充盈至最后容量后排出尿量及其残余尿量之和。正常小儿残余尿量小于膀胱容量的10%，而正常膀胱容量则随年龄、体重、身高等增长而增加。正常小儿膀胱容量在新生儿约为 $10\sim15ml$；1个月龄～2岁的婴幼儿等于 $7ml\times$千克体重数；2岁以上的小儿则平均等于（年龄＋2）×30 ml。膀胱顺应性则是指膀胱壁对膀胱腔内逐渐增加的液体保持内压小于 $1.47kPa$（$15cmH_2O$）的特性。膀胱的此种协调能力来自逼尿肌和胶原纤维本身的弹性，故而它有一种不受神经中枢控制的非神经性的特性。

（2）排空期　又称为排尿期。当膀胱内尿量达到膀胱容量时，即在合适的环境条件下或忍不住尿时，大脑皮质解除了对脑干网状结构内排尿中枢的抑制。首先是盆底肌和尿道外括约肌有意识地松弛，使尿道压力降低约50%，5～10秒钟后排尿中枢传出冲动经锥体束传导到膀胱和后尿道，引起逼尿肌收缩，膀胱内压迅速上升，膀胱颈形成漏斗状，后尿道开放，尿道内压迅速下降，使尿液排出直到膀胱完全排空。排尿终末时，膀胱内压下降，尿流变细至停止。完成该过程后，大脑皮质对排尿中枢的抑制恢复，尿道外括约肌和盆底肌恢复其原有张力，膀胱颈和后尿道收缩，挤出尿道内的最后一段尿，逼尿肌松弛，膀胱又进入充盈期，重新接受尿液。

腹部肌肉收缩和膈肌下降使腹压升高继而增加了膀胱内压，有助于尿液的排出。

排尿期内，膀胱和尿道的压力相等，正常女童在 $4.9\sim7.84kPa$（$50\sim80cmH_2O$）之间，男童在 $5.88\sim7.84kPa$（$60\sim90cmH_2O$）之间变动。

（3）盆底肌在贮尿和排尿活动中的作用

1）维持下尿路的贮尿功能：①膀胱的良好顺应性除与逼尿肌的平滑肌特性有关外，也依赖于盆底肌的作用。观察证明，在膀胱充盈的过程中，盆底肌也随膀胱内尿液的逐渐增加而逐渐收缩，将膀胱托出小骨盆而使其不受盆腔狭窄骨性结构和盆腔内脏的压迫。②正常尿道关闭压的维持除了依赖尿道平滑肌和周围弹性纤维的组织结构外，解剖学上已证实尿道膜部以上后尿道位于盆底肌以上，直接承受腹腔和盆腔压力的影响而形成类似食管下段高压区的括约作用。③逼尿肌的3层平滑肌纤维交错向下延伸至后尿道和外括约肌部分，形成不完全的襻状结构并且在盆底的尿生殖膈部分，平滑肌和骨骼肌纤维相互交织，形成一个强有力的括约机制，也就是说盆底肌参与了尿道外括约肌的结构。

2）参与排尿功能的完成：如前所述，排尿活动首先是盆底肌和外括约肌的松弛，然后才是逼尿肌收缩及膀胱颈和后尿道开放。

2. 分类　神经源性膀胱的分类方法极其繁多而复杂，经常造成概念上的混淆。这里我们介绍 Bauer 推荐的 Wein 分类法的改良方案，其重点在于体现神经源性膀胱患者在膀胱尿道功能方面的临床表现而非病因和病理解剖学分类；同时介绍尿流动力学分类和神经病理学分类，以加深对神经源性膀胱的病理生理学认识，也有助于诊断及治疗方法的选择。最后介绍盆底肌损害对膀胱尿道功能的影响。

(1)功能分类 即改良Wein分类,它将神经源性膀胱分为贮尿障碍和排空障碍两大类。

1)贮尿障碍(尿失禁):如骶髓以上中枢神经受损时除引起逼尿肌反射亢进外,还导致膀胱感觉不能传入大脑皮层,则出现骶髓低级中枢排尿反射而发生反射性尿失禁(为急迫性尿失禁的特异变型)。

许多患儿的尿失禁常非由一种机制所引起,因而临床上表现为混合性尿失禁,如逼尿肌反射亢进和尿道括约肌功能不全同时存在者。再如神经源性膀胱的患儿常有膀胱炎症,炎症可刺激逼尿肌出现无抑制性收缩(继发性不稳定性膀胱),表现为急迫性尿失禁症。如患儿为尿道括约肌功能不全者,又有压力性尿失禁的表现。又如逼尿肌反射亢进伴有逼尿肌、括约肌协同失调者,可同时表现为急迫性尿失禁和充溢性尿失禁。

此外,一些患儿的尿失禁并不属于上述尿失禁中的任何一种。如膀胱充盈期间中枢神经的抑制作用丧失,尿道外括约肌出现间歇性松弛而出现尿失禁;各种神经源性膀胱的晚期,由于反复或慢性下尿路炎症,使逼尿肌丧失了弹性和顺应性,甚至最后纤维化和挛缩,引起膀胱内压和张力增高,亦导致尿失禁。

2)排空障碍(尿潴留):排空障碍者表现为充溢性尿失禁,是因膀胱过分充盈,膀胱内压升高超过尿道压,在无逼尿肌收缩的情况下而产生漏尿。一般其膀胱容量很大,但其膀胱内压并不太高。一旦膀胱内压高于尿道内压时即有漏尿,但随后会很快达到压力平衡而停止。

排尿障碍常见于逼尿肌反射低下或无反射者,因骶髓、马尾或盆神经损害累及副交感神经传出纤维,导致逼尿肌收缩能力差或不收缩而引起。当骶髓以上中枢神经损害,出现逼尿肌收缩时,尿道括约肌不能协调地松弛,或括约肌发生持续性痉挛亦可引起排空障碍。尿道外括约肌长期处于完全性失神经状态,则发生萎缩和纤维化,导致膀胱流出受阻、尿道压增高,亦可导致排空障碍。长期的膀胱出口阻力过高,膀胱慢性扩张,逼尿肌出现代偿性肥厚,最后失代偿出现肌原性衰竭,逼尿肌收缩力下降,也是导致排空障碍的机制之一。

(2)尿流动力学分类 神经源性膀胱的诊断和治疗依赖于尿流动力学检查。Krane和Siroky根据尿流动力学检查所确定的尿道括约肌功能和逼尿肌活动的关系,提出了以下分类方法。

Ⅰ.逼尿肌反射亢进或反射正常

a.括约肌协调正常

b.外括约肌协同失调

c.内括约肌协同失调

Ⅱ.逼尿肌反射低下或无反射

a.括约肌协调正常

b.外括约肌痉挛

c.外括约肌去神经

d.内括约肌痉挛

此分类将逼尿肌的功能分为反射正常、亢进、低下(或无反射)3类。所谓逼尿肌反射正常是指逼尿肌在膀胱充盈期无异常收缩,因而没有明显的膀胱内压升高。而反射亢进则是指在膀胱充盈期内出现神经源性的逼尿肌无抑制性收缩。无抑制性收缩是指在膀胱充盈期内出现的自发或诱发的逼尿肌收缩,而且这种收缩能使膀胱内压升高到$1.47kPa(15cmH_2O)$以上。逼尿肌反射低下或无反射则是指在膀胱充盈到相当大容量(明显超过同年龄组正常儿童的膀胱容量)时,仅有轻微的逼尿肌收缩或根本没有逼尿肌收缩。

该分类把尿道括约肌的功能分为协调正常、协同失调(不协调)、痉挛及去神经几种情况。在神经源性膀胱患儿中常见的是逼尿肌、尿道外括约肌协同失调。还有一种少见的不协调现象是在膀胱充盈期,逼尿肌松弛时尿道外括约肌出现间歇性松弛现象,导致贮尿障碍。如果逼尿肌基本无收缩能力(无反射或反射低下),

而尿道内括约肌或外括约肌不松弛,呈持续性的收缩状态,则称为括约肌痉挛(或失弛缓)。尿道外括约肌去神经是由于下运动神经元性损害所致的尿道括约肌完全或部分性的功能丧失。

按照尿流动力学表现,常见的神经源性膀胱的功能障碍类型有:①逼尿肌反射亢进。②逼尿肌反射亢进伴外括约肌协同失调。③逼尿肌反射亢进伴内括约肌协同失调。④逼尿肌反射低下(包括无反射)。⑤逼尿肌反射低下伴外括约肌痉挛。⑥逼尿肌反射低下伴内括约肌痉挛。⑦逼尿肌反射低下伴外括约肌去神经。⑧逼尿肌反射低下伴内括约肌功能不全。⑨内括约肌功能不全。实际上,尿道内、外括约肌协同失调或痉挛常同时存在,外括约肌去神经和内括约肌功能不全亦常同时出现。

(3)神经病理学分类　按照神经受损的部位,可将神经源性下尿路功能障碍分为3种类型。

1)上运动神经元损害:受损节段为骶髓以上中枢神经,表现为逼尿肌反射亢进、逼尿肌与尿道括约肌协同失调、对括约功能的自主性控制丧失(不能随意志收缩和放松尿道外括约肌)、骶反射亢进(球海绵体反射、肛门皮肤反射及肛门外括约肌张力)及肌电测定无尿道外括约肌去神经表现。

2)下运动神经元损害:受损节段为骶髓及周围神经,可为部分性损害,亦可为完全性损害。

部分性下运动神经元损害:表现为逼尿肌反射低下、内括约肌功能不全、骶反射减弱,尿道外括约肌肌电测定亦多相电位数目增多,每个电位的振幅和持续时间增加。

完全性下运动神经元损害:表现为逼尿肌无反射、内括约肌功能完全丧失、尿道外括约肌肌电测定无随意性和反射性肌电活动、骶反射丧失。

3)混合性神经元损害:同时存在不同程度和不同表现的上运动神经元损害和下运动神经元损害。在小儿神经源性膀胱中,此类最多见。

对上述3种分类方法进行分析可以看出,神经源性膀胱的基本功能障碍类型实际上是6种(应除外逼尿肌和括约肌纤维化、瘢痕形成等神经源性膀胱的晚期改变引起的排空和贮尿障碍):①逼尿肌反射亢进。②逼尿肌反射低下(包括无反射)。③外括约肌协同失调或痉挛。④内括约肌协同失调或痉挛。⑤外括约肌去神经。⑥内括约肌功能不全。而临床上常见的各种类型的神经源性膀胱只不过是这6种基本类型的单一或复合型。逼尿肌反射亢进、内括约肌功能不全和外括约肌去神经是引起尿失禁的因素;而逼尿肌反射低下、内括约肌协同失调或痉挛、外括约肌协同失调或痉挛是产生尿潴留的因素(外括约肌间歇性松弛除外)。前3种和后3种情况复合存在的功能障碍类型(如逼尿肌反射亢进伴外括约肌协同失调)是表现为尿失禁,还是表现为尿潴留,或两者都有,取决于患儿膀胱产生的压力与内、外括约肌产生的阻力之间的平衡状态。

(4)盆底肌损害与下尿路功能障碍　由于盆底肌在下尿路贮尿和排尿过程中有重要作用,任何原因的盆底肌损害都能直接影响贮尿和排空功能。

(三)临床表现

小儿神经源性膀胱的病因大多数为先天性脊髓和椎管病变,如脊髓发育不良、神经管闭合不全及骶骨发育不全等,临床上多表现为尿失禁或尿潴留、脊柱及表面皮肤病损、神经源性肛肠功能障碍、下肢畸形及步态异常的四联症。

1.临床表现与体征

(1)症状

1)尿失禁:白天湿裤和(或)夜间尿床是大多数神经源性膀胱患儿就诊的原因。患儿可表现为各种类型的尿失禁,但常为混合性尿失禁和急迫性尿失禁。

2)尿潴留:表现为排尿困难、费力,尿流无力,耻骨上膀胱胀满和充溢性尿失禁。充溢性尿失禁是一种因膀胱过分膨胀而出现的假性尿失禁,呈持续性尿滴沥状态,亦可在咳嗽或哭闹等腹压增高时漏尿或漏尿加剧。这类患儿的漏尿是因膀胱胀满而溢出的,都有大量残余尿和尿潴留表现,不难识别。尿潴留者常易并发反复尿路感染和膀胱输尿管反流。

3)便秘和大便失禁:神经源性膀胱患儿常伴有神经源性肛肠功能障碍,表现为便秘和大便失禁。

4)下肢畸形及功能障碍:神经源性膀胱的患儿合并有下肢畸形和功能障碍者亦相当常见,它与神经源性肛肠功能障碍一样,是由与神经源性膀胱相同的病因导致的。

5)其他症状:神经源性膀胱的患儿易并发尿路感染及膀胱输尿管反流,特别是排空障碍者。其他尚有脊柱及表面皮肤病损等。

(2)体征 对神经源性膀胱的患儿除作系统的全身检查外,还应重点检查患儿的会阴部、背部、下肢及腹部,以发现其阳性体征。

1)湿裤及肛门污粪。

2)骶髓反射及肛门外括约肌张力异常:骶髓反射包括球海绵体肌反射和肛门皮肤反射。球海绵体肌反射的检查是放一手指在患儿肛门内,另一手指则轻快地挤压其阴茎头或阴蒂头,此时放在肛门内的手指能够感知有无肛门外括约肌反射性收缩及收缩的强度。肛门皮肤反射的检查则是通过直接搔抓肛门附近色素沉着区域的皮肤来观察肛门周围肌肉的反射性收缩。肛门外括约肌张力仅通过直肠指诊即能测知。神经源性膀胱的患儿常出现骶反射和肛门外括约肌张力亢进(上运动神经元病变)、减退(部分性下运动神经元病变)或丧失(完全性下运动神经元病变)。

3)会阴部皮肤感觉减退或丧失。

4)背部中线的病损或手术瘢痕:如相应部位的棘突消失、脊膜膨出或其手术瘢痕,中线部位的脂肪瘤、血管瘤,局部多毛、色素沉着、皮肤凹陷及瘘管和窦道等。

5)下肢不对称及功能障碍。

6)腹部包块:排空障碍者在腹部检查时可发现耻骨上包块(尿潴留)并于导尿后消失。腰部或腹部包块者提示患儿有肾积水和膀胱输尿管反流,这种包块多为双侧性的。

2. 检查

(1)实验室检查 凡诊为或疑有神经源性膀胱的患儿,均应行血常规检查、尿液分析、尿细菌培养和药物敏感试验,以便确定患儿是否并发尿路感染、肾脏损害并指导抗生素的应用。除尿液分析外,进行有关的血液生化检查(包括血尿素氮、肌酐、内生肌酐廓清率及血钾、钠、氯和二氧化碳结合力)有助于发现反流性肾病及肾功能损害的程度,必要时可行尿比重检查。对于营养不良、生长发育迟缓的患儿,还应作血浆蛋白测定等检查,以确定营养不良的程度。

(2)影像学检查

1)X线平片检查:脊柱X线平片可发现脊柱畸形,如脊柱裂等。泌尿系统X线平片有助于发现有无并发泌尿系统结石。

2)静脉肾盂造影(IVP):可显示双侧肾脏的形态及合并的畸形,并能了解肾功能及每侧受损的程度和有无上尿路结石等。

神经源性膀胱并发上尿路积水可见肾盂及输尿管扩张、迂曲,肾盏变钝。这种上尿路积水可以是膀胱压力增高所致的肾盂、输尿管积水,亦可能是膀胱输尿管反流所致,需进一步行排尿性膀胱尿道造影或放射性核素扫描进行鉴别和确诊。

并发反流性肾病、肾瘢痕者可表现为肾盏变形、覆盖于该肾盏上的肾实质变薄,晚期则出现肾脏缩小及不规则,此时难与先天性肾发育不全相区别。

3）排尿性膀胱尿道造影：观察膀胱尿道的充盈和排空情况,能准确地显示膀胱输尿管反流及程度,并可摄取一定投照体位的X线片。

(3) 尿流动力学评价 尿流动力学检查是通过采用各种仪器和方法再现贮尿和排尿的自然活动来评价膀胱和尿道括约肌功能的。虽然其应用的历史仅30余年,但已成为下尿路功能障碍性疾病诊断、鉴别诊断和指导治疗无可替代的方法。下尿路尿流动力学的检查内容包括尿流率测定、膀胱测压、尿道压力描记、尿道外括约肌肌电测定以及漏压测定等。较先进的设备为8导程的尿流动力学检查仪,其中3个导程用于膀胱测压,即同时测定膀胱内压、腹内压(以直肠内压为代表)和逼尿肌压；另外3个导程用于尿道压力描记,即同时测定尿道内压、膀胱内压和尿道关闭压；剩余2个导程分别用于尿流率和尿道外括约肌肌电测定。

1）残余尿量和漏压测定：这两种检查方法简单易行,无需特殊设备,可用于患儿的初步检查和监测。

残余尿量是患儿排尿后插入导尿管所测得的膀胱内尿量,正常在其膀胱容量的10%以下。贮尿障碍者残余尿量小或正常,而排空障碍者残余尿量大。

漏压的测定方法是用F5~F8号细导尿管经尿道插入膀胱,以慢速注入生理盐水直到尿道外口漏尿,观察记录此时的膀胱内压(漏压)。若静息状态下漏压超过4.0kPa,则提示上尿路处于危险状态,可能已经或正在出现继发性病变。因而漏压测定用于排空障碍的监测,提示治疗的紧迫性。20世纪80年代以来,McGuire和Thompson均证实肾盂内压和膀胱内压超过4.0kPa时,不论有无膀胱输尿管反流,肾乳头形态都出现改变并有肾内反流,继而肾实质破坏。如合并感染则肾实质破坏更迅速、更严重。

2）尿流率测定：尿流率是单位时间内通过尿道排出的尿量,是一种无创性膀胱尿道功能的测定方法,适用于门诊患儿的初步检查。其主要的测定指标为尿液总量、最大尿流率、平均尿流率、排尿时间及达到最大尿流率的时间,最有意义的参数是最大尿流率。正常人尿流曲线为一条无明显波动的抛物线(图5-26-1),其升支陡然升高,降支则略缓慢,达到最大尿流率的时间小于整个排尿时间的1/3。5岁以上儿童最大尿流率正常参考值：男童11~39ml/s,女童12~39ml/s。在排尿时间的前1/3内排出的尿液量应达尿液总量的45%以上。

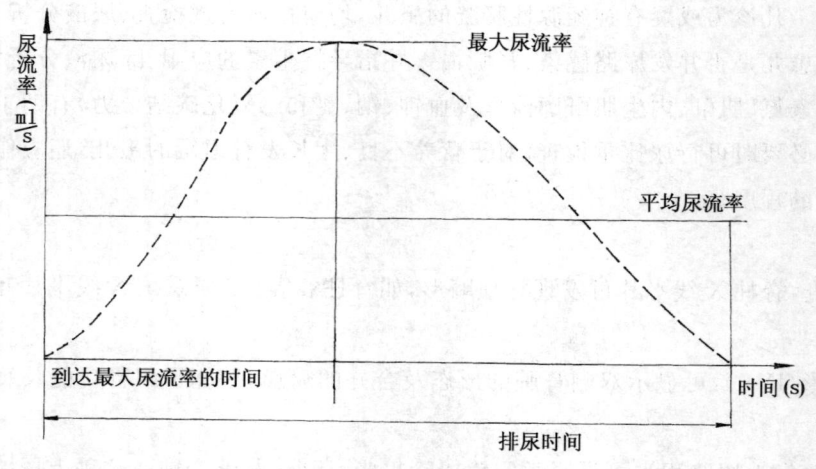

图 5-26-1　正常尿流曲线

神经源性膀胱患儿常见的异常尿流曲线：①逼尿肌尿道外括约肌协同失调：曲线呈现多次停顿，排尿时间延长，曲线变化不一，波形变化亦较快。机制是逼尿肌收缩而开始排尿时，外括约肌呈收缩状态出现尿流梗阻，尿流率下降；但随后外括约肌又松弛，尿流率上升至最大值。②逼尿肌收缩无力：患儿不能一次排空尿液而呈现多次逼尿肌收缩。虽然尿流持续但排尿时间延长，最大尿流率低，与平均尿流率近似，为一种不规则但压力变化缓慢的曲线。③压力性尿失禁：因膀胱颈部过早形成漏斗状改变而出现一种排尿时间短而尿流率大的曲线。

3）膀胱压力测定：膀胱测压是测定膀胱内压力和容积之间关系的检查方法。正常膀胱压力容积曲线分为充盈期（含T_1、T_2和T_3 3个阶段）和排尿期两个阶段（图5-26-2）。正常年长儿膀胱感觉正常，顺应性好，膀胱容量随年龄增长而增大；在充盈期内，无自发的逼尿肌无抑制性收缩，逼尿肌能够对各种诱发试验（如咳嗽、屏气、用力等增加腹压动作，改变体位、快速灌注、牵拉气囊导尿管等）起反应性收缩，但这种收缩能够被人的意志所抑制，膀胱内压无明显上升，始终低于1.47kPa（15cmH$_2$O）。此种正常的膀胱又称为稳定性膀胱。年长儿及以上年龄段的正常人都具有这种随意志抑制膀胱收缩的能力。膀胱充盈期的压力称为充盈压或舒张压（正常为0～1.47kPa），而排尿期的压力则为排尿压或收缩压。正常人膀胱排尿压和排尿期尿道内压相等：男童为5.88～8.82kPa（60～90cmH$_2$O），女童为4.9～7.84kPa（50～80cmH$_2$O）。

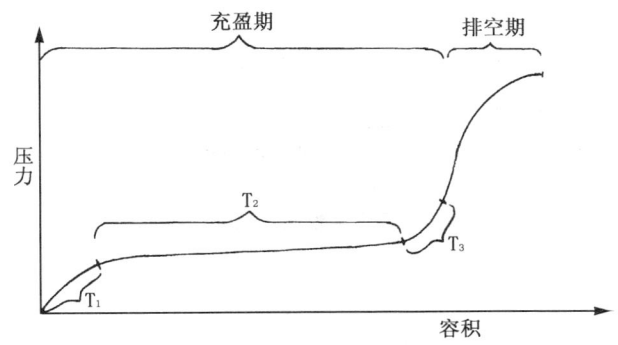

图5-26-2 正常膀胱压力容积曲线

逼尿肌反射亢进：即神经源性损害所引起的膀胱逼尿肌发生无抑制性收缩，应与非神经源性损害所致的逼尿肌无抑制性收缩（又称不稳定性膀胱）相鉴别。逼尿肌反射亢进表现为充盈期内逼尿肌出现自发和（或）诱发的不能为患儿意志所抑制的收缩，其波幅大于1.47kPa；膀胱感觉过敏，较早期就出现初感觉，而且不能忍受太多的液体灌注，膀胱容量小，少量液体灌入即可引起下腹胀痛不适、顺应性差（膀胱壁本身对腔内液体增多不能做适应性扩张，以保持膀胱内压小于1.47kPa）。逼尿肌反射亢进为上运动神经元病变的表现，同时亦应注意与肌源性病变相鉴别。

逼尿肌反射低下和无反射：为下运动神经元病变的表现，膀胱测压呈低平曲线，残余尿量多、膀胱容量大、膀胱感觉减退或丧失。如膀胱容量大、初感觉出现延迟、顺应性正常，逼尿肌在充盈期对各种诱发试验仅有轻微反应性收缩者为部分性神经损害（逼尿肌反射低下）的表现，应注意与膀胱出口梗阻、慢性尿潴留引起的膀胱损害相鉴别。如膀胱容量显著增大，膀胱本体感觉和痛、温等浅感觉全部丧失，逼尿肌对各种诱发试验无反应性收缩者为完全性神经损害（逼尿肌无反射）的表现。

4）尿道压力描记：尿道压力描记是指在膀胱静止状态时测量和记录尿道全长各段的压力。实际上，这种所谓压力是应用灌注法或微型传感器法所测量的尿道内各点对牵拉产生的被动阻力，它由尿道平滑肌、弹力纤维和尿道外括约肌所产生。

正常尿道压力分布曲线呈抛物线状(图5-26-3,图5-26-4)。正常小儿膀胱充盈压为0~1.4kPa,而尿道压力曲线在膀胱颈部升高至1.96~3.92kPa(20~40cmH$_2$O),性别差异很小。女童的最大尿道压位于尿道中部,为5.88~6.85kPa(60~70cmH$_2$O);男童的最大尿道压位于尿道膜部,为7.84~9.80kPa(80~100cmH$_2$O)。最大尿道闭合压是最大尿道压与膀胱充盈压之间的差值,是维持控尿的主要因素。无论何时,尿道闭合压降至零时均出现排尿或尿失禁。尿道功能长度是指近侧尿道内尿道压高于膀胱充盈压(即闭合压为零以上时)的一段尿道的长度。女性尿道的功能长度与其解剖长度相似,长3~5cm,平均3.5cm;男性尿道功能长度小于其解剖长度,长5~7cm,平均6cm。

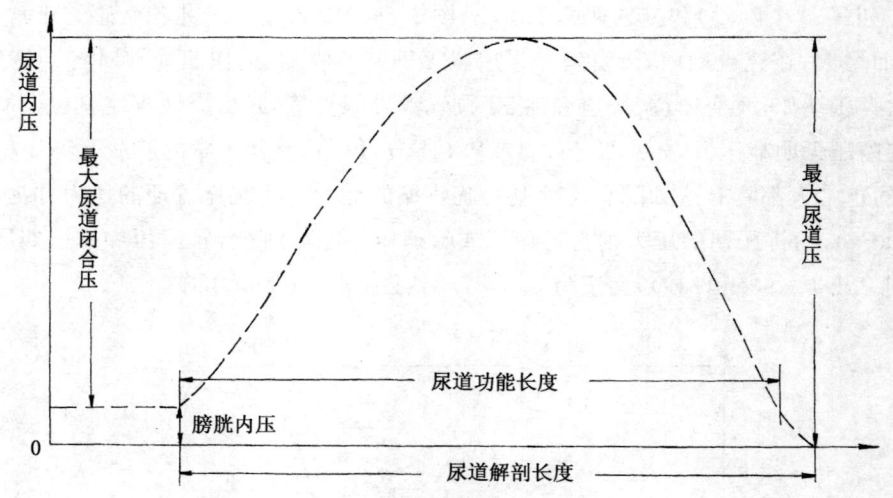

图5-26-3 正常女性尿道压力分布曲线

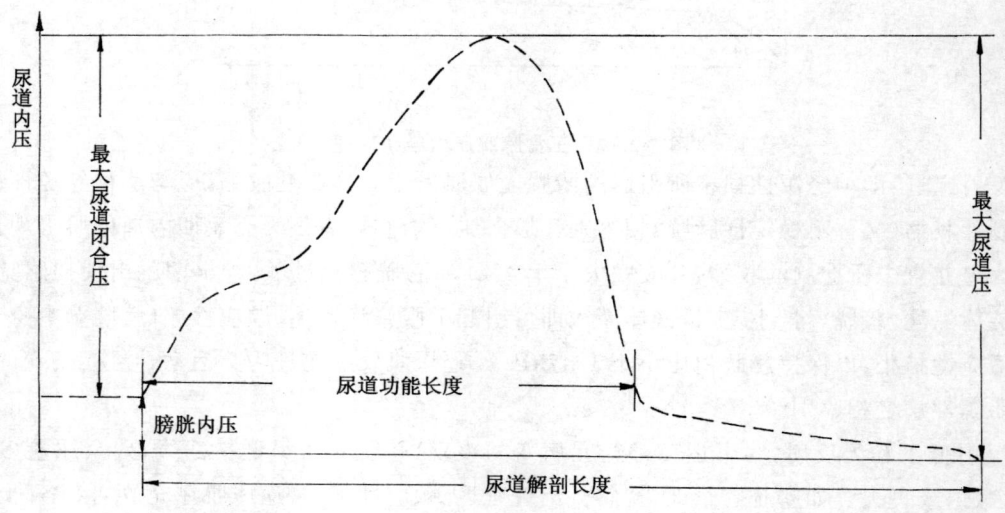

图5-26-4 正常男性尿道压力分布曲线

尿道压升高,曲线延长,见于尿道梗阻、狭窄,逼尿肌、括约肌协同失调或括约肌痉挛,并可根据高压区的位置推断尿道梗阻的部位。尿道括约肌功能不全的患儿,最大尿道压及最大尿道闭合压都低于正常,尿道功能长度缩短。此类患儿平时尿道压仍高于膀胱内压,但在咳嗽、哭闹时腹压增高导致膀胱内压高于尿道压,尿道闭合压降至零以下,出现压力性尿失禁。完全性尿失禁的患儿则尿道闭合压始终在零以下,并没有功能长度。而急迫性尿失禁通常无异常的尿道压力分布曲线出现。

5)尿道外括约肌肌电测定：常与膀胱测压、尿道内压力描记同时检查。它是通过一定的电极将尿道外括约肌(或用肛门外括约肌代表)的肌电信号记录下来,以了解下尿路贮尿和排空过程中尿道外括约肌活动的方法。所用电极通常有针形电极(为标准的肌电图同心电极)和表面电极(常用肛门塞电极)两种。

正常尿道外括约肌肌电波在膀胱空虚时最大振幅从 100mV 至数千 mV(平均 500～600mV),每个电波间距为 1～20ms。当挤压患儿阴茎或阴蒂头、牵拉气囊导尿管、咳嗽、掌压膀胱区及作屏气动作,有意识地收缩括约肌时,肌电活动显著增加,表现为全干涉型肌电图像。若无此种变化时,则为外括约肌去神经、无反射活动的表现。随着膀胱的逐渐充盈,外括约肌肌电活动逐渐增强,至膀胱即将开始收缩时达到高峰；排尿开始后,尿道外括约肌松弛,肌电活动消失,随后数秒内出现膀胱收缩直到排尿结束,下一充盈期开始,外括约肌收缩,肌电活动再次出现。在排尿期中,让患儿做终止排尿动作时,则外括约肌肌电活动出现,是由外括约肌主动收缩引起。如膀胱在排尿期内不能作随意性的外括约肌收缩,则为外括约肌、无抑制性松弛(uninhibited relaxation)。如在排尿期末见外括约肌肌电活动消失(或反而增强),亦不能主动作外括约肌放松,则为逼尿肌、尿道外括约肌协同失调的肌电特征。此种常见的排尿期逼尿肌、外括约肌协同失调与另一种少见的充盈期的逼尿肌、外括约肌协同失调的表现和意义都不相同。

骶髓反射测定：通过测定骶髓反射时间检验骶髓反射弧的完整性,以发现轻微或早期的神经损害,鉴别下尿路功能障碍是神经源性的还是功能性的。方法是以一定电量的脉冲($1H_2$/ms 的方波)刺激阴茎或阴蒂脊神经感觉神经末梢(阴茎或阴蒂头,亦可刺激肛周皮肤和尿道黏膜),经骶髓反射弧使括约肌(肛门外括约肌、尿道外括约肌或球海绵体肌)收缩,通过电极记录其肌电活动。阴极则置于腹股沟或大腿皮下。正常反射时间为 30～50ms,平均 35ms,感觉阈值为 25V,反射阈值为 50～60V。骶髓和周围神经病变时感觉阈值增高,反射时间延长。

6)尿流动力学和膀胱尿道造影同步录像：此种技术是用录像方法同时进行尿流率测定、膀胱测压、尿道压力分布描记、尿道外括约肌肌电测定和排尿时膀胱尿道造影来观察和记录下尿路的形态、功能和动力学变化。其记录可供反复讨论和阅读。可应用此技术对一些较复杂和难以诊断的病例进行研究和确诊,其准确率可达 90%。但因设备复杂,费用昂贵,目前国外也仅在某些研究中心应用。

(4)B 超检查 在逼尿肌反射亢进伴括约肌协同失调者,B 超显示膀胱壁增厚(充盈期厚度＞3mm,排空期＞5mm)、小梁形成,为逼尿肌代偿性收缩以对抗功能性流出梗阻而致。B 超还可较准确地估计残余尿量、肾实质厚度,检查有无上尿路积水及除外泌尿系统的先天性畸形等。

(5)放射性核素检查 放射性核素检查对肾功能严重受损而静脉肾盂造影不显影的患者很有价值,可了解双肾及分肾功能及受损的程度,有无上尿路积水、梗阻,发现膀胱输尿管反流及肾瘢痕,并可测量残余尿量。

(6)盆底肌功能的测定

1)耻肛尾(PAC)三角的测定：测量耻骨联合上缘、肛门和尾骨尖所形成的三角,A 角可提示肛门与盆底的位置关系。盆底肌功能障碍(盆底肌瘫痪或发育不全)时 A 角变锐,功能不全愈严重则 A 角愈锐,盆底向下膨突愈明显。由于盆底肌瘫痪或发育不全,肌群的中央部分向下弧突,且向下弧突的程度与病损严重程度成正相关。根据此原理,PAC 三角的 A 角测定可提示盆底肌病损程度。正常小儿随年龄增长盆底肌发育逐渐完善,A 角愈来愈钝。笔者所在医院资料显示：正常 3～11 岁儿童的 A 角均值为 $118.95°±28.18°$,而同年龄段神经源性膀胱的患儿,A 角均值为 $95.17°±28.18°$,两组有显著的统计学差异($P<0.01$)。因此,A 角的测

定值可作为盆底肌状态的评价指标（图5-26-5）。

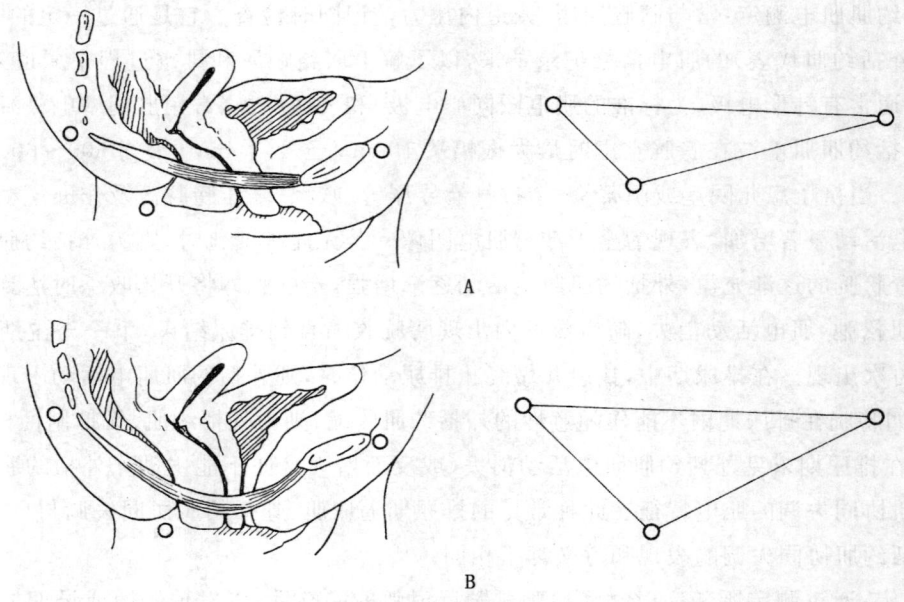

图5-26-5 PAC三角测量
A.示正常儿童　B.示盆底肌瘫痪儿童的A角明显增大

2）会阴体抬高试验：充盈膀胱至溢尿时，若用手指抬高会阴体（但不压迫尿道），可改变下垂的盆底肌，使呈漏斗状的膀胱颈接近正常状态，使溢尿停止为阳性（图5-26-6），提示盆底肌功能不全，而且可估计盆底肌悬吊术的手术效果。

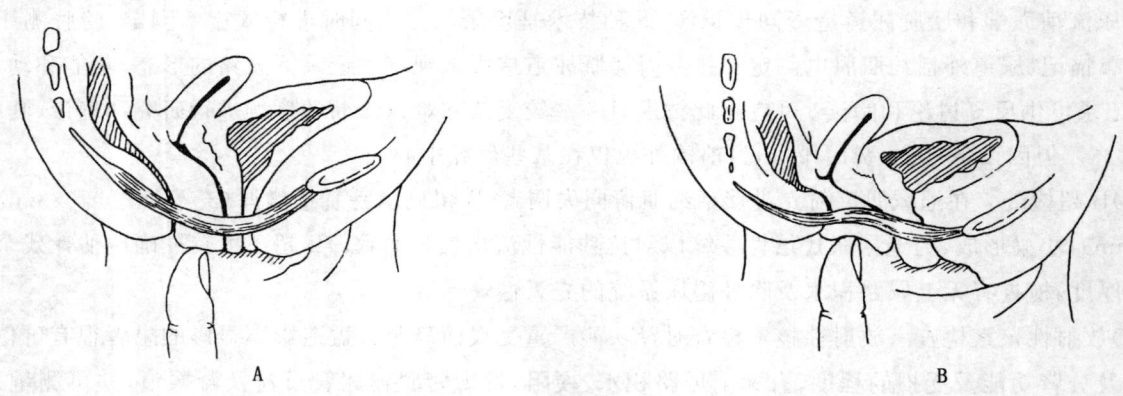

图5-26-6 会阴体抬高试验

3）排尿性膀胱尿道造影：盆底肌功能不全的患儿显示充盈期膀胱颈位于闭孔最高点连线之下及膀胱体突入膀胱直肠凹或子宫直肠凹内等。

（四）诊断与鉴别诊断

对大多数神经源性膀胱的患儿确定诊断并不困难，但更为重要的是应当确定神经源性膀胱的具体类型以及有何并发症，这对神经源性膀胱的治疗方法选择及预后都有重要意义。因而可按照下述步骤进行诊断。

1. 判断是否为神经源性膀胱　大多数神经源性膀胱的患儿有明确的先天性脊髓和椎管疾病的病史和手

术史,临床表现为尿失禁或尿潴留、骶髓反射和马鞍区皮肤感觉异常、脊柱裂和其表面的皮肤病损等,诊断不难确定。少数患儿的病因为隐匿性神经损害,不易和非神经源性膀胱尿道功能障碍相鉴别,诊断较困难,此时可通过详细询问病史和全面细致的体格检查来获得必要的诊断线索,然后配合一定的特殊检查手段以求确诊。

考虑有神经源性膀胱时,尿流动力学检查对明确诊断和确定神经源性膀胱的具体功能障碍类型都是必不可少的手段。如怀疑神经源性膀胱的病因为隐匿性神经管闭合不全类疾病时,行 CT 和椎管内造影可明确诊断,但最有价值的诊断方法是 MRI。

2. 判断是何种类型的神经源性膀胱　根据患儿的临床表现,依靠下尿路尿流动力学检查及排尿性膀胱尿道造影、B 超检查,明确神经源性膀胱的类型对于患儿治疗方法的选择是必不可少的。

3. 检出并发症　神经源性膀胱有多种并发症,如尿路感染、膀胱输尿管反流、肾输尿管积水、反流性肾病及尿路结石等。这些并发症有时可能比神经源性膀胱尿道功能障碍本身更需要及早预防和治疗,以防止出现严重的上尿路损害及肾功能衰竭。

(五)治疗

治疗原则是:①保护肾功能,防止上尿路损害。②防治尿路感染。③保存膀胱尿道的贮尿和排尿功能,要求既能控制尿失禁,又能基本排空。

1. 清洁间歇导尿术　以导尿管引流尿液是常用的治疗神经源性膀胱患儿尿液排空障碍方法之一。Guttmann 和 Lapides 分别提出了间歇导尿术(intermittent catheterization,IC)和清洁间歇导尿术(clean intermittent catheterization,CIC)。应用上述方法,膀胱和尿道内大部分时间无导尿管,如同正常的周期性排尿那样,若确有细菌进入膀胱,那么膀胱自身的抗感染机制可以将其消灭,或为随后的导尿所清除。

应用清洁间歇导尿术(CIC)后,尿路感染率不到 30%,且症状轻微,罕有尿道炎、附睾炎及尿道损伤等并发症发生。CIC 的推广使用已使膀胱以上水平的尿流改道手术很少施行,也使许多不能自主排尿和以往认为不适宜手术的患者施行了膀胱扩大术和人工尿道括约肌植入等手术。而对许多大容量、顺应性好且有一定尿道阻力的患儿,单纯应用 CIC 就能恢复和保持控尿。

施行 IC 或 CIC 时每天导尿 4～6 次(每 4～6 小时 1 次),当出现自发性排尿和残余尿量减少时,可减少导尿次数。

2. 药物治疗　影响膀胱尿道功能的物质有多种,主要是乙酰胆碱、去甲肾上腺素、组胺、前列腺素、5-羟色胺、多巴胺和激肽。药物的作用就是通过模拟、阻滞或增强上述一种或数种介质来实现的。

药物治疗原则为:由于目前对于膀胱尿道的解剖生理学知识有比以前更深入的了解,加上精密的尿流动力学仪器及检查方法提高了神经源性膀胱的诊断水平,再加上新的有效药物,能更合理、更有效地施行药物治疗。可按照下列几种情况选择用药。

(1)拟胆碱药和抗胆碱酯酶药　前者包括氯贝胆碱(bethanechol)、卡巴胆碱(carbachol)和甲基胆碱(methacholine),后者如新斯的明(neostigmine)。常用者为氯贝胆碱,又称为乌拉胆碱(urecholine),其作用是促进副交感神经节后纤维末梢释放乙酰胆碱,兴奋 M 胆碱能受体,增强逼尿肌张力和收缩力。其烟碱样作用轻微。适用于逼尿肌无反射或反射低下者,剂量为每次 0.7～0.8mg/kg,每日 3～4 次口服。不良反应有恶心、呕吐、腹泻、心率减慢、高血压、头痛、视力模糊等,但常用剂量下并不经常发生,亦无严重后果,应用丙胺太林可使症状迅速消失。忌用于下尿路机械性梗阻、胃肠道机械性梗阻、近期内做过胃肠道手术者、癫痫及哮喘病患者。

(2)抗胆碱药 适应于逼尿肌反射亢进和高张力膀胱的治疗,常用者包括丙胺太林、得去平、撒泼的泼灵、甘比咯溴及莨菪碱等。

1)丙胺太林:能抑制乙酰胆碱的传递并干扰神经末梢的乙酰胆碱释放,从而抑制逼尿肌收缩和消除无抑制性收缩。剂量为每次 0.5mg/kg,每日 2~4 次口服。不良反应有口干、视力模糊、便秘、烦躁、发热等,但常用剂量下不易出现。青光眼、支气管哮喘及虹膜粘连者禁用。

2)奥昔布宁(oxybutynine):又称得去平。具有抑制胆碱能受体的作用(仅为丙胺太林的 1/3)和对逼尿肌强有力的直接松弛作用,但对骨骼肌的神经运动终板和自主神经节无阻滞作用。剂量为每次 0.2mg/kg,每日 2~4 次口服。正常剂量范围内无明显的副作用。青光眼、下尿路及胃肠道梗阻、先天性巨结肠及重症肌无力者禁用。

3)撒泼的泼灵(ceptiprin),除有相似的抗胆碱能作用外,亦能降低尿道的感觉。但对逼尿肌收缩的抑制作用较丙胺太林好。4~14 岁小儿剂量为每次 100mg,每日 3~4 次口服,也可根据不同的治疗反应增加剂量。禁忌证与丙胺太林相同,不良反应为口干、眼调节障碍,偶可发生食管溃疡。但小儿对此药的耐受性优于丙胺太林。

4)格隆溴铵(glycopyrronium bromide):又称胃长宁。是目前最有效的抗胆碱口服药,但也具有抗胆碱药典型的颠茄样副作用。其应用剂量为每次 0.01~0.03mg/kg,每日 2~3 次。

5)莨菪碱(hyoscyamine):对逼尿肌的抑制作用较弱,不良反应亦较轻,其应用剂量为每次 0.03~0.1 mg/kg,每日 2~4 次口服。

(3)平滑肌松弛剂 适用于逼尿肌反射亢进、高张力膀胱及内括约肌痉挛者。胃肠道及尿路机械梗阻者禁用。这类药物有黄酮哌酯及双环维林等。

1)黄酮哌酯(flavoxate):又名泌尿灵。是一种单纯的平滑肌松弛剂,直接作用于平滑肌使之松弛,对肾上腺素能受体和胆碱能受体均无作用。但也不是一种强效药。剂量为每次 3.0mg/kg,每日 2~3 次口服。不良反应有口干、恶心、呕吐、视力模糊、眼调节障碍及心血管症状。青光眼亦应禁用。

2)双环维林:具有直接松弛平滑肌的作用,亦有很弱的抗胆碱作用。其效力较得去平弱,但几乎无不良反应。剂量为每次 0.1~0.3mg/kg,每日 3 次口服。急性出血和心血管疾病者不宜使用。

(4)拟肾上腺素药 适于内括约肌功能不全所致的压力性尿失禁或完全性尿失禁。包括麻黄碱、苯丙醇胺、伪麻黄碱及去氧肾上腺素等,而以去甲麻黄碱效果最好。高血压、甲状腺功能亢进及正在接受洋地黄药物治疗者禁用。

1)麻黄碱(ephedrine):对 α、β 肾上腺素能受体均起作用,但以 α 效应为主,从而引起膀胱颈和后尿道 α 受体兴奋,尿道压升高,增加出口阻力。治疗反应较好,停药 2 周后尿道压力才能恢复到原有水平。剂量每次为 0.5~1.0mg/kg,每日 2~3 次口服。可有心悸、失眠、烦躁及高血压等不良反应。

2)去甲麻黄碱和伪麻黄碱:作用与麻黄碱相类同。前者剂量为 2.5mg/kg,每日 2~3 次口服,可有尿潴留、高血压等副作用。后者剂量为 0.4~0.9mg/kg,每日 2~3 次口服。

(5)肾上腺素能受体阻滞剂 包括 α 肾上腺素能受体阻滞剂和 β 肾上腺素能受体阻滞剂两种。前者如酚苄明、哌唑嗪、酚妥拉明等,后者如普萘洛尔(心得安)等。

1)酚苄明(phenoxybenzamine):又称酚苄胺、苯氧苄胺。是一种强大的 α 肾上腺素能受体阻滞剂,同时具有抗组胺、抗 5-羟色胺作用,大剂量应用时有阿托品样效应,主要使膀胱颈和后尿道平滑肌松弛,降低尿道压及流出阻力。作用时间长,用药4~5个月后产生最大药效,停药后仍能维持数月的药效。适应证为内括约肌痉挛或协同失调者和逼尿肌无反射或反射低下者。禁忌证为低血压、心肺疾病。应注意不能与地西泮类药和镇静剂同时使用,术前患者慎用。应用剂量为每次0.3~0.5mg/kg,每日2~3次口服。

2)哌唑嗪(prazosin):又称脉宁平。其α阻滞作用较酚苄明弱,作用时间短。适应证、禁忌证与酚苄明相同。口服剂量为每次0.05~0.10mg/kg,每日2~3次。

3)普萘洛尔(propranolol):为β肾上腺素能受体阻滞剂,适用于内括约肌功能不全所致的压力性或完全性尿失禁,特别是因心血管疾病及药物过敏等原因不能应用麻黄碱者。心力衰竭、支气管哮喘、过敏性虹膜炎患者禁用。普萘洛尔阻滞膀胱颈和后尿道的β受体,引起非拮抗性α受体兴奋反应,使尿道压力和膀胱流出阻力增加。但对其他自主神经活动不产生影响。剂量为每次0.25~0.5mg/kg,每日2次口服。常见的副作用为心律紊乱。

(6)多突触抑制剂和骨骼肌松弛剂 用于治疗外括约肌协同失调或痉挛。多突触抑制剂有地西泮(diazepam)、巴氯芬,骨骼肌松弛剂如丹曲林(硝苯呋海因钠,dantrolene)。因这些制剂多数疗效不肯定、有争议或副作用大,尚不能推广使用。常用的药物仅限于地西泮。

地西泮又称安定,为氮杂䓬类的衍生物,作用于边缘系统、丘脑和下丘脑,具有镇静作用。可通过抑制多突触反射松弛尿道外括约肌,降低尿道阻力,对周围自主神经无阻滞作用。剂量为每次0.007~0.15mg/kg,每日2~3次口服。不良反应为镇静和无力。青光眼及药物过敏者禁用。

(7)盐酸丙米嗪 适应证是逼尿肌反射亢进和内括约肌功能不全。它难以归入上述药物中的任何一类,其作用机制仍不太清楚。一般认为它可阻滞交感神经节后纤维末梢处的去甲肾上腺素重吸收,故有α和β肾上腺素能作用,使逼尿肌松弛,增加膀胱容量,而对膀胱颈和后尿道平滑肌则使之收缩,增加尿道压。有人认为它具有抗胆碱能作用。常用药物剂量为每次0.7~1.2mg/kg,每日2~3次口服。不良反应有口干、上腹部不适、心律紊乱、帕金森病等,但多数患儿并不发生。

3.外科治疗 如果施行间歇性导尿和药物治疗后,患儿的尿失禁和尿潴留仍无明显改善或效果不佳,就需要考虑施行适当的手术治疗。外科治疗方法很多,但基本上有改善贮尿功能、改进排空功能、加强盆底肌和尿流改道4大类。神经源性膀胱的外科治疗一般在患儿学龄期(5岁左右)前施行。

(1)改善贮尿功能 包括增加膀胱贮尿容量和增加出口阻力两个方面。

1)增加膀胱贮尿容量:适用于保守治疗无效的逼尿肌反射亢进和高张力低容量性膀胱。此类手术有膀胱扩大术、阴部神经阻滞术或切断术、骶神经根阻滞术或切断术以及高选择性骶神经根切断术。但目前使用最多、疗效肯定、并发症少的方法仍然是各种膀胱扩大术。

膀胱扩大术增加了膀胱容量,减低了膀胱张力及消除了逼尿肌无抑制性收缩而降低了膀胱内压,增加了每次尿量和减少排尿频率,因而能够治疗急迫性尿失禁。但此类手术后往往排空不足,需长期配合使用间歇性导尿。

2)增加出口阻力:适用于尿道括约肌功能不全(压力性尿失禁)或功能完全丧失(完全性尿失禁)的患儿,以及经药物治疗无效或不能有效地提高尿道阻力维持小便控制者,如果外括约肌尚有足够的神经支配,使尿道保持一定的阻力水平,在腹压增高时仍有反应性阻力增加者则手术效果更好。如同时有逼尿肌反射亢进、膀胱容量小,则应同时行膀胱扩大术。

这类手术包括膀胱颈悬吊术、膀胱颈重建术、人工括约肌植入、尿道外括约肌电刺激及尿道周围Deflux注射。术后常需要配合使用间歇性导尿以使膀胱有效地排空。

（2）改善排空功能　这类手术亦包括增强逼尿肌的收缩和反射能力和降低流出阻力两个方面。排空障碍者应用 CIC 和药物无效时为其适应证。

增强逼尿肌收缩和反射能力，适用于逼尿肌无反射或反射低下的患儿，方法有肠浆肌层包绕膀胱术、腹直肌转位术及电刺激治疗 3 种。

1）电刺激治疗：是应用一种可以限制电流扩散到电极周围的起搏器植入到膀胱或脊髓圆锥处刺激逼尿肌收缩的方法，适用于完全性脊髓损害，必须是上尿路基本正常、无膀胱输尿管反流的低张力大容量无反射性膀胱患者。有研究者报告，膀胱电刺激治疗的成功率可达 70% 以上，而脊髓圆锥电刺激治疗的近期疗效亦不低，但均有待长期观察和资料的进一步积累。

2）肠浆肌层包绕膀胱术：是应用一段带血管神经蒂的回肠或结肠，去黏膜后于对系膜缘剪开浆肌套，然后包绕缝合固定于膀胱外面。这样不但加强了逼尿肌，更重要的是带来了与膀胱类似的神经支配，使患儿有可能恢复逼尿肌的收缩能力并重建排尿反射。有些则效果不佳，可能与逼尿肌纤维化有关。

3）腹直肌转位术：是北京友谊医院设计的一种手术方法，主要原理是将腹直肌转位于膀胱侧后方，利用其收缩向前挤压及腹肌牵拉前鞘向后压迫膀胱的作用来增强排尿能力；同时膀胱位置前移改变了后尿道膀胱角而有利于排尿。

（3）加强盆底肌功能的手术　双侧髂腰肌转移悬吊会阴体以加强或替代盆底肌的功能谓之盆底肌悬吊术。手术要点是从双侧股骨小转子的止点处切断髂腰肌腱，将髂腰肌远段拖入盆腔内并将双侧断端缝合于膀胱直肠凹或子宫直肠凹的会阴体上，悬吊会阴体以提高盆底。此手术治疗伴有盆底肌瘫痪的各类神经源性膀胱时，一般要配合其他手术联合使用。它对于改善膀胱的贮尿和排空功能均有肯定效果，而对于神经源性肛肠引起的大便失禁或排便困难则有显著的改善。

（4）尿流改道　因为间歇性导尿技术的应用和药物、手术治疗的进步，永久性和暂时性尿流改道手术在神经源性膀胱的患儿目前已很少应用。但是，为了保护和挽救受损的上尿路、控制感染和解决难以克服的尿失禁，施行暂时性甚至有时是永久性的尿流改道手术仍然是必要的和最终的手段，如以阑尾为输出道的可控性尿流改道。

第二十七节　泌尿系统异物

小儿尿路异物多见于学龄后儿童，较成人相对少见。因小儿恐惧、家人责备、常不配合，询问病史困难，易造成误诊，以致治疗不当，产生严重后果。小儿尿路异物中以膀胱异物多见，尿道异物次之，偶见肾脏异物。按发病频数分述如下。

一、膀胱异物

（一）进入途径

1. 经尿道进入　此途径最多见。多为青春期少年为达到性快感作为手淫的一种方式，将异物插入尿道后进入膀胱。也有心理变态、智力低下或恶作剧者自己插入异物，或强行将异物插入他人尿道而进入膀胱。异物种类很多,包括草棍、塑料绳、塑料管等。

2.经开放伤口进入　如车祸致骨盆骨折、膀胱破裂,膀胱内可有丝织物、骨片等异物。

3.由膀胱外迁徙进入　膀胱外异物与膀胱壁炎性粘连造成膀胱壁糜烂而使异物进入膀胱。笔者曾收治一 11 岁男孩,5 年前因爬树跌落,左大腿上内侧有刺入伤痕,一小段长 8cm 树枝由此进入左髂窝并迁徙至膀胱旁,与膀胱粘连,引起膀胱炎性反应,表现为左髂窝脓肿及脓尿。经手术取出树枝后治愈。

4.经肠道进入　异物经肠道内瘘进入膀胱。多为肠内容物或寄生虫,排尿时出现气泡。造成内瘘的原因可为肿瘤、结核及其他炎症,如阑尾炎造成阑尾膀胱瘘。

5.医源性原因进入　手术中或内镜检查时将异物遗留在膀胱内,也有更换膀胱造瘘管时管头折断造成膀胱异物者。

(二)诊断

常见症状为尿频、尿痛、血尿或脓尿。如异物长期存留可继发膀胱结石而出现排尿困难。详细询问病史、腹部 B 超、X 线平片及膀胱镜检查可明确诊断。

(三)治疗

多数异物可经膀胱镜用异物钳取出。如异物大,应行耻骨上切开膀胱取出。

二、尿道异物

(一)进入途径

尿道异物的进入途径有:
1.经尿道外口插入。
2.经膀胱排入。
3.经手术或开放损伤带入。

(二)诊断

临床症状为局部疼痛、血尿、排尿障碍及尿潴留,可并发尿道周围感染。仔细查体如阴茎体段尿道异物可直接触及,后尿道异物经直肠也可触及。结合 X 线平片、尿道镜检查等可以确诊。

(三)治疗

如异物距尿道口很近,可用血管钳或镊子夹出。锐利、较细的异物如缝针等,若位于阴茎体段尿道,可直接从尿道顶出皮外。如异物粗糙已进入尿道壁,应选择适当部位切开取出。后尿道异物可经尿道镜取出,如失败,则将异物推入膀胱,按膀胱异物处理。

三、肾内异物

（一）进入途径

1. 经输尿管插入　多为医源性，如插输尿管导管操作不当或导管断裂所致，但也有患者自己放置。笔者曾遇一9岁男孩自己从尿道口插入草棍，经右输尿管口进入右肾盂，由于术中虽见输尿管周围及肾周炎症反应，未能引起注意，误做右肾切除。

2. 经开放性伤口进入　多为医源性。手术中将敷料、导管遗留在肾内，也有外伤时异物经伤口进入肾内者。

3. 经消化道或肺穿透至肾脏　经消化道最常见的穿透部位是十二指肠降段。长而硬的物质不易通过这一弯曲，可穿破十二指肠进入右肾。异物也可经结肠穿破进入肾脏。来自肺的异物极罕见。

（二）诊断

以感染及血尿为主要症状。表现为发热、腹痛或肾区痛、全身不适。尿常规可有红细胞及脓细胞。金属异物及有钙盐沉着的不透光异物经泌尿系统X线平片可确诊。静脉尿路造影可明确异物与肾盂、肾盏、输尿管的关系。

（三）治疗

手术取出异物、局部引流及抗感染治疗是主要治疗方法。大多数异物可被取出，不必做肾切除，只有肾脏破坏严重、功能丧失或重度感染不能控制时才考虑肾切除。

参 考 文 献

[1] 吴丽娟等.聚合酶链反应技术诊断泌尿系结核.中华泌尿外科杂志，1995，16(1)：44

[2] 李富德，郭永平，仇海法.肾的位置及与脊柱的对应关系.中国临床解剖学杂志，1994，12：122

[3] 陈春光，林国泰.先天性巨输尿管19例报告.临床泌尿外科杂志，1994，9：150

[4] 潘柏年，薛兆英，郭应禄.下腔静脉后输尿管12例报告.临床泌尿外科杂志，1994，9：31

[5] 张凤翔，康春生，王晓路.膀胱外翻外科治疗20年回顾.中华泌尿外科杂志，1995，16(2)：99

[6] 鄢波，张思仲，陈绍基等.性分化及发育异常患者的SRY基因分析.中华泌尿外科杂志，1996，17：451

[7] 郭宗远，吴荣德，于启海等.小儿精索静脉顺行静脉造影.中华小儿外科杂志，1997，18(1)：37

[8] 吴阶平，马永江主编.实用泌尿外科学.北京：人民军医出版社，1995.186～227

[9] 孙宁，黄澄如，白继武等.影响肾母细胞瘤预后因素.中华小儿外科杂志，1995，16：158

[10] 刘予，李佩娟，刘淑荣等.肾恶性横纹肌样瘤15例临床病理及免疫组织化学分析.中华病理学杂志，1995，24：72

[11] 陈雨历，李金良，谈玲玲等.肠管浆肌层补片膀胱扩大术治疗反射亢进型神经源性膀胱.附21例报告.中华泌尿外科杂志，1995，16：213

[12] Goodgold H. M. et al. Quantitative technetium-99M DMSA renal scanning in children. J Urol，1996，47：405

[13] Perdzynski. W，Kalicinski ZH. Long term results after megaureter folding in children. J Pediatr Surg，1996，31：1211

[14] Taskien S，Hovatta O，Wikstrom S. Early treatment of cryptochidism，semen quality and testicular endocrinology. J Urol，1996，156：82

[15] Green DM, Breslow NE, Evans I, et al. Treatment of Children with stage IV favorable histology Wilms' tumor: A report from the National Wilms' Tumor Study Group. Medical and Pediatric Oncol, 1996, 26:147

[16] Pritchard J, Imeson J, Barnes J, et al. Results of the United Kingdom Children's Cancer Study Group First Wilms' Tumor Study. J Clin Oncol, 1995, 13:124

第六章 皮肤和皮下组织肿瘤

第一节 硬纤维瘤

硬纤维瘤(desmoid tumor)是一种少见的具有局部侵袭性的软组织肿瘤,常起源于肌肉、腱鞘或韧带性组织,切除不彻底者极易复发。1938年Müller首次提出该命名以来,因其显示正常的有丝分裂和很少转移的临床特点,一直认为是良性病变,但从其局部侵袭性和强烈的局部复发倾向以及有的肿瘤可迅速生长或转移,甚至致死,这又有别于良性肿瘤。

(一)病因

硬纤维瘤的病因尚未完全清楚,可能与创伤、物理因素、内分泌及遗传有关。

1. 创伤因素 手术创伤可能是病因之一。Loper(1990)报告的29例中,8例肿瘤部位曾有手术和创伤史;Reitamo(1986)报告40例硬纤维瘤中,13例发生于手术瘢痕的邻近区;亦有不少报告认为手术、外伤与其发病关系密切。

2. 物理因素 BenIzhak(1994)等报道1例霍奇金病放疗11年后,放疗部位产生硬纤维瘤,另1例在放疗后3年腹内出现硬纤维瘤。Wegner(1994)报道睾丸精原细胞瘤放疗19年后发生肠系膜硬纤维瘤。Schuh(1994)、Dale(1995)报道扩大乳房成形术后硅胶移植物部位出现硬纤维瘤,均提示物理因素也可能是病因之一。

3. 内分泌因素 本病多发于女性,特别是育龄妇女。有报告说妇女占80%。Reitmo提出妊娠与硬纤维瘤的发病有关,其中外源性雌激素是一重要因素,在实验中已证实接受雌激素的动物有纤维瘤形成。

4. 遗传因素 硬纤维瘤多发于家族性腺瘤性息肉病(FAP)患者,两者关系较手术创伤更为突出,这提示遗传因素在硬纤维瘤的发病中有重要作用。FAP是一常染色体显性遗传疾病,继发于结肠腺瘤性息肉病(APC)基因的杂合子灭活,该基因是一抑癌基因。Siliva在对具有FAP家族史的儿童作了硬纤维瘤的细胞基因的研究,显示染色体5(q21q22)缺失,在该儿童及其父亲的白细胞DNA可确认有截断APC基因突变。连接DNA的标志物提示肿瘤细胞缺失了母亲Wild型等位基因,显示出肿瘤细胞DNA突变序列的半合子状态。这些发现与APC基因灭活的出现相一致。Dangel(1994)等报道了患有加德纳综合征伴硬纤维瘤的患者进行肿瘤细胞基因分析,观察到两种不同的克隆异常,4个样本分析显示染色体5(q14q31)缺失,其中包括FAP在内的q21q22区。Fletcher(1995)等报道13例硬纤维瘤中6例染色体畸变,发现8号染色体三倍体和20号染色体三倍体,而且8号染色体三倍体与较高的复发性有关。Mainetti(1993)报道1例57岁患有L色氨酸诱导嗜酸性红细胞增多症-肌病综合征的妇女发生了胸骨旁恶性纤维组织细胞瘤,几乎同时左臂肌肉发生了硬纤维瘤,他们认为该患者两种结缔组织肿瘤是和暴露于受污染的L色氨酸有关,因为它干扰了结缔组织的代谢。目前硬纤维瘤的病因研究正向着细胞遗传学和分子遗传学方面深入。

（二）病理

肿瘤表面无包膜或包膜不完整，切面呈灰白色编织状或腱样，可见纵横交叉的纤维索条组织，表现为增生活跃的纤维组织构成，胶原纤维与纤维细胞比例不定，细胞排列成交叉编织状，成纤维细胞肥大增生，呈细长波浪形弯曲，染色较淡，核膜、核仁明显，呈圆形或梭形，核分裂罕见，血管少见。Ag-NORs（与核仁组成区相关的嗜银蛋白）计数统计，硬纤维瘤的 Ag-NORs 颗粒明显多于纤维瘤，但少于纤维肉瘤，而统计学中的两者差异不显著，说明该肿瘤细胞增生活性接近于纤维肉瘤，这些细胞有较强的增殖能力，临床上表现有强烈的复发倾向。

（三）临床表现

硬纤维瘤为一生长缓慢肿瘤，多数表现为肿块，少数表现为疼痛，其症状与肿瘤所在的部位有关。Faulkner 等（1995）报道 63 例儿童硬纤维瘤，诊断时平均年龄 13 岁，肿瘤的部位分布是：肢体 61%、头颈部 18%、躯干 13%（包括腹内 5%）、多发的 8%。也有研究者报告在精索部位发生硬纤维瘤，临床表现为腹股沟肿块。笔者所在医院遇到 4 例，年龄 6～9 岁，3 例臀部，1 例左大腿。位于臀部的硬纤维瘤患儿的主要表现为跛行和臀部不活动坚硬之肿块。可见硬纤维瘤不仅发生在腹壁和腹内，还可发生在腹外多处。当肿瘤侵及邻近神经血管束或关节时，疼痛更加明显。偶因坏死可表现为腹腔脓肿，局部检查可触及一肿物，边界不清，表面光滑，基底固定，无压痛或轻度触痛的扁平或椭圆形肿块，多巨大。Willing（1992）报告 1 例罕见的家族性硬纤维瘤和非息肉性结肠癌，共遗传五代。Mao（1995）报告世界文献共 4 例加德纳综合征并发壶腹癌和肠系膜硬纤维瘤。

（四）实验室检查

硬纤维瘤的细胞基因研究显示染色体 5(q21q22)缺失，结肠腺瘤性息肉病(APC)基因的杂合子灭活均为常染色体显性遗传，与加德纳综合征相关的硬纤维瘤的细胞基因分析显示染色体 5(q14q31)缺失或染色体 3、4 和 in(4)在内的平衡变换。Fletcher（1995）通过短期培养的细胞基因分析发现 8 号染色体三倍体和 20 号染色体三倍体，应用荧光原位杂交发现 4 例患者手术前和术后复发均与 8 号染色体三倍体有关，而 17 例无 8 号染色体三倍体仅 2 例复发。神经细胞粘附分子(N-CAM;CD56)应用 Leu-19 单克隆抗体和生物素-亲生物素过氧化物酶免疫染色，硬纤维瘤患者可看到有限的局灶性的 N-CAM 免疫反应。借此与其他软组织肿瘤相区别。免疫组化研究显示胞浆表达波形蛋白和肌特异性肌动蛋白。在腘窝部位的硬纤维瘤动脉造影可见动脉受压和移位。^{67}镓闪烁检查可见到热点，对手术后寻找复发性病灶很有价值。CT 和 MRI 检查可显示肿瘤的大小、形状、部位与邻近结构的关系。Ag-NORs 数字分析发现硬纤维瘤细胞高度增殖，其生物学特性与纤维肉瘤相似。

（五）诊断与鉴别诊断

腹外的硬纤维瘤，根据好发于育龄妇女的腹壁，肿瘤生长缓慢的病史和局部质地坚硬、活动度差、表面光滑的肿块诊断一般不难，生长在腹腔、胸腔、椎管等部位的肿瘤，可通过 CT、MRI、细胞染色体检查，^{67}Ga 闪烁法及免疫组化进行鉴别。难以鉴别者术中作冷冻切片以便确定手术范围。

(六)治疗

硬纤维瘤的治疗主要是手术切除。Pritchard(1996)分析了 44 例硬纤维瘤患者,随访至少 2 年(平均 48个月),其中 34 例手术治疗,10 例手术加放疗。经手术治疗的 34 例中,13 例广泛切除,19 例周边切除,2 例病变组织中切除;在随访检查中 11 例广泛切除、10 例周边切除、1 例病变组织中切除的患者无复发,占 65%;在行手术和放疗的 10 例中,8 例无局部复发。Karakousis(1993)治疗 26 例(肢体 20 例,躯干 6 例),其中 9 例为原发性肿瘤,17 例为复发性肿瘤,所有患者肿瘤均切除;10 例辅助放疗,随访 25 例,平均 84 个月,均痊愈。他认为外科切除配合选择性辅助放疗,96%的患者可局部控制。因此,创缘清楚的手术切除是最好的治疗,无浸润的外科切除应切除肿瘤及其周边 2cm 以上的组织。但是尽管切除彻底仍有局部复发,复发率可高达57%,其中 75%在首次手术后 2 年内复发,个别患者在多次复发后最终恶变为纤维肉瘤,复发时间的中位值为 21 个月。复发主要与 8 号染色体三倍体有关,当 20 号染色体为三倍体时复发明显减少。Faulkner(1995)对 63 例经组织学证实为硬纤维瘤的患者,从首次治疗开始平均随访 6 年,所有 1 次或多次复发的占 15%,年龄、性别、部位、大小或以前复发的次数对复发的可能性无明显影响。当手术将造成严重的形态改变或功能影响时,则可选择部分切除或放疗,待肿块缩小后再彻底切除。也可辅以化疗、激素治疗,但复发倾向增大。放疗可用 50~60Gy。治疗的药物有他莫昔芬(tamoxifen)、托瑞米芬(toremifene)、舒林酸(sulindac)、泼尼松(prednisone)、阿霉素(doxorubicin,60~90mg/m^2)、达卡巴嗪(dacarbazine,750~1000mg/m^2)。治疗方法:他莫昔芬(30mg/d,低剂量;90mg/d,高剂量)后续戈舍瑞林(goserelin)3.3mg/4W 一次,皮下注射。深部 X 线或 ^{60}钴总剂量为 40~50Gy。Sportiello(1991)报道骨盆硬纤维瘤术后复发第二次手术后即加用他莫昔芬治疗后使肿瘤完全消退,因此他认为他莫昔芬在治疗硬纤维瘤时应作为第一线药物治疗。Geurs(1993)报道 α-干扰素可使腹部巨大硬纤维瘤退化。家族性结肠腺瘤息肉患者的腹内硬纤维瘤治疗仍是一个难题。Lynch 等报道对不能切除的腹内硬纤维瘤或者那些对激素(他莫昔芬、托瑞米芬等)和非激素类抗炎因子治疗无效的患者有试用阿霉素/达卡巴嗪化疗指征的。

第二节 小儿肌间血管瘤

血管瘤(hemangioma)是一种良性的血管性肿瘤,多见于幼儿和儿童。肌间血管瘤(intramuscular hemangioma)是起源于正常肌肉的新生物,临床上较其他血管瘤少见,约占 1%。

(一)病因

婴幼儿血管瘤是血管的先天性畸形,主要系中胚层形成血管的组织发育畸形。肌间血管瘤系起源于正常肌肉的新生物,可以是特发性的,也可以是进展性的。人们已经发现异常的血管和神经纤维之间有密切关系,这提示神经在这种病变的形成之初起了刺激作用。在紧贴异常血管附近的组织,抗 S-100 蛋白阳性神经纤维数量升高,越是远离血管瘤,神经纤维密度越低,在距离 2mm 处达正常水平,而且血管瘤中的神经肽是一种已知的有丝分裂原,它和血管瘤的血管生长有关,同时血管瘤中 P 物质明显升高。

(二)病理

肌间血管瘤可分为 3 种类型:海绵状血管瘤、蔓状血管瘤和混合性血管瘤,如纤维血管瘤、脂肪血管瘤等。病理检查表现为多孔性的血管瘤,可伴有静脉石。

(三)临床表现

Behamc(1991)报告了74例良性肌间血管瘤,男女之比为1.4∶1。部位分布:下肢占32%,头颈部27%,上肢24%,躯干17%,几乎都是混合型。不管哪种类型,复发总是与切除不彻底有关,与类型无关。肌间血管瘤的表现除局部呈肿物或稍隆起外,常诉局部有胀感或疼痛。疼痛原因主要是血管瘤中的P物质,这是一种感受伤害的神经递质,它的出现可以解释即使是很微小的肌间血管瘤,患儿亦常伴有疼痛。有些肿瘤临近关节或神经干,活动时可引起疼痛,造成肢体的功能障碍。我们遇到的小腿三头肌肌间血管瘤患儿,为缓解疼痛颠足行走而致跟腱挛缩畸形。

该病可单发或多发。有的瘤体局限,边界清楚;有的病变广泛,界限不清,整个肢体肥大、增长,皮肤温度升高。本病变化多端,瘤体硬度、大小、疼痛程度差别很大。值得注意的是临床遇到小儿肢体疼痛并影响功能时,应想到本病。常见体征为肢体深层肿物,并与肌肉关系密切。肌肉收缩时,肿物相对固定;站立时,肿物增大;抬高肢体后,肿物缩小。肢体广泛肌间血管瘤患儿站立时,可见肢体明显增粗,平卧或抬高肢体即明显缩小。个别可触及震颤和闻及杂音,提示有动静脉瘘的可能,关节或关节附近血管瘤可出现关节肿痛。临床上有时误诊为脂肪瘤、淋巴管瘤、纤维瘤、关节炎或骨髓炎等。

(四)检查

1. 免疫组织化学检查 染色切片计算机图像分析,发现紧贴异常血管附近的组织,抗S-100蛋白阳性神经纤维的数量增加,远离血管瘤的神经纤维密度低,在距离瘤体2mm处接近正常水平。而且血管瘤中降钙素基因相关肽(CGRP)、P物质(substance P)和甲硫脑腓肽阳性纤维明显升高,其中数量升高最多的是降钙素基因相关肽。神经肽是一种已知的有丝分裂原,它和血管瘤的血管生长有关。

2. 影像学检查

(1)X线平片 大部分患者可见静脉石影,局部穿刺造影、静脉造影或动脉造影时,X线片上显示形态各异,可表现为团块状,密度不均,亦可呈草莓状或绒球状、葡萄串状或云絮状改变。

(2)CT检查 常显示一非特征性肿块。

(3)MRI检查 患者能在无痛苦情况下,清晰显示病变位置及性质,它不仅能精确显示病变的分布范围,而且能显示血管瘤与附近血管、神经、肌肉、肌腱等组织的解剖关系。由于流量不同,产生的MRI信号也不同,由此可对海绵状和蔓状血管瘤作出鉴别。其在T_1-wighted spinechoc 显影时显示中度或高强度信号,在T_2-wighted spinechoc 显影时则显示非常强的信号,并且在所有的图像中均有蛇形图像,因此MRI比其他影像技术能提供更重要的信息。

(4)B超检查 骨骼肌的肌间血管瘤显示有纺锤形或椭圆形的混合回声结构,常伴有小钙化,肿瘤内的固体部分常是中等回声区,而几乎没有高回声区,含血的腔或窦是低回声或无回声结构。

(5)数字减影动脉造影术(DSA) 可清楚显示肿瘤大小、部位、与周围组织尤其是重要血管神经的关系,为能否手术切除提供重要的依据,并有助于制订手术方案。

(五)诊断与鉴别诊断

肌间血管瘤在身体任何部位均可出现,而且在某些情况下有转化的倾向或具有更大的侵袭性,因此在诊断时应详细收集病史,细致体检。实验室检查,特别是在手术前应有详细的影像检查,以作出正确的诊断和鉴别诊断,确定肿瘤的性质和处理原则。早年我们在治疗一 6 个月龄男婴的肌间血管瘤时,由于缺乏 MRI 和 DSA 等有效的检查,术中除胫前肌、腓骨长短肌有广泛血管瘤侵袭外,并发现胫后血管有先天性畸形,无法与瘤体区别而终止手术。因此详细的影像检查对肌间血管瘤,尤其是广泛的病变是必不可少的。

(六)治疗

肌间血管瘤可以是局部肿物,也可以是广泛侵袭性的或者是多发性的,因此治疗方法各异。一般来说,手术切除的效果比较确切,而且为国内外学者所确认。局限性病变,肿物可完整切除。多发性肿物主张分期切除,先将局限的有疼痛症状或影响关节功能者予以切除。对于广泛蔓状生长的肌间血管瘤手术切除大都非常困难,对这类患者或有先天动静脉畸形的患者,须作 DSA 检查,以便术前判断出能否完全切除并制订手术方案。近年来,我们根据 DSA 检查成功地切除了 3 例肢体巨大蔓状血管瘤。手术切除越彻底,出血越少,且不易复发。对无法手术切除的广泛蔓状血管瘤可以进行放疗,但易产生肢体萎缩,甚或致残,对这类患者的治疗,目前仍是一个难题。

第三节 血管球瘤

血管球瘤(glomus tumor)是起源于血管球的良性肿瘤,临床较少见,1812 年 Wood 首先发现,并称其为"疼痛性皮下结节"。1878 年 Kolaczek 将指甲下血管球瘤看做是血管肉瘤的一种变异。Masson 于 1920 年对指甲下切除的痛性小瘤进行病理解剖,发现瘤体内的大透明圆细胞或多边细胞与尾骨腺或尾骨体相似,故命名为血管球瘤。

(一)病因

血管球瘤的病因不明,一般认为与以下因素有关。

1.错构瘤 Sucquet(1862)和 Hoyer(1877)认为该肿瘤起源于正常血管球体的错构瘤。Cutis(1993)认为血管球瘤是由于正常的血管球成分的一种罕见的错构过度生长。Kline(1990)报道血管球瘤偶尔可起源于非血管球细胞。

2.内分泌因素 临床发现患有手指血管球瘤的妇女,每次妊娠和哺乳时瘤体部位疼痛发作,且逐渐加重,认为此与内分泌有关。

3.遗传因素 文献报道 12 例血管球瘤中 4 例有家族史,有的家族史可追溯到前五代,这都提示肿瘤的发生与遗传有关,为常染色体显性遗传。

4.多中心起源因素 多发性血管球瘤通过 DNA 流式细胞计数分析提示为多中心起源。

(二)病理

肉眼所见瘤体质地软,呈淡红色或紫红色,边界清,有包囊。光镜下,瘤体内有许多厚壁的小血管,其间有丰富的无髓神经纤维,血管周围有正方形或圆形的血管球细胞,有的细胞向梭形平滑肌细胞过渡。胞浆中有明显的嗜酸性粒细胞颗粒,而电镜下,胞浆中有许多明显管状突起的卵圆形线粒体,这些肿瘤细胞在小血管周围成片状排列。也观察到血管球细胞属于一种特殊类型的平滑肌细胞，其表面膜为一无数根胶原纤维组成的弹力膜。

Masson 根据不同的病理改变将血管球瘤分为 5 种类型：①血管瘤型，瘤体以血管为主。②少量血管，大量肌内皮基质型。③神经纤维型，以神经纤维为主。④黏液型，瘤体有水肿、透明、黏液样变。⑤混合型，最常见。1995 年的文献中(德文)将血管球瘤分为 4 型：血管型、上皮孤立型、黏液型和神经型。

多发性血管球瘤的病理组织学的特征是广泛扩大的血管间隙仅仅有一些血管球细胞所包围。

(三) 临床表现

血管球在解剖上最多见于末端指节，因此血管球瘤好发于远端指甲周围，少数发生在指甲下或指垫下，亦可发生于指间。Ottlty 收集文献经病理证实的 173 例中，发生于手指的 70 例中甲下占 49 例，Carroll 组 65% 发生于甲下。因此手指血管球瘤最常见。全身各部位均可发病，如皮肤、骨骼、关节囊、肌肉、神经、气管、纵隔、胃、肾、子宫、阴道、阴茎、阴囊、口腔、眼睑、筛窦、静脉内等。但这些部位极为少见。血管球瘤的特征之一是良性孤立的肿瘤，亦有多发性血管球瘤，但多见于儿童，少见的为恶性血管球瘤，不过它们往往是局部浸润，转移非常少见。任何年龄均可发病，但婴幼儿罕见，7 岁以上者渐多，小儿的发病是成人的 10 倍。临床上主诉局部疼痛，表现为间歇性、自发性针刺样、抽搐样或烧灼样剧痛，亦可为持续性疼痛，对冷特别敏感，当手握冷物或遇凉水后疼痛加重，置于热水中疼痛缓解，有时疼痛向上肢放射，趾甲血管球瘤可引起膝痛。疼痛有时与精神状态有关，当发怒时疼痛加重。偶尔肢端可伴有血管舒缩现象，有的患者可出现 Horner 征。当病变位置较深，表现为实质性肿块时，仅有轻微疼痛。皮肤神经内的血管球瘤，表现为疼痛性皮肤结节。多发性家族性血管球瘤常在青春期或青春期之后发病，皮肤各部位均可发生，有的家族史可追溯到前五代。

检查时大部分患儿在甲下或皮下组织看到紫、蓝、红色斑点，有时指甲出现变形。当肿瘤位于背侧时，指甲下组织肿胀，检查时有明显触痛，用铅笔尖或大头针帽触压可疑血管球瘤的皮区，可精确定位(Love 征)，近端使用止血带充气，这些症状可消失(Hildreth 征)。

(四) 检查

1. 免疫组织化学检查　应用抗低分子量细胞角蛋白(CAM5.2)、上皮膜抗原(EMA)、癌胚抗原(CEA)、S-100 蛋白和波形蛋白(VIM)的抗体进行研究，发现只有 VIM 是阳性，这是血管球性肿瘤的特征。在基质中可发现大量的肥大细胞。血管球细胞染色时缺乏神经特性烯醇酶(neuron-specifice enolase)、神经胶质纤维酸性蛋白(glial fibrillic acidic protein)、S-100 蛋白、嗜铬粒多肽(chromogranin)。相反，肌动蛋白(actin)、肌凝蛋白(myosin)和 VIM 是阳性。同时显示了血管球细胞与平滑肌细胞和外周细胞有关。DNA 流式细胞计数对头颈区发生于颈动脉体、颈静脉和迷走神经的血管球性肿瘤多中心起源的确诊是有用的，其表现为不同的 DNA 指数。

2. 影像学检查

(1) X 线检查　约 40% 的病例 X 线片上可见远端指骨有小的圆形缺损，常显示一圆形或椭圆形密度减低的溶骨性病变，边缘清楚，两侧对照摄片更有价值。

(2) 血管造影　可确定肿瘤的大小和手术方式。

(3) MRI 检查　应用钆(Gd)增强减数磁共振可显示异常的血管球瘤，特别是颅底血管球瘤对决定手术方式上有重大意义。同时，术后可显示残余肿瘤或复发肿瘤等。对没有典型的临床表现和 X 线表现不典型的隐匿性血管球瘤是早期诊断的准确方法。

(4)DNA 流式细胞计数分析　在确定肿瘤的多中心起源是有用的。

(五)诊断与鉴别诊断

1.诊断　典型患者病史长,临床有间歇性疼痛、触痛和冷敏感,加上 X 线检查,诊断不难。对那些临床症状不典型或早期隐匿性患者,或多发性血管球瘤的患者需加用 MRI 检查,免疫组织化学试验对血管球瘤能够确诊,因此在诊断血管球瘤时,应该进行免疫组织化学试验。恶性血管球瘤往往是局部浸润,转移非常少见。广泛转移时可转移至皮肤、肺、空肠、肝、脾、淋巴结。肿瘤细胞的肌动蛋白和波形蛋白免疫反应强阳性,超微结构有局灶性环状排列的微丝。

2.鉴别诊断

(1)肌间血管瘤　肌肉深部的血管球瘤和肌间血管瘤均表现为肿块和触痛。肌间血管瘤病变范围较广,局部肿胀,尤以站立久后明显。平片和 CT 可显示静脉结石,MRI 有蛇形图像存在是其特征,即可鉴别。如鉴别困难时,可行免疫组化检查,肌间血管瘤角蛋白和 S-100 蛋白阴性,而 MSA 强阳性。

(2)结节性汗腺瘤　在形态学上有时难鉴别,两者都表现为单一的上皮样细胞聚集、黏液样基质、多少不等的血管,特别困难的是在没有管状结构的实质性汗腺瘤和没有血管结构的血管球瘤,则需采用免疫组化法作出鉴别。VIM 阳性是血管球瘤的特征,而汗腺瘤多数显示 CAM5.2、EMA、CEA、S-100 蛋白阳性。

(3)血管球肉瘤　血管球肉瘤(GS)与良性血管球瘤(GT)相比是很少见的。GS 在组织学上有两种组织构成,肿瘤周边为小正方形细胞与 GT 相同,在中间部分,由不典型的核浓染的短梭形细胞排列成的细胞束组成,这和平滑肌肉瘤相似,且有丝分裂很常见。免疫组化试验,波形蛋白、肌动蛋白阳性,这表明 GS 较 GT 更具有侵袭性。

(六)治疗

惟一有效的治疗是彻底手术切除,手术应在止血带下进行。甲下肿瘤应拔甲后彻底切除瘤体,有骨破坏者则同时作刮除术或刮除植骨术,一般不需作扩大切除。手术后的复发率为 12%～50%。早期复发是由于手术不彻底或是多发性血管球瘤或误诊所致,因此手术最好是在放大镜或手术显微镜下进行,以防止复发。对于复发病例,大部分再次手术可治愈。对于多发性血管球瘤可用电子束轴照,对于颅内蔓延的血管球瘤或以前手术过的或放射治疗的患者可采用放射性核素治疗或激光治疗,可取得好的疗效。对恶性血管球瘤未完全切除或不能手术时用放疗可获得缓解,这是恶性血管球瘤的主要治疗措施。亦有局限型多发性血管球瘤部分消退的报道。Gould(1991)报道亦可采用硬化疗法治疗血管球瘤。

参 考 文 献

[1] 王臻等.韧带样纤维瘤临床行为及细胞生物学活性研究.中华外科杂志,1995,33(2):89～92

[2] Lasagna B,et al. Abdominal desmoid tumor. Minerva-Chir,1993 Feb,48(3-4):163～166

[3] Geurs F,et al. Regression of a great abdominal desmoid tumor by interferon alpha. J Clin Gastroenterol,1993 Apr,16(3):264～265

[4] Karakousis C P,et al. Desmoid tumor of the trunk and extremity. Cancer,1993 Sep,1;72(5):1637～1641

[5] Patel S R,et al. Combination chemotherapy in adult desmoid tumors. Cancer,1993 Dec,1;72(11):3244～3247

[6] Salloum H, et al. Extra-abdominal desmoid tumor, Microscopic aspects and histogenesis. Ann Dermatol Venereol, 1993, 120(10):685~688 法语

[7] Miettinen M, et al. Neural cell adhesion molecule distribution in soft tissue tumors. Hum Pathol, 1993 Jan, 24(1):62~66

[8] Lynch HT, et al. Use of doxorubicin and dacarbazine for the management of unresectable intra-abdominal desmoid tumors in Gardner's syndrome. Dis Colon Rectum, 1994 Mar, 37(3):260~267

[9] Moral Duarte A, et al. Actitud terapeutica ante el tumor desmoid. Med Clin Barc, 1994 Feb, 102(7):250~253 西班牙语

[10] Cabello Rodriguez M, et al. Intraabdominal desmoid tumor associated with Gardner's syndrome. Rev Esp Enferm-Dig, 1994 Mar, 85(3):213~216 西班牙语

[11] Urruchi Fernandez P, et al. Abdominal desmoid. Arch Esp Urol, 1994 Apr, 47(3):294~296 西班牙语

[12] Taconis WK, et al. Desmoplastic fibroma of bone: a report of 18 cases. Skeletal-Radiol, 1994 May, 23(4):283~288

[13] Ben Izhak O, et al. Fibromatosis (desmoid tumor) following radiation therapy for Hodgkin's disease. Arch Pathol Lab Med, 1994 Aug, 118(8):815~818

[14] Dangel A, et al. Deletion (5q) in a desmoid tumor of a patient with Gardner's syndrome. Cancer Genet Cytogenet, 1994 Nov, 78(1):94~98

[15] Fletcher JA, et al. Chromosome aberration in desmoid tumors. Trisomy 8 may be a predictor of recurrence. Cancer Genet Cytogenet, 1995 Feb, 79(2):139~143

[16] Mao C, et al. Carcinoma of the ampulla of Vater and mesenteric fibromatosis associated with Gardner's syndrome: problems in management. Pancreas, 1995 Apr, 10(3):239~245

[17] Faulkner LB, et al. Pediatric desmoid tumor: retrospective analysis of 63 cases. J Clin Oncol, 1995 Nov, 13(11):2813~2818

[18] Gunther T, et al. Extra-abdominal aggressive fibromatosis after treatment of a Morbus Hodgkin. A case report. Gen Diagn Pathol, 1995 Oct, 141(2):161~166

[19] DE Silva DC, et al. Cranial desmoid tumor associated with homozygous inactivation of the adenomatous polyposis coli gene in a 2-year-old girl with familial adenomatous polyposis. Cancer, 1996 Mar, 77(5):972~976

[20] Pritchard DJ, et al. Local control of extra-abdominal desmoid tumor. J Bone Joint Surg(Am), 1996 Jun, 78(6):848~854

[21] Murphey MD, et al. From the archives of the AFIP. Musculoskeletal angiomatous lesions: radiologic-pathologic correlation. Radiographics, 1995 Jul, 15(4):893~917

[22] Vandevender DK, et al. Benign and malignant vascular tumors of the upper extremity. Hand Clin, 1995 May, 11(2):161~181

[23] Ohgushi M, et al. MR imaging of intramuscular hemangiomas. Nippon Igaku Hoshasen Gakkai Zasshi, 1995 Apr, 55(5):305~311, 日语

[24] Memis A, et al. Magnetic resonance of intramuscular haemangiomas with emphasis on contrast enhancement patterns. Clin Radiol, 1996 Mar, 51(3):198~204

[25] Cappabianca P, et al. Hemangioma of the temporal muscle. Head Neck, 1996 Mar-Apr, 18(2):197~200

[26] Michal M. Glomus tumor with intravascular spread. Cesk Patol, 1993 Dec, 29(4):144~146

[27] Troschke-A, et al. Multiple familial glomangioma. Hautarzt, 1993 Nov, 44(11):731~734, 德语

[28] Murphy RX Jr, et al. Extradigital glomus tumor as a cause of knee pain. Plast Reconstr Surg, 1993 Dec, 92(7):1371

~1374

[29] Rudolph R. Familial multiple glomangiomas. Ann Plast Surg,1993 Feb,30(2):183~185

[30] Brenner P,et al. Solitary glomus tumors of the hand. A clinico-pathologic evaluation study. Langenbecks Arch Chir,1995,380(6):321~326

[31] Holk S,et al. Solid glomus tumor presenting as an axillary mass:report of a case with morphologic study,including cytologic characteristics. Acta Cytol,1996 May-Jun,40(3):555~562

[32] Yoshikawa G,et al. Glomus tumor of the musculotendinous junction of the rotator cuff. A case report. Clin Orthop,1996 May,326:250~253

[33] Brathwaite CD,et al. Malignant glomus tumor. A case report of widespred metastases in a patient with multiple glomus body hamartomas. Am J Surg Pathol,1996 Feb,20(2):233~238

第七章　肌肉骨骼系统

第一节　骨与关节的先天性畸形

骨与关节的各种先天性畸形并不少见,且近年有增多的趋势。出生时已有畸形或以后发现的潜畸形都称为先天性畸形,其中一些与遗传有关。关于畸形产生的因素,实验证明有以下几种。

1. 代谢性因素　胰岛素的升高、低血糖的变化,都可以产生胚胎的发育异常。

2. 内分泌因素　肾上腺注射促肾上腺皮质激素(ACTH)于动物或人类胚胎早期,常出现先天性畸形。临床上发热注射可的松,母亲怀孕 3 个月内可能出现马蹄内翻足畸形。

3. 营养缺乏　怀孕前后皆缺乏维生素 A 的母猪,可致小猪无眼球。相反,无眼球母猪孕前孕后补以足量维生素 A,猪仔有眼球,说明营养的重要。此外,胰岛素注射鸡胚胎可以产生多种畸形,倘同时注射维生素 B_2,则畸形不再出现。

4. 化学物质影响　硝酸铅在鸡胚胎中可以引起脑积水、脑脊膜膨出、脊髓膨出等畸形。

5. 放射线因素　胚胎受到放射线可以引起唇、腭裂。

6. 感染因素　在胚胎 3 个月内母亲患病毒感染如风疹(rubella)后,常出现心脏室间隔缺损、白内障。

7. 机械因素　在胚胎早期,任何对胎盘打击损伤,形成条束与胚胎粘连后,引起环形束带,使胚胎肢体发育不全或一部分肢体缺失,称先天性截肢。

8. 温度影响　胚胎早期对高温极其敏感,高热往往引起畸形。

9. 缺氧因素　怀孕早期贫血,动物实验中表明缺氧者可产生无头儿、脊髓裂等畸形。

10. 猕因子(Rh)不合　男性 Rh 与女性 Rh 不合,产生自体免疫反应,可以引起严重脑畸形、低智商、肌张力增高及头、颈、背部肌无力。

Warkany 等实验结果认为,人体胚胎发育需各种组织组合,胚胎才能正常发育。每个器官形成和生长有一个"关键"时刻,任何因素如胰岛素、低血糖、感染、机械损伤会使这个器官、组织生长暂停而出现畸形。某些畸形可因某些物质如维生素 B_2 等使之消失,否则出生后即为先天性畸形。维持生命的主要器官如脑、心、肾、脾等发育异常,可造成死亡或流产。临床上出现的畸形仅仅是各种畸形的一小部分,在早期流产胎儿的检查中,至少有 1/3 死胎有严重的畸形。

畸形中有一大类是遗传性疾病,这与遗传因素——基因有关,如血友病、软骨发育不全、侏儒症等。另外一些遗传性疾病并非性染色体遗传而是常染色体异常如三联症(XXX),染色体本身异位或突变,增加或减少,这些属于染色体组合中的异常,如大拇趾内收、跖骨内翻、小趾卷曲等。骨科领域中最大的一类为遗传因素与环境因素同时起作用的畸形,如先天性髋脱位、先天性马蹄内翻足等。这些畸形,其环境因素包括胚胎在子宫的内环境如羊水的多少、腹肌的压力、胎儿的体位、胎盘的血液供应等。初产妇腹肌压力高、胎儿巨大、胎位不正，都可发生畸形。正常情况胚胎第4~5周是软骨系统形成的重要时刻，第7~8周是全身骨骼钙化的重要时刻，第9~10周是长骨的快速生长、骨骺出现的重要时刻。因此，在这些不同时期的刺激会引起不同的畸形。临床上严重肢体畸形多在胚胎第2~3个月发生。

一、分类

先天性畸形的表现很广泛，可以是单肢的一处畸形，也可能是许多骨、关节、软组织都有异常，因此分类十分复杂。早在1951年，Fairbank就著有全身骨骼变化的手册，从临床、X线划分各种疾病。1976年Wynne-Davies、Fairbank再次增加内容发表了全身骨骼变化的图谱。Rubin于1964年以X线表现划分各种疾病的变化。Mckusick 1972年划分此类病时以遗传方式为主。Spranger、Langer及Weideman于1974年发表了骨骼变化的图谱。1968年Aegerter-Kirkpatrick从病理、临床、X线变化划分各种骨骼变化更为完整与合理。大多数畸形的发病原因、基本变化目前仍不清楚，因此分类仍不能完全满意。近20年来在遗传因子、染色体异常、骨质生长的软骨变化、酶、DNA结构方面的研究有了很大的进展，许多以往原因不明的骨骼畸形有了明确的病因。综合目前的文献，临床分类如下：

（一）遗传因子疾病

这类疾病包括血友病、21-三体综合征和染色体13、18三联症等。染色体的异常可能是基因的结构异常、缺损、移位、染色体数目的增减、长短臂的异常。这些变化中，性染色体与常染色体异常各有不同的临床表现。遗传因子中的单因子变化即单基因变化可以划分为显性与隐性。显性父亲、母亲一方异常，下一代即有病例出现；而隐性者却需父、母双方都有疾病基因才有临床表现。遗传疾病可能与性染色体或常染色体相连，血友病是最明显的例子。许多遗传因子与胶原纤维的合成有关，因此如Ⅰ型胶原纤维异常可导致成骨不全，亦应划分到遗传性疾病中。

（二）多基因遗传

虽然这类疾病似应纳入遗传性疾病，但单纯的遗传因素并不能直接导致发病，必须有另一"环境因素"才能发病。这类疾病包括许多常见、重要的小儿骨关节疾病。因此，为便于临床的诊断治疗，有必要另立一项。常见的先天性马蹄内翻足、先天性髋脱位或发育性髋脱位，都属于此类。近年来先天性髋脱位似有脱离先天性疾病的趋向而称为"发育性髋脱位"。但是胎儿期形成的畸形，总称为先天性疾病，遗传或不遗传都包括在内，目前尚无法区分，而且髋脱位的病因不清楚，但马蹄内翻足、髋脱位家属中的发病率比常人高20~40倍。

（三）黏多糖与类脂疾病

这是一大类全身骨骼疾病，表现为肢体缩短、脊柱发育异常、细胞有黏多糖或脂肪沉积的疾病。临床上有智力下降、侏儒、骨盆、脊椎畸形。Hunter、Hurler、Morquio、Brailsford都有报道。1941年Reilly、1954年Brante在尿中找到黏多糖（葡萄糖胺）才明确疾病的性质。1969年Mckusick根据黏多糖的不同，划分为6型。1972年在生化检查中除发现黏多糖外，亦有脂肪、类脂、饱和磷脂，故黏多糖中又增加了脂肪与类脂、磷脂的蓄积性疾病。黏多糖病可以划分为7型，其中Ⅱ、Ⅲ型又区分为A、B亚型总共有9型之多。但有些尚无法划分，仍需进一步研究。

(四) 全身骨骼疾病

这是一大类骨骼畸形,其中大多数病因和病变尚不十分清楚。疾病包括全身软骨骨骺及骨骼两部分。

1. 软骨生长发育不良 此类涉及长管状骨两端的骨骺软骨3类变化:①骨骺生长发育异常。②骨骺板软骨细胞生长异常。③骨骺板的细胞成熟异常。这一部分软骨异常统称为软骨骨骼发育不良,包括骨骺点状发育不良(dysplasia epiphysealis punctata),又称 Conradi 综合征;多发性骨骺发育不良(dysplasia epiphysealis multiplex)波及髋、膝、踝、腕关节骨骺变化而脊椎基本正常;单侧性骨骺发育不良(dysplasia epiphysealis hemimelica)往往涉及膝关节、踝关节骨骺中出现的"肿块",不多见;多发性软骨疾病(dyschondroplasia)又称 Ollier 病是许多关节骨骺端软骨增生而不能钙化。软骨发育不全(achondroplasia)是典型的侏儒症包括许多亚型,在儿科占重要地位。骨骺端的生长发育障碍(metaphyseal dysostosis)表现为长骨短而粗,临床上不多见。

软骨异常中一类影响脊椎生长的统称为脊椎骨骺发育不良(spondylo-epiphyseal dysplasia),有许多亚型。

2. 骨骼生长发育不良 这类骨骼本身的异常,有骨细胞吸收少如大理石骨病(osteopetrosis),骨质生长异常如纤维结构不良(fibrous dysplasia),及胶原纤维生长不良如纤维性成骨不全(fibrogenesis imperfecta ossium)。软骨正常因此骨骺不受影响,同样骨膜成骨无异常,仅与钙化有关处才有变化,因此无身材高矮变化。

(五) 结缔组织疾病

这类结缔组织异常的疾病为马方综合征(Marfan syndrome),表现为高身材、先天性心脏病、手指细长如蜘蛛指及关节松弛。与马方综合征类似的多发性内分泌亢进(multiple endocrine neoplasia type Ⅱb)骨骺滑脱最多见。另一类结缔组织疾病为 Ehlers-Danlos 综合征,它具有皮肤松弛、关节松弛及结缔组织变化。此征可以划分成6型,其皮肤松弛、关节变化、生化改变不相同,遗传方式亦各异。成骨不全是多见的结缔组织病,病因是结缔组织的不健全,Ⅰ型胶原纤维形成异常。前胶原纤维无法转化成正常Ⅰ型胶原纤维。多发关节挛缩症应归纳入此处。此症又名肌肉发育不良(amyoplasia),全身肘、肩、髋、膝关节都有不同程度的挛缩,马蹄内翻足尤其明显。某些肢体、关节间纤维束带(纵行)称为多发性翼状综合征(multiple pteyium syndrome),表现为关节不能伸直、关节及皮肤松弛呈翼状,多见于婴儿。

(六) 其他

神经纤维瘤病(neurofibromatosis),又称 Von Recklinghansen 病。全身可以出现咖啡色素斑,40%脊椎侧弯,长骨中常有假关节形成以胫骨最多见,可伴有局部肢体肥大,治疗十分困难。变形综合征(proteus syndrome)是另一种先天性畸形,它与肢体肥大、Maffucci 综合征、神经纤维瘤病相似。单纯性肢体肥大伴皮肤血管瘤,与静脉曲张构成另一个肢体或半身肥大症。先天性肢体束带是外来因素引起的畸形,多半是肢体早期受到刺激与胎盘粘连形成束带,严重时可以引起先天性截肢。药物引起的畸形,如乙内酰脲(一种治疗呕吐药)可致胎儿上肢完全缺如。抗凝血药物华法林可以引起点状骨骺病、椎体点状病、类似点状钙化胎性软骨发育不良(chondro-calcificans punctate)。

二、先天性肌性斜颈

先天性肌性斜颈(congenital muscular torticollis)是一种最常见的畸形,门诊就诊的颈部变形绝大多数是肌性斜颈。就颈部姿势异常而言,斜颈可由许多原因造成,如炎症、外伤、旋转性移位、结核、风湿等等。但肌性斜颈多见于1岁以内,婴儿出生时无任何畸形,往往在出院后2~3周发现颈部有硬块隆起,局部无红、肿,皮肤温度不高,头偏向患侧,下颌转向对侧,颈部活动未受限,但婴儿总保持这种体位,3~6个月内,肿块逐渐消失而患侧胸锁乳突肌较粗厚。以后脸部出现畸形,患侧脸削而对侧较圆,耳朵较对侧的低,眼、眉、前额、嘴角、鼻尖都向患侧倾斜,颈部活动渐渐开始减少,到学龄时期颈椎弯曲,头面部不对称日益明显。为了使头在正中位不向患侧倾斜,肩部开始升高。

(一)病因

发病的原因不完全清楚。最初认为是产伤引起血肿纤维化,但组织中从未发现血红蛋白的铁质沉淀而被否定。动物实验证明,当胸锁乳突肌的血液供应受压而阻塞,尤其是静脉阻塞,肌肉血液供应不足可发生纤维增生变化。这与缺血性挛缩的病变相似(Brook,1922)。但有人认为是由于动脉阻塞,因为胸锁乳突肌的主要血供自肌肉后面中段进入肌内,仅仅有一分支供应,一旦阻塞就会引起这种变化。肿块出现在肌肉中段支持血供受阻的学说。临床上臀位产约在20%~30%之间,80%病史中未发现肿块。总之,病因仍需作进一步探讨。

(二)临床表现

婴儿来门诊检查时往往发现头颅两侧不对称,纵轴不在中央而斜向一方的斜头畸形(plagiocephaly)。口腔上腭高而深,约有25%的患儿伴有先天性髋脱位。颈部肿块约在出生后2~3周内出现在胸锁乳突肌中段,质硬、无红肿,与颈部皮肤、锁骨无粘连,可以两侧移动,按之婴儿有哭闹。胸锁乳突肌短而粗,早期无挛缩。X线摄片检查时未见异常。其他原因如结核、风湿、炎症、颈$_1$~颈$_2$半脱位引起的斜颈1岁以内十分罕见。

(三)治疗

早期可以轻柔手法按摩。这些方法主要是避免肌肉挛缩、纤维化而避免颜面、颈部的各种继发性变化。常用手法是下颌转向患侧,头正中位,一手固定患侧肩部勿使上升,另一手轻轻用力将头颅弯向对侧推,每日3~4次。

若手法失败,畸形明显,颈部旋转活动减少,脸部出现畸形,或颈部肌肉硬而粗短者,应考虑手术治疗(图7-1-1)。手术的年龄在一岁半以上较为合适,1岁以内80%的患儿可以自愈。4~8岁之间手术效果仍好。手术后需要一定时期的生长使畸形逐渐消失,通常需3~4年且要在青春期之前。在12岁左右手术可以改善颈部旋转但畸形不能完全消失。手术治疗主要是切断胸锁乳突肌使挛缩肌肉得以松解。近年来,不少学者主张利用胸锁乳突肌下端保留一段胸骨端的肌腱与断下的锁骨端延长缝合,以保留颈前方V字形轮廓。2岁以下儿童,手术后可以不作石膏固定,作头部牵引2个月或塑料围领保护。年龄较大,畸形明显,旋转活动部分消失,可在胸锁乳突肌上端乳突及锁骨处切断,切除挛缩筋膜、肌腱,纠正较为满意。术后以石膏背心连头固定2~3个月,以免复发。

手术并发症不多,约有10%手术后仍可见有皮肤下束带存在,活动有轻度限制,多因缝合皮肤切口时包

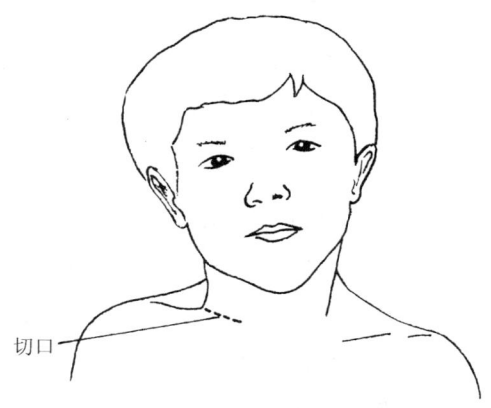

图 7-1-1　先天性肌性斜颈手术切口及脸部畸形

括皮下筋膜所致。术中副神经损伤罕见，多数可以恢复。

三、短颈综合征

（一）病理

短颈综合征（brevicollis syndrome）首先由 Klippel-Feil 报道，故又称 Klippel-Feil 综合征。

据 Hensinger 意见，是由于颈椎发育未分化所致，常伴有其他器官畸形，包括脊柱侧弯60%、肾脏异常35%、高肩胛症（Sprengel 畸形）30%、耳聋30%、运动困难（dyskinesia）20%及先天性心脏病14%。其他少见的异常还有眼下垂、Dunae 挛缩症、眼外直肌麻痹、面神经麻痹、并指、拇指发育不全、上肢发育不全等等。

（二）临床表现

主要表现为颈后发际较低、颈短、颈椎活动减少。最多见是颈椎活动减少，但少于3个椎体融合或融合在下部椎体颈$_4$～颈$_7$，常不见颈椎活动减退。通常颈伸屈活动无大减退而旋转受限明显。短颈常不易察觉，颈后发际低亦易漏诊。各种畸形都明显具备的仅占30%。颈短有时有翼状颈蹼（pterygium colli），自乳突肌至肩峰，偶尔其下肌肉亦有束带样变化。此病中约25%～30%并发高肩胛症。

（三）诊断

X线摄片通常可以作出诊断，有怀疑时可作过伸、屈曲颈椎侧位片。X线可以发现融合的椎间距变窄、模糊或消失，甚至形成一整段颈骨。未融合与融合之间的颈椎椎体活动增加，伸屈活动得以补偿。随病程延长可以出现颈椎退行性变化，或颈椎不稳定，如神经根刺激或压迫现象，损伤后更易出现。

（四）治疗

主要解决神经压迫与颈椎不稳定问题。对于轻度退行性变化可作颈托、牵引、理疗，多数有好转。不稳定时可作手术固定，神经压迫症状才能解除。必须说明的是，这个畸形伴有许多其他脑、胸、肺、骨骼异常，手术前这些必须确诊。其他症状如翼状肩可整形但效果不满意。上部肋骨切除术可弥补短颈畸形，但手术风险太大。

四、先天性高肩胛症

(一)病因

该症首先由 Eulenberg 报道,以后 Sprengel 亦有报道。疾病多半是一侧,双侧十分少见。高肩胛症常伴有其他畸形。胚胎的肢芽于 3~5 周时才可见肩胛骨。这个阶段正是脊椎发育的关键时刻,也是肩胛开始发育的时期。第 6 周时肩胛骨开始形成,其下角渐渐下降至第 8 肋骨。子宫内压力过高、羊水缺乏或过多、肩胛与棘突之间有异常束带、肌肉发育差等均可使肩胛骨不能正常下降。肩胛骨发育不良是另一重要因素。有些学者认为第四脑室的液体外溢,未被吸收造成肢芽空隙中压力可引起这类畸形。

(二)病理

肩胛骨小、短而宽。肩胛骨上部向前倾,肩胛骨内侧上端有纤维束带上行与第 4 颈椎横突相连,提肩胛肌往往萎缩纤维化。肩胛骨与棘突之间的椎骨使两者紧密相连致肩胛骨上角固定,无法旋转并使肩外展、上举受限。此条束可能为纤维性、软骨性或骨性,骨性的称"肩椎骨"。肩胛骨周围肌肉有不同程度的萎缩,部分可以有纤维性变化。有些病例锁骨亦有发育异常或变细现象。

(三)临床表现

从背部观察,肩胛骨上升约 3~5cm,其上部突出于颈底部。肩胛骨本身较正常侧的小而短,扁而宽,其下端旋转向中线。正常上臂上举时肩胛骨与肱骨同步外展。在高肩胛症中这种节奏消失,上肢外展、上举受限。此症左侧较多见,性别无区别。亦可能为双侧性,有两侧高位肩胛骨时,颈部似有缩短感觉,颈椎常有畸形(包括侧弯)。往往可以发现肋骨缺损。有时肩部活动无大减退,上举亦正常,肌肉力量未见多大改变,诊断常需作 X 线摄片来明确。X 线摄片应包括颈椎。普通的心、肺胸片,肩胛骨常显影不清。

(四)治疗

新生儿一般不易发觉,到 2~3 岁时畸形并不明显,手术治疗在 4~8 岁之间较好。手术中切除肩胛骨与棘突之间的骨桥,切断肩胛骨内侧挛缩的提肩胛肌,切除内侧肩胛骨之尖角。具体方法可行 Green 或 Woodward 手术。手术可以解决肩胛骨上升畸形,改善上举功能,外观亦有改善。

五、先天性胫骨假关节

先天性胫骨假关节(congenital pseudarthrosis of the tibia)是先天性骨骼假关节中最常见的一种先天性畸形,文献中 300 年前就已有记录,发生率为 1/14 万。北京积水潭医院小儿骨科 32 年来共收治 47 例,其中男性 31 例、女性 16 例,男性多于女性,约为 2:1。

(一)病因

确切病因尚不十分清楚,可能与神经纤维瘤病、纤维异样增殖症、胫骨发育不良、胫骨弓形弯曲有密切的关系。1972 年 Hardinge 发现 55% 的神经纤维瘤病伴有胫骨向前弓形弯曲。1976 年 Anderson 一组胫骨假关节病例中80%发生于神经纤维瘤病,虽然假关节部位病理检查不能证实有骨间神经纤维瘤存在,但病变周围的骨膜有成纤维细胞,这点已被电镜所证实。1972年在Hardinge报道的一组病例中,12%来源于纤维异样增殖。1993年Roach发现每一例迟发胫骨假关节,最初都有胫骨发育不良,锥形骨皮质硬化、囊状变。他认为应力骨折、轻微外伤是导致发生假关节的原因。1991年Wright实验用钢制的网带将生长发育阶段的幼兔胫骨环行绞窄,实验动物分为两组,一组6周后去除绞扎网带,一组持续保持。结果去除组幼兔生长过程中病理改变自行修复,不发生病理骨折,而另一组胫骨明显变细、囊状变、硬化,发生病理骨折。

从以上所述不难看出,原始软骨化骨缺陷、皮质骨密度不均匀,再加上骨膜及骨周围异常增生的纤维绞窄带绞扎,是形成胫骨假关节的重要原因。

胫骨假关节为什么好发于胫骨中下1/3呢?可能有以下原因:①该部位小腿承受应力较大。②婴幼儿期该部位骨皮质的厚度与密度低于成人的相应水平。③胫骨中下1/3是整个胫骨中血液供应最薄弱的部位,胫骨滋养血管自胫骨中上1/3进入骨皮质后,下行距离有限,该处为下行与上行血供的终端。④胫骨胚胎成骨始于两端,胫骨中下1/3恰为接合部。

对发育不良弓形弯曲的胫腓骨不恰当地进行截骨矫形,也是诱发胫骨假关节的一个原因。此外,文献中(Beals,Fraser)还有罕见家族遗传胫骨弓形弯曲、假关节、漏斗胸的报道。

(二)临床表现与分型

绝大多数为单侧受累,患肢明显短缩、肌肉萎缩,假关节多位于小腿下1/3,个别病例也可发生在小腿中上1/3或中段。假关节处向前或向前外侧成角,踝关节移至小腿轴线的后方,踝关节处于极度背伸或背伸内翻位。虽畸形明显,但多数患儿尚可独立跛行,此点有别于后天所致的胫骨假关节。皮肤可发现牛奶咖啡色素斑或其他神经纤维瘤病的临床体征。

1. Van Nes分型　Van Nes 1966年将此种先天畸形分为三型:

(1) Ⅰ型　胫骨向前成角,假关节形成,伴有牛奶咖啡色素斑。

(2) Ⅱ型　胫骨向前弓形弯曲,截骨矫形或创伤后形成假关节。

(3) Ⅲ型　纤维异样增殖导致自发骨折形成假关节。

1972年Hardinge又补充一种类型,称之为Ⅳ型,指的是那些开始并无弓形弯曲,亦无神经纤维瘤病或纤维异样增殖,儿童期以后出现胫骨假关节的病例。

2. Boyd的六型法　也是被学术界广为接受的一种分型方法。现介绍如下:

(1) Ⅰ型　出生后胫骨向前弓形弯曲,外伤后出现假关节。

(2) Ⅱ型　出生时胫骨向前弓形弯曲,自发骨折后骨折端呈尖锥形、硬化,髓腔闭塞,常伴有神经纤维瘤病。此型预后最差。

(3) Ⅲ型　胫骨向前弓形弯曲囊状变,在囊变部位出现假关节。此型预后优于Ⅱ型。

(4) Ⅳ型　胫骨中下1/3硬化但不变细,髓腔部分或全部闭塞,骨折多为横形,骨折后出现假关节。此型预后最佳。

(5) Ⅴ型　胫腓骨假关节。此型最常见,治疗也比较困难。

(6) Ⅵ型　由骨间神经纤维瘤或神经鞘瘤压迫引起的假关节。此型较少见。

(三)治疗

方法很多,但结果满意者甚少。近期结果好并不能说明是一种成功的治疗方法,在骨骼生长发育未成熟前,仍有再骨折或骨吸收后假关节再复发的可能。Boyd 于 1941 年提出双骨板加骨松质植骨(dual bone grafts);Moore 于 1949 年提出反复延迟植骨(delayed bone-grafting)以增加成骨因素;McFarland 于 1951 年提出短路植骨(by-pass graft)稳定假关节;Sofield 于 1971 年提出将一段骨干倒转髓内钉固定(diaphyseal fragmentation reversal)等办法。但是,遗憾的是上述方法大约只有 50% 的成功率。经过多年的探索与实践,目前只有改良的髓内钉、带血管蒂腓骨移植、应用 Ilizarov 技术 3 种方法,为治疗胫骨假关节的首选治疗方法。

应用髓内钉治疗胫骨假关节为 1956 年由 Charnley 首先提出,以后有很多的改进。William 推崇髓内钉贯穿跟骨、距骨、近端穿锁,假关节断端间植骨的办法;Fern 介绍应用可延伸带锁髓内钉,加上双骨板植骨的办法。通过这些改进后,可有 75% 的假关节治愈。1992 年 Baker 报道 13 例中有 10 例治愈;Fern 于 1990 年报道 5 例 Boyd Ⅱ 型病例中,4 例治愈,髓内钉随生长延伸出 15.7% 的长度。

带血管蒂腓骨移植治疗胫骨假关节的方法在 1979 年由我国陈中伟教授所提出,国内外已有大量的报道,假关节切除彻底,骨愈合率高,再骨折发生率低,骨愈合后胫骨远端血供可以获得改善,有利于远端的发育。北京积水潭医院显微外科亦较早地开展了此项治疗,通过对 1977～1978 年间 7 例带血管蒂腓骨移植及 1 例带血管蒂腓骨骨膜移植术后 11～12 年的远期随诊看,结果满意。

然而,此种治疗方法也有难以克服的缺点:胫骨向前内成角与供侧生长发育畸形。积水潭医院显微外科随诊的 8 例中 4 例存在胫骨向前内成角、足外翻残留畸形。Weilland 于 1990 年报道 19 例,平均随诊 6.3 年,其中 18 例愈合,10 例有胫骨残留畸形。Gilbert 于 1983 年报道供侧畸形的发生率为 40%。为了不给健侧带来不利影响,患侧腓骨条件比较好的病例可采用同侧带血管蒂腓骨内移的方法。由于血管蒂不需要切断再吻合,内移后的腓骨很快随生长发育增粗,减少了残留畸形的发生率。1994 年 Coleman 报道 5 例,内移后胫腓骨断端间用环形针固定,5 例均获得成功。

应用 Ilizarov 技术治疗胫骨假关节是近年来国内外广为采用的方法。可靠的长时间持续加压,固定增加了骨愈合的概率,同期骨延长矫正了短肢畸形,投入少、损失小是其优点。1992 年 Paley 报道 15 例 16 肢,12 肢同时肢体延长,一次愈合率为 94%,随诊 2～7 年,2 肢有胫骨残留畸形。此种治疗方法也有一定的局限性,假关节部位偏低、胫骨远端残留太短或骨质疏松难以穿针固定者,不宜采用这种方法。整个治疗过程很长,骨愈合后远骨折端纤细可能再骨折,都是这种治疗方法的缺点。

应用脉冲电磁场(pulsed electromagnetic field)治疗先天性胫骨假关节已有 20～30 年的历史,对其作用褒贬不一:一种意见认为此法没有什么效果,应当废弃;另一种意见认为仍不失为一种无害有益的附加治疗。Basset 于 1991 年总结了从 1973 年以来接受治疗的 91 例,根据 X 线表现分为间隙小于 5mm 的 Ⅰ、Ⅱ 型及间隙大于 5mm 萎缩纺锤形(Ⅲ型)两组,第一组 28 例病例单纯用脉冲电磁场与石膏制动治疗,23 例获得骨愈合。相反,此种治疗方法对第二组病例则无反应。

既往还有很多的治疗方法,如交腿复合肌皮骨瓣移植、带血管蒂髂骨移植等,现已很少采用。

假关节远端固定不可靠、植骨吸收、局部血供差、残留畸形再骨折,都是导致失败的原因。严重的短肢也是造成明显残疾的原因。既往由于缺乏新的治疗手段,对治愈的前途比较悲观,1982 年 Mccarthey 提出 3 次手术失败、短肢超过 5cm 即为截肢的适应证。近年来此种观点已有改变。关键是如何选择治疗方法,力争一次成功。

1991 年 Simonis 提出,假关节超过 3cm、短肢超过 5cm 的病例,应首选带血管蒂腓骨移植,而对应用传统术式有可能成功的病例,不宜首选带血管蒂腓骨移植。笔者的看法是:除了对少数 Ⅳ 型病例可以选择传统的植骨内固定外，Ilizarov技术应当是首选的方法。对不适宜采用Ilizarov技术治疗的病例才考虑带血管蒂腓骨移植。当然有可能采用同侧带血管蒂腓骨内移的病例，同侧带血管蒂腓骨内移也不失为一种可以尝试的选择。带锁可延伸髓内钉骨愈合后，可以起到骨强度内加强的作用，但是，手术破坏性大，对内固定物的材质要求高，在不具备条件的情况下，不宜贸然尝试。

随着康复工程的发展、支具材料与制作技术的日益提高，给手术提供了必要的保证条件。

六、先天性髌骨脱位

出生后髌骨即处于脱位状态，不能复位，通常伴有膝关节全伸受限，称之为先天性髌骨脱位(congenital dislocation of patella)。发育过程中出现的屈膝过程髌骨向外脱位，伸展后自行复位，称之为习惯性髌骨脱位(habitual dislocation of patella)。对软组织损伤撕裂髌骨脱位后又反复急性发作的髌骨脱位，称之为复发性髌骨脱位(recurrent dislocation of patella)。由于严重膝外翻、股骨外髁发育不良，或神经性肌病所致的髌骨半脱位，均属于继发性髌骨脱位(secondary dislocation of patella)。国内对髌骨脱位的命名尚不规范，一般习惯将先天性髌骨脱位与习惯性髌骨脱位统称为先天性髌骨脱位，本节将两者一并讨论。复发性与继发性髌骨脱位不包括在本节之内。

先天性髌骨脱位非常少见，1856年由Singer首先报道。它可以是单独的先天畸形，也可以是周身多发畸形的一个组成部分，如21-三体综合征、Elhers-Danlos综合征、Larsen综合征、Turner甲髌综合征。往往为双侧，轻重程度可有所不同。除少数习惯性髌骨脱位可有轻微的外伤史外，脱位往往是自发的，随生长发育逐渐明显。多数只累及单侧，约1/3的病例双侧脱位，一般不合并其他先天畸形，个别可合并唇裂、腭裂、短跖骨、短掌骨等畸形。先天解剖缺陷是造成发育过程中髌骨自发脱位的根本原因。

（一）病因

有以下5种学说。

1. 股骨远端过度内旋学说　肢芽与肢体在胚胎发育过程中有自然的旋转，如果此过程中股骨远端过度内旋，势必造成膝关节的旋转畸形，从而引发髌骨脱位。临床上每一例先天性或习惯性髌骨脱位都存在股骨远端不同程度的内旋畸形，且随生长发育逐渐加重。但究竟是股骨远端过度内旋造成髌骨脱位，还是髌骨脱位后由于伸膝装置力线的改变，特别是在屈膝位的应力作用下引起股骨远端内旋扭转畸形，其间的因果关系难以确定。

2. 伸膝装置内旋不足学说　胚基分化形成的股四头肌开始位于大腿的前外侧，至胚胎3个月时旋转至大腿的前侧。任何原因造成的旋转停滞，都会导致髌骨脱位。

3. 股外侧肌纤维化发育不良学说　Gurn提出股外侧肌肌内注射引起的肌纤维化发育不良是造成习惯性髌骨脱位的原因。20世纪60年代这种现象在印度时有发现。Floyd通过肌肉活检证实，髌骨脱位患者的股外侧肌有异常的Ⅱ-C型纤维，肌电图也有异常波形。Sharma认为先天性、习惯性髌骨脱位很可能就是反映了肌肉缺陷的不同程度。

4. 高位髌骨学说　正常膝关节在不同屈伸角度髌股关节的接触面有所不同。伸膝位时髌骨上部分关节面与股骨相关节；轻度屈膝位时，髌骨中部分关节面与股骨相关节；较大屈膝时，只有髌骨下部分关节面与股骨相关节；极度屈膝时，仅髌骨内侧半月形关节面与股骨接触。高位髌骨屈膝超过一定度数后，髌股之间不再相关节，导致髌骨脱位。

同样道理，如果股骨髁发育不良，髁间切迹关节面发育缺陷，也同样会产生类似的髌骨脱位机制。如果两者并存，当然髌股关节的稳定性也更差。

5.结构与遗传学说　Langenskiold于1992年报道一组12例患者共18膝，其中11例并发其他畸形，表明先天性、习惯性髌骨脱位是由于错构所致众多畸形中的一种表现。此种学说目前已得到越来越多的支持。Barbaris于1990年报道54例先天性与习惯性髌骨脱位，其中17例有家族史，高达30%，至于遗传模式目前尚无定论。

（二）病理

髌骨脱位的病理改变包括骨与软组织两方面，既有原发改变也有继发改变。

膝关节旋转畸形存在于先天性与习惯性髌骨脱位的每一个病例。其中，以股骨远端内旋为主，胫骨近端亦有相应的外旋畸形。股骨的扭转畸形明显，先天性比习惯性髌骨脱位更重，且随生长逐渐加重。与股骨相比，胫骨扭曲旋转则不太明显，主要表现为胫骨结节外移，胫骨近端塑形的变异。股骨外髁前方高度低，外髁发育不良，髁间切迹浅，先天性髌骨脱位更为明显。

髌骨小、骨化延迟、形态变异。髌骨初生时为一透光的软骨，男孩3~5岁，女孩2~4岁出现骨化中心，其体积随生长发育按比例增大，其对角线距离应与髌腱长度一致。先天性髌骨脱位的髌骨明显小且薄，往往被肥厚的髂胫束延续部分所包埋，侧方移动明显受限，髌骨骨化延迟至7岁左右。习惯性髌骨脱位的髌骨形态亦有明显改变，中央嵴低平、甚至消失，髌骨外侧面变平、凹窝消失。髌骨脱位的软组织改变包括膝内侧支持带松弛无力，外侧支持带挛缩，髂胫束与髌骨之间存在异常增厚的纤维带，股内、外侧肌的肌腹高位与滑膜、关节囊附丽的位置变异。先天性髌骨脱位髂胫束挛缩更为显著，股二头肌与外侧副韧带挛缩，加剧膝关节的旋转畸形。习惯性髌骨脱位髂胫束与髌骨之间异常增厚挛缩的横行纤维索条，在屈膝过程中，明显牵拉髌骨向外滑脱。

（三）临床表现

先天性髌骨脱位患儿开始站立、行走年龄较晚，步态笨拙，且随年龄增长膝关节固定屈曲畸形更加明显。未经治疗的大龄患儿屈膝活动范围也会逐渐减少，全屈受限，与股骨外髁发育不良有关。个别合并周身先天畸形的病例，行走困难更为显著。与此相反，习惯性髌骨脱位在尚未完全脱位之前，症状往往并不明显，仔细观察可发现患儿自坐位开始到站立行走时，没有膝关节的全伸动作。习惯性髌骨脱位多于学龄后发现，女性多于男性，约1/3的病例双侧受累，严重程度可双侧对称，或一轻一重，轻的一侧如为半脱位极易被疏漏。

髌骨脱位患儿屈膝完全时，膝关节前方缺乏正常饱满的轮廓，呈凹陷变形，可触及自内上至外下方向倾斜的股骨髁间切迹。测量股四头肌角（Q角）有助于判断胫骨结节外移膝关节旋转畸形的程度。方法为测量髂前上棘至胫骨结节连线与髌骨纵轴中线的交角，超过20°为异常。此种方法适用于伸膝位髌骨可以复位的病例。

伸膝位髌骨半脱位，屈膝过程可自行复位的髌骨脱位是一种非常罕见的类型，胫骨结节偏外侧或股骨髁间髁切迹浅但没有明显的膝关节旋转畸形可能是其原因。要格外注意除外进行性肌营养不良，神经性肌肉病存在的可能。

X线检查：除了从正、侧位片观察股骨远端、胫骨近端、髌骨形态及位置外，还应拍屈膝40°~50°位或极度屈膝位髌骨切线位片,可清楚显示髌骨脱位状态、股骨髁间切迹的深浅、髌骨嵴及关节的形状。

Ehlers-Danlos综合征中严重的膝关节旋转、外翻畸形的病例,很难拍到标准的正侧位片,往往以股骨远端过度内旋,胫骨上端过度外旋、外翻的假伸直位,代替原有固定屈膝畸形的位置。

(四)治疗

手术矫形是先天性与习惯性髌骨脱位惟一的治疗方法,确诊后应当及早手术矫治。1968年Green提出最好在1岁以前行先天性髌骨脱位的手术矫形,膝关节才有可能获得正常发育的机会。1976年Stanisavljevic指出:矫正先天性髌骨脱位,要将股外侧肌旋转内移。具体做法是:外侧切口要高,要从外侧肌间隔彻底游离股外侧肌的起点,然后在外侧肌间隔前方1～2cm纵行切开骨膜,必要时远端前方横行切开,以便允许股外侧肌向前内侧旋转移位。通过髌骨内侧关节囊纵行切口将髌骨内移,并将关节囊覆盖至髌骨上,用以收紧内侧软组织。外侧关节囊的缺损用大块的游离阔筋膜移植修补,同期将外侧一半髌腱内移纠正伸膝装置力线。1992年Langenskiold介绍了他矫正先天性髌骨脱位的方法,强调要先彻底松解髂胫束与股二头肌,将挛缩紧张的股二头肌腱斜行切断。然后,将髌腱自止点切断,于髌腱下横行切断拉长的内侧支持带,钝性游离股内、外侧肌与膝关节滑膜至髌上囊切迹,游离股内、外侧肌在髌骨上的附丽,在股骨髁间切迹切开滑膜将髌骨内移,将原来髌骨内外侧滑膜缘以可吸收细线缝合。将内侧横行切开拉长的内侧支持带牵至外侧与关节囊切口缝合,最后将髌腱重新固定至胫骨上端。从上述两种方法不难看出,先天性髌骨脱位的矫形手术是相当困难的,不彻底松解伸膝装置的近端或远端,其长度往往不允许髌骨达到复位的位置。笔者推崇外侧广泛松解,必要时股四头肌近端延长,股四头肌整体旋转内移,髌腱外侧半内移的股内侧肌包盖髌骨的加强术式治疗先天性髌骨脱位。对股四头肌发育不良、膝关节严重旋转者,可同期将股二头肌经后内侧前移至髌骨,加强股四头肌,有利于预防术后髌骨再脱位。

习惯性髌骨脱位有很多矫正术式,自1925年Coun以来,很多的术式如Campbell单纯膝外侧松解、内侧紧缩术、股骨髁上旋转内翻截骨术等都已废弃。Hauser、改良Elmslie Trillat髌腱止点内移术,已不再应用于儿童。发育中儿童应用此种术式后,有很高的发育性膝反屈的发生率。

北京积水潭医院小儿骨科通过40余年百余例的临床实践并不断改进,认定下列术式为最佳的矫形方法。现将其具体步骤介绍如下:

S状切口,显露髌骨、髌腱、股四头肌的髌骨附丽及髂胫束。首先游离切断髂胫束及髂胫束至髌骨外缘的异常横行纤维带。紧贴髌骨内缘骨面及髌腱向外侧锐性游离出一个筋膜瓣,直至超过髌骨外缘股外侧肌。自髌骨外缘游离股外侧肌并切开外侧关节囊附丽。自髌骨内缘切开股内侧肌与内侧关节囊,于其间钝性分离,至复位后股内侧肌向外侧推移足以完全包盖髌骨的宽度,在相当于股骨髁间切迹处纵行切开内侧关节囊,将髌骨复位,根据伸膝装置力线成角方向,决定是否应矫正髌腱。如需要可将髌腱纵行劈开,游离并切断外侧半止点,经内侧半髌腱下穿过引导至内侧。

用半腱肌着点加强维持伸膝装置力线防止髌骨再脱位的方法,只适用于个别的病例。伴有多发畸形的先天性髌骨脱位及同时存在有智力低下的21-三体综合征病例,手术适应证的选择应特别慎重,此种病例结果往往不满意。

对伸膝位髌骨半脱位屈膝位可复位的病例,往往单独作外侧半髌腱内移即可达到矫正的目的。习惯性髌骨半脱位行外侧半髌腱内移再加上外侧软组织松解,不打开关节腔亦可奏效,但是往往因为手术设计过于保守,畸形易复发。打开关节腔无疑加重关节的损伤,1992年Arnbjornsson在他的远期随诊中发现,双侧髌脱位一侧手术的病例,手术侧比非手术侧晚期关节退变更为显著,对手术矫形的价值提出质疑。合理的综合术式设计是保证手术成功的关键,严格规范的无创操作是获得远期优良结果的保证。

七、发育性髋内翻

发育性髋内翻(developmental coxa vara)又称婴儿型髋内翻,是一种在发育过程中呈现的髋部进行性加重的发育畸形。很多原因可以造成髋内翻畸形,如股骨头骺滑脱、股骨头骺分离、股骨颈骨折、股骨头缺血坏死、股骨近端纤维异样增殖、髋关节化脓性感染、干骺端骨骺发育不良、干骺软骨发育不良、多发骺发育不良、黏多糖代谢病等。此种情况下髋内翻只是一种畸形诊断,而不是疾病诊断。只有发育性髋内翻才是惟一的疾病诊断,也是畸形诊断。既往教科书中还有另一个畸形诊断为先天性髋内翻,出生后即呈现股骨发育不良、短缩、弓形弯曲、股骨近端不规则内翻、骨皮质增厚,往往还合并有股骨外髁发育不良。此种先天性畸形目前已列入先天性股骨纵向发育不良之内,属于其第Ⅶ型,不再以先天性髋内翻命名。

(一)病因病理

既往曾提出过一些假说,如佝偻病学说、内生软骨化骨紊乱学说、软骨缺陷学说、过度使用综合征学说、良性骨髓炎学说、血供受损学说,观察到此种发育畸形好发于营养条件差、身体矮小的小儿,但一直缺乏有力的证据。

1991年Serapin与Szuk通过术中取活体检查发现,股骨干骺端裂隙处的组织为排列不规则的软骨,其组织像与取自髂骨骺板处的活检组织像极为相似。所不同之处只是干骺端裂隙处还有增生的纤维与骨痂。Bas等通过分析MRI影像也证实干骺端裂隙处与股骨头骺之间为延伸的软骨细胞。组织学上显示该处软骨细胞生发层细胞很稀少,细胞外基质染色很淡,其外观与Schmid型干骺软骨发育不良很相似。

骺生长板的缺陷必然导致其物理强度差,影响骺板与干骺端接合部的稳定性,在患儿开始站立、行走以后,局部承受的剪式应力使骺板倾斜,倾斜后剪式应力更大,最终将骺下部分拉宽,形成早期X线正位片上显示的干骺端与骨骺下半部分距离加大的现象。这部分骺生长板由于软骨细胞外基质缺乏,不具备正常的抗矿化作用,矿化后形成三角骨块,出现X线影像上的倒Y形阴影。病变继续发展,股骨颈干角继续减小,此时裂隙完全与身体重力线垂直,承受更为集中的剪式应力,因此迟迟不闭合,往往在近端骺与骨骺闭合后,仍存在相当长一段时间。由此可见所谓干骺端裂隙并非真正发生在干骺骨组织上,而是由骺演变而成。90%的发育性髋内翻都有大转子骺的过度生长,大转子过度增长、钩状变形,此种现象在其他原因所致的髋内翻中并不多见,可能为大转子骺的病理延长。从另一个侧面也反映出发育性髋内翻的骺缺陷不只局限于股骨头骺,不仅仅是由于局部干骺端成骨障碍造成的畸形。骺的缺陷加上生物力学的作用,才是造成发育性髋内翻的根本原因。它不同于干骺软骨发育不良,也不同于骺软骨发育不良。

(二)临床表现

男多于女,其比例为3:2;单侧多于双侧,其比例约为3:1。跛行、步态蹒跚为早期症状,开始很轻,极易忽视。单侧者的肢体不等长,患髋外展明显受限也往往是家长送患儿来就诊的原因;双侧者呈摇摆步态,行走跛行,速度慢,影响跑、跳也常常是就诊原因。大龄儿往往主诉易疲劳,局部不适,甚至出现疼痛。

(三)诊断

临床检查可有短肢畸形、大转子上移、臀肌步态、Trendelenburg征阳性,极易与发育性髋脱位相混淆。

其鉴别点为：发育性髋脱位髋关节一般均有过度内旋，而发育性髋内翻往往内旋受限，特别是伸直位内旋受限。发育性髋脱位虽也表现不同程度的髋关节外展受限，但远远不及发育性髋内翻明显，严重的发育性髋内翻由于大转子过度生长，钩状变形，外展受限非常明显；相反，髋关节有过度内收。再加上检查股三角是否空虚，因而有经验的医师在拍照 X 线片前，往往可以做出准确的诊断。

X 线表现：不同发育阶段 X 线表现有所不同，婴儿期开始站立以前往往没有明显的 X 线异常表现。开始行走后，可表现骺增宽，尤以骺的下半部分明显，颈干角稍减小，随年龄增加而逐渐明显。5 岁时颈干角明显减小，在干骺端一侧下方出现一透光的裂隙，此裂隙与股骨头骺之间出现三角骨块，形成典型的倒 Y 形影像。此种影像是诊断发育性髋内翻的特有征象，早在 1928 年 Fairbank 就已作过描述。随着年龄增长，畸形逐渐加重，股骨头骨骺更接近小转子，9 岁以后倒 Y 形阴影的内下臂消失，说明此时骺与骨骺已开始闭合，只保留原倒 Y 形阴影的上臂与外下臂。此时股骨头骺已明显变形成为椭圆形、不规则，上部分变为偏平，臼窝亦变浅，呈椭圆形。12 岁左右骺与骨骺之间完全闭合，但干骺端下部分的裂隙可继续存在，随生长发育颈干角仍可继续减小，直至裂隙闭合后不再改变。

在上述畸形发展过程中，股骨颈明显变短，正常的前倾角消失。大转子过度生长且向内呈钩状弯曲变形，严重者其顶端与髋臼上方髂骨形成假关节。

1984 年 Weinstein 等提出测量 HE 角，即测量臼底 Y 形软骨水平连线（Hilgenreiner 线）与股骨头骺最上方边缘至最下方边缘连线的夹角。HE 角不仅可以量化表达股骨头骺由水平向垂直转向的程度，还有利于指导治疗的选择。

个别修复后的股骨头骨骺分离其 X 线表现容易与发育性髋内翻相混淆，除了详细询问病史外，应特别注意上述发育性髋内翻的 X 线特征有助于鉴别。外伤性骺分离所致的髋内翻往往表现更为明显的短肢畸形。

(四) 治疗

过度矫正颈干角，使股骨头骺所承受的剪式应力减小变为压应力，促使干骺端裂隙闭合骨化，避免畸形复发，恢复髋外展肌力的合理发挥，最大限度地减少短肢畸形，避免晚期髋关节退行性改变及骨性关节炎的严重程度，是治疗发育性髋内翻所追求的目的。

什么时机矫形手术，采取什么术式矫正，各家有不同的看法。

Weinstein 认为：HE 角大于 60°，应积极手术矫形；HE 角小于 45°，一般不需要手术矫形，往往可于生长发育过程中自行矫正。HE 角介于 45°～60° 之间者，应严密观察，若加重则立即手术矫形，无改变或减小可以继续观察。实际上，发育性髋内翻是一个在发育过程中畸形逐渐加重的疾患，HE 角并不是一成不变的，不同年龄有不同的表现，单凭 HE 角的大小，不综合考虑患儿的年龄与畸形发展过程中的各种 X 线表现特征，往往会贻误手术时机。

年龄越小、三角骨块越小的病例，矫形术后畸形复发率越高。手术矫正的畸形可以完全复发至原始未矫形前状态，说明在畸形的初期阶段，手术矫形并不能改变骺生长板的原有缺陷。但是，从另外一个角度看，年龄小、畸形进展快、畸形重的病例，如果不早矫形，畸形将更为严重。严重的畸形不只影响股骨头、颈的发育，也将影响整个髋关节。因此，对年龄小、畸形明显、进展快的病例，应早诊断、早治疗，及早过度矫正以扼制畸形发展的速度，创造有利于髋部发育的时机。8～9 岁以后再一次截骨矫形，利大于弊。

对于畸形不太严重的小龄患儿，宜在 6 岁后再行手术矫形。

股骨近端外展截骨术式很多，转子下、转子间、横断面、冠状面、各种内固定等等。总的来说，有以下几点原则必须遵守。

(1) 要彻底松解内收肌　内收肌松解不彻底，不仅影响手术中的矫形，也极易引起术后畸形复发。

(2) 一定要过度矫形　年龄越小要求过度矫正的度数越大。为了减少术后股骨头骺的剪式应力，负重线内移更为有利。

(3) 大龄儿童在设计外展矫正角度时，一定要参照术前髋关节的内收活动范围，避免术后出现固定外展畸形。

股骨近端外展截骨普遍采用的术式有：转子下外展嵌插斜形截骨(amstutz 外展截骨)、转子下冠状面斜形截骨(MacEwen-Shands 法)、转子间端侧截骨(Langenskiold 法)、转子间截骨后鹅头钉内固定(Berden 法)、转子间楔形、Y 形截骨(Pauwels 法)、大转子下双截骨等术式。其中，大转子下外展嵌插斜形截骨适用于小年龄病例，转子下"Z"形截骨与转子下冠状面斜形截骨适用于较大的儿童。

转子下外展嵌插截骨不用内固定，操作简单，损伤小。为保证股骨近端在极度内收位，截骨前应先自大转子至股骨颈方向穿入一根斯氏针，截骨外展嵌插后，将此针一并固定在外展位髋人字石膏上。

不同的病例，转子下"Z"形截骨的"Z"形截骨线设计有所不同，术前应认真设计、绘制 X 线平片纸样，以期倒换截骨接触面后正好达到预期矫正角度，外侧骨皮层骨梢子正好插入股骨颈。术前准备好预弯钢板，术中以钢板为准，不难达到预期的矫形设计。为保证内固定的可靠性，宜近端用两枚骨松质螺丝钉，远端用 3 枚皮质骨螺丝钉固定。

转子下冠状面斜形截骨是一个设计非常巧妙的术式，可收到一举三得的效果：矫正颈干角、矫正股骨近端后倾、负重线内移。它是近年来笔者非常愿意采用的术式，具体方法是：自转子下前外侧显露股骨，于冠状面作自前上至后下 30°～50°斜形截骨，于截骨面中央与截骨面垂直打入一枚螺丝钉，以此为轴将远端外展，达到预期目的后紧固螺钉，髋人字石膏固定。有些人曾尝试这种术式因凿孔穿入螺钉困难，截骨面折断，而否定此种术式。为了手术操作顺利，首先要选择好病例。内翻较轻、前倾角尚存在、年龄偏小的病例，不适合选用此种术式。截骨前要根据骨干的粗细、后倾的情况，决定斜面的角度。后倾明显、骨干粗的病例斜度可以大一些；后倾不显著、骨干比较细的倾斜最好小一些。先用电钻细克氏针按截骨面走向穿孔，不完全截开股骨保留前上方小部分连续，先穿孔装置螺丝钉，将连续的前上方骨皮质层完全截断后，将远端外展至预定角度后紧固螺钉，由有经验的助手扶腿，直至髋人字石膏固定完毕，如此则可避免上述的困难与并发症。术后 X 线片因内侧有远端截骨面的一个大尖端而不甚美观，但等到骨愈合再行塑形后，往往非常满意。此种术式股骨转子下外展的轴心比较低，因此矫形后负重线内移明显，这也许是术后复发率较低的原因。

通过大转子骺闭合改善股骨近端生长塑形的方法由 Langenskiold 于 1967 年提出，对轻型病例可能有一定作用，由于不能遏制病变的发展，作用非常不肯定，很少采用。大转子过度生长并非均需手术矫形，对明显妨碍髋关节外展活动，或目的为加强臀肌肌力时，可行大转子下移。有人主张应用骨栓植骨或粗的加压骨松质螺钉穿过干骺端裂隙固定，以使其尽早闭合，避免畸形复发。笔者不推崇这种做法，可靠的过度矫正后，裂隙是可以自行骨化闭合的。

八、束带综合征

束带综合征(constriction band syndrome)是一种表现在肢体环形或半环形束带及肢端畸形的先天性畸

形,临床发生率小于 0.01%。

早在 1685 年 Portal 就描述了此种羊膜破裂伴有结构缺陷的现象。1846 年比利时产科医师 Simonart 将此束带称之为"Simonart 带",指出 Simonart 带可造成宫内截肢。1930 年 Streeter 描述了此种胚胎组织局部缺陷造成的并指(趾)与节段消失,提出 Streeter 发育不良的命名,以后习惯将此种先天畸形称之为 Streeter 综合征。1961 年 Petterson 指出此种先天畸形是由宫内机械应力所致,命名为先天性束带综合征。

(一)病因

曾有很多学说,如宫内感染学说、羊膜异位学说、胚胎外胚层与羊膜粘连学说、胚胎肢端放射状缺血学说、羊膜破裂学说、羊水过少或过多学说等,公认为宫内异常环境造成的缺陷。1983 年 Swanson 对先天性肢体畸形分类,将此种先天畸形单列为一类,命名为胚胎后(postembryonic)缺陷。

羊膜破裂学说认为束带综合征是因妊娠早期羊膜破裂所引起。羊膜破裂造成暂时性羊水过少宫内压迫,破裂的羊膜带缠绕肢体的胚基从而造成缺血。如果较轻,则仅在肢体留下深浅不等、环形或半环形的绞窄环,不影响肢体远端的正常发育。如严重,造成远端完全缺血坏死,则导致宫内截肢;部分缺血可造成肢体远端发育不良,如马蹄内翻足、并指(趾)等畸形。影响肢端回流者,可出现象皮肿样水肿及皮肤营养障碍。指(趾)缺血糜烂有可能是造成并指(趾)的原因。

Petterson 认为束带综合征是宫内压迫的结果,宫内压迫导致中胚层的发育停滞,中胚层发育停滞造成先天性束带综合征畸形。不少的束带综合征合并有其他先天畸形,如腭裂、颅缝早闭、耳畸形、髋脱位、先天性肘关节脱位、先天性胫骨旋转畸形、先天性马蹄内翻足、跖内翻、平足及先天性心脏病,而束带综合征往往是第二诊断,此种情况难以用单纯羊膜缠绕来解释。

2/3 的病例母亲有异常妊娠史,1/4 的病例为早产儿,15.4% 的病例初生时为低体重新生儿,13.5% 的病例母亲妊娠早期有使用药物史。1994 年 Foucher 报道的一组 71 例患者中,3 例有家族史,说明基因缺陷及遗传因素也并非没有可能。

(二)临床表现

可见于肢体的任何部位,呈环形或半环形凹沟,轻的只累及皮肤、皮下,重者深达肌肉、骨骼。血管、神经在凹沟处陷入,往往有不同程度变细。

无明显的性别差异,多数病侧束带不只一处,可累及几个肢体或一个肢体的多个部位。根据受累程度、束带的深浅,肢体可以明显变细或改变不明显,也可造成肢体不等长。1988 年 Askin、Ger 统计,24% 的病例肢体不等长,差距可超过 2.5cm。束带的松紧往往与肢端畸形的严重程度有关,但并不绝对成正比。肢端可表现缺指(趾)、并指(趾)、发育不良、马蹄内翻足、跖内翻、橡皮腿样水肿等。个别病例束带部位虽骨缺损出现假关节,但肢端并无血供障碍,称之为皮管样蒂。Bourne 曾报道过一例罕见的束带综合征,伴有骨成角畸形、身材矮小、臂丛神经损伤。个别病例束带偶见于躯干。

上肢多于下肢。下肢发生时,肢端畸形与血供回流障碍的发生概率更高一些。

手部束带以中环指最多见,拇指少见。

束带综合征造成的宫内截肢,除了肢体其他部位有束带出现外,很难与其他原因所致的肢体横向缺如相鉴别。

(三)治疗

多"Z"成型是处理束带的惟一治疗办法。成形手术宜早完成,分二期一次松解半个环比一次松解全环安全,对比较浅、轻的束带也可一次松解成型。并发肢端畸形的矫正应在多"Z"成形术后一年再进行。拖延过久不仅增加矫形的难度,也有可能失去血供最佳的时机。

九、发育性髋关节脱位

发育性髋关节脱位(developmental dislocation of the hip)是1992年北美小儿矫形外科学会将先天性髋脱位(congenital dislocation of the hip)改名而成,或称发育性髋关节发育不良(developmental dysplasia of the hip,DDH)。随着研究的不断深入,越来越多的人认为除了先天性因素之外,后天性因素对本病也起着重要的作用,本病是可以预防的。早在1988年,笔者所在医院发表的《胎儿髋关节形态学发育变化的观察》一文就明确提出了这一观点。

(一)流行病学

发育性髋关节脱位是最常见的四肢畸形。Barlow(1962)发现初生时有1/60的婴儿有髋关节不稳定,生后超过3.5天髋关节不稳定的减少一半,自然治愈率为58%。Ramsey(1976)对25000例婴儿检查中发现1个月以内婴儿100%存在着髋关节不稳定,可以看出生后髋关节不稳定的发生率很高。这个不稳定可以认为是先天性因素。另外,其发病率与种族有一定的关系。一般来说,白种人发病率高,黑种人较低,黄种人则介于两者之间。据统计,美国发病率为9.1‰~13.3‰,意大利北部为9‰~12‰,英国南安普敦为2.3‰。我国尚缺乏全面普查资料,上海地区普查25267名新生儿发病率为0.91‰,北京地区为3.8‰,香港地区为0.07‰。笔者所在医院(沈阳)对800例新生儿进行普查,发病率为1.75‰。

本病约20%的病例有家族史,各地区亦不相同,说明本病有一定的遗传因素,80%为第一胎。本病的另一重要特点是女孩发病明显居多,大约占80%~90%,我国统计男、女之比为1:4.75,这一点提示与性连遗传和内分泌因素有关。

生活习惯和环境状况也与本病密切相关。一些习惯背婴儿的民族,如南非、中非一些国家、中国香港地区以及朝鲜等地发生率低。相反,寒带地区、习惯行双下肢捆绑襁褓婴儿的地区发病率明显增高,如意大利北部、北美印第安人及我国的东北地区等。从上可以看出保持髋关节外展位对稳定髋关节十分有利,是预防本病发生的重要措施。同时,欧洲一些学者报告,在冬季出生的婴儿发病率较高,这也是因为气温低,婴儿必须在毛毯中包裹的缘故。

此外,发病与胎位也有关。经临床统计,臀位产发病率最高,国外为23%,上海为26%,笔者所在医院为28.5%,比头位产高达10倍。随着剖宫产的比例增加,本病的发病率也有所增加,如上海统计为30%,明显高于正常产者。

还应注意的是本病合并其他先天畸形与一般婴儿相比发病率高,如先天性马蹄内翻足、先天性肌性斜颈以及其他系统畸形。

(二)病因

早在1912年,Le Damary提出了髋臼深度在出生时最浅,Laurenson(1965)、Dunn(1969)等认为胎儿髋臼深度并无变化,但在1973年Ralis和Mckibbin又支持Le Damary观点。由于出生时髋臼深度较浅,致使髋关节不稳定,成为本病病因学的解剖学缺陷。吴守义(1983)对169例胎儿解剖观察,发现髋臼深度指数(即髋臼深度/髋臼直径×100)从胎儿4个月的67.8,至出生时下降至46,也支持了上述观点。笔者所在医院也检测176例胎儿髋关节,其髋臼深度指数从16周的59至新生儿降至44.1(表7-1-1)。而圆韧带长度增长3.1倍,髋臼深度只增长1.8倍,圆韧带增长速度明显高于髋臼深度增长速度。当分娩时母体分泌大量雌激素,也会使胎儿髋关节松弛,如果受到外力作用,如臀位产就易发生髋脱位。可见维持髋关节稳定主要有3方面的因素:即髋臼直径、深度与股骨头的比例,髋臼深度与圆韧带长度的比例以及髋关节周围的关节囊、韧带和肌肉。上述资料表明出生时有两项先天因素影响着髋关节的稳定性。

表7-1-1 胎儿髋臼发育的变化

胎龄(周)	例数	髋臼直径(mm)均值±标准差	髋臼深度(mm)均值±标准差	髋臼深度指数(%)
16	11	5.41±0.38	3.19±0.39	59
20	42	6.96±0.86	3.62±0.42	52
24	64	9.00±0.81	4.39±0.59	48.8
28	39	10.39±1.04	5.39±0.60	49.5
32	12	12.83±0.63	5.59±0.53	46.3
36	2	13.65±0.30	5.87±0.38	45.1
新生儿	5	13.95±1.07	6.14±0.60	44.1

从本病的病理改变来看,主要改变是脱位后的继发性变化,如股骨头、髋臼、前倾角等,这符合头臼同心是髋关节发育的先决条件的Harris定律。随着年龄增长,病理改变日益加重,此点已经动物实验所证实,它间接的证明本病不是先天性的。

Salter认为多数病例发生于出生后2周内,且早期一些婴儿为髋关节发育不良。从上述的流行病学资料可以看出,生活习惯、环境对发病有直接影响。

早年认为原发性髋臼发育不良及关节韧带松弛症,是髋脱位发病的重要原因,这是与本病关系十分密切的两项因素。但在临床上曾遇到复位后,创造了头臼同心的条件,仍有部分病例存在着髋臼发育不良,这是否为原发性的?尚无结论。Wynne-Davies观察589例先天性髋脱位,证明有严重髋臼发育异常的父母,他们的较多亲属患有先天性髋脱位,这是多基因遗传因素在本病发病中的作用。

许多学者及临床上证实,本病常常合并关节韧带松弛症,Salter(1968)支持韧带松弛是本病的基本原因,但是合并关节松弛症者毕竟较少。

(三)分类

发育性髋脱位可分为两大类:一类是单纯型髋脱位,不伴有其他先天畸形,这是最常见的一类,也是本节介绍的内容,该型还可分为髋臼发育不良、髋关节的半脱位和髋关节脱位3种。另一类为畸形型髋脱位。

1.单纯型 单纯型又称为普通型,临床上根据病变程度又可分成以下3型:

(1)髋臼发育不良 又称为髋关节不稳定,早期常无症状,出生后多呈现髋关节不稳定,X线片常以髋臼指数增大为特征,有的随生长发育而逐渐稳定,有的采用适当的髋关节外展位而自愈,但是也有少数病例持续存在着髋臼发育不良的改变,年长后出现症状,需进行手术治疗。

(2) 髋关节半脱位 该型股骨头及髋臼发育差,股骨头向外移位轻微,未完全脱出髋臼,髋臼指数也增大。它既不是髋关节发育不良的结果,也不是髋脱位的过渡阶段,而是一独立的类型,可以长期存在下去。从关节造影观察和手术中发现,在髋臼的外方形成一个膜样隔膜而限制其完全复位。

(3) 髋关节脱位 是指髋关节全脱位,为最常见的一型,股骨头已完全脱出髋臼,向外上、后方移位,盂唇嵌于髋臼与股骨头之间。该型根据股骨头脱位的高低又可分为3度。

1) Ⅰ度:股骨头向外方移位,位于髋臼同一水平。

2) Ⅱ度:股骨头向外上方移位,相当于髋臼外上缘部位。

3) Ⅲ度:股骨头位于髂骨翼部位。

脱位的分度标志着脱位高低的程度,对术前牵引方法和手术方式的选择,治疗后并发症的发生以及预后均有直接关系。

2. 畸形型 均为双侧髋脱位,双膝关节处于伸直位僵硬,不能屈曲,双足平足呈极度外旋位,为先天性关节挛缩症。有的合并并指、缺指、拇指内收畸形等。该型治疗困难,疗效不佳。

(四) 病理

包括骨和软组织两方面的变化,其病理改变随年龄的增加和走路负重而日益加重。

1. 骨改变 是髋关节发育异常的重要变化,包括髋臼、股骨头、股骨颈,有的骨盆及脊柱亦有变化。

(1) 髋臼 出生时髋臼尚属正常,仅在外上方有切迹或呈椭圆形。随着生长发育,髋臼逐渐变浅而狭窄呈三角形,新生儿时髋臼上方发育差,斜度高达35°～40°,由正常的髋臼方向向外、向下变成为向上、向前,髋臼前缘内上方常见一个缺损。髋臼发育不良使髋臼与股骨头不能同心,进而髋臼进一步变小,其中充满脂肪组织,圆韧带经不断牵拉而拉长增厚、肥大,充塞于髋臼中,髋臼浅而底部明显增厚。同时,髋臼横韧带显著突出,从生物学的观点看,髋臼呈斜坡状比拱式所承担持重压强要高得多,正常情况下的髋臼压强为$2.3×10^3$kPa(22.9kg/cm^2),若髋臼指数超过45°,其压强可达$4.8×10^3$kPa(49kg/cm^2),超过了正常一倍多,从而造成压力集中,改变了髋关节特有的合力方向,出现剪式压力,结果导致关节软骨的严重磨损而发生退行性变。另外,脱位的股骨头压迫髂骨翼出现凹陷,关节囊在此处粘连形成假臼。

(2) 股骨头 正常股骨头呈球形,脱位后由于髂骨的压迫使其后方常有扁平受压区,故脱位的股骨头逐渐变成不整的椭圆形,有时软骨呈现斑点状脱落。由于头臼失去同心,股骨头发育小,骨骺核发育迟缓。

(3) 股骨颈 髋关节发育异常也影响股骨颈的形态,它可变短而粗,正常前倾角为5°～15°,新生儿此角高达15°～30°,到2岁时逐渐减小至15°左右。股骨头脱位在髋臼后方,正常肌肉收缩使股骨头向前旋转,前倾角增大,甚至高达60°以上。前倾角过大,使足处于内旋位髋关节才能稳定,足处于中立位时,常使股骨头脱位。可见前倾角的大小对维持髋关节脱位复位后的稳定性有直接影响,故治疗中对过大的前倾角需要矫正,从而使股骨头稳定在髋臼内,以免出现再脱位。

(4) 骨盆 一侧脱位往往伴有髂骨翼的倾斜,耻骨联合增宽,髋臼基底增厚。双侧脱位时,骨盆失去正常支撑而前倾,使腰椎生理前突加大。

(5) 脊柱 单侧脱位由于骨盆倾斜,脊柱出现代偿性侧弯。

2. 软组织改变 髋关节脱位后髋关节周围的软组织都有变化,包括盂唇、关节囊和有关肌群。其变化程度与年龄和脱位程度成正比。

(1) 盂唇 盂唇在盂缘上方常与关节囊、圆韧带连成一片。有时翻入髋臼而影响复位,手术中多数病例发现有盂唇部分或大部遮住盂缘。

(2)关节囊　正常的关节囊起于髋臼缘,止于大、小转子间嵴,新生儿关节囊的厚度约为0.5~1mm。由于股骨头脱位使关节囊拉长,髂腰肌经过关节囊前方可使之出现压迹,严重者可引起关节囊狭窄,形成葫芦状,而阻碍股骨头复位。有的关节囊拉长后与髂骨翼粘连,其前方的关节囊完全覆盖着髋臼缘,形成类似鼓皮状,使股骨不能复位。随着年龄的增长、负重的影响,关节囊顶部持重部显著增厚可达3~8mm。

(3)圆韧带　脱位后圆韧带改变不一,部分病例拉长、增宽、增厚,部分病例可部分消失或完全消失(实际上与关节囊粘连成一片)。圆韧带有中心动脉供应股骨头中心区,但脱位后此动脉大多数栓塞。

(4)肌肉与筋膜　随着股骨头向上移位,髋关节周围的肌肉与筋膜发生挛缩,如臀肌、阔筋膜张肌、内收肌群、髂腰肌等均不同程度地挛缩,这些均应在治疗过程中加以解决。

(五)临床表现

倘若每个新生儿出生后均能作常规检查,在3~7天内明确诊断而进行预防性治疗,其疗效最理想。1岁以内明确诊断,治疗成功,日后X线片可以完全正常,说明早期诊断的重要性。

正因为如此,目前在发达国家已开始对新生儿进行普查,一经怀疑就开始用尿布枕,而在出生后4个月常规摄X线骨盆正位片,使髋关节脱位患儿得到早期治疗。

1.新生儿期的临床表现

(1)外观与皮纹　髋关节脱位时大腿皮纹与对侧不相称,臀部宽,腹股沟皱纹不对称,患侧短或消失。臀部皱纹亦不相同,患侧升高或增多。整个下肢短缩,且轻度外旋。

(2)股动脉搏动减弱　腹股沟韧带中点稍下可扪到股动脉,股骨头邻近股动脉深层,其搏动容易扪出。股骨头脱位后股动脉深层空虚,搏动减弱,检查需两侧对比观察。

(3)Allis征或Galeazzi征　新生儿平卧,屈膝85°~90°,两足对齐平放于床上,两踝靠拢可见两膝高低不等。这是股骨上移所引起的。

(4)Barlow试验(弹出试验)　是诊断髋关节发育不良、髋关节不稳定的可靠方法。婴儿取仰卧位,检查者面对婴儿臀部,将婴儿的双髋、双膝各屈曲90°,拇指放在其大腿内侧小转子处加压,向外上方推压股骨头。若感到股骨头从髋臼内滑出髋臼外的弹跳,而去掉拇指的压力,股骨头又自然弹回髋臼内,则为阳性(图7-1-2)。但操作要轻柔,防止粗暴用力。

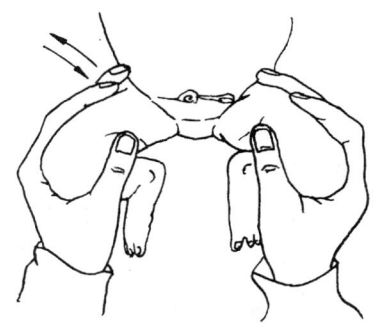

图7-1-2　Barlow试验示意图

(5)Ortolani征或外展试验　这是新生儿普查的重要方法。让婴儿平卧,屈膝、屈髋各90°,检查者面对婴儿臀部,两手握住双膝同时外展、外旋,正常膝外侧面可触及床面,当外展一定程度受限,而膝外侧面不能触及床面,称为外展试验阳性。当外展至一定程度突然弹跳,则外展可达90°,称为Ortolani征阳性,是髋脱位最可靠的体征。

2. 较大儿童的临床表现　除了上述Allis征及外展试验阳性外,尚有以下内容。

(1) 跛行步态　跛行常是小儿就诊的惟一体征。一侧脱位时跛行,双侧脱位表现为"鸭步",腰椎前突,臀部明显后突。

(2) 套叠试验　小儿平卧,屈髋、屈膝各90°,检查者一手握住膝关节,另一手抵住骨盆两侧髂前上棘,将膝关节向下压可感到股骨头向后脱出,膝关节向上提可感到股骨头进入髋臼,称套叠试验阳性。

(3) Nelaton线　髂前上棘与坐骨结节之连线正常通过大转子顶点称为Nelaton线,脱位时大转子在此线之上。

(4) Trendelenburg试验　嘱小儿单腿站立,另一腿尽量屈髋、屈膝,使足离地。正常站立时对侧骨盆上升;脱位侧臀中肌松弛无力,不能平衡地拉住患侧骨盆,故使对侧骨盆下降,从背后观察尤为清楚,称为Trendelenburg试验阳性。

3. X线检查　X线检查在儿童不仅能明确是否有脱位,还可以确定脱位的高低,以及髋臼和股骨头发育的情况。但是因新生儿期股骨头骨骺尚未骨化,诊断困难,目前多采用B超检查以弥补X线检查的不足。

(1) 新生儿X线检查　主要有Von-Rosen摄片法及骨盆平片测量法。

1) Von-Rosen(外展内旋位)摄片法:婴儿仰卧位,双下肢外展45°,尽力内旋位摄片。正常时股骨干轴线的向上延长线,经髋臼外缘相交于腰$_5$与骶$_1$的平面以下。但脱位时此线则经髂前上棘相交于腰$_5$骶$_1$平面以上。然而个别患儿在外展、内旋位有自然复位的可能,结果表现正常。本法测量较为可靠(图7-1-3)。

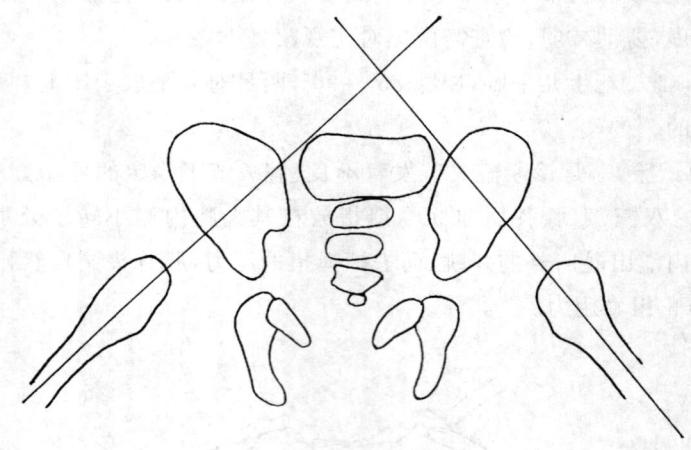

图7-1-3　双DDH Von-Rosen摄片法示意图

2) 骨盆平片测量法:参照Bertol(1982)骨盆平片测量法,笔者所在医院对100例出生后1~4天的新生儿做了X线骨盆正位片检查,测量了正常数据。如两侧Y形软骨连线成为Hilgenreiner线,简称为H线(图7-1-4)。股骨上端距H线之距离为上方间隙,股骨上端鸟嘴距坐骨支外缘之距离为内侧间隙,结果正常均值:上方间隙为9.5mm,内侧间隙为4.3mm。若上方间隙小于8.5mm,内侧间隙大于5.1mm,应怀疑髋脱位。若上方间隙小于7.5mm,内侧间隙大于6.1mm,可诊断髋脱位。此法简便,对单侧发病进行对比较为可靠,但对新生儿进行X线检查是否合适有待商榷。

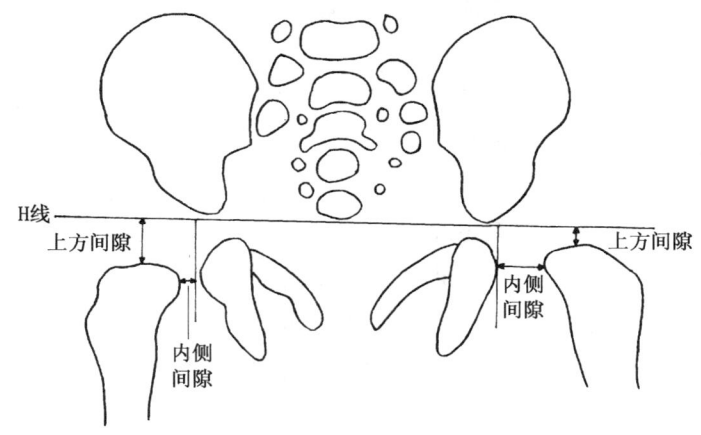

图 7-1-4　骨盆前后位平片测量法示意图

右侧正常,左侧脱位

(2)婴儿及儿童 X 线测量

1)Perkin 象限:股骨头骨骺核骨化出现后可利用 Perkin 象限(图 7-1-5)。从髋臼外上缘做一垂线称为 Y 线,将髋关节划分为 4 个象限。正常股骨头骨骺位于内下象限。若在外下象限为半脱位,外上象限为全脱位。

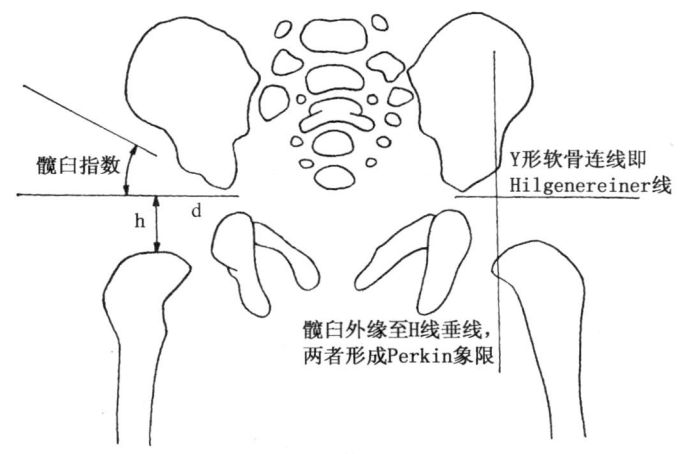

图 7-1-5　Perkin 象限和髋臼指数示意图

2)髋臼指数:髋臼指数(acetabular index,AI)从髋臼外上缘向髋臼中心连线与 H 线相交所形成的锐角,称为髋臼指数,其正常值在 20°～25°之间。当小儿步行后此角逐年减小,直到 12 岁时基本恒定于 15°左右。髋脱位时该角明显增大,甚至可达 30°以上(图 7-1-5)。

3)CE 角:也叫中心边缘角(center edge angle),即股骨头中心点与 YY′线的垂线、髋臼外上缘与股骨头中心点的连线所形成的夹角。其意义是检测髋臼与股骨头相对的位置,即股骨头有无向外侧移位,对髋臼发育不良或半脱位有价值。正常为 20°以下(图 7-1-6)。

4)Shenton 线:正常闭孔上缘之弧形线与股骨颈内侧之弧形线相连在一个抛物线上,称为 Shenton 线,脱位时此线不连续(图 7-1-6)。

5)Sharp 角:该角对于 Y 形软骨闭合后检测髋臼发育不良有意义,它不是诊断髋脱位的一项指标,而是随访判定髋臼发育情况的指标。即两侧泪滴的连线和泪滴与髋臼外上缘连线所形成的夹角,笔者所在医院测量的正常值男为 45°,女为 48°(图 7-1-7)。

6)臼头指数:臼头指数(acetabular-head index,AHI)是检查髋臼对股骨头的覆盖情况,即由股骨头内缘到髋臼外缘的距离(A)与股骨头最大横径(B)的比值,即 AHI＝A/B×100。其正常范围为 84～85(图 7-1-8)。

7)前倾角:前倾角增大是髋脱位重要病理改变,它的大小可为股骨去旋转截骨术提供依据。摄 2 张髋关节 X 线片,一张是正位片测量颈干角的余角,即股骨干轴线延长线与股骨颈轴线的夹角为 α 角,另一张是髋、膝关节各屈曲 90°、外展外旋位、大腿外侧与 X 线机台接触的髋关节的侧位片,所形成上述的夹角为 β 角,然后根据 Ogata 设计的两角与前倾角关系的换算表求出前倾角大小(图 7-1-9)。

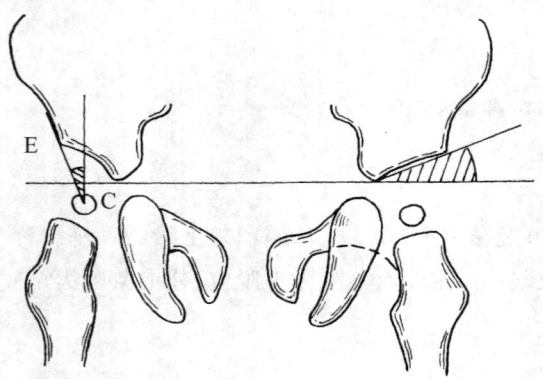

图 7-1-6　CE 角、Shenton 线的测量

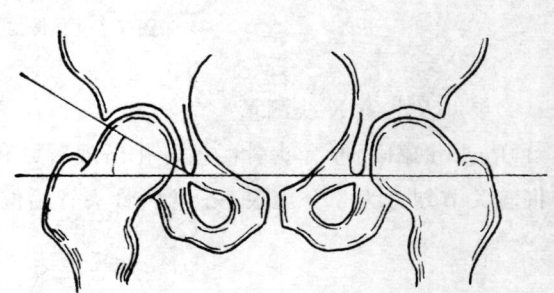

图 7-1-7　Sharp 角的测量

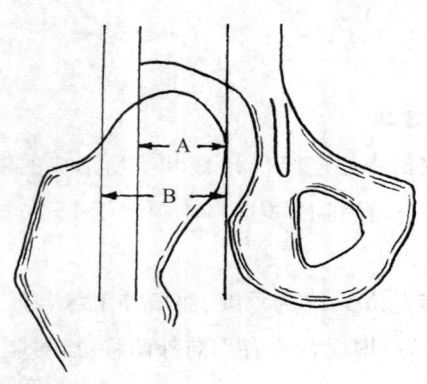

图 7-1-8　臼头指数(AHI)

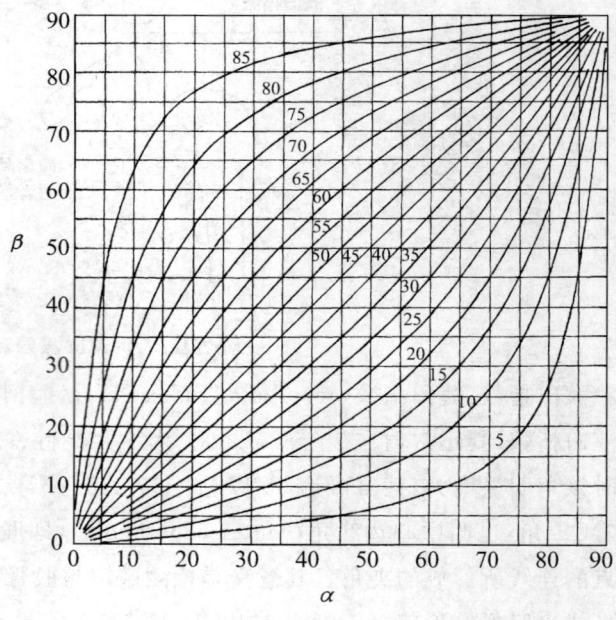

图 7-1-9　Ogata 股骨颈前倾角换算表

(六)诊断与鉴别诊断

根据上述临床表现,只要认真仔细检查,尤其注意肢体的长短和 Ortolani 试验,若为阳性即可确诊,并常规拍摄 X 线片。也可配合 B 超检查,诊断不难。

随着我国卫生事业发展和人民生活水平的提高,将逐渐通过新生儿普查早期发现。人们也曾提出了发育性髋关节脱位的高危婴儿,包括:臀位产的婴儿;有家庭史者;具有某些先天畸形如先天性马蹄内翻足、斜颈等等;具有持续性的皮纹不对称;关节及韧带过度松弛;一些髋关节脱位高发地区及民族。对上述一些高危婴儿应进行详细检查,以提高诊断率。

鉴别诊断包括以下疾病:

1. 病理性髋关节脱位 常有新生儿或婴儿期发生髋部感染的历史,多为婴儿急性骨骺骨髓炎或化脓性关节炎,X 线片常常可见股骨头骨骺破坏甚至缺如等改变可以鉴别。

2. 先天性髋内翻 表现为走路跛行,患肢短缩,Allis 征阳性,Trendelenburg 征阳性,但髋关节外展活动明显受限。骨盆正位片可见颈干角明显变小,股骨颈近股骨头内下方有一三角形骨块,大转子高位。

3. 麻痹性或痉挛性髋关节脱位 前者多为婴儿麻痹后遗症,有部分肢体瘫痪史。检查有明显的肌萎缩,肌力降低,特别是臀肌肌力明显减弱,X 线片多为半脱位。后者多为脑瘫所致的偏瘫或截瘫的上神经元损伤表现,容易鉴别。

4. 多发性关节挛缩症合并髋关节脱位 常双侧发病,两足外旋,两膝关节呈伸直位,屈曲困难,X 线片亦呈现典型髋脱位改变。

(七)治疗

髋关节脱位的治疗是根据年龄大小选择不同的治疗方法,年龄越小疗效越好,可分为保守疗法和手术疗法。

1. 保守治疗

(1)理论基础 保守疗法的理论基础应建立在 Harris 定律即头臼同心是髋关节发育的基本条件之上,特点是年龄小,发育速度快,能在一定的时间内恢复至正常状态。它表明复位后头臼互相刺激,按照生理和生物力学的要求各自生长发育,特别是关节运动更能促进髋关节的发育,其中股骨头较髋臼发育更快。基于这一原理,为了取得理想的复位,复位后维持髋关节稳定性至关重要,为了实现复位后髋关节的稳定性,必须具备以下条件:①要选择一个维持髋关节稳定的姿势,自然传统的蛙式位是最理想的姿势,但它不利于股骨头的血液供应。②要求选择不同年龄的固定支具、夹板或石膏,要求稳定、舒适、方便,便于尿、便管理,最好以使髋关节有适当活动为原则。③选择髋关节发育最适宜的年龄,总的认为年龄越小越好,一般以 3 岁以下为宜。据笔者医院统计,失败率 2 岁以下为 8.5%,2~3 岁为 19%,3~4 岁高达 44%。④要求头臼比例相称,如比例失调就不能维持髋关节稳定性,甚至失败。⑤复位维持一定的时间,使其关节囊回缩至近正常,去掉固定后可以不再脱位为原则,通常需 6 个月的时间。年龄越小,固定时间相应越短。以上原则在临床中应认真遵守。

(2)方法

1)自动复位法:Pavlik 支具(图 7-1-10)是一种特制的吊带,在保持髋关节屈曲位置的基础上,可保留内收、外展的一定活动范围,进行自动复位,同时是一靠重力复位的支具,因此只能选择 6~9 个月龄以下的婴儿、Ortolani 体征阳性的病例以及髋关节不稳定者。此外,尿布枕也可在此时应用。

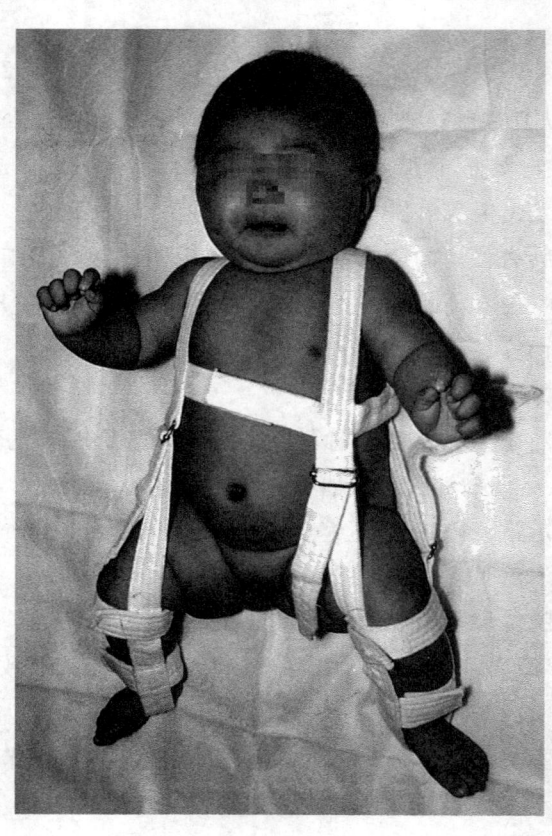

图 7-1-10 Pavlik 支具固定方法

穿着吊带后1个月以内应摄X线片,如能复位即表示成功。一般需要3~4个月时间,即可实现髋关节的稳定性。结合临床资料,新生儿复位成功率在90.5%,1~5个月龄者成功率在82.6%~90%之间,6个月龄以上则明显下降,约为65%。但此时股骨头骨骺为软骨,经不起复位后压力,故股骨头坏死率较高,一般在6.7%。应用本法失败的原因首先是适应证不合适,如年龄已超过9个月或Ortolani征阴性、复位困难者;经常处于斜位的姿势,如患儿习惯向一侧斜位姿势卧位,若患侧在上,处于内收位,不易成功,因此患儿最好以仰卧位为宜;内收肌挛缩,不易外展,而难以复位;还有脱位超过Ⅲ度者,髋关节周围软组织挛缩较重应放弃此法。

2)过头牵引复位法:通过持续牵引,髋关节逐渐外展,而自然复位。其优点是不需要在全麻下复位,可以避免手法复位对股骨头的创伤而导致的股骨头缺血性坏死。其缺点是需较长时间住院牵引。适应证为6个月龄以下、脱位Ⅲ度的或有较重的内收肌挛缩、Pavlik支具失败者、1岁以上的患儿。通常经过4个步骤:即水平牵引,垂直牵引,过头牵引,最后外展牵引而复位(图7-1-11)。

3)手法复位和各种夹板、石膏固定法:对于不能以自然复位者可以通过手法复位来实现,复位时年龄在1岁以下者可应用各种夹板,如Von-Rosen铝板以及各种可调式夹板或支具。而1岁以上者由于年龄较大,复位易活动且力量较大,需用石膏固定。为实现手法复位,防止股骨头缺血性坏死的发生,一般要采用以下措施加以预防:①要进行复位前牵引,以克服髋关节周围软组织收缩,使肌肉松弛,减轻复位后头臼间的压力,此点十分重要。Salter曾报告应用复位前牵引可使股骨头坏死率从30%降至15%,笔者所在医院已从37%下降至6.2%。通常选用悬吊皮牵引,若年龄在2~3岁且为Ⅲ度脱位者亦可选用骨牵引,一般牵引2~3周。

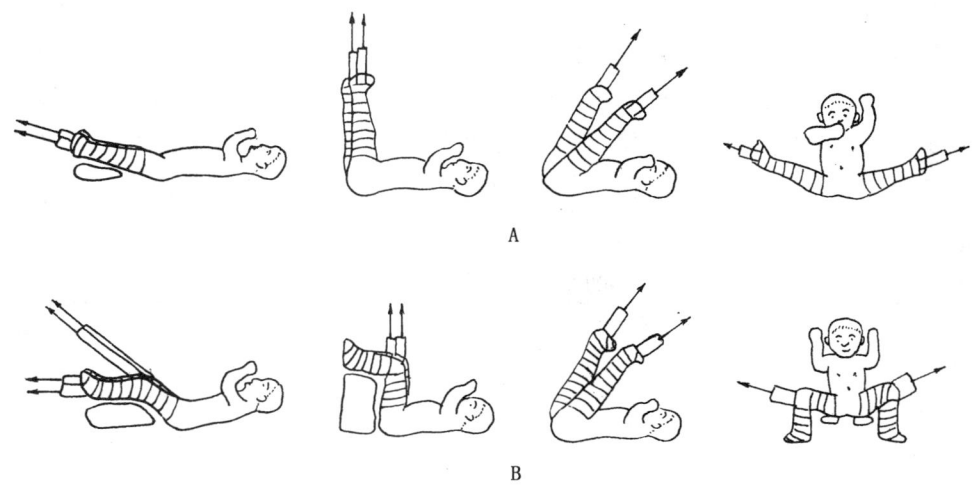

图 7-1-11 过头牵引复位法与改良法
A.过头牵引复位法　B.过头牵引复位改良法

②内收肌切断,旋股内动脉走行于内收肌与髂腰肌之间,当处于蛙式位时,此动脉受压而影响股骨头血供,因此内收肌切断不仅仅克服内收肌紧缩,对防止股骨头坏死也有一定的作用。③全麻下轻柔手法复位,全麻后肌肉松弛,有利于复位,但手法要轻柔,力争一次复位成功。④关于固定体位,蛙式位是髋脱位复位后最稳定的体位,但是这个位置内收肌、腘绳肌以及股四头肌均处于紧张状态,极易发生股骨头坏死,不仅患侧发生,健侧亦可发生,笔者所在医院健侧股骨头坏死率为2.4%。增大的盂唇也可压迫骺间沟,致使股骨头发育受到一定的影响,出现畸形。基于上述理由,应废除传统的蛙式位,主张改用人类体位(human position)固定法,即外展、外旋75°位;Ramsey指出其安全范围与内收肌挛缩程度有关,挛缩程度越重,安全范围越小,这个体位有利于预防股骨头坏死的发生。一般需固定6个月。

4) 影响复位的因素:最常见的因素是髂腰肌挛缩横过关节囊的前方,使股骨头与髋臼分离,久而久之使关节囊粘连,甚至形成葫芦状关节囊或形成鼓皮状覆盖着髋臼口,因此复位难以实现。其次,盂唇过大或内翻,可影响股骨头的复位或使复位后关节不稳定。第三是头臼不相称,通常是髋臼过小过浅,包括圆韧带长而粗,影响了股骨头的还纳,造成复位失败。为了在复位前判断髋关节的病理状态,可以进行髋关节造影,CT、MRI可对髋关节的病理变化和对复位能否成功作出估计。

5) 复位失败的处理:复位失败后原则上应手术治疗,可用经内收肌切开入路,即Ferguson手术,该法简便易行,可清楚发现影响复位的各种因素,能较好地显露关节囊,切开后易清除肥大的盂唇、髋臼横韧带等,特别对30个月龄以内的婴儿脱位不高、髋臼指数40°以下更易实施。但下列之一者应列为禁忌证:①年龄超过30个月以上、脱位Ⅱ度、整复前牵引不理想的病例。②有严重的髋臼及股骨头的畸形。③难复性的畸形性髋脱位,呈重度内收肌挛缩,或为多发性关节挛缩症的患儿。④预测经内收肌入路复位仍不稳定,需行骨盆截骨术或股骨旋转截骨术者。但本手术的缺点是解决不了髋臼发育不良,手术后仍需较长时间的外展位固定。总之,这类手术只适用于年龄小的婴儿,年龄在1岁以上即可行Salter手术。

6) 复位后髋关节发育的观察:股骨头与髋臼同心,创造了髋臼Y形软骨与股骨头骨骺发育的基本条件,一般来说复位后股骨头发育较快,经观察复位后1~2年内两侧股骨头发育相等,达到正常水平。而髋臼发育较慢,Lindstron(1979)对148例发育性髋关节脱位复位后进行8年髋臼发育的观察,结果髋臼指数发育至

20°以下者占49.2%,发育至20°～24°者占34%,仍大于24°者占16.7%,并证明早期治疗可获得最好的发育。我们观察复位后1年髋臼发育最快,4年内发育较快,以后则变慢,但仍持续发育,复位时不同年龄3组髋臼指数结果无显著差异,经过8.6年随访观察,结果为髋臼指数在24°以下者占78.4%,25°以上者占21.6%。为了解正常髋臼指数的发育,对400例正常小儿的X线片进行观察,新生儿平均34.1°,1岁时降至23°,5岁时为13.5°,5岁以下髋臼指数下降最快,是髋臼发育的高峰,以后发育较慢,至9岁为10.8°,此时已达到成人水平(表7-1-2,表7-1-3)。

表7-1-2 400例正常小儿髋臼指数发育变化

年　龄	髋臼指数(°)	年　龄	髋臼指数(°)
0～1个月	34.2±3.0	6岁	14.9±4.3
2～6个月	30.4±5.1	7岁	11.1±3.2
1岁	23.0±4.3	8岁	13.8±4.2
2岁	22.1±4.8	9岁	10.8±2.8
3岁	19.8±4.8	10岁	12.0±3.5
4岁	16.3±5.9	12岁	10.4±4.0
5岁	13.2±3.1	14岁	9.8±3.2

表7-1-3 不同年龄组复位后髋臼指数变化

复位年龄	复位后的时间(年)						
	0	1/2	1	2	4	6	8
2～12个月(18髋)	34.29±6.32	25.67±5.65	27.71±4.73	25.01±4.20	20.67±4.12	22.01±3.10	21.10±4.56
13～23月(59髋)	35.18±5.78	27.89±6.26	28.10±6.13	25.53±4.34	21.33±5.20	20.88±3.25	20.40±3.63
24个月以上(25髋)	35.44±7.20	31.90±6.38	28.15±4.35	27.30±5.26	21.33±3.87	20.01±2.25	16.75±3.17

2.手术治疗 髋脱位的手术治疗术式很多,根据临床上的应用情况仅介绍3种常用的术式。

(1)Salter骨盆截骨术 Salter手术除了使股骨头复位之外,主要是使异常的髋臼方向改变为正常的生理方向,相对地增加了髋臼深度,使股骨头与髋臼达到同心。

1)适应证:年龄在1～6岁的髋脱位,包括手法复位失败者,髋臼指数在45°以下,股骨头大小与髋臼比例基本适应。

2)术前准备:为了得到良好的手术效果,防止股骨头坏死的并发症发生,术前必须进行股骨髁骨牵引,同时经皮内收肌切断,牵引重量宜每岁1kg左右,一般持续3周,直至大转子达到Nelaton线水平,床边X线摄片股骨头达到髋臼水平。如脱位过高,牵引而不到位者,应同时行股骨短缩截骨术。

3)手术步骤:可选用全麻或硬膜外麻醉,术中保持输液道通畅,对血氧分压、二氧化碳分压、心电图、血压、脉搏进行监护,输血量按丢失量补充,对小儿要控制输液量。

取仰卧位,患侧臀部垫起、常规消毒、覆盖无菌巾,取Smith-Peterson髋关节前外侧切口,注意保护好股外侧皮神经,于髂骨翼两侧切开至骨膜,行骨膜下分离,切断缝匠肌起点,分离切断股直肌起点,并向远端游离,其下方即可见到旋股外侧动静脉,注意保护好。从小转子附着点切断髂腰肌腱,然后将关节囊前方的脂肪组织清除;T 字形切开关节囊,检查髋臼及股骨头病理变化,切断圆韧带,切除部分增大的盂唇,清除髋臼的脂肪、结缔组织和髋臼横韧带,使股骨头复位,切除多余的关节囊,紧缩缝合。此步骤十分关键,是防止再脱位的重要措施之一,缝合后以髋关节内收、屈曲不发生脱位为准。然后于髂骨翼两侧骨膜下分离,直达坐骨大切迹,通过直角钳子,引进线锯,经坐骨大切迹至髂前上、下棘之间截骨,将截骨远端用敷布钳牵引向前、下、外方移位,取下髂骨翼一三角形骨块,嵌入截骨间隙,用 2 枚克氏针将三角骨块与上、下截骨端固定。注意克氏针不要过长进入关节内,置硅胶管密闭引流逐层缝合,术终(图 7-1-12)。术后可用双髋外展位石膏支架固定。此外,如术中测定前倾角超过 60°,应行股骨旋转截骨术。

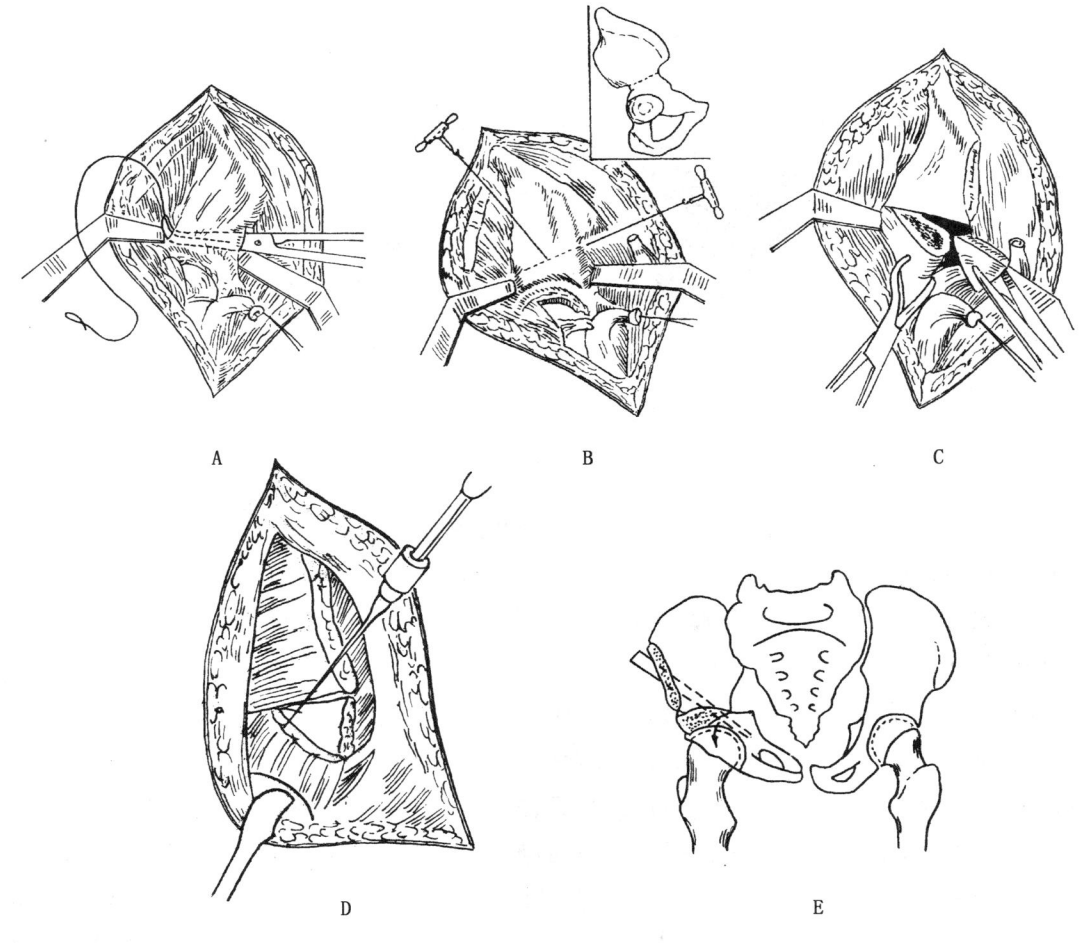

图 7-1-12　Salter 骨盆截骨术
A.经坐骨大孔穿入线锯　B.用线锯截断髂骨　C.取髂骨楔形骨块嵌入截骨断端　D.用克氏针固定嵌入断端骨块　E.手术原则示意图

4)术后治疗:术后应用全身抗生素 1 周,术后 48 小时拔出引流,10 天拆线,4～6 周拆除石膏,3～6 个月拔出克氏针,3 个月后如股骨头无缺血坏死改变方可试行下地,练习功能。

(2)Pemberton 关节囊周围截骨术　Pemberton 关节囊周围截骨术是通过髋臼上缘上 1～1.5cm 平行髋臼顶斜坡进行截骨,将髋臼端撬起向下改变髋臼顶的倾斜度,使髋臼充分包容股骨头,达到髋臼形成正常形态(图 7-1-13)。

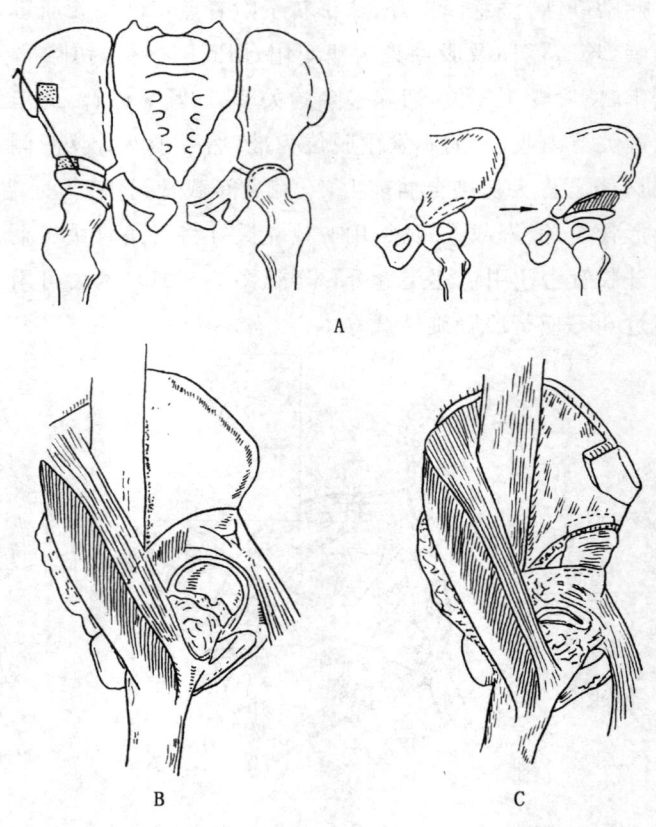

图 7-1-13 Pemberton 关节囊周围截骨术

A.手术原则示意图　B.髋臼外上方截骨线　C.截骨后将其远端向下方压,撬开截断骨面嵌入 2～3 块楔形骨块

1)适应证:年龄超过 7 岁或 6 岁以下髋臼指数超过 45°、股骨头不增大者可选用本术式。

2)术前准备:同 Salter 截骨术。

3)手术步骤:麻醉与手术入路与 Salter 截骨术相同。于关节囊上方 1cm 处,用宽的弧形骨刀截开髂骨外侧皮质,从髂前下棘稍前方开始,向后方呈弧形截骨,直至坐骨大切迹前方。当骨刀进入骨质内,立即使骨刀的方向沿髋臼向下,准确的凿至"Y"字形软骨的髂坐骨支的中心点后,完全切开髂骨外侧皮质骨,于髂前下棘之上向髂骨内侧皮质骨凿一与髂骨外侧皮质骨相应的截骨线,并至"Y"形软骨。截骨后矫正髋臼的方向是以髂骨截骨的后部内侧皮质的不同位置来控制。如截骨位置靠前时,髋臼顶向前旋转就少些,反之截骨部位偏后,髋臼顶向前旋转要多些,当双侧皮质完全截开后,在截骨端用宽弧形骨刀向下压,使上下两段髂骨前后缘至少有 2～3cm 的距离,这要根据髋臼发育不良的程度来决定,然后从髂骨面上凿一前后方向的沟,再从髂前上棘上方取一楔形骨块,将此骨块嵌入髂骨两粗糙面内的沟内,将髋臼保持矫正位置,使股骨头复位,缝合关节囊,置一引流管,逐层缝合。若脱位高多需加股骨短缩截骨术。

4)术后处理:与 Salter 截骨术相同,但石膏固定时间应在 6～8 周,持重时间推迟至 3～6 个月。

(3)股骨旋转截骨术及股骨短缩截骨术　股骨旋转截骨术适应于前倾角在 45°～60°以上者,应在上述手术时同时进行,一般于小转子下截骨,用线锯或电锯截骨后远截骨端外旋,用 4 孔钢板固定,但要注意矫正不要过度。

股骨短缩截骨术适应于年龄偏大、Ⅲ度脱位，特别术前牵引未到位者。亦在小转子下截骨，短缩 2cm 左右，也可同时矫正过大的前倾角和髋外翻，然后也用 4 孔钢板固定。

（八）治疗后并发症

不论保守疗法还是手术治疗，均可并发股骨头缺血性坏死，而手术治疗还可发生再脱位和关节僵硬，需在治疗中加强预防。

1. 股骨头缺血性坏死　这是一医源性并发症，主要是机械性压力致动脉缺血所致。Salter(1969)提出 5 条诊断标准：①复位后 1 年，股骨头骨骺核仍不出现。②复位后 1 年，现存骨骺核生长停滞。③复位后 1 年，股骨颈变宽。④股骨头变扁、密度增加或出现碎裂现象。⑤股骨头残余畸形，包括头变扁变大、扁平髋、髋内翻、颈短宽等。

笔者所在医院根据股骨头坏死损伤部位、X 线改变及后遗畸形将其分成 4 型，以有利于判断愈后。即 Ⅰ 型：X 线改变以股骨头变扁为主，有不同程度密度增加，基本不遗留后遗畸形；Ⅱ型：早期辨认困难，需连续观察，其改变为股骨头不光滑，凸凹不平，骺核明显变扁呈云絮状，有时出现囊变，局限性骺板不规则，干骺端密度增加，晚期可出现头大、髋内翻，少数出现大转子高位；Ⅲ型：较Ⅱ型加重，干骺端中心密度增加，骺板不清，常出现颈短增宽、大转子高位；Ⅳ型：是最严重一型，侵犯全部股骨近端，其改变如股骨头骨骺核始终不出现，股骨头消失或重度变扁、碎裂，失去了正常形态，颈短增宽，结构紊乱，后遗畸形严重（图 7-1-14）。

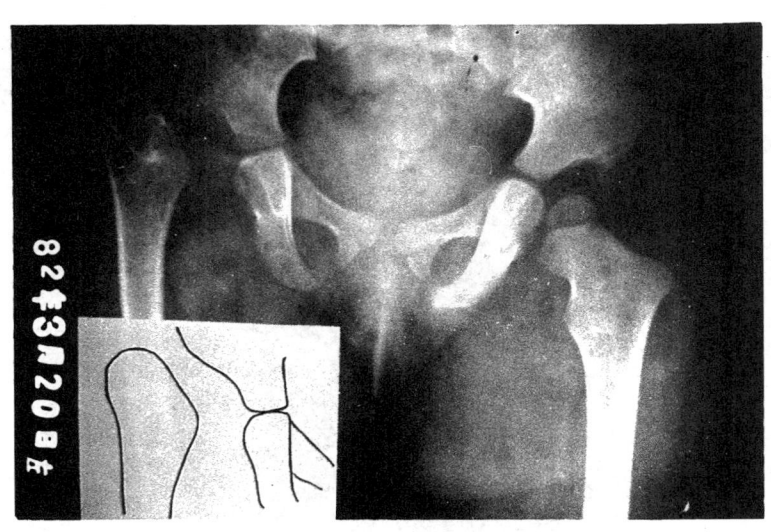

图 7-1-14　重度股骨头坏死、股骨头缺如

根据临床观察，Ⅰ、Ⅱ型股骨头坏死分别有 89% 和 70% 恢复正常，而Ⅲ、Ⅳ型 83% 演变成短髋畸形 (coxa breva)，即股骨头变扁、颈短增宽，大转子高位。短髋畸形判断的重要指标是关节面至大转子的间距 (articulotrochanteric distance, ATD)值（图 7-1-15，图 7-1-16，表 7-1-4），正常 ATD 值男性为 22mm，女性为 17mm。一般股骨近端骺板由纵行生长骺板(LGP)、股骨颈夹部骺板(FNI)和转子生长骺板(TGP)3 部分组成。当股骨头缺血性坏死致 LGP 损伤早闭后，而另外两处骺板继续发育则出现短髋畸形。当大转子高位，髋关节外展肌群的主要肌肉——臀中、臀小肌两附着点距离缩短，肌力下降，而影响髋关节稳定性。Elftman 通过实验证明骨骼肌静止长度减少 40%，则肌纤维张力为 0，结果出现 Trendelenburg 征阳性，即臀中肌跛行，这是短髋畸形的生物力学变化(图 7-1-17)。

表 7-1-4　各型股骨头坏死的演变结果

分型	髋数	恢复正常	头变扁	短髋畸形	头消失
Ⅰ	18	16	2	0	0
Ⅱ	20	14	6	0	0
Ⅲ	23	1	3	19	0
Ⅳ	12	0	0	10	2
小计	73	31	11	29	2

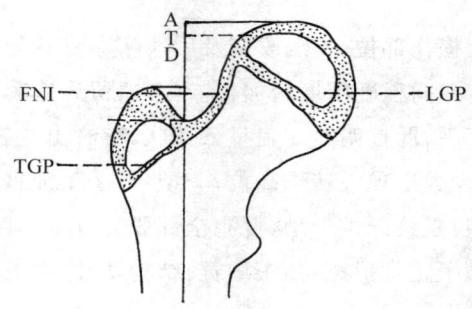

图 7-1-15　ATD 值及股骨近端骺板示意图

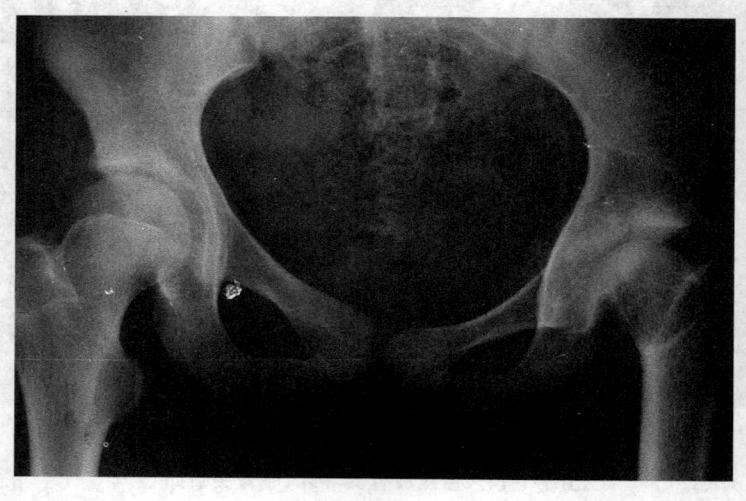

图 7-1-16　短髋畸形

影响股骨头坏死的因素有：

(1)年龄　Weiner(1977)通过整复后 319 髋观察，年龄越大坏死率越高，但 1 岁以下婴儿中 3 个月龄以下者发病率最高，达 14%。Kalamchi 证明 6 个月龄以下重度头坏死率高(13/50 髋)，说明骨骺核骨化前为软骨易受损害。

(2)复位与麻醉　Kalamchi 指出全麻下轻柔手法复位发生Ⅳ型头坏死率为 7.6%，而无麻醉强力复位者坏死率高达 18%。

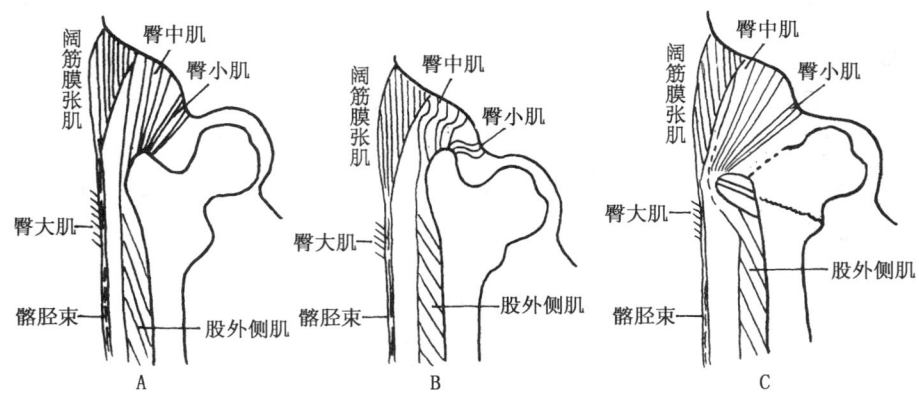

图 7-1-17 短髋畸形生物力学示意图
A. 正常　B. 短髋畸形　C. 大转子下移后

(3) 整复前牵引与内收肌切断　这是克服软组织挛缩的重要措施,Salter 采用此项措施使股骨头坏死率由 30% 下降至 15%。Gage(1972)报告未牵引组股骨头坏死率为 66.6%,而牵引组为 28.6%~32.5%,并指出股骨头牵引至 Hilgenreiner 线上与线下有一定差别,即股骨头下降越低,股骨头坏死率越低。

(4) 制动体位　蛙式位是不利于股骨头血液供应的,并经动物实验证实,6 天后发现股骨头软骨变性,故提倡人位固定。

(5) 关节内间置物　如粗大的圆韧带和内翻的盂唇嵌入头臼之间也可发生股骨头坏死,已被动物实验所证实,因此术前通过 B 超、CT 或 MRI 以及关节造影检查较为重要。一旦发现应行手术治疗,临床有病例证实复位后出现股骨头坏死,同时合并半脱位和髋臼发育不良者,多为关节内间置物所致(图 7-1-18)。

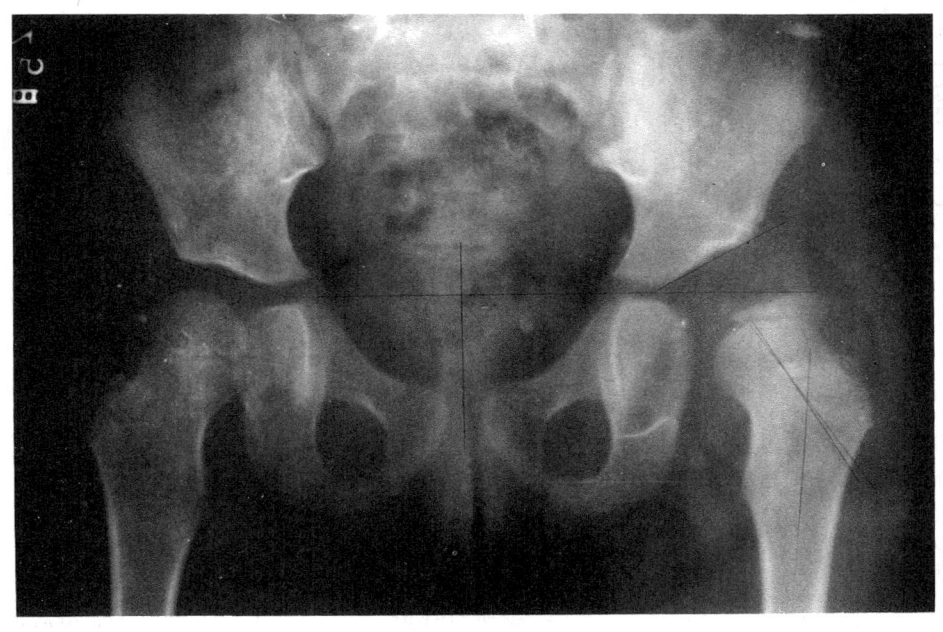

图 7-1-18　粗大圆韧带所致左髋关节脱位复位后股骨头坏死、半脱位

2. 术后再脱位　术后再脱位虽然发病率不高,但一旦发生预后不良,可发生股骨头坏死和关节僵硬,应

尽量预防。其产生的主要原因是关节囊紧缩不理想,其次为前倾角过大而未给予矫正,以及头、臼不对称处理不好等。应加强预防,一旦发生应及早再行手术处理。

3. 髋关节运动受限或僵硬　此并发症较为常见,年龄越大发生率越高。脱位度高,髋关节周围挛缩较重者极易发生,特别术后应用髋人字形石膏固定过久者更易发生,故应加强术后的早期关节功能训练,采用髋关节外展石膏支架,术后1周应坐起练习活动。目前也可不用石膏固定,术后外展牵引加用持续性被动活动(CPM)进行关节功能训练。一旦发生关节僵硬,可以在术后早期全麻下进行关节推拿术。

第二节　骨发育不全

一、骨发育不全

骨发育不全性疾病是在患儿出生时或在发育到儿童期的过程中,骨骼生长发生紊乱,产生临床、影像及病理等异常的疾病或综合征。最早将骨发育不良性疾病进行分类的是 Fairbank(1951),其后 Mekusick(1966)对此类疾病着重根据其遗传性及基因方面作分类,Rubin(1964)则从疾病的影像学表现作分类,而 Aegerter 和 Kirkpatrick(1968)则结合临床、病理及放射影像等方面的表现作分类,这种分类法比较全面。本节将骨发育不全所致的一组全身或局部骨骼的生长发育障碍或异常的疾病,择其较重要者分别介绍。

(一)骨质硬化症(骨质石化症)

骨质硬化症又称"石骨症",是一种比较少见的骨发育不全性疾病。

1. 病因病理　病因尚不明了。其发病机制是由于钙化的类骨质与原生骨的吸收发生障碍,从而出现此病的主要特点,即全身大部分或全部骨骼在 X 线片上显示的极度致密度增高。显微镜下在病骨切片中可见到钙化的软骨团块、坏死的骨质及硬化的纤维组织,这些组织的血液循环都较差,骨髓腔里也被几乎没有毛细血管的硬化组织填充,没有真正的骨化,或由成骨细胞活动而产生的骨小板系统,而有许多因类骨质过度钙化形成的硬化骨。

2. 临床表现

(1)症状体征　骨质硬化症是具有遗传性、先天性和家族性的疾病。患者有极强的贫血倾向,产前的胎儿其贫血可很严重甚至致死。此病常因骨折、贫血或因视神经萎缩引起视力障碍就医时才被发现。因为骨质硬化致骨髓的生血机制下降而导致贫血,最终可成为再生障碍性贫血。视神经萎缩是由于颅底的主要软骨生长中心塑形不良及视神经孔狭小所致。耳聋和面神经麻痹也较常见。脑脊液的循环由于所经通道不畅而受阻,因此可引起患儿脑积水。牙齿出现较晚,并且很早便出现龋齿,从而可引起下颌骨骨髓炎和骨坏死。此病的另外特点是患儿呈侏儒体形、头部小,可有异常的眼球活动,也可有眼球肌肉部分麻痹。在相对病情较轻的迟发性骨质硬化症,其主要特点是骨骼脆,故易导致病理性骨折。贫血及由于视神经萎缩引起的视力减退也是其临床特点。

(2)实验室检查　贫血和骨髓的造血功能低下是该病实验室检查的重要特点。

(3)影像学检查　骨质硬化症患儿骨骼受影响的范围每个患儿各不相同。病骨骨干和骨骺都表现为同样的致密而且没有正常的骨结构,好像是石质骨骼,所以又称石骨症。其皮质骨与海绵质骨都呈同样致密度。颅骨的变化常较明显,如乳突的空气细胞和鼻旁窦都可完全不发育,并可见颅窝和脑神经孔变形,但下颌骨则较少受影响。由于在年轻人的骨骼中钙化的类软骨不能被吸收,所以长骨骨端变宽。在干骺端和骨骺部能穿透放射线处可看到透明的条状影,髂骨部可见与髂嵴平行的致密与透明相间的带状区。指骨较少被侵及但可见靠近骨骺的干骺端处有致密的横带,掌骨则呈骨内有骨的现象,这是因为骨皮质部与中央部之间有一层较正常的钙化区的缘故。在指骨的近端和远端都可见致密骨,椎体骨骼由于其上、下骺板硬化而呈分层的现象。颅底骨致密度明显增高,但颅顶穹隆则正常,只有眼眶部和上颌骨例外。

3. 诊断与鉴别诊断　诊断骨质硬化症根据病史、患儿的症状和体征、实验室检查、影像学检查,即可做出诊断。鉴别诊断应与硬化性成骨不全相区别,根据是后者的 X 线片上可见干骺端与骨干之间有一透明的区域,扁平脊椎和病变不侵犯骨髓等。

4. 治疗　患者如有严重贫血则常导致死亡。较轻的病例治疗主要应纠正贫血,如输全血等。有发生骨折的倾向时,则应限制患儿活动。如发生骨折则应整复固定。

(二)肢骨纹状硬化症

肢骨纹状硬化症是一种沿四肢长骨进行的线状骨硬化或骨肥大,并含有象牙质样新骨增生的骨发育不全性疾病。可出现肢体畸形。

1. 病因　本病的病因尚不明了。但有人怀疑其合并的畸形乃因骨骼过度负荷而不能承受其应力或机械性的杠杆效应在骨质增生进程中的作用所致。Fairbank 怀疑骨髓纤维组织可能是其变化的基础,Hall 认为局部成骨性改变乃是骨膜化骨出现障碍,骨化时扩展到邻近的软组织如纤维结缔组织、肌肉、皮肤中所致。其病理表现为四肢长骨中骨皮质呈部分不规则性增大,且有如波浪起伏状的表面,在两个波浪起伏面之间有一个致密度增高的条形带在扩展,并与骨质增厚部相连接。这种情况在 X 线片上显示较清楚。有时报告为"单肢性流动性的骨质增生"。之所以如此描述乃因其骨质增生区的形状很像蜡烛的烛油在淌下,所以也称为溶蜡样骨病。

2. 临床表现

(1)症状体征　肢骨纹状肥大症较少见,表现为患者四肢某个骨或骨的一部分硬化,但与骨质硬化症不同。本病的特点是病变局限于四肢,患肢和病骨有明显的变形,患肢有较明显的疼痛,病骨所构成的关节活动受限,在下肢的股骨和胫骨发病时因承受体重而出现弯曲变形的较多见。除此之外偶有不肯定的进行性肌力减弱。如在患儿生长期发病则其症状及畸形常较明显,成年后发展便减慢。

(2)实验室检查　无特别有助于诊断的化验结果。

(3)影像学检查　X 线片上常见病骨的一侧有如蜡烛油淌下状的骨质增生肥厚区,可以分成 3 种类型:一种是当整个肢体受影响时,其骨皮质增生表现为有规律的像蜡烛油的连续流动,可自肩流至手指,或自髋至足。其骨质增生表现常局限于骨骼的同一侧。有时表现按神经或血管的分布区发生,但与神经血管无关。另一种类型是其骨质增生仅限肢体的一部分,常在骨骼的近端处发生。第三种类型是整个肢体呈现不规则的骨骼受损,表现为其蜡烛油流向中有多处间断。

3. 诊断与鉴别诊断　诊断主要依据患者的主诉、症状和体征。最重要的依据是 X 线片上所见情况,依此便可作出诊断。鉴别诊断应与骨质硬化症相鉴别,其患肢疼痛可能如风湿样疼痛,或如关节炎样疼痛,可以根据其病史、体征及 X 线片显示情况加以鉴别。应注意区分纹状硬化(osteopattia striata)和溶蜡样骨病

(melorheostosis)。

4. 治疗　本病无特殊的治疗方法。

二、先天性成骨不全

先天性成骨不全是一种具有遗传性且常为家族性的疾病。其表现为骨骼脆弱易断，皮肤及巩膜比正常儿童薄，牙齿生长不良，斑状出血及关节部位有超正常的活动。此病男女都可罹患，但女性患者略多。此病虽不甚常见，但其表现极具特点，故比较容易识别。

（一）病因病理

先天性成骨不全的病因至今尚不明了。其骨骼的病理切片上最明显的特点是骨小梁稀少，薄而脆弱，骨皮质形成不良，骨小梁常为类骨质（osteoid，或称骨样组织），可见软骨岛、骨髓腔内为纤维组织包含脂肪组织，成骨细胞数量稀少，其基础病理改变乃因胶原组织不能成熟，停留在网格（reticulin）状态，这就是患者巩膜有透明性而呈蓝色，皮肤薄和骨骼脆的原因。其正常皮质骨被一种粗的原纤维型的无哈弗系统的不成熟骨质所代替，而且骨质内有不正常的胶原纤维，呈不规则的分布，成骨细胞不能产生胶原纤维以达到正常成熟状态，于是缺少类骨质以形成海绵质骨和皮质骨。

（二）临床表现

1. 症状及体征　先天性成骨不全的显著特点是其骨骼，尤其是四肢骨脆弱易断，轻微的外伤即可发生骨折，所以又称"脆骨病"。此外，其他临床特点还有：皮肤和巩膜都比正常小儿薄，所以巩膜呈深蓝色；牙齿生长不良且略透明；皮肤常有斑状出血、肌肉量较正常儿童少而且松软。关节部位可有超正常的活动度。在患儿出生时即表现出来这些情况的属重型先天性成骨不全，到儿童期才逐渐出现的，一般不如前者严重，也称迟发性成骨不全。如果胎儿在出生前或出生过程中便出现多发骨折，则此患儿出生后便不易存活。如果此种胎儿能顺利出生并能存活，或其容易骨折的情况在儿童早期便出现，其童年时期将会经常发生骨折。同时患儿颅骨大于颜面，两者不成比例，呈三角形面容。

先天性成骨不全骨折的发生可以在同一患儿身上的不同部位先后发生，也可在同一骨骼反复发生骨折。也有由于骨折治疗时将患肢制动，致骨质疏松而再三骨折的。骨折发生后局部畸形、疼痛、肿胀与其他外伤性骨折者相同，但如为青枝骨折，则疼痛肿胀可不甚明显，可继续活动患肢以致出现畸形，骨折后都可按正常时间愈合，愈合后一般骨痂较少，甚或出现蜂房样肿瘤状新生骨，更多被误认为肿瘤的。骨折愈合后，新生成的骨质与其原来的骨质同样低劣。

患儿四肢或脊柱由于反复轻度骨折或骨折后未及时正确治疗，致畸形愈合，使患儿体态异常，形如侏儒，尤其下肢骨弯曲畸形。当正常负重时承受体重压力而增加局部发生骨折的倾向，其肢体无畸形者，骨骼也较正常儿童细而长，骨骼肌发育不良，患儿全身情况差，颅骨变形，尤其额骨与颞骨部凸出隆起。

患儿眼球的巩膜颜色可由蓝灰色至深蓝色不等，乃由于巩膜较正常者薄，透过巩膜能见到其眼球内的色素之故，但这并不影响患儿的视力。患儿的牙齿由于牙釉质形成不良，致牙齿质地差，且颜色改变。患儿的四肢关节，尤其是腕和踝关节的活动度异常增大，可能由其肌腱及韧带中的胶原形成不正常所致。组织中的斑状出血可能是因为不能产生正常的胶原以支持毛细血管壁的结果。

2. 实验室检查　患儿血液生化检查多在正常范围之内，其他化验无对诊断有益的结果。

3. 影像学检查 最常见的骨骼 X 线片表现是骨骼较正常者细，骨小梁稀疏，骨皮质变薄。由于以前有骨折历史，可以看到各种不同程度和不同形状的骨骼畸形。干骺端部位还可看到许多横行的线状影。颅骨的骨化不全，而且呈一片一片的骨化。腓骨常显示为一条细线状。脊椎骨则由于椎间盘的压力而形成上下双凹状。

(三) 诊 断

根据患儿有轻度外伤便易骨折，或经常发生骨折的病史；有些患儿并有肢体畸形，一般患儿身体比同龄儿童矮，且健康情况差；眼球巩膜呈深蓝色或蓝灰色；牙齿不佳，四肢关节活动度异常增大等本病所特有的症状和体征，不难作出诊断，进一步作实验室及影像学检查便可确诊。

(四) 治 疗

至今尚无有效的治疗方法。应让患儿尽量避免受伤，不参加体育活动，以减少骨折发生的机会。但有时仍难免发生骨折。

先天性成骨不全的骨折一般都能愈合，但如不作正规的处理则会造成畸形愈合，也可出现迟缓愈合或不愈合等情况。正规治疗骨折时，也需注意一些情况，如：骨折肢体固定的时间过长，则会使骨质萎缩及脱钙现象加重，从而有去除固定后再骨折的危险；如固定时间不足，则可因骨痂稀少或软致使骨折处愈合后弯曲；再则由于患儿全身肌张力低下，活动能力相对较差，所以固定时间可适当缩短，不致影响骨折愈合后的强度，骨折畸形愈合时常会发生该处的再骨折。

对严重畸形愈合的骨折，如愈合后肢体明显成角或旋转畸形的，可行手术矫治。手术方法之一为行该骨的上、下干骺端处截骨，然后将畸形的骨干作骨膜下剥离后取出，截成数段，再用髓内针将上、下干骺端与截成数段的骨干串连在一起，使形成较好的对线位置。串连骨段时可不必顾及骨干各截段是否能按原来顺序排列，因为骨干各截段都包在骨膜内，并有髓内针支撑，故愈合不受影响，且愈合后可以塑形，也可用髓内针长期支撑于骨内，以免取针后再骨折。但时间久后患骨生长变长，髓内针逐渐远离生长较快的骨骺而退到骨干处，于是患骨因负重（尤其下肢骨）而变弯曲，致髓内针一端自骨弯曲处穿破骨皮质突出于患肢肌内或皮下，同时弯曲的骨骼仍可骨折。有人又研制出套筒式髓内针，分别自截骨后的上、下干骺端的骨端钉入，将各骨段串连，将套筒式髓内针的细的一半放入粗的一半的筒腔中并略深入，当患骨生长变长时，套筒可逐渐拉长而不脱开，仍可保持稳固的内固定。

(五) 预 后

如果患儿在幼年早期即患严重的成骨不全，因屡屡发生骨折，将易形成致残的畸形，故须经常复查。必要时采取措施以减轻或矫正畸形，患儿方有可能存活到成年。不甚严重的或迟发性先天性成骨不全，到患儿正常发育终了时，其病情可逐渐减轻，但其骨骼仍旧不如正常人强固，故仍须继续保护，要避免明显的可引起骨折的外伤。先天性成骨不全的患儿如果发育到成年，则将成为骨质硬化症患者，并可因此而致耳聋。但成年人骨质硬化症患者虽两眼巩膜也呈灰蓝色，但并无容易骨折的情况发生。先天性成骨不全的患儿发育成人并结婚后，其后代亦将被遗传而患先天性成骨不全。

三、婴儿骨皮质增生症

婴儿骨皮质增生症(infantile cortical hyperostosis)首先由 Caffey 于 1945 年报道、命名，故也称之为

Caffey病。本症发生于小婴儿,是一种侵犯骨骼及肌肉筋膜而可以自愈的疾病,发病率较低。

(一) 病因

本症是一种特发性病变,病因和发病机制至今不明。有些症状像感染,如发热、局部肿胀疼痛和红细胞沉降率增快,但从未有人自病灶处或体液中发现过细菌或病毒。个别病例发病于子宫内孕期24周时或有家族史,因此有人认为本症可能是先天性遗传性疾病。有人在患儿的活体组织病检中发现骨皮质及毗邻的肌肉、纤维组织和血管等病变组织内有纤维组织增生和纤维蛋白的退行性病变,提出本症可能是一种出生前即存在的结缔组织病。由于本症对激素治疗有较好的效果,也被考虑可能是胶原组织因过敏因素所致的变态反应。近年来有人提出,现代生活环境中有很多因素可使孕妇中毒,通过胎盘影响胎儿而致病,这或许是近年来本症患儿较明显增多的原因。北京儿童医院于1974年诊断首例本症患儿,此后常见此症,至1982年共收集了其中的24例进行过分析与总结,1995年又有66例报告。但近年来我们发现本症患儿又明显减少。

(二) 病理

本症病变主要侵犯骨骼及其邻近的筋膜和肌肉。Eversole等通过不同时期的活组织切片检查发现:早期病变主要是骨膜水肿增厚,与毗邻的筋膜、肌肉和肌腱相混合而不可分辨;亚急性期骨膜的组织结构重新恢复,并有骨膜下新骨形成,髓腔内血管丰富,间或有纤维化,也有破骨细胞活跃现象,但无急性炎症的表现;晚期增厚的骨皮质由内向外逐渐变薄,骨髓腔增大,最后塑造成型,恢复正常。有人发现在病变的初期局部有少许炎性细胞。笔者所在医院1例死于肺炎和心力衰竭的患儿,病程中发现右肱骨中段增粗,X线片见局部骨质增生,曾考虑骨折或产伤所致。尸体解剖时局部病理切片所见证实为骨皮质增生,未发现出血与炎症征象。

(三) 临床表现

本症无性别差异但有明显的年龄限制,虽有个别胎儿期发病者,但一般发病年龄均为5个月龄以内的婴儿,尤以出生2个月以内者为最多见。北京儿童医院报告的66例中,2个月龄以内者占53例,偶有儿童发病者。主要症状是烦躁不安与哭闹,病变部位可有触痛性肿胀,但患处皮肤无红、热的表现;患肢于急性发病期可呈假性麻痹,随病情好转而恢复。有些患儿伴发热、面色苍白及胸膜炎等症状,或与肋骨病变有关,或由肺部并发症所致。本病持续时间长短不一,一般都在几个月内自愈,6~9个月后完全恢复正常不留痕迹,对生长发育无影响。文献中有报道少数病例可反复发作,迁延数年之久,可遗留面颌不对称、肢体畸形、相邻肋骨融合、胫腓骨融合与运动障碍。

(四) 诊断与鉴别诊断

X线检查时本症的诊断具有重要意义。X线征象与病程有一定的关系。摄片时病程长短不一和病变部位的不同,X线所见也不完全相似。X线征象反映出软组织肿胀期、骨膜增生期(层状骨膜增生)、骨皮质增生期(骨皮质增厚、髓腔变窄或消失)和恢复痊愈期(骨皮质变薄,髓腔出现,最后恢复正常)。

根据笔者经验,X线所见可归纳为如下特点:①X线征象与病程有关:软组织肿胀期见于发病3~10天的早期病例;骨膜新生骨多数在1个月内出现,最早者出现于病程的第3天;骨皮质增厚多数在2个月内出现,最早者见于病程的27天;增厚的骨皮质逐渐修复变薄多在5个月以内,最早者见于23天;病变完全恢复正常多见于6~9个月,最早者见于病程5个月时。②病变部位可发生在长管状骨及扁平骨。以肩胛骨病变最多,占66例中的36例,其他有下颌骨12例,锁骨11例,肋骨8例,肱骨13例,尺骨13例,桡骨7例,股骨

14例,胫骨4例,腓骨2例。长骨病变多发生在骨干部而不涉及两侧干骺端。扁平骨病变则为整个骨块骨质增生、肥大、致密、硬化与外形不规则。脊柱、骨骺及短管状骨如掌、指、跖、趾诸骨均未见受累者。③病变可为单骨病变或多骨受累。后者病变分布不一定对称,病变程度也可轻重不等。在同一病例同期多部位摄片中可见到大量骨质增生和少量的条状骨增生。④骨骼病变的修复迟于临床症状的消失。

本症根据其发病限于小婴儿、病程较缓和、X线片的特征和长管状骨病变不侵及干骺端与骨骺等特点可以作出诊断。但临床上需与婴儿骨髓炎、早发先天性梅毒、维生素A中毒、维生素C缺乏症和外伤等疾患进行鉴别。详细的病史、喂养情况、生产情况、临床症状、X线片的特征以及必要的实验室检查如梅毒血清试验可以协助确诊。

(五)治疗

本症可以自愈,预后良好,无需特殊治疗。一般在2周内症状缓解,6～9个月骨质逐渐修复。除非合并有肺炎或败血症,一般不需要抗生素与手术治疗。肾上腺皮质激素可缓解急性期症状,但对骨质病变的修复无明显效果。

四、马方综合征

马方(Marfan)综合征是一种罕见的家族性疾病。病变广泛地分布在骨骼、心血管系统和眼中。临床表现为长管骨过度增长,关节和韧带松弛,主动脉扩张,晶状体异位,以及有腹股沟疝之类的缺损。但不是每一个患者都具有全部体征。1896年Marfan首次报告此病,根据其畸形的特点,此病被命名为蜘蛛脚样指(趾)和细长指(趾)。此病的发病率约为1.5/10万。85%以上属常染色体显性遗传,其余则为自发性突变。不同性别和种族,发病率无差异。

(一)病因病理

病因不明了。各种检查研究的结果也不一致,染色体正常或发生畸变。最近研究发现,胶原纤维有发育缺陷。机体不能生成正常的胶原和弹性纤维。

1. 主动脉瘤　主动脉中层坏死,弹性板层的定向紊乱,弹性纤维呈螺环状。血管形成增加,并有大面积的囊性退化。正常的主动脉壁上有大量胶原,能保持弹性纤维的正常排列。胶原成分缺少时,可发生主动脉壁弹性纤维的结构破坏。血管形成增加可能是血管滋养管扩张引起的。

2. 晶状体异位和眼球长度增加　正常晶状体的悬吊韧带和眼巩膜内含有大量胶原。缺少胶原时,此韧带松弛或断裂,导致晶状体异位和眼球增长,后者可引起严重近视。

(二)临床表现

1. 症状　可轻重不一。一些患儿在出生后即可发现畸形。身材长而细,肌肉发育不良,肌张力减低,皮下脂肪少,呈消瘦虚弱体形。有长头畸形、面形瘦长、凸颌、大耳、高腭和面容憔悴。智力正常,精神发育迟缓不明显。患者常因晶状体异位、胸廓畸形或脊柱侧凸而就医。随年龄增长,可发生腰痛、关节痛和渗液。

(1)躯干和四肢　大多数患者身材增高,指距常超过身高,仅少数患者身材异常增高。身体上、下两部分比例不正常,下部量(耻骨联合上缘至足跟)超过上部量(头顶至耻骨联合上缘)。脊柱可发生侧凸、后侧凸和圆背。半数以上患者有脊柱侧凸,此曲线在儿童早年即可出现,并发展成明显的结构性畸形。最常见的是双重侧凸(胸右——腰左侧凸)或单纯胸右侧凸。肋骨生长过度,可形成胸廓畸形——漏斗胸、扁平胸等。胸廓畸形可加重侧凸畸形。

四肢细长,手指和足趾过度增长。握拳时,如将拇指屈入手掌,则拇指末端可从手的尺侧外露(Steinberg征)。如用拇指和小指握持另一手的腕部,这两手指可互相重叠(Walk 和 Murdoch 征)。有时拇趾增长过度,与其余足趾相比较,超过比例。跟骨过度增长,可形成骨刺。

由于韧带、关节囊、筋膜等松弛,关节可过度伸展,肢体呈连枷状,处在一个奇怪的姿态。有时可看到肘关节半脱位、髋关节脱位、髌骨脱位、膝反屈、足外翻等。少数患者可发生腹股沟疝、股疝或膈疝。

(2)心血管系统 通常在十多岁时出现心脏病症状,也有在幼年时出现的。主动脉扩张开始于主动脉环,进而累及升主动脉,可以发生主动脉瓣关闭不全,扩张可发展成壁间动脉瘤。此外,尚可出现一些并发症,诸如腹主动脉瘤、心腱索过多引起二尖瓣性反流、房室间隔缺损、法洛四联症、主动脉狭窄、动脉导管未闭等。

(3)眼 有一系列疾患:①晶状体异位:瞳孔放大时,可看到晶状体的边缘,大多为两侧均受累。②严重近视。③自发性视网膜脱离。④散瞳肌缺如,虹膜发育不全,虹膜或晶状体缺损。⑤角膜混浊,角膜大小异常。⑥巩膜呈蓝色。

(4)其他 ①先天性囊性肺病:可引起自发性气胸。②弹性瘤(meischer):颈部皮肤上的小丘疹,组织学切片可见到纤维环。③胸部有皮肤纹。④患者寿命在 30~40 岁,如果出现左心衰竭,则其存活时间一般不超过 2 年。

2.X 线检查 在脊柱的 X 线片上可见到侧凸、后凸或后侧凸。椎体高度增加,前后径缩短,前后缘向内凹。椎管和椎间孔增大。四肢长管状骨较细长,在骨的远端更明显。掌骨、指骨、跖骨和趾骨过度细长,极其明显。骨皮质变薄,骨松质较疏松,骨小梁纤细。骨发育可较早。肺部有囊性病变或气胸者,在 X 线片上可显示相应的变化。

(三)诊断与鉴别诊断

根据临床表现,如骨骼、心血管和眼的病变,此病的诊断无大困难。但应同高胱氨酸尿病相鉴别,不同之处是后者有:①智力低下。②常染色体隐性遗传。③尿中含高胱氨酸。④椎体扁平、骨骺和干骺端增宽。⑤易发生血栓形成。

(四)治疗

此综合征累及骨骼、心血管、眼等不同系统,治疗时应分别慎重考虑。在作出治疗安排之前,应充分评估心血管和呼吸功能,判断能否承受手术。主动脉扩张、肺不张、肺气肿或自发性气胸,为手术禁忌证。此综合征无特殊有效的治疗方法,仅能作对症治疗,疗效常不理想。脊柱侧凸的畸形常进行性加重,应尽早用背甲支持,以控制畸形的发展。畸形发展迅速者考虑作脊椎融合术。髋关节脱位可作关节囊成形术和骨盆截骨术。髌骨脱位可作软组织松解术和髌韧带转位术。增长的足部出现症状时,宜用纵弓垫支持。

五、锁骨、颅骨发育不全

锁骨、颅骨发育不全(cleidocranial dysostosis)是少见的先天性疾病,主要表现为锁骨缺如或不同程度的发育不全,颅骨骨化延迟而不完全,其他骨也可受累。病因不明,可能由于双亲生殖细胞原生质的先天性缺陷,干扰骨骼正常的骨化。约 2/3 的患者有家族性,属常染色体显性遗传,其余患者为散发。男性和女性发病率相等。

（一）临床表现

1. 症状体征　在 1～2 岁时即有明显畸形，易被发现。典型的体征是头颅大、颜面小、肩下垂和胸部狭窄而扁平。畸形为单侧或双侧。

锁骨的胸骨端或肩峰端部分缺如，但完全缺如者极少。畸形为双侧时，两肩有异常活动性，可在胸前彼此靠拢，甚至于两侧肩峰突起在颏下互相接触。

颅骨骨缝闭合推迟或不闭合。颅骨宽阔，额骨和顶骨凸出，头颅横径增长。前囟门增大，甚至可达眶上嵴、蝶骨部和乳突部。病变严重者大部分颅顶未骨化，额窦和鼻旁窦缩小或缺如。鼻骨、泪骨和颧骨可部分或完全缺如，鼻梁塌陷，上颌骨发育不全，下颌骨正常，形成下颌凸出，腭弓高而窄，眼距增宽。恒牙生长延迟，发育不良，排列不齐。

此外，其他骨骼也可发生异常，如脊柱侧凸、脊柱前凸和脊柱后凸，颈椎横突隆凸，肩胛骨可小或呈翼状，耻骨联合不融合，耻骨骨化有缺陷，髋内翻和膝外翻。末节指骨缩短，第二掌骨过长，指骨和趾骨骨骺呈锥形，跖骨可出现多发性假性骨骺。长管状骨发育受影响，患者身材矮小。

2. X 线检查　锁骨有不同程度的缺陷，肩峰端缺如最常见，或每一锁骨成两段。

头颅 X 线片上可见骨缝有不同程度骨化不完全。前囟门大而不闭合。在枕部和顶部后侧有缝间骨，下颌联合的融合延迟。鼻泪管和鼻骨可发育不完全或缺如。

耻骨骨化有缺陷，并可累及坐骨下肢。耻骨联合常保持其宽度。髋部常呈内翻畸形。脊椎的神经弓常不连接，还可出现其他先天性脊椎畸形，包括骶骨下部和尾骨部分或完全缺如。在手和足，可发现不同的异常，最多见的是掌骨和跖骨两端骨骺的出现。

（二）治疗

此病的畸形虽多，但很少影响功能，一般不需治疗。畸形妨碍活动功能时，根据个别需要可作矫形治疗。因股骨颈畸形引起步态异常是就医的原因。锁骨异常很少引起残疾。臂丛神经受压迫时，需将锁骨外侧段切除。

六、Larsen 综合征

本综合征是 1950 年由 Larsen 等人详细描述而得名，又称为腭裂、平脸、多发性先天性关节脱位综合征（palatoschisis，flat facies，multiple congenital dislocation）。

（一）病因病理

根据 Laville 等的报道的 38 例 Larsen 综合征，其男女发病率大致相等。该病有家族倾向，表现为常染色体显性或隐性遗传；也有单发者。Petrella、Rochelson、Topley 等报道同胞姐妹、兄弟患有隐性遗传的 Larsen 综合征。这些患者的后代又患有同样的疾病。他们认为 Larsen 综合征是遗传性的。Vujic 等认为本病是骨软骨发育不良（osteochondrodysplasia），这组患者占人类遗传病的 8%。他们对大量具有瑞士血统的人和显性遗传的 Larsen 综合征患者进行基因方面的研究，发现 Larsen 综合征显性遗传患者基因（LAR1）的位置与染色体 3p 标记物密切相关。但本病的确切病因至今尚不明了。

Larsen综合征病理改变为全身结缔组织发育障碍，引起关节过度松弛而发生脱位、颜面异常、手足变形以及心脏畸形、脊柱畸形、身材矮小等。

（二）临床表现

本病临床表现比较典型，主要特征如下：

1. 症状体征

（1）特殊面容 前额突出，颜面扁平，眼距增宽，鼻梁低平，或有腭裂。

（2）关节脱位 先天性多发性大关节脱位，多发生在膝关节，其次在髋、肘关节；腕关节、踝关节脱位较少。脱位常为双侧。膝关节多向前方脱位，可能与交叉韧带松弛有关。也有侧方脱位、半脱位，或伴有髌骨脱位。髋关节表现为脱位、半脱位、髋外翻、髋臼凹陷等。肘关节可出现脱位、半脱位，或伴上桡尺关节融合等畸形。

（3）手足畸形 拇指扁宽、掌骨短，手指呈圆柱状，掌指关节、近节指间关节脱位，多指畸形。足部常见马蹄内翻畸形、外翻畸形，扁平足，高弓足，拇外翻，拇趾异常宽大，也称"蛇形足"。

（4）其他方面的畸形 身材矮小，形同侏儒。脊柱畸形，如脊柱侧凸、后凸，寰枕关节脱位，颈枕融合，颈椎半脱位，脊柱滑脱等。心脏畸形如房间隔缺损，主动脉瓣、二尖瓣畸形或脑积水等。

患者智力一般正常。

2. X 线检查 X 线检查对诊断 Larsen 综合征很有帮助，多显示膝关节脱位、半脱位，60％有髋关节脱位，47％有肘关节脱位。手足管状骨呈长方形。脊柱侧凸、后凸，脊柱裂，寰枕关节脱位或融合，颈椎融合或半脱位等。跟骨后方，手、腕、膝、肘部等处可见到额外的骨化中心。骨龄延迟也常见。

3. B 超检查 1993 年 Rochelson 等用超声波对 Larsen 综合征孕妇的胎儿进行检查，在孕期 21 周，发现左足马蹄内翻足畸形，在第 24 周、第 27 周、第 32 周时发现双侧马蹄内翻足、掌骨短，并诊断胎儿患有 Larsen 综合征。出生后立即经 X 线检查，证实为 Larsen 综合征。因此，对患有本综合征的孕妇，用超声波对胎儿进行检查，有助于胎儿期早期诊断。

（三）诊断与鉴别诊断

Larsen 综合征是根据临床表现、X 线检查进行诊断的。根据其特殊的体征和 X 线表现，可以作出诊断。怀疑本病患者应进行家族调查，以帮助诊断。

本病临床上应与下列疾病相鉴别：①软骨发育不全（achondroplasia）：这是一种家族性遗传先天骺软骨细胞成长障碍，为常见的侏儒。其面部、手部畸形可与 Larsen 综合征混淆，但前者四肢大关节无脱位，可资鉴别。②耳腭指综合征（oto-palato-digital syndrome）：多发性骨发育异常，身材矮小，侏儒，多有腭裂，手、足指（趾）畸形。其听小骨畸形，有传导性耳聋，可鉴别。③阔拇指（趾）综合征（broad thumb-great toe syndrome）：有面部畸形，拇指（趾）短粗，身材矮小，但智力低下，可鉴别。④黏多糖病（mucopolysaccharidisis）：其面容丑陋，骨骼异常，侏儒，运动及智力障碍。尿中检查有过多黏多糖。⑤马方综合征：由于韧带、关节囊松弛，可伴髋、膝关节脱位，其蜘蛛样指（趾）、眼部畸形等可与 Larsen 综合征鉴别。⑥爱-唐综合征（Ehlers-Danlos syndrome）：可出现全身关节活动过度、关节脱位、足部畸形，但皮肤弹性过度，可鉴别。

（四）治疗

本病无特殊疗法。骨科医师常要处理运动系统的畸形。四肢关节脱位影响肢体功能，多主张作早期手法或手术治疗。早复位可以稳定关节，有利于正常发育，效果较好。近年来对颈椎畸形不稳定的治疗引起重视。Rochelson 对用 B 超检查诊断为 Larsen 综合征的新生儿立即进行头颈外固定以稳定头颈，以避免由于寰枕关节脱位、颈椎半脱位等不稳定，引起脊髓损伤。Johnston 等对 Larsen 综合征的患儿，年龄在 10～16 个月之间，平均 14 个月，患有寰椎后凸畸形者进行后路融合，避免随生长而使畸形加重，引起脊髓受压。随诊发现，尽早后路融合，不但可稳定颈椎，而且由于颈前部椎体继续生长，后凸畸形也得以矫正。

手、足部畸形，影响肢体功能和外观，也应在适当时候做矫形治疗。

第三节　骨软骨病及有关疾患

一、Legg-Calve-Perthes 病

此病为原因不明的儿童股骨头骨骺缺血坏死。本症发病年龄在 2～12 岁，约 12% 累及双侧。1910 年美国医师 Legg 描写了一种类似结核但又不像结核那样持续性破坏的儿童髋关节疾病，同年法国医师 Calve 报告同一类疾病称之为假性髋痛症，与此同时德国医师 Perthes 在描写上述同一疾病时称为儿童畸形性关节炎，后来他又认为是髋关节的骨软骨炎(osteochondritis)。但 Perthes 病这一命名，许多文章一直沿用至今。另外，1920 年 Waldenstrom 发现这种儿童髋关节畸形最终以股骨头扁平为特点，故又称之为扁平髋(coxa plana)。这一命名也颇为广泛应用。然而，大部分人称此病为 Legg-Calve-Perthes 病，以纪念这 3 位医生的贡献。近年来又有研究者提出称为骨软骨病(osteochondrosis)为妥。

（一）病因

许多人认为，儿童髋关节周围血管的解剖特点与其股骨头坏死有一定的联系。其中 Trueta 在 1957 年对儿童股骨头的血液供应作了精辟的说明。他把股骨头的血液供应依年龄的增长分为 5 个阶段(图 7-3-1)。①新生儿：此时期的股骨上段完全由骨骺软骨组成。血液的供应来源于外骺动脉、干骺动脉和内骺动脉。②4 个月龄～4 岁：在此期间，通过圆韧带的内骺动脉逐渐消失。③4～7 岁：股骨头骨骺的骨化中心和骨骺板均已发育完成。此时股骨头骨骺的血液供应主要来源于外骺动脉。在此阶段内，股骨头的血液供应最差，而临床上这时正是本病的好发年龄。④7～10 岁：干骺动脉因骨骺板的阻挡仍不能到达股骨头骨骺，但通过圆韧带的内骺动脉逐渐增加其血液供应。⑤10～17 岁：因骨骺板已闭合，干骺动脉也已进入股骨头，此时股骨头的血液供应已达成人阶段，比较充分。

Trueta 的研究可以解释 Legg-Perthes 病的成因。因此，国内外文献都广泛引用。然而 Trueta 的研究只有 46 个标本，说服力有限。根据最近的研究，尽管 Trueta 发现股骨头、颈之间的骺板有动脉穿支，但在儿童期股骨头与颈的血液供应是分隔开的。Chung 通过对 150 个新生儿与儿童股骨头标本中的解剖学研究后，得出如下结论(图 7-3-2)：①旋股内、外侧动脉在股骨颈的基底部构成一个基底动脉环。此环的内、外和后侧部分为旋股内侧动脉的继续，而前侧部分为旋股外侧动脉的继续。这一动脉环位于关节囊外，是一个完整的环，但只有 7% 的标本显示旋股外侧动脉在转子窝处与旋股内侧动脉吻合。这些变异与年龄、性别及种族无关。②旋股外侧动脉 90% 起源于股深动脉，10% 起源于股动脉。其中发出一组升支走行于上外侧作为颈前升支

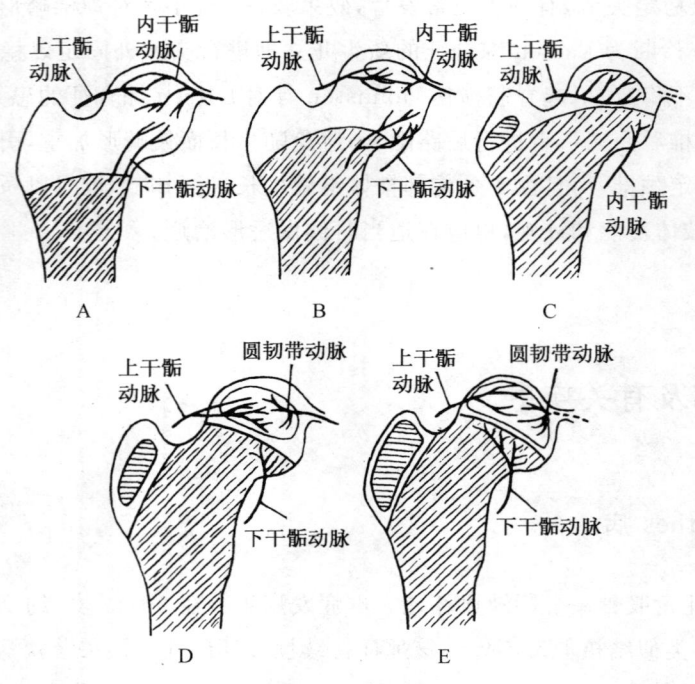

图 7-3-1 Trueta 生长发育期股骨头血供分期
A. 新生儿　B. 幼儿期(4个月～4岁)　C. 4～7岁　D. 7～10岁　E. 10～17岁

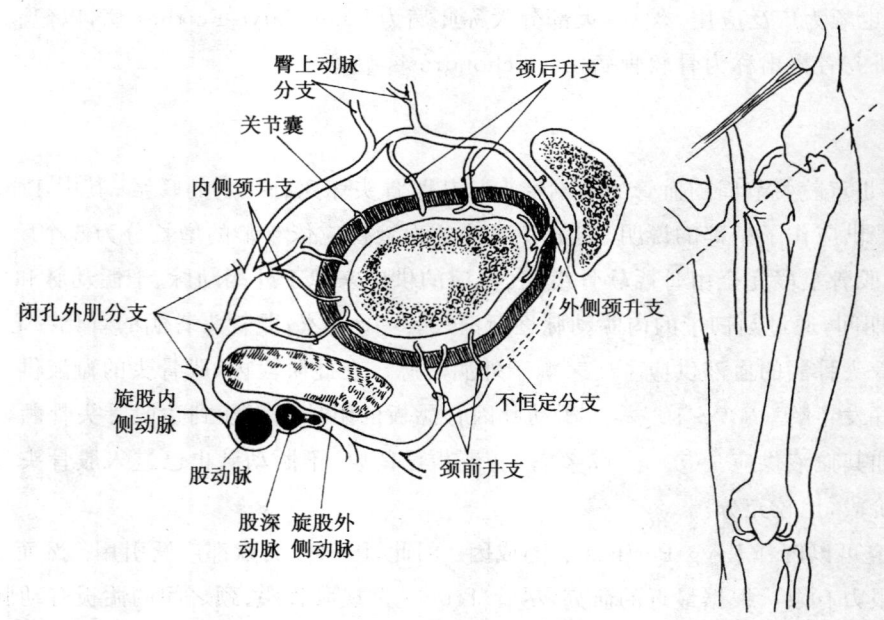

图 7-3-2 Chung 对儿童髋关节血管研究的切面图

穿过关节囊到达股骨头、颈。③旋股内侧动脉70%起源于股动脉内后方,只有30%起源于股深动脉。其中发出3组升支:颈外升支、颈内升支、颈后升支穿过关节囊进入股骨头、颈。④在股骨颈的表面,4组升支已穿过关节囊供应股骨头与颈。这4组升支在关节囊内的头下方构成了一个滑膜下囊内动脉环。这个动脉环有时在前或后方缺如。此缺如与年龄和种族无关，但男性多于女性。这可以解释 Legg-Calve-Perthes 病男性多于女性。⑤在 3～10 岁的白人儿童中，颈前升支和颈内侧升支出现率较低，但颈外侧升支则无此变异。⑥股骨颈的血液供应来源于滑膜下囊内动脉环的分支。股骨头的血液供应由滑膜下动脉环发出终末动脉穿过骨骺软骨到达骨化中心。每一个骨化中心都有一条终末动脉，但骺板内绝无动脉穿过。骺板是股骨头与股骨颈的血液供应分隔，但头与颈的动脉在骨的表面有许多吻合支。⑦圆韧带动脉出现在圆韧带内占 63%。但是只有 28% 的圆韧带动脉有一分支或较大的血管到达股骨头内，这种情况与种族、年龄和性别无关。Chung 认为这可能与股骨颈骨折愈合后股骨头坏死发生有一定关系。

关于股骨头、颈的静脉回流路径由于很难用铸塑方法研究，通常是通过骨髓静脉造影来了解。刘尚礼通过尸体直接解剖和骨髓静脉造影作了较详细的研究，发现有如下方面（图 7-3-3）：①正常髋关节静脉回流以旋股内侧静脉、闭孔静脉和颈后静脉为主，其次为旋股外侧静脉。臀静脉显影率低，口径细小，不是重要的回流路径。②股骨头、颈的静脉在骨表面互相吻合成网，未见骺板有静脉穿过。③远心静脉回流路径有髓腔中心静脉、营养静脉。正常情况下这些静脉不显影或显影不良。但在股骨头坏死主要静脉回流路径显影不良或不显影时，这些静脉的显影率明显增高，而且口径变得粗大。④圆韧带静脉从来不显影，说明其对股骨头的静脉回流作用不大。⑤在 Legg-Calve-Perthes 病所谓正常髋关节中，约有 3% 的旋股内侧静脉和闭孔静脉不显影，而颈后静脉有 20% 不显影，提示可能存在先天性静脉回流障碍。

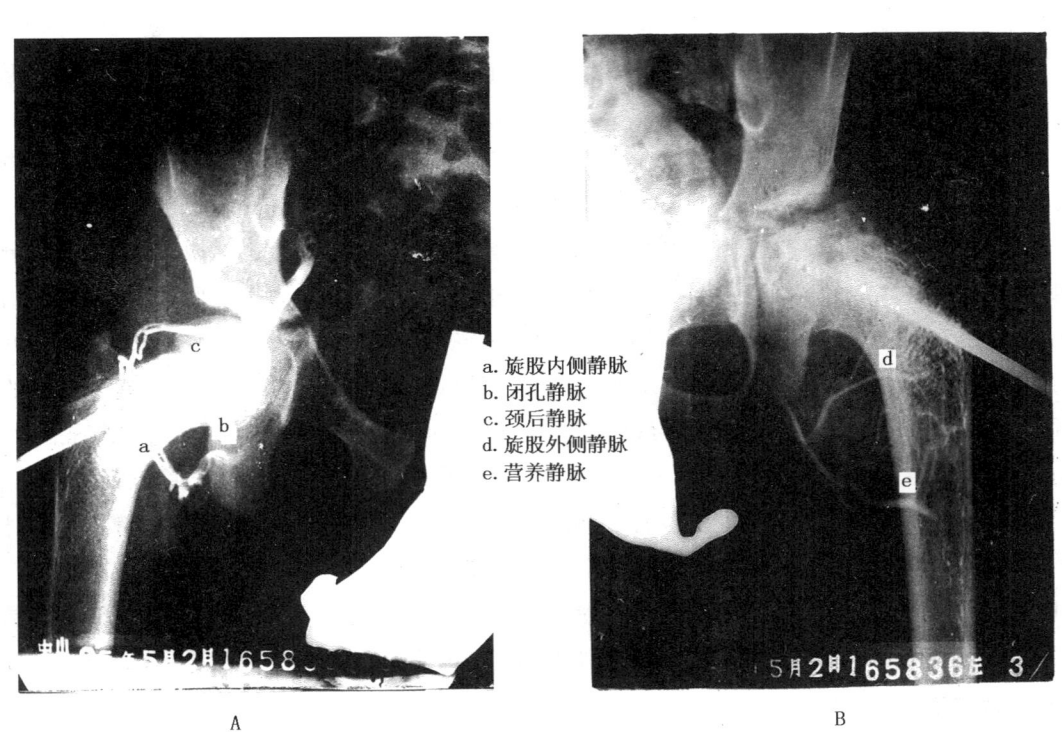

图 7-3-3　髋关节静脉回流路径

A. 正常髋关节静脉回流　B. Legg-Perthes 病中的髋关节静脉回流障碍

以上的解剖学研究集中在股骨头、颈的血供问题。归纳起来，说明人体股骨头的动脉血供与静脉回流在某一发育时期或某些人身上并不完善。这就可以解释股骨头坏死在部分人身上易发生。但这些解剖上和发育方面的不完善并非骨头坏死的必然因素，只可以理解为相关因素。

本病的病因有许多学说，简述如下：

1. 外伤学说 1910年Legg在美国报告本症时就认为创伤为其病因。后来，Waldenstrom在1922年注意到本症股骨头关节软骨下骨折(subchondral fracture)。由于此病多发生在男孩，女孩较少，两者比例约为4∶1，故一些学者相信外伤是本症的病因。Caffey对30例本病进行了详细观察，认为先有股骨头骨折，后有骨化中心退变，进而发生缺血坏死。他认为这是慢性应力性损伤(chronic stress injury)之故。A.B.Ferguson于1985年通过不同年龄股骨头的数字有限分析模型(finite analysis model)研究其应力面(stress field)，他认为7岁儿童在骨骺线上压力增高，横向压力在骺线上方中度增加。只要在这一区域出现挤压或骨小梁骨折，都可能使外侧动脉受损，从而影响股骨头血供。他相信，这种外伤可能是Legg-Calve-Perthes病的原因。

2. 感染学说 最早由Perthes提出，但大部分研究者都未能从本症的关节液中培养出阳性的细菌或其他致病微生物。因此目前多持否定态度。

3. 遗传和体质学说 Catterall(1970)统计388例，结果表明其中有22例出现肾的异常，10例有疝气或睾丸下降不全。Catterall还报告本症患儿有未足月出生的历史，而且10%为臀位，相比之下正常人臀位只有2%~4%。他发现本症患儿之父母平均年龄比正常小孩的父母大，经济收入较低。Osman(1968)和Fisher(1972)证明这些患儿的骨骼成熟年龄比正常人的延迟。Hall等(1979)报告本症常合并幽门狭窄、先天性心脏病和癫痫。这些报告说明本症可能有潜在性发育不良的体质因素。到1984年Salter概括地指出，具有这些体质因素可能潜在着隐性特发性股骨头坏死，而在创伤之后引起病理性骨折才演变为真正的股骨头坏死。另一方面，Osullivan(1985)报告一个家庭有4人同时患有本症，其中3人是兄弟，1人是堂兄，均为男性，年龄在3~8岁之间。另外，Gianne-stras报告一对孪生儿同患本症。Harpes等发现双亲患本症时其后代孪生儿也患本症。Wans-brough(1959)报告本症的3%直系亲属也有同病。Renwick(1972)指出本症患者的父母中有0.3%、亲兄妹中有3.8%、旁系亲属有0.3%患有同病。这些结果也似乎暗示本症与遗传有关。

4. 关节内填塞学说 Jacobs(1960)报告本症患儿中有12%出现"一过性滑膜炎"(transient synovitis)的病史。不少学者曾怀疑本症的股骨头坏死与关节内压上升有关。Woodhous用生理盐水注入幼狗内以维持关节内压为6.7kPa共12小时，2周后处死动物，病理检查发现了实验侧股骨头坏死。Tachdjian(1968)用硅胶填充幼狗髋关节腔，使其压力高达26.7~50kPa，也复制了股骨头坏死。Salter(1966)结扎了小猪的股骨头动脉，并使关节腔内压上升到9.3kPa，结果导致股骨头坏死。然而，Spock详尽地复习了文献后指出，本症中只有1.5%记载有一过性滑膜炎的病史，而一过性滑膜炎中只有6.5%最终出现特发性股骨头坏死。越来越多的学者认为，一过性滑膜炎与儿童特发性股骨头坏死是两种不同的疾病。尽管部分儿童特发性股骨头坏死的早期有关节内滑膜炎的存在，但一过性滑膜炎一般不会演变为股骨头坏死。

5. 动脉阻断学说 1948年Chardles提出了股骨头坏死与心脏冠状动脉梗死引起梗死一样，是动脉供血不足所致。Theron于1980年应用数字减影对股骨头坏死的血供进行选择性动脉造影，造影显示进入股骨头的小动脉有中断现象。

许多动物实验也支持了动脉阻塞可以引起股骨头坏死的观点。Kistler(1934)把炭粉注入兔股骨头营养动脉，复制了股骨头坏死。以后Siller经兔的腹主动脉注入粥样硬化栓子，结果产生了股骨上段梗死。Jones把脂肪栓子注入兔的股骨头动脉，导致了股骨头坏死。Weathesly将玻璃微粒注入猪的动脉系统，其股骨头便出现了梗死现象。这些临床和动物实验的证据，支持动脉血供不足可以导致股骨头坏死的观点。这一理论形成了关于股骨头坏死机制的传统观点。

6. 软骨发育不全学说　本症的早期出现股骨头关节软骨增厚和骨骺板的扭曲是众所周知的事实。有些研究者认为这是软骨发育不全的证据。Ippolito(1982)观察到本症与 Köhler 骨坏死(Köhler 病)有共同的软骨发育不良，因而推想这是软骨的机械抗力不足而产生骨化中心的缺血改变。血管因素只是促使本症的发生而非原始因素。Ueo 等(1987)应用生物力学模型去验证关节软骨增厚是否产生病理改变。他们假定在同一容积的髋关节内，软骨增厚只会引起压力分布改变，结果显示股骨头在这种状态下出现了很高的应力集中(high stress concentration)，股骨头塌陷和坏死。

7. 重复梗死理论　1974 年 Mckibbin 等检查 1 例 2 年前有本症的 9 岁男童，解剖发现，其关节软骨不仅增厚，而且有基部软骨细胞坏死。在骨与软骨的连接处缺乏成熟的软骨细胞。

从这个病例中 Mckibbin 得出结论：①此为一正在愈合的股骨头坏死。②患儿 2 年前已经 X 线确诊为股骨头坏死，但病理证实远未痊愈，尤其骨核之上方无血管化现象。③上、下两区骨小梁一样不正常的粗大，说明是对位承重结果。但无定形的坏死胶原纤维及残存血管，说明是坏死的肉芽组织。为此，他推论儿童特发性股骨头坏死是重复梗死的结果。这一理论，虽未直接涉及病因，但提示了该病长期不愈的线索，颇有启发性。

8. 静脉回流障碍和骨内压增高理论　最早提示本症股骨头坏死的病因为髋关节静脉回流障碍者是 Suramo 等(1974)。接着 Green(1982)、刘尚礼(1986)等都证实了 Suramo 的结果，后来 Heikkinen(1976)和刘尚礼(1995)报告儿童股骨头坏死经手术后，其静脉回流得到了充分的改善，这就反证了静脉回流障碍作为该病的主要原因。另一方面，Green(1982)提出该病大转子骨髓内压有潜在性增高。刘尚礼(1986)报告其股骨颈骨内压确有增高，而经手术后又明显下降。这就为骨内压增高作为其病因提供了理论依据。实际上静脉回流障碍与骨内压增高互为因果。

9. 其他学说　近年来不少研究者发现本症存在生长激素低下，因而认为是内分泌障碍，可能与本症有关。1984 年 Tanaka 等报告 47 例本症血清生长激素 A 明显下降。其中 9 例行 L-Dopa 耐受试验，以激发生长激素释放，有 8 例反应正常。1986 年 Rayner 应用胰岛素诱导低血糖方法测定 18 例 Legg-Perthes 病的生长相关激素，结果与正常对照组相比明显下降。他们提出了垂体-生长激素介质-靶组织是该症发病机制轴心。1986 年 Burwell 等进一步用生物鉴定方法证实 3~5 岁的患儿，其生长激素活性高于正常小孩，但 6~11 岁就低于正常小孩。这就解释了本症患儿上肢正常而下肢则相对缩短的现象。

1981 年 Kleinman 等报告 22 例 Legg-Calve-Perthes 病患者与 21 例正常人比较，其血液黏稠度明显增高。他们未发现有血小板或凝血机制异常。1994 年 Glueck 等提出遗传性 C-蛋白或 S-蛋白缺乏，以及遗传性低纤维蛋白溶解可能是该病的原因。他们通过对 41 例患儿进行检查和家族调查发现，16 例(39%)有 C-蛋白低下，其中 9 例有第一代遗传 C-蛋白低下；5 例(12%)有 S-蛋白低下，这之中有 2 例出现第一代遗传 S-蛋白低下。因此他们认为本症较易出现血栓形成，可能是其发病原因。

1976 年 Neveloes 报告 Legg-Calve-Perthes 病的 IgG 有增高现象，推想其病因可能属于免疫性疾病。国内刘正全等对 51 例患儿进行检测，发现其 IgA 在 3 个年龄组均高于对照组。因而认为该病也可能属于免疫性病变。

(二)临床表现与分型

1. 症状体征　常见症状与体征是跛行，大腿前面或膝部疼痛；关节活动受限，特别是外展与内旋受限。由于髋部疼痛使其外展肌反射性限制，所以 Trendelenburg 征阳性。有时会出现髋部屈曲或内收肌挛缩。大腿和小腿常有肌萎缩。患肢长度较之健侧会轻度缩短。有些研究者发现这些患儿身高低于平均值，骨龄较正常迟 2~4 年，体格瘦小。另一些研究者发现这些患者有超胖现象。

2.实验室检查 常规实验室检查多无特殊发现。仅红细胞沉降率有轻度加快。近来不少研究者报告本症出现血清生长介素 A 下降现象。

3.X 线检查 儿童特发性股骨头坏死的 X 线特征与成人患者有许多相同之处。不少研究者发现本症不仅是骨骺的病变，而且在髋臼与股骨颈一样出现 X 线的病理改变。据梁碧玲等观察，患髋的关节囊软组织影增宽。关节造影发现髋关节囊下部分髋臼隐窝和髋臼下隐窝明显增宽。患髋头臼关节软骨较健侧明显增厚，真性关节间隙也比健侧加宽。早中期患者盂唇软骨增长，晚期则因骨化而反较健侧为短。平片测量其头臼指数和头臼高度都明显减少，提示有股骨头外移和半脱位情况。骨质改变为头骺的软骨下骨折（月牙征），囊样改变与碎裂，股骨头变扁，骨密度增高，干骺端的骨质疏松、囊样改变及股骨颈增粗。患髋的临时钙化带变薄甚至消失。

4.临床分类与分期

（1）Waldenstrom-Ferguson 分类 1922 年 Waldenstrom 和 1934 年 Ferguson 就提出了本症病理发展在 X 线的表现有 3 个不同时期：

1）初期或炎症期：表现为关节囊肿胀，股骨头密度下降，股骨头表面近软骨面下可见骨折征。

2）中期或碎裂期：表现为股骨头坏死、塌陷和小片状的骨密度增高。

3）后期或修复期：表现为股骨头修复，骨密度逐步恢复正常，但股骨头变扁，颈增粗，形成所谓扁平髋。该种分类法一直是许多人对本症分期的基础。

（2）Catterall 分类 到了 1970 年，Catterall 提出病变范围的 X 线分类新概念。他认为本症的病变范围可以分为 4 类（图 7-3-4）：

1）Ⅰ类病变：只侵犯小部分股骨头。

2）Ⅱ类病变：侵犯股骨头的一半，即所谓半头坏死。

3）Ⅲ类病变：侵犯超过股骨头的 1/2。

4）Ⅳ类病变：为全股骨头受累。

这种分类在 X 线分析方面有意义，但对临床预后的估计无太大价值。为此，他和一些研究者又提出了预后不良的五大危险信号：①半脱位。②股骨头碎裂。③骺板水平状。④股骨颈囊状变性。⑤Gaze 征，即股骨头、颈出现 V 形的缺损区。以上 5 个征象又称之为股骨头处在危险状态，是手术治疗的指征。Cotles 认为如患儿超过 6 岁，又具有以上 2 个危险信号，则应进行手术治疗。

（3）Salter 和 Thompson 分类 Salter 和 Thompson（1984）提出了一个简单的分类方法：A 组是骨折线不到全头的 50%，相当于 Catterall 的 Ⅰ、Ⅱ 类。这组患者预后好，无需手术治疗，保守治疗 12~18 个月即可。B 组是骨折线超过全股骨头的 50%，相当于 Catterall 的 Ⅲ、Ⅳ 类。这组的预后不良，需要手术治疗。

（4）Herring 等人的分类方法 Herring 等（1992）提出了一个更新的分类方法：就是把股骨头在正位片分为 3 个柱，正常时外侧柱占 15%~30%，中柱为 50%，内侧柱为 20%~30%。当本病在碎裂期，外侧柱正常者（以健侧对照）预后较好。外侧柱为健侧的 50% 以上，预后欠佳。外侧柱少于健侧的 50% 者，预后更坏。

（5）Thompson 分期 儿童特发性股骨头坏死的临床分期有不同的方法。Thompson 的分期较有代表性。

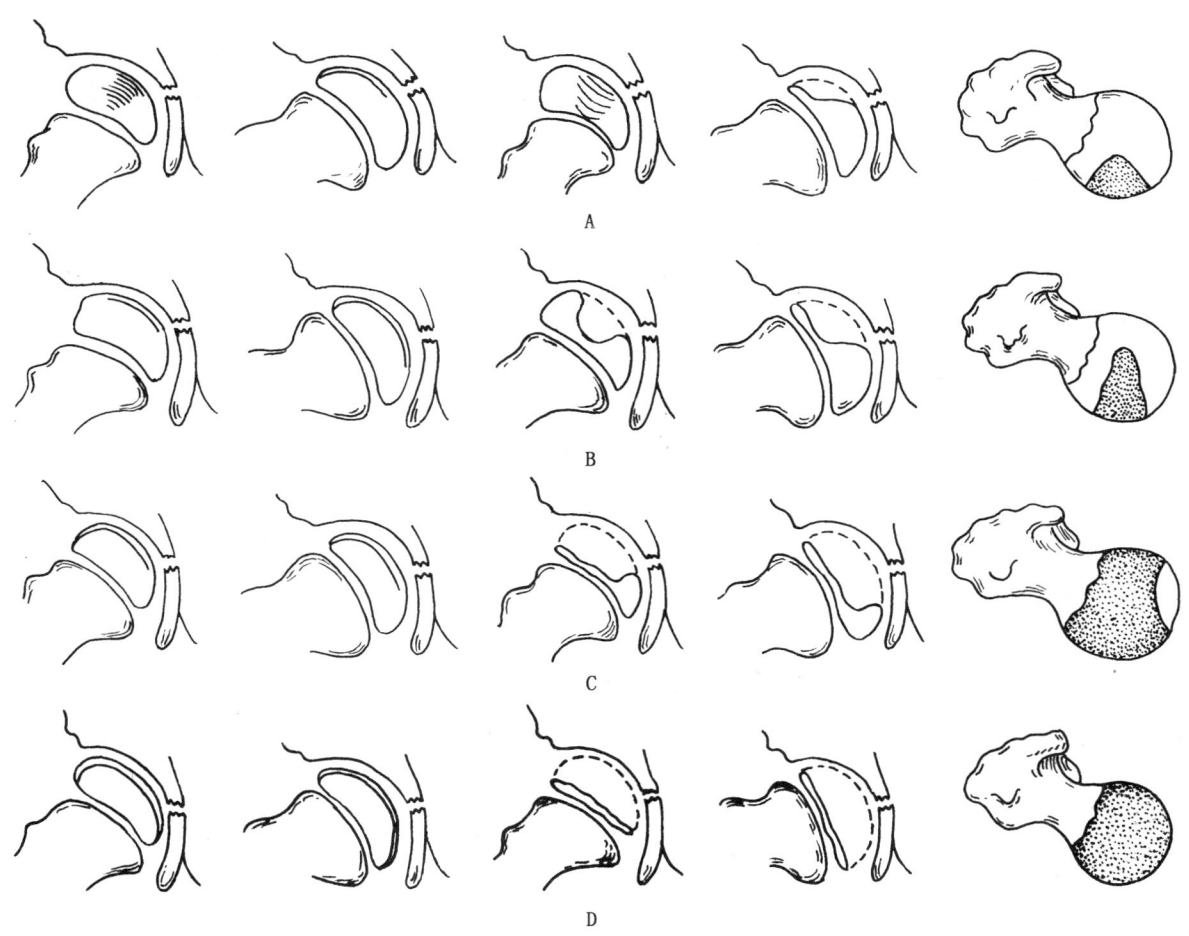

图 7-3-4 特发性股骨头坏死 Catterall 分类

A. Ⅰ类　B. Ⅱ类　C. Ⅲ类　D. Ⅳ类

1)股骨头骨骺生长停止期:在股骨头骨骺血供障碍后,其软骨骨化过程出现暂时的停止。这一期可维持6~12个月。此时,骨骺的高度、宽度渐渐小于健侧。由于软骨继续发育,出现关节间隙增宽。到了此期末,骨骺密度增高,这是新的纤维骨沉着之故。临床上这一期缺乏症状,属于潜在性股骨头坏死阶段。

2)关节软骨下骨折期:这是真性股骨头坏死的开始。4岁以下患儿在进入此期后平均3个月可以从蛙式位X线片上看见这种骨折。但10岁以上者则要平均8.5个月才出现。在Catterall的Ⅰ类,平均4个月出现。在Catterall的Ⅳ类,则要6个月才出现。

3)吸收期:该期又称"碎裂期"或"坏死期"。这时关节软骨下骨折区下方的纤维骨被吸收,代之以血管纤维组织。随后再成为原始纤维骨。这一时期从发病开始要12~17个月。

4)再骨化期:此期亦称愈合期,原始纤维骨逐步骨化。在关节软骨下向骨骺中心不规则地生长,最终形成了大量的新骨。此期的特点是股骨头的硬度恢复,可以支撑体重,使之不再下陷。该期大约要6~24个月。

5)痊愈及后遗症期:此期骨骺完全愈合,遗留或不遗留扁平髋畸形。

(三) 诊断与鉴别诊断

对典型的儿童股骨头坏死病的诊断并不困难。按照其临床症状、体征及X线的征象常可作出正确诊断。但是，对于早期患者，则不易诊断。用^{99m}Tc动态三相骨扫描检查，本症早期可出现患侧动脉峰下降，血池相与静态相核素吸收增高。患侧与健侧髋关节的时间核素吸收曲线会出现相交叉现象。另一方面，如作股骨颈的骨内压测定与静脉造影，则可以反映其骨内压升高与病理静脉回流图像。CT与MRI对早期股骨头坏死诊断有相当的价值。CT的价值主要是能早期揭示软骨下骨折征，从而肯定股骨头坏死的诊断。理论上MRI对早期骨髓组织坏死比CT更敏感。正常时骨髓是高信号反映，当其坏死时则信号降低。根据Mitchell报告，股骨头坏死区外侧有一低信号区，而T_2加权时坏死区内侧出现高信号带，称之为"双线征"。其出现率达80%，有诊断意义。

在鉴别诊断方面，早期要与一过性滑膜炎区别。目前多数人认为，一过性滑膜炎与本症是两种病，而不是一个病的不同阶段。MRI由于能揭示早期骨髓坏死，所以对鉴别诊断有帮助。然而，这两种病早期治疗的原则是一致的，所以不必刻意追求诊断。

单纯滑膜型髋关节结核病与本症早期也很相似，要提高警惕。但是结核病出现红细胞沉降率加快，OT试验阳性等。对鉴别困难者可用PCR技术检验出结核杆菌的存在。

小儿髋关节类风湿与本症早期也有相似表现，特别是有跛行与髋痛而X线片上又未出现骨坏死征象时。然而小儿类风湿是全身的免疫系统疾病，常有低热、贫血、红细胞沉降率加速、虹膜睫状体炎等。只要临床上重视鉴别诊断，就不易误诊。

(四) 治疗

Legg-Calve-Perthes病的治疗方法繁多，可分为非手术治疗与手术治疗两大类。前者包括：①改善患髋的活动范围。②应用非负重的支架。③应用负重支架限制活动。④应用负重支架不限制活动。后者则有股骨头开窗减压术、股骨截骨术、骨盆截骨术等。

1. 非手术治疗　治疗指征一般为：①本症的早期，即股骨头轮廓尚维持圆形时。②Catterall分类中的Ⅰ类与Ⅱ类。③年龄小于6岁的任何类型患者。

(1) 改善患髋活动范围　这种治疗方法的理论依据是本症常伴有髋关节的滑膜炎，并引起内收肌、髂腰肌挛缩。因此，改善其髋关节活动范围的方法有卧床休息、吊带或弹性固定、皮肤牵引和物理治疗等。然而，值得指出的是，这些方法对严重的患者无效。作为手术前的准备亦无多大帮助。

关于牵引问题，Kallio(1985)报告对81例患儿测定其髋关节内压，结果是Legg-Calve-Perthes病平均3.4kPa，一过性滑膜炎平均17.3kPa，化脓性关节炎20.2kPa，反应性关节炎28.0kPa，而荨麻疹为32.3kPa。他发现髋关节屈曲时压力最低，只有2.3kPa，而中立内旋位达26.6kPa。因其会增加关节内压，降低股骨头血流量，他认为牵引是危险之举。Erken(1990)报告类似结果，认为髋关节在90°屈曲位比中立位的关节内压下降了55%。然而，据Serlo等称，应用Russell牵引治疗7~14个月可以降低骨内压和改善其静脉回流。因此，对于牵引治疗Legg-Calve-Perthes病应十分慎重。可能除了松弛髋关节周围肌肉以及维持患儿卧床休息之外无更多的优点。

(2) 非手术的包容治疗　"包容"(containment)的概念由Parker和Eyro-Brook于1937年指出，后被Petire、Bitenc和Harrisen等进一步理论化。确切而言，包容的理论如何使之奏效尚不清楚。但是，临床上包容的标准是股骨头对准髋臼,髋臼能覆盖整个股骨头骺,外侧骺板位于髋臼的边缘或内侧,使股骨头与髋臼位于同心圆状态下重塑。要达到这一点,髋关节要处于外展内旋位。在支架的帮助下,维持这一位置,使头与臼匹配对合。Parvis 等认为,实际上只要把患髋外展 45°即已足够,不必理会内旋或外旋。Denton 也认为应用 Petrie 石膏使患肢外展 45°就能达到 80%包容。据 Petrie 和 Pritenc 的报告,应用双腿外展 45°石膏固定 19 个月,患儿可带石膏行走。其结果表明一组 60 个患儿共 68 个患髋经 7 年零 9 个月的随访,用 Mose 法评定,良好者 41 个髋(60.3%),尚可者 21 个髋(30.9%),差者 6 个髋(8.8%)。同一医院 108 例长期医院卧床非负重治疗,良好者为 48.1%,尚可者为 16.7%,差者达 35.2%。他们认为这种治疗的优点是患儿带石膏行走有利于股骨头重塑,并减少长期卧床治疗的经费。Harrison 等对 200 例患者行非负重外展、屈曲、内旋支架固定,扶拐行走治疗。治疗期平均 23 个月。用 Mose 法评定结果是良好者 54 例(27%),尚可者 72 例(36%),差者 74 例(37%)。由此可见,负重"包容"治疗较之非负重"包容"治疗为优。

然而,对"包容"概念持怀疑态度的人认为股骨头实际面积大于髋臼面积,因此髋臼永远不能把股骨头完全包容。Rab 通过动态步态分析指出,正常人股骨头的前外侧部在正常步态中永远不能完全被髋臼包容。最近 Wenger 等(1991)称"包容"理论在实际临床上的证据不足,互相矛盾的结果也经常出现。他们指出 Salter 等关于证实 Eyro-Brook 的"包容"实验在其他实验室不能重复出来。文献上的"包容"治疗全部是回顾性分析,而且随访时间少于 10 年,这样对"包容"治疗的科学性提出了置疑。上文提及的 Harrison 非负重"包容"疗法效果不算好,而且患髋长期不负重有损其活动功能。Petrie 外展石膏实际上双腿活动有限,显得十分笨重。另一种长方形不活动的外展支架(Newington 支架)其效果与 Petrie 石膏相似。目前有一种支架称之为 Scottish-Rite 支架,仅固定髋于外展位,髋部尚可旋转与屈曲,膝部可自由活动。患儿可行走或骑自动车。然而这一支架不能完全使股骨头包容于髋臼内,文献报告的随访时间亦不足。

综上所述,非手术治疗有一定的效果,但尚存在不少问题。应用这一方法要注意患者的年龄、病变的分期或分类、支架的种类及治疗时间的选择。否则,其效果不佳。

2.手术治疗　现代手术治疗 Legg-Calve-Perthes 病的理论基础仍是包容理论。各种截骨术就是为了使股骨头有一个永久的良好包容。待截骨融合后,股骨头的位置不再偏移,使支架负重治疗的疗程大大缩短。股骨头开窗植骨术能达到降低股骨头内压、刺激骨骺板、促进股骨头愈合的作用。

(1)股骨上段截骨术　目前文献显示,Souer(1952)首先报告用股骨头近端内翻截骨术治疗此病。1958 年 Somerville 则应用股骨近端旋转截骨术治疗该症。引用最广泛的是 Axer(1965)报告的股骨近端内翻、反旋转截骨术。这种截骨术的指征是 Catterall Ⅱ～Ⅳ类股骨头处于危险状态的病例。否则 Lloya-Robert 认为属于禁忌证。任何股骨上段截骨术,术前都要计划好截骨后内翻 10°～29°、反旋 10°～25°。

1)大转子外移截骨术:为转子窝劈开大转子的不完全截骨,劈开后植入髂骨以增加股骨颈的长度。适合股骨头轻度半脱位者,即 Shenton 线正常,但泪滴到股骨颈内沿距离增宽。

2)转子下或转子间截骨术:于转子下或转子间水平截骨后,把近端内翻,远端内移反旋,形成内翻、外展、反旋截骨,再用粗隆钢板固定。这一术式适用于明显半脱位者,即 Shenton 线阳性者。

3)转子内截骨术:病例数有限,随访时间不足,尚需积累更多临床资料。

(2)骨盆截骨术　别名髂骨截骨术。1966 年 Salter 发表了他的生物学塑形学说(biological-plasticity)之后提出了髂骨截骨术治疗 Legg-Calve-Perthes 病。手术方法与治疗先天髋臼截骨术一样。Salter 强调患儿年龄必须在 6 岁以上,必须髋活动正常,股骨头圆形或接近圆形。他又说股骨头病变在全股骨头 50%以上,属 Catterall 的 Ⅲ～Ⅳ类或 Salter-Thompson 分类的 B 类。他报告 110 例符合这些条件的患者,经 15 年随访,用

Mose 法评定结果为:77% 良好,17% 尚可,6% 为差。

骨盆截骨术的另一种术式是骨盆内移截骨术。许多研究者报告此术治疗 Legg-Calve-Perthes 病。Klisic 等(1985)报告 36 例 Legg-Calve-Perthes 病的 37 个髋应用此术,患儿平均年龄 9 岁,结果:包容满意者达 70%,尚可者 27%,差者为 3%。Cahuac 等多数人认为 Chiari 手术适用于年龄较大、畸形较严重的患儿。

(3)股骨和骨盆联合截骨术 Wonger 等指出,如 Legg-Calve-Perthes 病的股骨头太大,包容严重不正时,则单一的截骨术不能保证有好的包容。因此骨盆与股骨联合截骨术就成为这种情况的适应证。Craig(1974)最早报告这一术式,国内刘尚礼(1995)报告 9 例严重半脱位患儿应用此术治疗,术后 5 年随访,优 4 例、良 5 例。

3. 治疗后的评价 Legg-Calve-Perthes 病的评价特别是治疗后的评价问题颇为重要。目前应用最广泛的是 Mose 法。1964 年 Mose 报告,在 X 线的正位与侧位片上对股骨头作同心圆,每一周相隔 2mm 间距。如果正、侧位片的同心圆半径一致,那么,其股骨头是圆的,评价为好。如果两个同心圆半径相差 2mm 以内,评价为尚可。两个同心圆半径相差超过 2mm 则为差(图 7-3-5)。

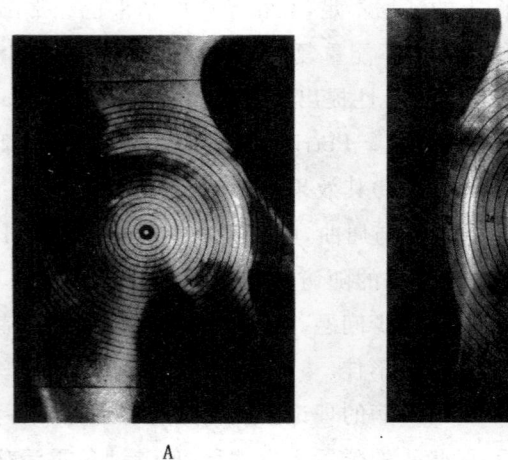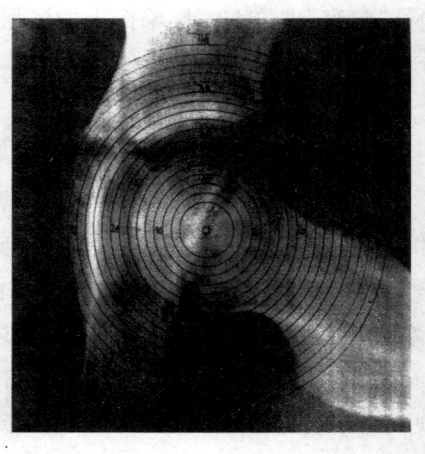

图 7-3-5 Mose 法髋关节正、侧位的同心圆

1981 年 Stulberg 等在 Mose 的基础上又分为 5 级:Ⅰ级为正常;Ⅱ级,用 Mose 法正常,但股骨头膨大,颈粗短;Ⅲ级,股骨头不呈圆形但不扁平,只呈椭圆形;Ⅳ级,股骨头变扁,髋臼也变扁,呈头臼互相一致;Ⅴ级,股骨头与臼都扁平,但头臼互相不一致。

1981 年邱建德等提出了临床与 X 线的综合评价方法,1994 年刘尚礼进行了修改(表 7-3-1):

表 7-3-1 邱氏改良评价表

指数 项目	2	1	0
跛行	无	轻	重
疼痛	无	轻	重
功能	正常	仅旋转受限	屈曲内、外展与旋转受限
Trendelenburg 试验	—	阴性	阳性
X 线头骺总高度	正常	大于健侧 50%	小于健侧 50%

4.影响预后的因素和疾病转归 目前尚无统一的意见如何去估计该病的预后。由于评价标准未统一、随访时间不足、各种难以控制的治疗方式等都使这一问题复杂化。然而,某些因素不断为多数医生所提及,可能对该症的预后有影响。

(1)发病年龄 大多数人发现,若患儿发病在5~6岁之前,其预后和恢复都良好。惟一的解释是年龄越小,就越有足够的时间对受损的股骨头重塑。再者,髋臼在8岁之前较易塑形。但是 Ippolito 对3组不同年龄经平均25年随访,用 Stulberg 分级法去评价,结果是:发病年龄在5岁以下的61例全属Ⅰ和Ⅱ级,而与发病年龄在5~9岁的29例相比较,不存在年龄与级别相关联。第三组20个髋,其发病年龄在9岁以上者则预后明显差,全属 Stulberg 分级法的Ⅲ、Ⅳ和Ⅴ级。

Stulberg 对99例患儿随访了40年,他发现出现症状的骨关节患者是发病年龄在9岁以上和属于Ⅴ级。Mcandrew 和 Weinstein 经47年随访,患儿发病年龄在8岁以上者其髋关节得分(Iowa 髋计分法)呈下降趋势。尽管不少人认为年龄越小,预后越好,但实际上年龄小的患者亦有预后不良者。

(2)股骨头病变坏死的范围 Catterall 曾声称他的分类可以估计该病的预后,有些人同意他的观点。然而多数人认为 Catterall 分类法不能预计本症的最后转归。

(3)X线的股骨头危险征 Catterall 相信某些X线征提示股骨头的预后,这些征象有:①头骺外侧部钙化碎裂。②外侧半脱位。③Gage 征,即头骺与相邻的干骺部外侧区出现一骨化不全区域。④干骺部广泛的骨反应。⑤水平骺板。但他没有指出这一征象在其报告中患者的出现率。Clarke 与 Harrison 认为骺板的抑制可能使预后不良,他们报告的31例中有47%提示骨骺早期闭合。目前对于是否要等到以上的危险征出现才积极治疗尚无定论。最近 Fesguson 和 Howorth、Thompson 与 Westin 都认为若股骨头到了骨化期则畸形停止了发展,换言之,治疗应当在发病的早期或碎裂期就开始进行。

(4)长期随访结果与转归 Stulberg 对经非负重和非包容治疗的88例进行了40年随访,结果是 Mose 法与临床结果无关。例如一位60岁患者可以是Ⅲ级或Ⅳ级及X线上有轻度骨关节病,但临床上都无症状。他认为只有患者为Ⅴ级、头臼不一致才会出现不稳定的骨关节病,以致影响40~60岁的正常生活。Gower 等报告28例患者经非包容治疗,随访48年,平均年龄56岁。其中40%已作关节成形术,另外10%正在等待作关节成形术。即50%的病例要做人工关节置换。

总之,长期随访结果提示本症如不经包容治疗,其预后不良。疾病的转归为大部分在50岁后出现髋关节的骨关节病,而其中50%需要做关节成形术。

二、足舟骨坏死(Köhler 病)

1908年 Köhler 描述了足舟骨一种自限性骨坏死,而且可以同时发生 Legg-Calve-Perthes 病。

(一)病 因

目前认为 Köhler 病由慢性机械性损伤引起。足舟骨位于足纵弓之顶点,当足部运动时,就接受一个持续的机械压力。根据 Köhler 的研究,足舟骨在足部是最后完成骨化的。骨核出现的平均年龄,在女孩是18~24个月龄,而男孩是24~30个月龄。Karp 和 Waugh 等学者也注意到足舟骨的骨核常不光滑。由于男孩的骨化迟于女孩,Waugh 指出男孩的骨化异常较女孩多见。其实,解剖上足舟骨的血供很丰富,理论上坏死的机会较少。坏死的逻辑推理是足舟骨的成熟期迟于周围结构,如楔骨、距骨等。在运动中足舟骨受到周围的压力而使中心缺血坏死。这一推理可以从舟骨坏死的良好预后得到反证。其他类型的骨坏死恢复后总有一些后遗症。但舟骨由于有良好的血供基础，一旦经过治疗解除四周压力之后，骨愈合迅速恢复至正常。

(二) 临床表现

足舟骨坏死多发于6岁左右的儿童，约1/3为两足发病。男孩较女孩迟1年左右。但发病构成比例中男孩占75%～80%，为女孩的3～4倍。常见的症状是跛行，内侧纵弓疼痛，局部肿胀和压痛。胫后肌由于附着足舟骨，也常发生无菌性炎症。

X线所见为受累足舟骨扁平，侧位片上显示前后径变窄，骨质硬化、碎裂、密度升高及伴不规则的骨质疏松。Scaglietti把100例Köhler病与100例正常儿童X线进行对比发现，该病的距骨往往明显从跟骨向前突出。这可能使距骨顶住舟骨，从而对舟骨产生机械压力。

(三) 诊断与鉴别诊断

从患者的年龄、临床表现及典型X线征常可以诊断该病。然而，所谓假性Köhler病是只有X线征状而无临床症状，必须给予鉴别。另外还要注意与儿童类风湿鉴别，后者的足部活动范围常常受限。而本症则否。

(四) 治疗

石膏外固定是有效的治疗方法。常用膝以下短筒固定足部于10°～15°内翻和20°马蹄足，共6～8周。开始3周要完全避免负重。以后可以换石膏，在纵弓上加垫以支持，避免强烈运动。当局部症状明显减退或消失之后，可只应用纵弓支持器。

该病预后很好，舟骨重塑最少6个月，通常1.5～3年。Waush报告12例随访10年以上，全部在足生长发育完成之前舟骨恢复正常，未留任何后遗症。1984年Ippolito报告12例患者随访30年，平均治疗8个月后恢复正常，无一例发生骨关节炎并发症。然而，Borges等(1995)报告14例(平均随访31年)指出，短筒石膏固定可以缩短症状期病程，但不影响最终结果。其中2只足有症状，一只出现跟距关节退行性变化，另一只有大副舟骨存在。其余均属良好。

三、Freiberg 骨梗死

Freiberg(1914)描述发生在足第2跖骨头塌陷的骨梗死病，后Köhler(1920)再次报告同一类病，所以目前欧洲许多人又称之为"Köhler第二病"，以区别足舟骨坏死(Köhler病)，也有些研究者称之为Freiberg-Köhler病。

(一) 病因

确切的病因尚不清楚，但公认为血供不足导致骨坏死。而组织学上也证明为跖骨头的区域性坏死。Smilie认为该病是由创伤引起的病变，而且更多可能是有应力性损伤为前提，而不是由单一外伤所致。Braddock在不同年龄组牵拉第2跖骨和近节趾骨，发现第2跖骨很脆弱，而认为Freiberg骨梗死是由跖骨头近端某种骨折引起。亦有人报告糖尿病合并本症，可能也与血供障碍有关。Stanley(1990)报告31例(33足)指出，只有15%有外伤史，而85%出现受累跖骨长于其他跖骨。

(二)临床表现

过去多强调本症只发生在少年期,但近来文献显示可以发生在任何年龄,以10~20岁之间多见。女性多于男性,约75%的患者为女孩。发病部位以第2跖骨头多见,次之为第3跖骨头,偶可见于第1跖骨头。本症常为单足发病,偶尔双足受累。

临床上以疼痛和功能障碍为主,特别是急性期,跖骨头可能正在塌陷,患者很痛,足前也会出现水肿,但跖骨头塌陷停止之后,症状会缓解。

X线平片可见跖骨头变扁平和不光滑。CT揭示跖骨头内稀疏的骨小梁和骨坏死区。放射性核素扫描可见受累的跖骨头核素浓集,提示其为疲劳性骨折的一种。

(三)诊断与鉴别诊断

根据临床与X线平片可以诊断本症。关键是对足前痛的患者要考虑到本症的可能,否则容易误诊。对早期患者行 ^{99m}Tc 骨扫描可显示热吸收现象,有助于诊断本症。

(四)治疗

对于早期及跖骨头塌陷不明显者,采用制动、牵引和物理治疗效果良好。对症状严重者,则以手术治疗为宜。手术方法有:①局部切除跖骨头颈。②在X线监控之下对跖骨头的坏死灶进行刮除,但不要涉及到跖趾关节。Sproul 等于1993年报告11例,所有患者术后缓解80%的症状。③背屈楔形截骨术,1993年 Kilijian 报告13例,认为这种方法简单可靠;④跖骨缩短术,Smith 于1991年报告15例,全部都能缓解疼痛,缺点是跖、趾关节发生强直。

四、胫骨粗隆骨软骨病(Osgood-Schlatter 病)

本症是胫骨结节的应力性骨折。1903年由 Osgood 报告,其后几个月则由 Schlatter 独立报道,故称 Osgood-Schlatter 病。

(一)病因

当胫骨处于迅速生长时期,其胫骨结节易受牵扯,特别是由于股四头肌的强烈收缩,产生了创伤性应力的累积,使髌韧带牵拉胫骨结节软骨,便产生了本症。一般认为创伤是原始病因,其不规则的钙化是继发变化。除了胫骨结节之外,许多人观察到髌韧带炎症是本症的另一个重要病理改变。组织学检查不能提供骨坏死的证据,其镜下表现也是骨折慢性愈合过程。然而有人报告死骨的存在,甚至遗留到成人。

本症常合并髌韧带内的小骨,也常与 Sinding-Larsen-Johansson 病即髌骨下端骨软骨病同时存在。Sen 等认为髌骨角(髌骨最低点和最高顶点连线与关节面的夹角)在本症明显小于正常值可能是原因之一。

(二)临床表现

本症以髌韧带肿胀和胫骨结节过度增大为特点。好发于11~15岁的男孩和8~13岁的女孩。男孩发病多于女孩。大约1/4~1/2的患者出现双侧胫骨结节受累。临床症状以前膝痛为突出表现。其疼痛在跑步、上下楼梯或跳高后加重,下跪时则有剧痛。体检可见髌韧带压痛、增厚及胫骨结节增大。当膝关节过伸或过屈时,髌韧带附着点出现明显疼痛。膝关节不会受累,也无滑膜炎症并存。

在急性期,X线检查可见胫骨结节周围软组织包括髌韧带的水肿与增厚。应当指出,不规则的钙化即所谓骨质碎裂在正常青少年也时有这种现象,所以不是本症的特点,过去却一直误解为骨坏死。Woolfzey和Chandler观察到本症有3种X线表现：Ⅰ型,胫骨结节突出和不光滑；Ⅱ型,除了Ⅰ型的表现之外,在胫骨结节表面尚有游离的小骨片；Ⅲ型,胫骨结节正常,但其前方有一游离小骨。另外,由于股四头肌的挛缩,髌骨在侧位片上表现为向上移位。

除了X线检查之外,超声波也能检出髌韧带水肿及韧带后面滑液囊的存在,有助于诊断。

（三）诊断

由于本症是应力累积性骨折,其外伤史不一定明显。但临床症状与体征十分典型,因此诊断不困难。X线侧位片的征象可以排除其他病变如骨髓炎等,从而有助于诊断。放射性核素^{99m}Tc检查在胫骨结节部位出现核素浓集现象,亦可作参考。一般而言,单凭临床表现与年龄特点即可正确诊断。

（四）治疗

本症是自限性疾病,当胫骨结节的骨核与胫骨融合之后,其症状与体征自然消失。虽然临床的严重程度因人而异,但保守治疗常获满意效果。激素的局部注射,不同人有不同意见。反对者认为激素可诱发髌韧带断裂；赞成者认为即使没有激素注射,髌韧带也可以断裂,相反,激素可以迅速消除水肿与炎症。我们认为激素局部注射要慎重,不可滥用。当上述保守方法无效时可以使用,但要注意使用的剂量与时间间隔。我们的经验认为每周1次1%普鲁卡因1ml加醋酸泼尼松龙50mg局部注射是安全的,总共3次为一疗程。但如果一次生效,即可停用。

关于手术问题,虽然文献上不少人报告其良好效果,但在急性期千万不要手术。在下列情况下可考虑手术治疗：①经保守治疗无效的严重患者。②反复发作不能根治者。③胫骨结节前面有一小骨形成者。这一小骨虽然在髌韧带后面,并伴有滑液囊形成,但是并不附着胫骨结节。手术常取横切口,切开皮肤后纵向劈开髌韧带,摘除小骨及切除滑液囊。亦有人建议削除过突的胫骨结节。但有人警告,如前方之胫骨骺板未闭合,手术会引起不成熟的融合,最后产生膝反屈,应引起注意。手术后石膏固定膝关节3周。

本病的并发症有：①胫骨骺板前部闭合,而后部继续生长,最后导致膝反屈。②髌骨变形,其特点是髌骨在病变侧增高,结果是髌骨容易脱位及致晚期退行性骨关节炎。

第四节 骨关节感染

一、急性血源性骨髓炎

骨髓炎是骨的一种炎症,是儿童期较常见的骨的化脓性感染。在埃及出土的4000年前的木乃伊中已观察到骨髓炎病变。Nélaton(1844)对这些疾病进行了描述,并命名为骨髓炎。

骨髓炎可发生在任何年龄,但以婴儿和儿童最常见。男性发病率比女性高3～4倍。

（一）病因

骨髓炎的发病原因，根据感染的途径分为3种：①病灶内的病原菌随血液循环进入骨组织，引起急性血源性骨髓炎，是骨髓炎的主要原因。感染的来源，常见疖肿、牙龈脓肿、中耳炎、上呼吸道感染等。②临近组织的感染，直接侵入骨髓，如化脓性指头炎引起指骨骨髓炎。③外界生物体的导入直接污染，如开放性骨折，或骨骼的外科手术或关节穿刺等引起外伤性骨髓炎，常表现为局限性骨髓炎，感染后在骨内形成一小的感染灶；外伤也可提供一个致病菌侵入的门户，如跌伤使干骺端损伤，毛细血管网破裂，局部出血，有利于细菌繁殖，容易引起骨髓炎；继发性的感染，亦可加重早已存在的感染。

最常见的致病菌有金黄色葡萄球菌，约占80%，其他化脓性细菌有肺炎球菌、沙门菌等。在青霉素普遍应用之前，婴儿常有链球菌感染。有时骨髓炎可以有2种或2种以上的细菌混合感染。

急性骨髓炎若治疗不及时，严重者可造成死亡。由于抗生素的进展和广泛应用，死亡率已明显降低。

（二）病理

血源性骨髓炎的特点是病原菌通过骨的滋养血管，首先在干骺端发生感染，引起骨质破坏、坏死，形成病灶，同时出现反应性骨质增生。动物实验证明，通过静脉注射细菌，接种3小时后，在干骺端血管腔内有细菌聚集，因此容易产生区域性感染灶。根据儿童血管形态的解剖特点，长骨滋养血管在骨骺端扩大呈窦状，病原菌容易在此停留聚集。小儿骨骺的血液供应来自干骺端（图7-4-1）。

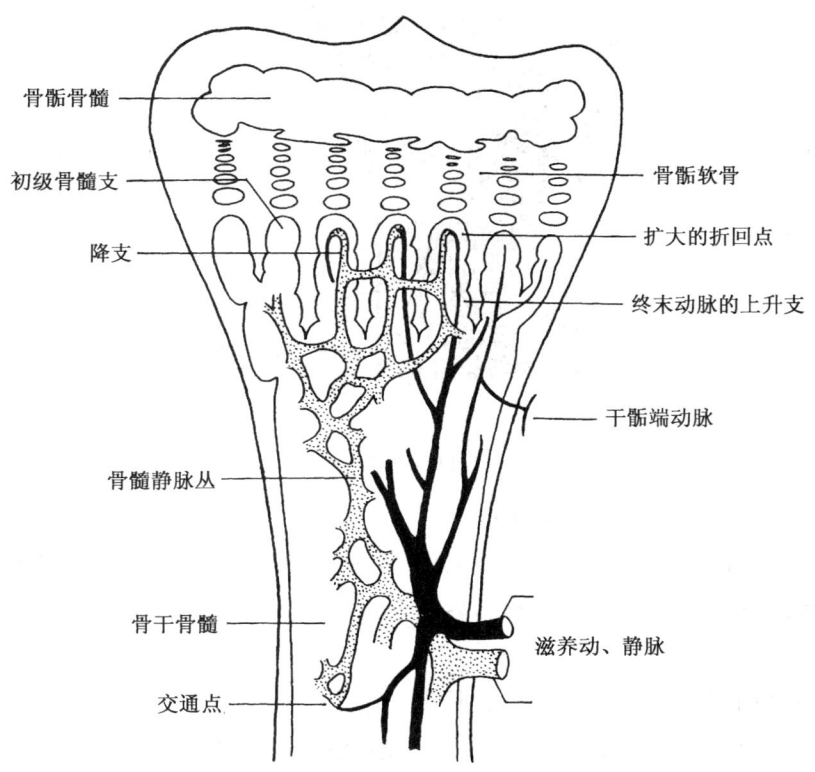

图7-4-1 骨骺的血液供应

儿童长骨滋养动脉分支在干骺端为终末血管，分支丰富，构成网状，在干骺端呈锐利的小襻折回，血液立即注入一宽大的静脉窦系统,此处血流速度明显减慢,成为致病菌繁殖的理想基地。在小襻的静脉侧,感染不断扩散,细菌栓子容易在血管壁上聚集停留,甚至阻塞管腔,进而引起滋养小动脉继发性血栓形成,使血管末端供应区域的骨组织发生坏死,产生病灶。而成人在干骺端的这种血管形态的排列逐渐消失,在干骺端和骨骺之间这种血管吻合方式亦不复存在。所以,成人骨髓炎虽然可发生在任何部位,但干骺端却少见。

骨内炎症的特征为血管充血、水肿,炎细胞浸润,并形成脓肿。在早期,感染骨出现不规则的脱钙、坏死骨组织的吸收,以后出现骨萎缩和废用。典型的组织学表现为干骺端区域性炎性渗出和组织坏死。

骨内病灶炎性渗出物增加,使局部的压力升高,血栓不断扩大,进一步妨碍局部血液循环;而且迫使脓液沿骨髓腔和皮质骨的 Haversian 系统和 Volkmann 管扩散(图 7-4-2)。

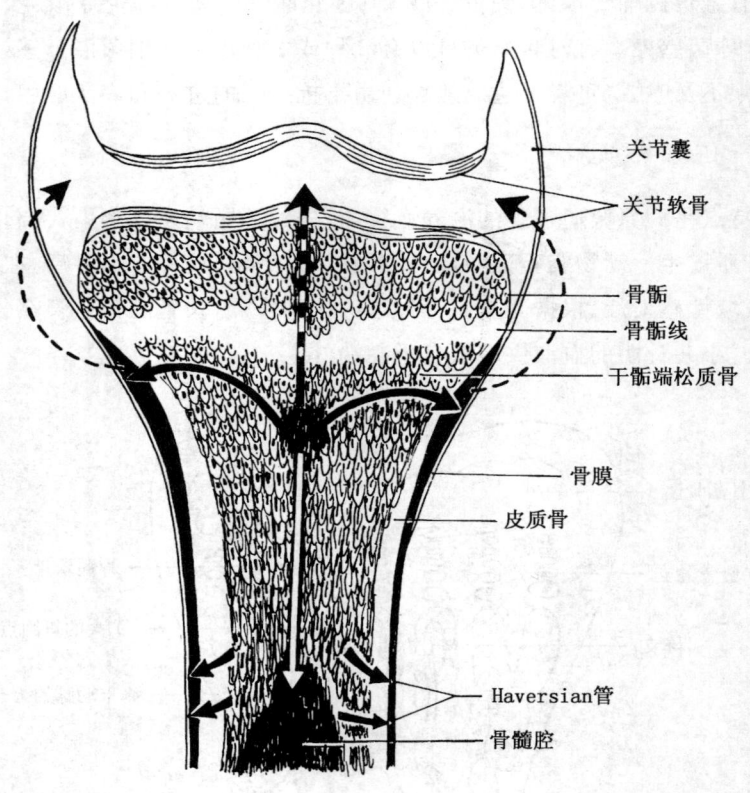

图 7-4-2　血源性骨髓炎的扩散

儿童骨骺的血液供应是独立的,而且骨骺板内生长软骨不含任何血管通道。长骨骺板的机械性屏障作用可防止炎症扩散至骨骺。Trueta 在对生长时期的人类股骨上端骨骺血管形成的变化研究中发现,婴儿早期干骺端血管可穿过骨骺板滋养骨骺,然而在出生后 8 个月长骨骺板逐渐变为屏障,至 18 个月龄前这种屏障作用形成。

小儿骨骼在生长发育期对感染的易感性非常敏感。干骺端病灶,炎性渗出物急剧增加,迅速通过 Volkmann 管蔓延扩散。由于儿童干骺端骨皮质较薄,渗出物容易在此穿破至骨膜下间隙,使骨膜剥离掀起,形成骨膜下脓肿。若感染得不到及时治疗,骨膜破裂,脓液渗入软组织,甚至穿破皮肤形成窦道。儿童的骨膜与骨的附着比成人的松弛,骨膜厚而韧,脓性物质可沿骨干向上、下蔓延,亦可环绕骨干的周围扩散,病变广泛。若干骺端位于关节内,如股骨颈部,脓液可破溃进入关节腔内,引起化脓性关节炎;感染亦可沿骺板蔓延,造成骨骺分离；细菌栓子亦可随血液穿过骺板，引起骨骺感染。脓性渗液也沿骨髓腔，扩散至整个骨髓，髓腔内压力不断增加，经Volkmann管扩散至骨膜下，形成骨膜下脓肿。滋养血管和骨膜血管的小动脉和小静脉，发生栓塞，使失去血液供应的骨皮质和干骺端的松骨质发生坏死，坏死范围的大小与血液供应受损的程度有关。由于小儿骨膜的生理解剖特点，则常发生大段骨或整条骨的坏死。成人因骨膜薄，附着紧密，很少形成广泛的骨膜下脓肿，所以骨坏死的范围也比较局限。在坏死骨周围有肉芽组织形成，使之与活骨组织分离，形成死骨。

当死骨发生时，骨膜的修复过程亦即开始。骨膜下血液供应丰富，围绕死骨形成肉芽组织后，新骨形成。因炎性充血，新生的活骨组织逐渐加厚形成包壳，包壳与死骨之间有炎性肉芽组织填充。在包壳形成过程中，脓液外流或穿破包壳形成窦道。在死骨形成和包壳穿孔过程中，尚未萎陷的无效腔内隐藏大量细菌、肉芽组织和死骨。这种结构的变化是骨髓炎的慢性期，其特点是死骨持续存在，脓液连续或间断的从窦道内排出，甚至穿破皮肤长期不愈合，或反复的炎性发作，使周围皮肤色素沉着，形成大量瘢痕。

部位：骨髓炎好发部位，以股骨的下端和胫骨上端干骺端多见，其次为股骨近端和桡骨及肱骨的远端。此外，其他骨亦可发生。扁平骨如髂骨发生骨髓炎，其感染情况可能不易被发现。有些儿童有感染灶的病史。

(三) 临床表现

1. 症状体征　全身症状主要为急性败血症表现。起病急，有全身中毒症状如高热、寒战、精神不振、食欲低下、恶心、呕吐，有时出现脱水。感染未及时治疗，患儿可出现中毒性休克、惊厥、神志不清。新生儿和小婴儿往往缺乏全身症状，或表现轻微。出生后不久的新生儿亦可不发热，但有烦躁、拒食和体重不增。因此，早产儿和新生儿由于全身症状不明显，不易识别，容易延误诊断和治疗。

局部炎症表现，疼痛是最突出的症状。持续剧烈的疼痛，可因轻微活动而加重。此乃骨内炎性渗出和脓液张力增加所致。患肢不敢主动活动（假性瘫痪），勿认为有麻痹性神经肌肉疾病。下肢受累患儿，拒绝负重或有跛行。随病情的发展，骨膜穿孔，脓液流出，骨内张力减低，疼痛有所缓解。

患骨干骺端明显触痛。检查时婴儿哭闹不止，当压至病变部位后，患儿突然哭闹加剧，可作为测定炎症部位的重要线索。高热持续数日不退，局部症状更加明显，肿胀、疼痛、皮肤温度高。早期患处皮肤颜色改变不明显，当炎症波及体表时，皮肤红肿。

邻近关节的肌肉常有保护性痉挛，使关节处在比较舒适的位置，常呈屈曲状，但比化脓性关节炎的屈度小。数日后，邻近关节偶有反应性渗液，为无菌透明液体，应慎重与炎性液体作鉴别诊断。发病后因骨质破坏可发生病理性骨折。

一般小儿体质较弱，营养不良，呈贫血貌。全身有感染灶或外伤史。脓液穿破皮肤形成慢性窦道，体温恢复正常，疼痛明显减轻，肢体增粗，皮肤色素沉着，瘢痕形成。有时窦道暂时愈合，炎症反复发作，逐渐进入慢性骨髓炎阶段。

2. X线检查　发病最初几天，症状出现之后，常规X线检查，在长骨的干骺端仅能显示局部深层软组织肿胀，炎症部位的肌肉透明度降低。肿胀的软组织与病骨接近，而透明的深部肌间隙与骨分离移位。这些变化仅表现在局部的软组织内，可作为对侧肢体的对照鉴别。5～10天内，感染骨的结构、X线照片无明显改变。不久，肿胀的肌肉和透明的肌间隙消失。初期，深层肌受累，以后浅层肌群改变，最后皮下组织产生水肿。5天内，局部炎性液渗出，使干骺端髓腔影像模糊，似烟雾状。CT检查亦只显示软组织的变化，并不优于X线表现。CT早期显示骨髓腔致密度增高。

7～12天，由于炎性渗出充血坏死，干骺端出现不规则的斑点状疏松区，骨小梁吸收。不久，骨膜下有新骨形成，表示感染的蔓延已穿过皮质骨。脓液沿骨干的髓腔扩散，X线透射区不断出现，其范围亦逐渐增大。分离的死骨致密度高，周围包绕的肉芽组织间隙透光低，所以界限清楚。死骨致密度高的原因是死骨得不到血液供应，仍保持其原始矿物质内容，邻近的活骨由于充血而明显脱钙。

及时和适当的抗生素治疗，急性骨髓炎的X线表现可获得明显改善。轻度感染，可立即控制骨髓炎，恢复正常。严重感染者，X线表现恶化，愈合迟缓。

3. 放射性核素骨扫描　在发病24～28小时期间，急性骨髓炎进行放射性核素检查可作出诊断，而X线平片一般10～14天才显示骨的变化。骨扫描在骨髓炎症部位放射性核素浓集增加，这种放射现象的增加，可持续6个月之久，直至病变部修复。病变部位的血流灌注或骨代谢改变之前，骨扫描正常，不能排除急性骨髓炎的存在。矫形外科医师应了解，骨髓炎扫描过程可能出现假阴性或假阳性现象。核素聚集的增加是非特异性的，在非急性骨髓炎的一些疾病也可发生这种现象。骨扫描是一种非侵袭性且可靠的检查方法。在X线出现改变之前，90%以上可以确诊。

扫描定位在局部缺乏临床体征时，扫描可引导医生决定穿刺抽吸或引流的正确位置。全身扫描也可发现多处感染灶。儿童出现骨髓炎可疑的症状和体征时，应常规进行骨扫描检查。应该强调，在确诊急性骨髓炎之前，应结合临床病史、物理体征、实验室检查（周围血常规、红细胞沉降率、血培养和骨穿刺抽吸物培养、革兰染色检菌）、X线检查以及选择性的病例CT检查等进行分析。偶尔，在诊断困难的病例，MRI检查亦可显示骨的病理改变。对可疑的急性骨髓炎，矫形外科医师估计临床体征非常重要，如果骨扫描或其他一些检查不能迅速诊断时，不应延误干骺端的穿刺抽吸检查。

骨扫描的缺点，一个常见的非技术性问题——儿童不合作或肢体异常扭转不能很好地制动，均可能出现假阴性或假阳性结果，误解为其他原因。骨扫描可能出现假阳性，如一治疗中的强直性痉挛的新生儿，静脉注射葡萄糖酸钙，可能外渗引起疏松结缔组织炎。骨扫描时，由于软组织内的钙盐使核素浓集，将导致假阳性。另如成骨细胞瘤和压缩性骨折等均有核素浓集现象。有时急性骨髓炎可能出现一"冷"的骨扫描（局部缺乏成像），主要是骨髓血栓形成的结果，或骨内脓肿和外在压力、邻近骨膜下脓肿压迫滋养动脉，使局部微循环压缩所致。骨扫描"冷"现象，可能在患儿发病的初期有过"热"的表现。"冷"扫描的其他原因，如肢痛患儿——代谢性疾病、外伤性无菌坏死、镰形细胞疾病等。

常用的放射性核素^{99m}Tc扫描为首选方法。如果不能确诊时，亦可用^{67}Ga枸橼酸盐扫描。该核素对感染的诊断亦非特异性。化脓性炎症、某些肿瘤，其摄入量均可增加。该核素受血流速度、软组织对核素的清除以及内脏活动等因素的干扰，显像缓慢（超过48小时）。与^{99m}Tc相比，患者接受的放射剂量较大。^{67}Ga枸橼酸盐的优点，表现为与炎性组织的亲和力的特异性较大。实验和临床均证明，在临床症状发作后不久，核素的摄入量开始增加，而且比^{99m}Tc出现早。用^{67}Ga扫描，出现的假阳性与出血及骨梗死有关；在中性粒细胞减少和病灶直径<1cm者，相对地容易出现假阴性。

放射性核素^{111}In-WBC，对发现脓肿和急性感染性疾病具有特异性。其缺点是制备时间较长（大约3小时），显像缓慢（需6～24小时，^{99m}Tc为2～3小时）。放射至脾和造血器官的浓度大于枸橼酸^{67}Ga，更大于^{99m}Tc。

有人将培养的金黄色葡萄球菌溶液直接注射到兔胫骨近端的干骺端引起急性骨髓炎。其后4周连续用X线平片和放射性核素检查（用^{111}In氧化物标记白细胞及^{99m}Tc）。观察和定量分析放射性核素^{111}In和^{99m}Tc，胫骨感染部位的活性与对侧骨比较。第1周，对标记白细胞扫描呈阳性（83%）；^{99m}Tc骨扫描其阳性率为

22%（$P<0.005$）。第 2 周,白细胞和骨扫描均为阳性。此后,骨扫描比白细胞扫描的活性大。CT 检查,第一、二周感染骨的髓腔稀疏率显示增加。X 线平片在第 12 天后成为阳性。以上研究结果表明,急性骨髓炎的患儿,白细胞扫描和 CT 诊断比 ^{99m}Tc 骨扫描和 X 线平片早。

实际上,当临床症状和体征可疑急性骨髓炎时,宁可先用 ^{99m}Tc 进行骨扫描。^{99m}Tc 骨扫描的结果不确切时再用 ^{67}Ga 枸橼酸盐检查。如果病灶直径为 2cm 或更大时,又无中性粒细胞减少症,应在 48 小时内出现阳性结果。^{111}In-WBC,不推荐作为常规检查方法。应该强调,新生儿骨髓炎用 ^{99m}Tc 骨扫描,对早期诊断不可靠,其准确率为 $30\%\sim40\%$。

4. 实验室检查　血液检查白细胞计数增高,分类以中性粒细胞的百分率明显增高,核左移。病情危重患儿,白细胞计数可能正常。血培养可为阳性,特别在高热时采取标本,阳性率显著升高。

(四)诊断与鉴别诊断

主要表现为全身败血症。起病急剧,全身出现感染性中毒症状,如高热、发冷、寒战、全身不适、烦躁不安、哭闹不止、食欲不振、脱水、精神委靡、有时惊厥。肢体持续性疼痛,阵发性跳痛,局部肢体环周肿胀,皮肤发亮,皮肤温度增高,局部压痛显著。肢体呈屈曲状,活动受限,拒绝搬动,有时肌肉痉挛。肢体叩痛明显,随髓内压力增高而明显,渗液穿破骨膜至软组织或皮下后,疼痛缓解。由于骨质破坏可产生病理性骨折、骨骺分离或关节脱位。

败血症患儿肢体出现任何异常,均应进行骨的感染方面的检查,肢体疼痛、肿胀、长骨干骺端触痛,应考虑为急性骨髓炎。早期诊断和及时治疗,预后良好。不要等待骨在 X 线片上出现破坏和骨膜下新骨形成时再治疗。延误诊断,骨组织破坏,可造成慢性骨髓炎。

婴儿和儿童有许多常见的疾病应与本症鉴别。如急性风湿热、化脓性关节炎、急性类风湿关节炎、疏松结缔组织炎、急性白血病、脊髓灰质炎、婴儿骨皮质增生症、维生素 A 过多症、恶性肿瘤如尤文肉瘤等。

(1)关节炎　急性骨髓炎严重的压痛部位,常局限于干骺端,而关节炎(如化脓性关节炎或风湿性关节炎)压痛部位在关节平面,关节活动时疼痛明显加剧,活动障碍。前者,活动邻近关节时,其活动度不受限制,疼痛轻微。观察肿胀部位和范围,急性骨髓炎虽能引起反应性关节积液,但肿胀突出部位仍是长骨的一端。相反,化脓性关节炎患儿只表现关节肿胀。关节炎性病变,核素 ^{99m}Tc 骨扫描显示关节周围摄取量很少增加,而骨髓炎对放射性核素摄取量,在干骺端明显增加。关节穿刺有利于鉴别。

(2)疏松结缔组织炎　表现为皮肤发红,组织肿硬,界限清楚。骨髓炎即使位于皮下的胫骨、锁骨、尺骨,皮肤的变化也要晚些时间才可出现。疏松结缔组织炎对 ^{99m}Tc 的摄取量显示在病变的软组织内弥漫性增加。足量抗生素治疗后,一系列扫描可见局部迅速减少核素浓集。急性骨髓炎则骨局限性的核素摄入量明显增加,一系列扫描,核素的浓集不变或更高,可持续 6 个月以上。

疑诊急性骨髓炎者,在病变区进行穿刺抽吸检查,确定有无脓液,可以明确诊断。吸出物作细菌检查和培养,鉴定病原菌和药物敏感试验,协助医生决定是否引流。

穿刺可在 X 线监控下进行,引导穿刺的位置和准确的深度。用 16~18 号腰椎穿刺针,穿刺时加用针芯。穿刺骨膜下,如无脓液,则穿入骨皮质,在干骺端的小梁间隙抽吸。发病之初,仅能抽出一些血性液体或血液。这些抽吸物也应送实验室作培养及药敏试验、涂片和革兰染色检菌。同时作鼻腔、咽部和皮肤任何部位的感染灶及血培养,及早确定病原菌。

邻近关节有反应性积液时,应与化脓性关节炎鉴别。在进行关节穿刺时,应通过正常皮肤,避免污染清洁的关节。

(五)治疗

急性骨髓炎处理过程中,治疗的时间和年龄是两个重要因素。早期诊断和及时治疗,可防止炎症发展成骨脓肿或慢性骨髓炎。

1.急性血源性骨髓炎　急性血源性骨髓炎可分为早期无脓肿期和晚期脓肿期。早期表现为局限性疼痛、压痛和肿胀,少于48小时;若症状已出现3天或3天以上者为晚期。所以脓肿存在与否是急性骨髓炎早、晚期的区别点。

(1)抗生素治疗　急性血源性骨髓炎必须尽早处理,早期行抗生素治疗。治疗开始的时间是个重要因素,不需要等待细菌培养等检查结果。选用杀菌性抗生素,能够杀死病原体。但主要是依赖患儿自身的抵抗力消除感染。具有杀菌效能的抗生素,包括青霉素和头孢菌素类,两者能干扰细胞壁的合成;而氨基糖苷类如庆大霉素、妥布霉素和阿米卡星能抑制细菌菌体蛋白质合成;此外,还有万古霉素和克林霉素。

通常,静脉给抗生素,感染部位可以达到最理想的药物浓度,但骨骼较难达到高浓度,且无法准确评估骨内抗生素的浓度。一般认为,应用克林霉素、青霉素和第二、三代头孢菌素类及庆大霉素、利福平等抗生素时,部分抗生素可进入骨和滑液。

对骨和关节感染早期抗生素治疗时,应根据患儿的年龄给予大剂量的广谱抗生素,尽可能早地控制病感染。革兰染色可进一步确定骨和关节穿刺液的致病菌,如果阳性,对选择抗生素很有指导意义。

血液、骨组织、关节液培养药敏确定后,可对早期应用的抗生素作调整,更换为有效的窄谱单一抗生素继续治疗。在医院内长期应用广谱抗生素治疗,可能引起耐药菌和真菌感染,而窄谱抗生素的应用可以减少此并发症的危险。

患儿需要足够长的抗生素治疗过程,以减少感染的复发或避免发展成慢性感染。有人报道,急性血源性骨髓炎无并发症时,静脉抗生素治疗至少应用21天。例如葡萄球菌引起的骨髓炎,治疗少于21天者,19%发展成为慢性或复发性骨髓炎;而超过21天者,仅有2%发展成为慢性或复发性骨髓炎。

急性血源性骨髓炎的致病菌,随患儿年龄不同而变化。因此,早期抗生素治疗,必须根据年龄组最可能的病原菌来选择抗生素(表7-4-1)。

表7-4-1　各年龄组骨髓炎的致病微生物

年龄组	常见	少见	罕见
新生儿	金黄色葡萄球菌 β链球菌 埃希球菌	流感嗜血杆菌	念珠菌属
1个月龄~3岁	金黄色葡萄球菌 链球菌	流感嗜血杆菌 假单胞菌类	念珠菌属 人型结核杆菌
>3岁	金黄色葡萄球菌 链球菌	假单胞菌类	人型结核杆菌 念珠菌属

1)新生儿骨髓炎:有人对出生后10周以内骨髓炎患儿的致病菌变化进行了观察。1965年以前多见葡萄球菌感染(96%),1965~1977年最常见致病菌为β链球菌(38%),其次是金黄色葡萄球菌(28%)和革兰阴性肠道杆菌(19%)。此期的新生儿骨髓炎最主要的致病菌是β链球菌。此菌株引起的新生儿骨髓炎,有两大特征:发病为亚急性,病程缓慢,无明显痛苦;多为单一骨发病,常见肱骨的近端。对可疑的新生儿骨髓炎,应

根据经验给予抗生素治疗,青霉素酶稳定性青霉素,如萘夫西林(nafcillin)〔年龄＞7天者,75～100mg/(kg·d),每6～8小时1次〕控制葡萄球菌和β链球菌,同时加用氨基糖苷类如庆大霉素(gentamycin)、阿米卡星(amikacin)或拉氧头孢(latamoxef)控制革兰阴性菌。另一治疗方案是,选用头孢曲松(ceftriaxone)或头孢呋辛(cefuroxime)单一药物控制各种致病菌也有效果。

2)1～24个月龄的婴儿骨髓炎:20%的病例由流感嗜血杆菌和肺炎双球菌引起,若有骨髓炎症状的患儿出现假性脑膜炎或嗜睡时,应行腰穿检查,因为18%的流感嗜血杆菌感染的患儿合并脑膜炎。此年龄组应选择能够渗入脑脊液并能治疗常见致病菌的抗生素,如头孢曲松、头孢噻肟(cefotaxime sodium)或头孢呋辛,萘夫西林和氨苄西林(ampicillin)联合应用也有一定效果,因为能协同耐氨苄西林抗流感嗜血杆菌(β内酰胺阳性菌株)。

3)3岁以上儿童骨髓炎:3岁以上儿童血源性骨髓炎致病菌多为金黄色葡萄球菌和链球菌。单一应用半合成的青霉素,如萘夫西林(表7-4-2)。

表7-4-2　儿童急性骨髓炎和关节炎的早期抗生素治疗方案

年　龄	抗　生　素
＜2个月龄	新型青霉素＋氨基糖苷类 新型青霉素＋拉氧头孢钠 头孢曲松 头孢呋辛
＞2个月龄,＜3岁	拉氧头孢 头孢呋辛 头孢噻肟
＞3岁	萘夫西林＋氨苄西林 萘夫西林

静脉抗生素治疗后口服抗生素治疗,最初3～14天用抗生素静脉治疗,而后口服抗生素3～6周。口服治疗的患儿应每2周进行血清药物杀菌效价高峰的测定。

虽然肠道外或口服抗生素的合理疗程尚未确定,但抗生素静脉治疗21天的方法,可使临床症状和感染体征消退,红细胞沉降率恢复正常,证明是有指导意义的(表7-4-3)。

表7-4-3　小儿骨关节感染抗生素剂量表

药物名称	每日剂量	时间	给药途径
氨苄西林	200mg/kg	q6h	iv,im
青霉素	10万 μg/kg	q4～6h	iv,im
新型青霉素	200mg/kg	q6h	iv
庆大霉素	7.5mg/kg	q8h	iv,im
阿米卡星	15mg/kg	q12h	iv,im
拉氧头孢钠	225mg/kg	q8h	iv
头孢曲松	75mg/kg	q12h	iv,im
头孢噻肟	150mg/kg	q8h	iv
头孢呋辛	75mg/kg	q8h	iv

续表

药物名称	每日剂量	时间	给药途径
头孢噻吩钠	150mg/kg	q4~6h	iv
羧苄西林	400~600mg/kg	q4~6h	iv
哌拉西林钠	200~300mg/kg	q4h	iv
乙胺丁醇	25mg/kg	qd	po
链霉素	15mg/kg	qd	im
异烟肼	10~20mg/kg	qd	po
利福平	15~20mg/kg	bid	po
两性霉素B	1mg/kg	>6h	iv

(2)骨科治疗 患肢应用夹板固定于功能位。肱骨上端或股骨近端感染时，可行平衡皮肤牵引，局部制动。保持患儿舒适的体位，休息好。每天检查病变部位，以评价局部体征对抗生素治疗的反应和邻近关节有无炎性反应。一般给予支持疗法，解热药、静脉输液及新鲜血液、纠正贫血、高蛋白饮食和多种维生素。

1)外科手术引流术：早期确诊者，而且患儿抵抗力强，细菌侵袭力弱的轻型骨髓炎，系统治疗后，在24～48小时内局部和全身症状能够迅速改善，局部压痛减轻，体温几乎降至正常，因此不需要外科手术减压治疗。抗生素治疗应持续6周，前3周静脉或肌内注射，尔后改为口服，使血液保持有足够的药物浓度。

延误诊断者、已有脓液吸出或X线片显示骨破坏时，应立即手术减压。在手术室拍片，用穿刺针作引流部位的标志，确定位置。外科治疗脓肿的原则是引流，包括穿刺、切开软组织和骨的减压。切取组织作病理检查和脓培养。注意避免损伤骨骺板。不应广泛剥离骨膜，否则将进一步影响骨皮质的血液循环。病变部位的减压，应开小窗，切除1~2cm皮质骨引流。大面积开窗，可减弱病骨，易导致病理性骨折。对病灶进行搔刮，用大量生理盐水冲洗。骨髓腔的深部置入1或2条打孔的硅胶管，其外连接冲洗和引流器，创口按常规缝合。根据局部和全身情况，一般引流管保留5～7天。

2)应用抗生素 全身继续应用抗生素治疗。一旦炎症消退，患肢解除石膏的时间逐渐延长，直至部分负重，根据X线片显示骨结构的完整性和个体情况，以及关节活动的范围和肌肉功能等，逐渐增加活动，以避免压力性骨折。

2.亚急性骨髓炎 亚急性骨髓炎起病缓慢隐匿，疼痛轻微，功能障碍不著。全身体征和实验室检查无明显变化。1936年Brodie首先报道亚急性骨髓炎，其特征为无急性症状的胫骨局限性脓肿，也有人称为原发性慢性骨髓炎、原发性亚急性骨髓炎。

(1)病因 原发性亚急性骨髓炎的发生是由于致病菌毒力低，机体抵抗力较高，使骨的炎症没有全身和局部症状表现。金黄色葡萄球菌是常见的致病菌。

(2)临床表现 起病缓慢。在就诊前数周可能出现过局部轻微疼痛或不适。一般患儿无发热，亦无中毒症状，很少有功能障碍。检查局部有轻度或中度的触痛，病变区可能有轻度或中度的软组织肿胀。

(3)实验室检查 无急性炎症表现，白细胞计数和分类正常，但红细胞沉降率较快。

亚急性骨髓炎与急性骨髓炎的区别(表7-4-4)。

表 7-4-4　亚急性骨髓炎与急性骨髓炎的区别

项目	亚急性骨髓炎	急性骨髓炎
位置	骨干、干骺端、骨骺骺板	干骺端
疼痛	轻或中度	严重
全身表现	无	发热,嗜睡
功能障碍	无或轻微	明显
先前抗生素治疗	30%～40%	偶尔
早期 X 线表现	常异常	骨正常
白细胞	常正常	常升高
红细胞沉降率	常升高	常升高
血培养	罕见阳性	50%阳性
骨培养	60%阳性	90%阳性

(4)X 线检查　X 线特征根据局部解剖和形态、周围软组织对低度炎性过程的反应而变化。X 线表现应与良性或恶性肿瘤相鉴别。

(5)诊断　亚急性骨髓炎的临床和 X 线诊断均较困难,可延误长达数月。50%的病例误诊为良性或恶性骨肿瘤,也常误诊为少年型类风湿关节炎。

通过骨培养和骨病变组织学检查才可确诊。约半数病例骨培养有细菌生长,常为凝固酶阳性的葡萄球菌。

(6)治疗　病变部位进行外科搔刮术和冲洗,行抗生素治疗和肢体固定。手术在 X 线监控下,暴露干骺端,应避免损伤骺板。预后良好。手术后症状迅速消失,X 线显示愈合。抗生素治疗可持续 6 周。

3.慢性骨髓炎　慢性骨髓炎多与急性骨髓炎治疗不彻底有关。

慢性骨髓炎常因骨质硬化致局部血流减少,抗生素进入病灶内困难。外科手术治疗,主要是引流病灶,去除无生机的纤维组织和所有的肉芽组织,髓腔减压。为彻底消除感染,应切除病变至正常骨边缘。过早切除尚未形成包壳的死骨,会导致骨干大块缺损,因此应保留骨和骨壳的完整性,以免发生骨折。创口内放置冲洗引流管,用软组织覆盖感染骨,闭合伤口。偶尔行皮肤移植,改变了过去慢性骨髓炎创口填塞凡士林纱布完全开放引流的做法。

慢性骨髓炎很难查出感染细菌,因此抗生素的应用,常常是医生根据经验来选择。继发于急性骨髓炎者应以原始灶致病菌参考用药。手术后或复发性骨髓炎,金黄色葡萄球菌仍为常见的致病菌。应选择萘夫西林或头孢噻吩治疗。抗生素的治疗时间要比急性骨髓炎长,大剂量口服抗生素持续 6～12 个月。尽管手术和药物治疗相结合,慢性骨髓炎仍然常会复发,这种复发性感染需反复的抗生素和手术治疗。

慢性骨髓炎骨包壳形成之前,过早地切除死骨,可导致长骨干大块缺损。

顽固性慢性骨髓炎合并窦道时,0.25%的病例在成年后可并发鳞状上皮癌或肉瘤。

(六)骨髓炎的几个特殊部位

(1)锁骨　锁骨骨髓炎罕见,发病率为 0～7%。锁骨急性骨髓炎的诊断常被延误。锁骨内侧是好发部位,这是由于锁骨胸骨端比肩峰端的血液供应丰富,生长较快所致。早期症状和体征不明显,有时表现为低热、白细胞计数升高和红细胞沉降率加快。感染区出现疼痛、触痛和局部温度高。锁骨内侧疼痛肿胀应与骨折或骨折不连接相鉴别。有时误诊为锁骨新生物和肿瘤，如尤文肉瘤、嗜酸性肉芽肿、成骨肉瘤或动脉瘤样骨囊肿。胸锁关节化脓性关节炎，特别是淋病性关节炎，酷似锁骨急性骨髓炎。X线显示局部软组织肿胀，骨质出现透明区，骨膜下新骨形成和不规则的骨质破坏，逐渐加重。^{99m}Tc 骨扫描显示核素吸收浓聚，CT 检查有助于诊断。早期诊断并行及时的抗生素治疗，预后良好。延误诊断，出现骨破坏或脓肿形成时，需外科手术切开和引流。锁骨慢性骨髓炎可通过感染区的碟形手术和引流，肠道外抗生素治疗。锁骨部分或次全切除适用于顽固性病例。骨膜下切除病骨可出现某些程度的再生，功能障碍不严重。

(2) 脊柱　椎体骨髓炎常常是多个椎体受累，糖尿病患儿多见。症状发作急剧，呈暴发性过程。临床上表现为急性背部疼痛，局部压痛，高热，白细胞计数升高。^{99m}Tc 骨扫描检查，显示感染椎体放射性核素吸收升高。CT 检查可准确显示软组织肿块的范围、骨损害的程度、是否出现骨脓肿。晚期，X线显示椎体破坏。穿刺抽吸检查，有脓时则需行手术切开引流及抗生素治疗。

(3) 骨盆骨　骨盆骨髓炎占儿童和青春期骨髓炎的 2%～3%。髂骨是最常见的受累部位，坐骨和耻骨原发性骨髓炎非常罕见。凝固酶阳性的金黄色葡萄球菌是最常见的致病菌。

(4) 髂骨　骨髓炎多发生在骶髂关节附近的髂骨区。感染虽发生在关节外，关节继发性感染却罕见，但亦可发生。偶尔髋臼是原发性骨髓炎的感染灶。临床上根据炎症扩散的方向，常表现为以下 3 种综合征：①腰椎间盘综合征：炎症通过髂骨内板向内深入真骨盆方向扩散，激惹腰骶神经丛的上干。表现为行走困难，下腰部、髋和股部疼痛，直腿抬高受限和疼痛，股四头肌失用性萎缩导致膝反射减弱或消失，但无感觉障碍。髋关节被动旋转活动范围不受影响，但患肢屈伸活动疼痛。髋关节前方和股骨颈后方无压痛。挤压骨盆的外侧髂骨后方骶髂关节附近时有剧烈疼痛。以上体征，髂骨骨髓炎可与化脓性髋关节炎鉴别。②臀肌综合征：炎症沿髂骨外侧壁扩散，穿过皮质骨形成臀肌下脓肿。表现为臀部疼痛，挤压骨盆病变区疼痛，局部压痛。严重者可触及臀肌下软性包块，有波动，皮肤红肿热。直腿抬高受限，但无神经体征。③腹部综合征：炎症浸润髂骨内壁，向前扩散进入髂窝。腹型髂骨骨髓炎的症状和体征与急性阑尾炎相似。髂骨骨髓炎的体征，表现为骨盆外挤压痛，感染部位局限性压痛。早期诊断不能忽视全身体格检查的重要性。

早期 X 线表现正常，^{99m}Tc 显示局部放射性核素浓聚。晚期，CT 显示邻近骶髂关节处髂骨有溶骨性破坏区。有时髂骨骨髓炎与尤文肉瘤鉴别困难，疑难者可行 CT 检查。如有溶骨性损害，则行外科活组织病理检查。盲目用传统的抗生素治疗，可能会延误尤文肉瘤的诊断。髂骨骨髓炎 X 线检查（包括 CT 检查）正常，但骨扫描显像异常，临床趋于炎症而不是肿瘤时，应行静脉抗生素治疗，24～48 小时后症状将明显改善。

髂骨骨髓炎通常给予抗生素静脉治疗，已形成脓肿者则行外科引流术。作细菌培养可确定致病菌。活组织检查进一步明确骨髓炎诊断。

(5) 跗骨　大约 10% 的儿童骨髓炎，原发部位是足部骨的一块。跟骨最常见（6%～8%），依次为跖骨、骰骨、舟骨、趾骨和楔骨。

感染为血源性或外部致病菌接种所致，如穿刺伤。假单胞菌属性骨髓炎是足部刺伤最严重的并发症。儿童走路不慎踏在铁钉、荆刺或尖锐的玻璃上，刺伤足部，或在婴儿室，新生儿足跟被污染的针头刺伤而感染。混合感染比单一细菌感染多见。

临床上多有足部刺伤史。足骨骨髓炎起病隐匿，缺乏发热和白细胞升高等全身症状。常见局部疼痛，跛行。不久，软组织肿胀、触痛。行放射性核素扫描，如 ^{99m}Tc，在出现症状之后可很快检出骨髓炎。早期 X 线表现不明显或骨小梁轻度扭曲。2～3 周后显示骨质吸收和骨膜炎性反应，随后出现死骨，脓腔边缘硬化。严重压痛部位行穿刺抽吸,皮肤严格消毒后,选用16~18号有针芯的腰穿针穿刺。若骨膜下无脓液,应穿过皮质骨进入骨小梁间隙。发病最初几天,仅能采集到血性液体。抽吸物送培养及药敏试验,作涂片和革兰染色检菌。

早期治疗非常重要。一旦标本采集后,应迅速采用抗生素治疗。如果革兰阴性假单胞菌可能是致病菌时,应给予青霉素类如羧苄西林(carbenicillin)或哌拉西林(piperacillin),以及氨基糖苷类抗生素如庆大霉素。如果涂片显示革兰阳性球菌,应静脉给予足量水溶性青霉素(penicillin)或新青霉素Ⅰ(methicillin)。确定致病菌并作药敏试验后,更换有效抗生素继续治疗。非肠道抗生素治疗同时,进行伤口外科清创处理,有人报道平均10.8天可治愈。

患肢应夹板固定,并应注意观察局部对抗生素治疗的反应情况。如果抽吸脓液或全身抗生素治疗,24~48小时无明显效果者,应进行外科切开引流减压。

足舟骨骨髓炎的诊断与跟骨骨髓炎相似。抗生素和外科搔刮术治疗,效果良好。

二、化脓性关节炎

化脓性关节炎是化脓菌引起的一种关节炎症。化脓性关节炎可发生在任何年龄,但常见于新生儿、婴儿及2~3岁的幼儿。男孩发病率比女孩高2~3倍。任何关节均可发病,以髋关节最常见,其次为膝、肘关节。偶见两个关节同时发病。

(一)病因

细菌侵入关节有3种途径:①血源性:致病菌通过血流从远处的感染灶如疖肿感染伤口、上呼吸道感染或中耳炎等侵入关节滑液。②直接扩散:由邻近的病灶直接扩散入关节引起化脓性关节炎,如婴儿股骨干骺端位于髋关节内,当发生骨髓炎时,常污染髋关节导致化脓性关节炎;肱骨近端干骺端亦有类似情况,脓液可以直接扩散至肩关节。③直接污染:关节穿刺,切开或外伤,使致病菌直接污染关节;股静脉穿刺时穿入关节,也可引起化脓性关节炎。

致病菌有金黄色葡萄球菌、β-溶血性链球菌、流感嗜血杆菌、沙门菌、布鲁氏杆菌及其他罕见的致病菌。

过去,对严重患儿为了营养及应用高效抗生素治疗而长期静脉插管,可导致白色念珠菌感染。致病菌的种类与年龄和流行病学因素有关。

白色念珠菌和流感嗜血杆菌引起的关节炎有多关节受累倾向。多数患儿与以下因素有关:早产、早破膜、剖宫产、换血治疗的Rh血型不符合,或呼吸窘迫综合征,以及某些侵袭性操作如脐血管插管、股静脉穿刺等。

在婴儿和1个月龄~3岁幼儿中,流感嗜血杆菌是引起化脓性关节炎的主要致病菌。有人调查此年龄组患儿,流感嗜血杆菌占31%,链球菌占12%,金黄色葡萄球菌占11%,革兰阴性细菌占10%,不肯定者占35%。

3岁以上儿童的化脓性关节炎致病菌,多数与成人的相同。其中金黄色葡萄球菌占33%,溶血性链球菌占18%,淋球菌占7%,不清楚者占34%。

2~14岁,在非淋病性化脓性关节炎中,金黄色葡萄球菌占42%,溶血性链球菌占26%,革兰阴性菌占14%,肺炎双球菌占7%,流感嗜血杆菌占5%。所有流感嗜血杆菌感染均发生在3岁以下的患儿。

免疫缺陷、患全身性疾病、皮质激素治疗后免疫状态改变的患儿或异物穿透关节者，可查出罕见或少见的致病菌。大约 1/4～1/3 的化脓性关节炎病例无病原菌检出。

(二) 病理

感染关节的滑膜水肿、肿胀、充血，滑液渗出增多，关节肿胀。初期滑液稀薄呈雾状混浊，多形核粒细胞增加，可达 $(12～18) \times 10^9/L$。涂片和革兰染色可检出致病菌。滑液中糖降低、蛋白升高。

数天后，随着感染的发展，关节腔大量脓液积聚。不久，关节透明软骨发生破坏和退行性变。软骨破坏首先发生在关节主要负重面之间的软骨。滑膜剥脱软骨下区完全被肉芽组织替代。感染可扩散至下面的骨质。关节内血凝块和脓肿壁的纤维化，形成粘连，限制了关节的活动。

关节在大量积液、肿胀松弛时，可发生病理性脱位或半脱位，尤其是髋关节。关节囊内积液，使关节内压力升高。在髋关节可使网状血管压迫填塞引起股骨头缺血坏死。感染不及时治疗，将造成关节纤维性或骨性强直。

关节软骨破坏的病理生理：关节的透明软骨分别培养在葡萄球菌悬浮液、结核感染的脓液和生理盐水中，55℃，40 小时，结果培养在化脓感染的脓液中透明软骨，3～24 小时完全破坏消失，而对照组无变化，因此认为软骨的溶解是脓液中的酶所致。此酶可能来自多形核粒细胞。将软骨分别培养在 37℃ 及 56℃ 多形核粒细胞溶液中，发现仅在 56℃ 中培养的软骨发生变化，而在正常温度 (37℃) 中的软骨无变化。细菌将纤维蛋白酶原转化为纤维蛋白酶，产生蛋白溶解效应。软骨的破坏亦表现在胶原的丧失。化脓性关节炎亦被证明软骨内硫酸软骨素丧失，这与溶酶体的作用有关。

机械性摩擦和撕裂也可引起人类软骨的破坏。如化脓性关节炎患儿关节中心接触区的较大磨损，即证明此点。软骨基质丧失后，肉眼观察无明显改变，但机械性测试时，其硬度减弱，韧性增强。

抗生素有防治感染性关节炎软骨破坏的作用。有人进行了实验，将金黄色葡萄球菌接种至家兔的膝关节中，诱发化脓性关节炎，通过糖胺多糖和胶原的量化分析，测量抗生素治疗后软骨退化的程度。在感染后第 1、2 或 7 天开始用抗生素治疗，关节软骨仍然发生破坏，3 周后软骨的糖胺多糖丧失过半。感染后第 1 天开始抗生素治疗，其胶原总量丧失 37%，感染关节面的糜烂区域则减小。感染后 4、8 或 12 小时开始抗生素治疗者，糖胺多糖平均丧失 18%。预防性抗生素治疗，可完全防止软骨的退变。

有人观察了家兔化脓性关节炎灌洗的效果。所有动物全身均给予普鲁卡因青霉素治疗。动物在接种细菌后 4 天和 7 天进行外科灌洗治疗。接种后 2 周，胶原无明显丧失，动物无灌洗的对照组，胶原有明显丧失。

(三) 临床表现

多数病例有近期外伤或感染史，如中耳炎、皮肤感染等。发病较急，患肢关节疼痛，下肢关节则出现避痛性跛行，随后负重疼痛加剧，走路困难。有忧虑、烦躁、厌食和发热，体温可达 39～40℃。新生儿全身症状轻微。

感染关节因大量炎性渗出，关节局部温度高并肿胀。关节内压力高，关节呈半屈曲状态，反应性地保持关节在压力最低位，肌肉保护性的痉挛。被动活动时关节疼痛加剧。沿关节线均有广泛压痛，波动明显。

(四) 影像学检查

1. X 线检查　早期关节囊膨胀，透光度降低。关节周围脂肪和肌肉阴影移位。软组织层次消失。髋关节受累时,股骨头向外移位,甚至半脱位。膝、踝和肘关节显示关节间隙增宽,可与健侧对比检查。应注意邻近骨有无骨髓炎存在。髋关节有无股骨干骺端骨质疏松或破坏。晚期,可造成干骺骨化中心破坏和消失。髋关节在牵引下拍片,关节间隙显示清晰的透明影,可排除关节渗液。

2. B超检查　B超检查是探测关节积液最好的方法。可准确指导关节穿刺的位置。对分隔小脓腔的关节积脓的穿刺抽吸颇有价值。关节连续性B超检查,可以观察脓液量的变化。

3. 放射性核素检查　①^{99m}Tc-TPP成像显示关节周围,由于滑液发炎,局部充血,血流增加,有核素浓聚。并发骨髓炎者,如化脓性髋关节炎的股骨近端干骺端,将出现局部放射性核素浓聚。穿刺和SPECT成像对并发骨髓炎的化脓性关节炎的诊断很有价值。②^{67}Ga-枸橼酸盐成像适用于疑难病例需进一步检查者。^{67}Ga-枸橼酸盐与血清蛋白结合,标记白细胞,而仅局限于炎性组织的原发位置,其准确率达90%以上,但因放射剂量大,不宜常规应用。③用患者自体标有示踪剂^{111}In的白细胞扫描,可分辨出活动性感染灶。此检查法除在复杂病例外,很少应用。

(五)诊断与鉴别诊断

1. 诊断　急性关节病均应怀疑感染。出现关节疼痛、肿胀、活动障碍。临床和实验室检查均表现出脓毒血症时,应考虑关节感染并行关节穿刺抽液以明确诊断。

关节穿刺抽液,应在严格无菌条件下进行。患儿应在镇静和无疼痛中穿刺。选用带有针芯的18～20号腰椎穿刺针。一般通过关节最大活动的位置,容易进入关节,应避开疏松结缔组织炎症区,以免污染反应性渗出的关节。髋关节穿刺最困难。此术最好在手术室X线监控下进行。穿刺结束后,留取培养物后可注入造影剂以证实针在关节内。

关节内液体太少或黏稠时,可注入1ml无菌生理盐水稀释后再抽吸。将关节液作培养,行涂片和革兰染色,光镜下观察确定致病菌。脓性关节渗出液,革兰染色阳性率为30%。反向免疫电泳和乳胶凝集反应可迅速检出细菌抗原,如流感嗜血杆菌、脑膜炎双球菌、肺炎双球菌、β链球菌。为提高关节液培养的阳性率,取0.5～1ml关节液注入血培养基中,以稀释常规培养时阻止细菌生长的白细胞抗菌效应和其他因素。

关节液应仔细观察,清澈的关节液可能是感染性的,并充满细胞,而混浊的关节液可能是非感染性的炎性液体,如类风湿关节炎。革兰染色,有细菌存在,不仅提高诊断的确切性,而且有助于临床抗生素的选择应用。药敏试验应常规检查。

早期,关节液为血性渗液,几天后变混浊,白细胞(15～20)×10^9/L,多形核细胞增多。糖下降,平均2.8mg/L,低于血糖。黏蛋白酶滴定度降低。

滑液及组织培养阳性,可确诊为化脓性关节炎,但有些病例无致病菌生长。培养缺乏阳性者,其诊断标准是抽吸关节液进行肉眼和镜下观察,或滑膜组织病理学检查有急性炎性表现。

化脓性关节炎的诊断,关节呈炎性表现,肿胀,触痛,局部温度高。X线及放射性核素检查符合化脓性关节炎的表现。体温高,红细胞沉降率增快。行抗生素治疗和外科引流术后,症状和体征减轻。即使无病理学检查亦可明确诊断。

2. 鉴别诊断　本病应与骨髓炎、急性风湿性关节炎、暂时性滑膜炎、结核性关节炎、急性风湿热、疏松结缔组织炎和关节出血等疾病区别。

(1)骨髓炎　与邻近的关节反应性渗液鉴别较为困难,其症状和体征与化脓性关节炎相似。骨髓炎严重压痛部位在干骺端,化脓性关节炎在关节线上。骨髓炎患儿,关节活动受限和疼痛均比关节炎轻。骨髓炎患肢肿胀明显，化脓性关节炎则关节肿胀明显。为确诊常行关节穿刺。

(2)急性暂时性滑膜炎和外伤性滑膜炎 此症多无全身症状，病变关节活动受限和疼痛均较轻微。关节活动严重受限者，X线和B超检查显示关节囊明显扩张，或股骨头向外移位，尽管无发热和白细胞反应，亦应进行关节穿刺检查，与化脓性关节炎区别。

(3)类风湿关节炎 此病一般起病缓慢，常无急性发作史。病变关节活动范围较大，无疼痛，肿胀轻。此症与化脓性关节炎的白细胞总数均高，但前者多形核粒细胞计数比后者低，黏蛋白低下。类风湿关节炎关节液革兰染色和细菌培养均为阴性，糖减少不明显。

(4)风湿热 此症表现为关节红、肿、痛和全身发热，常误诊为化脓性关节炎。此症以关节游走性症状和心脏表现为特点。风湿热对适量的阿司匹林反应显著，关节肿胀和疼痛减轻，体温和脉搏恢复正常。阿司匹林在排除脓毒血症之前不应作为诊断性试验治疗。此药可掩盖临床表现，延误化脓性关节炎的诊断和治疗。

(5)疏松结缔组织炎 局部皮肤红肿，大面积压痛，邻近关节的疏松结缔组织炎，其关节范围亦较大，疼痛轻。疏松结缔组织炎常伴有相应的淋巴结肿大。

(6)关节出血 关节出血为出血性疾病（如血友病）的早期表现。此症少见，但偶尔造成鉴别诊断困难。Henoch-Schönlein紫癜，在皮肤出现病损之前，一个或多个关节出现肿胀和疼痛。在髋关节常误诊为Legg-Calve-Perthes病。

(六)治疗

化脓性关节炎是一种严重疾病，可使软骨退行性变，关节破坏，可致残或畸形，应作为急症处理。治疗的目标：①选用合适的抗生素，控制全身中毒症状和局部炎症。②关节充分引流，清除感染的纤维素、脓块和细菌产物。③保护关节，减轻疼痛，防止因肌肉痉挛所致的肢体畸形。④恢复关节正常功能和解剖结构。

1.抗生素治疗 抗生素治疗的目的是消灭致病菌和控制感染。应选择有效的抗生素类型、剂量和疗程。早期抗生素治疗，不需要等待确定致病菌后给药。最好在采血、关节抽吸物培养及革兰染色前不给药，以免影响致病菌分离培养的结果。抗生素的选择应根据儿童的3个主要年龄组和致病菌的类型（根据关节抽吸液革兰染色）。抗生素的早期合理应用，因时因地而异。各种抗生素耐药菌群的发展，也因地区而不同。新的有效抗生素也在不断地发展。

抗生素治疗，包括抗葡萄球菌、链球菌和淋球菌的酶稳定性青霉素，如萘夫西林75～100mg/(kg·d)，q6～8h给药，新生儿<7天，联合应用氨基糖苷类药如阿米卡星或庆大霉素，以治疗革兰阴性菌。单一抗生素的治疗，可选用第2、3代头孢菌素类，如头孢曲松或头孢呋辛。这些新型抗生素在滑液中的浓度显著超过可能的致病菌最小抑制浓度，较少耐药性，而且不产生氨基糖苷类常见的肾和耳毒性作用的危险。新生儿曾作侵袭性操作，如静脉置管，应考虑念珠菌属感染，可作真菌培养。多数病例，念珠菌在常用的琼脂培养基中生长良好，不需要特殊培养。真菌性关节炎，可用两性霉素B治疗，该药毒性强，用药前需明确诊断。

病原菌一旦经关节液药敏试验确定后，就应改用单一非肠道的有效窄谱抗生素治疗，其副作用小。1～3岁小儿，早期抗生素治疗，其抗菌谱应包括流感嗜血杆菌、葡萄球菌和链球菌，最好选用第2、3代头孢类抗生素，如头孢呋辛或头孢曲松。3岁以上儿童，可选用抗青霉素酶青霉素，如萘夫西林或第1、2代头孢菌素类药，如头孢噻吩或头孢呋辛。早期抗生素应用非肠道途径给药，根据临床表现（不论关节是否引流），静脉给药2～3周，然后口服药物2～3周。在关节进行引流后，疗程可缩短，静脉注射10～14天，再改口服药2～3周。如果并发骨髓炎，总疗程为6～12周，其中3周静脉给药，3～9周口服药物。

抗生素透过滑液屏障的重要因素是血清中抗生素的浓度。口服抗生素时，测定血清浓度亦很重要，可通过试管稀释法测定血清中杀菌的滴度。青霉素、新青霉素I(methicillin)、链霉素、万古霉素、卡那霉素、氯霉素和四环素，给予充足剂量时，容易通过滑液屏障，在关节内达到足够的浓度。红霉素则达不到理想水平。

有人比较静脉、肌肉和关节途径给药后关节内抗生素的浓度，青霉素、新型青霉素I、氨苄西林和头孢噻吩水平与关节内直接注射药物浓度相同，甚至高于后者，因此不推荐关节内直接用药，除非怀疑化脓性关节炎而行早期诊断性抽吸时。先用生理盐水关节灌洗，再用抗生素溶液，如1%新霉素或青霉素(10000U/ml)灌洗并在关节内保留数毫升抗生素溶液。同时行静脉抗生素治疗。

2. 关节引流术治疗　为清除细菌产物和脓块，不少患者需行关节引流。引流能够早期明确诊断，缩短病程。对抗生素敏感者（如脑膜炎双球菌和链球菌），采取此种保守治疗，效果良好，局部疼痛和触痛减轻，活动范围增加，体温降至正常。需要关节内灌洗的不要关节内用药，否则高浓度的药物可激发炎性反应，使疼痛加剧。患肢用矫形架或石膏板保护，主动和被动活动关节，直到功能完全恢复。对首次诊断性关节穿刺已有脓吸出或对抗生素治疗无明显反应者应行关节引流。引流方法有反复穿刺抽吸和灌洗、关节镜冲洗或闭式吸引灌洗法。年龄较大的患儿，关节表浅，如膝关节穿刺抽吸为血性渗液（无脓液），而单一抗生素治疗无明显反应的脓毒性关节炎，宜行抽吸和灌洗法治疗。反复抽吸和灌洗法的缺点为患儿痛苦，每次效果不肯定，关节内渗出和张力易复发，可形成多房小脓腔。虽多次穿刺，清除稠厚脓液仍困难，且抽吸不彻底。

关节镜引流对表浅大关节，如膝、踝、肘和肩关节为有效疗法。通过关节镜能够全面观察和灌洗关节，打破小脓腔，脓块可完全排出。也可进行滑膜活检，需要时可行滑膜切除。通过关节镜还可向关节内插管引流。关节镜引流，最好在全身麻醉下进行，手术瘢痕小，易接受。并发骨髓炎者，要求切开关节的同时探查和引流骨髓炎性病灶。

髋关节感染一旦确诊均应切开关节引流。髋关节位置深，对无机械性损伤的股骨头抽吸很困难。脓毒症状数天后，即可形成稠厚的脓块，抽吸排空困难。髋关节不切开减压，关节压力高，致网状血管阻塞，引起股骨头缺血性坏死。通过关节镜引流困难且关节囊肿胀，如此会增加血管阻塞和股骨头坏死的危险。关节扩张如伴有肌肉痉挛时，将导致关节脱位。髋关节切开引流，可通过后方和前外侧切口入路，采用灌洗或不灌洗的闭合引流。不主张无引流的单纯伤口闭合式处理。关节内不必给药。

3. 关节的局部护理　一旦诊断化脓性关节炎，应以支架保护或皮肤牵引。牵引的优点为可缓解肌痉挛，减轻疼痛，关节面分离防止关节透明软骨的挤压，有利于早期活动和关节功能的恢复，矫正和防止畸形。

进行主动和被动活动，增加肌力和活动范围。负重关节用拐杖辅助，以达到解剖和功能正常。

(七) 预后

化脓性关节炎的预后决定于以下几个因素：①发病至初期治疗的时间：应强调早期诊断，脓液在关节闭合腔隙中的压力，可导致透明软骨坏死，引起关节不能恢复的破坏。②与受累的关节有关：髋关节感染后预后不良。1/3病例并发骨髓炎和关节脱位，预后更坏。③与患儿年龄有关：婴儿比年龄大些的儿童预后差，因为婴儿髋关节受累多见，并缺乏全身性感染症状，容易导致诊断延误。

附：新生儿和婴儿化脓性髋关节炎

化脓性髋关节炎多为血源性感染，另外的感染途径是股骨颈干骺端骨髓炎病灶穿破骨皮质，脓液直接进入髋关节。化脓性髋关节炎属于严重疾病，常因延误诊断，引流过迟，术后护理易被忽视。

1. 症状体征　新生儿期，缺乏全身症状，发热不是婴儿期脓毒血症的常见表现，婴儿有开放性损伤或感染灶史。烦躁、拒奶、体重不增时，均应考虑为败血症。如果有败血症表现时，应仔细反复检查关节或骨的局限性病灶。

化脓性髋关节炎早期患肢处于关节内最小压力的位置，即中度屈曲（45°～60°）、轻度外展（10°～20°）和外旋位（10°～15°）。关节积液增多后，患肢呈屈曲、内收位，容易导致关节脱位。被动活动时疼痛，活动范围受限。髋关节的前后方均有触痛，表现为哭闹加剧。大腿近端、腹股沟和臀部肿胀。伴有髋脱位者，臀部、大腿和腘部皱褶不对称（图7-4-3）。

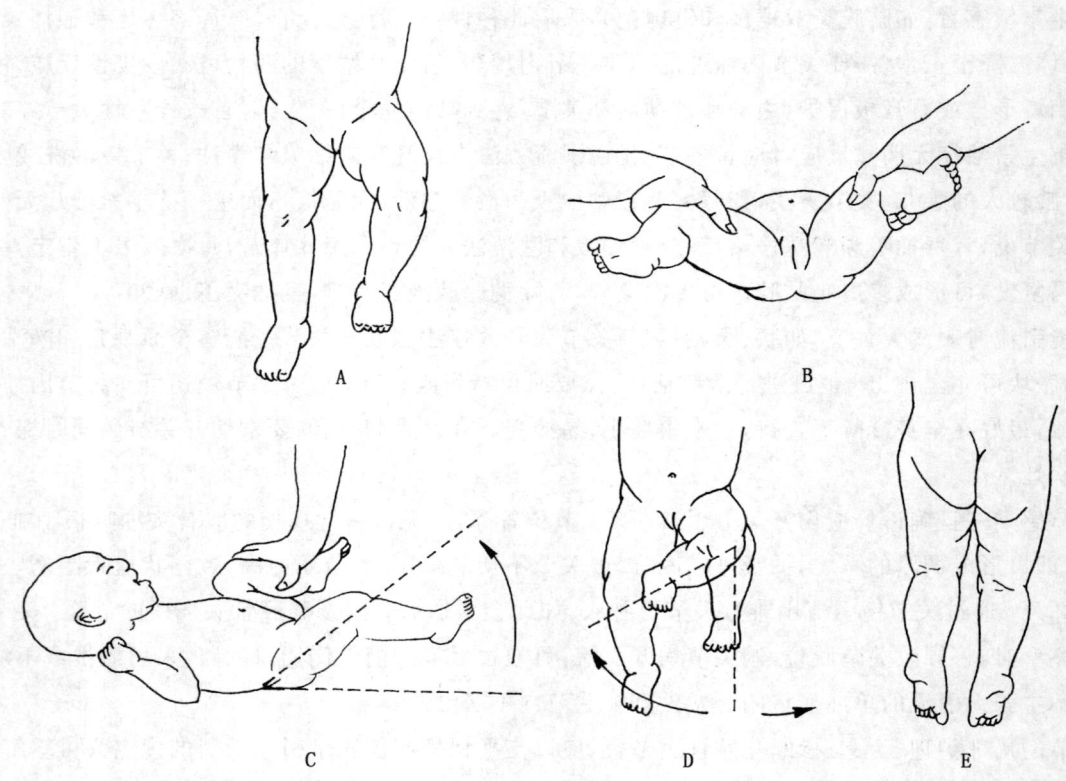

图7-4-3　化脓性髋关节炎体征

A.髋关节强迫体位　B.外展活动受限　C.髋伸直受限　D.屈曲位旋转受限　E.皮肤皱褶不对称

2. 实验室检查　白细胞计数和分类绝大多数正常。加之缺乏全身症状，但万不可因此而延误诊断。

3. 影像学检查　B超检查显示髋关节内积液。X线检查显示髋关节周围软组织肿胀，关节囊扩张，股骨近端不同程度的向外移位（半脱位）。晚期，股骨颈干骺端出现骨质疏松，并发骨髓炎时，股骨干近端骨膜下有新骨形成。^{99m}Tc骨扫描，化脓性髋关节炎合并骨髓炎时，显示股骨颈干骺端核素浓聚。^{67}Ga枸橼酸盐扫描显示关节周围核素吸收普遍升高。CT检查显示髋臼或股骨颈骨髓炎，髋关节前或后脱位。

4. 治疗　一旦怀疑化脓性髋关节炎，就应进行关节穿刺抽吸确定诊断和关节引流。在并发股骨颈骨髓炎或髋脱位时，可经前外侧入路引流，取髋外展、内旋和轻度屈曲位引流效果好，并可防止股骨头前脱位。

5. 并发症　股骨头缺血性坏死早期^{99m}Tc扫描，股骨头放射性核素吸收减少。晚期，X线显示股骨头骨化中心缺乏或消失。应尽早治疗,避免负重,保护患髋。髋用人字石膏或外展夹板固定。晚期,较大儿童可用坐骨负重支架或用双拐行走。

(1)巨髋症 常是化脓性关节炎股骨头缺血坏死的结果。股骨头骨骺生长板破坏,而大粗隆或大转子突持续生长。大粗隆骨突的过度生长,股骨头扁平和增大,股骨颈相对短缩。大粗隆接近髂骨外板,使髋外展受限。治疗可行大粗隆下移术。

(2)髋内翻 化脓性髋关节炎可以并发髋内翻,严重者可行股骨近端外展截骨术矫正畸形。

(3)下肢不等长 是常见并发症。如果临床症状明显,在适当年龄进行对侧较长肢体骨骺固定术或行患侧短肢延长术治疗。

(4)病理性脱位 宜在感染控制后半年行切开复位或其他矫形术。

延误诊断者,股骨头软骨破坏,股骨颈残留一小部分,股骨向外向上方滑脱,髋关节不稳定,而且呈屈曲、内收挛缩畸形。股骨头生长体生长障碍,引起股骨进行性短缩。患儿行走表现为一侧腿短,呈 Trendelenburg 蹒跚步态。髋关节出现进行性僵硬和疼痛。此种晚期并发症,可酌情行 Colonna 大粗隆关节成形术,将大粗隆高起部位移至髋臼内,臀中、小肌止点向下移植在骨干,以改善运动功能。并同时进行股骨干上端内翻截骨术,以改善外展肌的杠杆作用。或同时进行无名骨截骨联合手术。

急性化脓性关节炎和化脓性骨髓炎同时存在时,化脓性关节炎引流时,特别是髋关节,骨髓炎也应同时引流,给急性骨髓炎减压。

三、骨关节结核

(一)概述

小儿骨关节结核占总发病人数的40%左右,近年由于预防保健工作及生活条件的改善,发病率明显下降。但在边远地区及人口稠密地区,相对发病率仍然很高。小儿骨关节结核对儿童的生长发育影响很大,所造成的病残也比较严重,故应予以足够的重视。

在小儿骨关节结核中,以椎体发病率最高,约占50%;下肢结核占第二位,约占35%,其中膝关节、髋关节发病率最高;上肢结核较少,约占全身骨关节结核15%。小儿骨关节结核好发年龄多在4~10岁之间。

1.病因 人型结核分枝杆菌是最常见的致病菌,牛型结核杆菌属罕见,异型分枝杆菌更罕见。

大多数骨关节病变都是继发的。约95%继发于肺部病变,通过血液循环侵犯骨与关节。在就诊的骨关节结核患儿中,50%仍可在肺中见到肺结核的证据。少数通过消化系统、淋巴管、淋巴结或胸膜直接蔓延。

儿童多未感染过结核病,对结核菌的抵抗力很弱,感染后不但容易发病,而且容易扩散。但儿童代谢旺盛,修复能力强,结核病比较容易控制。

2.病理与分型

(1)骨关节结核的病灶形成 结核杆菌通过呼吸道、消化道进入体内形成原发病灶。通过原发病灶进入血液循环的结核杆菌形成极多的细菌栓子,散发于全身。其中绝大多数被消灭,只有少数未被消灭的细菌停留在终末血管,被纤维组织包围而形成静止病灶潜伏下来。经过数月或数年,随着机体免疫的降低或其他不利因素,如营养不良、其他疾病的侵袭等,潜伏的结核菌迅速繁殖。

骨关节结核的组织病理和其他结核一样可分为3期:第一期为渗出期,此期为多核细胞、巨噬细胞和纤维蛋白的炎症反应；第二期为增生期，表现为肉芽组织增生，由巨噬细胞转变而来的类上皮细胞、大小不等的朗格汉斯细胞（Langerhans cell），周围有淋巴细胞、异物巨细胞和少量的纤维细胞构成结核结节，结节中央常常干酪样坏死；第三期为干酪变性期，此期病灶内可出现纤维化、钙化或骨化而控制，也可由于干酪性物质液化、坏死、大量多核细胞浸润而形成脓肿。

(2)骨关节结核类型 最初的病变多是单纯骨结核或单纯滑膜结核。在此阶段关节软骨面尚未受到损害，若病变愈合，关节功能多可完全或部分保存；若病变进一步发展，将使关节的各个组成部分骨、软骨及滑膜同时受累，成为全关节结核。

1)单纯骨结核：可分为骨松质结核、骨干结核和干骺端结核。

a. 骨松质结核：骨松质发生病变后，骨组织即可发生坏死。病变可发生在骨松质内部(中心型)，也可发生在骨松质的边缘(边缘型)。

中心型骨松质结核脱钙病灶周围肉芽组织增生边缘有不整齐的死骨。局部脓肿压力增大时，病灶随之扩大，脓液可穿破关节软骨面而进入关节腔，形成全关节结核或穿破骨膜在软组织中形成脓肿，最后可破溃形成窦道。

边缘型骨松质结核的发展与中心型略有不同，骨质破坏范围一般不大。由于病灶的一侧接近软组织，局部血供较好，多不形成死骨，即使形成死骨也容易吸收。但如果位置靠近关节腔，也容易侵入关节内。

b. 骨干结核：儿童的骨干结核罕见，常有囊性变和少量新骨形成。指、掌、趾和跖骨等短管状骨结核多呈层状新生骨的梭形改变，称为骨气肿。

c. 干骺端结核：干骺端结核病理特点兼有骨松质结核和骨干结核的特征，局部可能既有死骨形成，又有骨膜新骨增生，病变扩大时，脓液可侵犯关节或穿破皮肤形成窦道。

2)单纯滑膜结核：多发生在滑膜丰富的关节如膝、髋、肘、踝和肩关节等。开始时滑膜充血、水肿，关节腔渗液增多。滑液失去正常的无色、透明、黏性的特征，变为浅黄色、混浊、无黏性的液体。

晚期滑膜因纤维组织增生而肥厚变硬。滑囊和腱鞘都有丰富的滑膜组织，也可感染结核。

3)全关节结核：由单纯骨结核或单纯滑膜结核演变而来，短则数月，长则数年。

单纯滑膜结核晚期，结核性肉芽组织由滑膜的附着部即关节软骨的边缘向软骨下方潜行发展，逐渐破坏与软骨面密切相连的软骨下骨板。最后使关节软骨面完全游离，形成全关节结核。

单纯骨结核，无论中心型或边缘型，如果位置靠近关节腔，更易演变为全关节结核。由于大量脓液和细菌倾入关节腔内，局部和全身反应都比较强烈，临床症状也较重。

由于患儿的身体状况、抵抗力和治疗情况不同，骨关节结核的病理变化可有3种结局：①局部纤维组织增生，脓肿被吸收，干酪样物质完全为纤维组织所替代，病灶纤维化、钙化或骨化，骨与关节功能恢复或关节发生骨性融合，病变愈合。②干酪样物质仍部分存在，只是被纤维组织包围，病变暂时处于静止状态。一旦全身抵抗力减弱，仍有复发可能。③干酪样物质液化，大量多核细胞浸润，形成脓肿。在脓液中结核杆菌繁殖增多，与脓肿接触的骨关节、筋膜间隙或其他脏器都可被感染或腐蚀。

骨关节结核病灶所产生的脓液增多，可向体外破溃形成窦道，或向体内空腔脏器穿破形成内瘘。一般来说，骨结核形成窦道的机会比滑膜结核要多，最后两者都将继发混合感染。混合感染是一种并发症，可发生于骨关节结核的任一阶段。

3. 临床表现 小儿骨关节结核一般发病缓慢、早期无明显全身症状。在病变活动期可有全身无力、活动障碍、食欲减退、体重减轻，甚至有下午低热、晚间盗汗、贫血等症状。幼儿常有夜啼现象，这是因为熟睡后保护性肌肉痉挛消失,关节活动后引起疼痛而啼哭。骨关节结核偶尔有急性发病或症状急性加剧的情况,前者见于抵抗力十分低下、病变广泛播散的患儿;后者见于骨型结核转变为全关节结核,这时全身中毒症状比较明显。

骨关节结核一般为单发,局部表现可有轻微疼痛和压痛、肌肉痉挛、关节僵硬感和畸形。随后出现功能障碍,关节各个方向活动均受限。在四肢关节病变,关节四周均出现肿胀。位置表浅的膝、肘关节结核,因关节上、下肌肉呈失用性萎缩,致使关节呈梭形肿胀。位置较深的周围肌肉丰富的髋关节或脊柱结核,则肿胀不明显。

局部皮肤一般无红、热等急性炎症表现,故形成的脓肿常称之为寒性脓肿。寒性脓肿,在四肢多局限于病灶附近;在脊柱则随解剖部位不同,可沿筋膜间隙流注到远离病灶的部位(图 7-4-4)。当脓肿即将破溃或并发混合感染时,可有急性炎症表现。脓肿破溃后形成的窦道口肉芽组织苍白、水肿,脓液多而稀薄,可有豆腐渣样碎块或碎骨片流出。当分泌物减少,肉芽组织比较健康时,表示窦道有愈合趋势。若病灶未彻底消除,窦道愈合后仍可复发。

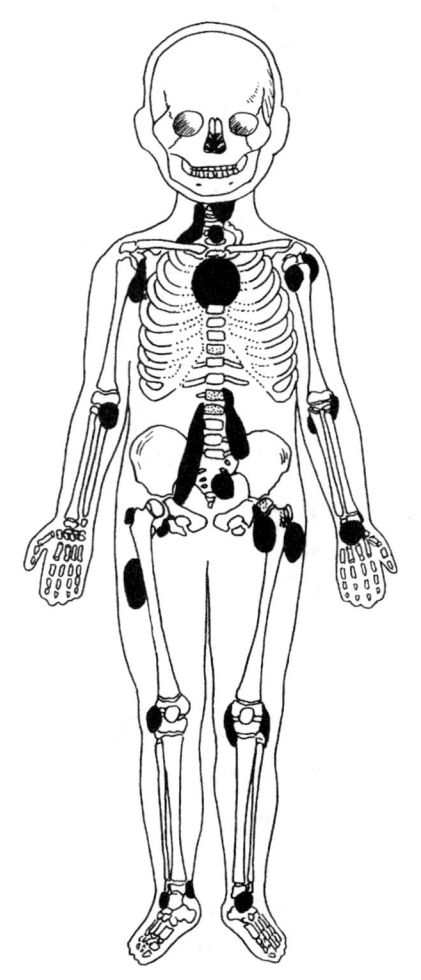

图 7-4-4　骨关节结核流注脓肿的范围

慢性期,患者已有数月或数年的病史,患部有明显畸形,但肌肉痉挛和肿胀已逐渐消退。窦道经久不愈或时愈时溃,破溃时常伴有急性炎症发作。若无全身症状,局部肿胀消退,窦道愈合,表示病变处于静止期。

晚期全关节结核可因关节结构的严重破坏而继发病理性脱位或半脱位。即使未发生脱位,也因保护性肌肉痉挛而使受累关节长期处于非功能位,产生各种畸形。如髋关节常常屈曲,则出现内收、内旋畸形,膝关节则多见屈曲和后脱位畸形。此外,患儿因骨骺破坏而引起生长紊乱,以致患肢短缩或发生内翻或外翻畸形等。

由于椎体严重破坏,椎体塌陷形成后凸畸形或并发侧凸畸形。严重的后凸畸形及增厚的硬膜可使该处脊髓紧张,使其变扁受压逐渐发生截瘫。椎体破坏所产生的脓液、干酪样物质、肉芽组织、坏死椎间盘或死骨,都可压迫脊髓造成截瘫。

4. 检查

(1) 临床检查

1) 全身检查:骨关节结核一般为单发,除局部病灶之外,患儿常同时有肺、胸膜或肺门淋巴结结核,因此,除检查骨与关节外,还应常规检查胸部和淋巴结。

2) 关节检查:首先观察患儿的自然体位和步态。患儿常有保护性动作。检查局部有无肿胀和疼痛,能否自主活动,有无活动受限和活动时疼痛加重,有无压痛、压痛的部位及程度。如有肿胀,皮肤颜色是否正常,有无热感和波动。有波动则进行穿刺检查脓液的性状,并作细菌培养涂片和动物接种。如窦道是寒性脓肿自行破溃而形成,要观察窦道的性状,并与急性炎症脓肿破溃相鉴别。对病灶位置深、死骨不明显、窦道长期不愈者,应作窦道造影,明确窦道的路径和来源。

3) 脊柱检查:首先观察脊柱生理曲度,有无侧弯及后凸畸形,活动范围,有无压痛及叩痛。因椎体深往往压痛不明显,叩击脊柱时因振动传达在病变椎体范围可产生叩痛。注意脓肿的部位和流向,不同部位的脊柱结核形成寒性脓肿有其特有的流注范围及流向。

4) 神经系统检查:脊柱结核病变可以压迫脊髓,出现神经系统症状。由于椎体严重破坏,椎体塌陷形成后凸畸形。脊柱结核所产生的病变产物可压迫神经根而引起相应平面的根性反射痛。

脊柱结核并发截瘫的初期症状是肌力减退,活动失灵,腱反射亢进,感觉减退,膀胱和肛门括约肌功能障碍,甚至完全失去控制。因此对于主诉行动不灵活的患儿应想到是否为截瘫的早期症状,更要进行脊柱和神经系统检查。

(2) 影像学检查

1) X 线检查:骨关节结核 X 线检查是非常重要的。但 X 线片不可能在发病初期即显示出来, X 线阴性时期约为 3 个月。肺结核的发现对诊断有很重要的参考价值。

结核好发于骨松质,在 X 线片上表现为坏死型和溶骨型两种。坏死型多发生在骨松质中部,被累及的骨小梁模糊,密度增加,呈磨砂玻璃样改变。随后可出现死骨,死骨吸收后形成空洞,空洞边缘致密增厚。当病变发生在骨松质边缘时,主要表现为溶骨性改变,死骨形成较少。当病变侵犯骨干时,患儿骨干周围有广泛的新骨生成。有的呈洋葱皮样,骨干中有大小不一的破坏空洞,死骨少见。干骺部结核则兼有骨松质与骨干结核的特点。

单纯滑膜结核的早期 X 线表现无特征性,仅能表现出软组织肿胀、关节间隙增宽及邻近骨质疏松。早期全关节结核除上述征象外,可以发现关节软骨面边缘部局限性骨质破坏。晚期全关节结核关节软骨广泛破坏,关节间隙变小或消失,甚至并发病理性脱位,诊断并不困难。

2) CT 检查:CT 对诊断脊柱结核有突出的优点,可发现脊柱密度改变,骨密度增高或降低。与 X 线摄片相比,CT 能更好地显示脊柱破坏的程度及范围、椎间盘密度下降和椎旁脓肿的大小、有无死骨形成等。CT

检查可明确病变范围,侵犯椎管及软组织肿块,全关节结核软骨下骨破坏情况,所提供的三维立体图像,给治疗方法的选择及手术提供依据。

3)MRI 检查:MRI 是目前研究脊柱,尤其是脊髓的最好方法。它不仅具有超过其他检查方法的多平面成像的优点,而且能直接显示脊髓、椎旁肌肉、椎间盘等组织。磁共振判断脊柱感染性疾病发展的敏感性,特别是用镓元素加强造影,对明确脊柱病变的范围、椎间隙变化、椎旁脓肿的侵犯范围、硬膜外脓肿、脊椎管内脊髓情况等,更有应用价值。

4)B超检查:B超检查对滑膜炎、滑膜结核伴有关节渗出液者,是一种迅速、可靠而无创的诊断方法。对于位置较深的关节如髋、肩关节及脊柱结核早期形成的脓肿,因为比较深而难以发现,但B超检查可以发现这些病灶。另外,可以在超声波引导下进行脓肿穿刺检查。

5)关节镜检查:关节镜检查目前应用比较广泛,可以直观观察到关节内情况,尤其是诊断比较困难的关节滑膜结核。关节镜不仅作为检查手段,也可作为一种治疗手段。如活体组织病理检查、病灶内注药、清洗关节腔、关节滑膜切除术、病灶清除等。

近来有学者报道试图在X线监视下使用脊柱间盘镜对脊柱结核进行病灶清除术。

(3)实验室检查

1)血常规:小儿骨关节结核常见轻度贫血,混合感染及多发结核者可有较重贫血。白细胞计数多为正常或稍高,混合感染时明显升高。淋巴细胞多有偏高。

2)红细胞沉降率:并非骨关节结核的特异性检查,有炎症或某些肿瘤时红细胞沉降率也可加快。在结核活动期,红细胞沉降率增快,需定期检查,可随时判断结核病活动程度。

3)结核菌素或PPD试验:由于实行强化免疫,我国儿童结核菌素试验大都为阳性,但其阳性反应强度也有临床意义。

4)结核菌培养:结核菌生长缓慢,繁殖一代约需18个小时。结核菌培养时间长,罗-詹改良培养基后需3～6周,液体培养基或玻片培养生长较快。结核菌培养阳性率以脓液最高(75%),肉芽组织及干酪物质次之(43%),关节液及死骨最低(35%)。

5)PCR结核菌检测:比较方便,时间较短,大约4～6小时,但由于受某些非典型分枝杆菌的影响,PCR结果偶尔有与临床不符的情况,应结合临床症状及其他检查作出诊断。

(4)病理检查　正确的诊断需依靠病理检查,如关节液、脓液标本作涂片检查及活体组织检查。病理检查的阳性率一般在75%左右,同时作抗酸染色,其特异性会更高。

5.诊断与鉴别诊断　儿童骨关节结核的早期诊断有时很困难。患儿既往健康史和有无与结核患者接触史有一定参考价值。仔细分析病史及临床表现对诊断极为重要。

鉴别诊断如下:

(1)青少年类风湿关节炎　好发于年龄15岁以前的儿童。分急性发病型、多关节型及单关节型。实验室检查,类风湿因子多为阴性,白细胞增加,红细胞沉降率加快,轻度贫血,A/G比例低下,病理检查可确定诊断。

(2)化脓性关节炎　多见于幼小儿童。发病急,多为单发。好发于大关节,如髋、膝关节。临床表现有:剧烈疼痛、压痛及触痛,患儿呈被迫体位;患病关节肿胀,局部发热。婴幼儿容易产生病理性脱位或半脱位。实验室检查:白细胞增高,关节液、关节滑膜及皮肤病变细菌培养阳性。

(3)化脓性骨髓炎　急性骨髓炎发病急,多为单发,下肢多于上肢。X线可见骨质破坏,晚期有硬化、死骨,骨膜下较多不规则新生骨,形成骨包壳。有时不易与同类型骨结核相鉴别。从脓液性状、细菌培养及病理学检查,可以作出鉴别。

(4)骨肿瘤 尤文肉瘤儿童发病多,多发生于骨干。早期 X 线片示骨髓内斑点状骨破坏,骨质破坏时可见明显的骨膜反应及 Codman 三角。

骨肉瘤儿童多发,典型骨肉瘤多发生于长管状骨干骺端,偏心性生长,骨破坏或伴新骨形成。骨膜反应及 Codman 三角明显。临床表现:早期间歇性轻痛,逐渐加重,肿瘤部位皮肤可轻微发红及发热。病理学检查可确定诊断。

(5)嗜酸性肉芽肿 儿童多发,多侵犯颅骨、肋骨、椎体、椎板或长骨干,X 线片以溶骨性膨胀性破坏为主,破坏区周围骨质密度增高,边界清楚,在骨干可见骨膜新生骨,病理检查可确定诊断。

(6)神经性关节病 是继发于中枢神经及周围神经损害而引起的慢性进行性无痛性关节破坏。多为单发。上肢病变多继发于脊髓空洞症,下肢病变多继发于脊髓结核或脑脊膜膨出。临床表现:关节肿胀、不稳定,关节腔积液;X 线片早期可见关节肿胀,晚期可见关节间隙消失及半脱位,软骨下骨质支离破碎,同时可见不规则反应性骨硬化,硬化边缘较大;关节内游离体、骨膜下新生骨等。患肢感觉和腱反射减弱或消失。

(7)先天性梅毒关节炎 近年梅毒在我国有上升趋势,应予以重视和警惕。急性发病型在出生后 2~3 周发病。发病急,多单发,好发部位为上肢如肩关节。临床表现:关节肿胀、疼痛及弛缓性麻痹;X 线片显示骨干骺端炎及骨软骨炎样改变。慢性发病型 8~16 岁发病,呈多发性,以两膝多见,表现无痛性两膝肿胀,可缓解,在后期 X 线片可见骨破坏。实验室检查梅毒螺旋体血凝试验(treponemz pallidum hemaglutination assay, TPHA)试验阳性,滑膜活检阳性,驱梅毒疗法对先天性梅毒关节炎有特效。

6.治疗 儿童处于生长发育的快速阶段,抵抗疾病的能力较低,病情进展迅速。要求诊断准确,治疗得当以提高治愈率。

(1)全身治疗

1)休息和营养:休息和营养是改善患儿全身情况的一个重要步骤。要限制患儿的激烈活动,尤其是病变进展期及椎体结核使脊柱不稳定的患儿。关节结核活动时可引起疼痛,致使患儿哭闹、烦躁,支具或石膏局部固定是必要的。

紫外线照射能杀灭结核杆菌,因此患骨关节结核的患儿,应该住在日光充足、空气新鲜、温度适宜的生活环境中。

为增加患儿的抵抗力,要改善营养,尽量纠正偏食,补充可口、易消化、富有营养的高蛋白及维生素含量多的食物。

2)抗结核药物的应用:目前临床应用抗结核药物中,异烟肼、链霉素、利福平、利福定、对氨基水杨酸钠、乙胺丁醇等为治疗结核的首选药物。其余抗结核药因疗效差,毒性大仅用于上述药物产生耐药或过敏的患者,或与上述药物联用。链霉素、卡那霉素、卷曲霉素、紫霉素均属氨基糖苷类抗生素,对第 8 对脑神经都具毒性,故不宜联用。异烟肼、利福平、吡嗪酰胺、对氨基水杨酸钠、氨硫脲、乙硫异烟胺、丙硫异烟胺等对肝脏均可引起毒性反应,在联合应用时应定期检查肝功能。

对于小儿骨关节结核,为提高抗结核疗效,用药应遵循以下原则:①早诊断、早用药:早期病灶内结核菌生长旺盛,对药物敏感,此时药物易于渗入病灶达到高浓度,可发挥良好的抗菌作用。②联合用药:一般采取两种或三四种抗结核药联合应用,可增强疗效并防止和延缓结核菌产生耐药性。③坚持全程规律用药:可保证抗结核疗效。开始治疗阶段,一般持续用药 2~3 个月,危重病例需 4~6 个月。以后改为两种或一种抗结核药连续或间歇用药,以巩固疗效,防止复发。全程需1~2年,具体时间视病情而定。服药期间,不能时用时停或中途任意改变药物的品种及用量,以避免病变迁延和复发。④用量要足:必须使血液和病灶中保持有效浓度。常用药每日用量:异烟肼5~10mg/(kg·d),利福平10~20mg/(kg·d),乙胺丁醇15~20mg/(kg·d),对氨基水杨酸钠0.2~0.3mg/(kg·d),链霉素15~30mg/(kg·d)。

近年来抗结核药提倡顿服法,即将全日量在早饭前或晚饭后1小时顿服。这样既可提高血中药物高峰浓度,又能延长血中有效浓度的维持时间。

(2)局部治疗

1)局部制动:一般不严格限制活动。破坏较重的脊柱结核,患儿应卧床,以避免不稳定的椎体在应力下产生更大畸形与损伤。关节结核,活动或夜间不自主活动都可引起疼痛,致患儿哭闹烦躁。局部制动使病变部位负重减轻,活动减少,既能减轻疼痛,又能防止病变扩散,有利于组织修复。对关节结核急剧发展,疼痛和肌肉痉挛比较严重的病例尤甚。制动可用石膏、牵引、夹板、支具等方法,可根据患儿病情程度及部位选择使用。

2)脓肿穿刺:有诊断及治疗意义。诊断性穿刺时在无菌条件下,抽吸一定量脓液进行实验室检查。治疗性穿刺视患儿状态、病变部位、程度而定。若脓肿较大、发展快、张力高或全身中毒症状较重,又不宜立即进行病灶清除术,可行穿刺排脓减压。脓肿较大但骨破坏轻微的脊椎结核、早期全关节结核,在穿刺排脓同时可作清洗及注药。

3)局部注射药物:病灶局部注射抗结核药物具有药物浓度高和全身反应小的优点。先将寒性脓肿内的脓液或关节腔内渗出液抽尽后注入药物。常用药物有异烟肼或与链霉素合用,每周1~2次,每次异烟肼100mg,链霉素0.1~0.5g。反复穿刺有并发化脓性感染和形成窦道的危险。

(3)手术治疗 小儿骨关节结核的手术治疗原则:最大限度恢复关节功能,减少对生长发育的影响,避免畸形的产生与加重。

病灶清除术仍是目前治疗小儿骨关节结核最常用的术式,其目的是清除脓肿、干酪样物质和死骨,改善和增加病灶区的血液供应,增强局部组织修复能力,减轻病灶内的毒素吸收。

手术适应证为:单纯滑膜结核经非手术治疗无效;单纯骨结核有破入关节的危险;早期全关节结核;病灶内有死骨形成;病灶或周围有较大脓肿即将破溃,或破溃后形成窦道经久不愈;脊柱结核出现早期脊髓压迫症状,即应在病灶清除的同时考虑行脊髓减压术。

手术前联合应用抗结核药物2~4周。对于病程较长、一般状态欠佳的患儿,应注意改善全身状态。给予高能量、高蛋白、高维生素饮食,补充液体,必要时可少量多次输血。因混合感染而发生高热、体质虚弱不能耐受大范围病灶清除术的患儿,可先行脓肿引流,配合大剂量敏感抗生素,急性炎症消退后择期行病灶清除术。

手术对小儿打击是比较大的,要有充分的术前准备,手术切口选择要准确,适当减少不必要的剥离及副损伤。手术要耐心、细致,争取清除所有病灶。对于非死骨的病骨处理虽然仍有争论,但有一点是统一的,就是尽量保存骨组织及关节功能。

手术后应监护观察,注意病情变化。病程长、手术大的患儿,术后可能出现意想不到的情况。术后除应注意血容量、水电解质平衡之外,抗结核药物的应用应该是连续的。术后用抗结核药物时间一般需6个月以上。

术后局部处理:脊柱结核术后,包括并发截瘫的患儿,可根据不同情况,采取卧床或支具背心。并有计划地进行被动活动或指导患儿主动活动,实施康复治疗。任何肢体骨或关节手术后均应采用外固定,固定时间视病情而定。

(二)脊柱结核

脊柱结核在儿童骨关节结核中几乎占一半,各段脊柱负荷不同,发病率也不相同。腰$_{1\sim5}$最多,占47.7%;胸$_{6\sim12}$次之,占38.9%;胸$_{1\sim6}$占6%;颈$_{1\sim7}$占4%;骶椎最少,只占3.4%。椎体负重并无肌肉附着,是结核病灶形成的主要部位。在年龄上,10岁以下儿童最多,其中1~5岁占32.5%,6~10岁占43.9%,11~15岁约占23.6%。

1. **小儿脊柱的解剖特点** 新生儿脊椎骨可以分为3个部分,即1个中心部(椎体)和左、右2个神经弓。彼此之间借透明软骨相连,中心部和神经弓相接处称为神经弓中心软骨联合。两侧的神经弓软骨联合较前者骨化为早,神经弓中心软骨联合至3~6岁时开始骨化。两侧的椎弓于1岁时开始在后部融合,首先在颈部融合,以后顺序向下,至10岁时骶骨的椎弓亦全部融合。椎弓前部与椎体间的软骨联合如继续存在,在X线像上显示一缺损。在6~9岁,脊椎骨压力性和牵引性的骨骺出现。压力骨骺呈环状,它的中心为透明软骨,周围为骨性环,位于中心部的上、下关节面一直延伸至神经弓。这些骨骺形成椎体上、下软骨板。实际上,椎体包括原来中心部、神经弓的一部分及肋骨小头相接的关节面。椎体借上、下骺板的软骨内成骨继续纵向生长,在上、下面的边缘有一条突出的软骨环。前方有前纵韧带的纤维附着。以后出现次级骨化中心,围绕椎体边缘。在软骨环与椎体之间为生长软骨板。

脊柱的血液供应:颈椎的血供主要由脊支供给,它发自椎动脉;胸、腰椎血供由肋间后动脉发出的脊支又发出多数前支,这是椎体的主要动脉。前支从每侧发出升支和降支,与相邻椎骨的相应支在椎管前面吻合。此外,还形成横吻合,从此吻合发出椎骨中央动脉和骶上、下动脉。由主动脉发出胸、腰节段支,沿着椎管全长在后纵韧带的深面形成动脉丛。这个丛发支由椎体的后面进入发育中的椎体内,作为主要血管来源。

在椎管前部椎体的背正中面有一个主要的动脉进入。在两侧,还有小的左、右前外侧动脉。在节段动脉自主动脉发出不远处进入椎体侧面,这3个动脉最后均终止于发育中的椎体骨松质中心,形成不规则的血管管道。其周围软骨区可以看到弥散的薄壁管道,有极小的血管穿入软骨板,另有纤细的毛细血管进入纤维环。脊椎静脉由椎骨内静脉、椎管内静脉、椎管外静脉3个互相交通的无瓣膜静脉网构成(图7-4-5)。

Ferguson曾对胎儿及儿童脊椎的血供作了比较详细的介绍。椎弓、关节突、横突及棘突由胸主动脉与腹主动脉发出成对节段的后支供给,故结核菌同样能经血流途径侵犯椎弓等处。

脊椎后部大都是密质骨,仅中央有少量骨松质,血液循环不良,同时负重较小,感染率远较椎体少见。在脊椎后部横突基部因富于骨松质,结核发病率较高。

2. **病理** 脊柱结核是在血源性播散的基础上发生的继发性疾病。大多数病例的椎体病灶只有1个,少数病例的病灶在2个或2个以上。每个有病灶的椎体之间或有比较健康的椎体或椎间盘隔开。

(1)椎体结核分型 按病灶的原发部位也可分为中心型与边缘型两种。婴幼儿椎体很小,其骨化中心部分更小,病变多属中心型。儿童病变进展较快,病变常很快地波及整个骨化中心,穿破周围的软骨包壳,侵入椎间盘及邻近椎体。

10岁以上的儿童边缘型病变稍多,二次骨化中心出现后,边缘型病变更多一些。病变可发生于椎体上、下缘的各个部位。

(2)椎体结核的发展与转归 儿童椎体结核一般进展较快。病变侵犯椎间盘后,引起椎间盘破坏,软骨板被穿破,髓核消失。纤维软骨板破坏、坏死、变薄或破碎。X线检查可见椎间隙狭窄。

病变椎体受压后可产生病理性骨折,在X线侧位片病椎常呈楔形变,但不管压缩多少,总和两个椎弓根

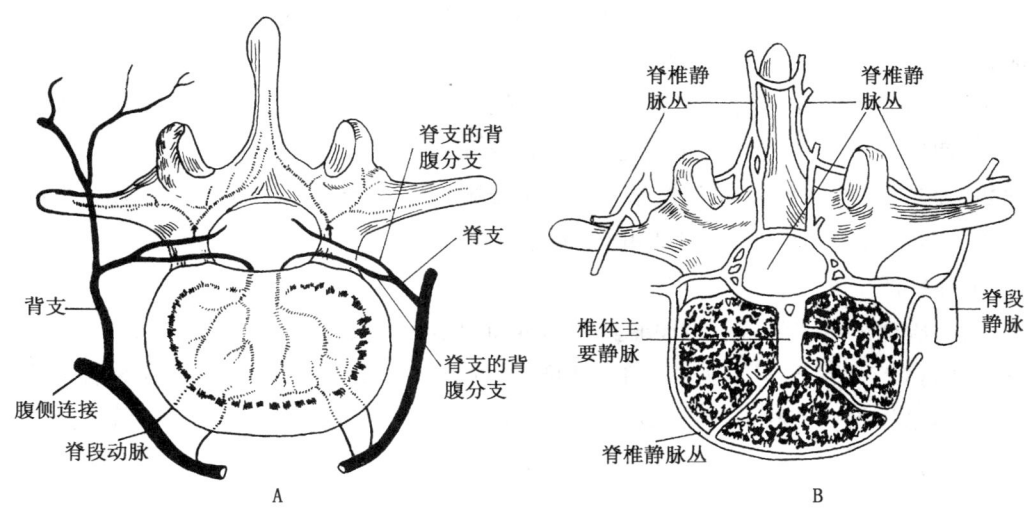

图 7-4-5 脊椎的血液供应
A.脊椎血供 B.脊椎静脉

相连。中心型空洞的椎体，病理骨折后空洞塌陷消失，碎骨片或死骨被挤到椎体周围，如被推挤到椎管内，则可压迫脊髓而致截瘫。

椎体病变扩展一般通过以下两种途径：①直接蔓延：此种破坏在儿童患者多见。自原发病灶开始沿脊柱长轴向上、下蔓延，病变穿破椎间盘而侵入邻近椎体。再由邻近椎体以同样方式侵犯多个椎体。此种广泛破坏可造成脊柱的严重畸形。②脓肿腐蚀：椎体长期浸泡在脓液之中，极易发生多个椎体散在的表浅的侵蚀破坏病灶。这种继发的表浅病灶，多数长期局限于椎体表层，也有少数病例病变继续向椎体内部深入形成继发椎体空洞。

小的死骨可因肉芽组织的侵蚀及脓液的消化作用，逐渐减小而最后吸收。较小游离的死骨可随脓液向脓肿内或体外排出。不能自行吸收、替代或排出的大块死骨，必须手术取出，否则感染不易消除。

（3）脓肿的形成与发展 椎体结核病灶的进一步发展，所产生的结核性物质和脓液先汇集在椎体一侧的骨膜下，形成局限性椎旁脓肿。脓肿的位置视病灶的位置而定。

位于颈椎、胸椎后方的脓肿可压迫脊髓造成截瘫。病变进展脓液不断增加，脓液继续剥离椎体骨膜，最后形成一个广泛的椎体旁脓肿。另外脓液在继续增多时，突破椎体骨膜，沿组织间隙向远方流注，在其远隔部位形成流注脓肿。脓液也常向体外穿破形成窦道，或向空腔脏器穿破形成内瘘。内瘘形成后性质一般都比较严重，治疗也较困难。

不同部位的病变，脓肿形成与流注也不同（参见图 7-4-4）。

1）颈椎：颈椎椎体结核所产生的脓液常突破椎体前方骨膜和前纵韧带，汇集在椎体骨膜的前方和颈长肌后方。颈$_4$以上病变，脓肿多位于咽腔后方，称咽后壁脓肿。颈$_5$以下病变脓肿多位于食管后方，称食管后脓肿。脓肿巨大时可引起呼吸和吞咽困难。椎体侧方病变的脓液可在颈部两侧，沿椎前筋膜及斜角肌向锁骨上窝流注形成脓肿。在颈椎 X 线侧位片，可以清楚地显示咽后壁或食管后脓肿的大小和形态。

2）颈胸椎：下颈椎结核病变的脓液可沿颈长肌流注到上纵隔的两侧，X 线片示上纵隔阴影扩大，形如肿瘤外观。胸$_{1~3}$病变的脓液也可沿颈长肌上行，在颈根部两侧形成脓肿。

3）胸椎：胸椎结核形成椎旁脓肿。胸腔内随呼吸压力变化频繁，常有负压作用，加上胸主动脉的搏动，有助于椎旁脓肿的扩展。椎旁脓肿的脓液也可经横突和肋骨颈间隙向背部流注,沿肋间血管神经束后支走行,而在背部形成脓肿,偶尔也顺肋骨向前流注。

小儿椎旁脓肿因病变浸润进展较快,特别在早期,脓肿内张力很大,呈球形,称为张力性脓肿。有的脓肿长而宽,多见于病期较长病例;有的介于两者之间,呈梭形外观,比较常见。

椎旁脓肿如向胸腔或肺内穿破,可形成结核性脓胸或肺脓肿,X线片可显示在靠近脓肿的肺野内出现球形阴影与椎旁脓肿阴影相连。此时患者全身中毒症状加重,体温升高,咳嗽,若脓肿与支气管相通,则患者咯出大量脓液、干酪样物质或有碎骨片。

4)胸腰椎:胸腰段椎体结核的脓肿可同时具有胸椎和腰椎病变的特点。上部可有椎旁脓肿,下部可有腰大肌脓肿。下胸椎病变的脓液也可沿膈肌脚下降到腰$_{1\sim3}$的前方。腰大肌脓肿也可向下流注到大腿外侧。

5)腰椎:腰椎体结核病变不易形成椎旁脓肿,而易穿破椎体侧方的骨膜汇集在腰大肌鞘内,形成该侧的腰大肌脓肿。如果病变累及对侧,在对侧腰大肌内也形成脓肿。

腰大肌外缘有一薄层脂肪组织,透光度较高,在投照条件适当的X线正位片上,可以看到腰大肌外缘的影像。在病变早期可见腰大肌呈局限性膨隆,脓液增多时,可见腰大肌阴影增宽,有时能见到小的死骨块沉积在脓肿内。病程较长者脓肿可发生钙化。

脓液因重力关系可沿腰大肌下降到下腹壁、股三角或小粗隆附近。小粗隆长期浸泡在脓液中可继发小粗隆结核。到达小粗隆的脓液可绕过股骨上端后方,转移到大腿外侧,再沿阔筋膜向下流注到膝关节附近。汇集在腰大肌深层的脓液可穿过腰筋膜而流注到腰三角附近。腰三角脓肿与腰大肌脓肿互相通连呈哑铃形。

6)腰骶部椎体结核:可同时有腰大肌脓肿及骶前脓肿。骶前脓肿可腐蚀骶骨前方,也可向乙状结肠或直肠内穿破。晚期骶前脓肿可钙化。

7)骶椎结核:脓肿汇集在骶骨前方的凹面形成骶前脓肿,脓肿内压力增加时,脓液也沿梨状肌经坐骨大孔流注到大粗隆附近或经骶管流注到骶骨后方。

(4)寒性脓肿的转归 病变稳定,脓液可以逐渐被吸收;脓液向体表穿破或被切开,排净脓液、干酪样物质或死骨碎片而静止;不能被完全吸收的脓肿可发生钙化;脓肿穿刺,脓液完全吸出或被手术清除;脓肿溃破或被切开后排脓不止形成窦道,混合感染经久不愈,引起体质消耗。若向脏器、胸腔、支气管、肠道溃破形成内瘘,致混合感染,其危害性更大且不易治愈。

(5)脊柱畸形的产生和发展 椎体结核常发生角状后凸驼背畸形,侧凸畸形比较少见。小儿椎体结核多为中心型,破坏始于椎体骨化中心。椎体破坏速度大于成人,故畸形出现早而明显。二次骨化中心受到累及后,影响椎体的纵向生长。受累椎间盘被破坏后,邻近椎体相互接近,病灶附近健康椎体前缘生长受到抑制。脊柱后凸畸形发生后,躯干的重心前移,对椎体的前缘压力加大,使后凸畸形进一步加重。

在胸椎由于原有后凸弧度,加之病椎后凸,外观上畸形明显。颈椎和腰椎本来有生理前凸,如发生后凸畸形,则一部分畸形被生理前凸所抵消,因而外观畸形不太明显。受累椎体数目少但破坏严重的,后凸畸形比较尖锐,呈角状后凸。受累椎体数目较多的则呈圆形驼背。

胸椎后凸畸形严重的,胸骨向前隆起,呈鸡胸畸形。患者躯干短缩,肋间隙变窄,肋骨挤在一起,颈椎和腰椎代偿性前凸增加,心肺功能可受到严重影响。

3.临床表现 小儿脊柱结核早期症状往往不明显。由于儿童不善表达,轻微症状常被忽视,全身症状如厌食、体重减轻、间歇性发热、少动、情绪焦虑、易怒等症状应引起注意。随病情进展,症状不断加重,临床表现日益明显。

(1)局部表现

1)疼痛:是脊柱结核的主要表现之一。可以是局部痛,也可伴肢体痛。患病初期轻微钝痛,休息后减轻。夜间患儿多有较好睡眠。患儿述说疼痛部位有时和病变不一致。胸腰段及腰椎结核常见下述综合征:如髋部疼痛,屈曲挛缩,活动受限;腹痛及类似阑尾炎症状;腰痛可以急性发作或隐匿开始,可能很剧烈或很轻,伴腰部肌痉挛;或膝关节痛、腘绳肌痉挛等等。

2)姿势异常:因病变部位不同,患儿姿势各异。颈椎结核患儿常有斜颈畸形。头前倾,颈短缩,用双手托住下颌。胸腰椎、腰椎、腰骶椎结核因腰痛或髋关节痛,行走姿势改变,站立或行走时尽量将头与躯干后仰,坐时常用手扶椅,以减轻体重对受累椎体的压力。患儿从地上拾物尽量屈膝避免弯腰,起立时用手扶大腿支撑而起,称为拾物试验阳性。

3)脊柱活动受限:患儿常因疼痛及病椎周围肌群保护性痉挛,使受累部位脊柱活动受限。以活动幅度大的颈椎、腰椎受限更明显。

4)脊柱畸形。

5)寒性脓肿及窦道形成。

6)脊髓压迫现象:脊髓受压是脊柱结核严重的并发症。结核物质如死骨、坏死椎间盘、肉芽组织等压迫,过度的成角畸形都可以影响脊髓的传导功能而造成截瘫。最常见于胸椎结核。主要原因有:①结核多发生于胸椎。②脊髓终于腰$_1$平面以下。③胸椎部位椎管狭小。结核截瘫最明显的早期症状有踝阵挛、肌力弱、痉挛、运动失调,进而发展成伸直瘫痪,以后成为屈曲瘫痪。伸直瘫痪时脊髓未完全受损,有些传导束仍有功能,而在屈曲型瘫痪时脊髓已完全受损害,同时出现大小便障碍。更严重的病例,肌痉挛消失,成为松弛性瘫痪。

(2)X线表现 脊椎结核X线特征主要是骨破坏、椎体受压变形、脊柱后凸畸形、椎间隙变窄、脓肿或软组织肿胀等。如病情好转则广泛性脱钙得以纠正,骨破坏边缘清楚、硬化甚至骨性融合,软组织肿胀消退,脓肿吸收。但畸形是无法纠正的,骨破坏的修复也是有限的。

1)骨破坏:早期中心型椎体结核中心或偏心性局部骨密度降低,骨皮质粗糙,骨纹理显示不清,骨破坏继续进行,出现边界不清楚的囊性骨破坏,并逐渐向椎体上、下缘发展,而且这种上缘或下缘不规则的破坏往往以前部破坏最重,甚至椎体前部破坏殆尽,和椎弓根相连处仅有少许骨质保留。边缘型椎体结核早期椎体边缘不规则,密度降低,很快出现虫蚀样缺损,呈溶骨性改变。随着病灶不断扩大,椎体周围组织如椎间盘等也将被侵犯。

2)脊柱后凸畸形:边缘型最早且最易出现。中心型只有当形成病理性压缩骨折时或广泛破坏后才出现后凸畸形。

3)椎间隙变窄:脊柱结核破坏了椎间盘附近的骨质,使上下椎体骨质靠在一起,甚至互相嵌入。

4)软组织肿胀与寒性脓肿。

(3)其他影像学表现

1)CT检查:感染早期CT检查无帮助。随着脊柱破坏的进展,CT检查可以明确椎体及椎弓、小关节、椎管内破坏的部位、程度及死骨、脓肿、干酪样物质对脊髓的压迫程度,椎旁脓肿的大小、来源,可为治疗及手术入路提供更多的依据。

2)MRI检查:椎体结核病灶在T_1相像呈境界不整齐的低信号强度区,在儿童多位于椎体中心部,其破坏在T_2相像上增高不明显,低于椎体骨髓组织的信号强度。椎体破坏与化脓性脊柱炎不同之处为病灶局限,虽不规则,但未受累及,椎体骨髓组织信号强度未见明显改变。脊椎等骨性结构周围软组织受侵袭程度及椎管内病变影响可有更明确的分辨。

4. **诊断与鉴别诊断** 当病变发展到一定程度，各种症状和体征都很明显，X线片也很典型的时候，诊断一般没有困难。但在病变早期，骨破坏尚不明显，影像学不能提供更多的依据，诊断往往有一定困难。值得注意的是小儿脊柱结核目前最大的问题是诊断不及时，可结合病史及临床表现综合分析，最终需借助于细菌培养及组织活检确定诊断。

鉴别诊断如下：

(1) 脊柱化脓性骨髓炎 发病急骤，体温升高，中毒症状明显，白细胞增高。受累部位疼痛明显，脊柱活动受限，局部软组织肿胀、压痛。X线检查显示椎体破坏，骨膜反应性增生，椎间隙变窄或消失，常有死骨生成。晚期可见骨质增生及硬化。亚急性型骨质破坏不明显，主要表现为椎体致密骨质硬化，椎间隙变窄。早期血中可培养出化脓菌，多为金黄色葡萄球菌。发病前常有其他部位感染病史。

(2) 自发性寰枢关节脱位 多发生于10岁以下儿童，常继发咽部炎症之后。患儿用手托住下颌，有斜颈畸形，颈部活动受限，易误诊为寰枢关节结核。X线片显示齿状突移位，但无骨质破坏，椎前软组织无肿胀。

(3) 骨软骨发育不良 在儿童期可出现脊柱后凸畸形，为家族遗传疾病。X线片显示胸$_{12}$或腰$_1$椎体呈楔形。除椎体畸形外，两侧髋臼及股骨头均不规则，掌骨、跖骨、尺骨变短。

(4) 椎体肿瘤 小儿椎体肿瘤比较少见，临床上需与下列疾病相鉴别：嗜酸性肉芽肿、血管瘤、动脉瘤样骨囊肿、骨样骨瘤、纤维肉瘤等。

5. **治疗** 小儿脊柱结核也是全身结核感染的局部表现，因此不可忽视全身治疗。

(1) 全身治疗 全身治疗应包括适当制动、增加营养及抗结核药物的应用。

(2) 手术治疗 近代脊柱结核治疗倾向于更彻底的手术。但对脊柱结核早期，骨质破坏不明显，脓肿很小或无脓肿时倾向于保守治疗，密切观察病情变化。对影像学已有骨破坏及脓肿形成的证据，倾向于早期手术治疗，以减少急性破坏期所造成的更多的骨质破坏和对生长发育带来的影响。

Smith提倡早期固定，让椎旁脓肿自然消退。并报道用此方法治疗椎体破坏不严重者，获得满意结果。Karlen引流椎旁脓肿，治愈了一些儿童结核，病变椎体自然愈合。Wood介绍使用腓骨结合肋骨作前方植骨，防止了椎体的塌陷。但如果植骨片太短，或植骨片陷入骨松质可产生驼背畸形。Hodgson复习31例脊柱前融合后，3例出现后凸畸形增加，认为可能是前方环状骨骺生长延迟，而后侧部分过度生长所致，因此要求密切观察。如果后凸增加，作后侧融合可阻止其发展。Roaf等介绍分阶段手术：一为排脓，二为后融合。Bailey提出，经前路椎体融合能达到稳定脊柱的效果，必要时在同节段作后融合术，特别是颈胸和胸腰段连接处。

前路植骨在椎体结核治疗中，起到支持、加固、修补椎体缺损，最后达到融合的作用。病灶清除术本身则更重要，是基本的治疗手段，病灶清除不彻底，植骨不可能成功。椎体病变不需要清除的，一般也不需要作前路植骨。前路植骨术和后路植骨术相比，具有两个明显的优点：椎体病灶清除和前路植骨可以一次手术完成。前路植骨承受椎体的压力作用，后路植骨则受张力作用，而适当的压力对植骨生长有利，但压力必须适当，过大的压力可以引起植骨片压缩、骨折或脱位。前路植骨也有其缺点：前路植骨是把植骨片放在病灶内，无论清除如何彻底，也不可能做到无菌，因而植骨片在不能很快完成爬行替代时，总有被感染甚至变成死骨的可能性，后路植骨则无此缺点。前路植骨不如后路植骨容易固定，植骨片容易移位。

(3) 椎体结核病灶的清除和固定

1) 颈椎结核病灶清除术：

a. 颈椎(颈$_{1~2}$)入路：常采用经口腔入路。术前气管切开，并经切开气管麻醉。头部过伸位，填塞咽下部，暴露鼻咽部。在咽后壁中线作纵行切口,其中心在寰椎前结节下1cm处。切口深达骨组织,骨膜下剥离咽后壁直到枢椎外侧缘。用缝线牵开软组织瓣,填塞控制渗血。继续暴露寰椎前弓、寰枢椎体和两侧寰枢关节。向两侧清除病灶过程中切勿损伤椎动脉。

b. 颈椎(颈$_{3\sim7}$)入路:经常采用颈部前外侧入路,于胸锁乳突肌前缘切口。在胸锁乳突肌中、上1/3连接处,切开颈部浅筋膜,保护副神经,它穿过胸锁乳突肌斜向颈后三角。牵开胸锁乳突肌或切断胸骨头,钝性解剖,暴露提肩胛肌和肩胛舌骨肌。把颈内静脉牵开,即能触及在横突和椎体前的脓肿。切开脓肿,彻底排除脓液后,确定椎体破坏位置,在清除椎体后缘病变时,从后纵韧带与椎体后缘之间轻轻向前刮,以免碰伤脊髓,在处理横突结节周围病灶时,注意勿损伤椎动脉及神经根。手术结束前挤压对侧颈部,观察有无脓液自对侧流入病灶内。

c. 下颈椎和上胸椎(颈$_7\sim$胸$_3$)入路:自脓肿较大或椎体破坏重的一侧进入。最常采用肋骨横突入路。尽量采用前路或后路植骨术以恢复稳定性。颈胸段结核病灶清除手术比较困难。

2) 胸椎病灶清除术:

a. 肋骨横突切除术:适用于全部胸椎椎体结核。侧卧位,气管插管全身麻醉,以病灶为中心,上下各包括一个健康椎体,作中线切口或中线旁2～3cm纵行切口或弧形切口。通常选择椎体破坏重或有死骨及脓肿较大一侧进入。彻底清除结核组织后,伤口内放置链霉素粉剂缝合肌肉和皮肤,不放置引流(图7-4-6)。

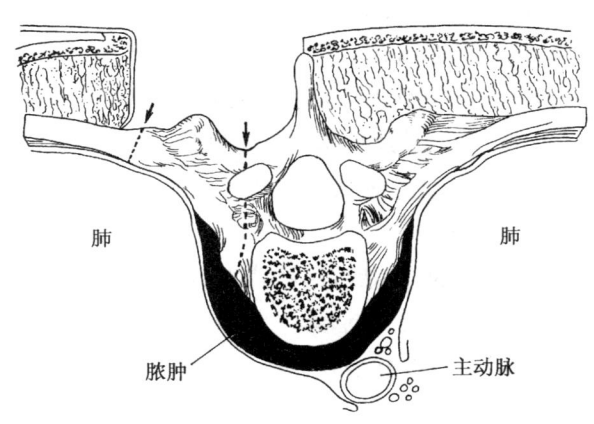

图 7-4-6 肋骨横突切除

b. 经胸病灶清除术:此手术方法对儿童心肺功能影响很大,应严格选择手术适应证,例如:①椎旁脓肿破入胸腔或肺内。②多个椎体破坏或椎体跳跃病变。③椎体破坏严重,有严重畸形或发生截瘫的可能性。利用切下的肋骨剪成长度合适的1～2条,植入两椎体之间。

手术后采取适当的外固定,胸腔闭式引流24～48小时。

3) 胸腰段结核病灶清除术(胸$_{12}\sim$腰$_2$):肾切口腹膜后入路。切口位置根据病椎的位置和脓肿大小,分别选择经第10肋、11肋或经12肋切口。保持胸膜外和腹膜外剥离。显露膈肌脚。保护输尿管并推向中线。暴露腰大肌脓肿。胸腰段脊柱病灶清除术后,可根据情况同时作椎间植骨。

4) 腰椎病灶清除术(腰$_{2\sim5}$):多采用经腹膜外途径。切口从第12肋末端向下至耻骨结节上5cm,按病变椎体位置偏上或偏下,切开三层腹肌。在切开下部腹肌时,避免损伤腹壁下动、静脉及精索。将腹膜、输尿管分离并推向中线,暴露腰大肌脓肿,在没有大血管及腰神经干通过部位切开脓肿壁,清除病灶。

5) 腰骶部病灶清除术（腰$_5$～骶$_1$）：经腹膜外入路。切口起自耻骨联合至脐之间，或向下方之髂骨至第 12 肋之间中点，作"S"形切口。如腹主动脉分叉高，在髂总血管间容易进入腰骶部。遇到骶中动、静脉，必要时牵开或分开骶前丛纤维。若腹主动脉分叉低，则经主动脉、腔静脉和髂总血管侧方入路。结扎和切断髂腰和腰升静脉，以游离髂总静脉。然后把大血管牵向对侧保护，将三角部的脂肪组织剥开后，就可到达骶骨岬。骶骨岬上方即为腰$_5$骶$_1$间隙，其下方即为骶前脓肿。

6. 脊柱结核并发截瘫　脊柱结核并发截瘫是脊柱结核最严重的并发症。对儿童来说病残率、病死率均较高。

（1）截瘫的病因及分类　脊柱结核截瘫可分成两种类型：

1) 早发性截瘫：①在脊柱结核进展期，由于结核性物质如脓液、干酪样物质、死骨、肉芽组织、坏椎间盘直接压迫所致。②从椎体后面开始的结核病灶，很早就可以产生压迫症状。③起始于椎弓的结核。④脊髓感染性栓塞。⑤脊柱病理性脱位。

2) 晚发性截瘫：在疾病静止后，甚至无证据复发的情况下出现截瘫，儿童少见。①在病变愈合期，增厚的硬膜、椎管内肉芽组织纤维化及纤维组织增生对脊髓形成环状压迫。②脊柱后凸畸形或椎体病理移位所造成的椎管前方骨嵴，脊髓在椎管内跨过隆起骨嵴，受到牵拉增强，导致血液循环不足引起截瘫。③结核炎症穿过硬膜及脊髓膜和脊髓。Hodgson 指出，结核感染可通过硬膜侵犯脊髓而产生不可逆性截瘫。④脊髓内炎性栓塞，比较少见。脊髓血管栓塞导致脊髓软化，虽然没有任何外部压迫也可产生截瘫。

（2）诊断　多数儿童患病能够比较及时就诊，但仍有部分患儿已有脊柱结核症状但未引起重视，甚至出现截瘫症状后才就诊。截瘫早期患儿肢体松软无力，动作不协调，易跌倒，逐渐出现肌肉痉挛及僵硬感。随着病情的进展，症状加重，疼痛加重或有束带感。此后出现感觉障碍，肌力减退或完全瘫痪，排尿困难或尿潴留。病理反射如髌阵挛、踝阵挛可能出现更早，完全瘫痪则表现更为显著。结合病史、X 线检查及临床检查，诊断并不困难。

（3）治疗　截瘫患儿的治疗是多方面的，包括抗结核药物的应用，积极改善营养状况，局部制动避免截瘫进一步加重。迅速查清造成截瘫的原因。

儿童脊柱结核截瘫大部分为早发性截瘫，经治疗后愈合良好。病变愈合期出现的晚发性截瘫比较少见，而且手术治疗效果不佳。

1) 手术治疗：多数学者认为采用手术治疗效果明显优于非手术治疗。一个理想的手术方法应达到病灶清除彻底、椎管减压充分、保持脊柱稳定的目的。

a. 颈椎结核合并截瘫：颈椎后凸比较明显的，术前用颈椎牵引，畸形减轻或纠正后再行病灶清除和前方减压。手术时保持颈椎牵引固定状态。手术采取前外侧入路（如前述）。尽可能刮除病变椎体的后缘并植骨固定。术后防止肺部及泌尿系统并发症。

b. 胸椎结核合并截瘫：①前外侧减压术：手术先从侧面显露脊髓，将脊髓和前方的结核病变分开，然后将病灶清除。手术一般选择截瘫较重，椎体破坏较多，椎旁脓肿较大或椎弓根破坏侧入路。清除硬膜外被肉芽组织浸润的硬膜外脂肪组织，显露硬膜，并将硬膜前病变组织清除。如需植骨可于上、下椎体凿槽，取髂骨或利用切下的肋骨做前路植骨。并将上椎体下后缘、下椎体后上缘部分切除（图 7-4-7）。②经胸病灶清除术：手术入路已如前述，经胸手术的优点是显露椎体好，椎体病灶能彻底清除。多适用于胸椎中、下段，未有明显后凸畸形和严重截瘫者。

2) 术后治疗：①固定：颈椎术后应继续颈椎牵引固定，等病情稳定后可改用颈托固定 3 个月；胸椎及腰椎

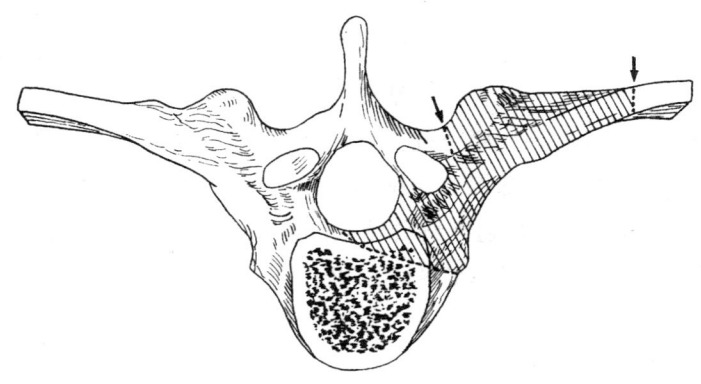

图 7-4-7 Capener 前外侧减压术切除范围

手术后固定 3 个月。一般使用石膏及背心支具。②改善营养状态：患儿截瘫后长期卧床致腹胀、大便秘结、食欲减退，加上疾病消耗、贫血、营养不良、血浆蛋白低下、并发症的产生更加重病情，因此从一开始就应注意营养补给，必要时间断输血或血浆。③防止发生褥疮。④排尿排便的管理。⑤防止肺部并发症。⑥被动活动下肢关节，防止关节粘连，有利于截瘫恢复。⑦系统应用抗结核药物等等。

（三）髋关节结核

儿童髋关节结核发病率占全部骨关节结核的第三位，其中 4~5 岁为患病高峰，10 岁以后有所下降。

1. 病理　儿童单纯滑膜结核多见，单纯骨结核较少，但是在全关节结核中来源于滑膜结核的少，来源于骨结核的较多。骨结核形成脓肿比较多，髋臼后缘病变的脓液常汇集在臀大肌的深层。有时脓液穿破髋臼底部而在骨盆内壁形成脓肿。股骨头结核的脓液多在早期就穿破软骨面而侵入关节，股骨颈结核的脓液或穿破包围股骨颈的骨膜和滑膜而侵入关节，或流注到大粗隆部和大腿外侧。晚期髋关节结核的脓肿常出现在关节的前内侧，因该处关节囊较薄弱，且常与髂腰肌滑囊相通。

在单纯滑膜结核或早期全关节结核中，包围圆韧带的滑膜也充血、水肿，晚期圆韧带本身常被破坏而消失。髋臼、股骨头或关节囊破坏严重的，股骨头常发生脱位，而且多为后脱位。髋关节结核晚期，或形成骨性或纤维性强直，或股骨头、颈破坏消失，股骨上端与髋臼之间有假关节活动。儿童髋关节结核对患肢生长发育有一定影响，这种影响因病变部位和病变程度而异。

2. 临床表现　髋关节结核多见于儿童。患儿有结核病接触史、患病史或同时患有其他部位结核病。患儿常有消瘦、食欲减退、烦躁易哭、盗汗、体温增高等表现。

一般逐渐发病。最早出现的症状是髋部疼痛，开始时比较轻微，休息后减轻，活动多加重。偶尔急性发病，髋部疼痛剧烈。患儿常只诉膝关节痛，这是因为闭孔神经受激惹出现的反射性疼痛所致。随之出现的症状是跛行。单纯滑膜结核跛行较重，单纯骨结核跛行较轻，全关节结核跛行最明显。髋关节活动受限，Thomas 试验阳性，股三角饱满，臀纹变浅或消失。随病情加重，髋关节周围可出现脓肿或窦道，甚至短缩、屈伸内收畸形。

3. X 线检查　X 线检查对髋关节结核的早期诊断很重要，通过双侧对比能够发现轻微的病理变化。

（1）单纯滑膜结核　因髋关节多有保护性屈曲挛缩，因而 X 线片可见患侧闭孔变小。患侧髋臼与股骨头骨质疏松，骨小梁变细，骨皮质变薄。关节囊肿胀，患侧关节间隙有时稍宽，有时变窄。

(2)单纯骨结核 中心型可见死骨,边缘型死骨少见,边缘有溶骨性改变。病灶周围骨密度增高。

(3)全关节结核 来自滑膜的早期全关节结核,还可见股骨头或髋臼边缘局限性骨质破坏。来自骨结核的早期全关节结核骨质破坏更明显。晚期全关节结核关节轮廓全部模糊,软骨下骨板破坏,软骨面游离。病变继续发展,关节破坏增加,常合并病理性脱位或关节畸形,强直或股骨头、颈消失。

4. 诊断与鉴别诊断 早期滑膜结核诊断有时很困难。结合病史、症状、体征、常规实验室检查及X线所见综合分析。如仍有疑问,应该在X线或超声波引导下行关节或脓肿穿刺,作涂片检查、PCR结核菌检测及病理检查。全关节结核及晚期全关节结核诊断并不困难。

鉴别诊断如下:

(1)化脓性关节炎 急性发病,患儿有高热、寒战,白细胞增多,下肢呈外展、外旋畸形。但慢性化脓性关节炎鉴别仍有一定困难。

(2)青少年型类风湿关节炎 X线片所见与髋关节滑膜型结核类似。多关节型与单关节型多侵犯小关节或膝关节,髋关节比较少见。

(3)Legg-Calve-Perthes病 患儿一般状态较好,体温不高,红细胞沉降率不快,患髋肿胀。X线片多可区分。

5. 治疗 儿童髋关节结核病残率很高,给患儿以后生活带来很大困难。早期诊断、早期治疗,功能可得到恢复或大部恢复。髋关节结核虽然发病比较缓慢,但在全关节结核时,往往病情进展很快。

(1)单纯滑膜结核

1)非手术治疗:限制活动,增加营养,应用抗结核药物。密切观察病情变化,观察治疗期限一般为1~3个月。在此期间如病情有所进展,可考虑手术治疗,避免由单纯滑膜结核发展为全关节结核。

2)手术治疗:经非手术治疗不见好转的滑膜结核,可以作部分滑膜切除。如病变严重而涉及骨组织和髋臼内破坏,应将股骨头轻轻脱位,刮除股骨头、颈及髋臼的病灶,切除部分增厚的关节囊,清除隐藏病灶。但需注意不要为了去除所有的结核组织而造成术后股骨头脱位。彻底清洗关节腔后,放置链霉素粉剂。术后屈髋10°、外展45°位固定,4~6周后扶拐下床活动。此时应继续限制活动,每隔3个月拍片复查,至确定病变愈合为止。术后抗结核治疗宜在6个月以上。

(2)单纯骨结核 在单纯骨结核中,髋臼和股骨头病变最容易侵犯关节,因此一经诊断应尽早采取手术治疗。股骨颈基底部结核侵入关节机会较少,如病变范围小,且无明显死骨,可以先采用非手术治疗,不见好转或病灶不断扩大再施行手术。病灶清除后遗留较大空腔,可用骨松质充填植骨。大粗隆结核如未侵犯关节,也可用同样方法清除病灶。髋臼上方结核病灶,而且未扩散进入髋关节,作局部病灶刮除,保留关节囊,不打开关节。病灶清除后如无继发感染存在,腔内可用自体骨松质填塞。

(3)早期全关节结核 为了抢救关节功能,应及时手术清除病灶,以免病变继续发展为晚期全关节结核,而使关节功能全部丧失。

(4)晚期全关节结核 应争取保留更多的残存关节功能。最大限度维护患儿肢体生长发育,减少后遗畸形和功能障碍。晚期全关节结核有以下两种情况:

1)晚期全关节结核仍有活动性病变,此时病情发展可能减慢。可以在稍长时间的抗结核药物治疗及术前准备后,进行手术治疗。病灶清除后,儿童不作关节融合术。将股骨头还纳髋臼内。术后髋人字石膏固定3个月。去石膏后如病变已治愈可以负重行走。

2)病变已愈合,但患肢疼痛、畸形或关节强直的治疗往往很困难或是矛盾的。正常的关节关系破坏后,关节面消失,关节负重和活动时骨端摩擦产生疼痛,这种疼痛是慢性的、长期的。需在清除病灶的基础上进行关节功能重建,使原来的关节部位恢复稳定性和支柱功能。例如:①粗隆下截骨术。②Whitman 成形术:修整髋臼及股骨头,然后将股骨头放回臼内,将臀中、小肌连同大粗隆的一部分,移位于股骨上端外侧固定。术后外展位固定 4 周。③肢体延长术。

(四)膝关节结核

儿童膝关节结核患病率很高,约占全部骨关节结核的 13% 左右,是除脊柱之外发病最多的关节。

1. 病理　膝关节是全身最大的屈戍关节,关节腔容量较大,也是滑膜最多的关节。骨结核多发生在股骨下端骨骺或干骺部以及胫骨内外髁,而胫骨结节少见。骨病灶所产生的脓液向前发展可侵入髌上囊,造成全关节结核,向后方或两侧发展可在腘窝或膝关节两侧形成寒性脓肿。脓液可流注到小腿中、下部分。膝关节周围软组织较少,脓肿容易突破皮肤形成窦道。

单纯滑膜结核、单纯骨结核向关节内发展,累及软骨和软骨下骨板,就变为全关节结核。在早期,软骨和软骨下骨板的破坏还只限于边缘,大部分软骨面仍保持完整。病变进一步发展,软骨和软骨下骨板大部分被破坏,形成晚期全关节结核。半月板和前交叉韧带也难保存,后交叉韧带因部分在滑膜囊外有时可幸免。由于软骨和骨质的大量破坏,关节囊和侧副韧带相对变松。膝关节的稳定取决于膝关节内部及外部的软组织结构。上述破坏可以造成膝关节不稳定、半脱位或脱位。

2. 临床表现　儿童膝关节结核好发年龄为 4～10 岁,多为单发,双侧发病很少见。

(1)全身症状　患病初全身症状比较轻微。活动期可有低热、消瘦、食欲减退、贫血、红细胞沉降率加快等结核中毒症状,另外,患儿可有夜啼、易哭、脾气急躁等等。

(2)局部症状

1)疼痛和压痛:单纯滑膜结核早期疼痛不明显,活动时痛,休息时减轻。转变为全关节结核时疼痛加重。压痛也比较广泛。单纯骨结核早期疼痛也不明显。偶尔可发现膝关节某一部位局限压痛。当病灶破入关节腔时,大量结核物质进入到关节腔内,引起滑膜急性充血、肿胀,疼痛剧烈。

2)跛行:单纯滑膜结核轻度跛行,单纯骨结核跛行不明显,全关节结核因疼痛跛行比较严重。病变愈合后跛行程度与肢体畸形和短缩程度有关。

3)肿胀:膝关节位置比较表浅,肿胀可以很早就发现,首先表现于关节前部。滑膜结核或全关节结核肿胀广泛,尤以髌上囊及髌骨下两侧比较薄弱区域明显。单纯骨结核初期可能局限一侧肿胀。关节内液体增多时浮髌试验阳性。关节内液体不多但滑膜水肿,增厚的滑膜可触及如软橡皮样感觉。当大腿和小腿肌肉产生失用性萎缩时,膝关节可见明显的梭形肿胀。

4)脓肿与窦道:除关节内脓肿外,流注脓肿常见于腘窝、膝关节两侧及小腿周围。脓肿破溃后形成窦道。因膝关节周围软组织很少,混合感染可引起关节内、股骨下端、胫骨上端的严重混合感染。

5)畸形与功能障碍:这与关节破坏程度一致,单纯骨结核或单纯滑膜结核,关节无畸形,功能可轻度受限。全关节结核最常见屈曲畸形,随着关节结构的破坏,畸形不断加重,并可影响髋关节长期屈曲而产生挛缩。

(3)X 线表现

1)单纯滑膜结核:可见软组织肿胀,骨质疏松。肿胀为均匀性,侧位片可见肿大的髌上囊。病期较长可见髌下脂肪垫透明阴影消失。骨质疏松表现在股骨下端、胫骨上端、髌骨,关节间隙稍增宽或狭窄。

2)单纯骨结核:最常见为股骨下端,其次为胫骨上端,髌骨少见。中心型早期可见磨砂玻璃样改变,以后死骨分离或死骨吸收形成空洞。边缘型可见溶骨性改变,死骨少见。干骺端病变可见骨膜新生骨。

3)全关节结核:由滑膜结核转变的早期全关节结核,在股骨和胫骨内外髁边缘与滑膜连接处局限的溶骨性破坏,由单纯骨结核转变而来的早期全关节结核,除单纯骨结核改变之外,可见关节滑膜肿胀及附近骨质破坏。软骨下骨板大部完整,关节间隙正常或狭窄。

在晚期全关节结核,骨质破坏增加,软骨下骨板大部破坏消失,关节间隙狭窄或消失,产生畸形甚至脱位。影响股骨和胫骨发育,骨干细小骨质疏松。

3.诊断与鉴别诊断　单纯滑膜结核,膝关节呈弥漫性肿胀,积液增多时浮髌试验阳性。穿刺可抽出黄色混浊的关节液,作抗酸染色和病理检查及PCR结核菌检测有助于诊断。单纯滑膜结核局部疼痛不明显,关节功能不受限。单纯骨结核有时仅病灶附近有肿胀压痛。X线片可见股骨下端或胫骨上端孤立病灶。全关节结核肿胀、疼痛、功能障碍,跛行逐渐加重。形成脓肿及窦道常见于膝关节周围,X线片示关节内明显破坏,关节间隙狭窄。

鉴别诊断如下:

(1)化脓性关节炎　急性发病,有高热、患膝疼痛剧烈、白细胞增多,局部可红肿、发热。膝关节结核继发感染可有同样症状。慢性化脓性关节炎常继发于其他部位感染。通过关节液检查可确定诊断。

(2)青少年型类风湿关节炎　临床可分为急性发病型、单关节型及多关节型。常侵犯膝关节,不易与单纯滑膜结核及早期全关节结核区别,活体组织检查或关节液检查可确定诊断。

(3)色素沉着绒毛结节性滑膜炎　发病缓慢、病期较长,膝关节肿胀明显但功能障碍不明显。结节型可触及大小不等的结节性肿块,关节穿刺可见咖啡色或血性液体,病期长的在X线片上可见股骨和胫骨内外髁边缘有溶骨性破坏,病理检查可确定诊断。

(4)局限性骨脓肿(Brodie骨脓肿)　是一种慢性局限性骨髓炎,好发部位为股骨下端或胫骨上端干骺部。逐渐发病,可反复发作。X线片可见长骨的干骺端有圆形或椭圆形的透亮区,骨结构消失,周围有致密硬化环。

(5)血友病性关节炎　男孩发病,患儿有出血倾向,关节穿刺为血液。多次发作后X线片可见骨膜下血肿钙化、软骨萎缩、关节间隙狭窄。软骨下骨板致密、不整齐,并有增生现象。

4.治疗

(1)单纯滑膜结核

1)非手术治疗:单纯滑膜结核以非手术治疗为主,一般都可以获得很好结果。全身治疗包括改善患儿营养状态及抗结核药物的应用。局部用药可以大幅度提高关节腔内抗结核药物的浓度,从而加强药物的抑菌抗菌作用,并可减少全身的药物反应。每周一二次,多数可以治愈,功能也不受影响。

经过上述治疗3个月以上,病情不见好转反而加重滑膜增厚,单独使用非手术治疗不能奏效的,应该考虑手术治疗。

2)部分滑膜切除术:后侧滑膜不强调彻底切除,刮除部分即可,髁间窝滑膜切除时不能损伤交叉韧带。清除病变滑膜后反复冲洗,处理活动出血后放置链霉素粉剂。缝合后适当加压包扎,石膏托外固定。一二周后作被动膝关节功能练习。有条件的可行关节镜下滑膜切除术。

(2)单纯骨结核　早期中心型可考虑非手术治疗,如局部抽吸,注入抗结核药物。但如果骨破坏较大,有死骨形成或靠近关节腔的病灶,应该进行手术治疗。干骺端及骨骺病灶清除时,对病骨的刮除要适当,同时注意尽量不要损伤生长板。边缘型很早就会发展成全关节结核,尽早进行病灶清除术,以免造成更大的破坏。病灶清除后,残留较大空腔,如无混合感染,可考虑充填植骨。

(3)早期全关节结核 无论来源于滑膜病变或骨病变,无论非手术疗法或手术疗法,均应以及时制止病变进展、抢救关节功能为原则。手术疗法根据病变位置选择手术切口,首先清除骨病灶,有时可能形成多处小的骨病灶,不可遗漏。来源于滑膜结核必须同时作次全滑膜切除术。来源于骨病变是否同时作滑膜切除,应根据滑膜病变的程度而定。术后应作皮肤牵引或石膏外固定、关节内药物灌注、早期功能练习。

(4)晚期全关节结核 在进行病灶清除时,要尽量保留稳定关节的结构。对病骨的处理要慎重,要考虑到儿童的修复能力。如无继发感染病灶,刮除后的腔可用自体骨松质填塞。除非病变广泛,一般不需要作固定术。如果软骨面和邻近骨组织破坏严重,可考虑作关节固定术。儿童作膝关节融合术最早的年龄为6～7岁,在此年龄之前通常不容易获得骨性愈合。Charnley主张在10岁以前不宜作关节加压固定术。10岁以后,对膝关节呈现纤维强直者,用骨凿分开关节面,不要强力屈曲膝关节,以避免胫骨近端骨骺发生骺板分离的危险。如果髌部完全破坏,应刮除结核组织,注意保护骨骺板。膝关节融合后应继续用支架保护,以避免股骨远端骨骺在应力下产生分离。如膝关节呈现严重屈曲,外展和外旋畸形常伴膝关节半脱位或脱位。轻度畸形时,有足够骨从胫骨髁和股骨髁切除,使两骨面在最合适的位置上凑合。如果畸形严重,可先作关节囊外切开或截骨术。不要以暴力矫正畸形。在关节囊切开或髁上截骨术后,作楔形石膏逐渐矫正。当矫正至最大限度时,应作关节固定术。但对正在发育生长的肢体不宜作内固定术。因内固定物可损伤骨骺板,有干扰生长的危险。关节固定术用远离骨骺穿针加压法,能提供良好固定而无此危险。

(五)踝关节结核

踝关节结核约占全身结核的3%左右,在小儿下肢骨关节结核中发病率最低。好发年龄为10岁以下儿童。

踝关节是全身负重最多的关节,活动范围比较小而稳定。由于踝关节周围没有肌肉覆盖,肿胀可以早期发现,脓肿也容易穿破形成窦道。内侧三角韧带比较坚固,外侧韧带比较薄弱,因而关节肿胀在外踝比较明显,在关节外侧形成脓肿或窦道的机会较多。踝关节后方关节腔常与跟距关节、足屈拇长肌和屈趾长肌腱鞘相通,因而踝关节结核容易侵犯跟距关节和上述腱鞘。

1.病理 踝关节滑膜结核的发病率高于骨型结核,所以全关节结核多数是由滑膜结核转变而来。单纯骨结核多发生在胫骨下端,内、外踝次之,距骨结核最少。单纯骨结核有侵入关节发展为全关节结核的可能,但如果病变向外发展,也可在皮下形成脓肿或窦道。距骨体深居踝穴之中,距骨结核向外发展,必然向关节内穿破,因此胫骨下端、距骨结核应及时手术治疗,以免病变累及关节。

脓肿或窦道的位置常与病变部位及病理类型有关,全关节结核的脓肿或窦道可发生在踝关节周围的任何部位,而以前方及外侧最多。

踝关节结核病变较久,破坏严重的,患足常下垂、内翻,患儿胫骨下端骨骺遭受破坏后可引起生长障碍或发育畸形,未遭到破坏的骨骺可因炎症刺激而加速生长。

2.临床表现 发病比较缓慢,局部肿胀,常述扭伤或误认为扭伤,患儿有疼痛和跛行。滑膜结核疼痛出现早,开始并不严重,休息则轻。病变加重时,关节内积液增多,压力加大,疼痛也随之增加。单纯骨结核只在病灶局部压痛,转变为全关节结核时疼痛加剧。踝关节功能早期受限不明显,发展为全关节结核时才出现跖屈及背伸功能障碍。此时患儿疼痛性跛行非常明显。

X线表现：单纯滑膜结核可见骨质疏松及关节囊肿胀，关节内积液较多，也可见关节间隙增大。由滑膜结核转变为全关节结核时，可见软骨下骨板模糊或边缘骨质破坏，边缘型骨结核多为单纯溶骨性破坏，局部一般无死骨。中心型骨结核多有明显死骨形成，死骨吸收后遗留骨空洞。病灶穿破进入关节形成全关节结核后关节面变粗糙并有侵蚀破坏，相继出现关节间隙变窄。关节囊肿胀明显，邻近肌肉萎缩，长期混合感染则骨质明显硬化。

3.诊断与鉴别诊断　单纯滑膜结核诊断比较困难，常需依赖细菌学或病理检查。单纯骨结核和全关节结核根据临床表现及影像学检查诊断并不困难，有明显结核接触史及合并他处结核病，对诊断有参考意义。

鉴别诊断如下：

(1)踝关节扭伤　儿童踝关节扭伤常见，损伤和肿胀多见前外侧。重复扭伤可以引起创伤性滑膜炎，临床上不少踝关节结核患儿述扭伤史，因此扭伤也可能为踝关节滑膜结核的诱发因素。不少骨型结核患儿平素并无症状，扭伤后出现肿胀、疼痛，才引起注意。X线检查、关节液细菌培养、组织活检有助于鉴别。

(2)青少年型类风湿关节炎　滑膜活检有助于鉴别。

(3)色素绒毛结节性滑膜炎　绒毛关节肿胀明显，穿刺可见咖啡色或血性液体，关节活动受限不明显，红细胞沉降率多不快。

(4)化脓性关节炎和骨髓炎　急性化脓性关节炎和骨髓炎发病急，肿胀、疼痛比较重，不易误诊为关节结核。慢性局限性骨脓肿，应与中心型骨结核相鉴别。

4.治疗

(1)单纯滑膜结核

1)非手术治疗：单纯滑膜结核早期，应注意增加营养，适当休息，局部制动，全身和局部使用抗结核药物。

2)滑膜切除术：经过上述非手术治疗不见好转或滑膜已明显肥厚者，应行滑膜切除术。

切除肥厚水肿滑膜组织后，检查各个关节面，如有隐蔽的骨病灶一并清除、冲洗后，置放异烟肼和链霉素，使距骨复位，缝合外侧副韧带、腓骨长短肌腱。

手术后小腿石膏托固定3周，然后去石膏功能练习，术后继续抗结核治疗3个月以上。

(2)单纯骨结核　距离关节较远，且无明显死骨的单纯骨结核可适当采用非手术疗法，一部分病例经过治疗后可逐渐愈合，经非手术治疗无效，局部有明显死骨或病灶距关节较近有侵犯关节可能的，都应及时采用病灶清除术。手术可根据病灶位置采用不同入路，因病变尚未侵入关节，故病灶清除时应避免进入关节，如病变未侵犯骨骺生长板，清除时应避免损伤。病灶清除后如骨空洞较大，且无混合感染，可用自体骨松质或加入人工骨混合充填骨空洞。

(3)早期全关节结核　病变活跃的早期全关节结核如无禁忌证，应及时采用病灶清除术，以达到抢救关节功能的目的。来自滑膜结核的早期全关节结核手术方法与滑膜切除相同。先切除滑膜，然后刮除骨病灶，切除破坏的软骨面到健康骨质为止。来自骨型结核的早期全关节结核，可先清除骨病灶，再对滑膜结核采用全身和局部抗结核药物治疗。如滑膜已纤维化而增厚，需同时作滑膜切除术的，可先清除骨病灶，再行滑膜切除术。

(4)晚期全关节结核　晚期全关节结核，关节破坏比较严重，同时存在不同程度的畸形，已经失去抢救关节功能的机会。如果仍有活动性病灶，在经过抗结核药物治疗的同时行病灶刮除术。如果病情稳定趋于愈合，在矫正畸形的同时作踝关节固定术。

（六）肩关节结核

儿童肩关节结核很少见，共占全身骨关节结核的1%左右。

1. 病理　肩关节结核以全关节结核多见，多数为骨型结核发展而来，其中以肱骨近端结核最为多见。

肩关节结核因为疼痛、少动可使肩部肌肉如三角肌、冈上肌、冈下肌等产生失用性萎缩，或因长期下垂而使肱骨头向下半脱位。

肱骨上端骨骺板对肱骨的纵向生长占80%左右，如病变破坏肱骨上端骨骺板，将影响生长发育，产生短缩畸形。

肩关节结核偶尔可由邻近部位结核蔓延而来，如肩峰结核、肩峰下滑囊结核，可以侵犯肩关节。

肩关节囊内有肱二头肌长头腱穿过，肩关节发生结核病变时，此段肌腱常被结核组织侵蚀、破坏，关节内的脓肿也常沿此肌腱流注于上臂前方。

2. 临床表现　早期肩关节结核无明显全身症状，局部症状一般比较轻微。患儿只表现患肢少动，所以多数就医较晚。

（1）疼痛、压痛和功能障碍　疼痛是最早出现的症状，除幼小儿童外，功能障碍出现以前都有较长时间疼痛病史，疾病多为局限，因而常被忽视，直到由单纯结核变为全关节结核，疼痛加重，才引起注意。此时关节内渗出物较多，压力不断增加，疼痛也随之加重。单纯骨结核只在病灶局部有压痛，滑膜型结核或全关节结核则在肩部前方、后方或腋窝均有压痛。

功能障碍在单纯骨型结核不明显，滑膜型结核则在早期出现功能障碍，全关节结核功能障碍更加明显，肩关节各方向运动均受限，尤以外展、外旋受限最明显。

（2）局部肿胀、脓肿和窦道　肩关节单纯骨结核和单纯滑膜结核脓性分泌物一般不多，又处在肥厚的三角肌包围之中，因而肿胀不明显。未经治疗的全关节结核脓性分泌物多，为白色稀薄脓液，可有干酪样物质一同排出，以后因混合感染，急性炎症扩散，才在肩部形成多处窦道。

（3）X线表现　单纯滑膜结核在X线片上仅见骨质疏松和关节囊肿胀，单纯骨型结核在肩胛骨关节盂和肱骨头常为中心性破坏，并常有死骨形成。有的死骨很疏松，和周围活骨密度对比不明显，容易被忽视。

全关节结核病变侵犯软骨下骨板时，则关节边缘模糊。早期可见关节间隙扩大，以后则关节间隙变窄，最后关节呈纤维性或骨性强直。有时可见肱骨头大部分破坏消失，或向下半脱位，或向上移位与肩峰接近。

3. 诊断与鉴别诊断　儿童肩关节滑膜结核早期诊断很困难，所以一般迁延时间很长，病情有反复，直至发展为早期全关节结核或单纯骨型结核侵犯关节时，甚至关节出现严重破坏脓肿及窦道形成时，才来就诊，此种病例诊断多无困难。

鉴别诊断如下：

（1）化脓性关节炎　关节液检查及细菌培养有助于诊断。

（2）化脓性骨髓炎　肱骨干骺端化脓性骨髓炎局部疼痛、功能障碍均较严重，局部因炎症浸润而红肿，X线片可见骨破坏及骨膜反应。

4. 治疗

（1）单纯滑膜结核　多数患儿通过适当的非手术治疗都能使关节病变逐渐吸收而治愈，功能恢复也很理想。

（2）单纯骨结核　诊断确定后，如无手术禁忌证，应及时手术，防止病变蔓延扩大。非手术治疗虽然也能使某些单纯骨结核治愈，但总有累及关节的危险。病灶清除时避免误入关节腔，如肱骨髁生长板未被累及，应注意保护。

(3) 早期全关节结核　应采用手术治疗。

(4) 晚期全关节结核　仍然以病灶清除术为主，尽量保留残余的关节功能，一般很少采用关节融合术。

(七) 肘关节结核

儿童肘关节结核的发病率在上肢骨关节结核中占首位，约占全身骨关节结核的 5.5%。

1. 病理　儿童肘关节结核中滑膜型结核与骨型结核发病率几乎相等。骨型结核多发生于尺骨鹰嘴和肱骨内外髁。这些部位都具有典型骨松质结核的特点，以中心型病变多见，可有死骨形成，死骨吸收后形成空洞。边缘型病变以溶骨性破坏为主，死骨少见。

在全关节结核，肘关节破坏严重的可发生病理性脱位，桡尺骨上端可向后方或侧方脱位，或因破坏部位程度不同而合并肘内翻或肘外翻。当病变趋向治愈时，肘关节逐渐发生纤维性或骨性强直。一般多强直在非功能位，有的完全伸直，有的呈半屈位。若肱桡关节和上尺桡关节也同时强直，则前臂旋转功能丧失。

2. 临床表现　10 岁以下儿童发病率较高。肘关节结核发病比较缓慢，单纯骨结核早期症状更不明显。当病变由单纯骨结核转变为全关节结核时，才有比较明显的局部症状出现。肘关节结核的主要症状是局部肿胀、压痛、脓肿或窦道形成和关节功能障碍。

X 线所见：单纯滑膜结核仅见关节囊软组织肿胀及骨质疏松。中心型骨结核常见明显死骨，周围骨质轻度硬化，病变靠近干骺部的可见骨膜新生骨，死骨吸收后形成骨空洞。边缘型病变以溶骨性破坏为主，周围骨质轻度硬化。来自滑膜结核的全关节结核，软骨下骨板破坏常比较均匀一致，来自骨型结核的则局部骨质破坏比较严重。

3. 诊断与鉴别诊断　根据病史、症状、体征和 X 线所见，诊断一般无困难，但仍需与下列疾病相鉴别。

(1) 化脓性关节炎或骨髓炎。

(2) 青少年型类风湿关节炎　肘关节单关节发病少见，不易与单纯滑膜型结核相鉴别，需经病理活检提供鉴别依据。

4. 治疗

(1) 单纯滑膜结核　儿童肘关节滑膜结核，全身和局部抗结核药物的应用、局部制动是行之有效的治疗方法，多能保留正常或接近正常的关节功能。经上述治疗不见好转反而加重的，应及时施行滑膜切除术。

(2) 单纯骨结核　多发生于尺骨鹰嘴，其次为肱骨内外髁，一经发现应早期行手术治疗。

(3) 全关节结核　早期应及时采用病灶清除术，以最大限度地保留关节功能。儿童肘关节晚期全关节结核关节切除术仍有不同意见。发生的畸形或功能障碍，可以在病灶清除的同时或病情稳定后进行截骨矫形或关节成形术。

(八) 腕 关 节 结 核

腕关节结核，在上肢骨关节结核中占第二位，多发生于 10 岁以上儿童。因为尚未出现骨化中心的软骨不易感染结核，而腕骨的骨化中心出现较晚，所以 10 岁以下儿童很少。

1. 病理　腕关节结构复杂，可包括下桡尺关节、桡腕关节、腕间关节、腕掌关节，都有各自的滑膜，但滑膜面积不大。在腕关节结核的早期，病变常局限在某一个滑膜腔内。滑膜腔的间隔被破坏后，病变扩展到邻近关节腔,如全部腕关节都被侵及,病变就发展为全腕关节结核。

在腕关节结核中,单纯骨结核最多见于桡骨下端。在腕骨和掌骨基底,因体积很小,中心型和边缘型不易区分,而且都很快发展为全关节结核。所以在全关节结核中来自骨型结核的高于滑膜结核。

腕关节的关节面多,血供差,软组织很少,故脓肿破溃形成窦道的很多。在病变晚期,可逐渐发生前臂旋前、腕下垂及患手尺偏畸形,关节也逐渐趋向强直。桡尺骨下端骨骺发病较多,若骨骺板被破坏,桡骨可逐渐产生明显的短缩畸形,患手发生明显的桡偏畸形。

2.临床表现

(1)疼痛和压痛 最初表现为疼痛,滑膜结核和全关节结核则关节周围均有压痛。伸肌和屈肌腱鞘结核可继发腕管综合征。

(2)肿胀 由于腕关节周围软组织很少,肿胀容易被发现,在背侧更加明显。手指因活动减少和静脉回流受阻也常有轻度水肿。

(3)功能障碍 单纯骨型结核功能受限不明显,当病变发展为全关节结核时,功能障碍加重。

(4)脓肿或窦道 脓肿常见于腕背侧或掌侧,可触及波动感。脓肿破溃后形成窦道。

(5)畸形 常见前臂旋前、腕下垂和手向尺侧偏斜畸形,如桡骨明显短缩而尺骨发育正常,则可出现桡偏畸形。

(6)X线表现 桡骨尺骨下端结核和其他骨松质结核的X线表现一样,中心型病变常有死骨形成。死骨吸收后形成空洞。单纯滑膜结核仅见软组织肿胀及局部骨质疏松。由滑膜结核演变而来的全关节结核,各腕骨破坏比较均匀一致;由骨型结核演变来的全关节结核,原病灶处骨质破坏最多,距原病灶较远的骨质破坏较少。

全腕关节结核则全部腕骨轮廓模糊,骨与骨之间的间隙扩大,排列紊乱,有的腕骨因血液循环差而呈相对致密。

3.诊断与鉴别诊断 根据病史及临床表现和X线特征,诊断一般不困难,仍需与下列疾病相鉴别:

(1)青少年型类风湿关节炎 腕关节为好发部位,常与其他关节同时发病,单发时不易与滑膜结核鉴别,需依靠病理活检确诊。

(2)腱鞘结核 受累腱鞘常按腱鞘走行呈现肿胀,或因腕横韧带压迫而呈葫芦形肿胀。X线片无阳性改变,肿胀或压痛只限于腕背部或手掌一侧。

4.治疗

(1)单纯滑膜结核 首先采用非手术治疗,局部制动,全身应用抗结核药物。非手术治疗无效或有加重趋势应考虑手术治疗。

(2)单纯骨结核 单纯骨结核一经诊断,应该考虑手术治疗。

(3)全关节结核 早期全关节结核可通过背侧入路进行骨病灶清除、滑膜切除,术后石膏托固定3周。晚期全关节结核破坏比较严重,在病灶清除同时作关节固定术。关节切除术已很少应用。

第五节 关节病

一、暂时性髋关节滑膜炎

急性暂时性髋关节滑膜炎是一种自愈性的非特异性炎症。它是 10 岁以下儿童髋关节疼痛和跛行的最常见原因。

1892 年 Lovett 和 Morse 首先描述一种暂短的髋关节疾病的临床表现,症状在数周内消失,自此开始有了更多的报道,发现这是一种良性过程,但必须注意其鉴别诊断和预后。该病男孩多于女孩,比例为 3∶2～5∶1,发病年龄在 3～4 岁,但也可在婴儿和青少年期发病。右侧稍多于左侧,4.5% 的人可以双侧受累。

(一) 病因

真正的病因仍不清楚,外伤、感染和过敏可能是致病因素。Fairbank 提出该病是低毒力葡萄球菌感染引起的亚急性或慢性关节炎。常常发现几乎每个患儿都有扁桃体炎感染灶,但是从细菌学和病理学均不能证明其存在。有人(Rothschild)应用皮质类固醇治疗后均得到迅速恢复。也有人认为关节囊对细菌的抗体反应是致病原因,故主张常规应用抗生素治疗。创伤因素也被认为是原因之一。Mardinge(1970)研究的结论是该病与葡萄球菌或链球菌感染、病毒感染、变态反应和创伤没有任何联系。

(二) 临床表现

1.症状体征 急性发病或逐渐起病,大部分病例有上呼吸道感染,但很少有高热等严重症状。有些患儿有跌倒等轻度外伤史。患儿多有跛行,自觉患肢增长,也有诉说大腿前内侧和膝部疼痛。一般无发热或体温轻度升高,多不超过 37.5℃。髋前方可有压痛,髋关节活动轻度受限。主要是旋转和内收活动受限,伸屈受限极轻。

2.X 线表现 常规髋关节正位像,可见关节囊肿胀,髋关节外上部软组织膨隆,在髋关节外展和外旋位可引起假象。髋关节积液过多时可造成股骨头外移和内侧关节间隙变宽,在此情况下应排除化脓性关节炎。无骨质变化,应排除股骨颈骨髓炎、股骨头缺血性坏死和肿瘤。也可采用 B 超检查,^{99m}Tc 检查可发现患侧有浓聚现象。但一般情况下没有必要作此检查。

3.实验室检查 白细胞和红细胞沉降率多为正常,个别病例可有轻度升高,结核菌素皮肤试验阴性,抗链球菌溶血素"O"试验在正常范围,关节穿刺为透明液体,细菌培养阴性。

(三) 诊断与鉴别诊断

暂时性滑膜炎本身无特殊重要性,而与以下疾病的鉴别是最重要的:如高热、白细胞增加、急性痉挛和髋关节疼痛应考虑化脓性关节炎,作 B 超检查和关节穿刺排除之。另外股骨头缺血性坏死可因无骨质变化而排除。暂时性滑膜炎一般病期不超过 3～4 周,只要嘱其休息,症状自会减轻,直至自愈,故在难与单发性类风湿关节炎鉴别时,观察是最明智的办法。若患儿曾进行过按摩,特别是重手法按摩会使症状加重,病期延长。

（四）治疗

应卧床休息，避免负重。严重病例应进行牵引，疼痛会很快消失。牵引3～7天髋关节功能恢复正常。可以应用抗生素，但无多大价值。可适当给予抗感染药物。常在2～3周内自愈。

（五）并发症

有人认为，有2.5%～10%的暂时性滑膜炎在数月后发展为股骨头缺血性坏死，认为由于滑膜炎引起的髋关节压力增高造成血管堵塞致股骨头缺血性坏死。该诊断多在急性暂时性滑膜炎消退后2～6个月作出。Kallio（1986）对119例暂时性滑膜炎的孩子随访1年以上，没有发现1例Legg-Calve-Perthes病。最后他相信，文献中报道的病例可能是早期Legg-Calve-Perthes病被误诊的结果，笔者同意这种观点。

二、类风湿关节炎

Cornil在1864年首次报道该病。后来Still在22例报告中强调其发热、淋巴结肿大和脾大三大特征。故多数学者称少年类风湿关节炎为"Still病"。它的年发病率约为3/10万（15岁以内）。Lasksonen（1966）报道，在芬兰发病率约为6～8/10万，女孩发病率高于男孩约70%。该病可发生在任何年龄，平均年龄在6岁左右，发病率最高为1～4岁年龄组，而另一高峰在青春期（9～14岁）。

（一）病因

真正的病因尚不完全清楚，有以下几种可能的致病因素：

1. 自身免疫性疾病　因有大量非特异免疫性变化而支持该学说。认为类风湿关节炎的炎症过程造成巨球蛋白抑制。在关节内的抗体样的类风湿样因子可引起溶酶体的释放，加速释放可损伤关节。

2. 遗传因素　家族性发病率为23%～78%。但复习文献缺乏家族发生率增加与遗传的关系。外在环境因素也应该考虑。Baum和Fink复习了10例单卵双胎，发现发病率为30%。

3. 气候因素　众所周知，湿度高和气压低可造成关节炎。温暖和干燥的气候会使关节炎有所缓解。

4. 感染　类风湿关节炎可能是微生物的感染。97例急性类风湿关节炎患者的关节滑液中，有31例分离出支原体（mycoplasma fermentas）。临床应用金盐制剂和抗疟疾药物治疗类风湿关节炎有一定疗效，而对支原体的抑制作用也较明显，这也支持感染与本病有关之说。

（二）病理

类风湿关节炎的病理变化不仅限于肌肉骨骼系统，也是间质组织的系统性疾病，可累及任何器官的结缔组织和胶原组织。滑膜组织的反应是非特异性的。类风湿关节炎的组织学表现不是特定的，同样的反应可以发生在临近肿瘤处、半月板破裂的机械刺激和单纯退行性关节病等。所以不能单纯凭细胞学诊断类风湿关节炎，应该结合临床和病理考虑才较全面。

1. 关节变化　初期以急性非化脓性炎症为其特征，随之经过亚急性和慢性期，最后造成瘢痕组织的结节。

2. 滑膜炎　通常首先表现滑膜水肿和充血，随之白细胞迁徙至滑膜内及关节液内。在早期主要是淋巴细胞浸润，滤泡的聚积，随后炎性渗出反应造成大量滑膜渗液。黏液蛋白产物不多时，滑液稀薄。进而滑膜肿胀，滑膜细胞增殖变厚,形成结节和绒毛突向关节腔内。

随着滑膜炎的进展,肥厚的滑膜出现纤维蛋白和肉芽样变化,似血管翳生长在玻璃样关节软骨表面。纤维蛋白沉积物松动断裂脱落于关节腔内,形成米粒体。关节囊变厚和纤维性变化造成关节囊弹性减弱或消失和关节活动受限。

3. 骨与软骨变化　炎性反应最初开始于软骨下骨组织,关节囊附着在干骺端的局部骨质被肉芽组织侵蚀。这种血管翳蔓延至关节面可破坏玻璃样软骨并从两面破坏软骨下骨质。炎性充血和废用造成骨质疏松,骨骺加速生长和在关节附近形成新骨。

病变发展,增生的滑膜和血管翳充满关节腔。增生的胶原组织连结对面的关节表面,即形成纤维性僵直。稠密的胶原组织发生骨化时,即可成为骨性僵直。

腱鞘炎是类风湿关节炎的初期表现之一。关节炎和腱鞘炎并不经常同时发病。腱鞘的类风湿炎症的组织学变化与关节内滑膜组织病变相似。腱鞘炎的肉芽组织似灰色胶状物,充满滑膜鞘,渗透到被包绕的肌腱。鞘内丧失润滑作用,经摩擦和炎性变化,变厚,呈黄色,继而发生黏液样退行性变化,生成结节样物。磨损可使受累的肌腱自发性断裂。

儿童类风湿结节非常罕见。最常见的部位是在肘和膝的伸面,皮下结节多较坚韧,直径可从 4mm 到几厘米不等。偶可出现波动、破溃并形成窦道。类风湿结节的组织学是表现以纤维蛋白退行性变为中心,由栅栏状排列的成纤维细胞围绕。

骨骼肌病变表现为广泛的淋巴细胞组成的滤泡。胸膜、心包和腹膜为渗出性炎症反应。有的并发虹膜睫状体炎和皮炎。

(三)临床表现与分型

儿童类风湿关节炎可分为单发性关节炎、多发性关节炎和并发严重全身症状的多发性关节炎。

1. 单发性关节炎　该型是以少数大关节受累,无或极轻全身症状,偶尔伴有手指(趾)关节肿胀为其特征。该病名首先是由 Green 提出,用以与严重型区别。

下肢较上肢多,其中膝和踝最为常见。髋、肘、腕和距下关节也可受累。在一些儿童指(趾)也能发病,而且全部指(趾)肿大。50%的患者是单关节,25%左右是 2 个关节,约 18% 是 3 个关节受累。多数在 1 年内病情加重。发展成 2 个或 3 个关节的,均有红细胞沉降率和免疫球蛋白升高。

女孩多见,女与男之比为 7:3。发病年龄多在 2~4 岁,50% 以上病例在 4 岁之前。

关节炎起病缓慢,患儿有关节肿胀、僵硬和局部疼痛。下肢受累时可以出现跛行,若距下关节受累则足跟内翻。足趾内收是最早的表现。活动关节时疼痛和局部轻微触痛,扪诊时有滑膜增厚,急性期有波动感。大多数患者有关节活动受限和不同程度的屈曲畸形。肌萎缩的程度因疾病的严重程度和病程时间不同而异。由于慢性滑膜炎和骺板血液循环增加而有肢体过长。

全身症状:患儿多无病容、无发热。每有脾大、皮疹或皮下结节。白细胞计数正常,红细胞沉降率正常或轻中度加快。单发性关节炎的发病年龄小,有慢性虹膜睫状体炎和抗核抗体。

特征是临床过程时轻时重,但关节功能很少有改善。关节炎症容易被控制,但眼的虹膜睫状体炎是一严重问题。疾病的活动期可平均持续 2~3 年(最短 3 个月,最长 11 年),大约 50% 的患者持续不足 2 年。

青少年强直性脊柱炎也可有单关节发病。此型发病年龄通常在 9 岁以后。男性较多,而且常常有家族史。在发病初期腰背开始疼痛,初期骶髂关节的 X 线表现正常,但 ^{99m}Tc 扫描可显示局部有浓聚现象。寰枢椎半脱位是另一特征。大约25%的患者有急性虹膜睫状体炎,可为单侧或双侧发病。青少年强直性脊柱炎的单发性关节炎,与HLA-B27有关。

2. 多发性关节炎　该型多关节受累,全身症状轻微。发病年龄有两个高峰:第一个是1～3岁,全身症状随之出现多关节发病,性别无差异;第二个高峰是8～10岁,女性较为多见。任何关节均可受累,常见部位是腕、距下、足跗骨间关节、髋、肘、肩、指(趾)间关节、颈椎和颞颌关节。受累的关节发热、疼痛,有触痛、肿胀,并有滑膜变厚和渗出。关节功能受限的初期是由保护性肌肉痉挛引起,而后期是软骨破坏和纤维化所致。患儿常有忧虑表情,疼痛的下肢总有提防被碰撞的特殊姿势。颞颌关节受累常有耳痛。胸锁关节和肋软骨关节处发病常表现为胸痛。有时由于环状软骨的炎症而出现声音嘶哑和喉头喘鸣。肋和足跟、脊椎、枕部及手足屈肌腱等处偶可发现皮下结节。颈椎受累伴有骨性融合时,可有颈部活动受限。颞颌关节受累,可使下颌发育不良和下颌部回缩畸形。

多发性关节炎常缓慢起病,有些患者是急性发作,临床过程慢,可维持数年。此期有部分关节炎症减轻,但也会间断加重。

3. 全身性类风湿病伴有多发性关节炎　该型常常是急性发病,有严重的全身症状和多发性关节炎,多为暴发性过程。急性加重可持续数日到数月,随后有数月至数年缓解,有时也可无缓解,最终造成患者极度虚弱和残废。

(1)症状体征　可突然发热,达40℃,每日1～2次,使用水杨酸类药物或抗生素后体温恢复正常数日、数周或数月。少数情况只有低温或不发热。5岁以下的患儿炎症严重。

肝脾大和普遍性淋巴结肿大常见,这种无痛性肿大常能持续数日至数月。肿大发炎的肠系膜淋巴结可引起腹痛和腹胀,常误诊为急腹症。脾大常比淋巴结肿大少见。长期肝大或淋巴结肿大很少见。肝功能正常,门静脉高压症是少见的并发症。

10%的患儿发生心包炎并伴心脏扩大,S-T段不正常,心动电流图T波不正常。心肌炎和心内膜炎很少发生。预后较好,通常也不发生心力衰竭或缩窄性心包炎。胸膜和腹膜的炎症可造成非化脓性胸膜炎和腹部疼痛。有时也可有脑炎。

全身性类风湿病的患者中有1/2～3/4发生类风湿性皮疹,特别是发热时突然出现皮疹,对诊断是一个重要线索。皮疹为单个红色,互不相连,呈斑丘状、圆形或环形,通常出现在大腿、上臂、肩部、躯干处,有时甚至出现在面部。典型皮疹是突然出现,又突然消失。若沿敏感部位挠抓时会出现皮疹(称为Koebner现象)。

皮下结节可在肘鹰嘴突部摸到,也可沿胫骨嵴或靠近腕部和手的伸屈腱处摸到。无压痛,但需与肿大的淋巴结鉴别。

慢性虹膜睫状体炎和淀粉样变性是类风湿关节炎中的一个严重问题。2%～2.5%的患儿可发生眼部炎症,可侵犯虹膜和睫状体(虹膜睫状体炎),也可向后侵犯脉络膜(眼葡萄膜炎)。平均发病年龄在4岁,双眼受累者占65%。一侧发生炎症,几周后另一侧眼也可发生。合并虹膜睫状体炎的类风湿关节炎时,95%的患者血清抗核抗体试验阳性。虹膜睫状体炎缓慢起病,相对来说全身和关节局部症状不严重。裂隙灯检查可发现虹膜非肉芽性纤维性炎症。虹膜睫状体炎的治疗应该是局部应用有效的皮质类固醇液滴眼和散瞳。若不治疗则会发生虹膜瘢痕化和粘连,发生带状角膜病、白内障,这些严重的并发症可影响视力。葡萄膜炎可以引起青光眼。淀粉样变性是严重的并发症,发生率约为7.5%,症状有蛋白尿和高血压。

(2)X线表现　最早的X线表现是急性滑膜炎和软组织肿胀,最初的表现为关节囊肿胀和关节周围骨质疏松,关节周围骨膜新骨形成特别是在指(趾)骨。随着病情进展关节间隙变窄,血管翳使关节软骨遭到破坏。软骨下产生腐蚀性变化,腕骨骨骺可以加速或延缓生长,长骨横径常减小。由于废用,肌肉萎缩。在后期,关节间隙完全消失,代之以纤维性或骨性僵直。颈椎齿状突腐蚀可发生寰枢椎半脱位。脊柱其他的变化有关节突间关节变窄和融合以及纵韧带钙化及骨化。

^{99m}Tc 扫描发现关节两边有轻度浓聚现象,CT 可清楚见到软组织的变化和骨受累的程度。B 超检查可显示关节积液和软组织变化。

(3)实验室检查 肿胀关节需穿刺,进行关节液的分析和培养,操作应在无菌条件和麻醉下进行。X 线透视协助可使操作顺利而准确。滑膜活检最好通过关节镜进行。该方法可以观察关节内的情况,也可作活体组织检查。

类风湿病没有特异的实验室检查。急性期红细胞沉降率加快,50% 的患者在 30mm/h 以上。C 反应蛋白试验(CRP)常为阳性。白细胞增多,中性粒细胞增加,可达 $15×10^9/L$,有时可与白血病相似高达 $(50～80)×10^9/L$,并且有一定程度的贫血,补充铁剂无任何反应。血清蛋白的变化有白蛋白降低,甲种和丙种球蛋白增加。一些病例可查出抗核因子。

类风湿因子是一种 19S 巨大丙种球蛋白,它是通过乳胶羊血细胞凝集或皂土粒子试验表现出来。10% 患儿表现阳性,随年龄增长阳性率有所增长,成人阳性率达 60%～80%。为什么儿童类风湿因子试验低,原因尚不清楚。系统性红斑狼疮或结节性多动脉炎的患儿也可以有类风湿因子阳性。

(四)治疗

治疗类风湿关节炎需多学科合作。类风湿关节炎的病程长,对患儿应认真护理。矫形外科治疗的目的是预防和矫正关节挛缩畸形和骨的生长畸形。

1. 休息 在急性期需全身和局部休息,受累关节应避免负重和连续长期固定。

2. 饮食治疗 应有丰富的蛋白质、矿物质和维生素。厌食可致体重减轻,但肥胖也会增加患肢关节的负担,对保护关节不利。

3. 药物治疗 若只有 1～2 个关节受累,可单纯的给以止痛抗炎药物;然而当多数关节受累并伴有全身症状时,初期应给大剂量水杨酸类药物和其他有效抗生素。若仍不能控制急性炎症,应给以类固醇类药物。

(1)止痛抗炎剂 水杨酸制剂中阿司匹林是最常用有效的首选药物。水杨酸制剂可缓解疼痛和全身不适,也可降温,减少滑膜增生和减少渗出,从而增加关节活动范围。为了达到有效的治疗效果,水杨酸的血有效浓度应维持在 10～20mg/100ml,但由于个体的差异,为达到此目的所需的剂量也不相同。一般用量为 80mg/(kg·d),分 4～6 次给予。全身症状严重者可以增加到 100～120mg/(kg·d),但只应短期服用,一旦症状缓解应减少剂量。观察患者水杨酸的血液浓度和有无中毒现象是很重要的检测项目。

胃肠道的刺激症状在小儿最为常见,阿司匹林应与食物和牛奶同服。服用胶囊制剂或缓冲剂或肠道溶解的水杨酸制剂可减轻胃肠刺激。阿司匹林的溶解型或不溶解型制剂均可造成消化性溃疡和胃肠道出血。长期服用水杨酸者平均每日可失血 5～6 ml。

服用水杨酸可致酸碱失衡,最初期表现是呼吸性碱中毒,继之为代谢性酸中毒,其他的毒性反应是嗜睡、耳鸣、皮疹和过敏性休克。父母应警惕水杨酸中毒症状,必要时调整剂量。当血中水杨酸浓度过高时,应检查血清转氨酶,以排除肝脏的损伤。小儿若有高热、水痘和流行性感冒发生时应该暂时停药。有人推荐长期服用阿司匹林的小儿应进行流感疫苗的接种。

(2)其他非激素抗炎药

1)萘普生(naproxen)：一般可以控制疼痛和关节僵直，作用同水杨酸，但不能控制发热。一般剂量为10～15mg/kg，分2次给予。因该药刺激胃肠道和引起胃肠道出血，FDA已经不赞成12岁以下儿童服用此药。

2)托美丁(tolmetin)：对控制类风湿关节炎有效，但不退热。用量为5～10mg/kg，分3次服用。该药一般用于不能使用阿司匹林或水杨酸者。

3)布洛芬(ibuprofen)：对控制关节症状有效，无退热功能。用量20mg/kg，分3次给予。多用于不能使用水杨酸的青少年。因为有胃肠道刺激或导致耳聋的副作用，目前已经不赞成12岁以下儿童应用。

4)吲哚美辛(indomethacin)：对控制关节炎症和发热有用。规定用量是1.5～3mg/(kg·d)，分3次给予，可能的副作用有厌食、呕吐、呕血、头晕和头痛，但极少。Ansell推荐吲哚美辛在晚上给予1.0～1.5mg/kg，在白天与水杨酸并用(80mg/kg)，研究证明联合应用效果较好。长期使用，应每周检查白细胞是否减少。

5)保泰松(phenylbutazone)：有血细胞减少、肝炎、发热和皮疹等严重副作用。一般不主张使用，只有在非类固醇抗炎药无效时才能应用，最大剂量不超过5mg/(kg·d)。必须密切观察血常规和肝功能。

(3)类固醇(steroids) 皮质类固醇治疗对以下情况适宜：高热和严重关节病；对水杨酸或吲哚美辛无效；严重心包炎、虹膜睫状体炎和葡萄膜炎。该药可缓解高热，改善患者食欲和一般情况，也可减轻关节肿胀和控制心包炎，但不能持续缓解和预防关节破坏。而长期使用皮质类固醇有危险的副作用，如肾上腺功能抑制、生长抑制、应力性骨折、白内障、高血压、水肿、骨质疏松、掩盖炎症的反应、消化性溃疡以及中枢神经系统功能异常。口服或静脉滴注皮质类固醇不适合在单发性类风湿关节炎中使用，也不能用在多关节受累。但可对水杨酸类药物、非类固醇抗炎药物和其他保守治疗有效的儿童使用。

一般情况下，泼尼松每48小时单次用量是10～20mg，在急性期之初用量也可达40mg，然后逐渐减少用量。

类固醇药物也可以行关节内注入，特别是一些大关节如膝、髋、踝、肩、腕及肘，可暂时减轻急性炎症和促进关节功能恢复。关节内注射皮质类固醇后应给以支架保护，同时行主动和被动关节功能锻炼。但因疼痛缓解，活动量增加，受累关节容易发生应力骨折，因此对负重关节施用关节内治疗应特别慎重。

(4)金盐制剂 目前有两种金盐制剂可供注射，一是硫代苹果酸金钠，二是硫代葡萄糖金。

1)硫代苹果酸金钠：只能供肌内注射，小儿用量首剂10mg后，按1mg/kg注射，单剂注射勿超过50mg，该药可继续使用，一直到积累量达1g。该药注射时疼痛，比硫代葡萄糖金注射更容易出现面红和头晕的亚硝酸盐样的反应。

2)硫代葡萄糖金：在6～12岁小儿的用量相当于成人的1/4，主要根据体重大小给予，单次剂量勿超过25mg。不赞成在6岁以下的小儿使用。只能肌内注射，不能静脉注射。必须强调患儿在注射该药后10分钟内应卧床休息。

现在已有硫代葡萄糖金口服剂型，但尚不宜给12岁以下患儿服用。剂量为0.1～0.2mg/(kg·d)。口服不如肌内注射有效。

金盐制剂是毒性药物，可造成骨髓功能减退、肾炎、皮炎、胃肠道刺激和中枢神经系统功能紊乱等，有时还可加重关节炎。Brewer等认为金盐制剂的毒性比类固醇要小。若有适应证也不排除使用金盐制剂，在使用金盐制剂治疗期间应每周检查一次血常规和尿常规。

(5)其他 氯喹是抑制全身性类风湿病有效的药物，因为该药有不可逆性视网膜损害的并发症，所以常不主张广泛使用。甲氨蝶呤(MTX)对其他药物无法控制或对非类固醇抗炎药物不起作用时可选择性使用，但远期疗效仍不理想。

(6)免疫抑制剂 有严重全身症状而对皮质类固醇或金制剂无效或严重副作用时可以试用。苯丁酸氮芥对发生淀粉样变性患者控制疾病活动方面是有效的。

4.矫形外科治疗

(1)非手术治疗 治疗的基本原则包括关节局部休息、缓解肌肉痉挛、预防畸形和维持关节活动功能,如受累关节的牵引、局部石膏或支架固定、局部热疗和主动及被动练习等。

急性期最好住院作出完整的评价和初期治疗。髋膝关节受累时可用 Russell 滑动牵引,同时在胫骨上端(而不是股骨下端)垂直牵拉。在牵引期每日应进行数次辅助性自主功能练习。随着关节畸形的矫正,用双托石膏固定以维持矫正后的位置和防止畸形复发,每日练习数次解除石膏关节的功能。

腕、踝或肘关节受累的初期用可塑形夹板缓解肌肉痉挛,防止发生畸形。同时每日解除夹板数次进行功能练习。如腕或肘出现屈曲畸形,应多次更换石膏或夹板,每次逐渐减少屈曲度。切勿强力或暴力矫正畸形。

关节活动对关节的营养起着重要的作用。增加活动范围可防止肌肉萎缩,但应避免疲劳和疼痛。力争关节作全范围的活动练习,存在肌挛缩时温和地被动牵拉锻炼是必要的。

初期全天应用可塑形夹板或双托石膏(练习时解除),随着关节渗液消退和滑膜肿胀减轻,可增加解除石膏固定的时间,白天解除,夜晚继续佩带,直至疾病完全治愈。急性期不应负重,在关节炎症状消退后可部分扶拐负重,逐渐增加负重量和行走时间。小儿可用"带走车"直至急性炎症消退,有时也可采用矫形支具。

热能缓解疼痛和关节僵直。热水浴是一种有效的方法,水的浮力可使肢体更容易主动练习。热包裹疗法可以用于肘、腕和踝。热石蜡浴可以用于手和足。

关节已十分僵硬者有时需要有力的矫正器,可以采用 Engen 可调式伸直矫正器。利用三点挤压原理逐渐拉长后关节囊、侧副韧带和缩短的前交叉韧带。

(2)手术治疗 绝大多数青少年类风湿关节炎患者不需要手术治疗。只有试用非手术治疗无效,仍有畸形者才需要手术治疗。外科治疗包括软组织手术,即肌腱延长术、滑膜切除术、关节囊切开术和切除术;另一部分是骨与关节手术,即截骨术、关节成形术和关节融合术。

1)滑膜切除术:青少年慢性关节炎的早期,当药物和其他非手术治疗无效达 9~18 个月,滑膜肿胀和关节渗出仍不减轻时,滑膜切除即为适应证。手术应在 X 线检查无关节破坏前进行。根据文献报道,滑膜切除术的效果满意,它能防止关节的进行性破坏,改善功能,改善患者的一般情况。滑膜切除后的关节在别的关节后来发病时常常不再受累。滑膜切除术最好是通过关节镜进行。

术后患儿若不合作应以连续被动活动练习(CPM)开始功能锻炼 7~10 天,若术后 3~4 周关节活动功能仍未恢复,应在麻醉下按摩,但应注意勿使其骨折,按摩后仍然以 CPM 进行功能锻炼,以获得术后最佳的关节功能。

踝和肘关节通过关节镜进行滑膜切除术困难,可手术切开进行之。

2)软组织松解:在保守治疗无效时可行肌腱延长、关节囊切开以矫正挛缩畸形。其目的是缓解肌挛缩、矫正畸形和提供最大范围的关节活动。

3)全髋关节置换术:多发性关节炎型伴有严重全身症状均为其适应证。Ruddlesdin 等报道 42 名儿童有慢性类风湿关节炎的 75 个全髋关节置换术。手术时年龄为 11~17 岁,其中许多髋关节在活动期仍伴有严重疼痛和明显僵直而不能行走。术后随访时活动功能有明显改善,疼痛有显著缓解,手术并发症中有 1 个髋有脱位,1 个神经瘫痪,均在 1 年内恢复。1 例因股骨假体松动而进行修整。

青少年全髋关节置换术要求较高,也非常困难。因此必须小心选择病例,术前仔细制订计划,这样才会得到满意结果。

4）全膝关节置换术：进行物理治疗、牵引、软组织松解和滑膜切除后，膝关节仍被类风湿病破坏者可考虑行全膝关节置换术。Sarokhan 等报道 17 例青少年类风湿关节炎 29 个膝关节置换术的结果，手术时的年龄平均为 23 岁（13～39 岁），平均随访时间为 5 年。随访时发现术后患者舒适，膝关节活动平均增加 34°。手术并发症中有一例后期深部感染，髌骨半脱位，29 个膝关节中 21 个需要按摩。该研究者的研究显示了在青少年类风湿关节炎实施全膝关节置换术可改善关节功能和生活质量。

5）颈椎融合术：不稳定颈椎合并神经症状时是融合术的适应证。手术能获得稳定颈椎和防止进行性半脱位。

第六节　神经肌肉系统疾病

脑性瘫痪

脑性瘫痪最早由英国骨科医师 Little 在 1852 年所描述，后人以其姓氏命名为 Little 病。该病是指从出生前至出生后早期在脑发育尚未成熟阶段的非进行性脑损伤所致的综合征。"非进行性"标志大脑病变已经静止，故又有人称之为"静止性脑病"。它是一种综合征，不应称为"脑瘫后遗症"。主要表现为中枢性运动障碍与姿势异常，同时伴有精神发育迟滞、癫痫、智力低下与语言障碍，以及视、听觉障碍等。我国目前虽然没有详细的资料报道，但部分地区的调查资料表明，脑瘫患儿占出生人口的 0.4%。

（一）病因

引起脑性瘫痪的原因多种多样。①出生前因素：包括脑发育畸形，脑皮质内有脑实质缺失和随后的锥体束发育不全；胎儿在母体内发生感染；母体内氧化障碍及新陈代谢障碍，导致胎儿发育不全和脑积水；母体妊娠中毒及外伤；母体出血性素质，致胎儿脑出血；母体生殖腺长期放射线照射致细胞发育不全；新生儿溶血病引起脑缺氧缺血，脑膜或脑皮质软化，囊肿形成或萎缩致瘫。②出生时因素：包括分娩中严重窒息，难产或产期延长；不适当产钳引致神经系损伤，脑膜内或脑实质内出血；胎位不正或胎盘供血不足均可引起缺氧致瘫。③出生后因素：包括脑及其血管外伤、脑炎、脑膜炎、新生儿肺炎等，均可引起脑实质及部分锥体束病变，形成囊肿或软化，出现脑瘫。但据我国学者观察，主要原因可用 8 个字概括，即早产、难产、窒息、黄疸。据北京大学医学院人民医院对一组脑瘫患者的临床分析，病因为：早产占 32%，缺氧占 24%，分娩损伤占 13%，先天性缺陷占 11%，后天性疾患占 7%（图 7-6-1）。

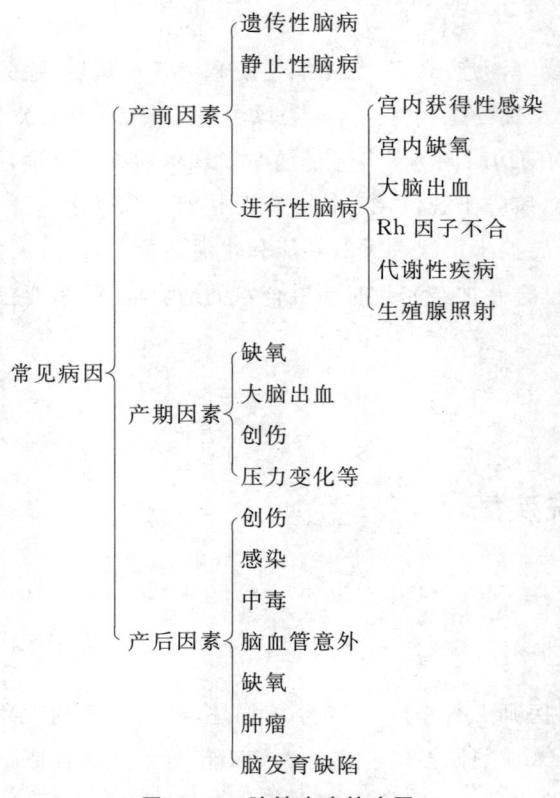

图 7-6-1 脑性瘫痪的病因

（二）病理

脑性瘫痪的基本病理变化为大脑皮质神经细胞发生变性坏死，脑组织软化、纤维化、萎缩，脑沟增宽，脑室扩大，脑白质丧失，神经细胞数有不同程度的减少。根据脑病变受累范围不同可出现各种各样的临床表现。如病变部位在大脑皮质及锥体系，临床表现为肢体痉挛与肌张力增高；当病变影响锥体外系与基底核时，临床主要表现为手足徐动；当病变累及小脑时，表现为共济失调；当病变影响范围较大，可能表现形式复杂，除痉挛、手足徐动等症状混合在一起之外，常伴有语言、视力、听力和智力障碍，以及癫痫发作等。

（三）临床表现与分型

1. 主要表现 ①运动发育迟缓（落后）。②运动障碍，动作和姿势异常。③肌张力增高，腱反射亢进和痉挛。④原始反射的存在。⑤伴有症状，如智力低下、癫痫、视觉障碍、听力语言障碍、皮肤感觉障碍、情绪行为障碍及运动系统继发畸形。

2. 分型 按美国脑瘫学会分型可分为：

(1) 痉挛型 为脑性瘫痪中最常见的一种类型，约占脑瘫病例的 2/3。

(2) 手足徐动型 此型大约占脑瘫病例的 1/4。

(3) 共济失调型 此型较少见，占脑瘫病例的 5% 左右，为小脑病变所致。

(4) 僵硬型 大脑皮层广泛性损害，程度较痉挛型重。

(5) 弛缓型 一般是痉挛型脑瘫早期肌张力低下的一种表现。

(6) 震颤型 临床少见。

(7)混合型　同时有两种以上类型表现者。

(8)无法分类型。

各种分类方法详见表 7-6-1,表 7-6-2,表 7-6-3。

表 7-6-1　Phelps 脑瘫分类(1950~1957)

类　　型	表　　现
痉挛型	无痉挛 痉挛 　单肢瘫 　偏瘫 　截瘫 　三肢瘫 　四肢瘫 基底节
手足徐动型	紧张型　　　　　紧张 非紧张型　　　　情绪放松 张力异常　　　　震颤 连枷　　　　　　未予分类 臂颈　　　　　　截瘫 聋　　　　　　　四肢瘫 肩　　　　　　　单肢瘫 半侧手足徐动 小脑放松
僵硬型	间歇性 持续性 其他 　偏瘫 　截瘫 　三肢瘫 　四肢瘫
震颤型	有意识的 恒定的
共济失调型	小脑疾患 第 8 对脑神经疾患

表 7-6-2　Perlstein 分类(1952)

临床症状	肢体的解剖分布	肌肉张力	严重程度
痉挛性状态	截瘫	等张力	轻
运动障碍	单肢瘫	张力亢进	中等
舞蹈病	双肢瘫	张力低下	重
手足徐动	三肢瘫	-	-
张力异常	四肢瘫	-	-
震颤	限于双上肢	-	-
僵硬		-	-
共济失调		-	-

表 7-6-3 Minear 分类（1956）

生理性（运动）		身体发育
痉挛		身体生长情况估计
手足徐动		发育水平评估
紧张型	共济失调	骨龄
非张力型	震颤	挛缩
张力异常	无张力（少见）	惊厥性发作
震颤	混合	姿势与运动行为
僵硬	未分类	眼-手配合行为
解剖分布		视力状态
单肢瘫		感觉
截瘫		复视
偏瘫		视野缺损
三肢瘫		运动
病因		听力状态
产前		音频消失
遗传性疾病		分贝辨别消失
宫内患病		语言障碍
产期		功能性能力（严重程度）
缺氧		1级　无活动受限
产后		2级　轻、中等活动受限
创伤（硬膜下血肿，颅骨骨折，脑挫伤）		3级　中、重度活动受限
感染（脑膜炎，脑炎，脑脓肿）		4级　不能有任何有效活动
中毒因素（铅、砷、煤焦油衍生物、链霉素等）		治疗
脑血管意外		1级　无需治疗
缺氧（CO中毒，绞窄缺氧，高空缺氧，深压缺氧，低血糖）		2级　少量支具治疗
肿瘤或脑发育缺陷（脑肿瘤，脑积水，脑囊肿，脑室积水）		3级　支具和器械，需专门治疗小组
		4级　需长期在康复医院接受治疗
		补充
		心理分析
		精神缺失程度（如果存在）

（四）诊断

根据以下表现可以诊断：①在婴儿期即出现中枢性瘫痪的症状。②常有早产、难产、窒息及胆红素脑病（核黄疸）的病史。③有较典型的运动障碍、姿势异常，以及伴随的智力低下、听力和语言障碍等临床表现。④

可除外其他原因所致的上运动神经元性瘫痪;⑤辅助检查证实脑部静止性病变。如脑部 CT 显示:脑室周围白质软化、容量减少,脑室扩大变形,脑外间隙增宽,脑萎缩等。MRI 表现脑室周围白质变薄、脑室扩大、脑白质内梗死、脑萎缩、先天性脑畸形等。对于出生后 1 个月以上由各种原因引起的上运动神经元性瘫痪,不应诊断为脑性瘫痪,而应诊断为某某疾病的后遗症,如脑炎后遗症、脑膜炎后遗症、脑外伤后遗症等。

(五)治疗

治疗的原则主要是解除过高的肌张力和痉挛,预防与矫正各种畸形,改善异常的姿势和运动能力,以获得最大的功能恢复。大脑性瘫痪的治疗是多方面的,应首先对患儿进行必要的功能评定,制订出恰当的治疗方案。应当明确,早期运动功能的训练,智力与语言的训练和畸形的预防是至关重要的,而手术治疗只是补充非手术治疗的不足,或为非手术治疗创造有利条件。如果认为手术治疗能代替非手术治疗,这是原则性错误。目前的非手术治疗主要是各种康复训练,而手术治疗的方法主要是神经和矫形外科的手术。

1.康复训练　脑瘫的康复训练包括智力训练、语言训练、运动功能训练和生活自理能力(ADL)训练等。而患儿的智力条件十分重要,只有正常或接近正常的智力条件,才可使患儿有可能主动配合有效的各种康复训练。

(1)上肢的职业疗法(occupational treatment,OT)　训练主要针对痉挛型四肢瘫和手足徐动型患者,其次为偏瘫患儿。训练内容为肩、肘、腕的控制以及手指的各种精细动作和协调性。可设计一些适于患儿功能障碍特点的训练内容。头部控制训练、坐位平衡和站立平衡的训练都有助于上肢与手功能的改善。可利用支具将上肢固定于躯干,在其腕部放一翘尾夹板,供上肢的运动仅限于肘关节的伸屈,在夹板下绑一匙状物,使其伸展到手掌下,这样患儿可以学会自己进食、洗脸和刷牙,待这些动作能达到运用自如后,再解去臂带,学习臂部控制,再逐渐学习手掌放平、手指伸直、屈腕等动作。刺激抓握、张开反应,如叫患儿把圈放入架上,反复连续的做。用可以连接和拆开的积木训练双手并用。双手放在地上撑身的动作,可以使手指张开,并缓和指头与关节屈肌的紧张度,叫患儿练习把方块抬起,放入罐内,训练手指的精细动作。对于年龄大的脑瘫患者还应进行更复杂的训练,除训练生活自理能力(ADL)外,还应训练其适应将来工作与学习的训练内容,应以训练动作的准确性和协调性为主。

(2)下肢的物理疗法(physical treatment,PT)　这个训练非常重要,因为绝大部分脑瘫患儿均有下肢功能障碍,因而都影响到行走功能。如下肢内收肌张力特别高,两腿夹紧时,采用双髋屈曲即可外展;尖足畸形可先将下肢往外转,脚底往上扳,然后将脚趾拉直,即可纠正动力性尖足畸形。具备行走功能前,需经一系列动作功能训练。如头部功能的训练,因痉挛性脑瘫患儿经常头后仰。训练时将两手放在头两侧,将颈部往上拉,并用前臂将患儿的肩往下压,然后用手抓住小儿的前臂,将他的手抬高且往外转并拉坐起来,即可使小儿的头抬高而保持平正。手足徐动型患儿要将其手臂拉直内转而稍往下压,慢慢将其拉坐起来可促进患儿的头部保持抬高而向前。

此外,还有翻身训练、坐姿训练、爬行训练、站立训练、步行训练等。

2.非手术治疗

(1)抑制性石膏,保持正常位置。

(2)支具解决动态畸形。

(3)药物,如地西泮和巴氯芬鞘内注射,缓解肌张力过高。

3.痉挛性脑瘫的手术治疗

(1) 矫形手术 矫形外科手术是脑瘫的传统治疗方法,特别是在肢体已经出现明显的固定挛缩畸形时,矫形外科治疗将成为必要。

矫形外科手术的目的是:①上肢:发挥或重建手的功能,即抓、捏、拿等作用。②下肢:恢复站立的姿势及改善步态。儿童在生长期,由于痉挛和挛缩的肌肉不能与骨骼的生长保持同步,可使畸形呈进行性发展。肌腱与软组织手术应在6岁以后进行。要求患儿精神状态和智力良好,术后能接受康复训练。关节矫形或各种骨性手术,须至12岁以上才能进行,以免影响肢体的生长发育。

手术有挛缩肌群切断或松解术、支配挛缩肌肉的神经运动支切断术和骨关节的截骨矫形术。

1) 上肢的矫形与功能重建:手术年龄较下肢晚,一般多在12岁以后,并限于前臂及手腕。手术可以改善外形。由于病变肌肉不仅有痉挛、强硬,还有不自主活动,效果不如婴儿瘫那样通过肌腱转移能达到预期效果,功能改善不够理想。一般主要争取改善手腕状态,而肩肘部很少适应手术。

上肢脑瘫畸形主要为肩内收、内旋,肘屈曲,前臂旋前,腕掌屈及尺偏,拇内收,掌指屈曲或过伸,严重影响手的功能。故治疗目的主要在于恢复拇指对掌位,以恢复或改善手的持、握、捏、夹功能。矫正前臂旋前和腕掌屈,也为发挥手的功能创造条件。

根据House意见,拇指畸形可分为4型:①单纯掌骨内收挛缩:第一掌骨内收伴内收拇肌和第一背侧骨间肌痉挛或挛缩,拇指虎口皮肤有不同程度挛缩。②掌骨内收挛缩和掌指关节屈曲畸形:除第一型畸形外,还有拇指、掌指关节固定性屈曲,是由拇屈短肌痉挛和挛缩所致。指间关节尚可活动。③掌骨内收挛缩伴掌指关节过伸或不稳定:此型是由于拇长屈肌无痉挛,而拇长伸肌和拇短伸肌作用于掌指关节的代偿作用所引起。④掌骨内收伴掌指和指间关节屈曲:此型最严重,由于拇长屈肌痉挛伴有手内肌痉挛和挛缩引起。当手指屈肌紧张时,可加剧畸形。

手术方法应根据不同类型和具体畸形而有不同组合及选择,用于下肢的神经分支切断对上肢是不适合的。

前臂如旋前挛缩可松解旋前圆肌,或将此肌转移至前臂背侧,使成为旋后作用肌。前臂旋前伴屈腕畸形,则另将尺侧腕屈肌转移至伸腕肌之一。手指在伸腕位活动较好时,则可融合腕关节于轻度背屈功能位。

结合具体畸形,手部手术的选择举例如下(Goldner,1969):①拇内收,手可握拳,无挛缩:可融合拇指掌指关节,并加强拇展长肌。②手不能在腕和指间处伸直,拇不能对掌:可将尺侧腕屈肌转移至桡侧,腕长伸肌或腕短伸肌以加强旋后和背屈。指屈浅肌经骨间膜转移至伸指肌和伸拇长肌。融合拇指掌指关节。③手极度屈曲,不能伸指,拇内收:可延长拇长屈肌,转移尺侧腕屈肌至伸指肌,桡侧腕屈肌至拇长伸肌。加大虎口,融合拇指掌指关节。④自主屈腕伸指均弱,拇指过伸:可将肱桡肌转至屈腕肌,加强伸指,融合拇指掌指关节。转移拇长伸肌,加强拇长展肌。⑤腕及指屈曲,紧握拳:可延长肌腱和融合腕及手部多处关节,能改善外形。

前臂及手腕屈曲挛缩畸形,但伸肌仍有作用时,则可将屈肌群自其起端剥离后下移,约可松解2.5cm。

肘部屈曲畸形,如不严重,无需手术。畸形严重者,可作肱二头肌延长术。

肩部畸形多为内收、内旋和屈曲。如外展<45°、外旋<15°、屈肘>40°,可予手术,作肩胛下肌和胸大肌切断。如无效,还可作肱骨干近端截骨术。

2) 下肢矫形手术:下肢不同畸形均应区别考虑和对待。但总的来说,则强调各种姿势间的相互影响。诸如脊柱前凸、屈髋、屈膝和马蹄足畸形。设计手术时,应一并考虑。

髋部常见畸形为内收、屈曲和内旋。早期发现,可手法矫正。夜间用夹板支具俯卧位维持外展位置。患儿神经系统已发育成熟,则手法及支具无效,畸形将加重,应及时手术。切断内收肌合并应用闭孔神经前支切断术，或将内收肌起点转至坐骨结节，可以改善内收挛缩畸形。延长或切断髂腰肌或转移至大粗隆或松解延长股直肌以纠正屈曲。切断臀中肌前半部分或剥离臀中、小肌以纠正内旋。如畸形严重或已发生髋关节半脱位，软组织手术无效，可作骨盆截骨术和加盖手术。

膝部常因腘绳肌痉挛、屈髋和马蹄足畸形而引起屈曲。单纯肌痉挛可手法和楔形石膏纠正，亦可切开关节后囊、松解或Z形延长腘绳肌。避免髌骨上移和过度牵扯髌腱，可予重建并训练股四头肌肌力。

Egger(1951)采用松解髌支持带和转移内侧腘绳肌至股骨髁部，并延长股二头肌，以纠正屈膝畸形，同时纠正屈髋。但此法可致伸膝而不能自动屈膝。故Evans及Julian(1956)对此作了改进，松解股薄肌、延长半膜肌，转移半腱肌至股骨内髁，而不动股二头肌。轻型病例则不必施用此手术，仅将腘绳肌从坐骨结节处松解即可。

足部常见畸形为马蹄内翻足，次为马蹄足和后足外翻、胫骨旋转。由于肌力不平衡，畸形较复杂。单纯比目鱼肌短缩或腓肠肌张力增强均可行腱膜切断或跟腱延长术。如两肌均强，适应做神经支切断，一般切断其主要痉挛肌支，避免丧失全部肌力。如内外翻畸形，相应作肌腱延长或转移胫后、胫前或腓骨肌。跟行足则行距跟骨阻滞术，晚期适应三关节融合术。如为固定性畸形或胫骨旋转，亦适应骨性手术。

3)脊柱矫形手术：脑瘫脊柱侧凸约占20%~25%，一般<30°者不需纠正。支具可改善平衡，但不能阻止畸形发展。手术治疗适应于：①胸段弧度>60°，合并有心肺症状。②坐位平衡丧失，上肢活动受限制。③改善外形和美观。

痉挛性脑瘫的矫形外科手术治疗是一个很复杂的系统工程，手术失败的原因是多方面的。例如：①切断或延长后的肌腱生长与骨骼生长不平衡，需多次手术矫正，至16岁才趋向稳定。②术前对肌力的测定有差错，使术后失去平衡。③对造成畸形的主导肌肉判断错误。④作肌腱手术前未矫正关节畸形；⑤神经分支切断术2~3年后，由于其他肌肉替代原肌肉的功能而使畸形复发。⑥过早施行截骨术或关节固定术，或术后固定不当。因此，将选择性脊神经后根切断术与各种矫形手术配合起来，并通过有效的康复训练，有希望从整体上提高治疗效果。

(2)选择性脊神经后根切断术 选择性脊神经后根切断术(selective posterior rhizotomy, SPR)最早由意大利学者Fasano(1978)创用，多用于脑瘫、截瘫、多发性硬化等肢体痉挛的治疗。1982年南非Peacock下移手术部位，保护括约肌功能使手术更加安全。我国徐林(1990)在国内首先报道SPR术，已经积累了1500余例成功的经验。SPR解除痉挛是选择性切断脊神经后根中的Ia类纤维，阻断脊髓反射中的γ环路，降低过高的肌张力和严重痉挛。由于SPR是针对痉挛机制的治疗，其科学性与可靠性以疗效方面均明显优于矫形手术和其他传统方法，因此已经被大多数学者认为是解除痉挛和改善功能最有效的方法之一。外科手术疗法对痉挛性脑瘫效果明显，应酌情选择合适的病例进行手术。文献报道，大约1/3的脑瘫病例需手术治疗，且为痉挛型病例。其他痉挛性瘫痪，如脑炎、脑膜炎、脑外伤后遗症病例，虽不能列入脑性瘫痪的范围，但其治疗原则与处理方式与脑瘫相似，可仿照这些方法处理。

1)手术治疗的目的：①解除痉挛和过高的肌张力。②预防畸形发生与发展。③矫正已出现的畸形。④改善功能。⑤为康复训练创造条件。

手术治疗方法虽较多，但主要有神经性手术、软组织手术和骨性手术，即矫形手术，前者针对痉挛，后者针对畸形。神经性手术目前主要有选择性脊神经后根切断术(SPR)，目的是解除痉挛和异常增高的肌张力。原则上是SPR手术在先，矫形手术在后。SPR解除痉挛后，对仍有残余畸形的可矫形治疗，但相当病例在SPR术后不需再进行矫形，因为动力性畸形随痉挛解除而得到矫正。本手术的关键在于"选择"，它有3种含义；其一是病例的选择；其二是手术节段的选择；其三是术中进行电刺激选择。这三者缺一不可，是手术疗效优劣的关键。SPR要注意合适的病例，合理的节段，运用电刺激选择需切断的神经束。

2) SPR解除痉挛的机制：早在100年前，Sherrington(1896)就通过实验研究证明：横断动物中脑能产生伸直型的痉挛与僵直，而这种痉挛与僵直则可能通过切断脊神经后根得以解除。自Fasano首先报道SPR解除脑瘫痉挛以来，对其解痉机制一直沿用阻断脊髓反射γ环路理论来解释。目前已知，肌张力增高和痉挛是牵张反射过强的一种表现，其感受器都是肌梭。肌梭的传入纤维有两类：①快传纤维：直径较粗，属Ia类纤维。Ia类纤维进入脊髓后直接与支配本肌肉或协同肌的α神经元发生兴奋性突触联系。②慢传纤维：直径较细，属Ⅱ类纤维。一般认为与本体觉有关。脊髓前角的γ神经元的活动，通过肌梭传入联系，引起α神经元活动和肌肉收缩的反射过程，称为γ环路。SPR手术目的在于选择性切断肌梭传入的Ia类纤维，阻断脊髓反射中的γ环路，从而解除肢体痉挛。然而临床发现，在腰骶段SPR术后，许多病例眼斜视、流涎、语言较术前好转，部分病例术后上肢肌张力较术前降低、手与上肢功能有所改善等，这用γ环路理论已不能解释。徐林等(1993)采用研究诱发电位对这些现象进一步探索。研究表明：SPR术后上传神经至大脑皮层的传导冲动较术前速度变慢，即单位时间内上传冲动减少。神经解剖已知，脊神经后根中的Ia类纤维也有一部分通过固定的传导束到达脑干的网状结构，尔后分布整个大脑皮层，对大脑皮层具有调节作用。单位时间内上传冲动减少，从细胞生理学角度上讲，脑皮层神经细胞获得叠加阈的刺激在单位时间内减少，相对降低了脑皮层细胞的兴奋性。脑皮层兴奋性下降进一步导致脑皮质向α神经元发出的冲动相对减少，而α神经元在肌张力形成中起到决定性作用，即所谓最后通路。故此认为，这是一种外周-皮层-外周的大环路作用，不能单纯用γ环路理论解释。对SPR解痉机制可有3种推理：①γ环路理论。②外周-皮层-外周理论。③γ环路理论(又可称小环路)和外周-皮层-外周(又可称大环路)理论两者的结合。后者应当是SPR解痉机制的恰当解释，但需进一步深入研究。

肌张力的测定一般按照改良的Ashworth 5级法，即：1级为正常的肌张力；2级为肌张力轻度增强，腱反射亢进；3级为肌张力中度增加，踝阵挛与膝阵挛阳性，关节被动活动有"折刀感"；4级为肌张力明显增加，关节伸屈活动受限；5级为完全僵直，关节被动活动能力丧失。肌张力达3级以上者才有SPR手术的指征。

3) 适应证：①单纯痉挛，肌张力3级以上。②软组织无挛缩或仅有轻度挛缩，骨与关节畸形较轻。③术前脊柱、四肢有一定的运动功能，肌力较好。④智力正常或接近正常，年龄在3岁以上，以利于术后功能训练。⑤以痉挛为主的混合性脑瘫、僵直状态等情况，SPR术后可改善护理。

4) 禁忌证：①肌张力低下，肌力差，肢体松软。②手足徐动、共济失调和震颤。③智力差，不能配合功能训练。④严重脊柱与四肢畸形。⑤扭转性痉挛，伴有支气管痉挛和癫痫等情况。

(3) 选择性腰骶神经后根切断术 手术部位在腰骶部，用于下肢痉挛的治疗，根据术前检查确定应手术的神经后根节段。

1) 手术方法：

a. 麻醉与体位：手术需在全身麻醉下施行，要求麻醉深度恒定。术中不宜使用肌松剂，患者采取俯卧位。

b. 手术显露：腰骶部后正中切口，上至腰$_2$，下至骶$_1$棘突。显露前向椎板两侧肌内注射适量的肾上腺素盐水，并采用电切方法，以减少术中出血。切除腰$_2$～腰$_5$的棘突与椎板，也可酌情分段保留腰骶部分椎板，注意保留两侧小关节。切开硬膜前，应先以细针线悬吊硬膜，盐水棉片保护。纵行切开硬膜，采用头低位以减少脑脊液的丢失，分开蛛网膜即可显露马尾神经(即腰骶神经前、后根)。

c. 鉴别前、后根：一般情况下，前根位于腹侧，后根位于背侧，前根较细而后根较粗。前、后两根在接近神经出硬膜口处会合,其间有软膜和蛛网膜相连,极易分开。应首先寻找骶$_1$神经根出口,确定其位置后依次向上寻找腰$_5$、腰$_4$、腰$_3$、腰$_2$各神经根。将各神经后根与其相邻的前根分开,将各后根用橡皮片向切口上方拉开。

d. 电刺激选择:在手术显微镜和手术放大镜下,用显微外科器械将各神经后根分成若干小束,最好按其自然束分开,一般可分为5～7束。将刺激电极钩住每个小束,肌电图仪或神经阈值测定仪依次测定每个后根小束的阈值。采用肢动法观察,即电刺激时足部肌肉痉挛出现时的神经阈值。将阈值低的小束切断并切除1.0cm,保留阈值高的小束。后根小束切断的比例为25%～50%,不宜过多,以免出现肢体松软和感觉障碍。

e. 关闭硬膜:关闭硬膜前用冷生理盐水认真冲洗,避免血凝块遗留在硬膜腔内,防止术后蛛网膜粘连。用细丝线连续锁边缝合关闭硬膜,再向硬膜腔注入10～20ml生理盐水,并检查硬膜有无漏孔。术后常规留置负压引流,注意引流量和引流液颜色的变化,适时拔除引流。

2)注意事项:主要有:①显露过程应注意止血,保持无血术野,防止血液流入硬膜腔内。②椎板切除范围不宜过大,应注意保留两侧小关节,采用限制性椎板切除法以免影响腰椎稳定性。③前后根鉴别应慎重,注意其解剖关系和变异情况,不可误伤前根。④术中应采用显微外科器械和技术,操作轻柔,不能过度牵拉神经根。⑤电刺激时不应有肌松剂的作用,麻醉不宜过深,以免电刺激时不出现反应或神经阈值过高。

(4)选择性颈神经后根切断术　1970年Kottke首先行颈胸段SPR手术改善手的功能。Sindou(1986)曾采用过颈脊髓后根进入区破坏手术治疗手与上肢疼痛与痉挛。

本手术用于手与上肢痉挛的治疗,在缓解脑瘫、脑外伤后遗症等手与上肢痉挛方面有较好的疗效。对于上、下肢均有痉挛的病例,应首先解除下肢痉挛后酌情行颈SPR术,因腰SPR术有可能在不同程度上缓解手与上肢的痉挛状况。

1)手术方法:

a. 麻醉与体位:采用全身麻醉,麻醉深浅度适宜,电刺激时不宜使用肌松剂。患者采取俯卧位,头置于头架上,头颈尽量前屈,便于手术显露。

b. 手术显露:颈后正中切口,上至颈$_4$,下至颈$_7$棘突。剥离前向椎旁两侧肌内注射适量的肾上腺素盐水,并采用电切开的方法,以减少显露过程中的出血。逐层显露颈$_4$～颈$_7$棘突与椎板,一侧上肢痉挛者可采用半椎板切除法,双侧痉挛则需采用限制性椎板切除法,注意保留两侧小关节。切开硬膜前应首先用细线悬吊硬膜,纵行切开硬膜,即可直视颈脊髓、颈神经后根的根丝及神经孔。一般来说,各根丝由脊髓发出后斜向外下,各根丝之间仅有少量软脊膜相连,可用显微外科器械分开。颈$_5$约有根丝4～5根,颈$_6$约有5～6根,颈$_7$约有6～8根,颈$_8$约有4～5根,胸$_1$有2～3根,根丝粗细不等。

c. 电刺激选择:在手术显微镜或手术放大镜下将每一根根丝用小刺激电极钩住并轻轻钩起,以肌电图仪或神经阈值测定仪测定,观察手与上肢痉挛出现时的阈值。将阈值低的小根丝切断并切除3.0mm的一段,保留阈值较高的小根丝。切除比例一般在25%～50%之间,不宜过多或过少。

d. 关闭硬膜:用冷生理盐水反复冲洗硬膜腔,清除脊髓表面血凝块,用细丝线连续锁边关闭硬膜,并向硬膜腔内注入10ml生理盐水。常规留置负压引流,注意引流量及引流液颜色的变化,适时拔除引流管。

2)注意事项:主要有:①显露过程中应注意止血,保持无血术野,减少血液流入硬膜腔内。②椎板切除范围不宜过大,注意保留两侧小关节。椎板切除范围不宜过小,以免各神经后根显露不充分。③不要过度牵拉后根的小根丝,防止其从脊髓表面撕脱或脊髓受到牵拉。④慎用肌松剂,注意麻醉深度。

第七节 外伤性疾患

一、臂丛神经麻痹

分娩性臂丛神经麻痹是新生儿期一种由不同原因所致的损伤,虽然临床上此种损伤并不十分多见,但一旦发生就会给患儿及其家庭带来巨大痛苦及心理负担。

(一)应用解剖

臂丛神经由颈$_{5\sim8}$和胸$_1$脊神经的前根构成,在其走行过程中可分为3段:第一段为脊神经根;第二段是由臂丛各神经根互相交织构成的臂丛神经干,即上、中、下3条神经干;第三段是由3条神经干互相交织构成的臂丛神经束,根据神经束与腋动脉的位置关系分为内侧束、外侧束及后侧束(图7-7-1)。这3个段均有神经分支、根及干、段的分支大都为短支分布至附近肌肉,束的分支大都为长的终支,支配上臂、前臂及手部肌肉。臂丛神经的上干由颈$_{5\sim6}$神经根组成,中干由颈$_7$神经根单独组成,下干由颈$_8$、胸$_1$神经根组成。每条神经干的长度为1.0cm左右,每条神经干又分为前后股,上干、中干的前股互相交织合成外侧束,下干前股单独组成内侧束,3条臂丛神经干的后股组成后束。臂丛神经的根、干、束3个节阶段分支如下。

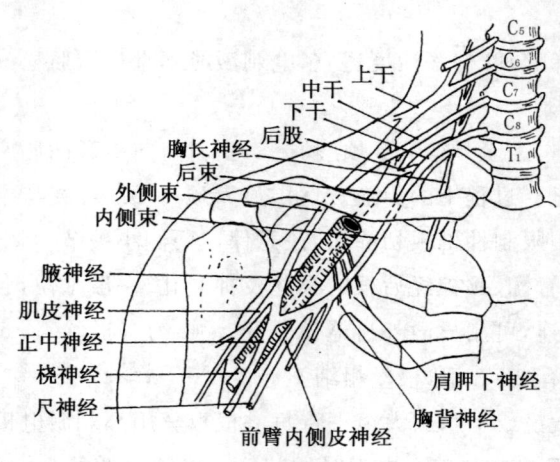

图7-7-1 臂丛神经组成模式图

1. 臂丛神经根段分支 有肩胛背神经及胸长神经,肩胛背神经主要由颈$_5$神经根构成,它支配肩胛提肌,大、小菱形肌。值得注意的是肩胛提肌还受颈$_{3\sim4}$神经支配,因此如颈$_5$神经自椎孔处断伤应该不影响肩胛提肌的功能。胸长神经由颈$_{5\sim7}$神经根组成沿胸廓表面下行支配前锯肌。

2. 臂丛神经干段分支 有肩胛上神经,主要由颈$_5$神经组成支配冈上、下肌。

3. 臂丛神经束段分支

(1)侧支

1)胸前外侧神经:外侧束的侧支有胸前外侧神经,主要由颈$_{5\sim6}$神经组成,支配胸大、小肌。

2)胸前内侧神经:内侧束有胸前内侧神经,由颈$_{7\sim8}$神经组成,与胸前外侧神经交通共同支配胸大肌及胸小肌。

3)肩胛下神经及胸背神经:后束侧支有肩胛下神经及胸背神经,前者由颈$_{5\sim7}$神经组成支配肩胛下肌及大圆肌,胸背神经由颈$_{7\sim8}$神经组成,主要支配背阔肌。

(2)终支

1)肌皮神经:是外侧束的终支,由颈$_{5\sim7}$神经组成,支配肱二头肌及肱肌。

2)尺神经:为内侧束最大终支,由颈$_{7\sim8}$胸$_1$神经组成。在上臂循肱动脉内侧下降,逐渐离开肱动脉偏向后侧,到内侧肌间隔后侧,循之下降到尺神经沟,然后经尺侧腕屈肌的两头之间进入该肌深面支配该肌和屈指深肌尺侧半、小鱼际肌群、全部骨间肌、尺侧两条蚓状肌、拇内收肌及拇短屈肌尺侧半。

3)正中神经:由构成臂丛神经全部神经根构成,内侧束组成其内侧根,也是内侧束的终末支,外侧束组成其外侧根,也是外侧束的神经末支。内侧根由颈$_8$胸$_1$神经组成,下行后在腋动脉前面与正中神经外侧根联合组成正中神经主干,外侧根由颈$_{5\sim7}$神经组成。其与内侧束合并后,在肱动脉外侧,随肱动脉下行,渐由肱动脉外侧经其前面转向内侧。在肘窝,正中神经居肱动脉内侧,经旋前圆肌二头到前臂。在前臂第二、三层肌之间沿中线下降。在腕上部,居桡侧腕屈肌肌腱与掌长肌之间,穿过腕管到手掌,在此分 3 条指掌侧总神经。正中神经在上臂没有分支,在肘窝分出肌支,支配前臂屈肌群(尺侧腕屈肌除外)。3 条指掌侧总神经除支配桡侧 3 个手指、环指桡侧皮肤感觉外,其最外一条发出分支到拇指大鱼际肌。

4)腋神经:为后束终支之一,由颈$_{5\sim7}$神经纤维构成,在腋窝后壁穿方形孔,绕肱骨外科颈进入三角肌并支配该肌。

5)桡神经:是后束较大的终支,它的纤维由构成臂丛所有神经根而来。起初在腋动脉的后侧,随肱深动脉经三头肌长头与内侧头之间,到上臂后面,继而在肱三头肌的内外侧头间,绕肱骨桡神经沟下降,到沟的下端,在肱骨外踝上方,穿外侧肌间隔,到肱桡肌与肱肌之间,在此分为深、浅两支。浅支为感觉支,深支又称骨间背侧神经,从肘窝向后穿旋后肌后分布于前臂背面所有肌肉。

6)臂丛的交感神经纤维及睫状交感神经通道:臂丛神经均有交感神经纤维参加,它们都是从椎旁交感神经链发出的节后纤维。当神经根从椎间孔出来时,即接受位于椎旁的交感神经节的灰交通支,颈$_{5\sim6}$神经根由颈中神经节供应,颈$_{7\sim8}$神经根由颈下神经节供应。一般一条神经根接受 2～3 个交感神经灰交通支。但颈$_8$胸$_1$接受较多交感神经纤维,因而在上肢神经中,正中神经、尺神经损伤时,临床上出现交感神经紊乱的病症也较多。

支配瞳孔扩大肌的交感神经纤维通道是在下颈、上胸段的脊髓灰质侧角处存在睫状交感神经脊髓中枢,其纤维经过脊髓前角进入颈胸神经节(颈下节与胸$_1$神经组成),并上行经过颈中至颈上交感神经节,由此发出交感神经节后纤维。由于交感神经纤维一出椎孔,即进入交感神经节,由此发出交感神经节后纤维。经颈动脉及眼部神经而止于瞳孔扩大肌、眼睑提肌、同侧面部汗腺,因此颈$_8$胸$_1$神经根断伤时会出现瞳孔缩小、眼球下陷、眼睑下垂、半侧面部不出汗,即为 Horner 征。由于交感神经纤维一出椎孔,即进入交感神经节,因此 Horner 征提示为椎孔内交感神经节前纤维损伤。

(二)病因

分娩性臂丛神经伤多由产程不顺利、胎位不正、难产或助产技术失误、操作不当所致。胎儿过大,超过平均体重,产道狭窄,在娩出过程中胎儿头与肩部产生过大分离性拉力(如臀位难产),为使头部娩出,有时需用力侧屈颈部,致使臂丛神经受到强力牵拉。又如肩性难产,一侧上肢先娩出,在助产中用力牵拉上肢或用力侧屈颈部,这些动作均可导致臂丛神经损伤。产钳助产,如使用不当可直接挫伤臂丛神经。

(三)临床表现与分型

1. 分型　临床上根据臂丛神经损伤的部位和范围分为3种类型,即:①上臂型(Erb型):为最常见的一种类型,其损伤部位在臂丛上干以上,可致三角肌、肩关节外展肌、外旋肌(冈上、下肌,大圆肌)、肱二头肌、肱肌、喙肱肌麻痹。腕关节、手指活动正常,感觉障碍不严重。②下臂型(Klumpke麻痹):此型主要累及颈$_8$、胸$_1$神经根,主要表现为屈指肌、屈腕肌、手内在肌麻痹。肩、肘关节活动不受限,感觉障碍也不严重,此型非常少见。③全臂型:系指组成臂丛的颈$_{5\sim 8}$、胸$_1$神经根全受累,导致整个上肢肌肉麻痹及感觉障碍。但由于损伤水平及程度的不一致,故临床表现肌肉麻痹范围也略有不同。全臂型损伤是十分严重的神经损伤,治疗较为困难,预后一般都不十分理想。

臂丛麻痹的病理类型:臂丛神经损伤的病理变化与损伤程度及性质关系密切,比较准确地判定病理类型是临床医疗的基础。根据顾玉东教授报告的病理分型有下列5类:①臂丛神经震荡伤或称臂丛休克:此型多见于轻度牵拉伤或撞击伤的早期,表现为上肢感觉与运动功能障碍。若进行电生理检查,各项数据均在正常范围内。其病理改变为神经纤维仍连续,神经膜水肿出血。此型多数病例在3周左右神经功能逐渐恢复。②臂丛神经传导功能失调:此型特点为病程较长,但上肢肌肉无明显萎缩,皮肤也无失神经支配的营养性改变。此类病理变化机制目前尚不明确,可能与下列因素有关:神经触突的传导功能失调;神经纤维内的微循环障碍或内环境失调。如行手术探查臂丛神经,所见神经外观正常。③臂丛神经受压脱髓鞘损伤:多由臂丛周围组织受伤所致如锁骨或第1肋骨骨折,骨折端或局部血肿对神经直接压迫致使神经脱髓鞘,手术探查可见受压处神经直径变细,近端有神经瘤样变化,远端神经变性。④臂丛神经断裂:由牵拉或各种致伤物的直接损伤而致臂丛神经自椎孔外神经根至束部以下神经主干断裂。一般在断裂部位形成神经瘤。根据断裂程度又可分为部分断裂或完全断裂。⑤臂丛神经根性撕脱:又称为节前性损伤。主要病理变化为颈神经根在脊髓部位的丝状结构断裂,此型是臂丛神经损伤中最严重者,无法直接修复撕脱的神经根,因此预后较差。上述病理类型在同一病例中可同时存在,混合损伤,因此在临床实践中,应从症状入手分析判断病理类型。

2. 临床表现　多为产后立即出现症状,受累上肢不能活动,肘关节伸直,上肢肌张力低,垂于躯干一侧,腱反射消失,如为下臂或全臂型损伤婴儿握持反射消失,有的患儿也可出现Horner征,患侧眼睑下垂,瞳孔缩小,眼球下陷,表明有胸$_1$交感神经损害。偶尔由于膈神经受累可表现膈肌麻痹;如神经根撕脱型损伤,可致蛛网膜下隙出血(血性脑脊液),患儿出现暂时性一侧上肢和双下肢痉挛性麻痹。这些表现还应与分娩过程中婴儿窒息或脑部损伤加以鉴别。婴儿还可表现有伤侧锁骨上凹肿胀,皮下淤血、压痛等症状,有的患儿同时合并有锁骨骨折、肱骨上端骨骺分离、肱骨干骨折。在确定臂丛神经损伤的诊断时,应鉴别患儿上肢不能活动是由于上肢骨折所致,还是臂丛神经损伤所致。

一般在出生后48小时,上肢肌肉麻痹范围将局限,此时可以初步区别臂丛神经损伤的范围,上臂型损伤主要累及腋神经、肌皮神经、肩胛上神经,引起三角肌、肱二头肌、喙肱肌、肱肌及肩外展外旋肌(冈上肌、冈下肌,大、小圆肌)麻痹。表现为患侧上肢肩关节内收、内旋,肘关节伸直,手掌向后,故俗称"受贿手"。如同时提肩胛肌、菱形肌和前锯肌麻痹,表明有肩胛背神经、胸长神经损伤,提示为根性撕脱,修复困难,预后很差。全臂型损伤由于全臂丛神经受累,整个上肢呈现弛缓性瘫痪,各关节不能主动活动,感觉丧失。由于斜方肌功能仍然正常,故耸肩活动依然存在。下臂型损伤主要累及正中神经、尺神经,表现为屈腕屈指肌、手内在肌麻痹,出现爪形手、扁平手，拇指对掌功能障碍。若出现 Horner 征则提示颈$_8$、胸$_1$神经根近椎孔处损伤。

由于长时间的肌肉麻痹，将迫使上肢关节处于某一位置或特殊姿势，致使关节挛缩畸形，而这些畸形又随患儿生长而加重。因此肌力不平衡、生长发育和异常姿势是臂丛神经损伤后合并上肢畸形的 3 个主要因素。产瘫的肩关节继发畸形按 Zancolli 分类（表 7-7-1）如下：

表 7-7-1 产瘫的肩关节继发畸形 Zancolli 分类

类 型	分 组	挛缩肌肉	外科治疗
肩关节挛缩型（占 90.2%）	内旋内收挛缩，无关节畸形或脱位（26.5%）	肩胛下肌 胸大肌 喙肱肌	肩前方松解外旋肌移位
	内旋内收挛缩，合并肩关节畸形或脱位（67.4%）	肩胛下肌 肱二头肌 三角肌前部分	外旋截骨
	外旋外展挛缩，合并肩关节前下方半脱位或脱位（4.8%）	冈下肌 大圆肌 三角肌后部分	肩后方松解或内旋截骨
	外展挛缩（1.2%）	冈上肌	冈上肌延长
肩关节软瘫（9.8%）或称连枷肩	肩关节外展外旋麻痹屈肘麻痹		肩关节融合术和肘关节肌腱固定术

产瘫继发肘关节畸形有屈曲挛缩及伸直挛缩两种，前者由肱二头肌、肱肌功能增强继发挛缩所致。如持续这一状态，则出现骨性继发畸形，如尺骨鹰嘴过度生长等变化。后者多与连枷肩合并存在，肘关节不能自动屈曲，但被动屈肘则不受限。

（四）诊断与鉴别诊断

臂丛神经损伤的临床诊断极为重要，尽管现代影像技术、电生理检查、造影方法等手段十分发达，但它们代替不了临床医师仔细、正确的检查及综合分析。正确的检查判断上肢每一个关节、每一条神经、每一块肌肉的功能，是作出正确诊断的基础。产瘫的诊断主要根据新生儿有难产或产钳助产的病史，出生后一侧上肢没有自主活动，肌肉松弛，肌张力低，婴儿的拥抱、握持反射消失等表现。在此基础上还应对婴儿进行定时随诊检查，在出生后 48 小时及 2~3 周后再行临床检查，以便进一步确定损伤范围。在临床检查的基础上为了更确切的诊断，还需要辅助检查。X 线检查包括胸部 X 线透视，观察膈肌活动状态，了解是否有膈神经损伤；全颈椎、上胸部 X 线片了解是否有锁骨骨折。

肌电图检查应列为常规项目，虽然它对确定神经损伤的性质及部位帮助不大，但定期肌电图检查对确定损伤的神经自然恢复或手术后恢复情况是有参考价值的。椎管碘水造影对诊断臂丛神经根性撕脱很有诊断价值，自 20 世纪 70 年代初以来，水溶性造影剂——非离子型水溶性造影剂，在椎管造影中广泛应用，避免了油性造影剂的弊端，并减少了该项检查的并发症。神经根性撕脱的椎管造影表现为病变侧相应椎孔处造影剂外溢，沿受累的神经根方向形成一个充满造影剂的圆形小囊；或形成一长条形的囊向腋窝延伸。另外出现假性脊膜膨出，蛛网膜下囊肿和神经根充盈缺损也有诊断意义。

其他如CT、MRI均有诊断价值。MRI的优点为不需腰穿、无辐射损伤之虑，且三维成像，既能直接观察神经根损伤情况，又能了解病变周围的组织结构变化。但此检查只适宜于较大儿童且能配合检查者。

鉴别诊断如下：

1. 假性上肢麻痹　产伤所致的锁骨骨折、肱骨上端骺分离和肩关节病变，均可继发患肢自主活动受限，即所谓假性麻痹。但这些损伤或疾病均有明显的局部体征如肿胀、压痛、局部红肿、皮肤温度高等症状，患儿肌张力正常，且偶有手或关节活动，生理反射存在。

2. 大脑性瘫痪　由早产、难产所致的大脑性瘫痪也是在出生后表现为肢体活动障碍，应与臂丛损伤鉴别。脑瘫初期婴儿可出现癫痫发作，四肢肌张力高，生理反射亢进，且往往不只一个肢体活动受限，故此病与臂丛损伤容易鉴别。

（五）治疗

1. 非手术治疗　对分娩性臂丛神经损伤特别是牵拉性损伤，早期治疗以非手术为主，应用神经营养药物如维生素 B_1、维生素 B_6、维生素 B_{12}、复合维生素B、地巴唑、神经节苷等。损伤局部的物理治疗，以及电刺激、针灸等方法，均有利于神经震荡这一类型损伤的恢复。一般非手术治疗3~6个月，此间必须在医师指导下坚持伤肢的被动活动。被动活动应按肩、肘、腕、指几个关节的顺序进行，每日做3~4次，每个关节活动次数应在20~30次。关节活动方向及范围要与正常关节相同，对婴幼儿活动不可用力过猛，更不可扭压、扳捏，要循序渐进，贵在坚持。活动之后应使肘、腕关节在功能位置上加以悬吊或用特制的支架固定。

在非手术治疗期间应保护皮肤，防止由于失神经所致的肌肉麻痹、静脉回流差，以及上肢肿胀而继发的损伤或破溃。

2. 手术治疗　根据临床观察，产瘫自行恢复率并不很高，文献报告的结果很不一致，介于7%~80%。这可能与各报告中患者损伤类型不同有关。根据这一结果，如果经过3~6个月的非手术治疗，神经功能毫无恢复或虽有部分恢复但不再进步时，应考虑手术治疗，以便通过手术探查确定损伤部位、性质。根据探查结果采取神经修复、神经断端直接缝合、自体神经移植、神经松解等手段来促进神经功能的重建。自20世纪70年代起，随着显微外科技术的发展，大大促进了臂丛神经损伤手术治疗的效果，在放大手术野下，医生不但可以更加清楚地判定神经损伤范围，而且可以观察神经束及束膜内的神经纤维。在手术显微镜的导引下，可以施行束膜内松解、神经束膜缝合及神经移植等手术。几项常用手术方法分述如下。

(1) 臂丛神经探查和神经移植术　如最常见的上臂型损伤，在出生后3个月患儿，麻痹的肌肉才开始恢复，到出生后6个月，肱二头肌尚未恢复正常者，则提示有手术探查指征。

手术操作要点：在全身麻醉下，患儿取仰卧位，患侧肩部垫高，头偏向健侧。切口起自胸锁乳突肌后缘中点，沿该肌后缘向下至锁骨上缘，再横行向外侧至锁骨中点越过锁骨，继而沿胸大肌与三角肌间隙下行，经腋前皱襞于臂内侧肱二头肌内侧沟下行，止于上臂中、上1/3处，这一切口可显露整个臂丛神经。若只探查臂丛神经一部分，可作相应一段切口，不必作全臂丛探查切口；如只显露神经根、干部分，切口止于锁骨中点即可。在颈部操作中，应注意勿损伤副神经。在锁骨上部显露中应首先找到肩胛舌骨肌并将其切断，然后结扎颈横动、静脉。确认前斜角肌，在其后缘深面可见颈神经根，膈神经在前斜角肌表面下行，锁骨下动脉在术野下方，被下干遮盖，应注意保护。锁骨下区显露主要用于探查臂丛神经束和上肢神经起端。切口经锁骨中点向上臂中点延长，沿胸大肌外缘，找到头静脉，以此为界分开胸大肌与三角肌间隙，将头静脉遗留于三角肌侧，加以保护，勿撕伤。切断胸大肌止点，将其拉向内侧，在喙突处切断胸小肌肌腱，此时完全敞开腋窝前壁，为了充分显露该区域,往往需要切断锁骨。此时可较完全显露臂丛下干、神经束段及锁骨下、腋部血管。

探查神经应从近端到远端,沿根、干、束及分支顺序进行,仔细辨认,如有粘连应行锐性分离加神经断离,近端有损伤性神经瘤表现,在确认近端后应找到相对应的神经远端,两端均确认后要测定神经两端间缺损长度,在充分游离松解后再次测定两端间缺损长度,以便为下一步修复神经的方式做准备。如神经连续好,但有局部增粗、梭形改变,不宜草率切除,应先切开外膜作束间探查。如神经断裂在干、束及神经分支时,根据缺损长度,采取直接缝合或自体神经移植方法加以修复。在缝合神经或移植神经之前,应充分显露近、远两端,并将断端瘢痕组织及神经瘤切除,看到两端断面神经束乳头,直接缝合一定要在两端无张力下进行。因为臂丛神经为混合神经,故无束膜缝合的必要,只作鞘膜缝合即可,缝合时除无张力外,应尽量做到原位相对,近、远端均无旋转、扭曲的互相吻合。当探查锁骨上部神经时,在椎孔处束找到断离神经远端,而找不到近端,提示为臂丛神经根性撕脱,应考虑神经移位术。如颈$_{5~6}$神经根撕脱,膈神经可移位于肌皮神经或上干前股,副神经移位于肩胛上神经。其他神经根撕脱的治疗原则与上述基本相同,膈神经可作为主要移植神经,其他如副神经,第3、4、5、6肋间神经等。具体移位方法,应根据伤情及外科医师的实践经验而定,这里不逐一赘述。神经移位的指征包括受损区肌肉无明显萎缩,供移位的神经无损伤征象。

(2)臂丛损伤后遗畸形矫形手术 臂丛损伤后(完全及部分)经过治疗神经功能未恢复或只有部分恢复,肢体尚有一组或多组肌肉麻痹,为了重建或进一步改善肢体功能,应进行矫形手术,重建上肢和手的功能。其主要手段包括软组织松解、肌肉移位(将功能价值较小的一组肌肉移位于功能重要的一组肌肉)及关节固定等。一般原则是先矫正软组织挛缩,继而考虑肌肉移位。关节固定手术应在年龄较大时再考虑。臂丛麻痹后患肢往往不止一种畸形,需多次手术才能完成重建,应统筹安排,取得患儿家长的配合,以达到比较满意的效果。

1)肩关节畸形的矫正:

a.内旋-内收肌群挛缩的松解:肩胛下肌、胸大肌挛缩是造成这一畸形的主要因素。矫形目的为重建肩外展、外旋功能,纠正上肢内旋姿势。当患肢肩关节可被动外旋20°、外展60°时,在背阔肌、大圆肌肌力正常的条件下,应行肩胛下肌、胸大肌止点腱切断延长,并将背阔肌、大圆肌止点从肱骨上端内侧小结节移至肱骨上端外侧,使其充当肩关节外旋肌群。术后在肩关节外展90°、前屈20°位置上,用肩人字石膏固定。

b.外展-外旋肌群挛缩的松解:主要松解冈下肌、小圆肌。手术方法是:从肩胛冈至腋后缘作一弧形切口,显露冈下肌、小圆肌肌腱,将小圆肌肌腱在肱骨大结节处切断,冈下肌肌腱在距止点2.5~4.0cm处切断,肩肱关节囊可以不切开,此时被动内旋肩关节便很容易向前推移肱骨头。就在这一位置上,将小圆肌肌腱的近端与冈下肌肌腱远侧断端互相缝合,冈下肌近侧断端与小圆肌缝合。术后肩关节取内旋位固定4周。如术后肩关节仍有不稳定或脱位,应考虑行肱骨内旋截骨术。

c.单纯肩外展挛缩的松解:手术比较简单,只需将冈上肌肌腱作Z形延长,即可达到松解目的。

肩外展功能重建,肩关节外展活动需3组肌肉协同完成,它们是三角肌、胸大肌锁骨部,这一组可称为主动肌群;冈上肌、冈下肌、肩胛下肌起到稳定作用,可称为稳定肌群;胸大肌胸肋部、背阔肌、大圆肌、小圆肌也参与肩关节稳定外展位的下压作用,在肩关节外展位时,使肱骨头与关节盂靠拢更加紧密。鉴于肩外展动作的复杂性,单一肌肉移位替代三角肌,效果并不满意。若胸大肌肌力正常,可采用背阔肌移位至冈上、冈下肌腱的近止点处,也可改善肩关节外展功能。

背阔肌、大圆肌移位也适用于三角肌麻痹,但其先决条件是胸大肌肌力应在Ⅳ级以上,肩关节无脱位,被动活动正常者。手术选择肩后方三角肌与肱三头肌间隙纵形切口,分离该肌间隙时注意勿伤腋神经、旋肱后血管及桡神经。在肱三头肌外侧找到背阔肌、大圆肌肌腱,在止点处切断,稍加游离肌腹部分,将其从肱三头肌前方拉出,然后沿三角肌后缘向冈上肌、冈下肌、小圆肌止点方向剥离。在肱骨近端另作纵形切口,将背阔肌、大圆肌肌腱从该切口拉出,并将两腱并缝一起,在肩关节充分外展、外旋位时,将移位的背阔肌、大圆肌肌腱与肩袖牢固缝合。术后用肩人字石膏固定(肩关节外展120°、外旋90°、前屈20°)3~6周。拆石膏后白天要进行功能练习,夜间仍应用原石膏固定3~6个月。

连枷肩的治疗:由于肩周肌内的广泛麻痹造成连枷肩,肌肉移位已无条件,只要患儿年龄在5岁以上,可考虑肩关节固定术。如果前锯肌、斜方肌肌力正常,可控制肩胛骨产生"肩胛胸壁关节"效应,这样不仅能代替肩关节固定所致的功能障碍,也可减少肩胛骨外观畸形。肩关节固定的功能位置是外展45°~55°,前屈15°~25°,内旋15°~25°。手术中应避免损伤肱骨近端骺板。

2)肘关节畸形的矫正:

a.肘关节屈曲挛缩的松解:由于肱二头肌、肱肌挛缩所致肘关节屈曲挛缩,多由于肱三头肌麻痹所并发。根据肘关节屈曲程度,处理方法也不一样。如屈曲小于25°,上肢功能、外观无明显障碍,则不需外科治疗。如屈曲超过40°,则需手术治疗。手术步骤:作肘关节S形切口,显露肱二头肌腱膜及肌腱,在肱二头肌肌腱内侧深处,分离肱肌肌腹和肌腱的移行部分并将其延长,被动伸直肘关节,如已接近完全伸直,将肱二头肌肌腱两端缝合。如肘关节仍不能伸直,要考虑行屈肌和旋前圆肌起点在肱骨内上髁剥离并推向远端。若尺骨鹰嘴因过度生长妨碍伸肘,可在肘后另作切口,将尺骨鹰嘴部分切除。术后将肘关节置于160°~170°伸直位固定3周并密切注意手的血供。去石膏固定后,开始功能练习。

b.肘关节屈曲功能的重建:替代肱二头肌功能的肌肉移位方法较多,其中以胸大肌、背阔肌移位代肱二头肌手术为常用。

胸大肌移位代肱二头肌术的手术步骤:患儿仰卧,上臂轻度外展,肘关节完全伸直,从肩胛骨喙突沿腋前线胸大肌外缘向下作弧形切口止于第7肋;第二切口于肘前方呈S形。首先在胸部游胸大肌,分离范围内至胸骨中线,外至腋中线,上至锁骨下方,下至腹直肌前鞘的上部。沿胸大肌胸腹部分的外下缘,在深面向内侧剥离,在腹部附着处连同一长约4cm、宽2~3cm的腹直肌前鞘一并切下。然后将此部分肌肉向上翻转分离并分开胸大肌在第4、5、6肋软骨的附着部分。结扎内乳动脉在胸壁的交通支。自胸骨外缘分开胸大肌胸部附着部,将其向内剥离至锁骨中线,紧贴胸大肌深面找到支配该肌的血管神经束,并仔细游离加以保护。沿三角肌与胸大肌连接处另作一切口,以头静脉为界分开三角肌与胸大肌界限,在三角肌深面切断胸大肌止点腱。将切断之胸大肌止点腱断端向上提拉,缝于肩胛骨喙突骨膜处。将已游离的胸大肌内、外缘缝合成管状,通过皮下隧道拉至肘部前方切口处,在屈肘90°位置上将胸大肌肌管缝至桡骨粗隆处。术后石膏固定3~6周,逐步练习伸屈功能,并定时随访观察治疗效果。

笔者之一曾采用背阔肌双极移位替代肱二头肌,治疗产瘫屈肘肌麻痹5例,肘关节均可屈曲90°以上。由于背阔肌的血管和神经蒂较长,将背阔肌的起点和止点腱切断,把该肌从背部移位到上臂,没有遇到血管神经蒂受到牵拉而影响手术的困难。手术通过背阔肌外缘,起自腋后襞至第12肋骨的斜行切口,游离背阔肌起点腱,注意勿损伤在腋皱襞下方6~7cm处,从该肌外缘深面进入的血管神经束。于近肱骨小结节处切断止点腱。另在胸大肌与三角肌间隙作第二切口,显露肩胛骨喙突作为背阔肌的新起点,通过皮下隧道把背阔肌拉入此切口。第三切口位于肘前内侧,显露肱二头肌肌腱,并把第二和第三切口间上臂前侧深筋膜剪开,再把背阔肌起点及肌腹从第二切口拉入第三切口。先将背阔肌起点腱与肱二头肌肌腱编织缝合,再将肘关节屈曲90°~120°,拉紧该肌近端,经过胸大肌肌腱深面,用粗丝线或尼龙线固定到喙突上。术后用上肢石膏后托将肘关节屈曲 90°固定，上臂内收于躯干一侧。6 周后去除外固定，开始做肘关节屈曲功能锻炼。

c. 桡骨头后脱位的处理：对年幼儿童可考虑切开复位，桡骨干中 1/3 短缩截骨和环状韧带重建，以恢复其正常的解剖关系，改善前臂的旋转功能。如已到学龄期，并有桡骨头和肱骨小头骨性畸形，则应等到骨骼发育成熟后，视其对屈肘和前臂旋转功能的影响程度，再决定是否切除桡骨头。

3）前臂和手畸形的矫正：

a. 前臂旋前挛缩的治疗：早期采用被动旋后功能练习，牵伸旋前圆肌，夜间用支具于前臂充分旋后和肘关节屈曲 45°固定，可矫正轻度的前臂旋前挛缩，但是，一旦出现固定性前臂旋前畸形，则应手术松解，将旋前圆肌延长，或行旋前圆肌和尺侧屈腕肌腱移位。后者不仅可矫正前臂旋前畸形，还能建立主动旋后功能。

手术操作要点：于前臂掌侧的中部作长弧形切口，分离肱桡肌和桡侧屈腕长肌间隙，显露从内上向外下斜行并止于桡骨中 1/3 的旋前圆肌。若旋后肌尚保留Ⅲ级以上的肌力，可将旋前圆肌肌腱延长；如旋后肌完全麻痹，则需作旋前圆肌肌腱移位。锐性游离该肌肉，将其腱性部分连同一片骨膜从桡骨上剥离，用克氏针在桡骨旋前圆肌原止点处，从前外侧向后侧钻孔，再用直径 2.8mm 的钻头把该孔的前外侧皮质扩大，以容纳旋前圆肌肌腱。继而把该肌从桡骨的内后方拉至桡骨的外侧，再绕到桡骨的前外侧，通过肌腱断端的牵引线，把该肌腱末端引入桡骨前外侧皮质的较大骨孔内，于前臂旋后 45°的位置上，拉紧旋前圆肌并用丝线缝合固定。在腕掌侧横纹的尺侧作 3cm 纵切口，显露并切断尺侧屈腕肌肌腱的止点。接着在前臂切口的尺侧寻找、游离尺侧屈腕肌肌腹，将其远端部分拉入此切口内，并向近端作锐性分离，直至看到进入该肌的血管和神经分支。于腕背侧沿桡侧伸腕肌肌腱表面作 3cm 纵切口，显露桡侧伸腕短肌肌腱。再于前臂中 1/3 处切开尺骨内侧的肌间隔约 5cm。然后，将尺侧屈腕肌经皮下隧道拉入腕背侧切口内，与桡侧伸腕短肌肌腱编织缝合固定。术后用上肢石膏管型，将肘关节屈曲 45°、前臂外旋 60°固定 3 周，以后剖开石膏或更换上肢石膏托固定。白天取下石膏进行练习，晚上继续固定至少 6 个月。

b. 前臂旋后挛缩的治疗：该畸形早期系由肱二头肌强大的旋后作用与减弱或麻痹的旋前圆肌失衡所产生的动力畸形。随着生长发育，首先发生骨间膜、旋后肌挛缩和肱二头肌短缩，继而引起桡骨弯曲和旋转，加剧前臂旋后畸形及肱二头肌挛缩。而肱二头肌挛缩可导致桡骨头前脱位和尺骨远端向背侧脱位。早期可采取被动旋前功能练习和支具旋前位固定，当出现固定性旋后畸形，患儿至 4～6 岁时则需要手术治疗，包括矫正固定性旋后畸形和旋前功能重建。前者通过松解挛缩的骨间膜、旋后肌和桡骨中 1/3 短缩截骨，矫正桡骨弯曲和旋转畸形，整复桡骨小头前脱位和尺骨远端背侧脱位，恢复前臂被动旋前功能。Zancolli 曾报告肱二头肌肌腱改路术 16 例，重建主动旋前功能，效果都很满意，获得了主动内旋 30°的结果。手术要点：在肘关节前方作 S 形切口，显露肱二头肌肌腱并游离该肌腱至桡骨结节。Z 形切断肱二头肌肌腱，用直角钳绕桡骨颈的内后侧作一潜行间隙或隧道，将肱二头肌肌腱的远侧断端从桡骨颈的内后侧绕到其前外侧。在肘关节伸直、前臂充分旋前的位置上，将已绕过桡骨颈一周的肱二头肌肌腱远端与该腱的近侧断端缝合固定，使肱二头肌由旋后肌转变成旋前肌。

术后用上肢管型石膏，将肘关节屈曲 30°、前臂完全旋前位固定 4 周。以后开始肘关节屈伸和前臂旋转功能练习，但夜间仍需支具固定于上述位置。

腕与手的功能重建主要是通过肌腱移位获得腕关节稳定及恢复拇指和其他手指某些重要功能，但受到肌肉麻痹范围的限制。当麻痹较为广泛时，应仔细设计，利用有限可移位的肌腱，重建比较重要的拇指和其他手指的功能。而腕关节可采取关节固定术获得稳定，为发挥手指抓、握、捏等功能提供条件。肌腱移位因动力、方向和止点 3 个问题的不同，而方法较多，可根据患者的实际情况选择应用，具体方法与手术指征，请参考手外科有关章节。

当大鱼际肌群完全麻痹,而拇指及手指屈肌功能较好时,可采取第一、二掌骨间撑开植骨,重建拇指对撑功能。术中注意不要损伤掌骨的生长板。

二、注射性臀大肌挛缩症

注射性臀大肌挛缩症是一种医源性疾病,多发于儿童时期,由反复多次臀部肌内注射药物引起,常因患儿家长发现其步态特殊,坐位双膝不能靠近而来就诊。国内1978年由解放军总医院首次比较全面地报告本病,此后又有许多医院也相继发现本病。

患儿接受肌内注射抗生素的主要原因为上呼吸道感染、支气管炎、急性扁桃体炎、肺炎等。有56%的患儿同时接受2种或3种抗生素的肌内注射。

根据我院112例统计分析,接受臀肌内注射时的最高年龄为1~3岁,而患儿出现临床症状来院求治时的平均年龄为7.9岁(4~14岁)。注射药物均为各种抗生素,其中青霉素为最常用药物。患儿接受臀肌内注射的次数无法统计,但患儿家长均明确主诉患儿多次接受臀肌内注射。

(一)病理

主要病理变化在臀大肌的上半部,部分肌肉组织发生纤维瘢痕化,肌组织完全被纤维瘢痕组织所代替。病变累及范围约2~7cm宽,深度为累及臀肌筋膜及肌肉全层。纤维挛缩带与正常肌肉之间的界限不清,参差不齐。纤维挛缩带的方向与臀大肌纤维走行方向完全一致。

根据我们的尸体解剖观察,标准的臀部外上1/4肌内注射部位,正是臀大肌上半部分,臀部肌内注射药液注入臀大肌内是无疑的。在动物与尸体上,我们还观察到注入肌肉的药液沿肌纤维走行方向扩散,而不是呈环状向四周扩散的。这就是臀大肌内的挛缩总表现为与肌纤维方向一致的束带状,而不是呈团块状的原因。任何注射用药剂都有刺激性,但由于药物分子结构及分子团大小不同,其对人体组织的刺激程度各异。青霉素类药物,特别是钾盐青霉素刺激性很强,反复多次注射,针刺的机械性损伤,局部化学性炎症,可使臀大肌相继发生机化、纤维组织增生,最后形成纤维瘢痕挛缩束带。由于双侧臀部肌肉内注射的机会往往相等,故多为双侧发病。

(二)临床表现

1.步态异常,特别是跑步时,双下肢呈外旋、外展状。由于屈髋受限,步幅较小,犹如跳跃前进,称为"跳步征"。

2.站立时,双下肢不能完全靠拢,轻度外旋。由于臀大肌上部纤维挛缩,肌肉容积缩小,相对显出臀部尖削的外形,称为"尖臀征"。

3.坐位时,双膝分开,不能靠拢。

4.蹲位时的体征 有两种表现。一部分患者在下蹲过程中,当髋关节屈曲近90°时,屈髋受限,不能完全蹲下,此时双膝向外闪动,划一弧形,然后再靠拢,完全蹲下。另一部分患者则表现为下蹲时双髋呈外旋、外展位,双膝分开,状如蛙屈曲之后肢。前一种体征称"划圈征",后者称"蛙腿征"。这两种不同的临床表现是由于病变程度及范围不同所致,后者病变往往较前者重而广泛。

5.髋部弹响 屈伸髋关节时,在股骨大粗隆表面有束带滑过并产生弹响。

6. 臀部可能触及一条与臀大肌纤维走行方向一致的挛缩束带，当髋关节屈曲内旋、内收时更为明显，其宽度为 2～7cm。

根据笔者的临床观察，臀大肌挛缩的范围很不一致，大多数病例其肌肉纤维化区域大于术前检查时臀部挛缩束带的宽度，个别病例甚至侵及了臀大肌的上半部分。我们还发现一例挛缩的臀肌与坐骨神经粘连，坐骨神经紧紧贴附在挛缩纤维化臀肌下面，而不是在旋后肌群表面的脂肪组织内。另外根据积水潭医院报告，有些病例除臀大肌挛缩外，还累及臀小肌，发生臀小肌挛缩。

7. 骨盆 X 线表现　可见假性双髋外翻，股骨颈干角大于 130°，股骨小粗隆明显可见。

8. 血生化检查　肌酸、肌酐正常，均无肌病的表现。

（三）治疗

如果臀肌挛缩已形成，非手术治疗无效，可采用臀大肌挛缩带部分切除术，臀大肌部分止点松解术。

手术方法为：患者取侧卧位，沿臀大肌走行方向作斜行切口，至股骨大粗隆顶端切口转向与股骨一致，显露挛缩带及股骨大粗隆一段髂胫束，分离挛缩带，在靠近髂胫束处切断挛缩带，并切除 2～3cm 一段。松解臀大肌上半部附着腱膜，达到部分延长臀大肌止点的目的。有些挛缩严重的病例，只松解臀大肌附着于髂胫束处筋膜部分还不能完全达到目的，还需要进一步延长臀大肌肌腱。手术结束前，在手术台上，术者要被动活动患肢，证明屈髋自如无弹响后，切口内放置引流条或负压吸引，结束手术。凡是臀肌挛缩范围广、估计松解范围大的病例，个别病例病变波及臀中、小肌，临床上出现跛行和骨盆倾斜（健侧升高）者，手术要有针对性，且有时需松解到髋关节囊。为了避免术中误伤坐骨神经，应在术中显露坐骨神经，准确判断神经走行后再松解挛缩的肌肉。术后双下肢并拢固定 2 周后，可开始功能活动。一般术后半年至一年可完全恢复正常步态。

第八节　脊柱畸形

一、常见脊柱畸形

（一）先天性齿状突畸形

先天性齿状突畸形（congenital odontoid anomaly）可分为齿状突分离（或称齿状突游离骨）、齿状突完全缺如和部分缺如。这些畸形均可导致寰枢关节不稳定而出现神经症状甚至猝死。

1. 齿状突分离

（1）齿状突的形成　齿状突起源于第 1 颈椎生骨节的间充质，是第 1 颈椎椎体的核心。在胚胎发育过程中，寰椎椎体逐渐与寰椎分离，与枢椎融合。齿状突的顶端起源于枕骨最末端生骨节的间充质，亦即前寰椎。这两部分分别骨化。

在胚胎期第 1～5 个月，齿状突体部由位于中线两侧的两个骨化中心开始骨化。出生时这两个骨化中心已融合成一个整体。出生时齿状突顶端尚未骨化。这时在 X 正位片中齿状突呈"V"形，称为双角齿状突。其顶端骨化中心，或称末端小骨，通常在 3 岁出现，12 岁时与齿状突体部融合。据统计，5～11 岁儿童中，末端小骨的发生率为26%。

末端小骨也可能终身不出现或不与枢椎体部融合。有时末端小骨呈囊样改变或呈致密影。这些属于发育变异，无临床意义。末端小骨与齿状突体部之间有软骨相连，不是构成颈椎不稳定的因素。

出生时齿状突与枢椎之间有软骨即生长板相连。生长板位于枢椎体部，低于枢椎上关节突平面。3～6岁时该生长板线消失。齿状骨折线的位置要高于生长板的位置。

齿状突先天发育异常可导致寰枢椎不稳定，有继发脊髓损伤甚至死亡的危险。齿状突异常包括部分缺如至完全缺如和齿状突分离(os odontoideum)(图7-8-1)。

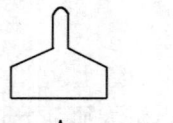 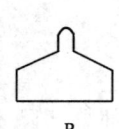 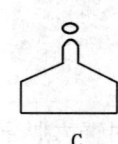 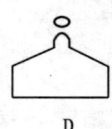 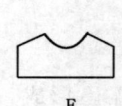

A　　　　　B　　　　　C　　　　　D　　　　　E

图7-8-1　齿状突的各种形态
A.正常　B.发育不良　C.末端小骨　D.末端小骨合并齿状突分离　E.完全缺如

(2)病因　一般认为齿状突异常是先天发育缺陷。继发于外伤或感染的齿状突发育不良或分离也时有报道。可能是后天因素影响了齿状突的血供，导致齿状突发育障碍或骨折不愈合。

(3)临床表现　齿状突发育不良和齿状突分离的临床表现相似。主要表现为继发性寰椎不稳定和寰椎移位。多在20～30岁就诊。男性明显多于女性。

先天性齿状突畸形多系颈部外伤后拍片时偶然发现。外伤可诱发寰椎不稳定，或使无症状的齿状突畸形转变为有症状的齿状突畸形。

患者可无任何症状，也可只有颈痛、斜颈及头痛等局部症状。或者暂时瘫痪，脊髓受压后变性。或椎动脉缺血致颈髓脑干缺血出现抽搐、晕厥、眩晕、视觉障碍，甚至死亡。

本症的神经系统症状越来越多地被认识到。肌力减弱和平衡失调较常见，上神经元症状、本体感觉障碍和括约肌功能障碍也较常见。

(4)X线表现

1)正常变异：出生时侧位片可看到齿状突及生长板。在婴幼儿过伸位X线片，寰椎前弓可位于齿状突影以上部位，容易误认为齿状突发育不良。

2)齿状突缺如：极罕见，张口位X线片上齿状突及其基底部位不存在。齿状突基底部分构成枢椎前弓的一部分。

3)齿状突发育不良：最常见，齿状突顶端略高于寰椎上关节面，需拍断层片明确是否同时存在齿状突分离。

齿状突分离：没有断层片时容易忽视。呈透X线的椭圆或圆形、边缘光滑致密的骨组织影，位于正常齿状突顶端的位置。绝大多数伴有齿状突发育不良。

齿状突分离与齿状突骨折骨不连有时不易鉴别。骨不连时骨折线一般位于齿状突基底，间隙较窄，形态不规则或圆滑，齿状突形态和大小一般正常。以上几点可与齿状突分离相鉴别。

齿状突分离时游离的齿状突通常附着于寰椎前弓并随枢椎伸屈而活动。其他伴随的畸形可能有寰椎后弓发育不良或前弓肥大。

(5)诊断与鉴别诊断　先天性齿状突分离可依靠颅颈正位和颈椎侧位X线片的3个所见来确诊。

1)齿状突基底与分离的齿状突之间有一定的距离。

2)两者之间的缝隙居枢椎上关节面之上,即齿状突残端的上缘高于枢椎关节面水平。

3)伴其他骨性畸形。

齿状突骨折的特点是骨折线参差不齐,骨折平面在枢椎上关节面以下。另外,骨折时,游离的齿状突下方见不到骨皮质。

CT有助于明确诊断。直立侧位颈前屈和后伸的X线照片可显示寰枢椎不稳定。但拍照这种体位对近期有过外伤的患者要特别慎重。

(6)治疗　日常生活中的轻微外伤对先天性齿状突发育不良的患者可能是致命的。外伤可加重已经存在的寰枢椎不稳定,导致脊髓损伤,甚至死亡。对以局部症状为主的患者可行颈部牵引及颈托保护,多数患者症状可缓解。部分患者需要行颈椎后路融合术。手术指征包括:①出现颈髓损伤症状。②齿状突伸屈位不稳定,上颈椎的侧位X线照片测量脊髓容纳间隙(SAC)小于10mm和寰齿间距(ADI)超过4mm(图7-8-2)。③与寰枢椎不稳定有关的持续颈痛。术前头寰牵引有助于脱位关节的复位。④先天性齿状突分离无神经症状的也应行颈椎后路融合术,否则轻微损伤可导致四肢瘫痪。对预防性后路融合手术仍有争议,主要是手术的优点与风险孰重孰轻的问题。

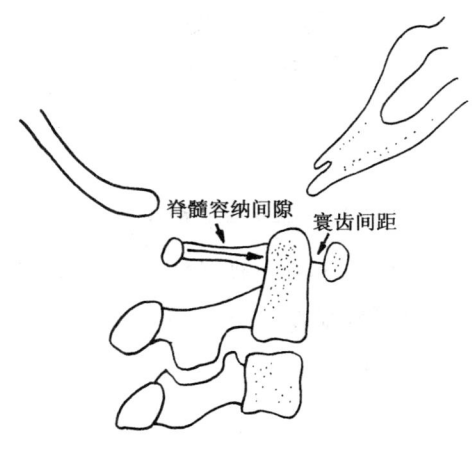

图7-8-2　颈椎$_{1\sim2}$侧位测量

2.齿状突缺如

(1)病因　完全性或部分性齿状突缺如可为先天性或后天性。轻微外伤可致脱位或半脱位伴神经症状。寰枢椎不稳定可致神经并发症。

(2)临床表现　出现早的在2岁时即可出现,晚的则在50~60岁时出现。因寰枢椎之间只是韧带维系,一旦丧失稳定性,可出现前脱位、后脱位或侧脱位。

X线照片上看不到齿状突,其基底在枢椎上关节平面以上。其余骨性结构均正常。

有学者报告一家族性齿状突发育不全,三代中有5人发病。5人中1例因上颈椎脱位死亡,2例因脊髓受压而有严重的神经并发症,只2例尚无症状。一旦发现先天性齿状突缺如或发育不良,最好检查其家庭成员。

后天性齿状突缺如者寰枢关节同样的不稳定。后天性的病因有骨折后齿状突吸收;有的与骨髓炎和颈部感染有关。X线片上齿状突消失。

无论是先天性或后天性齿状突缺如，其尖端骨化中心可能显影，这是因为部分齿状突系枕部第 4 体节而来。鉴别诊断要靠过去颈椎 X 线片上有齿状突，有颈部炎症或咽后感染的病史。同时也有赖于 X 线片上的影像变化。

（3）治疗　鉴于神经并发症的危险，故对无症状的齿状突缺如和齿状突分离均宜行寰椎后移加枕颈上端融合术，即 Gallie 单一钢丝襻技术（图 7-8-3）。

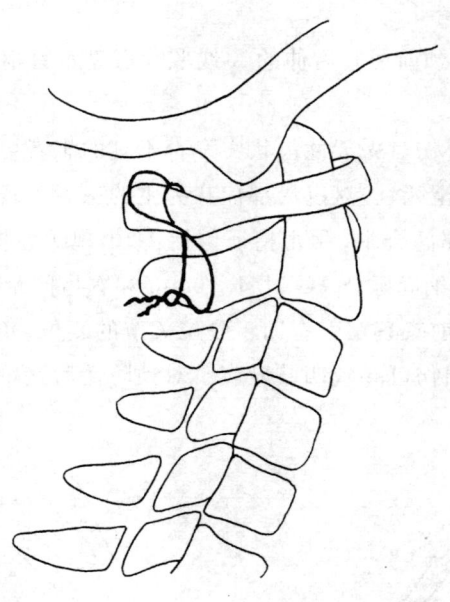

图 7-8-3　寰枢椎固定术（Gallie 术）

3. 短颈综合征（brevicollis syndrome）　短颈综合征又称颈椎先天性融合。本畸形少见，系先天性颈椎两节以上融合，有时并发颈部两侧皮蹼。临床表现为颈短，颈部活动受限和后发际低。此三联症还应联想到并发先天性泌尿、生殖、心肺和神经系统发育异常。

（1）病因　本畸形为第 3～8 周时胚胎脊柱分节不良。有时一个家族中发现几个病例，女性稍多见。

（2）临床表现　颈椎 2～3 节融合多为偶然发现的。波及颈椎多节段的，则表现为短颈，颈胸靠近，后发际低，颈椎活动明显受限。颈前屈后伸主要是枕骨和寰椎之间的动作，因而较侧方活动受限轻。颈部两侧可有皮蹼，上自乳突下至肩峰。皮蹼使颈部外观增宽。皮蹼包括皮肤、皮下组织，有时有肌肉。

一些患儿表现为斜颈，有的可能是胸锁乳突肌挛缩，有的是骨性畸形所致。斜颈伴面部不对称，并发先天性高肩胛的也不少见。约有 60% 的短颈畸形患儿并发先天性脊柱侧弯。另外，还可并发其他肌肉骨骼畸形如颈肋、肋骨融合、肋椎关节异常、并指、拇指发育不良、赘生指、胸大肌发育不良、上肢半侧萎缩、马蹄内翻足和骶椎发育不全等。

常见的泌尿系统畸形有肾发育不全、马蹄肾、肾盂积水、肾异位等。静脉肾盂造影对短颈畸形患者是十分重要的，有些患儿死于肾脏疾病和尿毒症而不是神经并发症。

短颈并发心血管畸形的约占 4.2%，其中室间隔缺损最为常见。并发耳聋者可有语言和发音障碍。有的患儿出现联带运动（synkinesia）障碍，如患儿不能独立活动双手。

神经症状系因脊髓或神经根受压所致，可并发面神经麻痹、腹直肌麻痹、眼睑下垂等。

X线检查对本病确诊和了解畸形范围都很重要。由于枕骨和下颌的重叠可使颈椎观察不清,为此有的需行体层摄影术(laminography)。椎体变扁而宽,椎间隙变窄甚至消失。同时颈椎有脊柱裂的非常多见。

侧位颈椎前屈后伸X线片可显示颈椎的不稳定和病变范围。年幼患儿椎板后方融合较椎体融合更明显。

(3)治疗 宜尽早开始被动牵拉,争取最大限度的恢复活动,整个生长阶段都应坚持。用Milwaukee支具,发挥撑开作用有利于矫正脊柱侧弯和后突。

对颈椎不稳定的,要融合颈椎,作Z字成形术松解颈蹼的皮肤筋膜和肌肉,术后有时可改善外观和活动范围。

有胸锁乳突肌挛缩的可用切断或部分切除术矫正。并发高肩胛症的,下降肩胛骨有助于改进短颈的外观。所谓上胸椎"颈椎化"成形术,系切除双侧的第1～4肋(Bonola.A,1956)(图7-8-4)。该手术的优点是能改善外观,但应权衡其并发症,例如臂丛神经损伤等。

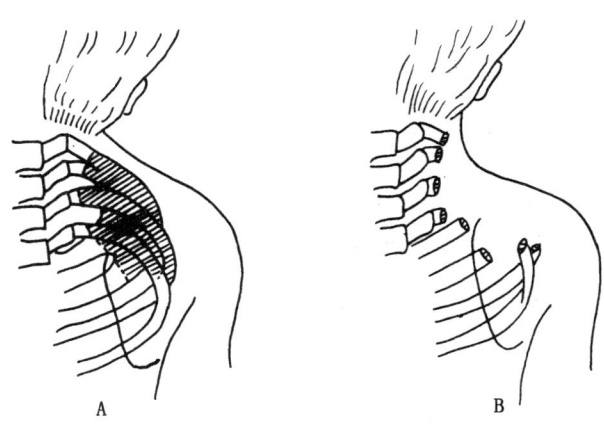

图7-8-4 上方肋骨切除术矫正短颈畸形

(二)特发性脊柱侧弯——婴儿型

特发性脊柱侧弯(idiopathic scoliosis)系指原因不明的脊柱侧弯畸形。其中因发病年龄的不同,又可分为婴儿型和青少年型。婴儿型脊柱侧弯为出生后3年以内出现的结构性弯曲,临床和X线片检查示无明显原因,患儿无神经或肌肉病变。除脊柱有侧弯外,椎体正常。另外,无其他先天性发育畸形。

1936年Harrenstein首先认识本病。1951年James如此分类:婴儿型指发病年龄小;特发性指病因不明。此外,临床和预后均与大儿童的特发性脊柱侧弯不同。

本型男孩居多,畸形主要为胸椎左侧突;相反,10岁以后的大儿童特发性侧弯却以女性居多,胸椎以右侧突为主。最大的区别是婴儿型脊柱侧弯大多数可自行消失,而青少年的特发性脊柱侧弯不但不会自行消失,几乎全部病例均有不同程度的恶化。

特发性脊柱侧弯中的婴儿型约占0.5%～7%,少年型约为10%,而青年型多达80%以上。

1.病因 目前病因不明。一般认为与多种因素有关。除基因异常之外,因患儿常并发斜头畸形而考虑与患儿生后姿势与动作有关。鉴于部分小婴儿总朝单一方向平卧而不翻身,使未发育成熟的颅骨和骨盆受引力影响而发生变形。面部在上,一侧颅骨处于最低位,耳郭接触床垫形成扇风耳。早产婴儿发生斜头畸形的约有63%,受压的颅骨因不转动可能与发生斜头畸形有关。同时胸廓受压,影响脊柱,因而又是婴儿型特发性脊柱侧弯的诱因。上述两种变形在出生时均不存在，70%都是在生后半年左右才出现。

2. 临床表现　男孩多见，男女之比约为3:2。最早发现的常是左侧胸廓的剃刀背畸形，继而可见胸椎向左侧的单一弧度。胸腰段的少见，腰椎的尤为罕见。婴儿型特发性脊柱侧弯常伴有先天性髋关节脱位，各家报告不一，约为6.4%～24.8%。约90%的病例其侧弯弧度可自行消失。弧度的特点为长段柔韧性好。10°～20°的弧度约占50%，超过30°的极少。文献中报告的最重又自行消失的弧度为Cobb 46°。弧度完全消失的时间介于1～2岁之间，少数在7～8岁。

婴儿型特发性脊柱侧弯并不都能自行消失，有的可不断进展恶化。这类弧度多在胸椎，特点是患儿到6岁左右体重不增，身材矮小，皮下脂肪少。弧度加重后常扩展到胸$_{5\sim12}$，椎体旋转明显并伴有严重的剃刀背畸形。从婴儿型特发性脊柱侧弯进展而来的畸形常伴有脊柱后突，而青少年型的特发性脊柱侧弯多伴有脊柱前突。

婴儿型的双主弧畸形日后几乎均加重，约占所有进展弧度的10%～15%；胸腰段和腰椎侧弯少见，占进展弧度的极少数。

弧度任其发展而未治疗的后果有关报告少见。文献中有一组107例的报告，其背景是处在第二次世界大战期间，孩子生后未能治疗，发现后为时已晚。研究者观察分为3组：Ⅰ组，47例，小于5岁，其中4例超过100°，23例弧度在70°～90°之间，只有20例弧度小于70°。Ⅱ组，37例，年龄在6～10岁之间，其中14例弧度超过100°，13例为70°～90°，只有10例小于70°。Ⅲ组，23例，从11岁到成人，其中12例超过100°，9例在70°～90°之间，只有2例年龄虽已到11岁而弧度小于70°。从中得出的结论是：婴儿型的"进展弧度"若不经治疗，最后侧弯均要超过70°，且多数重于100°。畸形不仅影响外观，且严重损害心肺功能，最终导致肺源性心脏病，甚至刚刚进入成年生命就终止了。

3. 治疗　一旦诊断为婴儿型特发性脊柱侧弯，即应拍正位X线片测量Mehta肋椎角差别。凡弧度小于20°的宜观察3个月，再测肋椎角差别。对可自行消失型的患儿不需给任何治疗，只需定期复查，并逐渐将检查的间隔延长。对进展型的治疗，关键是及时预测预后，以进行早期治疗。尽量矫正侧弯畸形，在年龄适合时进行脊柱融合术。较轻的进展型脊柱侧弯，在3岁前可采取非手术治疗，到青少年期行一次性矫正和融合。对30°以内的柔韧性较好的进展型脊柱侧弯还可考虑行经皮或手术植入的电刺激疗法。有的研究者将电刺激与支具结合也收到了满意效果。

不融合脊柱的哈林顿皮下撑开杠矫正法，适于严重的进展型幼儿病例。在适于脊柱融合年龄以前争取进行几次撑开矫正。但用本法治疗前，患儿家长要了解术后易发生撑开杠折断的并发症，即便加用支具也很难完全避免。撑开杠要经皮下或椎旁肌肉内安放，目的是防止脊柱突侧部分的椎板发生自动融合。此外，有时撑开矫正1～2次后则不能再矫正。造成这种现象的原因是撑开杠会限制弧度，使其僵硬而不能再撑开。

Luque手术后能允许到适合年龄再行脊柱植骨融合。

脊柱后方融合术：对有些进展型侧弯虽可行非手术治疗，但最终仍需行脊柱后方融合才能控制其发展。用支具矫正维持其不再发展很难拖到10岁。到了青春期生长高峰则无法控制使其不再恶化。在融合的同时应行Harrington器械矫正。对严重的弧度常需预弯杠以适应并发的轻度脊柱后突，但如此易出现上钩滑脱，融合后还可因植骨块不够坚强而使侧弯加重。对此，术后在10～14岁间仍需加用支具保护或二次加强植骨。术后应避免冲撞性运动。矫正度在术后损失4°以内是可以接受的。

4. 预后　决定预后的因素如下：

(1)起病年龄　Loyd-Robert和Richer发现，在1岁以内出现的弧度，有92%病例可自行消失。但要注意不应过于强调这一点而影响治疗。

(2)弧度的轻重 超过35°的弧度多为进展型,很少能自行消失。应当指出,也有小于20°的弧度日后会恶化。

(3)继发弧度 无论侧弯是进展型或是自行消失型,在发现的初期均无代偿弧度。一旦有了代偿弧度,说明必将恶化。这只能在晚期才能判断,而不能用来预测预后。

(4)肋椎角差别 1992年Mehta发表脊柱侧弯双侧的肋椎角差别(RVAD)可有效地判断本病预后。年龄小、弧度轻也能准确地判断预后。测量方法需拍患者侧弯弧度顶端的正位X线片,并在片中选定侧弯顶端椎体。肋椎角差别是指弧度顶端椎体与其两侧相关的肋骨角的差别(图7-8-5)。先经弧度顶端椎体的下缘画一水平横线,在此线的中点(即顶端椎体的中点)作一垂直于水平线的竖线。然后再画双侧相关肋骨头的中部至肋骨颈中部连线并将其延长。经肋骨头、颈的延长线与上述垂直线相交的角度即为肋椎角。正常情况左右两侧肋椎角的差别为零。若弧度顶端处于椎间盘部位则应选邻近的上一椎体。选择错误可能导致误差。

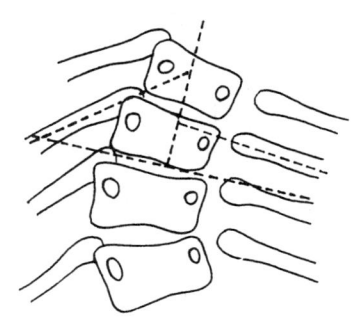

图7-8-5 肋椎角差别

自行消失的弧度,在初期80%的病例两侧肋椎角的差别在20°以内。3个月后,弧度虽可稍有增加而其肋椎角的差别却有所减少。若其突侧肋骨头与相连椎体影像不重叠则称Mehta Ⅰ期。

胸椎进展弧度:其突侧的肋骨逐渐下斜,弧度顶端的肋骨尤为明显。结果是80%的患儿两侧肋椎角差别超过20°,肋骨头与椎体影像重叠是由于椎体旋转所致,称之为Mehta Ⅱ期。

(三)特发性脊柱侧弯——青少年型

青少年型脊柱侧弯最常见的、典型的为胸椎突向右侧的弧度,以女孩为主,男女之比为1∶10。

1.病因 虽经多方研究,特发性脊柱侧弯的真正原因尚不明了。尽管生长与侧弯有明显关联,但并不是致病因素。在过去10年中,多数的研究集中在中枢神经功能障碍、结缔组织异常和基因问题。这些研究补充了过去所提出的生化因素、营养缺乏、结构缺陷或内分泌异常等学说。

(1)神经功能障碍 近年来很多文献都支持特发性脊柱侧弯系由于下列神经功能异常的病因学因素。前庭功能、眼的功能和本体感系统功能障碍可导致平衡失常,这种异常波及脊髓近端的后柱、脑干和大脑皮层。患者对震颤刺激的反应明显下降,并在侧弯左右两侧或与对照组相比很不对称。本体征表明脊髓后柱的传导功能受损在发病原因上起作用。但有的学者认为上述意见尚不确定。失去平衡会影响足部体位、步态,特别是出现高弓足。此外,感觉通路异常、运动功能异常均有报道。有学者指出脊柱侧弯的患者脑的全部结构失去对称性。

(2)褪黑激素 特发性脊柱侧弯发病的另一神经因素为褪黑激素(melatonin)调节脊柱生长失常。该物质使松果体分泌神经激素,用以调节每日生物活动节律。切除鸡的松果体显示褪黑激素缺乏而产生脊柱侧弯的动物模型。这可能是干扰了本体感系统对称性的正常生长从而影响了椎旁肌肉和脊柱。有报告称脊柱侧弯患者的褪黑激素水平与对照组对比明显降低。但另外一些研究者反驳这个看法。

(3) 结缔组织异常　另一研究的目标集中在脊柱,椎旁肌肉的结缔组织和血小板的异常。特发性脊柱侧弯和正常人的胶原也有区别。但这些发现不具有普遍性,可能是继发于脊柱畸形造成的力学影响而不是胶原自身变化。本学说已经由基因标记物证明为Ⅰ型和Ⅱ型胶原差别。

其他结缔组织的成分也可能有异常之处。脊柱侧弯患者的黄韧带组织,其弹性纤维有排列失常,纤维的致密度明显降低,全部黄韧带的纤维分布很不均匀。此一发现提示弹力纤维系统(主要是原丝纤维,即fibrillin)可能是某些特发性脊柱侧弯的致病因素。有些特发性青年脊柱侧弯患者的骨密度低下,这一所见尚不能确定是致病原因还是继发于脊柱畸形不对称的机械力学因素所致。

脊柱侧弯患者的椎旁肌肉的肌纤维形态学、组织化学和肌电图均能显示肌梭异常。这些变化在某些弧度大的患者非常突出,使人相信这可能是肌肉的继发适应性改变而不是病因。

脊柱侧弯患者的肌板结构和功能异常也有报道。调钙蛋白(calmodulin)是肌板和横纹肌内和钙相结合的蛋白质,其功能是调节可收缩性蛋白系统(actin和myosin)。假如有全身性收缩异常疾患,肌板和横纹肌均可受累。肌板中的调钙蛋白测定可说明肌肉的异常。青年型脊柱侧弯的弧度进行性加重时,其肌板内的调钙蛋白水平较正常人或弧度不加重的患者明显增高。此发现虽不能肯定为脊柱侧弯的病因,但可用作预测弧度是否加重的方法。

(4) 基因因素　因脊柱侧弯可见于同一家族中多名成员,从而有学者感兴趣研究其基因问题,30年前即对此作了广泛研究。家族性发病在近亲中可达6.9%～11.1%,提示显性遗传或多因素遗传也可能是青年特发性脊柱侧弯的病因。有的病例与大龄初产妇有关。近年研究再度倾向青年型脊柱侧弯有基因问题,且对双胞孪生的脊柱侧弯患儿作分析后而又重新确认。单卵孪生儿发生率高于双卵孪生儿,同时单卵孪生的患儿均发生脊柱侧弯,且都有进行性加重趋势。

为明确引发脊柱侧弯及加重的特殊基因目前正在研究之中。这种前瞻性研究用正染色体显性遗传脊柱侧弯家族的基因重组和DNA追溯其家系,预测下一代的基因图,有可能研究出异常基因的特异性标记物,从而透视特发性脊柱侧弯的病因。

2. 临床表现与检查

(1) 症状与体征　青年患脊柱侧弯常不去看医生。除背部不适以外,还有一侧肩高,一侧肩胛骨或乳房隆起,髂骨翼升高或突出以及腰部皱纹不对称。但这些畸形大多不是患者自己发现的。

特发性脊柱侧弯患儿有背部疼痛的不如过去想像的多。青年型特发性脊柱侧弯有近32%的患者在某段时间诉背部不适或疼痛(25%的患者有过背部疼痛,9%的患者在观察期间有腰背不适)。腰背部疼痛与年龄(超过15岁)、骨龄(成熟、大于或等于Risser 2)、月经和外伤都有明显关系。背痛好像还与患者性别、脊柱侧弯的家族史、双下肢不等长、弧度的大小和类型和脊柱力线也有关。主诉腰背痛的患者中,仅有10%能指出不适的时间。背痛常见的原因有脊柱滑脱、脊柱前移或青年型驼背。较少见的原因有脊髓空洞症、椎间盘疝、脊髓栓系和肿瘤。胸段左侧弯或神经检查有异常的应考虑为脊髓病理所致。

青年型特发性脊柱侧弯主诉有背痛时宜仔细询问病史,全面的体检和摄脊柱的X线平片。若初步检查结果正常,可诊断为特发性脊柱侧弯并给予恰当治疗。对背痛可先用非手术治疗,如果症状持续存在,日常活动明显受限,而神经检查正常,^{99m}Tc扫描可能有用。对神经系统检查异常的患者,有作脊髓的MRI检查的指征。与青年的腰背痛不同,成人腰椎侧弯常因后方关节的退行性关节炎或神经根受刺激所致。

青年特发性脊柱侧弯发生呼吸道症状的不多见。研究证实,侧弯弧度超过100°时,肺功能降低45%或有明显胸椎前突。导致胸廓前后径狭窄的常有心肺功能受损,多数手术治疗的病例尚未严重到如此程度。神经功能受损也不多见。对青年型特发性脊柱侧弯患者出现可疑症状时(如持续颈部疼痛、经常头痛、共济失调和力弱)应仔细作神经系统检查。一旦发现神经受损或胸椎突侧向左,应作影像学检查。正常青年特发性脊柱侧弯其胸椎突向右侧,异常的左侧突常有深部脊髓病变。

(2)体格检查 患者的后背、双肩、髂嵴均需显露。应仔细观察皮肤,有无后背中线血管瘤、毛发丛生以及腰骶部的皮肤凹陷。这些所见每反映深部的脊髓异常,如栓系或脊髓纵裂。触诊颈部棘突直到骶椎,看是否有缺失和压痛。偶可发现棘突缺失,可能与X线片上的隐性脊柱裂符合。

患者直立,视双侧髂嵴是否处于同一平面。若不在同一平面,可能有双下肢不等长。此时宜在短侧足下置测量木块使双侧髂嵴等高,从而测出两侧下肢不等长的具体长度。相反,双下肢下等长可出现脊柱侧弯的外观,此点也不容忽视。背部检查还应包括观察双肩和腰部皮纹是否等高、肩胛骨隆起的程度、髂嵴外形,对比双侧上肢与躯干的距离是否相同(双侧上肢应取松弛下垂姿势)。Adams前弯试验是无创检查,可明确显示侧弯的程度、方向以及并发的椎体旋转。检查者站在患者的后方,患者向前弯腰直到后背与地面平行,患者双膝应伸直,双上肢下垂,手指对齐,手掌合拢。椎体旋转可致后背一侧增高,胸部可见一侧肋骨后突或腰椎丰满。此双侧不对称可用侧弯尺定量,并加以记录。

从患者前方观察,常见前胸部乳房和胸廓不对称。这些变形虽与脊柱侧弯有关,但有时也可见于无脊柱畸形的病例。偶尔乳房不对称是患者或家人最为关心的问题,但应告知家属,脊柱畸形矫正后乳房不对称畸形不会完全消失。

脊柱失衡可用两种方法检测。第一种方法是测定头部中线是否与骨盆中线一致。脊柱侧弯的患者头部中线应与臀中沟处于一条直线上。测量这种平衡是用线垂从枕骨结节或第7颈椎棘突放下,此线不应偏离臀中沟1~2cm以上,否则应仔细检查神经系统以除外并发的神经病变。第二种检查方法是测定躯干和骨盆的关系。不像头和骨盆的正常关系,躯干和骨盆之间可能有明显的不平衡,常出现在单一胸椎弧度的病例。

然后,再从患者侧面观察脊柱矢状面轮廓。一般情况下,特发性脊柱侧弯在矢状面上生理后突减少,严重病例呈胸椎前突,使胸廓的前后径变窄。个别最严重的,弧度的顶椎可有90°的旋转。

(3)神经系统检查 特发性脊柱侧弯的诊断基本上靠除外法,需全面检查神经系统排除致病的神经因素。测腹壁反射可决定是否需行MRI以除外脊髓空洞症。刺激腹壁,肚脐向检查的一侧收缩偏移,如两侧不对称则应注意神经系统的异常。

也应检查髌腱和跟腱反射是否对称,四肢肌力和关节活动范围,手和足部体位、姿势以及有无感觉障碍(有无过度骨痂形成和甲床不规则)。某一异常体征可引出神经系统病理,如脊髓空洞症和脊髓栓系。

(4)患儿的成熟度 按Tanner系统检查患儿的性成熟程度,包括女孩的乳房、阴毛发育,男孩的外生殖器和阴毛的发育程度。但Tanner系统只能作为患儿体格发育的成熟度,而临床上更为实际的是询问月经初潮情况、体高增长快以及测定骨骼是否成熟(例如Risser征、Y形软骨是否闭合)。

(5)影像学检查

1)X线平片:对脊柱第一步检查宜用92cm×36cm胶片投照后前和侧位,借助一张长X片可获得一切重要的X线征的表现。后前位片的表现包括整体弧度类型、侧弯的种类(先天性或特发性)、脊柱和骨盆的整体平衡、骨骼成熟度(Risser征,Y形软骨和股骨头骨骺)和有无下肢不等长(骨盆倾斜)。侧位片可了解脊柱侧方序列,是否存在胸椎生理后突减少、脊柱滑脱和脊柱前移。对婴幼儿用 43cm×36cm 的片盒已能得到上述信息。但此种短片对青年则显得不够。对女患者一定要询问上次月经时间,若有怀孕可能,应推迟 X 线检查。

研究证明,脊柱侧弯患者多次反复拍照 X 线片可能增加乳房和甲状腺癌的发病率,故近年来重视如何降低 X 线曝光量。尽管后前位拍照的骨骼影像较前后位稍有逊色,但投照后前位替代前后位可减少乳房和甲状腺的照射量。此外,还可采用特殊设计的加铅的丙烯过滤器(leaded acrylic filters)、高速荧光屏胶片系统、平行校准光束(beam collimation)特制的片盒支架和栅格以及乳房和性腺的防护板等。然而有时为了观察骨的细节而不能使用防护板。近年采用数码 X 线照片更可降低放射线的影响。初次拍照后常需多次拍照以观察其变化。因此也应注意减少 X 线的曝光程度。常规随访仅需用后前位一张 X 片。对每个患者来讲不能设定一个固定的随访间隔,这要依据患者的成熟度、侧弯的弧度大小而定。例如,11 岁女孩,初潮前,Risser 0 级,患有 25°胸椎弧度,应该在 4 个月后再拍照 X 片随访。相反,14 岁女孩,初潮后 2 年,Risser 4 级,患 30°侧弯,则 1 年内不需再拍片。对大多数患者讲,拍 X 片的间隔时间为 4～6 个月。

拍片时患者应直立,双膝伸直,双足靠拢。如考虑有双下肢不等长时患者宜脱鞋赤脚站立,短侧下肢用已知高度的木板垫高,使骨盆摆平。若患者不能站立时,宜采取坐位,注意躯干不能扭动。要满足对弧度上端的观察,片盒的上缘应达患者外耳道水平。拍侧位片时,患者应向前屈肘 90°,上臂置支架上以使上肢不与脊柱重叠。有的骨科医师采用左手腕前后位片测定骨龄,而通常用髂嵴的Risser 征。

2)反向侧弯 X 线片:术前为确定脊柱的柔韧度可拍照反向侧弯 X 线片,对决定融合范围有益。

3)弧度大小的测量:Cobb 法是测量弧度大小的标准方法。开始选定弧度上下两端的椎体,上端椎体的上缘和下端椎体的下缘对弧度讲是最为平行并倾斜部分。弧度凹侧的椎间隙通常较其上方间隙宽,较其下方的窄。用透明的角度测量尺,在上端椎体的上缘和与下端椎体的下缘各画一垂直线。此两条垂线相交的角度即 Cobb 角。如在主弧下方还有另一相反弧度,主弧下端椎体可作为下方弧度的上端椎体。同样再找出继发弧度的下端椎体,各描出其垂线。

虽都用 Cobb 角作为标准,但不同医师测量会有些出入。若上下端椎未预选定的,差别平均为 7.2°;而上下端椎是预先选的,则测量的差别可减到 6.3°。另有报道称 Cobb 法测量的精确程度会有 10°左右的出入。这是因为在不同时间拍照的 X 片,其弧度确实有些变化,因此该方法的统计学可信度为 95%。问题是采用支具治疗常用 5°～6°来界定治疗的成败。为此在画线时应尽量精确,测量一定要严谨。

4)椎体旋转的测量:在额状面平片上最常用的测量椎体旋转方法有两个,即 Perdriolle 法和 Nash-Moe 法。

Perdriolle 法是用一透明的旋转测量器放在 X 片上,顶椎的边缘到旋转的椎弓根即为旋转程度。该法可准确测出小于 30°的旋转。但经器械矫正后,顶椎常与金属植入物重叠而难以准确对比。

Nash-Moe 法是根据前后位 X 线平片上椎弓根与椎体中线的关系将旋转分为 4 度:0 度为双侧椎弓根对称;Ⅰ度为突侧椎弓根从椎体边缘内移;Ⅲ度指突侧椎弓根到达椎体的中线;而Ⅱ度介于Ⅰ度和Ⅲ度之间;Ⅳ度为椎弓根内移跨过中线。

CT 可用来测定椎体旋转,虽然费用较高,但其准确程度超过 Nash-Moe 法,例如,用 Nash-Moe 法定为 0 度的,在 CT 测量上可测出 11°旋转。

5)侧位 X 片上后突和前突的测量:上下端椎为最向凹侧倾斜的椎体。胸椎范围内,上端椎多在胸$_3$或胸$_4$,下端椎常的胸$_{12}$,画与上下端椎终板的各自垂线,两条垂线交角即代表胸椎后突的程度。正常胸椎后突介于 20°～45°之间。胸腰连接处(胸$_{11}$～腰$_2$)不会有后突或前突。腰椎前突多从腰$_{1-2}$开始,逐渐达骶椎上端。在测量腰椎前突时,胸椎下端椎体则用作腰椎上端椎,而下端椎多在腰$_5$或骶$_1$水平。近年来不少学者设计测量腰椎前突的方法,但尚未统一。文献中认为腰椎正常前突范围为 50°～65°,青少年和成人的胸、腰段的局部生理弧度大小极为相似。

6)表面成像:治疗脊柱侧弯的过程中为减少接受放射线,发展了观察患者表面改变的技术。该技术可监测侧弯弧度的进展,为治疗提供必要的信息。表面成像(surface imaging)是否实用要靠能否与 Cobb 的测量结果一致。Moire 高低形态法、Raster 立体摄影术和完整外形成像系统(integrated shape imaging system,ISIS)3 种技术均较复杂。还有数码高低形态信息电脑分析。这些方法虽可较好地记录有旋转变形的侧弯和弧度部位,但不能测出弧度的大小,故仍待进一步研究。

7)MRI 检查:MRI 对脊柱侧弯的椎管内异常可提供清晰影像。最初考虑为特发性脊柱侧弯的检查,最终 MRI 可查到脊髓空洞、Amold-Chiari 畸形、脑干畸形、脊髓积水、脊髓肿瘤、脊髓栓系和脊髓纵裂等。但这些畸形较为罕见,而 MRI 费用高,故当作常规检查尚不实际。

对特发性脊柱侧弯而不典型的患者 MRI 对确诊是有帮助的。首先非典型患者需要进一步明确诊断,虽"不典型"尚无明确界定,例如,一女患者到青年时发现侧弯,无症状,无神经方面缺欠,为一右侧胸段弧度。但患者有颈部疼痛和头痛(用力时尤甚),并伴有共济失调、力弱、进行性足部畸形,或侧弯弧度进展快,或患者有左侧胸段侧弯或腹部反射不对称而需手术的患者。弧度超过 70°并不表示有脊髓异常。对典型的特发性脊柱侧弯而神经检查无异常的青年病例,并不适于 MRI 检查。术后可疑融合骨块有假关节形成,CT 是非常有用的(特别是三维重建),同时能清楚显示脊柱的先天异常。另外对打入椎弓根钉的方位可能有些变化,宜预先了解脊柱旋转的程度。用金属植入物后,CT 脊髓造影较 MRI 更为适合。

3.治疗 青年特发性脊柱侧弯多数患者因其弧度加重的可能性小而不需特殊治疗。对弧度有加重危险的或弧度已很重的患者才需治疗。在本病自然发展转归一节中已提到已知的加重危险因素,不管患者骨骼成熟与否,对是否需要治疗都是有用的。

如何选择治疗,应重视生长发育潜能,当时的弧度大小、弧度的类型和部位、外观和社会因素等均应予以考虑。治疗方案包括观察、非手术治疗和手术治疗(表 7-8-1)。

表 7-8-1　对特发性脊柱侧弯的治疗参考意见

弧度大小	Risser 0 级/初潮前	Risser 1～2 级	Risser 3～5 级
<25°	观察	观察	观察
30°～45°	支具治疗(从超过 25°开始)	支具	观察
>45°	手术	手术	手术(弧度超过 50°)

(1)观察　一般讲,不论患者的成熟程度,弧度小于 25°的不需治疗。根据患者的成熟度和弧度的大小,决定随访的间隔时间。例如,月经初潮前 Risser 0 级,最初弧度测量为 24°的应每 3～4 个月复查一次。随后如弧度有所加重则应配支具。对骨骼日益成熟的患者(Risser 3 级以上)因其弧度发展较慢,可延长复查时间(如 6 个月)。当然计划的观察间隔不一定适合每个患者,复查时间还需依人而异。

第一次见到患者,其弧度的大小也有助于决定患者复查的时间。一般情况下,生长中的小儿,弧度<20°可在半年后复查。弧度介于 20°～30°的,应每 3～4 个月重复拍 X 线片,理由是假若弧度加重 5°以上则需要治疗。弧度无发展的,复查的间隔逐渐延长直至骨成熟。

弧度发展的真正原因目前仍有争议。传统说法是弧度加重5°～6°的说明弧度有发展,但精确测量仍会有7°～10°的变化,作为弧度加重的可信度只是95%。因此以弧度变化决定非手术治疗还是手术矫正,应慎重对待。

弧度增加5°～6°只是说明弧度有所加重。弧度加重超过30°的并不一定都需要治疗。治疗方案取决于青年患者是否已成熟和弧度的大小。医师必须知道每个患者之所以需要治疗的理由。生长活跃的青年患者(Risser≤2),弧度在30°～45°之间,在第一次门诊时即应立即开始支具治疗。对很不成熟的患者(Risser 0级,女孩初潮以前)弧度大于25°的也应及时给以支具治疗。大多数在生长中的青年,弧度超过45°～50°的需手术稳定。骨骼已成熟,弧度大于50°～55°的仍有加重的危险。因此也应该手术治疗。有一个例外,即已平衡的小于60°,临床外观尚可接受的可以继续观察。一旦加重仍需手术治疗。

(2)非手术治疗　对有可能恶化的病例采用非手术治疗要考虑是否有效,能否控制弧度不加重(25°,Risser 0或1级),是否对任何类型的弧度都有益,治疗后外观能否接受。换言之,非手术治疗能否比不加治疗的效果好。多年来已积累了不少各种非手术治疗经验,其中有些已证明是有效的(如支具),有的尚不能证明其有效性(如电刺激、锻炼及生物反馈)。

1)支具治疗:历史上,Ambrose Pare用有如盔甲的金属支具治疗脊柱侧弯。此后有多种类型的支具和石膏背心,如有枢纽的石膏背心(Hibb和Risser)。1946年Milwaukee支具问世,替代了术后的石膏背心,随后又用来作为非手术治疗。认为可以起被动、主动和撑开作用,防止侧弯弧度发展。经研究了解,支具的矫正作用主要是支具内的矫正垫对脊柱的横向载荷。1960年热塑料引入支具制造业,成为今日的胸腰骶支具(TLSO)。

a.指征:支具治疗仅用于未成熟儿童在生长期间预防弧度加重。对青年患者,Risser 0、1或2级,初诊时其弧度在30°～45°之间或过去的弧度介于20°～30°,又加重5°以上的。另外,患者对侧弯的外观可以接受,并同意戴支具数年。TLSO当前最常用,但限于弧度的顶椎在胸$_7$或以下的患者。幸好多数青年特发性脊柱侧弯符合此要求。

b.禁忌证:本疗法的禁忌证如下:①多数研究赞同对较大的弧度(超过45°)的青年患者用支具不能控制其发展,而适于手术治疗。弧度到此程度即使支具可起控制作用,其躯干偏斜和剃刀背的外观也难以接受。仅有的例外是发育很不成熟的青少年,尚未达到生长高速度而弧度已在50°左右。此时用支具有可能等待成熟而延缓弧度加重。支具治疗对这类患者可能避免用前方融合来预防曲轴现象。②另一禁忌证是用支具情绪上不能耐受的患者,但经劝告有可能接受支具治疗。③第三个禁忌证是严重的胸椎前突患者,支具内所用的正常衬垫会加重肋骨变形。用于20°或小于20°弧度的脊柱前突的支具,其矫正垫应尽量放在侧方,避免向前的推力。④支具对骨骼已成熟的青年患者(Risser 4或5级,女孩月经初潮已过)是无效的。⑤最后一个相对禁忌证是高位胸段或颈胸段弧度对支具治疗通常不能奏效。

当前所用的支具有多种,多数是以发源地命名,如Milwaukee支具、Boston支具、Wilmington支具以及Charleston支具等。所有这些支具均报道能有效地防止弧度加重。骨科医师在决定选用前应熟悉每种支具的优缺点。

文献中曾探讨过部分时间和全部时间用支具对控制弧度效果是否一致。脊柱侧弯研究学会对20个研究中心1900个病例作过分析,结论是TLSO和Milwaukee支具对控制特发性脊柱侧弯均有效。同时,全部时间(23h/d)戴支具较部分时间(8～16h/d)更为有效。最近的研究是将用Boston支具的患者分为3组:不能合作的(<12h/d),部分时间(12～18h/d)和全部时间(18～23h/d)。结论是全部时间组效果最好,效果最差的

是不合作组。

一旦选用支具治疗应有个总的指导原则。配好支具后患者应按规定时间使用。2～4 周后，患者应到门诊复查，此时宜询问有无不能耐受的压迫点。同时，应拍照戴支具的 X 线片以了解所得到的矫正情况。用 Boston 支具可获 40%～50% 的矫正效果。Charleston 支具，戴支具的 X 线片对柔韧弧度应矫正 90%，对僵硬弧度可矫正 70%。不论用哪一种支具，其戴支具的矫正度不足，则预期效果不理想。凡支具治疗效果不好的，宜停止支具治疗。

生长快的青年患者用支具治疗，每 4 个月应复查一次。接近成熟的患者，近期弧度无变化的，复查间隔可延长为 6 个月。此时复查宜脱下支具拍胸腰段后前位 X 线片，若弧度加重宜考虑变更治疗方案。有的医师主张在戴用支具条件下拍照 X 线照片，为的是观察支具的功效和了解躯干是否平衡，但这样做会漏掉观察弧度是否加重的机会。

证实支具对控制弧度有效的女性患者，在月经初潮后 18～24 个月，Risser 4 级，身高不再增长时停用支具。Herring 主张在此条件下不宜再逐渐减少支具时间而是完全停用。对男性患者，虽然有 Risser 4 级的成熟情况，弧度超过 25° 仍有加重趋势。因此，男孩支具要戴到 Risser 5 级。

2）电刺激治疗：在 20 世纪 80 年代初期，电刺激和支具均是可选择的疗法。在弧度的突侧用表面肌肉刺激器，每个夜晚用 8～10 小时。加拿大还将刺激用的电极植入椎旁肌肉。虽初步报告称经皮刺激治疗有效，但多数报告称此种治疗不能改变自然转归。当今，不再认为电刺激是治疗特发性脊柱侧弯的有用方法。

3）物理治疗和生物反馈治疗：锻炼的目的是改善脊柱姿态，增加躯干肌力和保持脊柱的柔韧性。无明显证据说明理疗能控制弧度并改善侧弯畸形。同样，推拿手法和生物反馈并不能改变脊柱侧弯的转归。

(3) 手术治疗　手术治疗的主要目的是减轻侧弯弧度，融合预防弧度加重，同时应重视手术的安全性。手术后要使患者头、肩、躯干和骨盆恢复平衡，侧弯的弧度明显减轻。

目前，矫正的器械较 20 年前的哈林顿植入物矫正力更强。这些器械也较过去的复杂，因而需要更多的培训。较新的器械包括 Cortrel-Dubousset(C-D) 系统、德州斯考瑞特医院(TSRH) 系统以及 Isola 系统。这些新的方法自 20 世纪 80 年代中期普及以来迄今仍在应用。每种器械均能增加矫正效果，改善矢状面的外形，术后可不用支具制动以及有 MRI 的相容性（钛合金）。

20 世纪 90 年代，手术技术又有了新的进展，很多其他器械问世并有相似的优点，例如 AO 万能脊柱系统、Moss Miami 器械、协同脊柱系统(synergy spine system)、C-D 地平线(C-D horizon) 和 Kaneda 脊柱侧弯系统等。熟悉其中一个或几个技术，包括其优点和限制对治疗不同类型的特发性脊柱侧弯是有益的。

1）手术指征：与手术有关的很多因素中侧弯弧度的大小是主要因素。不论是哪种类型的侧弯只要弧度小于 30°，骨骼已成熟，多不再有明显加重，因此不需手术治疗。超过 50° 且骨骼已成熟的胸段侧弯和双主弧还很有可能加重，几乎均需手术矫正。骨已成熟的胸腰椎和腰椎侧弯虽弧度不甚严重但顶椎有明显旋转，躯干偏斜的常会加重，对这类患者，如弧度超过 40°～45° 的，应考虑手术。

除了弧度大小以外，患者的外观（患儿、家长和医生的感觉）因素也与应否手术有关。患儿及其家长更注意外表的畸形。患者会有弧度失代偿，胸部偏离中线，肋骨驼峰和剃刀背畸形以及肩、髋不等高等。

2）术前术后准备：术前应考虑如下问题：患者弧度类型、脊柱是否失衡、术前弧度柔韧度、神经系统状况、肋骨畸形、骨骼成熟度和生长发育潜能以及其他与手术有关的需要（是否需输血、骨移植、脊髓监测）；术后止痛措施。医师应根据个人经验，对已有的器械种类和选择前路或后路手术。

a. 弧度类型：需要按特发性脊柱侧弯类型作好术前计划。因为这与选择器械、脊柱融合的长度以及确定前路或后路有关。1993年King-Moe的分类包括5种弧度类型(表7-8-2,图7-8-6)。虽近来对其可靠性和可重复性也有研究者提出质疑,但此分类法迄今仍在应用。

表7-8-2 特发性脊柱侧弯的弧度类型

分型	表现
King Ⅰ 和 Ⅱ 型	S形弧度,其胸部和腰部弧度均跨中线
King Ⅰ 型	腰椎弧度较胸椎弧度大3°以上,在仰卧的反向弯曲X线片上胸部弧度的柔韧度超过腰椎弧度
King Ⅱ 型	胸椎弧度等于或大于腰椎弧度,反向弯曲的X线片上腰椎弧度的柔韧度好于胸椎弧度
King Ⅲ 型	单一胸椎弧度,其下端不跨中线
King Ⅳ 型	胸椎长弧,腰$_5$居骶椎中线,而腰$_4$包括在弧度以内
King Ⅴ 型	胸椎双弧,胸$_1$向上方弧度的突侧倾斜(上方弧度在反向弯曲的X线片上显示为结构性)

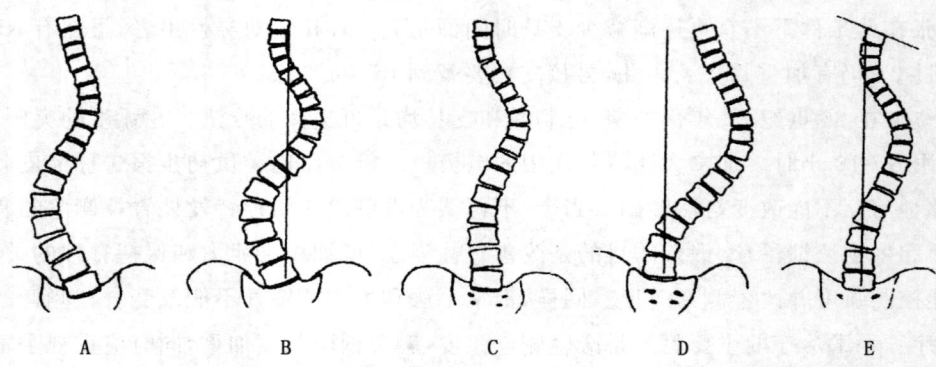

图 7-8-6 King 分型
A.Ⅰ型 B.Ⅱ型 C.Ⅲ型 D.Ⅳ型 E.Ⅴ型

King 的弧度分类中以Ⅱ型和Ⅲ型最为多见,也是手术治疗患者中的大多数。有些类型的弧度并未包括,如单一的胸腰段弧度,单一的腰椎弧度和S形双主弧患者。有的胸腰椎双主弧,上下两弧度相等,均为结构性且柔韧度较差。应将此类双主弧与 King Ⅱ 型弧度区分。

"稳定椎体"系胸椎弧度最下端并由骶椎中线(CSL)可分为二等分的椎体。所谓骶椎中线即由骶椎中心向上划的垂直线。King 发现稳定椎体可用来确定所有各类型弧度的融合平面。King 建议哈林顿植入器械可止于稳定椎体水平。适度的矫正可获得脊柱的平衡。对 King Ⅱ 型弧度也建议行选择性胸椎融合,腰椎可不作器械矫正。该方法可使 Harrington 手术后恢复脊柱的平衡和保持腰椎的必要的活动度。

b.按弧度类型选定融合平面:①King Ⅰ 型:根据胸椎的弧度大小和柔韧度选择手术。通常胸段弧度较大,有结构变化和明显的旋转,而且弧度明显跨过中线。对此需经后方入路器械矫正始能恢复脊柱的平衡。胸椎弧度较轻(等于或小于30°)几乎将跨中线,旋转程度不大的,对腰椎弧度行前方器械矫正可致最大限度额状面和旋转的矫正。术后虽仍会残留很轻的胸椎弧度,但通常不引起注意。②King Ⅱ 型:胸椎弧度用哈林顿器械矫正并融合到稳定椎体,可收良好效果。很多报告一致称矫正后弧度残留40%并能保持脊柱平衡。于20世纪80年代晚期出现较新的去旋转器械加选择性脊柱融合,脊柱还会失衡。这表明患者的头和(或)躯干均跨过中线的左侧。

c.术前弧度的柔韧度:术前弧度的柔韧度可用反向弯曲的X线片测定。Herring等人主张用仰卧位的X线片,因可真实地反映矫正效果。有研究者用站立位反向弯曲的X线片,为的是预测残留的失衡和腰椎的旋转,值得注意的是用反向弯曲 X 线片判定后方矫正器械下端界限时,器械向下安置不够可发生失代偿和后加现象。要牢记一重要规则,即决定矫正器械的上下界限最好是仔细观察站立的后前位和侧位的 X 线片,而不是靠反向弯曲的 X 线片。若用前方器械矫正胸腰段或腰段弧度,反向弯曲的 X 线片对选定下端椎体也有参考作用,该椎体应在反向弯曲 X 线片上与骶骨上端接近平等,不然躯干仍会与骨盆失衡。术前牵引下的 X 线片也有助于了解弧度的柔韧度,对超过 50°的弧度更为有用。

d. 神经状况:不仔细检查则难以发现隐匿的神经系统异常(如不对称的腹壁反射)。除了仔细的体检外,需作 MRI 检查椎管情况以除外脊髓积水、脊髓栓系或脊髓纵裂。对左侧胸段侧弯的患者也应行 MRI 检查,因可能并发椎管内畸形。

e. 未来生长潜力:患者的成熟程度既可从生理方面测定(注意生长高峰和月经初潮状况),又可从骨骼方面衡量(Risser 征)。多数青年特发性脊柱侧弯在成熟后始手术(即初潮后和生长高峰以后)。从后路矫正侧弯和融合后,对脊柱的前方生长无不良影响。但对未成熟小儿单从后方融合不足以控制脊柱前方生长,脊柱侧弯会继续加重,这就是所谓的"曲轴现象"。这种现象常伴有弧度加大,剃刀背加重以及脊柱失衡。Dubousset 创造了一个新名词——曲轴现象。他观察到以融合的骨块为轴,脊柱前方继续生长,致脊柱和躯干逐渐扭转变形,这种变形与汽车曲轴相似。

为了更好地了解为什么会发生曲轴现象,应熟悉脊柱的生长知识。每个椎体有 3 个生长部位:椎体的终板、围绕关节突的软骨和神经管软骨联合部(neurocentral synchondrosis)。上下两个终板(骺部)是每个椎体的主要生长部位(构成脊柱纵向生长)。胸椎每个椎体每年增长 0.7mm,腰椎每个椎体每年增长 1.0～1.2mm。后方融合只限制了后方关节突的生长而不影响前方的椎体终板和神经管软骨联合部的发育。对年纪很小的患儿来说,即使后有很厚的融合骨块,但脊柱前方仍继续生长,未融合的生长中心数目和潜在生长年头成正比。对婴儿型和少年型特发性脊柱侧弯来说曲轴现象发生率最高,同时也可发生在后方融合的发育不成熟的青年患者。

对尚未达到生长高峰、初潮前、Y 形软骨仍未闭的女性患者如需手术宜行前后路联合植骨融合,以预防发生曲轴现象。开胸前方植骨可由电视协助的微创胸腔镜(video-assisted thoracoscopic surgery,VATS)替代。VATS 的优点是不切断肌肉层,美观(少瘢痕),更可了解全部胸椎。经多个肋间隙送入,可切除椎间盘,施行前方松解和送入植骨块以满足融合的需要。但操作前要经过认真的培训,对此新技术的用途还需进一步研究。

f. 输血的要求:对脊柱侧弯后方矫正术如何减少输血有不少措施。控制性低血压麻醉,术前患者自己献出 100～200ml 血液,正常血容量血稀释,手术中和术后回收血液以及根据临床判断而不是按预测的血红蛋白值输血。上述措施使脊柱手术的输血量大为减少。

g. 脊髓监测:用体感兴奋电位器(somatosensory-evoked potentials,SSEPS)行脊髓监测已是脊柱外科手术中标准方法。自始至终监测并记录手术中患者的脊髓感觉功能,这种试验可能会受麻醉平面和灌注的影响。近来又改用运动电位器来监测脊髓的运动传导功能,若与体感电位器联合应用,对意外损伤发生率大为降低。运动电位器的监测不像体感电位器,在异氟烷或地氟烷(Desflurane)麻醉下表现也很可靠。

唤醒试验已不当作术中常规监测脊髓运动功能的手段,仅在 SSEPS 监测中出现异常改变时,才加用唤醒试验。用唤醒试验时麻醉师必须先恢复患者的运动功能和恢复清醒状态。

近年研究踝阵挛试验较清醒试验和 SSEPS 对预测神经是否受损更为准确。在麻醉变浅的一短段时间内应有踝阵挛,如果不出现即为异常。

h)术后疼痛的处理:术后常规由患者自己控制的止痛方法(patient-controlled analgesia,PCA)和硬膜外止痛法。PCA 对小于 5 岁的患儿均能安全有效的止痛。患者可按预先程度化的剂量按泵,将阿片类制剂注入静脉输液管内。患者能按疼痛的程度来滴定血内药物浓度,PCA 的内置安全系统可防止药物过量。此外,PCA 设备也可持续输入,患者入睡后仍维持止痛作用。

脊柱侧弯术后用硬膜外止痛效果很好,应用日益普遍。手术结束在缝合前,手术医生可直接送入硬膜外导管,从切口旁的皮肤穿出,通常保留 48～72 小时。小剂量的阿片类制剂由有经验的医师指导,止痛效果好。停药后 24 小时内仍应密切监测患者呼吸状况和用血氧监测仪观察。本法对清洁呼吸道有益。

酮咯酸(ketorolac)为一注射用的非类固醇抗炎药(nonsteroidal anti-inflammatory drug,NSAID),术后短期应用也对中重度疼痛有效。此药如与阿片类药联合使用较各自单独使用效果更佳。但近来研究提示 NSAID 的术后常规应用的止痛剂量对脊柱融合有明显抑制作用,因此,术后近期不宜使用。

3)植骨术:脊柱侧弯手术的主要目的之一是求得坚强的融合。为了达到这一效果要从脊柱的植骨床上清除所有软组织,切除关节突间关节,去椎板的皮质和准备足量的植骨材料。自体植骨是最理想的方法。自体骨的来源一般取决于手术途径,包括髂骨嵴的后部、棘突和肋骨。从髂骨后方作直切口取骨最多,且减少损伤皮神经的可能。

近十年来有不少关于特发性脊柱侧弯用异体骨、骨库冷冻骨替代自体骨植骨的成功经验报告,假关节的发生率并未增加,但随访时间还不够长。用骨库冷冻骨的好处是减少手术失血量,缩短手术时间,也可杜绝髂骨嵴取骨的并发症。为了降低艾滋病、肝炎和其他可能的病毒感染,应在手术前后和恢复期做有关检查。对冷冻干燥的海绵骨一般均用 γ 射线照射以消除污染细菌和真菌。近年来对骨形态形成蛋白(BMP)的研究表明它能对脊柱融合起很大作用,有可能不用再作骨移植术行脊柱融合。

4)脊柱后路器械矫正术:

a.哈氏系统(Harrington 器械)矫正术:是 Harrington 于 1962 年首先报道的。本手术是将固定钩安置在脊柱后方附件,如关节小面、椎板或横突上。在弧度凹侧的上下固定钩之间借器械的齿状端施加撑开力,同时在弧度突侧的横突基底部安置较小的多个固定钩,利用丝状杠的螺母起加压作用(图 7-8-7)。由于撑开起主

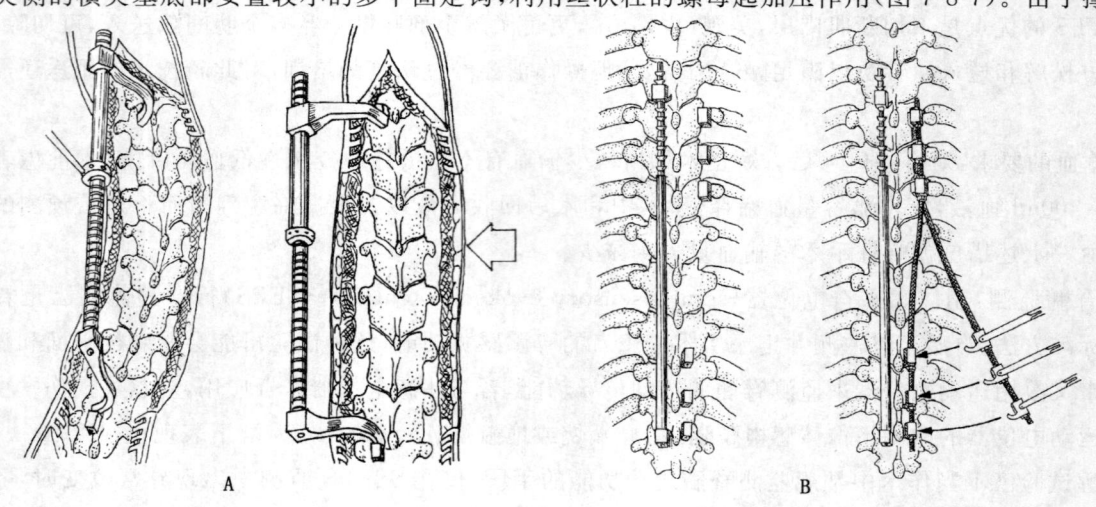

图 7-8-7 Harrington 器械矫正

A.撑开　B.加压

导作用,故有时只用撑开杠而不加用加压器械。经过 25 年的应用,本方法已成为评价其他方法的标准。长期观察,弧度的 30%～40% 可以得到矫正。本法只撑开弧度的凹侧而不能达到三维矫正,也不能改善肋骨的驼峰。由于单纯撑开力多使脊柱腰椎生理前突消失,脊柱整体变平。此外,本法术后如不用支具保护则稳定性不足,因此术后仍需石膏或支具保护 4～6 个月。对 3～7 岁侧弯弧度较重的患儿还可行皮下杠法(图 7-8-8),只撑开矫正而暂时不行脊柱融合,缩短手术时间,减少出血,从而增加了手术的安全性,不太影响患儿术后的身高发育。长期观察大约有 40% 的撑开杠折断。为此很少用于青年特发性脊柱侧弯。

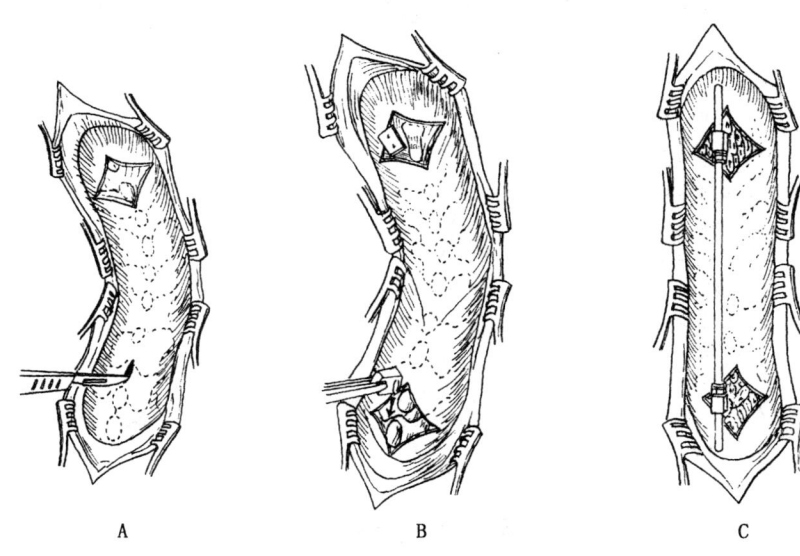

图 7-8-8　皮下杠技术

A. 只从皮下作小切口安装固定钩　B. 安装上、下固定钩的操作过程

C. 在皮下层安装撑开杠,不刺骨膜和肌肉层,以防止意外的自然脊柱融合

b. Luque 节段器械矫正术:本法是用两根 4.8mm 或 6.4mm 的不锈钢杠预弯后以多节段的椎板下钢丝固定在脊柱上。每杠的一端折成 90°呈 L 形,并可预弯成胸椎后突和腰椎前突。椎板下钢丝横向拧紧固定,使弯的脊柱拉向直的金属杠,从而收到矫形效果(图 7-8-9)。用 Luque 法矫正侧弯术后可不用支具制动,这对麻痹性侧弯、皮肤无感觉的患者益处很大。但由于重复在椎板下送进和抽出钢丝有损伤神经的危险,故不宜作为特发性脊柱侧弯的常规疗法。实际上这种损伤是很轻微的,多数只是有些感觉异常,2～3 周后消失,但也有发生部分或完全性截瘫的可能。

c. Wisconsin 节段器械矫正术:本技术是用带钮扣的钢丝穿过弧度内的棘突基底,先从弧度凹侧拧紧 Harrington 杠,然后在突侧拧紧一根 Luque L 形杠。拧紧钢丝,使弯的脊柱拉向直的金属杠从而矫正侧弯(图 7-8-10)。术前可预弯杠以避免术后出现平背变形。术后稳定性较好,可不用支具固定。此法较 Luque 法的优点是不用椎板下钢丝,不致损伤神经,操作简易,节省手术时间,且植入物的价格便宜。

d. Cotrel-Dubousset 器械矫正术:C-D 器械是 20 世纪 80 年代初期由法国医师 Cotrel 和 Dubousset 两人开发的。该器械为多个固定钩系统,借助"去旋转"手法从三维角度矫正脊柱侧弯变形。组装好第一根杠则去旋转,将侧弯的部分弧度转动 90°,故在矫正弧度的同时,恢复腰椎生理前突,然后安置第二根杠以加强固定作用,最后在两杠之间加用横向联合装置,因而强化了旋转的稳定性(图 7-8-11)。术后不用支具外固定。用 C-D 器械提高了特发性脊柱侧弯的矫正效果,同时减少了肋骨畸形。侧弯弧度的矫正率介于 48%～69%之

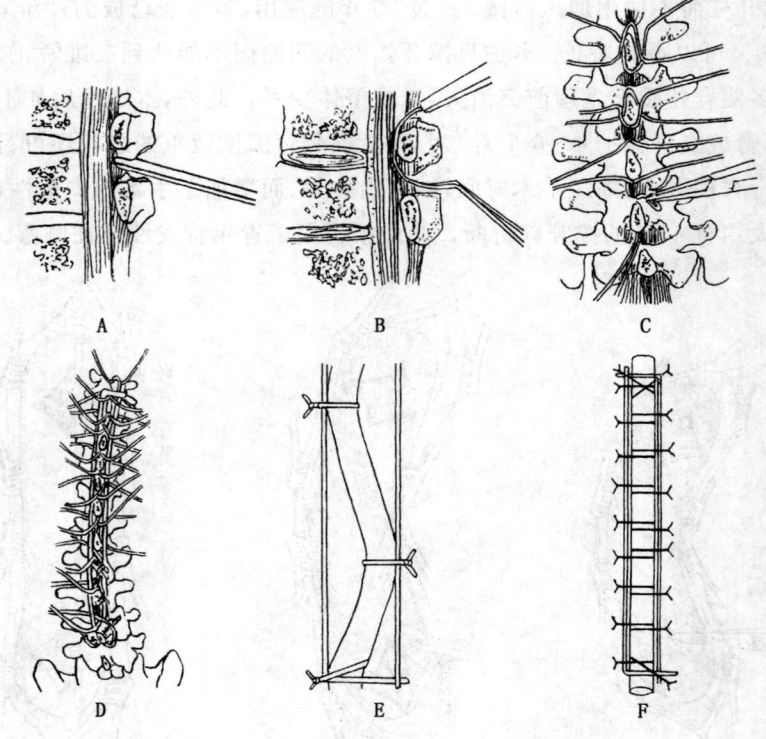

图 7-8-9 Luque 手术

A.椎板造口术——逐一咬除部分黄韧带　B.钢丝襻从一间隙送入,另一间隙拉出,防止损伤脊髓
C.按需放好椎板下钢丝　D.逐一拧紧金属杠上的钢丝,使弯的脊柱向直杠方向复位　E.术前　F.术后

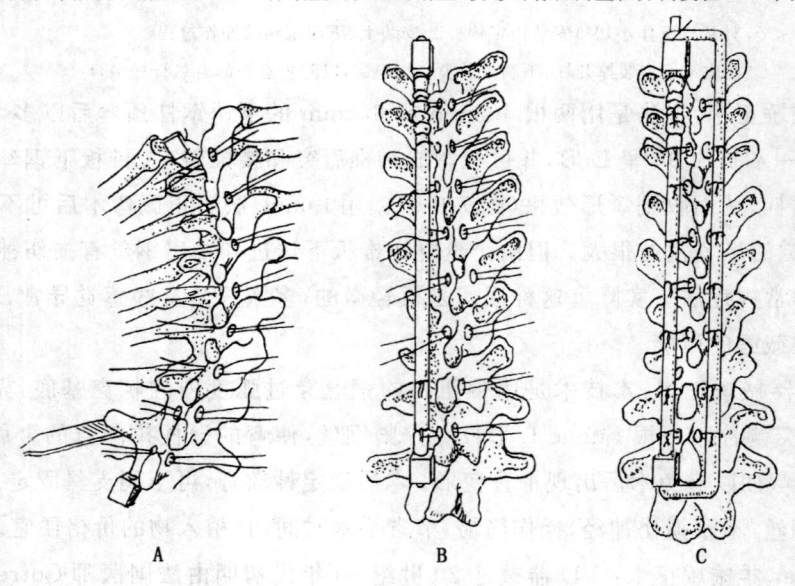

图 7-8-10 Wisconsin 法

A.经棘突贯穿钢丝加金属钮垫,防止拉穿　B.哈氏撑开杠加钢丝拧紧,从凹侧矫形　C.凸侧加 Luque 杠再用经棘突钢丝拧紧固定

间,侧位的脊柱生理弧度接近正常。通常需植骨融合到腰$_{3-4}$,以防止晚期的平背变形。

e. Texas Scottish Rite 医院器械矫正术(TSRH):TSRH 于 1998 年问世,其多个固定钩系统(偶用螺钉)

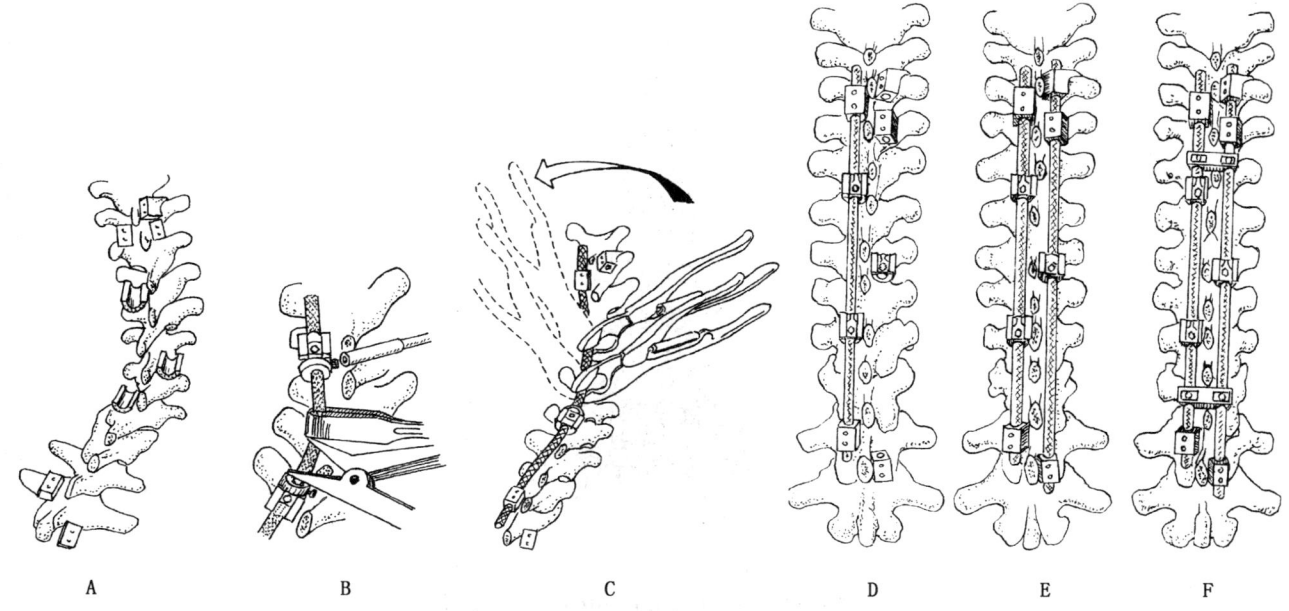

图 7-8-11　C-D 手术

A. 凸侧椎板下置固定钩；凹侧横突上置固定钩，必要时先植骨融合有关关节小面
B. 置凹侧杠于固定钩中，钩与钩间装 C 形环，撑开矫形后拧紧 C 形环螺丝
C. 旋转杠进一步矫形，预弯杠弧度转成轻度后突　D. 完成旋转矫形
E. 安装凸侧杠　F. 最后上下端装横向联合装置，进一步矫形固定

与 C-D 器械相仿。将固定钩连接光滑的预弯杠，同有眼螺栓的三点钳夹功能将杠与钩固定牢固。固定钩为开口型，杠容易纳入。钩内有一小窝，杠纳入后更加稳定(图 7-8-12)。组装好整套器械以后，即可按需要进行加压、撑开和去旋转以矫正侧弯。本法的矫正效果与 C-D 法近似。

f. Isola 器械矫正术：20 世纪 80 年代末期用于临床。因器械外观犹如蝴蝶状，因而得名。设计思想和原理均源于 Harrington，由 Asher 改良。原理为：①追求脊柱的平衡。②固定钩置于椎板，横突或椎弓根。③节段固定。与 C-D 和 TSRH 系统不同，该系统用腰椎的椎弓根螺钉和椎板下钢丝加强了矫正力和稳定性。有鉴于此，C-D 和 TSRH 方法随后也加用了腰椎的椎弓根钉。

5) 脊柱前方器械矫正术：

a. Dwyer 技术：1965 年澳大利亚首先开展矫正脊柱侧弯的前路手术。用钛合金制作的韧度很好的丝状钢缆连接椎体上的螺钉，从弧度的突侧接紧，可矫正胸腰段和腰段侧弯。虽设计思想很好，但晚期结果显示植入物不稳定。此方法因钢缆与螺钉的连接部拉紧后不能调整，缺乏放置的稳定性，致植骨块发生假关节的非常多。此外，术后腰椎因植入物的缺陷而导致后突。现已放弃使用。

b. Zielke 前方去旋转脊柱融合技术：1973 年德国 Zielke 按 Dwyer 的思路发展，改用一条 3.2mm 的丝状杠，从弧度突侧利用一个去旋转—前突(derotation-lordosation)的撑开器矫正侧弯(图 7-8-13)。此外，切除椎间盘后植骨，预防术后逐渐产生腰椎后突，借螺母在丝状框上调整和加压。胸腰段和腰段侧弯弧度的矫正率可达 70%～85%，旋转可消除 42%～60%。因丝状杠不够坚强，手术后仍需支具制动。Zielke 手术的缺点是假关节发生率仍高达 5%～20%。文献中介绍虽强调使用腰椎前突的措施，但术后仍有 2%～8% 发生腰椎后突。

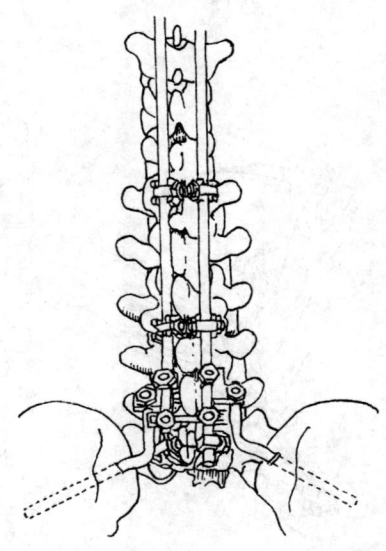

图 7-8-12　TSRH 与 Galveston 系统联合使用

双侧 4 杠纵轴连接部要高于固定胸腰段（腰$_5$）的上方

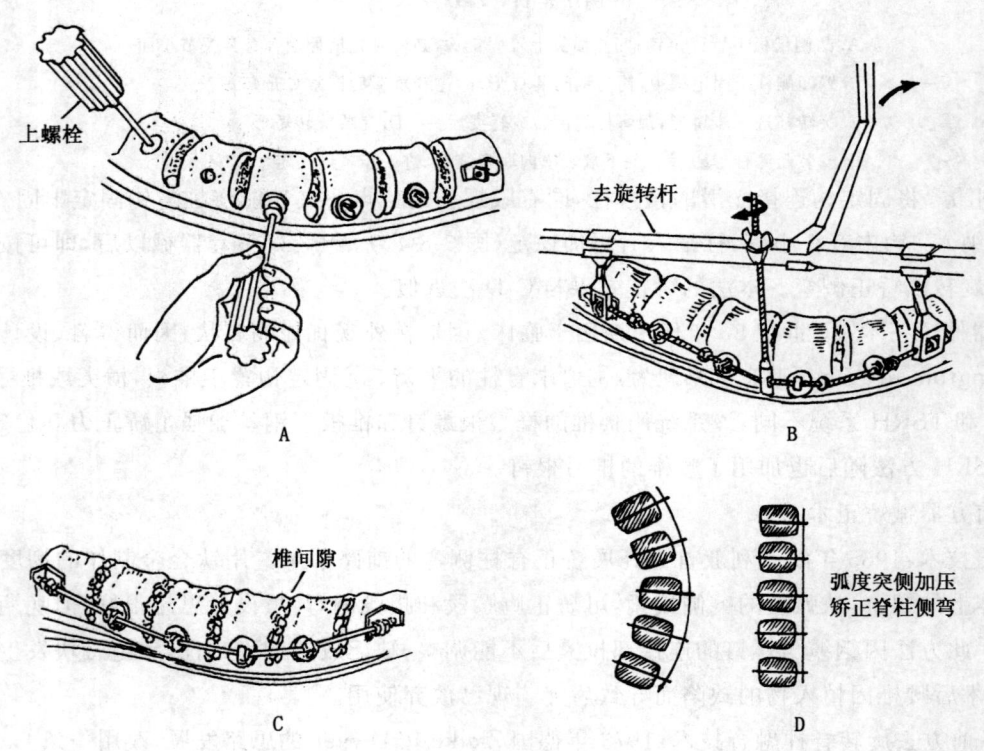

图 7-8-13　Zielke 前方矫形术

A. 切除椎间盘在突侧的椎体上拧进螺栓　B. 在螺栓上装上钢索,去旋转杠和拉紧加压杠　C. 矫形后,椎间隙植骨　D. 矫正前、后的图解

c. 新一代胸腰段和腰段实心杠前方矫正术:20 世纪 80 年代末期,TSRH 系统按 Zielke 技术的理念,改用更为坚强、光滑的实心杠纵向连接椎体钉。术后大多数患者弧度得到矫正,植骨融合也好,而且术后可不用

支具制动。矫正方法:用 6.14mm 杠,预弯生理前突(与 CD 技术中的胸段旋转向后相反,腰椎前突转向前)。手术后的腰椎前突依靠坚强的植入物和前方植骨可保持不变。杠旋转后仍可在每个椎体间稍作加压,缓缓转动,矫正力分布均匀,效果良好。术后不用支具。另一前方 Kaneda 矫形改良之处为采用椎体钉连双杠,额状面矫正率达 90%,矢状面的矫正也很满意。本法强调用两根杠增加强度和稳定性。

d.胸段畸形的前方矫正术:为 Dwyer 于 20 世纪 60 年代提出的方法,后发现效果不满意。近来前方矫正的思路又重新抬头。1988 年 Harms 再次推测前方矫正而去旋转,可成功地矫正胸段 King Ⅱ型弧度,术后不并发腰椎后突。此外,切除椎间盘可使胸椎后突矫正效果更好。早期病例用 3.2mm 丝状杠,但有 1/3 患者失败。近年改用 4mm 丝状杠,迄今为止未见失败的报告。经验证明,前方手术同时行短段融合较后方入路的效果好。此外有关于前方弧度突侧用双杠的成功报道。

4.并发症 新一代后方器械矫正的并发症由于植入物较多(多个固定钩、双杠和横向连接板等),约 1%～10%发生晚期伤口感染。究其原因可能是因为植入物之间的微动,产生碎屑异物并在局部出现假膜。局部渗出多为无菌液体,最终导致植入物的松动。伤口内晚期感染还可能为术中植入的低毒微生物所致。

另一潜在并发症为神经功能障碍和植入物失效。有报告称神经功能障碍的发生率非常低,几乎都发生在前方椎间盘切除加后方矫正的病例。因此认为继发于切断节段血管后的供血障碍所致。植入物失效少见,偶为下方固定钩脱落,一旦发生则弧度加重而需翻修手术,否则将损失矫正效果。后方入路,采用单一杠的方法可致杠折断,故不再推荐。

早期发生固定钩滑脱和杠折断的现象已属罕见。在胸段操作中偶可发生气胸,为此有人主张术后常规作胸部 X 线片检查,以求及早发现气胸。

(四)先天性脊柱侧弯

在各种原因的脊柱畸形中,先天性脊柱侧弯(congenital scoliosis)日益为人们所重视。首先,其并发的其他先天性畸形同样可危及生命。最常并发的畸形为先天性心脏病,另外还有泌尿系统畸形、椎管内病变,也需及早诊治。其次,由于脊髓灰质炎发病率明显降低以及各种原因所致的麻痹性脊柱侧弯大为减少,先天性脊柱侧弯显得更为多见。特发性脊柱侧弯只要早期发现,就能给予保守治疗,而先天性脊柱侧弯则不然,因此对本病尤应重视。

本病可偶然发现。多数病例在出生后已有较为明显的畸形,且进展较快,保守疗法时常无效而需手术治疗,结果可导致脊柱的长度受到影响。畸形严重而年龄过小的,常因推迟手术而致侧弯迅速加重,脊柱不仅弯曲而且短缩。在决定手术前先作短段植骨融合,争取不影响日后的生长;抑或行长段融合,不顾及若干有生长潜力的椎体而旨在制止畸形的恶化,医生经常需要在两者之间进行选择。为此,主要问题是要对患儿分别预测其发展快慢,准确地对畸形进行分类。这不但有助于预测畸形发展急缓,而且能找出合理的治疗方案,同时还应尽早查出并发的其他畸形并给以恰当地治疗。另外,选定合适的手术时间以争取脊柱发挥其生长潜力也是非常重要的。

1.临床表现与分型 了解脊柱的胚胎学及其发病原理对处理先天性脊柱侧弯十分重要。每个病例的预后直接与其病理解剖和生理改变密切相关。描述先天性脊柱侧弯时要考虑如下因素作出分类:①弧度的部位(如胸椎),直接影响临床效果,十分重要。②弧度的方向。③弧度的范围(上下中与椎体之间的距离)。④弧度有时难以精确测量,但对判断预后非常有用,有时比衡量畸形的轻重还要重要。⑤并发畸形(如脊柱前突或后突)。⑥并发异常(如单发或多发的先天缺陷)。Winter 分类法较实用,概括如图 7-8-14 所示。

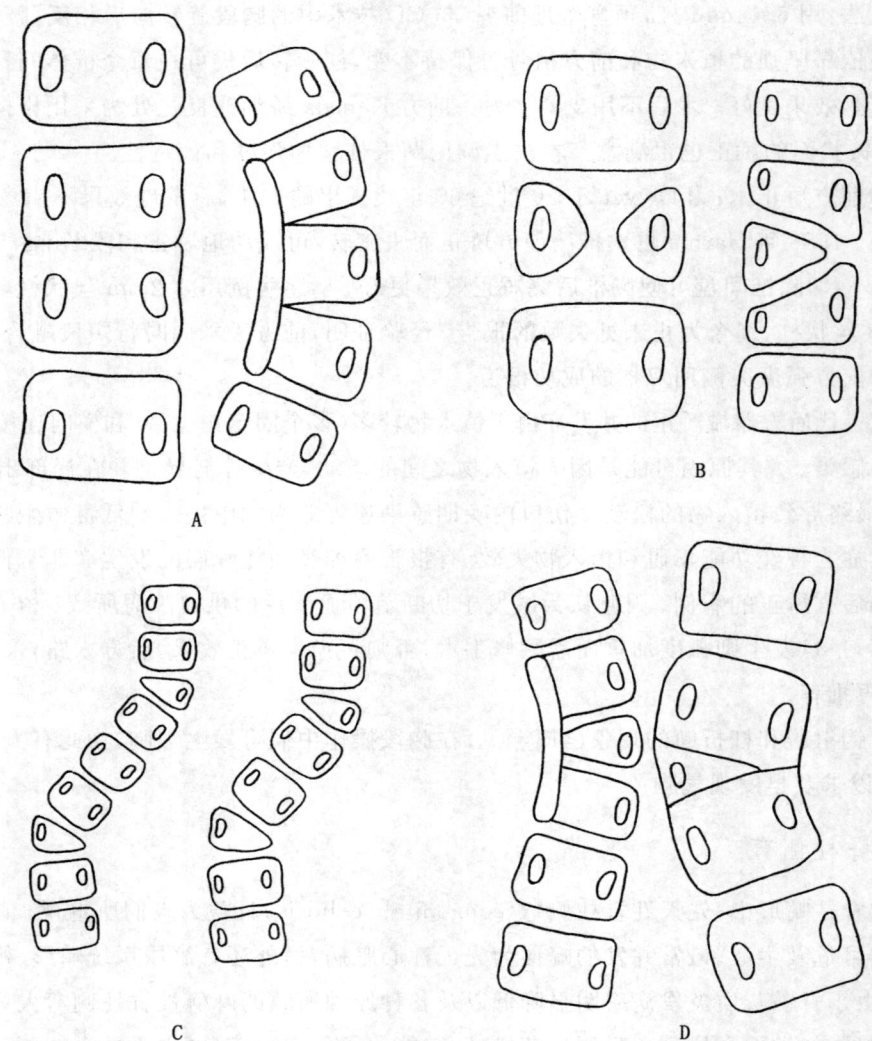

图 7-8-14 先天性脊柱侧弯分类

A. 分节不良（大块椎体可不引起脊柱侧弯；单侧分节不良所致的骨桥可引起侧弯） B. 形成不良（半椎体或蝴蝶椎）
C. 半椎体（单发或多节段——两个半椎体之间的椎体数目决定躯干偏斜程度） D. 混合型（骨桥和半椎体）

新生儿时期拍的 X 线片因骨化不完全，常不能以此作出明确的诊断，但其价值在于可作为衡量日后变化的依据。

下列情况常说明先天性脊柱侧弯有严重的后果：①新生儿时期已有畸形。②胸廓变形明显。③具有单侧骨桥。④胸椎发育缺陷。

总之，脊柱的畸形越重，出现畸形的时间越早，预后越差。

整个脊柱的生长潜力受多种因素的影响，如先天基因、营养和其他因素。单侧或双侧分节不良会严重影响脊柱的最终长度，分节不良较脊柱融合术对脊柱的生长影响更大，甚至比出生后早期融合的影响还大。脊柱融合术不能只被看作会限制脊柱生长，而应视为可起平衡作用。在分节不良范围之内有先天性融合，可能需要融合邻近的正常椎体，以帮助平衡躯干，防止弧度发展。

Winter 观察每节椎体日后生长的潜力为每年增长 0.07cm，腰椎比这个数值还要多些。脊柱融合术后可按此粗略估计身高所受的影响。脊柱畸形融合后可能在数年之内起平衡功效而不出现新的畸形。患儿生长高峰到来时,应再观察其是起平衡作用还是加重弧度。

2.治疗

(1)总体考虑 任何在新生儿时期发现的脊柱侧弯均属严重病例,很可能是先天性的。当然,惟一例外的是婴儿型特发性脊柱侧弯。大多数先天性脊柱侧弯的临床异常较婴儿型特发性脊柱侧弯出现得晚,且常并发其他先天性畸形。另外,X线片可资区别。

(2)不同年龄段的治疗

1)新生儿时期:新生儿时期就有表现的先天性脊柱侧弯常见有胸廓变形,如肋骨缺如、肋骨变形或并肋,有时三者并存。检查新生儿要包括躯干并测量体高,作为日后生长的比较。心脏和泌尿系统检查也属必要。同时,应仔细检查神经系统以排除椎管内病变。

对畸形轻、弧度平衡、分类时列入预后较好的或证实弧度无大进展的,可暂不作任何处理。

非手术治疗适于已代偿的弧度,可防止其恶化。应当指出,这对短段而僵硬的弧度常无效。长段柔韧的弧度多进展缓慢。对已发展为严重畸形或不断发展将成为严重畸形的病例,需要手术矫正。在早期施行简单手术防止畸形加重,较复杂的分期手术治疗重症畸形为好。

并发畸形中心脏畸形可危及新生儿的生命,应及早治疗,否则对日后矫治脊柱侧弯也是个威胁,甚至成为手术的禁忌证。

并发生殖泌尿系统缺陷的患儿约占20%~30%,采用B超、肾盂造影可及早确诊。

胸部畸形可累及胸廓和肺。肋骨畸形很少需早期手术,因与肋骨畸形同一水平的椎体也有畸形。切除并肋后,可很快又重新生出新的并肋。肺的畸形包括某一肺叶或一侧肺缺如,甚至肺泡发育不良。

椎管内畸形常见,患儿常有一侧小腿细、短,足部发育落后和肌力失常。此外,尤应注意有无先天性神经发育障碍,神经功能障碍不断加重者也要重视。X线片可见脊柱某个平面椎弓根间距增宽以及该部有分节不良,平片可显示中央骨嵴。临床检查后背中线皮肤有毛发丛生或皮肤小凹。必要时可行脊髓造影(图7-8-

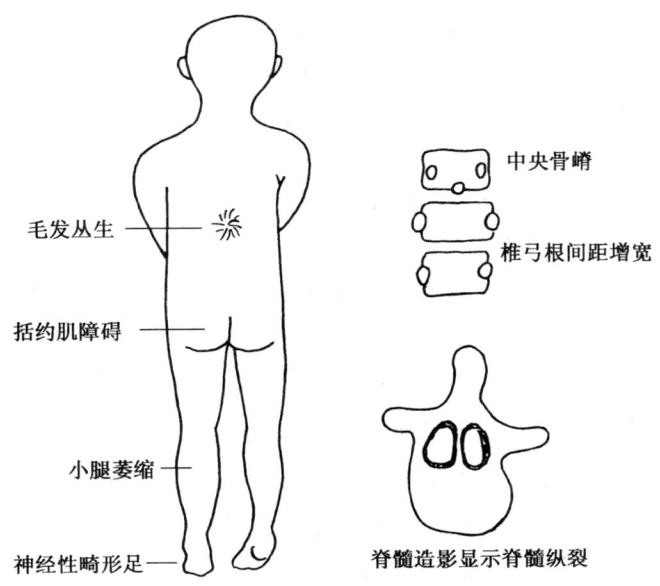

图7-8-15 先天性脊髓纵裂的主要病变所见示意图

15)。CT可诊断脊髓纵裂、双脊髓和脊膜分裂、脂肪瘤以及脊髓约束综合征。单纯脊髓纵裂不一定需要切除骨嵴。对进行性脊髓功能障碍或计划矫正和融合侧弯的病例,一定要先行纵裂的骨嵴切除术。为此,矫治先天性脊柱侧弯前要常规行脊髓造影或CT检查,一旦确诊有并发脊髓纵裂则应先行切除骨嵴。当然,有的病例可在切除骨嵴的同时行侧弯矫正术,一次完成手术的优点是脊膜和脊髓更为松动,在局部未形成瘢痕之前,矫正过程对脊髓影响较小。术中要作脊髓监测,以避免发生不利影响。

先天性脊柱侧弯畸形轻的、年龄小的,可以考虑用石膏或支具矫正,大儿童多需行器械矫正。严重畸形可能需前方入路,切除部分椎体以松解弧度,然后再结合后方器械矫正和脊柱融合。切除关节突间关节有利于维持矫正的长期效果。

新生儿和婴儿时期的先天性脊柱侧弯,应先诊治其并发畸形,再按解剖学进行严格分类,以判断预后。因新生儿期骨化不全,X线片不一定能明确诊断。为此,一侧某个椎弓根缺如的,应想到有单侧骨桥的可能。小婴儿的骨桥可能是软骨而不显影,最好是第4~6个月拍X线片进行对比。凡弧度进展快者预后差。单侧骨桥或局限性的分节不良会限制有关椎体的发育,因此要及早将病变对侧融合,以求脊柱两侧发育平衡。

原位融合是常用的方法,但应确定融合的范围和部位,即前方或后方融合或前后环周融合。根据Winter的经验,有的病例需要前后融合,以防止单纯后方融合日后并发的进行性脊柱前突。长期随访证实,原来有轻度前突的患儿才会在后方融合术后发生进行性脊柱前突。Bobechko W. P.曾报告57例后方融合术后有2例并发脊柱前突。经验证明,脊柱后方融合和关节突间关节切除对先天性脊柱侧弯是安全有效的。最好是在术后6个月再次探查植骨块,理由是没有其他方法可真实了解植骨融合是否坚强。

在探查术的同时可作加强植骨。为了控制弧度使之不进展,植骨是否成功非常重要。因此,不能等到弧度恶化才明确植骨未成功。术后应密切随访,观察是否需要再增加植骨范围和再次矫正。

2)幼儿时期:若在幼儿时期因侧弯严重接受过矫正手术,则应定期拍X线片观察。侧面站立位X线片有助于了解有无并发进行性脊柱后突,后突可造成脊髓前方受压,故比侧弯后果更为严重。

弧度轻、进展慢的侧弯,可用石膏矫正或后方融合治疗。中等度进展的弧度最好行后方融合,后方融合不仅可限制畸形的发展,而且可使日后的矫正较为容易。一期前方矫正包括椎体楔形切除加后方相应的楔形切除和植骨,同时用Harrington撑开杠和加压杠的方法(Leatherman和Dickson法)。

非常严重的病例常需二期手术,即矫正和融合分期治疗。后方器械矫正有时十分困难,需术中按具体情况酌定。Luque杠加椎板下钢丝有时很有用。

半椎体切除术从理论上讲有吸引力,自1928年Royle N. D.就曾有过报告。但有明确指征的不多,近年大多与后方器械矫正联合应用。单一半椎体在少年生长高峰到来之前对患儿已有影响,颈胸椎和腰骶段的半椎体畸形较重。上述两个部位脊柱的代偿能力差,为此只要畸形稍有发展应早期作短段融合,以防止日后畸形的恶化。

3)大儿童、青少年年龄组:该组患儿生长发育快,应随访治疗效果。单侧骨桥曾作过短段融合的,有可能发生后加现象而需延长植骨段。对过去似无发展的半椎体也会发展而需矫正和融合以求平衡。

对那些早期手术失败的或尚未治疗的严重而僵硬的弧度,需经前后路两期手术矫正和融合。

支具对该年龄组效果不佳。对先天性短段重度侧弯不宜用支具治疗,胸段的更无效。

(3)畸形部位治疗 侧弯畸形的高度是判断预后的重要指标。

1)颈椎:颈椎分节不良,尤其是颈$_2$和颈$_3$常伴颈$_1$不稳定。用颈椎伸屈位侧面X线片、断层摄影或CT均可证实。一旦明确即有融合不稳定椎体的指征。此外,很少需要手术治疗。单侧分节不良如弧度有恶化的宜尽早融合。

2)颈胸段：单纯半椎体或兼有分节不良而导致的颈、肩外观变形，无法用手术矫正。对轻弧度或有进展的弧度，宜行原位融合术。

3)胸椎：胸椎半椎体多能自动平衡而不发展，但在10岁以前仍应密切观察。单侧骨桥使侧弯恶化的宜及早融合。重症病例可能需分期矫正和融合术。支具对胸椎先天性侧弯多无效。

4)腰椎：腰椎的生长潜力大，过早融合对身高的影响较融合胸椎明显。必要时可先作短段融合，以控制畸形发展，日后可能需要再增加融合范围。

5)腰骶连接部：这个部位的半椎体常起坏作用。骨盆倾斜和腰椎不易代偿均难以处理，支具无效。但有两种手术可以考虑：一是前方切除半椎体加后方短段植骨。Hall J.E.的经验所谓短段植骨应从半椎体以上的一个椎板向下直到骨盆，植骨范围要宽，要从腰椎横突下达骶椎翼部。通常术后3~4个月植骨块才能坚强。另一种方法是可行经髂骨的肢体延长术(图7-8-16)，垫高2.5~3cm可平衡躯干者，可行髂骨截骨延长术。该手术需在3岁后进行。

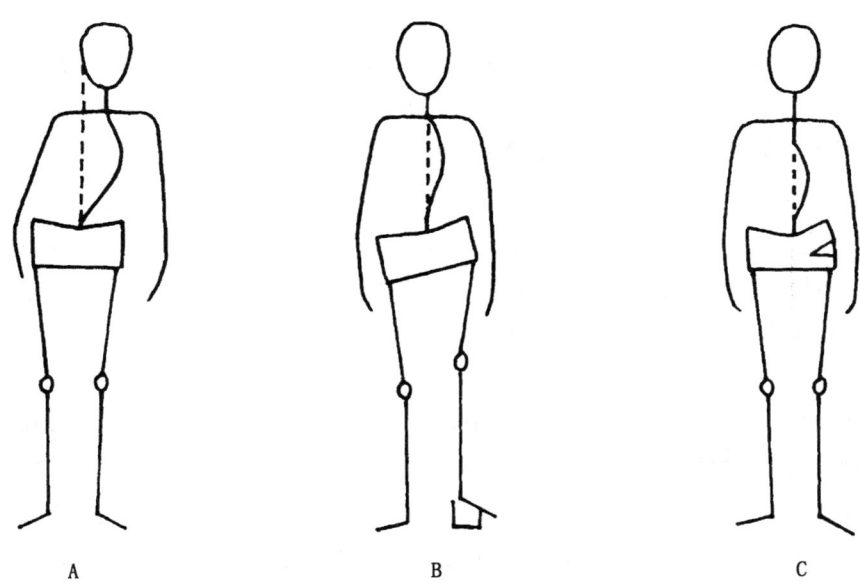

图7-8-16　髂骨截骨延长术

(4)常用的手术操作

1)原位融合限制弧度发展：仔细显露棘突、椎板至横突，每步均很重要。术中有时需拍X线片以确定部位。

一定要完全显露突侧的椎板和横突，融合后才能发挥限制局部生长作用。但目前还缺少长期观察疗效的病例。视野中的关节小面均应切除。对椎板和横突的骨皮质切除尚有不同的意见。尤其对行椎板下钢丝矫正的患儿，去骨皮质可能削弱椎板而影响矫正力量。切除关节小面后的缝隙应同样植骨融合。年龄越小，植骨取材越受限制。冷冻骨和脱钙骨以及附合BMP的人工煅烧骨，均可考虑与自体骨联合应用，以解决供骨少的问题。3岁以上的患儿均能顺利地从髂骨取骨。3岁以下患儿宜在植骨术后半年行二次探查手术，以明确植骨是否完全成功。

2)Harrington器械矫正加脊柱融合术：此手术较石膏矫正法平均能多矫正20°。术前一定要除外椎管内病变,术中要监测脊髓功能。畸形严重的在术前要先用牵引等方法矫正部分弧度。然后按 Leatherman 法分两期手术。原则上手术争取躯干平衡较矫正弧度更为重要。在显露阶段要注意有无椎板裂,切勿损伤脊髓。这类手术对 8 岁以上的小儿来说尚属安全。

3) Luque 法和椎板下钢丝固定术:对年幼小儿,Leatherman 主张行 Luque 手术而暂不行脊柱融合。Winter 则报告用 Luque 法同时融合。由于固定的局部可能有椎管狭窄,术前最好先行 CT 检查。

4) 前方椎体楔形切除术:二期后方矫正与融合术两期手术之间用骨牵引双向缓慢矫正。在楔形切除骨桥以后,牵引常不能帮助矫正太多。二期后方矫正的同时要切除后方残存的骨桥,使前方楔形空隙靠拢,才能更好地用器械矫正畸形。最后要行脊柱融合术。

5) 对脊柱侧弯和旋转严重的大儿童行前方一期矫形融合术和 Zielke 手术(图 7-8-13)。

前方经肋间入路达弧度的顶部。先切除突侧的椎间盘和软骨板加压矫形和去旋转植骨融合。

3. 并发症

(1) 对弧度恶化估计不足或治疗不及时　观察过程中畸形加重应视为严重并发症,往往需要复杂手术处理。

(2) 对非手术治疗过程中弧度恶化的认识不足　用支具治疗要严密观察其疗效。用支具治疗的小儿发生弧度恶化,首先考虑的不是该不该用支具,支具能否控制弧度,而是应看作严重并发症。要对最初是因为手术困难而改用支具,还是用支具过程包括了患儿的生长高峰进行回顾总结。

(3) 手术中的并发症　因并发其他先天性畸形,故手术可能出现有关的并发症。术中或术后的死亡率可能较特发性脊柱侧弯高,畸形越重对呼吸功能影响越大,死亡的发生率也就增高。国际脊柱侧弯研究会报告先天性脊柱侧弯发生截瘫的并发症多。故术前应行脊髓造影、CT 检查,争取分期矫正。术中监测脊髓功能以及早发现功能障碍,以降低截瘫的发生率,但截瘫不可能完全避免。术中撑开矫正过程中如发生脊髓功能障碍应及早拆除器械。

在北京儿童医院收治的一组 500 例脊柱侧弯中,8 例发生术中急性脊髓功能障碍,其中 1 例为特发性、7例为先天性脊柱侧弯。术中均采用多次唤醒试验,及时发现,尽快拆除矫正器械。随访 7 例,结果 6 例已完全恢复正常,1 例运动和感觉均正常,但肌张力仍稍高,Babinski 征阳性。临床效果说明及早排除脊髓血管受牵,缓解缺血因素十分重要。反复多次唤醒试验是及早发现的保证。Hall J. E. 报告术中发生 3 例截瘫,2 例恢复(1 例数周后,另 1 例 1 年后)。3 例中 2 例行前后方一次楔形切除术,而目前已不再用此术式。另一例行 Harrington 器械矫正加椎板下钢丝,按 Hall J. E. 本人估计发生的原因为椎管局部狭窄加之钢丝附近有硬膜外出血。为此,曾行椎板切除减压并拆除器械,术后症状渐恢复。

(4) 假关节　术中操作仔细,增加植骨量有利于防止融合骨块发生假关节。术后半年常规二次探查可及早了解融合是否坚强。一旦发现假关节应再补充植骨,同时可进一步矫正。

(5) 其他　早期短段植骨,日后可发生弧度复发。这种并发症几乎无法防止。对此也有人主张对年幼小儿也行长段植骨,身材矮小主要与畸形本身的范围有关。融合几个正常的椎板会进一步限制脊柱的生长,除非融合前就有脊柱前突,融合后很少发生脊柱前突。呼吸功能低下也与原来的畸形有关。

(五) 先天性脊柱后突和椎体分节不良

因椎体畸形所致的先天性脊柱后突较少见,但可引起严重脊柱畸形和功能障碍。

1. 临床表现与分型　分型有助于判断预后和指导治疗(图 7-8-17)。

(1) Ⅰ型 由椎体形成的缺陷所致,较Ⅱ型多,发生部位常在胸椎或胸腰段。本型多为进行性,发展速度平均每年加重7°。临床所见后突畸形明显。脊柱后突并发截瘫的多属此型。

(2) Ⅱ型 同时存在椎体分节不良。平均以每年5°进展。本型未见有并发神经症状的报道。患者多因下腰部疼痛和体形外观不佳而就诊。下腰痛系因代偿性腰椎生理前突加大所致。

(3) Ⅲ型 为Ⅰ、Ⅱ型混合出现。

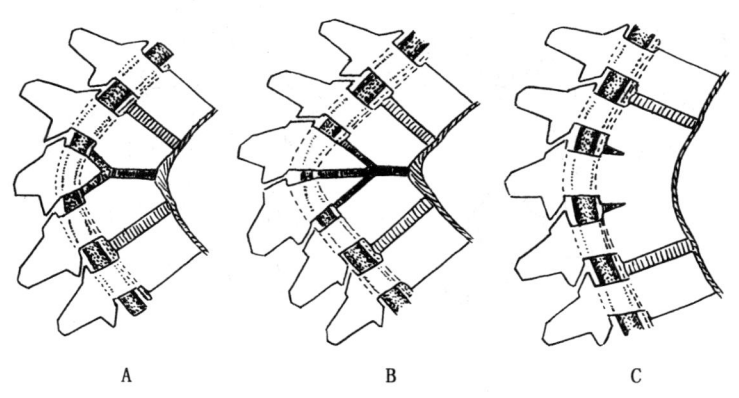

图 7-8-17 先天性脊柱后突的分型

A、B.说明1~2个椎体发育不良丧失稳定性,脊髓易受压 C.多个椎体前方楔形变,脊柱稳定性好

2.治疗 保守疗法如支具等对本病无效。手术方法各异,取决于畸形的分型、脊柱后突的严重程度、患者就诊时的年龄和有无神经症状。

(1) Ⅰ型 因可能并发截瘫应及早治疗。1~3岁即能发现的,宜切除关节小面和行脊柱融合术,术后用石膏背心固定12个月。此年龄组经后方融合,其后突畸形会有所改善,因此不宜行前方融合术。年龄越小者,常需骨库的同种异体植骨。5岁以上患儿,后突在50°以内的仍可行脊柱后方融合术。后突顶部常为数个发育不全的椎体组成,且椎体间连接牢固,因此,头环股骨牵引或头环骨盆牵引方法对多数Ⅰ型患者不宜使用(图7-8-18)。截瘫系因脊髓受其前方的椎体压迫,一经牵引,脊髓更会向前移动使受压加重。后方椎板切除也无济于事。

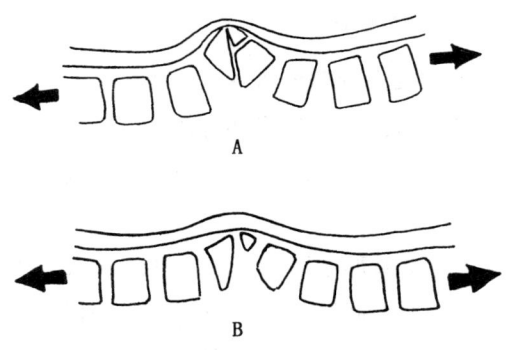

图 7-8-18 脊柱后突顶端的病理解剖

A.僵硬型不适宜牵引 B.柔韧型牵引有助于矫形

1) 脊柱前方减压术:

a.手术适应证:对有脊髓受压的Ⅰ型患者或拟矫正严重脊柱后突畸形以前,均应行脊髓前方减压术。

b. 手术步骤：侧卧位，右侧在上，或俯卧位。气管内全身麻醉。切口经胸椎旁肋骨横突切除的后外侧入路。定出脊柱后突的顶部椎体，用咬骨钳、刮匙或高速钻头从该椎体后缘切除部分骨松质、后方骨皮质和其上下的椎间盘。邻近硬膜处要防止损伤脊髓。术中可用明胶海绵止血。2周后再经后方用器械矫正脊柱后突。因脊髓前方的椎体已切除，在矫正时脊髓虽会向前稍有移动，但不致出现神经症状（图7-8-19）。

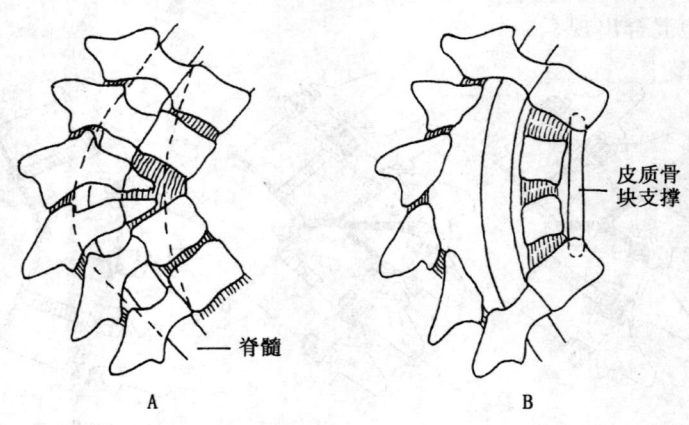

图 7-8-19 脊柱后突前方松解与融合

2）脊柱前方截骨术：

a. 手术适应证：Ⅱ型患者，后突在50°以内的可用双侧椎板哈氏加压系统矫形及后方植骨融合。凡后突畸形重的，应先行脊柱前方截骨术，以松解骨性畸形。同样，脊柱前方截骨术也适用于先天性脊柱侧弯中有椎体分节不良的病例。

b. 手术步骤：患者取左侧卧位，气管内麻醉下进行手术。经右侧胸腔入路到达后突顶端的椎体。先结扎节段血管，剥离椎体前外侧胸膜和骨膜直达对侧椎间孔。松解变厚的前纵韧带，用快速钻头或咬骨钳逐渐截断骨桥。若上下椎体完全融合，宜从前后分别截断之，靠近后纵韧带时，操作要特别小心，因有时后纵韧带缺如，操作可能直接造成脊髓损伤。截骨完成后可用椎板分离器撑开试验，以证实截骨是否彻底。

后方器械矫正，如 Luque 手术会使椎体前方缝隙发生变化，故椎体间前方植骨应嵌插牢固。

（六）脊髓纵裂和脊髓栓系（约束）综合征

脊柱神经管闭合不全系脊柱和神经轴发育畸形所致的一大类疾病，包括脊髓纵裂、双脊髓、皮样窦道、皮样囊肿或表皮样囊肿、神经肠囊肿、骶骨缺如、异常背部纤维索条（anomalous dorsal fibrous band）、终丝约束、神经根异常、硬膜内血管瘤或脂肪瘤和阿-奇综合征等。脊髓脊膜膨出也可列为严重的神经管闭合不全。本节内容的重点为脊髓纵裂。

1. 病因　Von Reckinghausen 认为本畸形系因神经管和神经芽未能闭合所致。Bremer 称脊髓纵裂和神经肠囊肿系神经管部分闭合或停滞的缘故。胚胎发育期，神经管暂时将卵黄囊和羊膜之间的原始结（Hensen结）相连。此原始结向远端移行至尾骨附近而消失。若异常副管出现则使外胚层的神经管由其下方的内胚层分开。这样可出现中线部位的瘘管，但最终可消失。Bently 和 Smith 观察到若神经肠管持续存在，则有3个胚层的组织残留，随生长远离其原来部位，因而发生畸形范围广泛，包括肠、椎体、颅骨、囊肿性病变和脊髓纵裂。Morgagnl 研究脊柱神经管闭合不全，源于已闭合的神经管再次穿通或裂开。Padget 支持再穿破的理论，提出脊髓纵裂是继发于背侧和腹侧裂自中线分割神经板。因此将两半部分别闭合，间叶组织填充两者之间形成骨和中胚层的异常。

2.临床分类　有的研究者按发生畸形的胚胎组织来源分类。但从临床实用角度,最好按脊髓是否受约束来划分。

(1)神经、肌肉、骨骼检查正常　此种患者较通常多。这是因为畸形多伴有后背局部毛发丛生、脊柱畸形或自觉疼痛等而及早就诊,但皮肤色素沉积和毛发丛生的部位不一定与内在病变的高度一致。一般脊髓纵裂的骨嵴水平较皮肤病变高1~2个椎体。最好是对可疑的病例投照脊柱全长的X线片。先天性脊柱侧弯和后突常并发脊髓纵裂。脊髓纵裂引起的脊髓约束与椎体畸形常同时存在,北京儿童医院治疗的55例脊髓纵裂患儿,其中75%并发先天性脊柱侧弯,而该组病例中无脊柱侧弯的也有椎体畸形、分叉状棘突或隐性椎板裂。1例脊髓纵裂在其骨嵴以上3个椎体高度同时有椎管内皮样囊肿。Kelm等复习了文献中112例脊髓纵裂,其中只有2例无脊柱骨畸形。

(2)神经、肌肉系统正常而骨骼异常　这类脊柱神经管闭合不全患儿虽不直接引起症状,但并发骨骼异常,如肢体短缩、足部发育落后或高肩胛症,这可能与骨生长的神经营养有关。

值得注意的是,神经管闭合不全并发的肢体畸形与平时遇到的畸形表面上极为相似,如都是马蹄内翻足或髋脱位,但经同样治疗难以收效或易复发。

(3)神经、肌肉和骨骼均有异常　感觉失常包括有震颤感、位置感和触觉的失常,临床上常因皮肤溃疡才被注意。肌功能失常多表现为肌力减弱和肌张力变化,由此而影响步态和肢体变形。Hendrick将此分为两组:一是患儿因下肢屈曲、畸形足等学走路困难;二是患儿学会走路后下肢有进行性跛行和变形。

(4)膀胱功能失常　上述3种均可能并发膀胱自动反射和排尿等功能障碍。因此,询问病史时要注意了解有无泌尿系统感染史和膀胱控制能力失常。哭闹时的尿失禁和尿床对小儿有时不易与病理性的区分,需定期随诊。

3.病理生理　脊髓可因神经管闭合不全而受约束。具体原因可能是脊髓纵裂、脂肪瘤、终丝紧张或异常纤维索条。

脊髓约束可能是限制了脊髓的活动性。神经管闭合不全的症状过去认为是由于病变使脊髓圆锥在生长过程中无法上移到腰$_{1~2}$的正常水平。Benson的研究结果证实,脊髓圆锥在生后2个月时即已完成其上移位置。若生长牵拉的理论正确,一切症状在婴儿时期就应表现出来。但是,从文献中很难查到本病的体征在如此早期出现。Benson复习了112例脊髓纵裂,47%的患儿是在6~10岁期间因出现症状而诊断的。

脊髓受约束出现症状是由于脊髓正常活动性受到限制,原因有终丝紧张、异常条索或脊髓纵裂等。躯干前屈时对脊髓有一定程度的牵拉。这对已受约束的脊髓来说就增加了牵拉张力,于是脊髓局部经受反复性的牵拉和放松。Yamada等研究了人类和实验动物脊髓受约束时的氧化代谢功能。他们的结论是脊髓约束使细胞线粒体氧代谢因牵拉而受损。这种结果是否因局部缺血引起尚不能得出定论。但这足以解释症状出现较晚的理由。Yamada还证实了去除约束因素,患儿脊髓局部的氧化代谢有所改善。同时患儿年龄越小,手术后的症状进步越明显。这与损害神经细胞和轴突所致的结构性功能失常不能恢复的理论一致。

4.检查　晚期病例可能因脊髓和神经损害而出现肌力减弱,肌电图显示失支配电位差和纤颤。这与临床检查一致,但并非确诊。无创的按神经支配皮区的体表兴奋电位更为敏感。出现双侧不对称波形则有脊髓造影的指征。

(1)X线检查　对临床疑有脊髓约束的患儿应先拍脊柱全长的X线平片。椎体畸形并发脊柱神经管闭合不全的X线片可分为4组:①先天性椎间盘狭窄,说明有脊索畸形。②椎体前后径短小。③半椎体畸形。④

矢状裂或蝴蝶椎。

椎弓根间距增宽是最多见的椎弓异常,笔者所见的55例脊髓纵裂患儿X线片均有此表现。椎弓根间距增宽部位就是骨嵴的水平,此X线表现对脊髓纵裂有诊断意义。James和Lassman报告了51例腰骶部的脂肪瘤,其中有42例有椎弓根间距增宽而无脊髓纵裂。椎弓根受压变形或融蚀最常见于局部良性或恶性肿瘤,可见于大的皮样囊肿和脂肪瘤。我们的经验是平片中可见纵裂骨嵴的约占半数(55%)。而大多数的患儿(81%)均有椎板和棘突变形,如局部椎板增厚、椎板融合、棘突分叉等,这种附件变形均与纵裂的骨嵴水平一致。这一点为手术后方入路、椎板切除和摘除骨嵴有引路的作用。

用X线平片不能作出诊断时,需行脊髓造影。对软骨或纤维性间隔而不是骨嵴的病例,更需脊髓造影才能作出诊断。同时若存在终丝紧张或其他多发病变时也可作出诊断。

(2)CT检查 CT检查所见更为细致,可发现骨性间隔不一定在椎管的中线。就是说脊髓纵裂的左、右两部分可以是对称的,也可能并不对称。临床发现这种纵裂的影像虽有不同,但与神经症状无明显关系。肢体异常的一侧可能是分裂脊髓的粗侧,也可能是细的一侧。

5.治疗 脊髓纵裂并发脊柱侧弯者,在矫正侧弯手术前一定要先切除骨嵴,否则矫正会导致脊髓损伤。从多数的先天性脊柱侧弯患儿中找出少数并发脊髓纵裂的病例有实际意义。这是认识本病的重要性所在。

对长期无症状的脊髓纵裂的治疗方针有两种意见:一种是无需手术,只应认真观察,一旦发现异常再行手术。而Guthkelh则建议及早手术切除骨嵴,对无症状的患儿也如此。他报告的37例患儿中20例采取了预防性手术,其他未手术的17例均发现有新的神经症状和体征。同时,他还发现腰部的骨嵴较之胸部纵裂更容易出现问题。

手术效果各家看法也有所不同。Hendrick一组术后症状均有很大改善,大小便障碍较肢体功能进步更为明显。Guthkelh报告术后患儿的括约肌功能异常、肌肉痉挛和背部疼痛均能缓解,相反,运动力弱、感觉迟钝和反射减退等多无大变化。Fukui等的体会是术后除排尿障碍以外均有好转,而大小便失常问题恢复迟缓。笔者总结了一组55例的病例,发现术后1年患儿的大小便困难、下肢肌力减弱等都有明显进步,只是一侧小腿细或足部发育落后等局部生长问题恢复迟缓,术后2～3年仍然存在。

体位和麻醉:俯卧于Relton支架上,气管内吸入麻醉。

操作步骤:椎板切除要做好高度定位,骨嵴切除避免损伤硬膜和蛛网膜,以防止脑脊液漏。骨嵴切除后是否需要并缝硬膜目前意见尚不一致。

(七)神经纤维瘤病所致的脊柱侧弯和后突

神经纤维瘤病为遗传性错构性病变,发生于胚胎期的神经脊。肿瘤不仅可波及外胚层和中胚层,其内胚层也可受累。神经纤维瘤病为常染色体显性遗传,无种族差异。病变可见于体内各个器官。本肿瘤的临床类型可分为典型的所谓Von Recklinghausen瘤;听神经瘤病,多为双侧听神经瘤。肿瘤的进展程度差别很大,故患者症状有的很轻,有的非常严重,甚至可造成死亡。有的肿瘤有恶性变的倾向。

早在1793年,Tilesius Von Tilenau和1849年Smith对本病有过临床和尸解的报告,然而未认识本肿瘤与神经系统的关系。1882年德国病理学家Frederick Daniel Von Recklinghausen首先报告皮肤的神经纤维瘤病并指出其与神经系统的关系。本病与脊柱侧弯的关系在1918年由Gould首先报告,然后又由皮肤学家Weiss率先描述脊柱侧弯常与神经纤维瘤病并存。1950年Cobb介绍了本病在脊柱的病变特点以及治疗问题。他指出,部分所谓的特发性脊柱侧弯可能就是神经纤维瘤病所致。1965年Scott总结脊柱畸形的轻重与皮肤咖啡色素斑的大小、数量无关。

神经纤维瘤病的脊柱侧弯并发截瘫的原因可能因脊柱畸形过于严重,也可能是肿瘤直接压迫或两者兼有。

1. 临床表现　1981年Riccardi将神经纤维瘤病的临床表现分为两组:一组有明显表现,另一组具有其他特点。①Ⅰ组:皮肤有多数咖啡色素斑、散在的神经纤维瘤和虹膜色素性错构瘤(也称Lisch结节)。②Ⅱ组:特点分别是巨头症,中枢神经系统肿瘤(视神经胶质瘤、星状细胞瘤、听神经瘤、脑膜瘤、神经鞘瘤);肢体一段肥大,胫骨或其他骨的假关节,脊柱后突和侧弯;身材矮小,青春期过早或过迟。

随年龄增加,恶性变或伴其他恶性肿瘤的发生率也有上升趋势,文献记载介于5%～12%,如神经纤维肉瘤、恶性神经膜细胞瘤、神经母细胞瘤、肾胚瘤、横纹肌肉瘤、白血病和嗜铬细胞瘤等。

此外,本病还可并发智力低下、脑发育不全、脑血管瘤、内脏神经纤维瘤、甲状旁腺瘤和其他内分泌紊乱以及先天性心脏病等。

(1)咖啡色素斑　咖啡色素斑是最常见的一种皮肤病变,约90%的患者有此表现。生后不久出现,外观呈黄褐色,源于黑色素。此斑外观与骨纤维结构不良的皮肤斑很类似,生后10年内皮肤斑继续长大并且数目增多。身体表面的中线有色素斑并呈网状的神经纤维瘤,在体内常波及脊髓。

(2)神经纤维瘤　神经纤维瘤最常见于皮肤,也可沿皮下深层的外围神经分布。肿瘤可能是结节状的,散在或弥漫而彼此交叉。血管丰富的网状神经纤维瘤可使肢体一部分肥大。在妊娠期内,肿瘤可增大或数目增多。神经纤维瘤病的患者无咖啡色素斑的极为罕见。

(3)虹膜色素错构瘤　也称Lisch结节。6岁以上典型的神经纤维瘤病中94%的患者可见虹膜色素错构瘤,裂隙灯显微镜检查可发现。随年龄增长日益多见,但多无症状。此结节不见于正常或听神经瘤病的患者。

(4)骨骼上的病变　神经纤维瘤病是进行性的,故年龄增长骨病变日益多见。Hunt和Pugh(1961)报告192例神经纤维瘤患者中51%有骨的病变,其中最多见的是脊柱侧弯。北京儿童医院(1980～1995)收治的1005例脊柱侧弯中,因神经纤维瘤病所致的有55例,占5.47%。第二位的是长管状骨发育畸形,如胫骨弯曲和假关节。因骨膜源于中胚层,骨膜病变可使邻近骨干变细或肋骨变形。

文献统计,神经纤维瘤病并发脊柱侧弯的占10%～41%。本病引起脊柱侧弯的原因可能是局部肿瘤侵蚀、浸润,致骨软化,或并发内分泌紊乱或中胚层营养障碍。此种脊柱侧弯表现不一,其中营养障碍型更有其特点。营养障碍型的侧弯有3类:典型的营养障碍型脊柱侧弯伴有或不伴脊柱后突,因神经纤维瘤病所致,但无营养障碍的脊柱侧弯,无法与特发性脊柱侧弯区分。再有就是因双下肢不等长所致的脊柱侧弯。此外,还可见神经纤维瘤病导致的青少年驼背,椎板切除后的脊柱后突和脊柱滑脱。

营养障碍型脊柱侧弯X线片可见椎体有楔形变,弧度顶端的椎体有明显旋转,椎体有扇贝状纹理,神经孔扩大,横突呈纺锤状以及肋骨细如铅笔等改变。虽椎旁常有神经纤维瘤病的瘤体,但上述脊柱改变可在早期出现,因此多数学者仍认为系中胚层营养障碍所致。

营养障碍性变化多见于胸椎,特点是弧度短,所包括的椎体数目少,平均仅4～6个;侧弯弧度不断恶化,平均每年进展5°～15°。另外,长的弧度较短弧度进展更快。

2. 治疗

(1)手术治疗　治疗原则及方法与特发性脊柱侧弯相同。轻**型病例**用背心支具治疗可收到良好效果,电刺激疗法的功效与支具相似。手术指征与特发性脊柱侧弯一致。

典型神经纤维瘤病所致的脊柱侧弯应手术矫正,支具疗法对此无效。50°以内的弧度可用Harrington器械矫正加后方融合。脊柱后突时,后方融合的植骨块发生假关节的高达64%,因此,宜在矫正后行脊柱环周融合术。即使如此,有时需在术后6个月重新探查有无假关节形成。

据笔者的经验,用节段器械矫正方法效果较好,即用U形杠和椎板下钢丝矫正,固定更为坚固。矫正后每因病变部骨的质量不佳,自身植骨能取得的骨量有限,最近均主张采用带血管蒂肋骨移植,脊柱融合的效果明显提高。最严重的病例术前也可用头环骨盆牵引、头环轮椅或颅骨股骨反方向牵引作准备。手术过程中,宜不断进行神经监测或术中多次Stagnara唤醒试验,了解脊髓功能,以避免神经并发症。

脊髓或马尾受压的患者,多因脊柱变形后突所致;偶系椎管内肿瘤压迫引起。对脊柱后突的病例无论有无脊髓功能障碍都禁忌做椎板切除减压。否则畸形定会加重,使神经症状恶化。理想的方法是前方减压和融合,然后再行后方矫形和融合。这样可使神经症状得以缓解,术前应常规行脊髓造影以区分是椎管内肿瘤还是脊柱后突成角压迫。有的学者建议术前先试行1~2周牵引。如神经症状缓解,可行前方融合;如果截瘫无改变,应先行前方减压,待截瘫有所恢复后再行前方脊柱融合术。

因椎体营养障碍所致的颈椎生理前突消失甚至颈椎后突都可发生脊髓受压。在严密监护下,头环骨盆牵引有可能改善神经症状。如截瘫完全恢复,再行颈椎前后方融合,否则宜行前方减压术和颈椎融合。

(2)手术治疗的并发症

1)假关节:植骨块假关节的发生率报告不一,少的可低到5%,多的高达64%。无后突畸形的病例,后方融合发生假关节的很少,甚至不到5%。用前后方融合治疗脊柱侧弯和后突,假关节的发生率也高达37%。当然,这与手术操作和植骨量有关。

2)畸形复发:短段植骨的另一并发症为弧度复发。因此,术后宜用支具保护。

3)脊髓功能障碍:无论术前牵引或手术过程当中均可发生神经并发症。对此应强调监测和唤醒试验。发现异常应及时改变手术方案,停止手术直至拆除矫形器械。

4)固定钩滑脱:应注意有无并发的椎板裂或椎板受神经纤维瘤融蚀,若忽略这些病变,手术操作过程中容易损伤脊髓或日后发生固定钩滑脱,使手术失败。

(八)先天性骶椎和腰骶椎缺如

本畸形又称腰骶发育不全,系骨骼中轴和神经的严重缺陷。本病的特点是常伴随不同程度的神经缺如,同时可并发内脏畸形,如生殖泌尿系和下消化道异常导致的膀胱和排便功能障碍。

本畸形轻重不等,可由单纯的尾骨下部不发育到全部腰骶椎缺如。轻的可能不为家人注意,多系拍摄其他部位X线片时偶然发现,严重的可能为死产。

1.病因 人类腰骶和尾椎的分化发生在妊娠的第4~7周。动物实验表明,注射胰岛素可诱发本病,有毒物质也会导致本畸形。糖尿病患者和自然流产的产妇,其下一代本病的发病率较正常产妇稍高。

Freedman认为,本病与胚胎初期缺乏分化的刺激有关。Detwiler等发现脊髓对脊柱形成有诱导作用。动物实验证明,胚胎早期神经系统的缺陷缺乏对脊索和神经外胚层的诱导力。

从遗传学角度看,基因起着重要的作用,有学者报道父子均患腰骶椎缺如。鸡的尾部缺如宛如人类的腰骶椎缺如,这种畸形也有遗传性。

2.病理 病变的部位与肉眼及组织学改变有关。腰骶完全缺如,局部肌肉由球状脂肪组织替代。肌腱呈细丝状,但有正常肌腱的结构。脊髓末端有些异常的类似神经根的神经组织;股动、静脉细小,股神经沿股血管走行。传入神经束一般尚存在,而传出的运动神经多不正常,甚至消失。脊髓无腰膨大或腰骶丛,而是在较高平面上终止,例如,脊柱消失在第2腰椎体,脊髓消失在第7胸椎。病变部以上的脊髓均正常。

3. 分型　Renshaw 将本病可分为 4 型(图 7-8-20)。

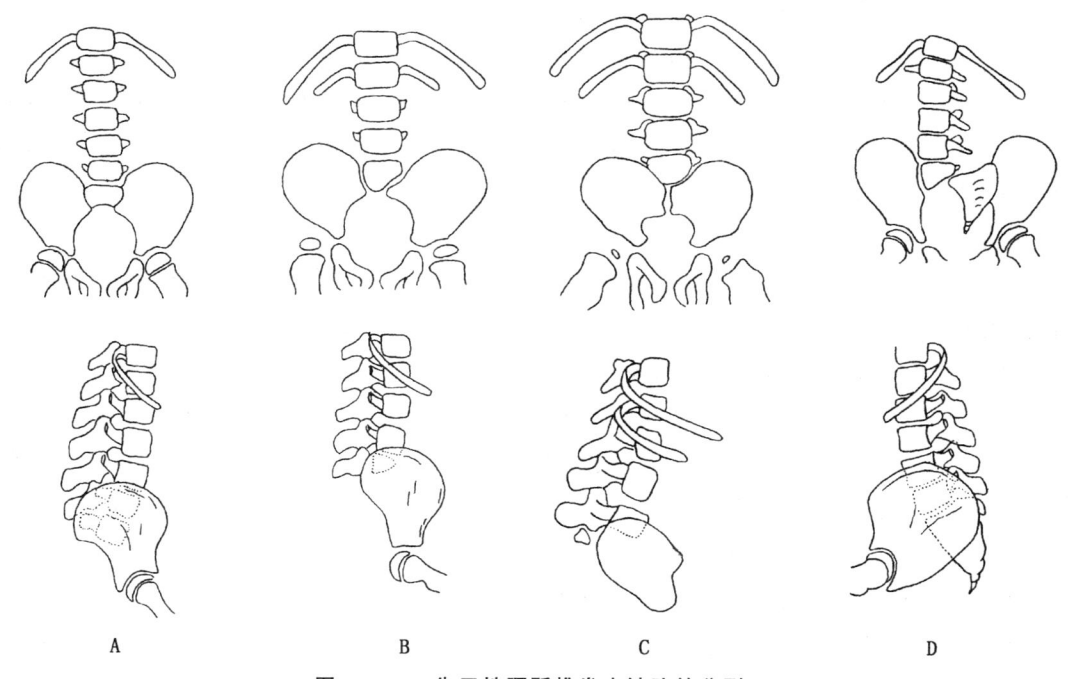

图 7-8-20　先天性腰骶椎发育缺陷的分型

A. I 型　B. II 型　C. III 型　D. IV 型

(1) I 型　骶椎单侧完全缺如或部分缺如。

(2) II 型　骶椎双侧对称性部分缺如,但正常或发育不良的第1骶椎与髂骨有稳定的关节。

(3) III 型　腰椎有不同程度缺如和骶椎全部缺如,髂骨与最下端的腰椎相关节。

(4) IV 型　腰椎不同程度缺如和骶椎全部缺如,最下腰椎骑在两侧髂骨融合部或髂骨两侧的关节上。

4. 临床表现　患儿的外观与脊柱畸形的范围及并发神经症状的严重程度有关。

(1) I 型　骶椎单侧全部或部分缺如,骨盆环和腰骶椎的连接部完整。因此,一般说来脊柱骨盆之间的关节是稳定的,单侧腰骶关节缺如会导致腰骶关节的倾斜和腰椎侧弯。这种脊柱侧弯通常并不是进行性的,不需要支具和手术治疗。髋、膝都正常,但可能并发仰趾内翻足。感觉丧失与骶神经根受累范围一致。

(2) II 型　若不并发脊髓脊膜膨出,脊柱和骨盆之间是稳定的。合并脊髓脊膜膨出的病例若发生进行性脊柱后突和麻痹性脊柱侧弯需手术治疗以利于坐稳,同时还可能因其他畸形(如半椎体)而需做脊柱融合术治疗。此外,还可合并有几根肋骨缺如或肋骨融合畸形。

运动麻痹与椎体缺如的水平一致。多无感觉障碍,但有的病例可有骶$_4$以下感觉丧失。

II 型病变可伴单侧或双侧髋关节脱位。因支配髋关节的肌肉动力失衡——髋外展肌和伸肌麻痹或力弱,而髋内收肌和屈肌的肌力正常。足部畸形和膝关节屈曲多不明显。大多数患儿有行走能力。

(3) III 型　骶骨全部缺失而腰椎和骨盆的连结稳定,或有第5腰椎缺如。此类患儿可并发进行性脊柱后突和侧弯,有脊髓脊膜膨出的尤甚。运动麻痹与椎体缺失的水平一致,通常感觉无明显异常。骶椎完全缺失者,臀部扁平,臀中沟短,其两旁有皮肤凹陷,骶尾部向后突的正常弧度不复存在,直肠指诊时发现骶尾部的向后弯曲消失。本型常并发髋关节脱位、膝关节挛缩和足部畸形。III 型患者如无合适的支具辅助,无法站立和走路。

（4）Ⅳ型 骶椎完全消失，患者身材矮小，双下肢表现盘腿坐位，第12胸椎向背侧隆起，胸腔和骨盆明显不成比例。臀部窄平，臀中沟两侧4～6cm处有皮肤凹陷，骶尾部向后的弯曲消失，肛门横位，骨盆在脊柱下方很不稳定。本型有进行性脊柱侧弯和后突，需要脊柱融合以稳定脊柱。髋关节屈曲（80°～110°）和外展挛缩，大多数患儿无脱位；膝关节可有60°～90°挛缩，腘窝有大皮蹼，膝前有厚胼胝；有僵硬性仰趾跟足。双下肢膝以下肌肉麻痹和萎缩，自主和不自主运动以及反射活动均消失。膝部以下可有感觉异常或感觉消失。大小便失禁。骨盆严重畸形可致下消化道梗阻而需结肠造口术。本型患儿为了走路必须手术稳定脊柱和骨盆，有的患儿可用支具辅助。

X线所见：除肋骨缺如或并肋者外，胸廓正常。胸椎和腰椎上段可因有半椎体或分节不良而致脊柱侧弯或后突。骨盆狭窄，髂骨翼两侧相连形成异常的关节，股骨和胫骨萎缩但形状正常。髋关节正常或有脱位，膝关节弯曲，足部有仰趾跟足。本畸形应行静脉肾盂造影和（或）其他检查，以除外生殖泌尿系统畸形。

5. 治疗 腰骶完全缺如（Ⅳ型）因肌纤维和大部运动神经纤维未发育而无法再建下肢功能。随年龄增长，Ⅲ和Ⅳ型患儿脊柱骨盆后突加重而需脊柱融合手术使之稳定。术后患儿可坐起。支具可压迫输尿管而酿成严重肾积水。有学者主张膝以下截肢，用假肢行走。提早松解膝关节和足部软组织可为足膝负重创造条件。膝屈曲畸形术后常有复发。胚胎期间可因运动麻痹而无胎动。关节内和关节周围的纤维化犹如多发关节挛缩症，惟一不同的是，本病的肌肉无纤维性变。最好的治疗是白天用持续被动活动器械（CPM），夜间支具防止膝关节挛缩。髋关节屈曲畸形可用股骨近端伸展性截骨术矫正。骨盆狭小致下消化道梗阻有时需行骨盆扩大术。

附：带血管蒂肋骨移植术

带血管蒂肋骨移植术（vascularized rib pedicle grafts, VRPG）可用带血管的骨移植修复长管状骨大块缺损。脊柱外科需良好的手术技巧、正常的软组织床面、加用骨移植和牢固地内固定4个条件才能成功。对此，VRPG的适应证是有限的，但确可促进骨愈合，尤其是对神经纤维瘤病引起的脊柱侧突或有脊柱后突同时存在骨缺损的，可改善手术效果。

1. 应用历史 1975年Taylor首先报道VRPG临床应用成功。随后临床和实验研究表明，VRPG能确保有数量不等的骨细胞，易于愈合，特别是有高危象时，如感染、不能修复的瘢痕、放射治疗后的软组织创面等。VRPG替代骨缺损（常大于6cm）为一期完成的显微外科再造术。临床证实这种移植骨的愈合与缺损的长度无关。在有效的控制应力负载的条件下，VRPG较无血管蒂自体或同种骨移植后粗大。无血管蒂骨移植的再塑形是借助于骨传导的爬行替代。VRPG塑形是靠骨再生，很像固定良好的骨折愈合。

很多手术均可同时加用无血管蒂骨移植，如长管状骨撑开性后、同种移植再造术、假体内替代和电刺激治疗复杂骨折不连接等。VRPG可单独使用，也可与同种骨移植一起联合应用。骨缺损不足6cm但软组织创面不理想的也可做VRPG。

VRPG从供区转移到较远部位的又称自由转移（free tissue transfer）。相反，保留血管蒂移植到邻近部位的，又称之为"换位移植"（transposition graft）。脊柱外科极少采用带血管蒂的腓骨转移到脊柱作为桥接。Bradford普及肋骨移植技术治疗脊柱后突畸形，并填补椎体缺损。James W. Ogilivie强调神经纤维瘤病所致的脊柱侧弯及后突应当用VRPG行脊柱前方融合，否则畸形容易复发。

2. 实验研究 用狗作过 VRPG 的系列研究。实验均证实狗的双侧前腿和后腿局部生物学和力学效果良好。因其保存骨细胞和血供,故愈合较快,再塑形后犹如肢体骨折愈合。

肋骨有韧性,并具弧度,最常用于下颌骨再造术,因其结构的特点不用于修复长骨缺损。Strauch 等描述过肋骨瓣修复下颌骨缺损。前段肋骨可连同肋间血管和一段乳房内动脉作为血管蒂移植。

VRPG 用于椎体前方的技术业已成熟。肋间血管源自其后的主动脉和节段血管。Shaffer 等用小猎犬作实验动物,比较带血管蒂和无血管蒂的肋骨移植到脊柱,分别观察其生物学和力学表现。做 VRPG 的 10 只犬,其中 5 只观察 3 个月处死活检,5 只犬观察 6 个月处死;另外 10 只无血管蒂肋骨移植其中 5 只观察 3 个月,5 只观察 6 个月。处死后对其脊柱施加非破坏性的扭曲力,结果 VRPG 的两组均较无血管蒂的骨质坚强。前者移植后变得粗大,与椎体结合紧密牢固,而后者有不完全性吸收。

随后,Shaffer 又设计了用犬的肋骨桥接椎体切除后的骨缺损。40 只犬先行胸$_9$椎体切除,其中 10 只犬用无血管蒂的髂骨嵴移植,10 只犬用无血管蒂髂骨加带血管蒂肋骨移植,10 只犬用煅烧骨基质(interpore)填充椎体骨缺损,10 只用同法填充并加 VRPG。术后分别观察 3~6 个月,结果煅烧骨基质填充的只有少量骨质长入,而 VRPG 后变粗壮、肥大,证实"活的"骨移植对修补骨缺损最好。

3. 适应证 脊柱重建手术 VRPG 有其适应性,但文献中报道的不多。软组织床正常,往往不太需要用此技术。即使如此,仍有如下手术适应证:

(1)胸$_{6\sim12}$的脊柱后突畸形均可用第 5 肋行 VRPG。

(2)椎体肿瘤切除后无论用放射治疗与否均可用 VRPG。

(3)感染后的骨不连接,VRPG 能促进骨愈合,同时能将抗生素带到局部,有利于控制感染。

(4)大的骨缺损不连接的可能极大,因而需要 VRPG。

(5)椎体骨髓炎、清创后遗留的骨缺损、常规植骨和内固定不易连接可用 VRPG。

(6)神经纤维瘤病所致的脊柱侧弯和后突,前方松解和后方矫形常规植骨融合后,畸形容易复发,因而需行 VRPG。

4. 手术技术 VRPG 由胸外科会诊医师或脊柱外科医师操作均可。手术放大镜对处理肋间肌和肋间血管有所帮助,通常无需手术显微镜。从骨膜外剥离肋骨和肋间肌,特别是肋骨下缘一定要保留肋间肌,自下一肋的上缘锐剥离。从肋骨到椎体之间的距离按计划植骨的部位先切断。如需要较长的血管蒂才能到达病变部,可将肋骨前端再作一次截骨,如此有血管的中段肋骨移动范围增大。

腰$_2$是 VRPG 技术所能达到的最低水平。在远端切断肋骨时,要在同一部位结扎肋间血管,有时可再用小血管夹双重钳夹以防止再出血。肋间神经要用锐刀切断,令其回缩,以防止术后发生神经瘤。肋骨下缘的肋间肌要尽量保留在肋骨上,以使肋间血管不受损,确保截断的肋骨有血液灌注。

肋骨近端截断平面取决于植骨所需长度。为了截骨操作安全要小心分离骨膜。完成这一步骤以后,此肋骨段只与其下缘的肋间肌及肋间血管蒂相连。沿肋椎关节方向游离肋骨,小心保留血管蒂四周的肋间肌,无需自肋间肌中剥离出肋间血管,否则会损伤血管蒂。

仅在血液灌注不好的情况下才需要将肋间血管分离出来。有时蒂部血管会发生扭曲,需进一步向近端剥离使之松解。偶需修剪肋间肌,使之放松。必要时在不影响肋间血管的前提下切除最外层的肋间肌。

有时肋间肌妨碍肋骨插入椎体骨槽,必要时可将肋骨两端的骨膜剥离上翻 2~3mm。如此可使骨面对骨面,中间无软组织嵌入。

移植后血液灌注的好坏可借肉眼直接观察。温盐水冲洗后,轻柔按抚肋间肌。如有辣椒粉样的小出血点表明血供良好。万一血液灌注不好,可改用手术显微镜,以显微外科器械游离血管,并以含肝素的温盐水浸泡。此外,发生蒂部血管痉挛时,局部还可用利多卡因或罂粟碱。术毕常规应用胸腔引流,关胸步骤如常。

术后随访的 X 线片可见 VRPG 肋骨增粗。

二、常用的手术方法

(一)脊柱侧弯的矫治手术

矫治脊柱侧弯的手术有以下几种:

1. Harrington 器械矫正　见图 7-8-7。

2. 皮下杠技术　见图 7-8-8。

3. Luque 手术　见图 7-8-9。

4. Galveston 技术　预弯 Lugue 杠为 3 段:①垂直的脊柱段(胸椎生理后突和腰椎生理前突)②横向的骶椎段(按年龄 1～2cm)③髂骨段(向前、外、下)从髂骨内外板之间打入,直达髋臼上方(最厚部分),见图 7-8-21。

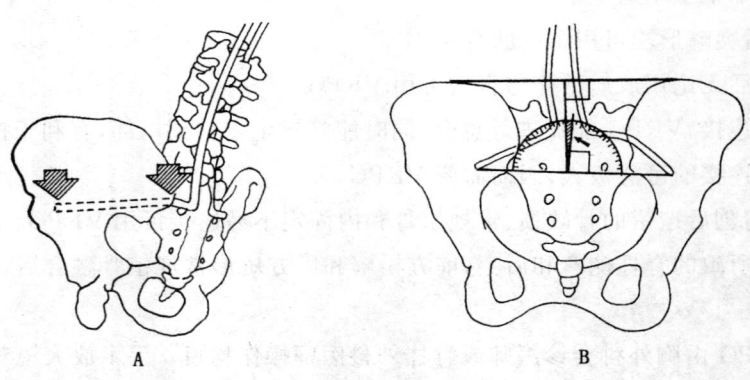

图 7-8-21　Galveston 技术

A. 杠的预弯和位置　B. 矫正骨盆倾斜

5. Wisconsin 法　又称 Drummond 棘突钢丝法,见图 7-8-10。

6. C-D 手术　见图 7-8-11。

7. 哈林顿 Bobechko 改良法　见图 7-8-22。

8. Zielke 前方矫形术　见图 7-8-13。

9. 改良的脊柱颈胸段前方入路技术　脊柱颈胸交界的前方显露较困难,许多重要结构如血管、骨、关节都是显露的障碍。

(1)解剖　从前方进入颈胸交界部,首先遇到的是骨关节,即胸骨柄、胸锁关节和锁骨的内侧 1/3。其次是血管,包括左锁骨下、左肱头静脉,左侧颈总、锁骨下动脉以及主动脉弓。冠状面正中有食管、气管和喉返神经。在近端浅层有条状肌群和胸锁乳突肌。

(2)手术指征　从前方显露的手术有脊柱该部的肿瘤、感染和骨折。

(3)手术技术　改良的前方入路对颈$_4$～胸$_4$ 的显露充分且有足够的操作空间,对大血管止血方便,对脊

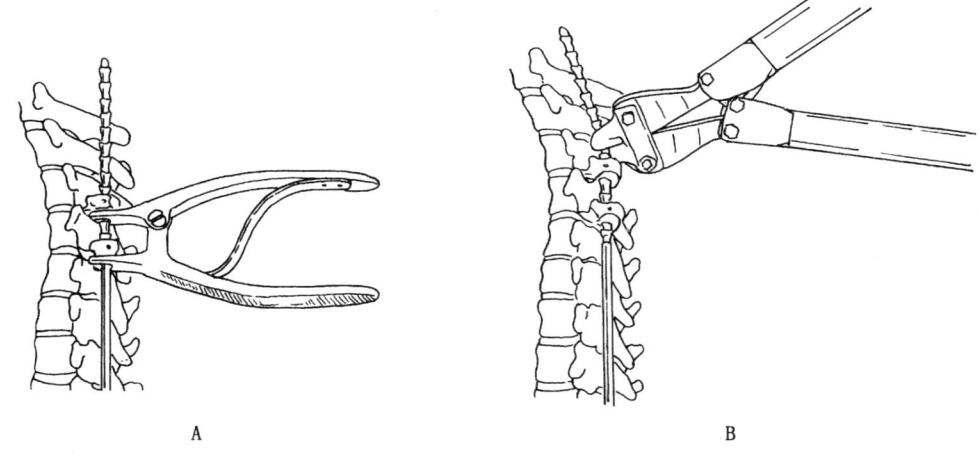

图 7-8-22 哈林顿 Bobechko 改良法

A. Bobechko 特制分离器撑开两个自动调节钩　B. 剪掉余下的齿状端

髓减压、切除骨和软组织、矫正畸形、稳定脊柱均能顺利进行。患儿取仰卧位,气管内全麻,颈后伸并转向右侧,左肩和颈部下加垫,静脉给抗生素,术中监测脊髓功能。冰球棒状皮肤切口,水平部分在锁骨上2～4cm,与锁骨平行,向外延至胸锁乳突肌的外侧缘;垂直部分起于横向切口的内端,向下超过胸骨柄和体的连接处(图7-8-23A)。切开颈阔肌形成皮肤和皮下组织的皮瓣。切断结扎前侧浅静脉,牵开内、外颈静脉和内侧锁骨上神经,如妨碍显露可切断结扎。从骨膜下剥离胸锁乳突肌在胸骨和锁骨上的止点,并向上外侧牵开(图7-8-23B),然后切断胸骨舌骨肌和胸骨甲状腺带状肌群。

骨膜下剥离出锁骨内侧1/3和左半侧胸骨柄,用线锯切断中、内1/3交界部的锁骨。小心保护锁骨后下方的左侧锁骨下静脉。继而用锐分离离断胸锁关节。若术中需利用此段锁骨,则用吸血的纱布包起,保存。切口近端,在食管和气管外侧,颈总动脉鞘的内侧,气管和食管之间可见喉返神经。此神经较粗,可牵开。有时还需结扎甲状腺下静脉。锁骨内侧1/3截下后,颈动脉鞘内有颈总动脉、迷走神经、颈内静脉牵向外侧;食管、气管和喉返神经牵向内侧。切口内要小心保护从胸骨上窝走行向上的甲状腺下静脉(图7-8-23C)。

至此,用Richardson牵开器拉开即可见椎体前方筋膜(图7-8-23D),边缘圆钝,用手拉的牵开器(如Richardson)向外拉开颈动脉鞘,向内拉开气管和食管。在椎体两侧可见颈长肌。此牵开器体宽,表面光滑,可防止滑入胸$_1$和胸$_2$椎体的两侧。术中最好拍X线片进一步证实解剖位置。此时,颈$_4$～胸$_4$有很好的操作空间。

无论何种病变,均可按需要切除一个或几个椎体。同时可行脊髓减压术。若后突较重,术中可行颅骨牵引以利整复。

良性骨肿瘤或骨折,可行大块骨移植。髂骨翼取骨固然可行,最好利用已切下的锁骨内侧1/3。通常其大小合适,还可用骨钻将其做成T形,但对胸$_1$以下的几个椎体因间距大、血管太近,最好不用此法植骨。

对恶性骨肿瘤,最好在上下骨槽内预先加入骨水泥或先置入细钢针,以加强局部硬度。但钢针会影响日后造影的质量。另一方法是可先将锁骨插入骨槽,然后再用骨水泥加强。

对椎体感染的病例均可用髂骨或锁骨植骨。

在充分冲洗、止血和置入深层引流后,缝闭切口。缝接带状肌群,并将胸锁乳突肌重新缝回到止点的骨膜上。皮肤和皮下组织作常规缝合,放好颈胸段制动支具后患者可回病房。

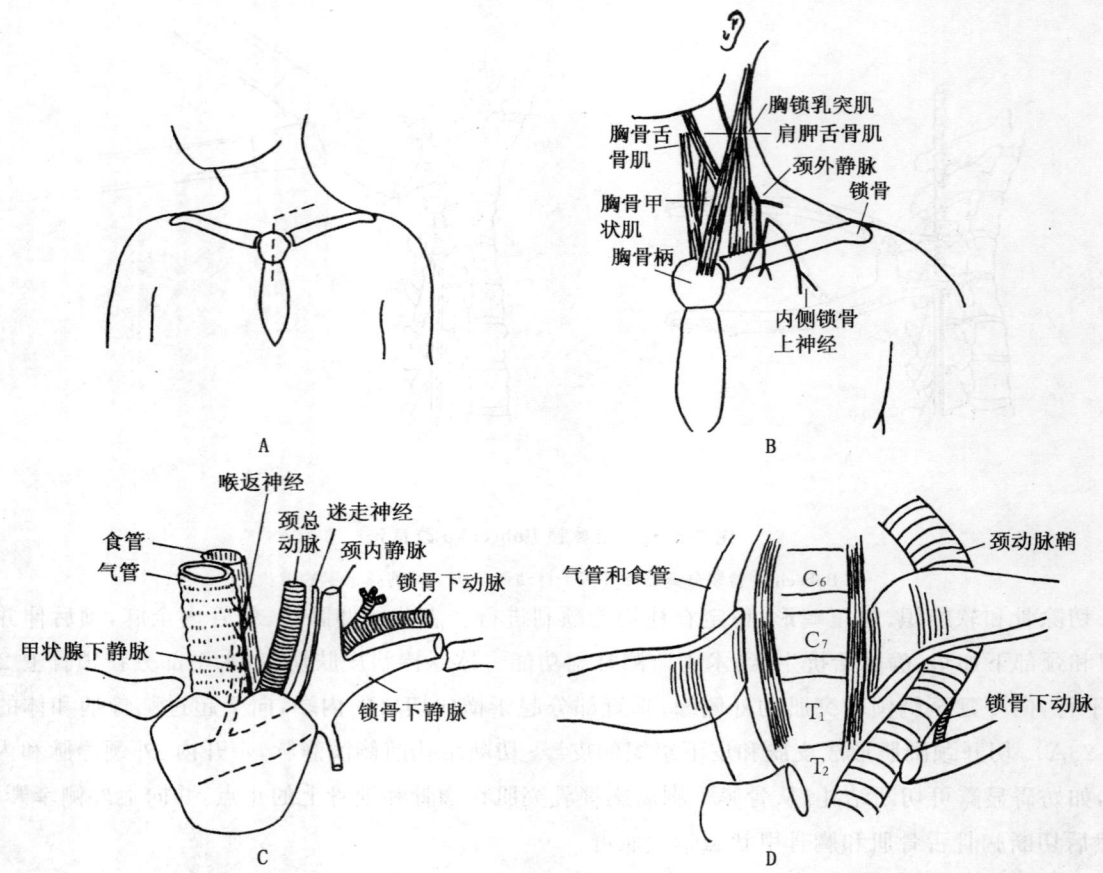

图 7-8-23 改良的脊柱颈胸段前方入路
A. 颈左侧冰球棒切口   B. 剥离胸锁乳突肌在胸骨和锁骨上的止点   C. 锁骨内侧血管分布   D. 手拉牵开器拉开

（4）类似入路 下颈椎的标准入路是与胸锁乳突肌平行的斜切口。从胸锁乳突肌的内侧和颈总动脉鞘之间，在带状肌群和食管、气管的外侧可显露颈$_7$～胸$_1$。有学者认为可用此切口显露到胸$_4$，但操作空间小，不足以完成椎体切除、脊髓减压和植骨。究其原因主要是胸骨和锁骨妨碍视线。

另一方法是劈开胸骨，对胸椎的近端显露有利。

Hodgson 等曾用经胸或胸膜外入路，切除第3、4肋，此入路对显露胸$_1$～胸$_4$很充分，但对显露下颈椎则不够。过去接受过放射治疗的患者，因有粘连而使分离不理想，同时开胸对肺部挤压和需胸腔引流等都是不利之处。

Micheli 提出颈胸联合入路用于小儿颈胸段后突侧弯，显露好，操作空间（颈$_3$～胸$_9$）充分。颈部切口位于锁骨上与之平行，颈总动脉鞘后方，下方入路经第3肋开胸，并将肩胛骨上推。虽此入路切除椎间盘的视野尚好，但对椎体切除、脊髓减压和大块植骨有困难。

Sundarensan 推广前方胸锁T形切口。该垂直切口位于胸骨柄，横切口在锁骨上方。胸锁乳突肌和条状肌群自锁骨上剥离。切除胸骨柄的1/2和内侧1/3锁骨，可作植骨用。颈部分离在颈总动脉内侧进行。优点是针对颈$_3$～胸$_4$范围有很好的视野，足够的操作空间和有利于大血管的止血。同时能提供大块植骨，并不用胸腔闭式引流。

Kurz 对上述入路作了3点改进，不仅显露颈椎前方，而且能显露脊柱的颈胸段交界部：①横切口只限于入路的一侧,不包括胸骨柄的全部,左侧为好,理由是喉返神经在左侧的位置确切,大血管也容易牵开。②胸骨柄留在原地,不需要切除。日后若想重建胸锁关节也较方便。③大块植入含皮质骨和骨松质的锁骨,加用甲基丙烯酸酯(methacrylate)可加强负荷且可防止大块植骨的滑脱。

(5)并发症　本入路一般不会发生神经血管损伤,无食管、气管破裂和术后喉咙嘶哑的报道,无切口感染。大块植骨从不松动移位,因此畸形矫正后无复发。曾有1例术后5个月发生急性下肢轻瘫的报道,可能系因肿瘤切除不彻底,术后复发的缘故。

可能发生的另一并发症是胸锁关节切除后可导致患侧肩部力弱。笔者相信这对于左利的小儿可有些功能障碍。对此,可用髂骨翼植骨替代切除的锁骨内侧1/3,用内固定以融合胸锁关节。

(二)并发躯干及骨盆倾斜的矫治

1.分型　骨盆倾斜可分为3种类型:

(1)盆下型　因一侧髋外展肌和阔筋膜张肌挛缩或另侧髋内收肌挛缩所致。

(2)盆上型　发生在腰骶段的先天性脊柱侧弯可并发骨盆倾斜,或并发于严重的麻痹性侧弯。

(3)骨盆型　骶椎和骶髂关节的骨性畸形,如部分骶椎未发育导致骨盆的不对称。

盆下型的可用支具、全范围活动锻炼和纠正体位来预防。一旦发生明显的肌肉挛缩则需松解术矫正骨盆的倾斜。偶需股骨近端截骨术治疗。

盆上型骨盆倾斜可用支具控制脊柱侧弯或行脊柱融合术限制其发展。严重的脊柱侧弯不可能完全矫正,故骨盆倾斜呈永久性固定变形。

前方切除半椎体和后方短段脊柱融合对技术熟练者是矫正方法之一。另外,有的主张先行腰椎短段融合,术后3～6个月待植骨块坚强后再行髂骨截骨延长短侧下肢,也能平衡躯干(图7-8-16)。骨盆截骨延长下肢较同法短缩下肢为好,此手术宜在3岁后施行。

Lindseth称骨盆倾斜可能并发髋关节脱位和影响站、立及正常步态,甚至引起坐骨部的压疮。因而主张20°以上的骨盆倾斜宜行骨盆截骨术矫治,报道了9例,疗效满意。全部病例坐位平衡得到改善,4例步态恢复正常。术后无一例发生坐骨部压疮和进行性髋关节脱位。截骨术前髋关节的挛缩肌群需预先松解,原有的脊柱侧弯要尽量矫正并行脊柱融合术。

骨盆倾斜矫正的程度应在术前的脊柱和骨盆的X线片上测定(图7-8-24A)。双侧骨盆截骨法的矫正的最大限度为40°。

2.矫治方法　骨盆截骨术(Lindseth术)的手术入路与矫正膀胱外翻的O'Phelan骨盆截骨相同。患儿将取俯卧位,双侧倒L形切口,从髂骨嵴上方开始向髂后上嵴延伸,然后向下沿每侧的骶椎边缘到坐骨切迹。自髂前上嵴向后纵向劈开髂骨的骨突、骨骺。牵开内侧的股方肌和髂肌随同内侧骨膜一起牵向内。连同外侧的骨突、骨骺于骨膜下分离臀大肌向下直达坐骨切迹。注意避免损伤臀上和臀下的血管和神经。坐骨切迹部可以用柔软的金属牵开器送入保护。

双侧髂骨截骨部位均在骶髂关节以外2cm处。楔形截骨取决于需要矫正的程度,一般不超过髂骨翼面积的1/3。楔形基底向上,平均约2.5cm长。

楔形截骨完成后,向下牵拉短肢同时向上推长侧肢体,此手法可使长侧肢体的截骨部位合拢(图7-8-24B)。如果髂骨向上移动过多,可将多余部锯除,用2枚螺纹针或钻孔后缝合固定,然后侧用分离器将短肢截骨部撑开插入另侧髂骨的楔形骨块。最后用2枚克氏针贯穿固定(图7-8-24C),冲洗伤口后缝合,用双侧全髋人字石膏制动。

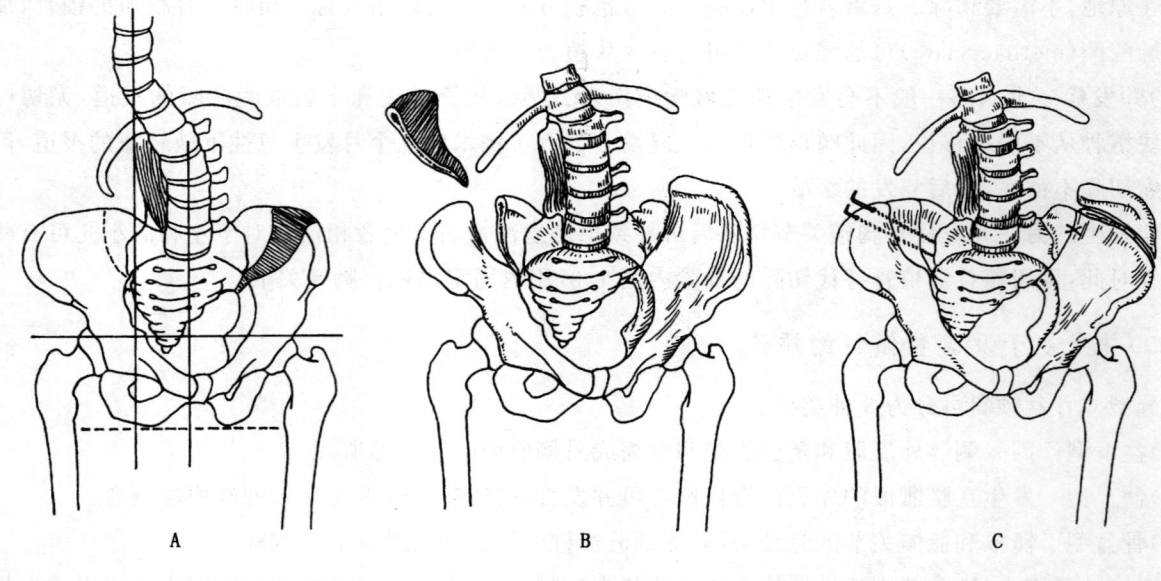

图 7-8-24 骨盆截骨术
A. 术前测定髂骨的楔形截骨和转移的面积　B. 原截骨处合拢,楔形截骨块转移至对侧　C. 骨块嵌入后,用 2 枚克氏针固定

术后护理:石膏制动 8 周,X 线片上截骨部愈合坚强后可取出克氏针。

第九节　足及小腿

一、正常足的生长

胚胎第 4 周,在胸$_{12}$～骶$_4$ 出现下肢肢芽。其顺序为大腿、小腿、足。足部发育的顺序为跗骨、跖骨、趾骨。第 4～5 周,足呈板状,未分趾处于内收位,第 1 跖骨部软骨分化。第 6 周,足为马蹄内翻,前足内收位。第 7～8 周,足部发育明显,形成较多的软骨化骨中心。距骨、跟骨、舟骨均形成软骨团块,以距骨最大。骰骨与跟骨相连,楔骨、趾骨及足距也已分开。第 8 周,跟骨、距骨及楔骨明显增大。软骨化骨中心已开始向骨化中心过渡。跟骨与距骨平行在同一水平位置。第 9 周,跟骨结节部突出并向距骨跖侧移位,第 1 跖骨与楔骨内侧关节形成内翻位。第 1 跖骨头与第 5 跖骨头下垂开始出现足横弓。第 1 趾开始骨化,足仍为内翻位。第 10～12 周,足背伸,由于距骨头、颈及跟骨远端内旋而呈内翻位,跟骨已移位至距骨跖侧。第 16 周,由于距骨头、颈及跟骨远端逐渐外翻、外旋,足的位置也随之由内翻、内旋位向外翻位转变,足横弓与纵弓继续发育,楔骨处于内翻背伸位至出生。第 21 周,距骨在所跗骨中首先骨化(图 7-9-1)。

新生儿的足部与下肢的比例相对较长(平均 7.5～10cm,Herman,1985)。自跖侧观察呈三角形,拇趾端较宽,足跟较窄。从新生儿时期直到成人,足的长宽比例随生长而改变。足部长度生长主要靠跟骨、跗骨与跖骨。足的生长比例较小腿比例略小,与身材比例基本一致。至 18 岁足的长度增加为身体长度增加的 2%。1

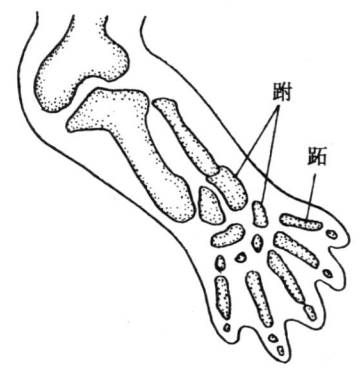

图 7-9-1 下肢透明轮骨雏形

个月时足的长度相当于胎儿第 5 个月时长度的 1 倍,4 岁时为初生时的 1 倍,8 岁时为 6 个月时的 1 倍。男孩 18 岁时,足部长度为其 1.5 岁的 2 倍(Anderson,1956)。

足的生长速度以婴儿期至 4~5 岁较快。5 岁以后生长速度下降,约每年增长 0.9cm。足部骨停止生长早于全身骨的停止生长时间。女孩 10 岁时,足的长度已达到 90%,男孩可达到 82%。男孩足部长度平均较女孩长 2.5cm 左右。女孩在 10~11 岁出现足部生长高峰,平均 1 年增长 1.1cm。高峰之后的 3~4 年内足部生长完成。在少年时期,男孩与女孩在足部生长方面有明显区别。12 岁以后足的生长以每年 0.9cm 的速度增长,女孩到 12 岁、男孩到 14 岁足长度停止生长(Anderson,1956)。出生时足的大小相差不多,长到 10cm 以后,每个人的差别开始增大。成人可以有很大差异。自足跟至趾端的长度与身高生长维持衡定比例,与小腿的增长比例基本一致。影响其他骨(如股骨、胫骨)生长的因素很少影响足部骨的生长。

足的外观也有较明显的变化。胎儿足前部相对较宽,按长宽比例较新生儿时期甚至较成人明显。由新生儿时期至成人,足部逐渐变为较长而狭窄。足部的长度主要是跟骨、跗骨及跖骨的相同比例生长。在全身骨骼中,足骨最早停止生长,其次为长管状骨,最后为躯干骨。

二、姿势性畸形

(一)胫内翻

胫内翻(tibia vara)是胫骨近端骨骺后内侧生长障碍所致的胫骨近端干骺端向内弯曲的畸形。作为一种独立疾病,由 Erlacher(1922)首先报告。Blount(1937)作了较系统的研究,故又称 Blount 病。

本病可分为婴儿型与少年型。婴儿型 1~3 岁出现,少年型于 8~13 岁时出现。一般婴儿型双侧多于单侧,而少年型多为单侧(90%)。性别无明显差别。病程呈进行性发展并有关节的继发性变化,如韧带松弛及胫骨平台后内侧发育不良。常并发胫骨内旋。

1.病因 尚不明确,有学者观察到在胫骨近端内侧出现密度增高的阴影为纤维和软骨发育不良(Olney,1990)。或可能与应力分布异常有关。

2.临床表现 婴儿型双侧发病,占 50%~75%。起病之初,难与严重的生理弯曲相鉴别。患儿站立行走较早,且多肥胖。双侧发病畸形角度相等。一般 1~3 岁畸形很快加重,呈进行性。胫骨内上髁部可触及一骨突,无压痛。膝关节屈曲 20°位向外推胫骨平台,因内侧副韧带松弛,可感到股骨内髁向内、后侧半脱位,可伴有胫骨轻度内旋和平足。单侧发病的肢体略有短缩。行走时膝关节呈屈曲姿势。

少年型单侧发病占90%,有时在生理性胫内翻基础上突然加重。内翻畸形的角约为20°,进展较慢。肢体短缩可达2cm。也可在膝关节屈曲20°时查到膝关节内侧副韧带松弛的体征。发病时间较长的可诉膝部疼痛或因跛行及下肢不等长而就诊。一般不并发胫骨内旋和平足。

3.X线检查 婴儿型表现为胫骨上端骨骺和干骺端的系列改变与急剧成角。病变较轻的干骺端和骨骺变化于3~4岁时消失,病变严重的可以持续到10~13岁。有学者(Langenskiold,1952)将胫内翻的X线改变与年龄划分为6个阶段(图7-9-2),对指导治疗有重要作用。

(1)第1阶段(1~3岁) 胫骨上端内翻畸形,干骺端骨化不规则,在透明区域内有岛状的钙化阴影。内侧骨骺发育落后,干骺端内侧向内、下方突起。

(2)第2阶段(2.5~4岁) 干骺端内侧1/3部有一锐性斜向内下方的凹陷。状如角嘴,其上部较干骺其他部分透明。骨骺内侧呈楔形,发育较外侧差。

(3)第3阶段(4~6岁) 角嘴状凹陷加深,以软骨充填,在干骺端形成阶梯状。骨骺内侧呈楔形而界限不清,骺内下缘有小钙化区。

(4)第4阶段(5~10岁) 骺核变窄,骨骺增大的同时向凹陷部长入并居于干骺端内侧,骨骺内缘不规则。干骺端内侧阶梯加大。

(5)第5阶段(9~11岁) 骺板内侧面有一透明带将骨骺分开,状似双骨骺。骨骺近关节面部有三角形边缘不规则骺块,内侧覆以关节软骨。胫骨上端内侧关节面从髁间部向内、下、后方呈一斜坡状畸形。

(6)第6阶段(10~13岁) 分叉状的内侧骺板变化,外侧生长正常。

发展到第2阶段时,还有可能完全恢复正常,第4阶段仍有可能恢复。若至第6阶段,则遗留永久性畸形。

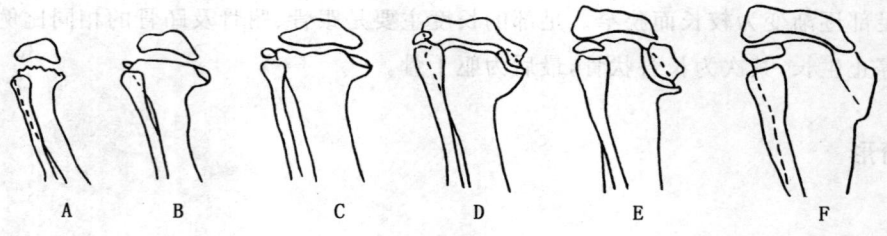

图7-9-2 胫内翻X线表现的6个阶段

少年型的X线表现为,骺板内侧1/2中部变窄,骨骺外形正常,干骺端无阶梯状畸形。断层摄影可发现有些病例有部分骺板骨化。

4.治疗

(1)婴儿型 4岁以前畸形内翻角度逐年增大,4~9岁阶段较稳定,9岁以后畸形逐渐加重。应该在畸形发展前积极治疗。

2岁以下幼儿,X线片测量干骺端与骨干角度超过11°,典型X线特征处于第2阶段以前,可用支具或石膏矫正。每4个月复查畸形变化。Schoenecker(1985)报告支具固定可以制止畸形发展并有一定程度矫正。Loder(1987)统计支具矫形50%有效。Johnston(1990)认为支具固定不应超过3岁。早期支具矫正也应维持力线直到干骺端病变恢复。

畸形达到图示第3阶段:股骨胫骨角超过15°,干骺端骨干角超过14°,年龄3~4岁的患儿,应行胫骨近端截骨术。及时手术可以恢复内侧骺板的生长能力。手术同时矫正胫骨内旋。

(2)少年型 超过9岁的患儿,胫骨上端骺板中出现骨桥或内侧骺板早闭,考虑仍在生长时期,除行截骨术外,还可以行胫骨外侧骺板和腓骨骺板阻滞术。肢体短缩超过2cm者可考虑肢体延长手术。对骨桥可考虑骨桥切除及脂肪充填术。

对延误治疗、有明显膝关节不稳、内侧平台有深压迹的,可行经骺截骨平台垫高手术(图7-9-3)。手术复发率可达25%(Carter,1990)。

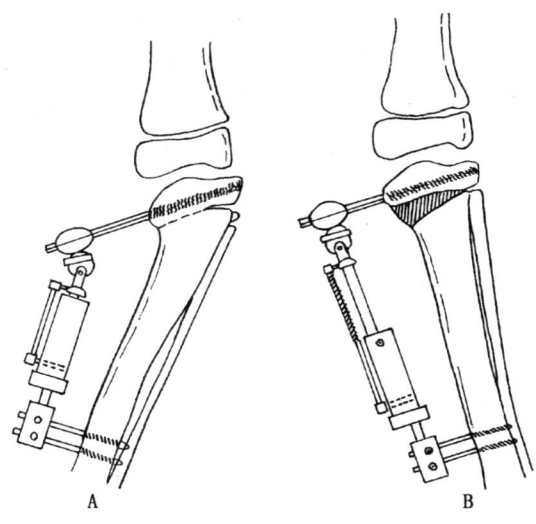

图 7-9-3 胫内翻矫形

(二)胫腓骨旋转畸形

胎儿时期在额状面上,内踝较外踝居后。出生后胫骨笔直,无旋转。至6岁,踝部持续外旋至18°~23°,外踝较内踝约长1.5cm,但外旋角度无明显改变。测量胫腓内旋角的方法可用膝关节屈曲90°时,足与矢状平面呈15°~20°。也可用CT轴线断层测量胫腓骨近端与远端平面轴线角度的方法。不同年龄的胫腓骨外旋角不同,初生时为0°,18个月为9°,3岁为12°,5岁为18°,成为人23°。有学者(Hutter,Scott's)统计,10%的男孩及8.5%的女孩在5~7岁有胫腓骨内旋。

胫腓骨内旋畸形应该与股骨前倾角异常、股骨旋转畸形、胫骨内翻、髋臼方向异常和先天跖骨内收相鉴别。

婴儿时期的胫腓骨内旋畸形不需特殊治疗,超过2周岁可用Denis-Browne支具及步态训练等方法处理。7岁以上患儿,畸形严重者可以手术治疗。

胫腓骨外旋畸形较为少见,可以考虑用支具及步态训练矫正。

(三)先天性胫腓骨弯曲畸形

1.先天性胫腓骨后内弯曲 先天性胫腓骨后内弯曲与先天性胫骨前弯及先天性胫腓骨假关节的病程及预后完全不同,它是另一种畸形(图7-9-4)。出生时即可见到胫腓骨在中下1/3交界部向后、内弯曲,同时可并发跟外翻及踝关节跖屈受限。初期小腿后侧软组织肥厚继而萎缩。12%的病例有小腿短缩(Pappas,1984)。X线检查可见胫腓骨中下段向后、内弯曲,在弯曲与弯曲凹侧部分骨皮质增厚,骨髓腔变窄或消失。畸形一般可以在3岁内自行矫正,不需要特殊处理。对跟外翻及踝关节跖屈受限者,可以采用被动按摩及夜间支具固定方法矫正。肢体不等长者可以在儿童后期行肢体延长手术。

2.先天性胫腓骨前外弯曲　胫腓骨中、下交界部弯曲,可能有轻度马蹄畸形。X线检查除胫腓骨中、下段向前外侧弯曲外,还可以有弯曲部凹侧骨皮质增厚,骨髓腔狭窄或消失。本病不会并发神经纤维瘤病和骨纤维结构不良。畸形可自行矫正,但10°以上的畸形应避免参加体育运动。

3.先天性胫骨前外弯曲　先天性单纯胫骨前外弯曲较先天性胫腓骨前外弯曲少见(图7-9-5)。本病不会并发神经纤维瘤病和纤维结构不良。出生时可见前外弯曲畸形的胫骨,X线检查可见胫骨弯曲但腓骨正常。某些病例可见弯曲凹侧骨皮质增厚、硬化及髓腔狭窄。一般不需特殊治疗,可自然矫正。若畸形较明显,行切骨术矫形愈合良好。先天性胫骨前外弯曲在弯曲部位并发骨发育不良及囊性改变并可能发生骨折,可以手术切骨矫形,并用骨松质和皮质骨填塞植骨及内固定可以愈合。但应注意出现不愈合和形成假关节的趋向。

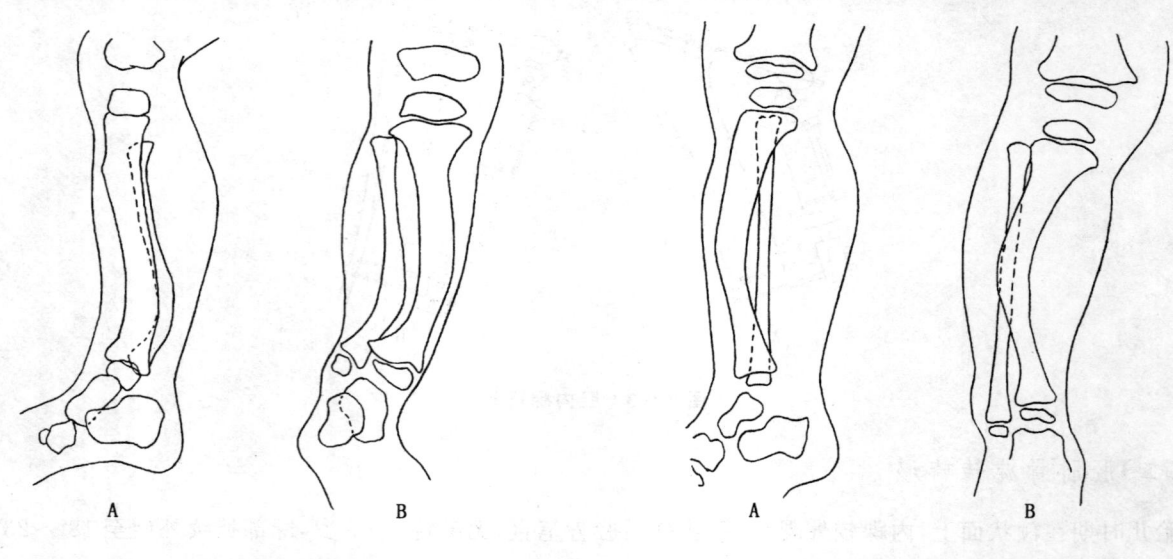

图7-9-4　胫腓骨后内弯曲　　　　　图7-9-5　胫骨前外弯曲

(四)先天性仰趾外翻跟足

先天性仰趾外翻跟足可能与胎儿时子宫内受压及姿势异常有关。发病率约为1‰,第一胎及女婴多见,男女比例为0.61:1。

新生儿时期可见足背伸及外翻范围加大而跖屈范围减少。平卧时足部处于轻微背伸外翻姿势。被动背伸踝关节可使足背接触小腿前外侧而跟腱不紧张。踝及足部关节活动范围增大。在背伸位时足底变平但不突出,尽量屈足部足弓可以恢复。足、踝、跖屈受限是由于足背侧伸肌腱及关节囊紧张的缘故。无固定足跟及前足外翻。

检查时应注意患儿有无主动跖屈功能,应排除神经损伤及并发先天性髋脱位。X线检查足弓变平,但无距舟关节半脱位,无前足外翻与外展。

发现畸形后可及时行被动手法矫正,方法为足跖屈与内翻被动牵拉5~10次,每日3次,要充分做到跖屈。一般1个月后畸形可矫正,长时间矫形无明显效果的,应排除神经系统或骨骼肌肉的其他疾病。开始行走时有动态足跟外翻的,可按治疗平足的方法处理。

(五)先天性扁平足

先天性扁平足(congenital flat foot)是介于先天性足跟外翻与先天性摇椅外翻足(垂直距骨)之间的一种畸形(图7-9-6)。病因与宫内足部位置及承受压力有关。畸形特点为外观与先天性摇椅外翻足相似但程度较轻亦较柔软。前足背伸外翻外展,距舟关节半脱位,推足跖部可以使脱位加重,足背可以接触小腿前外侧面。在过度背伸时,足底突出可触及距骨头,但跗间关节未脱位。跖屈时足弓可以恢复但较浅。跟骨外翻但可以内翻至中立位。伸肌腱和跟腱有不同程度的紧张,腓骨肌腱可于跖屈内翻位复位。X线检查可见前足背伸,舟骨向背侧脱位,距骨倾斜。尽力跖屈时可使距舟头部分或完全复位。此点是与先天性摇椅外翻足的重要区别。

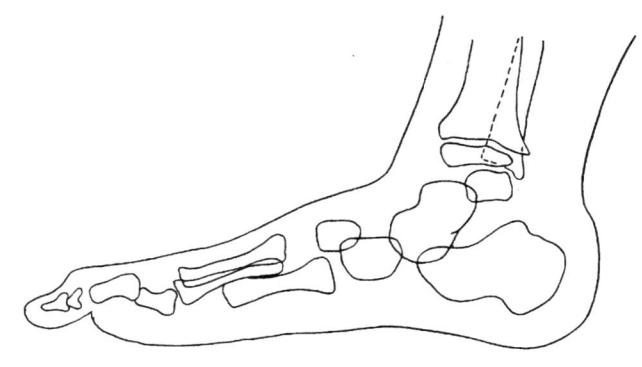

图7-9-6 先天性扁平足(倾斜距骨)

手法复位后用跖屈前足、内翻跟骨位的石膏管型固定。生后应尽早开始治疗。每2周更换石膏重新矫形固定。X线检查及临床检查完全正常后,继续石膏管型固定2个月。手法复位失败及发现畸形已超过6个月的婴儿应手术治疗。手术方法与先天性摇椅外翻足方法相同。

(六)先天性跟腱挛缩

很多幼儿在初学行走时,可能为足趾步态。正常的跟-拇步态到2岁时才完善。若症状比较明显,有马蹄畸形30°~60°,跟腱紧张,要求患儿足跟落地时则膝关节过伸。有以上体征可怀疑先天性跟腱挛缩。曾有学者报告有家族成员同患此病(Levine,1993)。诊断此病需排除脑性瘫痪、脊髓疾患、三头肌挛缩、伸肌无力等情况。需要神经系统检查、肌电图以至肌肉活组织检查,以协助确定诊断。

若幼儿超过2岁、马蹄畸形大于30°,可行被动牵拉跟腱及石膏固定。若无效可行跟腱延长术,手术中可见到肌腹较正常低位,采用"Z"形延长切开跟腱较冠状面切开为宜。

(七)习惯性拇-拇步态

较先天性跟腱挛缩多见,习惯用前足着地行走。要求幼儿足跟落地时,膝关节无被动过伸,足背伸不少于15°。应该与脑瘫相鉴别。超过5岁仍未自行矫正,足背伸少于15°可用膝下行走石膏矫正。

三、先天性马蹄内翻足

先天性马蹄内翻足(congenital talipes equinovarus 或 congenital clubfoot)是临床上最常见的先天性足

部畸形，据 Whitmann 统计，占 77%。国外报道其发病率在 1‰～3‰。笔者单位从 1957～1996 年手术处理此类畸形 1133 例 1590 足，男女比例为 3：1，双侧者占 40%。本病可单独存在或伴有其他畸形。

本病有 4 种不同的畸形因素，即足内翻(varus)、踝跖屈(equinus)、足前部内收(forefoot adduction)和胫骨内旋(internal tibial torsion)，不同程度的畸形因素导致的畸形也有较大差异。治疗时的年龄、治疗方法及畸形、僵硬程度不同，后果亦不同。

早在公元前 4 世纪初，Hippocrates 对本病已有描述。该病在出生后可立即被发现，因而诊断并不困难。但由于其病因、病理和发病机制尚未完全清楚，因而其治疗原则和方法难以统一，疗效有待进一步提高。

（一）病因

真正的原因尚不清楚，有关病因的研究主要有以下几种观点：

1. 遗传因素　部分病例与遗传有关，常有家族史。据本组 700 例调查，6 例有家族史，1 例三代 50 个家族成员中竟有 17 名患者。据报道，马蹄内翻足患者的同胞约有 3% 也患该病，为正常人群的 20～30 倍。如为单卵双胞胎，第二个同胞的发病率高达 30%。

随着细胞遗传学发展，有学者认为几种严重的染色体异常也合并马蹄内翻足。第 6 号和第 11 号染色体换位及第 18 号染色体中间缺失（表现为遗传物质的增加或减少）都能导致马蹄内翻足。

近年来先天性马蹄内翻足的遗传学研究结果多支持多基因遗传理论。认为有一组能引起马蹄内翻足的基因存在于每一个个体中，在人群中这组致病基因有正常的频率分布。有些人群中所含的致病基因高于平均基因数，而有些人群则低些。如果胎儿所含的致病基因超过某一阈值范围，则可能出现马蹄内翻足畸形。男孩发病率之所以高于女孩，是因为男孩的阈值低于女孩。先天性马蹄内翻足为多基因遗传，但多基因系统中存在一些主要作用基因，且外界环境因素（如子宫内的压力、药物、温度及病毒感染等）在疾病的发病中起一定的作用。但哪些基因、何种因素起主要作用，目前尚不清楚。

2. 骨骼异常　该理论认为原发病理改变在跗骨，主要是距骨。距骨变形且比正常的小，头颈向跖面和内侧旋转。颈体角减小范围在 15°～40°，距骨的舟面转向内、跖面。距舟关节呈半脱位，距骨滑车前部脱离踝穴，形成踝、距下关节后方及跟腱挛缩纤维化而继发马蹄畸形。跟距关节渐向内倾斜，跟骨内翻，骰骨转向内侧且肥大，跟骰关节面亦向内、跖面旋转，从而导致足内翻畸形及足的内侧软组织挛缩。Shapiro 认为，距骨畸形是距骨软骨基质发育欠缺的结果，可能是马蹄内翻足的原发病理。

3. 神经、肌肉异常　有些学者认为，先天性马蹄内翻足是胎儿早期肌力不平衡的结果，而肌力的改变是以神经异常为基础的。骨骼、关节和软组织挛缩是继发于肌力不平衡的适应性改变。Gray 研究发现，比目鱼肌中的 I 型肌纤维明显增加达 59.5%（正常为 30%），I 型与 II 型肌纤维比例失常为 1：1（正常为 1：2），并出现聚集现象。这种现象在去神经的区域中可以见到，说明肌纤维比例失调是有神经异常为基础的。Handelsman 的研究进一步支持了这一观点。他研究的结果是，除了足及小腿内后部分肌肉中的 I 型肌纤维增加（2～100 倍）和 I 型与 II 型肌纤维比例增加（平均为 7.05：1）外，在 I 型肌纤维增加和聚集的区域中，I 型神经末梢数量增加，提示先天性马蹄内翻足的足及小腿后内部分的肌肉有肌纤维成熟异常，这种异常与神经系统有关。

笔者曾对 13 例先天性马蹄内翻足矫形手术和 5 例非神经、肌肉疾病手术患儿共 71 个肌肉活检标本进行了组织化学研究，其中胫前肌 21 个、腓骨肌 21 个、胫后肌 17 个、腓肠肌 12 个。肌纤维 ATP 酶染色、计算机图像分析技术测定，发现先天性马蹄内翻足小腿胫后肌和腓肠肌有 I 型肌纤维增多及同型肌纤维聚集等肌纤维组化类型改变。正常胚胎足发育早期(约9周)即呈生理性马蹄内翻位,胚胎足发育至11周后逐步发育至正常足部外形。因此,胚胎发育早期由于肌纤维组化类型改变而引起足踝部生物力学环境变化——持续肌力不平衡的存在,影响了胚胎足的正常发育。而胎儿骨与软骨对持久的失衡力十分敏感,最终导致跖屈内翻及足前内收畸形。

4. 软组织异常　Ippolito 在研究中观察到,在患足的小腿后内侧肌肉中,肌腱、腱鞘及筋膜中纤维组织明显增加,推测软组织挛缩可能是原发病变。Zimny 认为,成肌原纤维细胞可能是软组织挛缩的超微结构基础,而软组织挛缩可能是先天性马蹄内翻足形成的原因。

5. 血管异常　Atlas 用血管造影的方法发现:①跗骨窦区血供贫乏,血管排列紊乱并以楔形锐角指向距骨头。②距骨原基的血管核不在颈的正常位置而在畸形侧。③已形成的畸形部位有良好的血供分布。④后足血管树的分支有阻塞。⑤血管改变在胎儿早期明显,胎儿晚期则形成纤维组织和脂肪浸润结节。Greider 用同样的方法亦发现大部分先天性马蹄内翻足均有胫前动脉发育不良或缺如,或终止在踝关节水平处,足背动脉消失。有的胫前动脉虽存在但发育差,类似胎儿血管发生时的第一期阶段,粗大的胫后动脉成为主要血管。Edelson 用多普勒检查也证实了足背动脉的缺如。以上研究者推测血管畸形可能是原发病因之一。

6. 区域性生长紊乱　Dietz 提出先天性马蹄内翻足可能是一种区域性生长紊乱性疾病。其临床特征有:①患侧足及小腿比健侧小,畸形越重则越明显。②在足的生长阶段,即使畸形得到满意矫正,以后仍可以发展和复发。这提示患足和腿内后侧组织比前外侧发育迟缓。其次,Dietz 对健、患两侧的胫前、胫后肌腱中的细胞特征做了对比研究。用数学方法分析了细胞个数、体积、胞质容量及细胞核体积,结果为患侧胫后肌腱鞘明显比胫前肌腱鞘的细胞数量少,细胞体积、核体积和胞质容量等均变小,而健侧则相反。由此说明,患足及其小腿内后区域较前外侧区域细胞发育不良。

7. 子宫内发育阻滞学说　一些研究者认为,先天性马蹄内翻足是子宫内胚胎期发育阻滞的结果。Victoria-Diaz 通过胚胎期足的位置动态变化研究支持了这一观点。他把足位置变化分为3期:①胚胎15mm长时,足与腿呈直线。②胚胎30mm时,出现明显的马蹄内收位置。③胚胎50mm时,足为轻度的马蹄内收位置。由最初的直线位置到胚胎21~30mm时马蹄内收位置是处于快速生长的"腓骨期",这时腓骨远端和足外侧骨骼的生较快,使足呈内收状态。从胚胎位置到胎儿位置(31~50mm)的变化是由于此时处于"胫骨期",这时胫骨远端和足内侧骨骼生长较快,使足由内收位置逐渐到正常位置。当某些因素影响以上各期的发育,则会使足的位置停止在某阶段并保持到胎儿成形。因而 Victoria-Diaz 认为,胚胎期胫腓骨远端及其同侧足骨的发育紊乱可能是先天性马蹄内翻足的病因。

(二) 病理

先天性马蹄内翻足的主要畸形有:①前足内收内翻。②足跟内翻。③踝关节与距下关节跖屈呈马蹄畸形。④有时尚有高弓畸形或胫骨内旋。构成以上畸形者有原发和继发改变。参与这些畸形的组织有骨组织和软组织(韧带、关节囊、肌肉、肌腱等)。两者何为原发、何为继发尚有争论。

1. 骨组织　骨组织的改变包括距骨、舟骨、跟骨、骰骨、楔状骨、跖骨及胫骨等,其累及范围和病变程度可有较大差异。

距骨头颈较正常的小,且向内侧和跖侧偏斜,正常距骨头、颈轴线与距骨体长轴的交角在150°~155°,而马蹄内翻足则减少至115°~135°。由于距骨头、颈转向内侧和跖侧,距骨体上方关节面越出踝穴而位于踝关节的前方。距舟关节的距骨面偏向内侧和跖侧,距骨的下关节面也向内侧倾斜。

舟骨偏向内侧并旋转,其长轴几乎垂直。距舟关节脱位或半脱位,重者舟骨结节可与内踝接触而形成新的关节小面。舟状骨与骰骨及跟骨三者一起在距骨下向内侧和跖侧转移,使跟骨、距骨的正常交叉位置变为平行的上、下位置。

跟骨外形基本正常。由于距骨向内、跖面偏斜,跟骨也有下垂内翻,并有内旋。Mckay于1982年提出距下关节在3个平面上均有旋转的概念,即矢状面的足下垂、冠状面的跟骨内翻、距下关节水平面的内旋。由于水平方向的内旋,使跟骨的前部移向内侧,而跟骨结节向外移至外踝处。

骰骨、楔状骨及跖骨基本正常,但畸形严重或年龄较大的病例可发生继发改变。时间一长,骰骨外侧及第5跖骨可变形且发育肥大,内侧楔状骨、舟骨及内侧数跖骨发育迟缓。跖跗关节可内收或跖骨内弯畸形。

胫骨一般均属正常,但在某些病例可有不同程度的内旋。对这一畸形尚有不同看法,有人认为它是先天性马蹄内翻足的基本畸形,但也有人认为此属于正常现象,有严重内旋者是它的联合畸形。

2. 软组织　软组织病变可累及足踝部的后内、后外和距下等方向。主要表现为软组织挛缩,也有表现为肌止点异常或发育障碍。

(1) 肌肉　胫后肌、胫前肌、小腿三头肌(跟腱)、足屈拇长肌、趾长屈肌均有挛缩,甚至足拇内收肌、足拇短屈肌和趾短屈肌也有些挛缩,这些肌肉也可因废用而发生萎缩。与此相反,腓骨长肌、短肌等可因过分牵伸而松弛。跟腱跗着点可偏跟骨后内,而有助于跟骨内翻。笔者在术中发现9例先天性马蹄内翻足的胫前肌缺如或仅有细小的纤维束带而缺乏肌纤维组织。个别病例的胫前肌和胫后肌均发育不良。

(2) 关节囊　足内侧及后方的关节囊有挛缩,尤其是踝关节的后关节囊和距舟关节囊更为明显。马蹄畸形明显者,踝关节及距下关节后关节囊均挛缩;内收、内翻明显者,距下、距舟、舟楔甚至跖跗关节的内侧关节囊均挛缩。

(3) 韧带　足内侧及跖侧的韧带如内侧三角韧带、跟舟韧带、弹簧韧带和后侧的跟腓韧带、距腓韧带均可挛缩而影响畸形矫正。

(4) 其他　足跖侧的跖筋膜产生挛缩,可使足弓加高和第1跖骨头下垂。

(三) 临床表现与诊断

由于出生后即能看到足部畸形,通常诊断并不困难。先天性马蹄内翻足一般可分为僵硬型(内因型)和松软型(外因型)。

1. 僵硬型　畸形严重。踝与距下关节跖屈畸形明显,距骨跖屈,可从足背侧皮下摸到突出的距骨头。因跟骨后端上翘藏于胫骨下端后侧,足跟似乎变小。跟腱挛缩严重。从后方看,跟骨内翻,足前也有内收内翻,舟骨位于足内侧深处,靠近距骨头,骰骨突向足外侧,足内侧凹下,踝内侧和足跟内侧皮纹增多,而足外侧及背侧皮肤拉紧变薄。当被动背伸外翻时呈僵硬固定,此种畸形不易矫正。患儿站立困难,走路推迟,跛行,扶持站立时可见足外侧或足背着地负重。年龄稍长,跛行明显,软组织与关节僵硬,足小,小腿细,肌萎缩明显,但感觉正常。长期负重后足背外侧可出现增厚的滑囊和胼胝,少数发生溃疡。患者常同时有其他畸形。在笔者随访2年以上的351例中,45例(12.8%)伴发其他畸形,其中:隐性脊柱裂17例,先天性髋脱位7例,多指畸形4例,脊柱侧凸3例,此外尚有小腿环形束带等。此型治疗困难,易复发。

2. 松软型　畸形较轻。足跟大小接近正常,踝及足背外侧有轻度皮肤皱褶,小腿肌肉萎缩变细不明显。最大的特点是在被动背伸外翻时可以矫正其马蹄内翻畸形,能使患足达到或接近中立位。此型畸形较松软,容易矫正,疗效易巩固,不易复发,预后好。

出生后即出现明显的马蹄内翻畸形者，诊断不难。但应与跖内收畸形鉴别。跖内收的病例后足正常，且无足内翻和下垂畸形。并发于脊髓脊膜膨出的马蹄内翻畸形也应与之鉴别，根据腰骶部膨出的包块及下肢运动、感觉、甚至大小便功能障碍即可鉴别。较大儿童还应与小儿麻痹、脑性瘫痪、坐骨神经损伤和多关节挛缩症等引起的畸形足相鉴别。小儿麻痹有其发病史，感觉好，运动功能丧失。坐骨神经损伤表现为膝以下运动功能丧失和相应的感觉障碍。脑性瘫痪为痉挛性瘫痪，肌张力增加，腱反射亢进，有病理反射，常有智力上的缺陷。先天性多关节挛缩症，患者关节僵直出生后即有，会累及较多关节，很难用手法矫正。

X线检查：正常新生儿足部X线片可见跟、距和骰骨的骨化中心。马蹄内翻足的患儿足部诸骨的骨化中心出现较晚。舟骨在3岁后方才出现。跖骨干出生后骨化良好。

X线检查应常规包括足前、后位和高度背伸位的侧位片。单侧畸形要投照健侧以作对比，投照时最好取负重体位。侧位要以足中部为投照中心。前后位片，球管应与足跖面呈45°。正位片，距骨长轴的延长线达第1跖骨，而跟骨长轴延长线达第4跖骨，两线相交成20°~40°。舟骨出现后，位于距骨前方（图7-9-7，图7-9-8）。

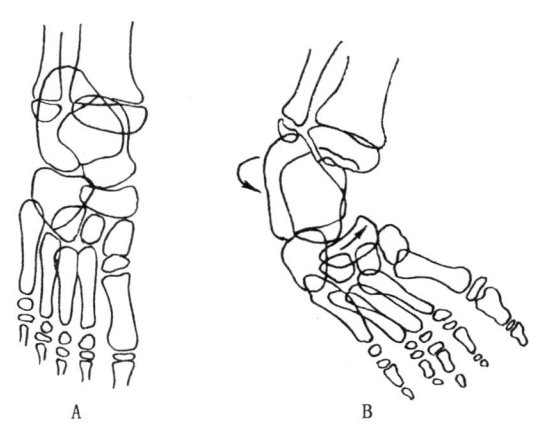

图7-9-7　先天性马蹄内翻足的足部正位X线片与正常足对比

A. 正常足部X线片，跟骨和距骨头分开。距骨头与第1跖骨呈一条直线；跟骨则朝向第4、5跖骨

B. 马蹄内翻足的跟、距骨两者重叠，均朝向第5跖骨，舟状骨向内移位，与距骨关系失常

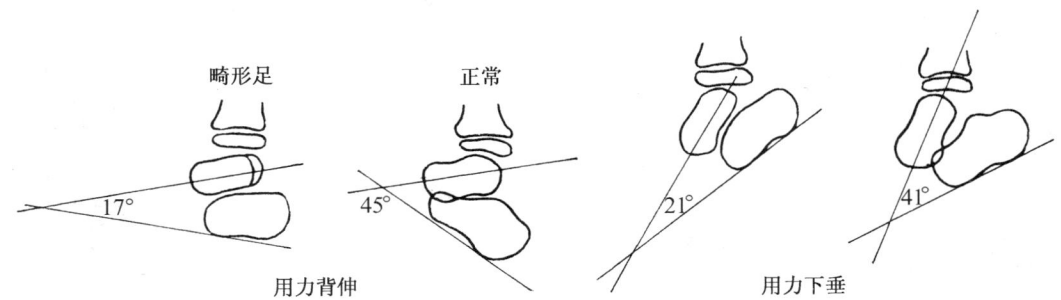

图7-9-8　先天性马蹄内翻足侧位X线片上测量跟距角并与正常足对比

正常足跟距角介于35°~50°之间，强力背伸时此角增大；畸形足跟距角小于35°，强力背伸时此角反而减少

投照3个月时的马蹄内翻足侧位片，距骨长轴线与第1跖骨长轴线成钝角。跟、距两骨长轴交角多小于35°，一般为20°或更小。足部越前伸，则此表现越明显。正位片的距骨长轴线向外远离第1跖骨，跟距骨的长

轴交角（Kite角）缩小或消失。3岁后患儿舟骨骨化，可见到舟骨向内移位。测量跟、距两骨的正位和侧位长轴交角，对衡量治疗效果是有用的。正、侧位跟、距骨长轴的两个交角数值相加作为距跟指数。矫正效果好者，此指数大于40。投照侧位片时，务将患足尽量背伸。X线片上可见患足跟骨缺少应有的背伸，即跟、距骨之原有的前方重叠小区消失而完全平行。跟、距骨前端不能看到正常足应有的重叠部（图7-9-7，图7-9-8）。侧位片对衡量治疗效果最为重要，矫正后的侧位片跟、距骨恢复正常关系，且跟、距骨关系保持正常4个月以上的，临床证实无复发。

（四）治疗

先天性马蹄内翻足的治疗越早越好，最好在出生后即开始进行。

非手术治疗包括对婴儿的患足畸形采用多次重复手法矫正，胶布、石膏或夹板固定。据文献报道，非手术治疗矫正畸形的成功率为15%～80%，部分畸形较轻者可望治愈。畸形较僵硬者虽不能治愈，但可使畸形得到部分矫正或使患足变得柔软一些，有利于手术进一步矫正畸形。本法疗程长，可延续多年，易趋向复发，其复发率高达40%～80%。对僵硬、固定的跖屈畸形，若用强力矫正，可破坏足弓，形成"摇椅底足"（rocker bottom）。复发或矫治不满意的原因，在于治疗方法不正确、疗程中断、肌腱止端异常造成矫形障碍、软组织挛缩严重及肌力不平衡等。多次反复矫治，石膏固定时间太久，难免引起肌肉萎缩和关节僵硬。

手术治疗主要用于非手术矫治不满意或复发病例及较大儿童未经矫治的病例。少数研究者主张出生后数天或数周内在放大镜下进行手术松解。大多数人认为，手术在出生后4～6个月进行较为安全，术前宜进行手法矫治。手术方式很多，包括软组织手术、骨性手术和软组织与骨性手术相结合的手术，以及近年来应用的应力原理矫治法。

软组织手术的目的，一是排除矫正畸形的障碍，将肌腱、关节囊、韧带、跖腱膜切断、切开或延长；二是肌腱转移术，建立肌力平衡。

骨性手术的目的是通过关节固定术、切骨术或挖空术来矫正骨关节的畸形。

1. 非手术疗法　非手术治疗应于出生后尽早进行。对6个月龄内的婴儿，手法前禁食4小时。一般不用麻醉剂，先用轻柔手法按摩纠正畸形。一手固定足跟部，另手纠正足内翻及前部内收，即以一手拇指压住距骨作为支点，另一手压足前部外展。对畸形严重的患儿，每次纠正一部分，用长腿管型石膏固定维持1周。上石膏时需给患儿喂奶，使患儿保持安静。婴儿经7～8次手法后，可望完全纠正畸形（图7-9-9）。再用Dennis-

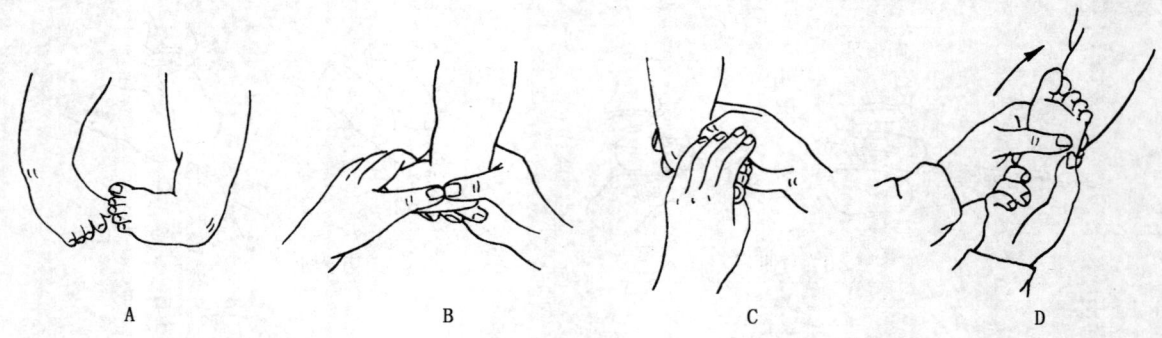

图7-9-9　手法纠正先天性马蹄内翻足

A.畸形　B.右手握住足后部，以右拇为支点按摩，纠正足前部内收内翻

C.纠正足内翻内收畸形　D.最后纠正跖屈畸形并保持足外翻及背屈位置

Browne 夹板维持矫正位置(图 7-9-10),疗程常需数年。

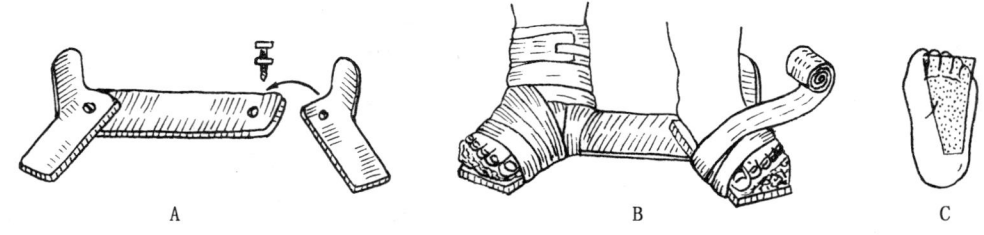

图 7-9-10　先天性马蹄内翻足的矫形夹板(Dennis-Browne 夹板)

A.夹板组成部分　B.用胶布及绷带固定　C.足外侧衬垫

非手术治疗要取得较好的疗效,应遵守下列 3 个原则:

(1)手法矫正的顺序　应先矫正前足内收内翻,然后矫正足跟内翻,最后矫正马蹄畸形。否则距舟关节和跟骰关节未恢复正常,此时矫正马蹄畸形,使仍处于脱位状态的距舟和跟骰关节绞锁在一起,马蹄畸形不能矫正。若用暴力则会形成"摇椅底足",造成难以处理的困境,应绝对避免。

(2)可靠的外固定　手法矫正畸形后应有可靠的外固定。胶布固定不如石膏固定可靠。长腿石膏固定膝关节屈曲 60°～90°,以防石膏滑脱,也可防止胫骨内旋。手法及更换石膏每周 1 次,6 周后每 2 周 1 次。畸形基本矫正后可延长至 4 周更换一次,直至完全矫正。

(3)长期维持和巩固　畸形矫正后,仍有复发倾向。去除外固定后,应继续一日多次手法按摩矫正,配带 Dennis-Browne 矫形夹板及矫形鞋,保持足外展外翻,防治前足内收及后足内翻畸形。Dennis-Browne 夹板固定持续到患儿满 1 周岁为止。以后仍需穿着矫形鞋,一直到患儿能正常行走。直至青春期,如畸形不复发,即已稳定。

2.软组织松解治疗　应根据软组织挛缩的部位、程度和年龄来选用软组织松解的部位和范围。

(1)后、内侧松解术　1978 年 Turco 介绍的后、内侧一次松解术至今仍在应用。本术式旨在切除和松解妨碍矫形的后、内侧病理性挛缩软组织,恢复正常骨性关系,使舟状骨复位,并用克氏针固定距舟关节。手术指征为非手术治疗畸形矫正效果不佳或畸形复发的病例。手术年龄以 1～2 岁为宜。

自第 1 跖骨基底至跟腱,作 8～9cm 长的内侧切口,在内踝下微屈(图 7-9-11A)。细心游离胫后肌、趾长屈肌、足屈拇长肌,以及胫后神经、血管束,同时显露跟腱(图 7-9-11B)。切开腱鞘,游离胫后神经、血管束并向后拉开,切除亨利结有助于游离舟状骨。显露上述结构后,进行后方松解、内侧松解和距下松解。

1)后方松解:宜先进行,有利于显露和切除内侧和跖侧的挛缩。"Z"形延长跟腱,分离切断在跟骨上跟腱附着的内侧(图 7-9-11C)。将神经、血管束和足屈拇长肌向前牵开,显露踝关节和距下关节后侧。在直视下切开踝关节的后关节囊,必要时向外延长关节囊切口,切断距腓韧带。然后探查并切开距下关节后囊和跟腓韧带(图 7-9-11D)。向后牵开神经、血管束,切断三角韧带的跟胫部分。这时可向内、向前延长距下关节囊的切口,然后松解深部内侧组织。

2)内侧松解:内侧瘢痕组织团块中包含胫后肌腱、三角韧带的浅部、距舟关节囊和弹簧韧带。此团块遮盖关节线和距骨颈。可先在内踝上方找出胫后肌腱作 Z 形切断。牵拉其远端可协助游离和识别舟状骨。切除内侧瘢痕组织的团块后,牵拉舟骨,切断三角韧带在舟骨上的附着和距舟关节囊。然后切除胫后肌在跟骨载距突上的附着和弹簧韧带(舟跟韧带)。将足外翻,在跟骨后侧松解三角韧带的浅层(胫跟韧带和胫舟韧带),

对附着在距骨体深部的三角韧带应予保留,若将深部一并切除可导致距骨倾斜和平足(图7-9-11E)。

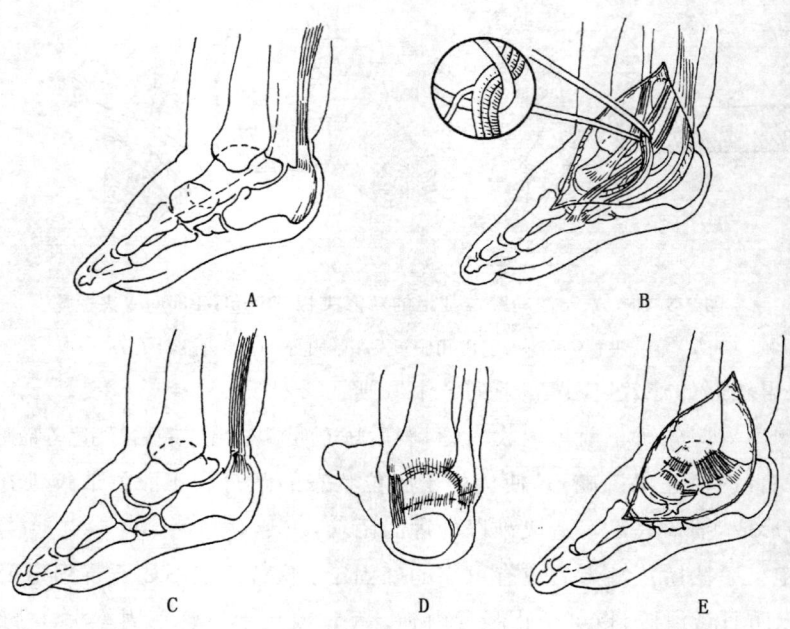

图 7-9-11　Truco 后、内侧松解术示意图

3)距下松解:系指对跟骨前端和舟骨的彻底松解。跟、距骨间韧带位于跟骨载距突之上。外翻足时可显露清楚,应在直视下将其切断。松解Y形韧带后,舟骨可完全松动。Y形韧带从跟骨到舟骨外侧缘和骰骨的内侧缘。牵拉胫后肌的远端有助于完成上述步骤。

完成上述后、内侧和距下松解后,全部畸形则可毫不费力地得到矫正。一旦舟状骨与距骨头的关系摆正,其余诸骨的解剖关系即随之恢复正常。矫正后跟骨也恢复到距骨下的正常位置。

距骨头和舟骨摆正关系后,用0.45mm 直径的克氏针经第1跖骨干部位进针,固定距舟关节。另外再用一针自跟骨下垂直向上固定距下关节。

完成内固定后,无需外力即可保持矫正后的外观。此时,足背伸90°,缝合跟腱,皮下和皮肤间断缝合。皮外的克氏针弯回。用长腿管型石膏固定,膝关节屈曲20°左右。足部维持在背伸近90°位,过度背伸可能影响切口皮肤愈合。

术后3周在全麻下更换石膏,可暂不拆线。增加些足背伸的角度,再上长腿管型石膏。术后6周拆除石膏并拆线,此时拔除克氏针,再换一新的长腿管型石膏,并将足部矫正到充分背伸和外翻位。固定时间全长为4个月。会走路的患儿拔除克氏针后,可直接上有走铁的行走石膏。固定4个月后,夜间再用Dennis-Browne夹板保护1年。

(2)后、内、外侧松解术　Mckay于1982年根据对102足手术时的病理解剖观察,提出患足的距下关节在3个平面上均有旋转的概念,并报道由他设计的后、内、外侧松解术,且获得优良疗效。他观察到先天性马蹄内翻足的距下关节在3个平面上均有畸形,即矢状面的足下垂、冠状面的跟骨内翻、距下关节水平面的内旋。由于水平方向的内旋,使跟骨的前部滑向距骨头、颈的下方,而跟骨后结节则向外移至外踝处,跟骨于冠状面同时发生内翻。这种跟骨后部向腓骨的移动并与其接触,是距下关节水平方向的内旋所致,不是因为足的下垂或跟骨内翻、胫骨内旋等所引起,外观上可见腓骨向后移位。

传统的后内侧松解术只注意了足下垂、内翻和前足内收畸形的矫正,而忽视了对水平面上的距下关节及全足的内旋的矫正,因此,术后常遗留畸形。Mckay 手术注意矫正距下关节水平面的内旋畸形,完全松解距下关节及其有关组织,并以骨间韧带为轴心,将距下关节于水平方向外旋,使足底的纵轴与大腿纵轴(俯卧位,屈膝 90°)交角呈 10°以及内、外踝连线与足底纵轴线交角呈 85°～90°的正常关系。

本术式适用于:①僵硬型马蹄内翻足,畸形较重。②腓骨向后移位,即内、外踝连线与足底第 2 趾至足跟尖端连线构成之夹角小于 76°(正常应为 85°～90°)。③畸形经矫治后步态呈内"八"字形;④年龄 1～4 岁效果最好。

手术方法:于足后内、后外作一"U"形横切口(Cincinnati 切口),从第 1 跖骨底开始,经内踝尖下方,绕跟骨后上方,再经外踝尖下方,向前至足外侧的跟骰关节(图 7-9-12)。由于患者俯卧位,此种横切口可使后侧及内、外侧的松解较易进行,整个术野清楚。

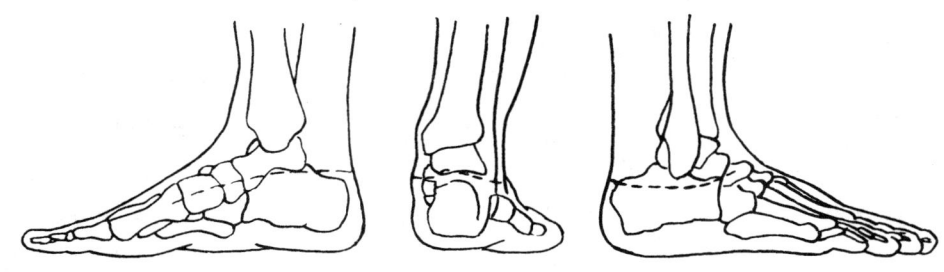

图 7-9-12　Cincinnati 切口示意图

除进行后侧松解和内侧松解外,还应进行外侧松解。于外侧切开增厚的腓骨上支持韧带、跟腓韧带及后侧距跟韧带,分离松解腓骨肌腱鞘(这些韧带及组织紧紧地将跟骨拉向外踝),将该腱鞘提起,显露外侧距跟韧带及外侧距下关节囊,将其切开。对僵硬型马蹄内翻足,还需同时于跟骨处分离趾短伸肌肌腱、背侧跟骰韧带及骰舟韧带等,使跟骨的前部能向外侧移动。

将一根克氏针穿过楔状骨、舟状骨、距舟关节及距骨,以保持上述诸骨矫正后的正常关系。此时尚需矫正至关重要的距下关节水平面内旋畸形。沿水平方向将跟骨向外旋转,在旋转过程中,有时在距下关节的后方可见距骨的后内侧向跖侧突出,妨碍跟骨的旋转,此时可将其突出部分切除。然后检查内、外踝连线与足底纵轴线交角,如呈 85°～90°,则可认为水平方向的内旋已得到矫正。于跟骨下方向上穿 2 根克氏针至距骨内固定(勿穿入踝关节),以维持水平方向的矫正位置(图 7-9-13)。

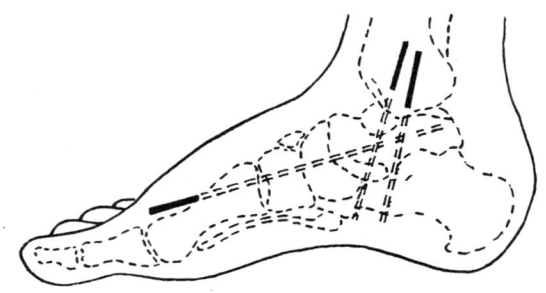

图 7-9-13　畸形矫正后克氏针内固定示意图

术后长腿管型石膏固定,保持膝关节屈曲 90°、踝关节背屈 10°、足外旋 10°。术后 6 周拆石膏,拔克氏针,并开始进行功能锻炼。

附:残留或顽固性马蹄内翻足

较大儿童残留或顽固性马蹄内翻足的治疗是小儿骨科的难题。对这类畸形的患儿应详细了解其过去的治疗情况,仔细检查患足的前后畸形及功能,拍摄标准的前后位和侧位的 X 线片并进行解剖关系的测量,分析其可能存在的神经病变、骨生长发育异常和肌肉不平衡等病因。根据其年龄、畸形的类型、严重程度和病理来选用合适的手术方法矫正。

顽固性马蹄内翻足常见的畸形包括 4 种:①足前内收。②足的内侧柱缩短或外侧柱伸长。③跟骨内旋内翻。④马蹄畸形。

纠正足前残留的内收畸形可采用跟骨切骨术、足内侧松解术及骰骨楔形切骨术矫正。

1. 跟骨切骨术(改良 Dwyer 切骨术) 1963 年 Dwyer 报告采用跟骨切骨术治疗顽固性跟骨内翻,于跟骨内侧作开放性楔形切骨,并嵌入从胫骨切取的楔形骨块,以增高跟骨内侧高度,矫正跟骨内翻。做此手术最理想的时间为 3~4 岁,尚无确定最高年龄界线。但跟骨开放性楔形切骨术可引起内侧皮肤张力过大,导致内侧切口皮肤坏死,因此多采用外侧闭合性跟骨切骨,其虽可丧失部分跟骨高度,但安全可靠。

手术从外踝后下方至第 5 跖骨基部作切口(图 7-9-14A)。骨膜下剥离显露跟骨外侧,用宽骨刀作一楔形切骨,基底朝外,其切骨的宽度应使去除楔形骨块后能矫正跟骨内翻为度(图 7-9-14B)。保护腓骨肌腱,移除楔形骨块,向外推压跟骨至矫正位置(图 7-9-14C),缝合皮肤。必要时,从跖侧穿入克氏针固定切骨上下端。短腿管型石膏固定于矫正位。术后 6 周拔除克氏针,石膏固定 3 个月。

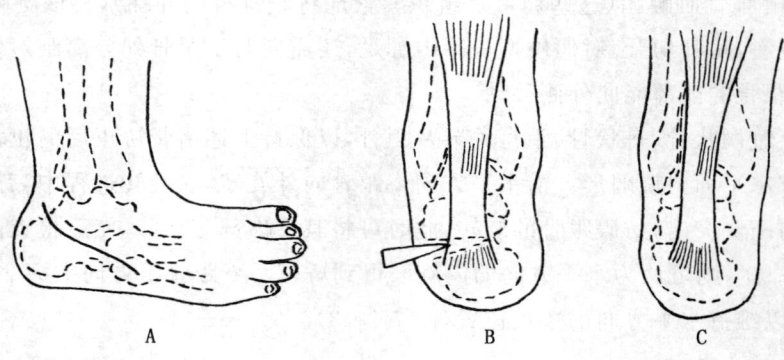

图 7-9-14 外侧闭合性跟骨切骨术示意图

2. 跟骰关节切除融合术(Dillwyn-Evans 术) Dillwyn-Evans 认为,先天性马蹄内翻足的基本畸形在跗中关节,而其他所有畸形都是适应性的。他认为,充分矫正跗中关节的畸形和充分松解足内侧所有挛缩的软组织,将取得满意矫正。主张一次手术完成足内侧挛缩软组织的松解和跟骰关节楔形切除缩短足外侧柱,使舟状骨回复与距骨关系正常位,第 1 跖骨纵轴与距骨成一直线关系。若做过足内侧松解术,亦可单独做此骨性手术。本手术适用于 6 岁以上儿童。

若前足有跖屈畸形,楔形切骨基底在背侧;若有"摇椅底"足畸形,楔形切骨基底在跖侧(图 7-9-15),用骨膜剥离器连接跟骰关节切除区和距舟关节,使 Chopart 关节(跗中关节)能作为一体进行活动。将足的中部和前部向外侧扳,使第1跖骨纵轴与距骨排列成一直线。用一根克氏针固定跟骨和骰骨保持接触。必要时,用另一根克氏针横穿距舟关节。缝合延长的肌腱,缝合伤口,长腿管型石膏固定于矫正位置。术后6周拔克氏针,石膏固定3个月,拆石膏后开始活动。

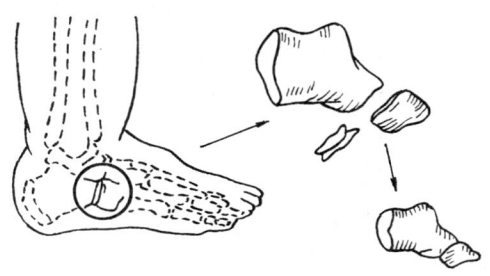

图 7-9-15　跟骰关节切除融合术示意图

3. 内侧松解及跟骨远端截骨术　Lichtblau 描述的跟骨远端外侧闭合楔形切骨术代替跟骰关节融合术,可以避免 Evans 术引起的后足长期僵硬的不良后果。该手术主要适用于3岁以上儿童。同样先作足内侧软组织松解,接着在跟骨远端外侧作闭合楔形切骨,缩短足外侧柱,纠正足部畸形。切骨时注意保留跟骨关节面的完整(图 7-9-16)。切骨后用一根克氏针固定,缝合伤口。术后长腿管型石膏固定6周,6周后拔除克氏针,改用短腿管型石膏继续固定6周。

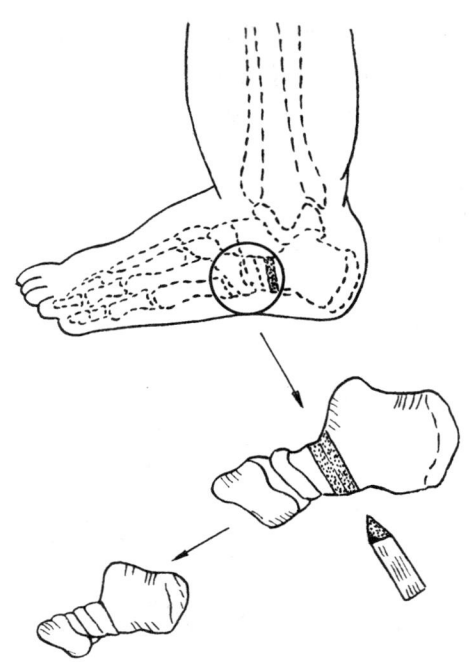

图 7-9-16　跟骨远端外侧闭合楔形切骨术

4. 三关节融合术　足部三关节融合术是通过手术切除关节软骨面,楔形切除骨质,使跟距、跟骰和距舟3个关节融合,以矫正顽固的马蹄内翻足畸形,使足底能踏平,并保留踝关节的活动度,以改变足的外观和功能。对严重的足跖屈或内翻畸形,有时需辅以跖筋膜切断、跟腱延长及胫前肌转移等手术。

本法适用于12岁以上残留僵硬的马蹄内翻畸形患者。

在足背外侧，自第2楔状骨向后延伸至外踝下作一斜切口，暴露跟距、跟骰及距舟关节。用大切骨刀切除跟骨及距骨关节面，并切除以外侧为基底的楔形骨质，以矫正跟骨内翻畸形；用切骨刀横行切除跟骰关节和距舟关节面并切除以外侧为基底的楔形骨质，以矫正前足内收畸形。如有高足弓，应切除以背侧为基底的楔形骨质。如舟骨显露困难，宜在内侧作一纵行辅助切口。切骨后观察足部畸形矫正的情况，适当修整骨面，使3处骨面有良好接触，以便完全矫正畸形，并有利于骨愈合（图7-9-17）。保留取下的骨质，去除软骨部分，作为骨松质植骨，植于各关节周围。要特别注意在距舟关节部位多植些碎骨，防止形成假关节。

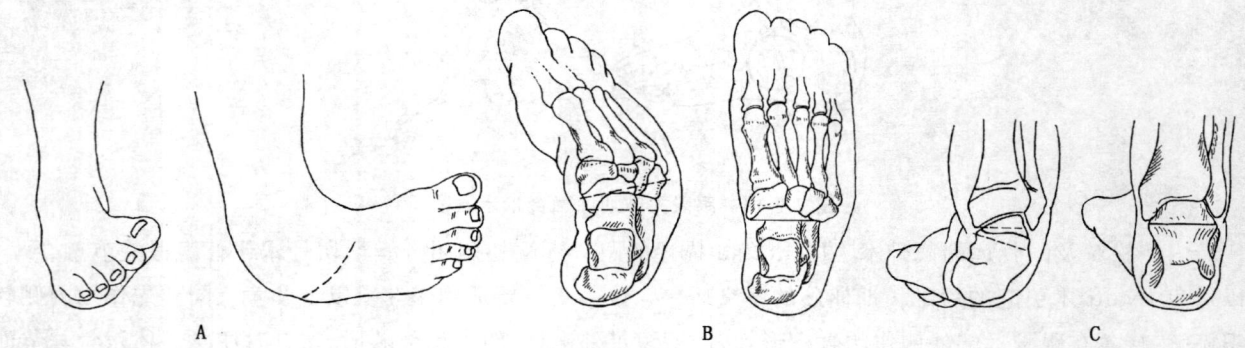

图 7-9-17 三关节融合术

少数患者残留严重僵硬的马蹄畸形，可采用Lambrinudi关节融合术。本法与上法稍有不同。术前将足部在尽量下垂位拍侧位X线片，根据X线片描图剪纸法计划切除骨质范围，以便能达到矫正畸形的目的（图7-9-18A）。手术显露同上，去除上述3个关节的软骨面，按计划部分切除距骨头、颈部，于舟骨下作一骨槽，使距骨前部嵌入槽中。因距骨已处于完全跖屈位，故三关节融合后，足不能再下垂（图7-9-18B）。

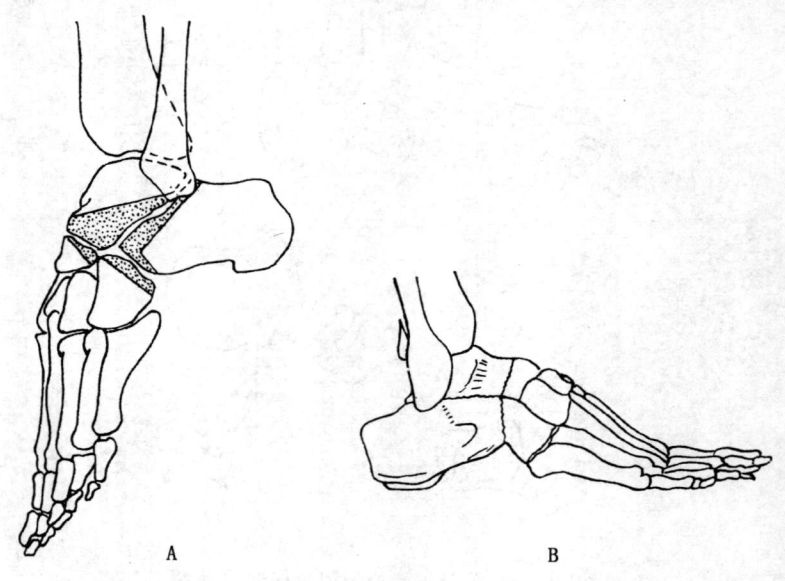

图 7-9-18 Lambrinudi三关节融合术示意图

A. 切除骨质范围　B. 三关节融合后

术后长腿管型石膏固定足踝部于矫正位，膝关节屈曲30°，抬高患足，密切观察患肢血液循环。术后12～14天拆线。必要时在麻醉下手法矫正残余畸形，保持踝关节于90°位，完全矫正内、外翻及足前部内收或外展畸形,并可改用短腿管型石膏固定。术后6周可在足底石膏外加橡皮垫行走,固定至骨愈合。术后共需固定12周。

5.严重马蹄内翻足的四维相矫治术　对于严重的马蹄内翻足畸形,主张手术治疗。多数学者主张宜尽早施行手术,宜采取依赖三维相分析的一次性矫正手术治疗先天性马蹄内翻足。目前手术矫正严重马蹄内翻足的常用方法存在以下问题:一次性矫正手术中神经、血管受到强力牵拉,从而限制了患足矫正的程度;手术需要充分显露,危及重要侧支血管,可能加重原有的循环障碍;切骨术移除足部部分骨质会缩短足长度;切骨术和其他手术,特别是对于需要多次手术的难治性畸形足,将使已发生僵硬的足部更趋僵硬。

应用张应力原理矫治严重马蹄内翻足畸形,采用 Ilizarov 装置矫正足部畸形有两种方式:

(1)非截骨法　适用于关节面对应关系正常,无固定骨骼畸形的病例。但8岁以下儿童例外,因其足部诸骨仍有可能再塑,畸形矫正后仍需建立肌力平衡。

(2)切骨牵伸法　适应证为有固定骨畸形的8岁以上患者,软组织牵伸或松解可能导致关节面丧失对应关系(不可能再塑形);神经、肌肉丧失平衡的患者,可获得软组织矫正,但不能保持矫正位置,肌腱转移或肌腱固定术也不能保持矫正位置;曾行关节融合术或有骨不连者。应用 Ilizarov 外固定装置作缓慢牵伸,配合用以改变整个足部与小腿及地面相对位置关系的"U"形切骨术(图7-9-19,图7-9-20)或用以改变足后、足中和足前三者之间位置关系的"V"形切骨术(图7-9-21,图7-9-22),从而实现对马蹄内翻足各个畸形因素的矫正。延误治疗或严重的复发型马蹄内翻足,因跗间关节和跗跖关节活动度有限,不可能用此法改善其活动度。在畸形矫正期、位置保持期和康复期,需经常对此体系的各个部件进行调整,颇费时间,整个治疗过程常需延续半年以上。

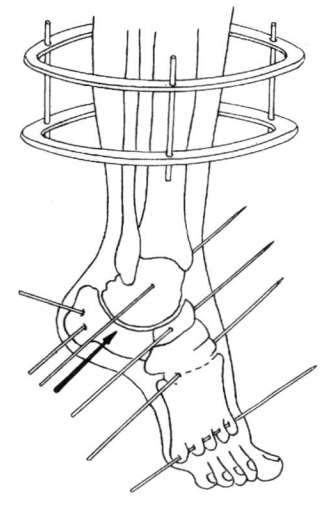

图7-9-19　"U"形切骨术

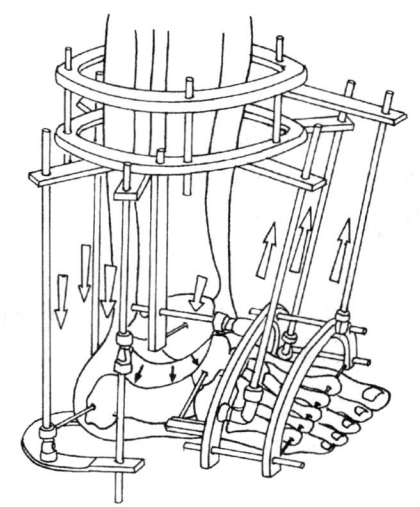

图7-9-20　"U"形切骨术后应用外固定架矫正畸形

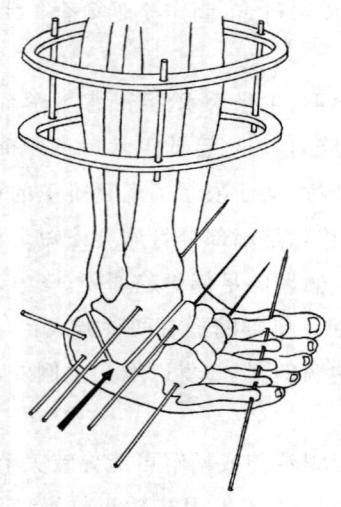
图 7-9-21 "V"形切骨术

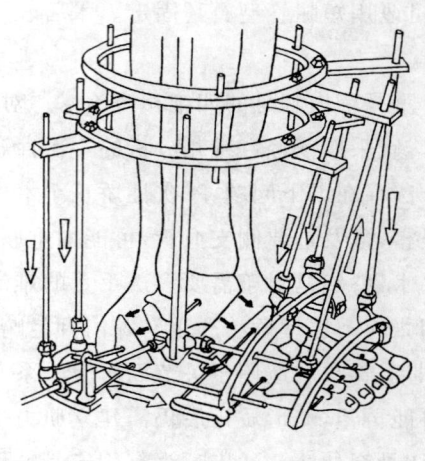
图 7-9-22 "V"形切骨术后应用外固定架矫正畸形

四、高弓足

高弓足(cavus feet)是指各足趾、跖趾关节过伸,趾间关节过屈,纵弓异常凸起畸形,足前呈马蹄固定畸形。

(一)病因

1. 神经肌肉异常

(1)肌肉病变 如肌营养不良引起肌性高弓足。

(2)脊髓前角细胞病变 如脊髓灰质炎、脊髓脊膜膨出、脊髓分裂畸形和脊髓肿瘤的临床表现之一。

(3)周围神经或腰骶脊神经根病变 如间质型肥大性神经炎、多发性神经炎和坐骨神经损伤所致的高弓足。

(4)锥体系或锥体外系病变 如作为脑性瘫痪、肌张力失调的后果。

(5)脊髓小脑束功能障碍。

2. 其他先天性畸形

(1)先天性马蹄内翻足矫正不彻底。

(2)多发性关节挛缩症。

(3)其他 如外伤、感染。

(二)病理

以肌力不平衡解释这种病理机制常为人们所接受。踝和足部的肌肉如同一个直角三角形,趾长、趾短屈肌和拇展肌构成三角形底边,拇长伸肌、胫前肌构成斜边,小腿三头肌构成直角边。任何原因引起这3条边的肌力不平衡,均可导致高弓足,主要是由于足的内在肌和外在肌失平衡或原发性骨骼异常引起(图7-9-23)。

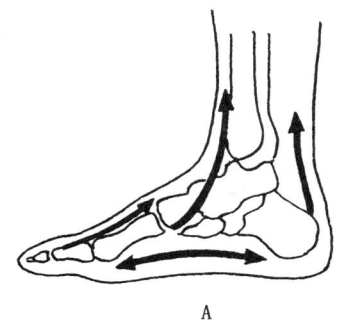 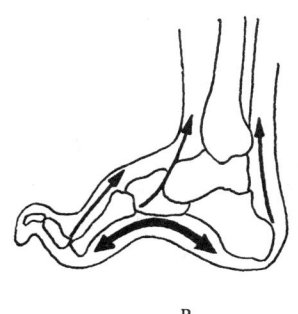

图 7-9-23　高弓足形成示意图

A.正常　B.高弓足

（三）临床表现

出生时即出现高弓足,多与先天畸形、脊髓病变有关。一般在站立、行走和穿鞋时才发现,其畸形特点为爪状趾,由跖趾关节过伸和趾间关节过屈引起,有时跖骨头背部半脱位,前足下垂,跟骨背伸,接近垂直位。足底内在肌、跖筋膜挛缩。足内、外侧纵弓均异常凸起。

1.单纯高弓足　其前足跖屈程度内外侧相等负重时,第1和第5跖骨平均受力,足跟仍呈中立位或轻度外翻。

2.高弓内翻足　只有前足内侧跖屈,第1跖骨明显呈马蹄状,而第5跖骨仍处于正常水平位,不负重时可见第5跖骨很容易背伸到中立位。

3.仰趾高弓足　多发生于弛缓性麻痹患儿。足后仰趾状,足前固定于跖屈位,挛缩的组织有跖腱膜、内收拇趾肌、屈拇短肌、屈趾短肌、外展小趾肌、骨间肌、胫后肌在楔骨同跖骨基底跖侧的附着点、跟骰和跟舟韧带、舟楔关节跖侧关节囊和楔骨同跖骨之间的关节囊。

（四）X线检查

拍足部负重与不负重两种X线片,便于对比。拍侧位片时,应尽量背伸足前,以显示高弓足的顶端,测量高弓足的角度可用经过跟骨和第1跖骨纵轴中心的延长线或用距骨和第1跖骨中心线的角度测量。正常情况下,第1楔骨两端的关节面几乎是平行的,高弓足前足下垂以第1楔状骨的跖屈为最重,第1楔骨关节面朝向跖侧,其次舟状骨位于高弓畸形的顶端,舟骨在足背部突出,形成一骨性隆起。由于鞋的刺激,局部可产生滑囊。少数病例是从跗跖关节处下垂,后多依高弓足的类型不同或处于中立位或内翻或马蹄式或呈仰趾状态,高弓内翻足的足跟内翻而且X线片中跖跟角度增加(图7-9-24)。

高弓足的足趾可能正常,但多数有进行性回缩和爪状畸形,各跖趾关节的背侧常有疼痛性的爪形趾畸形,每个足趾均不能落地。由于跖骨头承受体重,故局部发生胼胝。三头肌挛缩可使足固定在跖屈位,站立时足跟不能落地,体重落在跖骨头。如果下垂畸形不矫正,跖骨头肯定会产生疼痛性胼胝,角质增生的皮肤也可能发生溃疡或继发感染。

（五）治疗

1.病因治疗及保守治疗　矫正高弓足畸形必须针对病因,尽可能从根本上解决主要矛盾,同时要矫正高

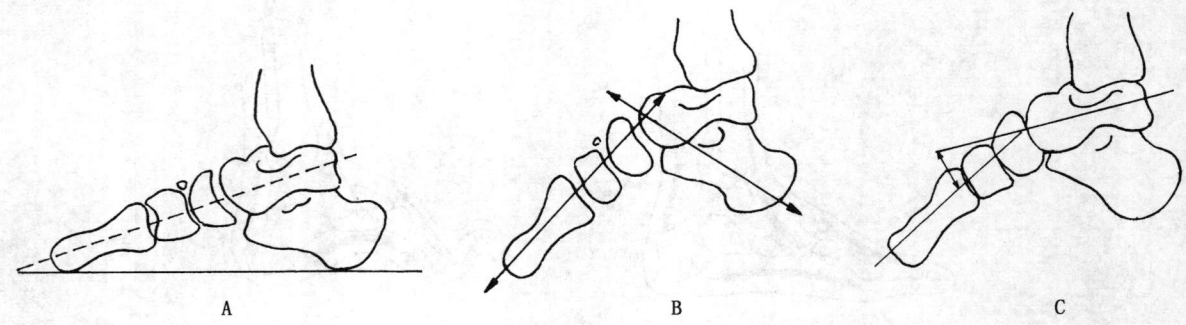

图 7-9-24　站立位高弓足侧位 X 线片测量法

A. 正常　B. Hibb 法　C. Meary 法

弓足。足部畸形矫正后,爪状畸形就可大为改善。治疗方法要根据畸形的类型和程度来决定。

早期和轻型病例适于保守治疗,对挛缩的跖腱膜和跖侧的肌群做被动牵拉,鞋底于跖骨头后加高0.3cm,以抬高跖骨头,鞋跟在足跟外侧加高 0.1~0.25cm,防止后足内翻。

2. 手术治疗　畸形严重的病例适于手术疗法,一般应明确没有进行性神经、肌肉疾患时再施行手术。依患儿年龄、畸形的轻重和固定程度决定手术的类型。无骨性畸形的适合软组织手术。

(1)足跖侧挛缩松解术　适合于年幼、畸形不严重、无骨性改变的患儿。具体操作:自跟骨结节开始,在跟骨外侧向前作切口,将足底脂肪层与跖筋膜、拇展肌、趾短屈肌、小趾展肌切断,矫正畸形,术后用石膏管型固定。

(2)肌腱转移术　适合于畸形比较严重,年龄较大,但前足畸形不僵硬、被动抬起跖骨头可矫正爪状趾的患儿。一般进行趾趾间关节融合术、拇长伸肌腱后移术。若其他足趾仍有明显爪状趾畸形,也可将全部足趾趾间关节融合,同时将全部趾长伸肌腱后移到各自的趾骨颈。具体操作:在足背相当于各跖骨颈部位作横形切口(图 7-9-25A),切开皮肤后保护皮神经和主要静脉,找到趾长伸肌腱和拇长伸肌腱,在骨膜下暴露各跖骨颈,在各趾背侧再作纵行切口,在趾长伸肌止点处,切断肌腱,暴露近侧趾间关节,切除关节软骨面,使断端合拢后,用克氏针贯穿固定(图 7-9-25B)。如果跖骨头向背侧半脱位,需进行背侧关节囊切开术,以松解挛缩。用手摇钻在各跖骨颈横向钻出骨隧道,维持适当背伸位,将拇长伸肌腱和其余各趾的趾长伸肌腱逐个穿过相应的跖骨颈骨隧道,返折后与自身缝合。注意使各趾长伸肌腱紧张度尽量相等,否则会使各趾高低不平,术后易形成胼胝。术后轻度伸位,石膏固定 8 周后去除克氏针和石膏,进行功能锻炼。中度畸形的病例,预先做好跖侧软组织松解术,上述两种手术可同时进行。严重的病例,一定要先做 3 个月的矫形石膏纠正前足的马蹄畸形,肌腱转移前必须先将固定的高弓足矫正。

(3)跗骨截骨术(Cole 截骨术)　足部诸骨发育成熟后,跗骨及前足有固定马蹄畸形者可采用骨性手术矫正。

跗骨背侧楔形截骨术可矫正马蹄畸形、楔形切除跗骨会使足变短,因此足部未发育成熟者不宜施行这种方法。一定不要和跟骨截骨术一起进行,否则会发生足趾坏死。

跗骨"V"形截骨术矫正高弓足,"V"字顶端置于高弓之顶,"V"字外侧线伸入骰骨,内侧线沿第 1 楔骨(图 7-9-26)。这个方法可延长空凹足底的长度。小儿 6 岁后即可施行该手术。

(4)跖骨截骨术　当高弓足可被动矫正,前足旋前,足跟内翻不僵硬时,可行第 1 或第 1、2 跖骨背侧楔形截骨,并用克氏针固定。术中注意保护足背动脉,术后石膏固定使足跟外翻。

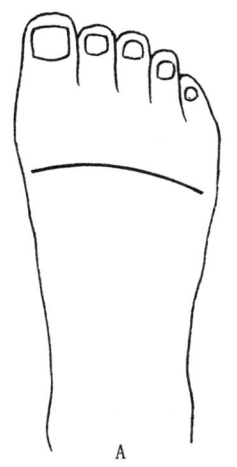
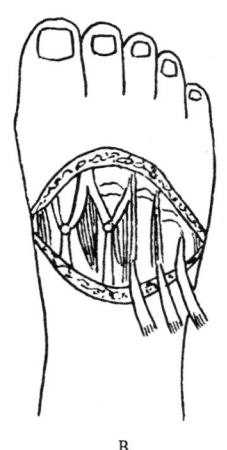

图 7-9-25　趾间关节融合趾长伸肌腱后段

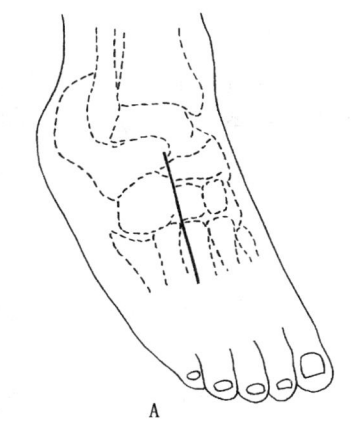
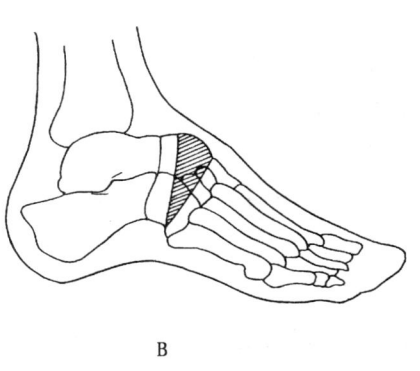
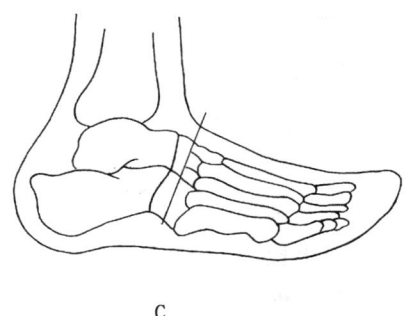

图 7-9-26　跗骨截骨术

A.切口　B.阴影为截骨部分　C.取出楔形骨块畸形已矫正

(5)跟骨截骨术(改良 Dwyer 法)　适用于5～12岁有固定跟骨内翻畸形的患儿。可行跟骨外侧楔形截骨术,以恢复负重力线。

(6)三关节融合术　适用于畸形严重或继发神经、肌肉系统畸形且年龄在12岁以上者。当高弓足伴有后足下垂畸形时可行 Lambrinudi 术。该手术是根据正常人足在极度跖屈时距骨后突抵住胫骨后缘,起到一种骨阻挡作用而设计的。截骨时,以足下垂位作为起点,在距骨下面几乎沿水平线向前截骨。在截骨上面时也将前面多切些,并在舟骱面凿出一个横骨槽使距骨前端插入其中,舟骨位于距骨前端背侧,这样当跟骨与距骨靠拢时,足下垂畸形得以矫正。

五、平足症

婴幼儿的足部韧带柔软,1岁开始站立时,几乎都显平足;4～5岁以后,足部肌肉发达,韧带坚韧,逐渐维持足弓。10岁时临床检查仅4%有扁平足,到了青春期,仅1%有临床症状。扁平足是指足弓扁平,弹性消失,且有足痛症状者。畸形包括前足背伸外翻、外展和距舟关节向背侧半脱位。

(一) 病因病理

常并发于先天性髋关节脱位和羊水过少,因而认为子宫内生长受限和塑形不良是发病因素。

1. 足部骨骼异常　舟状骨居距骨头的背侧,迫使距骨头下垂,舟骨结节过大,副舟骨、第1跖骨较短,跟骨外翻或跟骨前支持力减弱。

2. 足部肌肉异常　胫前肌或第3腓骨肌止点异常,腓骨肌、踝背伸肌和伸趾肌短缩,足内、外在肌软弱,负重时足部肌肉、韧带受力不平衡。

3. 神经或内分泌紊乱。

4. 遗传因素　在扁平足的发生因素中遗传起主要作用。扁平足的遗传属多基因遗传,在普通人群中发病率为4.9%,患者子女(一级亲属)的发病率为26.42%,符合多基因遗传病的家族特点。

(二) 临床表现

1. 症状体征　最初患者在站立或行走较多时感觉足部疲劳或疼痛,一经休息即可好转。直立负重时,足处于旋前位,即足前外展,足内侧弓塌陷,距骨头向内下突出。不负重时,足纵弓恢复。随着病情发展,下肢负重力线由第1、2趾间转移至第1趾内侧,严重者足内缘与地面接触,跟骨外翻、跟腱挛缩并向外偏斜,舟骨结节完全塌陷,向内侧突出,距骨头及载距突亦向跖内侧突出,舟骨结节和载距突的距离增加,距下关节运动(内、外翻活动)正常或增加,腓骨肌、伸趾肌略紧张。

(1) 发育性扁平足　婴幼儿足底脂肪较丰满,足底诸肌发育不足,从外观上看,足弓低平,部分病例有跟骨外翻、膝外翻,形成外翻扁平足,但此种平足现象可随年龄增长而消失。有些幼儿超过3岁仍遗有外翻扁平足,负重时出现足痛,小腿甚至髋部疼痛,鞋底以内侧磨损为主。

(2) 先天性扁平足　出生后即能发现,足部表现为前足较后足背伸、外展和外翻,若再向上推动前足和跖面,使之进一步背伸时,足背可与小腿前方靠拢,此时足跖面突出,皮下可摸到距骨头,足距屈曲后几乎可恢复正常足的纵弓。跟骨只能翻到中立位,进一步内翻则受限,腓骨肌、伸趾肌和跟腱略紧张,但这些肌肉的紧张较先天性垂直距骨要轻微。

(3) 松弛扁平足　学龄期儿童主诉小腿酸痛,足底外踝疼痛。患儿步态灵活,步行"足印"中,足弓最高处超过宽度的1/2,跟腱外移,足跟向外侧倾斜,足内侧舟状骨突出,足底跖腱膜、第1跖骨头与第5跖骨头有压痛。

(4) 痉挛性扁平足　10~17岁多见,部分病例有骨骼畸形,包括跟距骨桥和跟舟骨桥。长途跋涉或受伤后患足内翻时疼痛,患足固定于外翻位,足底扁平不能内翻,腓骨长短肌及伸趾肌痉挛,诸肌肌腱隆起,麻醉下肌肉痉挛缓解。

2. X线表现　足部的正位X线片可见楔骨、跖骨轻度内移,跟距角增大,距舟关节半脱位。侧位片可见足纵弓消失,距舟骨下移,但前足跖屈位侧位片可见距舟关节恢复正常解剖关系。

(三) 治疗

1. 手法矫治,石膏固定　用手法矫正前足外展、跟骨外翻,并牵拉紧张的跟腱,然后用石膏管型固定足部于马蹄内翻位直至畸形矫正为止。

2. 矫形鞋矫正 对矫形鞋的要求是鞋跟及鞋腰要窄,鞋帮要紧。鞋跟外侧在外踝前缘,鞋跟内侧垫高3～5mm并向前延长到距舟关节,其目的在于保持足内翻位,矫正跟骨外翻,并将距骨头托起,防止下陷,使负重力线移至正常位置。

3. 手术治疗 适用于负重时患足疼痛、疲劳、纵弓明显下降、足跟明显外翻、步态不正常、经常跌跤的患者。经非手术治疗可见好转,年龄在10岁以上者常用的手术方法有Miller术。手术操作如下:在足内侧作弧向背侧的纵切口,自跟骨开始延至第1跖骨基部,暴露胫前肌腱、胫后肌腱、跟舟跖侧韧带,用锐利骨刀切下一条基部向后包括胫后肌腱薄层舟骨和第1楔骨内侧之筋膜骨片,切除舟楔之间及第1楔骨与第1跖骨基底部间的关节、软骨和突起的舟骨结节,根据矫正纵弓下陷的需要作上窄下宽的楔形截骨,矫正足部畸形。将凿下的筋膜骨瓣向前穿过胫前肌腱下方并紧缝至第1楔骨、跖骨的跖侧和跟舟跖侧韧带上,如果跟腱挛缩可予以延长(图7-9-27)。

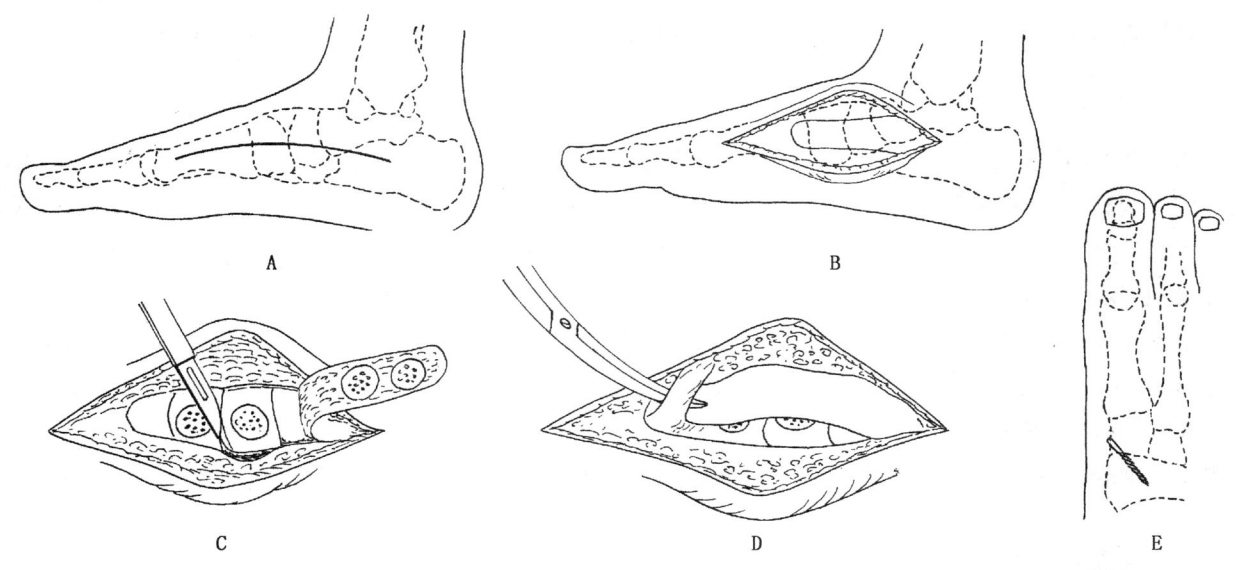

图 7-9-27 Miller 术

A. 切口　B. 顺行的"U"形骨片筋膜瓣　C. 切取筋膜瓣　D. 筋膜瓣自胫前肌腱下方向远侧推进　E. 舟楔关节用1枚螺丝钉固定

当第1楔骨与第1跖骨关节无明显下降时可作跟距舟关节融合术(Hoke术)。操作如下:凿去舟骨与第1、2楔骨间关节软骨面,将足前扳至下垂位,以形成纵弓,跨过舟楔关节面一长方形骨槽,取同样大小之胫骨皮质骨嵌入槽内。术后石膏固定3个月改用行走石膏靴6周。年龄大于12岁跟骨外翻等骨性畸形明显时,则需行三关节融合术。

六、巨趾

巨趾(macrodactyly)多见于神经纤维瘤病,偶尔并发复发血管瘤或足底多发性脂肪错构瘤。单纯先天性巨趾症罕见。

(一)病因

很少见同一家族的发病,也无类似的家族史,到目前为止病因仍不清楚。

1. 神经支配不正常　通过组织学的检查发现神经内膜和神经束膜明显增厚,巨大的神经纤维明显增加。通过电子显微镜的观察显示神经成分增加和髓鞘的逆行性改变。

2. 血流供给不正常。

3. 激素调节不正常　自身的功能障碍是产生这种畸形的基本原因,即在胎儿发育过程中生长限制因素的失调,局部缺乏抑制生长的因素,因此趾继续增大,而造成出生后进行性生长过度。

(二)临床表现

此种畸形在出生不久就可发现,足趾随着孩子的生长呈进行性增大。在儿童期大多数病例的巨趾已发展成难看的畸形,这种畸形往往表现为一个或几个趾明显的巨大畸形,其所有结构成分均不断增大,可为单侧或双侧。

X 线检查:X 线所见趾骨的远端比近端粗且宽,通常甲粗隆受累特别显著,骨纹理粗,骨成熟加速,化骨核过早出现。部分患者骨也相应增粗、增长,皮下脂肪组织有类似的变化,X 线影像明显增厚。

(三)治疗

明显的进行性巨趾畸形需要手术治疗,但在改善功能和外观方面,结果很少令人满意。可通过骨骺阻滞、骺的破坏及趾端的切除等来改善趾的长度,用楔形截骨、关节融合来矫正弯曲及偏斜畸形。有的足趾外观比正常大 2～3 倍,基本丧失功能或影响穿鞋,为安全起见,可分期将巨趾的全部或部分骨组织、软组织切除。巨大骨组织、软组织畸形以及术后复发者可行 Diamond 等设计的整列跖趾骨切除。

手术操作如下:以第 1、2 跖骨的基底为顶端,沿第 1、2 跖趾骨中间矢状面在足底、足背作 V 形切口向深处分离,切除中间楔形皮肤、骨组织,必要时通过远端截骨。用克氏针固定,调整第 1 跖骨轴线,减小第 1、2 趾骨间隙,切除两侧跖骨凸出组织,深层间断缝合,使两侧骨与软组织靠拢,邻近的关节囊也缝合在一起。切除妨碍皮肤缝合的关节囊,最后缝合切口。术后用石膏托固定,切口愈合后改用石膏管型直至截骨处愈合。

七、赘生趾(多趾)

赘生趾(polydactyly)为常见畸形,常合并有并趾、短趾或其他先天性畸形。

(一)病因

本病有家族性,为常染色体显性遗传。

(二)临床表现

以小趾多趾常见,拇趾多趾畸形少见,常伴有第 1 趾骨短缩。多趾有很多变异,其畸形程度不一,可从小的软组织附属物到一个完整的多趾。多趾的种类有:①Y 型跖骨。②T 型跖骨。③跖骨头宽大。④多跖骨和趾骨。⑤短块状第 1 跖骨。

1. 叉状赘生趾　最多见,一般位于拇趾内侧和第 5 趾外侧。赘生趾单独存在,但较正常发育稍差,往往只有两节而无第三节。X 线片显示趾骨发育不良,有时跖骨有分叉或膨大突起畸形。

2. 双蛇头赘生趾　比较多见。赘生趾与正常趾不好区别,有趾头被劈成两半的感觉。赘生趾与正常趾间有时有指甲相连。X 线片显示趾骨发育较细,成双或分叉,而跖骨为一个且头部膨大或呈分叉状。

3. 球形趾　不多见。无骨骼和肌腱组织，失去趾外形如球状。

4. 细蒂状赘生趾　较多见。根部细小，常常自行扭转坏死。

5. 额外赘生趾　除有近乎正常的趾外，尚有额外的跖骨，多可正常活动。

（三）治疗

应及早手术治疗。如果赘生趾仅为软组织，可用丝线结扎基底部，让其坏死脱落，但应保持局部干燥，防止感染。如果有骨组织，最好在出生后 10~15 个月切除；伴有跖骨凸起和增宽者要予以修整，以免发展为有疼痛的滑囊炎；附着在多趾上的肌腱要缝合到邻近趾肌腱上，对跖趾关节囊韧带也要修复，以防其他足趾内翻或外翻畸形。

八、肢体不等长

肢体不等长（anisomelia）是矫形外科常见的问题。所谓不等长系指单一或多个骨短缩或生长过度。不等长的病因很多，矫正前应预先明确病因，分析其病理生理和临床后果。一侧肢体长度发生变化会使运动中的动力学受到干扰。

（一）病因

过去，脊髓灰质炎是肢体不等长最常见的原因。普及免疫接种后，脊髓灰质炎的发病率已明显降低。近年来，因感染、外伤以及先天性或发育异常引起的肢体不等长日益多见。骨折常致轻度不等长。脊柱侧弯也可并发下肢不等长。肢体过度生长可见于先天性半侧肥大或血管畸形，如动静脉瘘。邻近骺板的炎症（如干骺端骨髓炎或膝部类风湿关节炎）可使骺板的血流量加大，从而刺激骨的生长。长管状骨的骨折和截骨术的愈合过程也会因骺板充血而致生长过度。肢体不等长的原因综合如下：

1. 生长停滞所致的肢体短缩

(1) 先天性肌肉骨骼发育异常　如先天性脊柱侧弯。

1) 股骨近端局部发育不良。

2) 先天性短股骨。

3) 先天性髋关节脱位。

4) 先天性骨纵向发育不良——腓骨半肢，胫骨半肢。

5) 先天性半侧萎缩。

6) 足部先天性严重畸形，如马蹄内翻足。

(2) 骨发育性疾患和肿瘤

1) 纤维异样增殖——Albright 综合征。

2) 内生软骨瘤病——Ollier 病。

3) 遗传性多发骨疣。

4) 骨骺点状发育不良。

5) 单肢骨骺发育不良（Trevor 病）。

6) 神经纤维瘤病。

(3) 骨关节感染（骨骺破坏致短缩）

1) 股骨或胫骨骨髓炎。

2) 髋、膝、踝关节结核。

3) 化脓性关节炎。

(4) 创伤

1) 损伤骺板致过早融合和骨短缩。

2) 股骨、胫骨骨折对位不良、重叠。

3) 严重灼伤。

(5) 神经肌肉病 不对称性的麻痹可致肢体短缩。

1) 脊髓灰质炎。

2) 脑瘫。

3) 脊髓脊膜膨出。

4) 脑或脊髓的肿瘤或脓肿。

5) 周围神经损伤,如坐骨神经麻痹。

(6) 其他

1) 股骨头骺滑脱。

2) 股骨头骺缺血性坏死。

3) 长期用不负重支具制动。

4) 放射治疗或骨骺阻滞术后。

2. 刺激生长所致肢体过长

(1) 肌肉骨骼先天性异常

1) 先天性半侧肥大。

2) 局限性肥大并发或不并发血管畸形。

(2) 发育性或肿瘤致骨骼和软组织畸形

1) 神经纤维瘤病。

2) 软组织血管瘤病。

3) 动静脉瘘。

(3) 骨关节感染(骺板和干骺端血供增加)

1) 干骺端或骨干骨髓炎。

2) 类风湿关节炎。

3) 血友病关节积血。

(4) 创伤

1) 干骺或骨干骨折致骺板血供增加而刺激生长。

2) 外伤性动脉瘤或动静脉瘘。

3) 肌骨、胫骨的干骺端或骨干部手术(医源性外伤)。如骨膜剥离、骨合并术(osteosynthesis)和骨移植成活过程。

两下肢轻微不等长是常见的,其原因尚不清楚。轻微下肢不等长没有临床意义,可经骨盆倾斜而代偿。右下肢轻度短缩右侧多于左侧。临床无症状的轻度下肢不等长可并发功能性脊柱侧弯。

(二) 病理生理

长管状骨可分为中部(骨干)和两端区。中部又可分为骨干和上、下端的干骺端。两个干骺端区包括骨骺和骺板(软骨生长板)。

四肢骨的骨骺有两大类,即压力骨骺和拉力骨骺。压力骨骺系关节骨骺,位于长骨的尽端,参与关节的形成。长管状骨的主要纵向生长部位是在压力骨骺。拉力骨骺远离关节,在肌肉的止点,如股骨小粗隆是髂腰肌的止点。因其只承受拉力,对长骨的纵向生长无大作用。

股骨、胫骨、腓骨、肱骨和尺、桡骨等主要长骨的两端均有骨骺和骺板。短管状骨(指骨、掌骨和跖骨)只有一端有骨骺和骺板。指骨、第一掌骨和第一跖骨的骨骺和骺板在骨的近端;而其他掌骨和跖骨均在远端。

长骨的纵向生长均在其端区的骺板软骨部。对此,Stephen Hales(1731)以雏鸡做实验。在其长骨中部钻两孔,2个月后处死动物,发现该长骨虽增长很多,但两孔之间的距离未变。

Belchier(1736)发现用茜草根标记猪骨长度的方法。数年后,Duhamel 发现用茜草作饲料喂养前和旧后骨的颜色正常而生长的骨呈红色,同时证实长骨生长部位是在骨的两端。他的实验还表明,骨干直径的积累性增粗是源于骨膜而不靠骨组织的间质生长。

矫正小儿肢体不等长之前,重要的是要测定既往生长状况,也要预测未来的生长。

1. 生长率　年龄不同,其生长率各不相同。婴儿时期生长最快,其后的10年生长渐慢,及至青春期的生长高峰阶段,生长再次加快。青春期生长高峰阶段可持续1~2年,此阶段还与小儿年龄和性别有关,一般女孩在10~12岁,男孩在12~14岁。生长快的青少年,其长骨的生长率加倍,在随后的4年左右,其生长率降至零。在青春期生长高峰前的数年间,下肢生长较躯干快,而生长高峰后,躯干生长又较下肢为快。长骨生长停止后,脊柱仍继续生长2年左右。

生后最初10年,男孩和女孩的生长率相似。青春期生长高峰阶段,男女的生长率明显不同。一般讲,女孩生长高峰的开始和结束均较男孩早2年,女孩完成下肢生长是在14岁,而男孩是在16岁。正常情况下从4岁起到发育成熟,股骨平均每年增长2cm;胫骨每年平均增长1.6cm。

根据 Digby 研究,下肢全部生长的65%围绕膝关节(股骨下端骺板占35%;胫骨上端骺板占30%)。股骨近端负责下肢总生长的15%,胫骨远端为20%。上述数字是大约值,因 Digby 是用干燥骨测量的,并没有把性别、年龄、生长高峰和相对体高等因素考虑进去。

有的研究者以骨的暂时生长停止线的方法研究骨的纵向生长。所谓暂时生长停止线见于X线片上骨干一端,与骺板平行、境界清晰的致密带。此线的形成与饥饿或患病时软骨生长差,不能形成软骨细胞柱有关。但成骨细胞仍持续产生骨样组织。因而有新骨堆积,在X线片上就形成横向的条纹。Green 和 Anderson 用暂时生长停止线作为观察手段,发现10~15岁间股骨全长增长的75%在其远端,胫骨全长的57%增长在近端。通常股骨远端每年生长1cm;胫骨近端为0.6cm。

2. 相对长度　从骨龄角度看,股骨和胫骨的相对长度是预测日后生长的重要因素。显然,未来身材高的孩子,到成年后最终体高增长较多。高身材的人最终下肢长度不会与矮身材的相同。父母身材高低和成年的孪生兄弟之一对预测成年后的体高有重要参考价值。

3. 相对成熟度　相对成熟是借骨龄测定。

Todd Greulich 和 Pyle 用新生儿到18岁不同年龄小儿的手和腕部的X线片做成统一标准。再用患儿的手或腕部X线片与标准X线片的相应部位对照,从而测出骨龄。对可疑患者或疑难病例用膝部X线片测骨龄也有帮助。

骨龄是衡量骨成熟的最好方法,对预测未来生长较按日历计算年龄更为可靠。测骨骼成熟的另一线索是第二性征,包括阴毛出现、声音变化、乳房发育和月经初潮。但外表体征出现的早晚及其明显程度个体差异很大,只能作为参考。

生长预测表如 Mosley 的直线图形方法只能作为指南参考并非十分准确。有若干因素可影响骺阻滞术矫正下肢长度的效果。除了手术本身的作用外,性别和个体相对成熟情况也应考虑。

4. 短肢对侧肢体的生长　骺阻滞术矫正下肢不等长只是暂时限制较长的肢体生长,等待短侧肢体的增长,若短侧肢体生长不正常则需重新调整。若下肢不等长系因胫骨上端骺板损伤提早融合,长肢骺阻滞并不能矫正胫骨短缩问题,总的效果至多是控制住进一步不等长。

生长抑制的程度可分为:低(0～10%),中(11%～20%),高(21%～30%)和重(30%以上)。依生长抑制率对骺阻滞的每个病例宜调整到预测表的低值。例如,女孩,骨龄11岁,中度生长抑制(11%～20%),预测矫正长度调整到 2.5cm 更好;若为高度抑制(21%～30%),预测矫正长度为 2cm;如属重度抑制,到成熟期最多矫正到 1.5cm。

5. 临床因素　要考虑某些实际变化。首先是头、颈、躯干和骨盆的平衡。脊柱突向下肢短的一侧。在足下置一木板垫,记录其高度和有无结构性脊柱侧弯,垫高短肢后能否调直脊柱。脊柱不能代偿的患者行下肢等长术是不可取的。

步态有无异常,下肢不等长造成功能障碍的轻重,患儿自己能否调整,不垫高鞋底或鞋跟患儿能否正常走、跑。短下肢如需配制膝以上支具,最好要较对侧(长肢)短 1～1.5cm。这样的支具在向前迈步时可减少疲乏和劳损。同时应注意双下肢不等长的差距有无增加。

(三)肢体延长术的适应证

两侧下肢相差 5cm 以上,患儿年龄大于 6～7 岁,身材中等者为肢体延长术的最佳适应证。轻型病例主张用骺固定术治疗。骨龄成熟的患者也可短缩长侧肢体。为侏儒延长肢体不能单纯为了提高身材,而应对患者作全面考虑,原则上一定要有功能障碍,如上肢过短而影响洗澡、挂衣服、接电话、打字等造成生活或工作困难,或在延长下肢的同时有明显的畸形需要矫正或上肢过短致上厕所后清洁会阴困难。另外为侏儒患者延长肢体,要注意心理反应,并争取按计划完成延长步骤。

(四)延长术的必要条件

1. 延长骨的上下关节要稳定,如延长股骨,髋和膝关节要稳定。有髋臼发育不良或髋关节半脱位者,在延长术前要先得到矫正。
2. 神经肌肉的功能应正常。
3. 肢体血供要好。
4. 无皮肤和软组织异常。
5. 骨结构正常。
6. 患者精神状态稳定。
7. 患儿已达到了解手术的年龄,而且手术后能够合作。

（五）常用的肢体延长术

鉴于经骺板牵开延长肢体可导致关节僵直及骺板早闭等并发症，故目前多不主张用经骺板牵开法。此处不再赘述。经骨延长的技术有如下几种：①骨干延长，植骨并用钢板固定（Wagner 技术）。②干骺端骨皮质切开，缓慢延长。延长后的间隙无需植骨（Ilizarov 和 DeBastiani 骨痂延长术）。④延长后用皮质骨填充，再以髓内针固定（Wasserstein 技术）。

延长用的外固定器可分为两大类：①粗钢针（Shanzs 螺钉）单臂系统——Wagner 延长器和 DeBastiani Orthofix 轴向加压牵开器。②细钢针贯穿系统：钢针具张力连以环形外固定器（Ilizarov 系统）。

1. Wagner 延长术　Wagner 于 1978 年首创骨干中部截骨，并将骨膜、骨皮质、骨内膜和髓腔内组织切断。截骨的两端以 4 枚粗 Shanz 钉和特别设计的单臂架桥式固定器固定。粗钉只从外侧钻入骨的双侧骨皮质，而不贯穿肢体对侧软组织。术中当即用外固定器延长 0.5～1.0cm，随后每日延长 1mm，直到计划长度，然后在延长间隙内植入骨松质并以钢板作内固定。待骨实变并有骨皮质形成后，取出钢板并更换一种有韧性的半管状钢板作内固定。待骨皮质坚强，髓腔重新贯通后再取出半管形钢板。此后，用拐杖支持，患肢部分负重。

2. 软骨痂牵开的肢体延长术　DeBastiani 首先采用软骨痂牵开法（Caliotasis-Callus distraction，DeBastiani 术）。骨皮质切开，软骨痂形成后再以活动轴外固定器（orthofix）缓慢延长。术后 10～14 天开始牵开。达到计划延长的长度，继续用此固定直至软骨痂实变，开始负重。待 X 线片可见到新骨皮质后再取下外固定器。

选择骨皮质切开的部位，最好在骨干的近端——股骨宜在髂腰肌止点稍下，胫骨在髌腱止点稍下，肱骨在稍低于三角肌止点处。

外固定器的安装位置：股骨和肱骨在外侧面，胫骨在小腿前内侧。

3. Wasserstein 延长术　1963 年 Wasserstein 在截骨部牵开，术后立即以每日 1～2mm 的速度牵开，达到计划延长的长度后，切开骨膜管，将预备的植骨块嵌入间隙中。最后，以髓内针固定并用外固定器加压，使植骨块稳定。植骨块放在血管丰富而有高度成骨能力的骨膜管内。因此，骨连接较快。通常经 2 个月即能连接，届时可去除外固定器。

（六）禁忌证

主要的禁忌证如下：

1. 关节不稳定　如先天性短股骨常并发交叉韧带缺如所致的膝关节不稳定。

2. 肢体麻痹　因延长术后正常肌肉也会发生肌力减弱。例如，臂丛神经麻痹并发上肢短，则不适于延长。因原有的力弱肌群在术后更加无力，以至丧失功能。

3. 骨结构不良　如胫骨假关节初期。

4. 精神状态不稳定。

5. 缺乏主观愿望，术后不能充分合作的。6 岁以下的小儿行肢体延长术宜慎重。

Wagner 认为延长肢体前要先矫正肢体的其他畸形，使其肌肉功能和骨结构接近正常。如延长股骨前，若股骨髁后倾致膝关节屈曲的应先行髁上伸直截骨术，1～2 年后膝关节活动达正常范围，骨结构良好后，再行股骨延长。若髋关节有明显内收畸形应先行内收肌切腱术。严重髋外翻或股骨前倾角过大，先用内收或去旋转截骨术矫正。踝关节不能背伸到中立位的,要先作跟腱延长术矫正足下垂。髋关节强直的可行股骨延长术。

相反,Ilizarov认为矫正肢体畸形可与肢体延长术同时进行,通常不应为了延长肢体而牺牲肢体的功能。

后天性肢体不等长,其软组织的长度相对正常,延长肢体后软组织可恢复其原来的长度,先天性肢体短缩则不然。先天性腓骨发育不良或缺如伴短胫骨或短股骨,不仅骨短而且筋膜、肌间隔、骨间膜、肌肉和血管均有明显短缩。因此,常需预先松解软组织,广泛松解6～12个月后再延长骨。Wagner坚持上述意见,但Ilizarov主张用他的方法可延长骨,还可同时延长软组织,无需广泛松解。

短股骨的软组织松解技术如下:自大粗隆顶部到股骨外髁作一纵切口,对深筋膜到皮肤的静脉应尽量保留。游离髂胫束并予切断。在大腿中2/3处,从前后两侧切断筋膜。小心提起股外侧肌和股二头肌,仔细剥离并切除外侧肌间隔。外侧肌间隔的上端系臀大肌的止点,厚而硬韧,部分切除使之达到正常厚度。并发膝关节屈曲的,如腘绳肌紧张宜将内外两侧肌肉和肌腱之间作分段延长。髂胫束可作一斜切口,滑动延长后再于新的位置上重新缝合。切口逐层缝合,患者于术后1～2天可下地走路。

腓骨半肢伴短胫骨也有学者主张广泛松解软组织。外侧纵切口,自腓骨头至踝关节,切开皮下组织、深筋膜。全部切除腓骨的纤维性或软组织始基,否则可致畸形复发。在延长过程中牵拉胫骨远端可造成足外翻。从近端切除前后方的肌间隔,应细心游离腓总神经及其分支,并切除覆盖神经的筋膜以防止延长过程中压迫神经。对足不能背伸到中立位者宜延长跟腱。

(七)伊利扎诺夫肢体延长术

1. 理论根据　伊利扎诺夫(Ilizarov)根据大量实验研究发现一生物学规律,即任何组织在张力应力的影响下均表现极高的生成能力,细胞代谢旺盛,生长能力强。但这要靠消除其他应力,如扭曲、旋转、剪力等应力,单纯施加张力应力始能实现。

由于Ilizarov环形骨外固定器可以达到上述要求,同时加用一些配件即可组装成各种部位所需要的矫形工具。具体讲,这种骨外固定器可以发挥纵向延长、加压、去成角、去旋转和横向移位等各种功能。近年来借助此种骨外固定器组装成有推拉双重功能的装置来矫正严重足部和踝关节畸形,因此,受到很多骨科医师和患者的欢迎,已经在许多国家普遍推广使用。

2. 手术适应证　张力应力生物学原理加之骨外固定器使骨科医师能治疗许多过去不能解决的外伤和矫形方面的问题:

(1)经皮治疗闭合性干骺端和骨干的骨折成角和横向移位的整复以及不少骺骨折(图7-9-28,图7-9-29)。

(2)一期修复广泛骨、神经、血管和软组织的缺损而无需移植术。

(3)骨加厚(横向延长)以加强骨的负重能力。

(4)经皮一期治疗先天性或外伤性假关节。

(5)因肢体延长或骺延长所造成的肢体发育停滞。

(6)长骨或关节畸形,包括顽固性或复发性畸形足(图7-9-30)。

(7)经皮矫正关节挛缩畸形(图7-9-31)。

(8)配合截骨术矫正关节畸形强直并能调整关节面的角度(图7-9-32)。

(9)经皮关节融合。

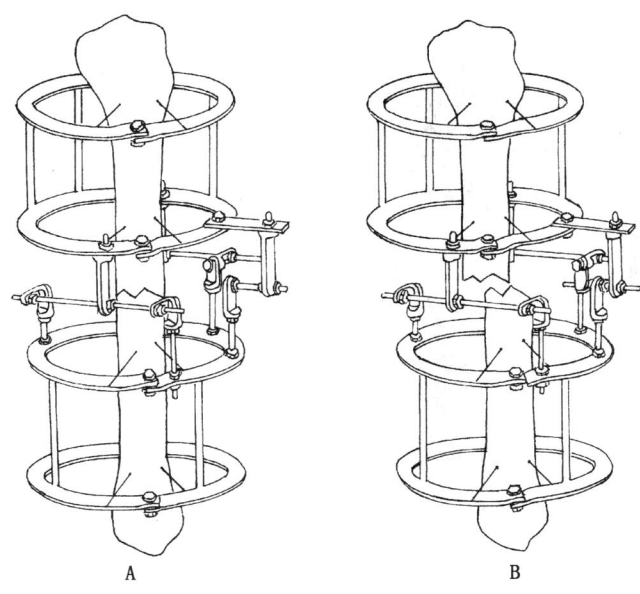

图 7-9-28 横向移动的装配方法,常用于骨折的整复、横向移位和膝关节屈曲挛缩伸展后的半脱位

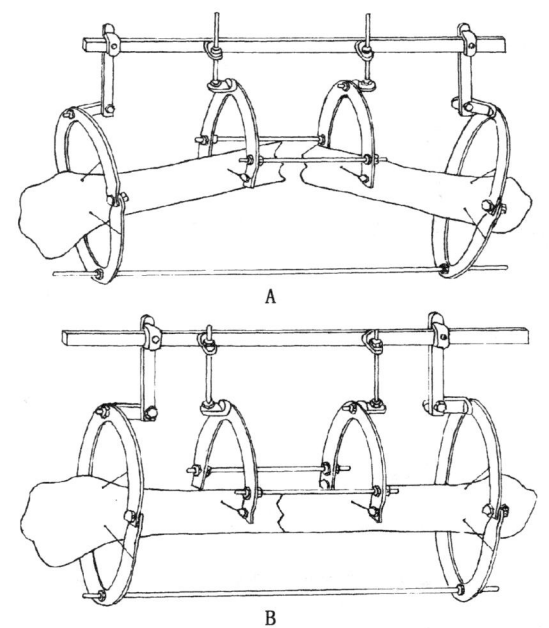

图 7-9-29 长管状骨成角和过牵的矫正方法的组装

(10) 延长肢体同时行关节融合(融合大关节而不引起肢体短缩)。

(11) 横向延长骨囊肿的一侧壁以消除骨囊肿及类似病变。

(12) 借助刺激感染骨的愈合,治疗化脓性骨的不连接。

(13) 逐渐加厚一侧骨腔的壁而消除骨髓炎的空洞。

(14) 延长截肢后的残端。

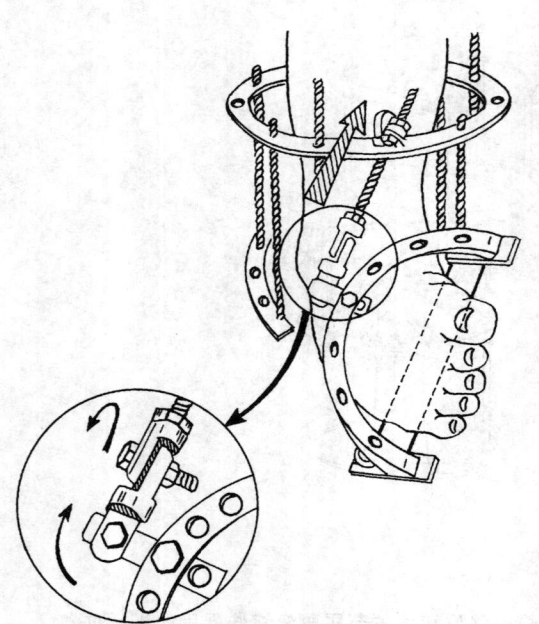

图 7-9-30 骨外固定器加用双向轴，矫正马蹄内翻足畸形

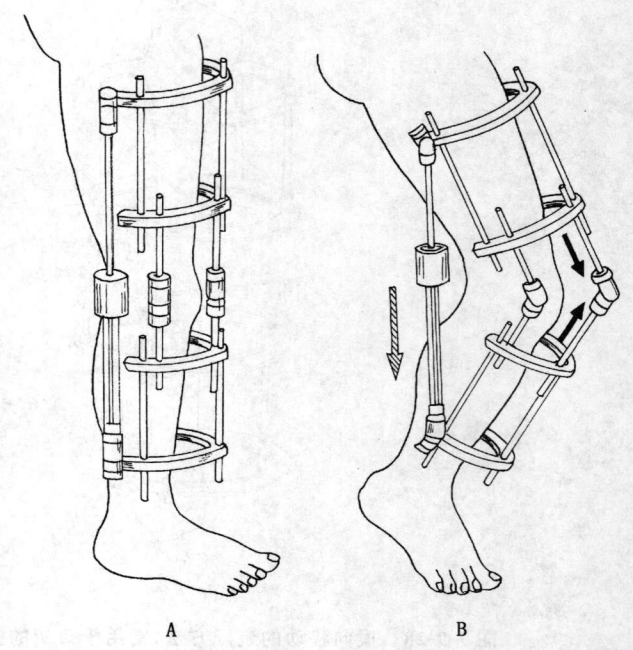

图 7-9-31 骨外固定器加轴矫正膝关节屈曲挛缩

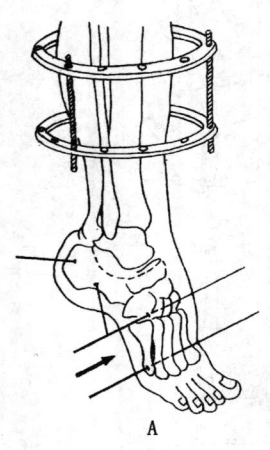

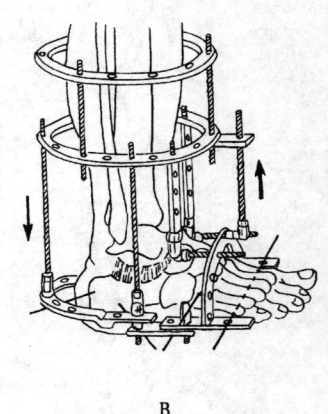

图 7-9-32 骨外固定器加跟距骨 U 形截骨的组装方法

(15) 治疗下颌骨发育不良和类似病变。

(16) 解决因血管栓塞的病变而不用血管移植。

(17) 矫正软骨发育不全(achondroplasia)和其他类型的侏儒。

3. Ilizarov 外固定器简介　Ilizarov 骨外固定器系由 4 个基本配件组成：

(1) 不同直径的环形配件，此外还包括克氏钢针、螺纹杠和固定钢针用的螺栓　环形配件(图 7-9-33)通常按直径大小(mm)分为 12 种(80,100,110,120,130,140,150,160,180,200,220 和 240mm)。小儿常用的是直径 80~140mm 的；成人则多用 150~240mm 的。另外，环形配件又可分为半环和整环两类。半环组装方便，有 18~28 孔，每孔直径 8mm，孔与孔之间的距离为 4mm；而整环不用螺栓连接，故重量稍轻且平均较半环组装后多 6 孔,为插入螺纹杠和固定栓准备了更多的余地。组装环形配件注意保持连接。另外,为延长肱骨用的有近端的欧米加(Omega)环和远端用的、相当于全周径 5/8 环以利肘部屈伸(图 7-9-34)。

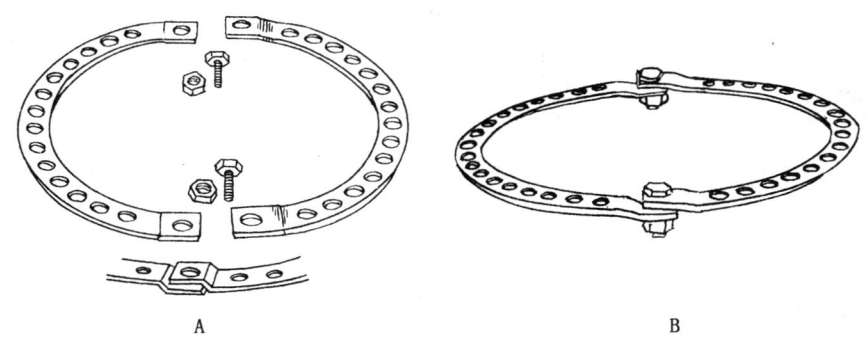

图 7-9-33　环形配件的组装

A.组装前　B.组装后

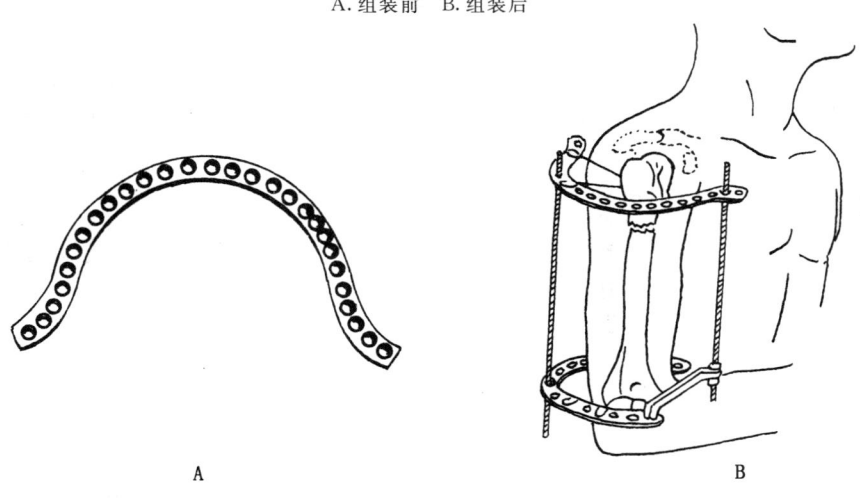

图 7-9-34　延长肱骨用的欧米加环

A.欧米加环　B.组装后全貌

(2)克氏针　按体重和肌肉力量选择 0.8～1.2mm 粗的克氏针。根据解剖学知识,避开大的神经血管钻入克氏针。每个环形配件的平面可钻入 2～3 根(图 7-9-35)。每根钢针之间尽量接近 90°最为稳定,否则穿过针的局部承受外力过于集中,而且钢针易在骨内滑动(图 7-9-36)。

(3)固定螺栓　分为中央孔洞和偏口型两类(图 7-9-37),目的是保持钢针笔直而不应利用其弹性而任意弯动。克氏针穿过中央孔洞或偏口的沟槽中,然后将螺栓的螺纹部插入环形配件的相应部位的孔中,再以螺母拧紧在环形配件上,拧紧前要将钢针以 882～1078N(90～110kgf)力量拉紧。拉紧钢针的方法很多,有不少种钢针拉紧器,其中以俄罗斯式法最简易(图 7-9-38),即克氏针一端固定直接转动中央孔洞的固定螺栓,其另一端缠绕在螺栓的螺纹柱上而转紧。

(4)螺纹杠　通常为 6mm 粗,螺距为 1mm,即螺母在螺纹杠上转动一圈前进 1mm。在环形配件之间连 4 根螺纹杠并用螺母固定,增强了轴向稳定(图 7-9-39)。

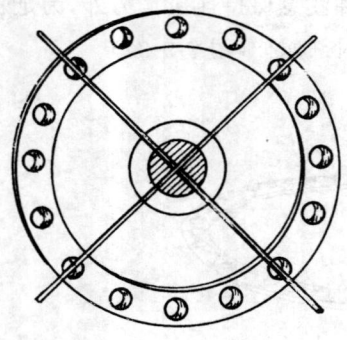 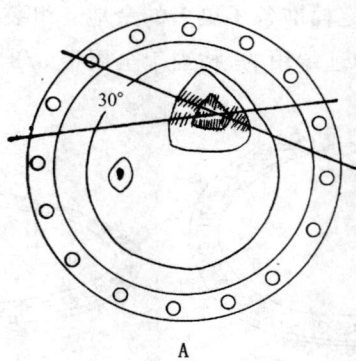 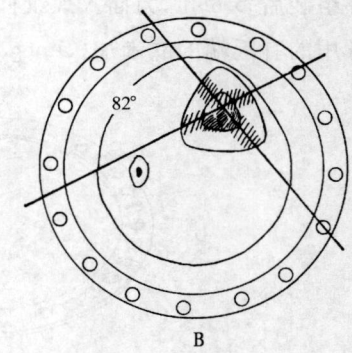

图 7-9-35　不同直径的环形配件与贯穿肢体和骨的克氏针相连接

图 7-9-36　克氏针经骨交叉角度
A. 两克氏针经骨交叉角度过小(30°)，使骨的局部受力过于集中
B. 双针交叉接近 90°(82°)，应力均匀，防止切割

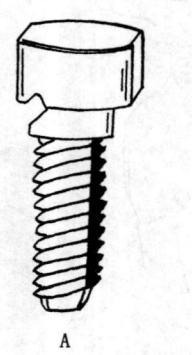 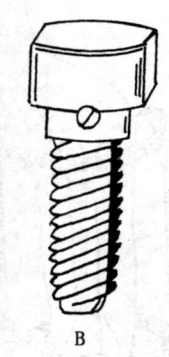 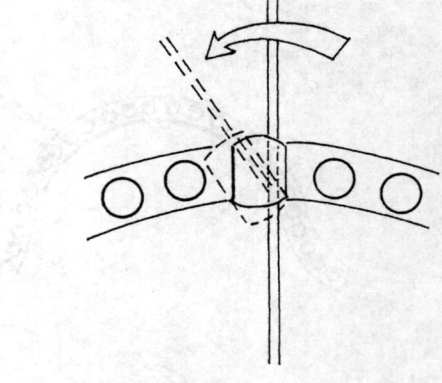

图 7-9-37　固定克氏针的螺栓
A. 偏口　B. 中央孔洞

图 7-9-38　简易拉紧克氏针的俄罗斯式法

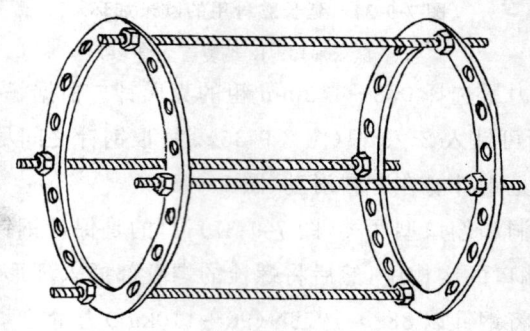

图 7-9-39　螺纹杠

此外，还有一些其他配件，为了不同目的而选用，如增高柱、2～8孔的条形长板，活动轴、弓形板（Cattaneo板）以及斜行连接杠等。增高柱多用于在环形配件以上或以下固定钢针，或增加另一排钢针之用。骨外固定器组装后纵向较长，可加用双侧长板，增加负重肢体的稳定性(图 7-9-40)。

活动轴多在矫正成角时用，但要注意安装部位一定要恰当，应与成角平面一致。轴有单向和"万向"(多方向)2种(图 7-9-41)。

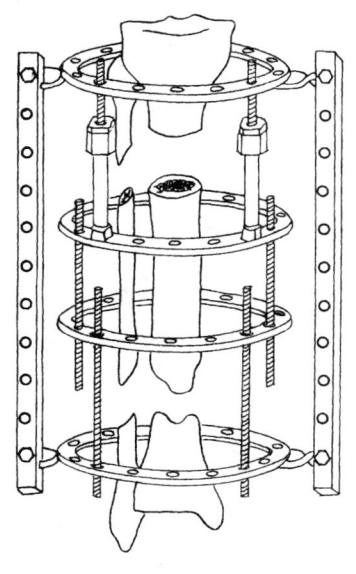

图 7-9-40　骨外固定器条形长固定板

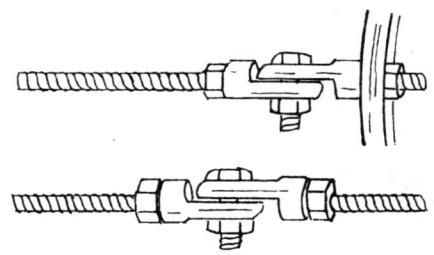

图 7-9-41　用螺纹杠加双半轴组装成的单方向轴

弓形板常借"斜行连接杠"与其下方的环形配件连接,在弓形板上利用钢针夹子与钻入股骨上端的粗钢针相连接,达到不贯穿肢体预防损伤神经血管的目的(图 7-9-42)。

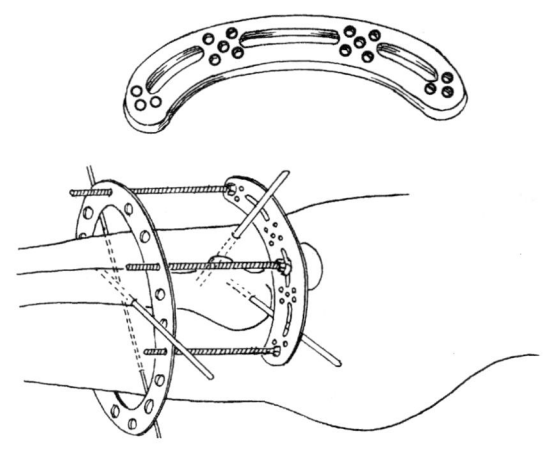

图 7-9-42　股骨上端用半月板加不贯穿的粗螺纹针,防止损伤股动脉和坐骨神经

4. 技巧要点

(1)钻入克氏钢针时,两根针之间尽可能保持接近直角交叉以求稳定。进针和出针的位置应与环形配件平行一致,提前注意钢针走行方向的环形配件上有无固定用孔。此外,钻入对侧骨皮质后宜改为锤出而不再用钻,以免扭曲神经血管,造成严重损伤。在不适宜用克氏针贯穿肢体时,可用"自由环"的方法(图 7-9-43)。

(2)欲横向移动截骨断端时可用橄榄针。平行贯穿 2 枚克氏针中有球形扩张形状的所谓"橄榄针",可起理想的横向拉动矫正功效,以利于横向延厚骨质,目的是使骨干增粗或延厚骨囊肿的一侧壁,以消灭骨腔(图

7-9-44)。

(3) 骨皮质切开取代截骨术的部位应尽量在干骺端和骨干的移行部,以免损伤骨的主要营养血管。一般采用皮肤小切口,逐步调整骨刀的方向逐渐切断骨皮质,保持髓腔完整。后面的骨皮质切断有困难时,偶可增加另一小切口。相反方向扭转上下环形配件以确定骨皮质是否已全部切开(图 7-9-45)。

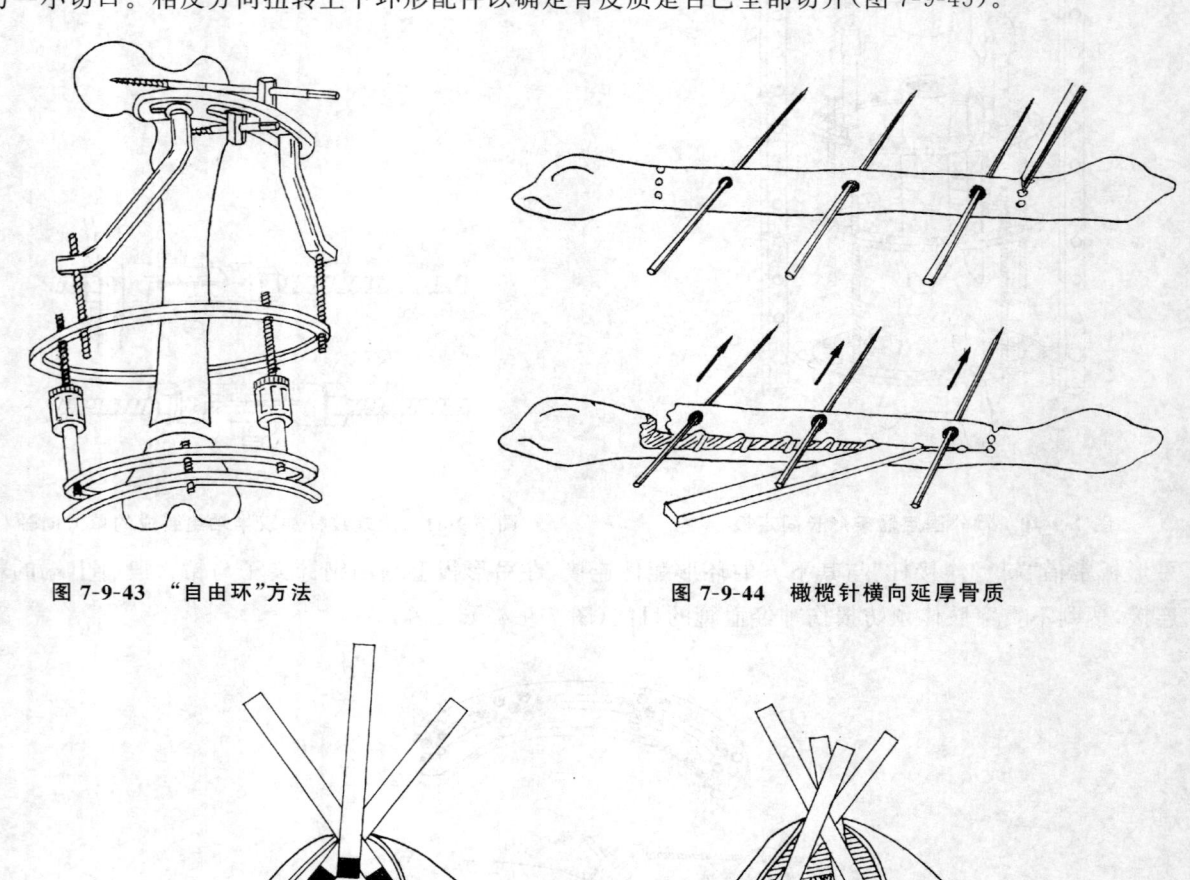

图 7-9-43 "自由环"方法

图 7-9-44 橄榄针横向延厚骨质

图 7-9-45 骨皮质切开

A. 骨皮质切开宜从多方向开始　B. 骨皮质切开接近完成,髓腔内血管不受损

在干骺端截骨也可用传统截骨术,但需预先考虑邻近关节的环形配件的位置,钢针是否有穿入关节的可能性。

(4) 环形配件的选择　手术前要按患者的肢体直径,尤其是计划安装环形配件水平的粗细选用口径合适的环形配件。最准确的测量方法是在术前将组装的环形配件套在患肢上,肢体的相应高度与环之间要有 2 横指宽的间距。环的口径过小,术后软组织肿胀会引起压迫性坏死;环过大会影响骨外固定器的稳定性。

(5) 去除骨外固定器的标准　一般延长进度是每天 4 次(频率),每次 0.25mm,全天 1mm(速度),即螺母在螺纹杠转动一圈。假如患者需延长100mm时,则需时100天。另外,骨外固定器的全部固定时间,即延长的软骨痂实化(consolidation)的时间,平均为自开始延长之日算起,每延长1cm需固定1个月,称之为平均延长指数(average lengthening index)。但这与骨皮质切开的技巧、部位、患者骨的质量和年龄等因素有关。为此还宜注意两项条件:①X线片上延长段实化的同时,已出现新的骨皮质。②将螺纹杠固定环形配件上下的螺母松开0.5cm,患者继续负重而无异常感觉。综合以上条件(即固定时间大体符合平均延长指数,X线片上延长段有新骨皮质形成和松动螺母后无异常感觉)始可拆除骨外固定器,切勿提前,否则有发生再骨折的可能。若因某些原因有计划地提前拆除骨外固定器,宜在麻醉下拆除,并立即用石膏固定。

5.问题与并发症 "问题"和"并发症"均有明确的定义。"问题"是指在延长过程中所遇到的困难,这类困难通常是可以想到而又不容易避免的。"问题"本身多不致影响治疗的最终效果,在处理上,只要做适当改变,即可得到解决。例如,螺钉或钢针滑动、皮肤受压等可用延长皮肤切口而缓解。

"并发症"多是难以预料的,但采取预防措施有些也是能够预防的。例如,伤口感染就属于并发症而不是"问题"。轻的并发症不妨碍治疗及其效果,相反,较重的并发症会遗留永久性后遗症,并可能无法达到原定的治疗目的。延迟愈合在小儿属轻的并发症,但对青少年或成人来讲,这类问题一定要预先对患者讲清楚可能需要植骨。骨不连接则属于并发症。

肢体延长手术一般无大风险,但在延长的过程中,时常发生"问题"和"并发症"。因此术前要对患者讲清楚。现将并发症的病因、预防和处理,依时间顺序介绍如下:

(1)术中

1)钻针过程中的神经和血管损伤。

2)骨皮质切开术:①干扰骨内、外膜的血供。②截骨部位发生斜形或粉碎性骨折。③牵拉腓总神经。

(2)术后早期

1)间隙综合征。

2)皮肤坏死。

3)切口感染。

(3)牵开延长期

1)螺钉或针道问题:①软组织坏死。②软组织感染。③骨髓炎。

2)肌肉挛缩。

3)肌肉无力。

4)神经损害:①筋膜条压迫腓总神经。②腓骨近端骺分离致损害腘窝外侧神经。③股神经或坐骨神经损害罕见——延长速度低于每日2mm时不易发生。

5)血管问题:①高血压。②晚期——钢针腐蚀血管。③深层静脉栓塞。④Sudek骨萎缩。⑤肢体软组织水肿和肥大性肿胀。

6)关节半脱位和脱位。

7)关节僵硬。

8)轴性偏离:①胫骨外翻和前弯(小腿前弯)——延长近端干骺端或骨干中段;胫骨内翻和前弯——近端干骺或骨干中段延长。②肱骨内翻和屈曲——近端干骺延长;肱骨屈曲——骨干中段或远端干骺延长。③前臂——桡、尺骨屈曲。

9)骨延迟实变。

10）应力骨折和延长段弯曲。

11）精神状态异常。

6. 术中并发症及其防治　钻入钢针或螺钉时可能伤及血管或神经，在小腿、前臂的操作过程中尤为可能。为此，术者应熟悉局部横断面解剖学。Ilizarov手术最好先将钢针刺入直达骨面，然后钻透两层骨皮质，再改用槌子将针逐渐深入，直至从对侧软组织贯穿而出。用此法预防仍然会发生血管神经损伤。停用麻醉前先松开止血带并作唤醒试验，及时发现血管神经并发症。此外，还可用体感兴奋电位监测神经功能。怀疑有损伤应立即更换进针部位。

骨皮质切开的"问题"。首先应尽少干扰骨内膜和骨髓的血供。骨锯的速度过快而产热，可将表面骨细胞灼伤，故不宜使用。骨钻或骨刀只能进入骨皮质。另外，截骨时可能造成斜骨折或粉碎骨折。

第三个问题是截骨后牵拉腓总神经。截骨后向外转动远端环形配件以检查截骨是否完整，避免远端环形配件向内转动，为的是防止牵拉腓总神经。

7. 术后早期的"问题"　骨皮质切开或因钢针、螺钉损伤血管可导致间隙综合征。缝合切口前应仔细止血，必要时可延长切口，用电灼止血。胫骨截骨术后应纵向切开筋膜。但Ilizarov手术行骨皮质切开的切口只有1cm长，切开筋膜就比较困难。可留置负压吸引管。术后早期宜对血管神经功能进行监测。一旦可疑出现间隙综合征，要测间隙内压并进行相应减压治疗。

胫骨和尺骨延长，因骨皮质切开部位就在皮下，故可能发生皮肤坏死和脱落，还可能发生伤口感染。

附：伊利扎诺夫对肢体延长术的基础研究

1. 张力-应力对组织的形成和生长的作用　对延长段再生区的超微结构和生化观察：

再生区的中部有一生长带，延长过程中活跃的成骨均源于此带。延长后的固定阶段生长带逐渐骨化。延长中受张力-应力的影响，生长带的类成纤维细胞形成胶原纤维，其走行方向与牵开方向一致。在胶原纤维上，成骨细胞产生骨样组织。此骨样组织逐渐成为新的骨小梁，并远离中部的生长带。牵开期的全过程新骨生长在两端趋向成熟，成骨活跃（导致形态上和结构上的成骨）。类成纤维细胞存在于生长带的中部，长条形并沿张力-应力的方向排列。这些细胞集中在毛细胞血管窦的四周。超微结构检查，这些细胞的特点是胞浆中粒支网（granular endoplasmic reticulum）和细胞核内的核仁均增殖。这是生物合成作用增强的两种典型所见。在类成纤维细胞四周有纵向排列成束的胶原纤维，也与牵开方向走行一致。凡固定坚强的，牵开区受张力-应力影响，表现成骨作用活跃，成骨时间快，短时间内跨过软骨阶段直接化骨。骨母细胞产生骨样组织沿胶原纤维走行，形成网状结构，进而成为骨小梁。电镜检查生长区内成骨细胞的线粒体（mitochondria）数量和体积均增加，并出现大而多的嵴，排列紧密。随后在胞浆内质网出现空腔，其中充满核糖体（ribosomes）。这都说明代谢活性和蛋白合成活跃。拉长的成骨细胞及其细胞内器官，包括线粒体、Golgi体、初浆、溶体、核酸体和中心体等也均与张力-应力方向一致。骨样组织、骨小梁和其中的骨细胞也沿纵轴排列。

对生长带的组织学也作了研究。生长区的代谢可因其成骨活性高而得到证实。成纤维细胞合成的碱性磷酸酶参与胶原基质的形成及其矿质化。在延长全过程中，成骨作用始终增强，生长区的丙酮酸（pyruvic acid）增多，犹如乳酸脱氢酶的降低氧耗一样，为生物合成提供能量。

新生的血管也沿张力-应力的纵轴走行，在理想的牵开条件下第7天出现两类毛细血管：①毛细血管窦：管腔大，通向内皮细胞。②交通毛细血管：管径小，上皮细胞呈连续状。牵开21天后，张力影响产生新的毛细血管,其生长速度超过牵开的速度,血管内皮出现纵向和环形皱褶,新生毛细血管借许多交通支与牵开区四周软组织内的血管吻合,不论纵牵或横牵均出现这种形成血管的能力。

延长过程中,因张力-应力的影响,横纹肌的能量供应和蛋白合成都有变化。牵开后第14天(0.125mm/6h),供氧的线粒体肥大,嵴增多,表面积扩大。取肌肉两端和肌纤维膜下(snbsarcolemmal)标本可见肌动蛋白(actin)和肌凝蛋白(myosin)合成活跃,核仁小体肥大,并出现核膜内翻(karyolemmal invaginations),说明核仁的功能增强。在张力-应力影响下,肌肉生长不仅仅是已有的肌纤维内肌原纤维的形成(myofibrilogenesis)而且形成新的肌肉。新肌肉内细胞增多,出现肌原细胞,融合成肌管(myotubes)。新肌纤维内出现肌原纤维(myofibril)和肌节(sarcomers)。

血管壁平滑肌的生长也受张力-应力的影响,第1周末(0.125mm/6h)牵开,在内皮下的内板间隙中出现活跃的血管壁平滑肌细胞。牵开第14天,活跃的平滑肌细胞又出现在血管的中间层。这种细胞(不同于有收缩性的肌细胞)有大量线粒体、核糖体(ribosomes)、浆内质网和其他胞浆内的细胞器官。同时这种细胞也不同于正常动脉壁的肌细胞,其细胞核肥大、分散,细胞核内正染色质功能活跃。这种平滑肌细胞生物合成活跃,有增殖,在新形成的弹力结构间,细胞内的接触范围大,数目多。进而,平滑肌细胞的排列方向从通常的环形变为纵向,并在靠近弹力内膜处有细胞形成。这种动脉壁平滑肌细胞形态变化与胎儿出生前和出生后的快速生长的动脉拉长非常相似。在张力-应力影响下,拉长的平滑肌细胞形态学表现为:①生物活性增加,平滑肌细胞数目增多,彼此紧连。②动脉壁内形成新的弹力结构。③平滑肌细胞纵向排列。具有上述类似表现的有:筋膜的结缔组织,肌腱,真皮,肌内膜、外膜,动脉外膜,神经外膜(epineurium)和神经干的神经束膜(perineurium)等。胶原纤维一般沿张力-应力的方向,与成纤维细胞、胞浆内细胞器官的方向一致。同时,在牵开过程中成纤维细胞的数目增多,彼此接触密切,不少区域连接紧密。这些都是胚胎、胎儿和新生动物成纤维细胞产生结缔组织的特点。成纤维细胞在牵开区的另一特征是Golgi体肥大,伴随线粒体(cytoskeletal microfilaments)和粒状胞浆内质网的增大,这种细胞的变化与成纤维细胞中的Ⅱ型胶原母细胞(collagenoblasts)相同,即典型的胚胎的结缔组织细胞。成纤维细胞内微原纤维(microfibrilla)的生物合成产物位于大分泌空泡内或是在粒性胞浆内质网的小池内(cisternae of the granular endoplasmic reticulum)。有些切片内可显示微原纤维绕过Golgi体而直接分泌到细胞周围间隙,表明分泌胶原和弹性纤维前身增多。进而,成纤维细胞的方向与牵开方向一致,从而也决定了新形成的胶原纤维的方向和结缔组织内新的微循环血管的排列方向。

如同正常肢体生长,拉长的肢体除受张力-应力影响也要受神经支配。延长7天,拉长的轴索由Schwann细胞的胞浆突起包围。最后完全包裹轴索并彼此相连。牵开第21天,Schwann细胞拉长,螺旋状围绕轴索并形成鞘膜。这种变化,用电镜观察胎儿神经的形成已有了解。但在成年动物受张力-应力影响见于延长的肢体尚属首次发现。

皮肤也有相似变化,主要见于表皮的基底细胞层。牵开第21天,基底细胞明显呈圆柱状。长的染色质过多的细胞核也与细胞的方向一致,与基底膜垂直,基底细胞内可见很多丝状分裂。由于增殖的结果,基底细胞明显增厚(因而皮肤也变厚)——达10层以上(对侧肢体皮肤内只有3~5层)。随之,增厚的基底细胞出现4个不同形态的层次:生长层、颗粒层、鳞状层和角质层。此系表皮基底膜增生的典型所见。此外,皮肤的附件也随张力-应力作用而活跃。牵引21天,毛囊数目增多,皮脂腺和汗腺也如此,进而腺体特别是皮脂腺肥大,毛根在真皮内彼此紧靠,不分散,与表面平行。进一步延长,则每个断面的毛囊数目持续增多,牵开侧毛囊内的毛发直径较对侧粗。

从超微结构角度研究,牵开区的细胞生长、发育酷似胚胎,胎儿和新生儿的肢体很多组织都可见到有线粒体、胞浆内质网、核仁、高尔基体和其他组织的增生、肥大。细胞均按张力的方向拉长,同时也有细胞浆内细胞器官的变长。截骨时保留骨内和骨外血管已早为人们所认识,并用于肢体延长术以及矫正畸形和治疗骨肌肉系统疾患。本技术可称为骨皮质切除(corticotomy)或称致密结构切开术(compactotomy)。至于用哪种方法要看截骨平面。显然,经同一切口,又不横断骨髓很难做对侧面骨皮质截骨术,为此,不能达到对侧骨皮质的可在截骨同时加折骨术。临床也能证实保留骨髓和血管的重要性。笔者所在医院治疗先天性侏儒延长上下肢时用同样的固定器,双侧固定相同,只是偶伤一侧骨髓内血管,或截骨时一侧移动骨端过多,结果损伤少的一侧延长后成骨快而且坚强。临床用本法治疗骨折时也证明这个道理,很多闭合性横断骨折或短斜面骨折、移位轻的,行核素扫描,22 天后放射性核素在局部吸附多,而移位超过骨横径的则吸附少。用环形固定器复位后,移位多的骨连接慢,反之则快。

动物实验表明,横向牵开区骨小梁在全过程中均与牵开方向平行。临床上应用本原理能增加骨的横径,解决美观及功能问题。如脊髓灰质炎并发骨萎缩,术后可使胫骨变粗近于正常。这种矫形可与肢体延长同时进行,也可分期手术。同样,治疗先天性胫骨假关节,增加骨的周径可防止连接后的再骨折。胫骨骨干全长缺损的患者可延长腓骨,同时加宽腓骨,最后完成胫腓融合。

牵开区的血管再生能力强,也可用于临床。闭塞性脉管炎引起的局部缺血,定位后在缺血平面纵劈胫骨,用横向牵开而设计简单固定架。临床效果经血管造影和体积描记器(plethys-mograph——测定某一器官或肢体大小变化,得知血液量的一种仪器)均证明周围血供改善,缺血症状减轻。

受张力-应力影响,皮肤及其附件生长活跃,可以此治疗大面积的皮肤缺损、瘢痕、营养性溃疡而无需植皮。如逐渐拉长指间皮肤以治疗先天性并指而不需再植皮。

2.牵开速度和频率的影响　对影响肢体延长过程中骨形成的质量和数量因素进行了研究。骨形成的质量取决于延长器械的稳定,截骨局部保留骨膜、骨髓和营养血管的程度。每日牵开速度的频率不同,张力-应力对骨和软组织的作用也各异。为此,对不同速度和频率影响骨形成作了观察(表 7-9-1)。

表 7-9-1　速度、频率的关系

速度(mm)	延长次数	频　率
1.0	1	1.0000/24h
1.0	4	0.2500/6h
1.0	60	0.0170/24min
0.5	4	0.1250/6h
0.5	60	0.0085/24min
2.0	4	0.5000/6h

(1)方法和材料　用狗的胫骨作实验,分为两组。第 1 组用手术截断胫骨,第 2 组用闭合折骨术。两组用相同的 4 个环形固定器,以张力克氏针连接上、下骨端。

两组再各分为 6 个亚组,每组的第 1 亚组每 24 小时一次牵开 1mm,第 2 亚组每 24 小时分 4 次(0.25mm/6h)延长 1mm;第 3 亚组每日延长 1mm,是用自动撑开器,每 24 分钟延长 0.017mm(总共 60 次/d);第 4 亚组每日延长 0.05mm,分 4 次(0.125mm/6h);第 5 亚组每日延长 0.5mm,用自动撑开器(autodistractor)0.0085mm/24min,每日 60 次;最后的第 6 亚组每日延长 2mm,0.5mm/6h,每日 4 次。

每个实验动物,无论手术截骨或闭合折骨后,均单纯固定5～7天,然后进行28天延长,再固定6周。每周拍X线片。各亚组中选一只狗按如下时间处死:截骨术或折骨术后7、14、21、28天,6周,2、3、4和6个月。胫骨作组织学和生化检查。组织染色除一般方法外,特殊染色包括Gieson染色法和银染。对牵开段的组织作生化检查包括氧还原酶,如琥珀脱氢酶、碱性磷酸酶和ATP酶。此外,还作组织化学检查。同时作扫描和透射电镜检查。准备、固定和染色均采取常规方法。活体组织取自牵开区及其4周。

(2)结果 用折骨术的实验动物,每日以0.5mm速度,0.125mm/6h频率牵开,其中3/4发生提早连接。这说明骨形成速度超过牵开的速度。牵开区的范围在第10天时连接。切开截断胫骨的实验动物,同样速度和频率牵开,虽骨形成显著,但不发生提早连接。

截骨后用自动撑开器以0.5mm/d(60次)即频率为0.085mm/24min的方法延长,骨断端之间充以致密的再生骨,牵开的第23天骨实变。

每日一次延长1mm,对成骨作用是有害的,闭合折骨组也不例外。闭合折骨后第28天,骨端之间部分区域充以低密度再生骨;若以相同速度(1mm/d)而频率为0.25mm/6h方法牵开,则骨端之间充以致密骨,其中央部有2～4mm范围的生长带。

用自动撑开器,以1mm/d的速度延长的实验动物,其成骨尤为活跃,可看到生长带。

闭合折骨组的成骨活性也有显著不同。同样以1mm/d的速度延长,惟频率不同,均固定5天,延长1个月并经1个月固定,术后第60天可见明显区别。用自动撑开器,以0.017mm/14min的方法,牵开区内已形成骨皮质。此骨皮质与原骨皮质的厚度和密度完全相同。

若同样以1mm/d速度,但以0.25mm/6h频率牵开,第60天时牵开区的骨皮质尚不明显。每日1mm一次牵开的,骨端间无新生骨,要到第180天时才能达到用自动撑开器延长60天时的成骨程度。

有的动物用自动撑开器每日牵开1mm,其成骨速度超过牵开速度,第21天时发生提早连接。如继续延长,在原骨皮质和再生骨之间会发生牵开性骨折。

闭合折骨术组,延长速度最快的(每日2mm/6h)牵开处在第28天牵开区已有中等度的成骨,而横断截骨组只充以致密的结缔组织而无成骨。而截骨组每日1次延长1mm的,术后第28天在牵开区内仍充以纤维组织而不是骨组织。

牵开区活组织的组织化学研究表明,延长速度和频率对成骨的质量和数量都起作用。琥珀脱氢酶的活性反应需氧代谢(aerobic metabolism)水平(测完成骨作用方法之一)列为本实验的一部分。反应程度可用再生区细胞原浆phormasan蓝染程度测定。细胞蓝染的越多、范围越大,说明需氧代谢水平越高。

无论截骨组或闭合折骨组,凡每日一次完成1mm的,其phormasan蓝染程度差,反映琥珀脱氢酶的活性低下,即牵开区内成骨作用不良。相反,以1mm/d、频率为0.25mm/6h延长的,phormasan蓝染程度相对提高,从再生区的中部向两端逐渐增加。用自动撑开器以1mm/d即0.017mm/24min方法延长的,其蓝染程度更高。而以2mm/d(0.5mm/6h)法延长的蓝染程度又下降。

碱性磷酸酶法作组织化学检查也有相似所见。碱性磷酸酶可见于已矿质化的骨样组织中。每日1次延长1mm的,再生区内碱性磷酸酶的活性低。每日分4次延长1mm,此酶的活性分布不均匀,从中部向两端有所增加。用自动延长器以1mm/d法延长的,全部再生区此酶的活性均增强,这说明再生区的各部分成骨速度高。

两组凡是每日延长2mm/6h的,再生区内碱性磷酸酶均低于每日1mm/6h组,但高于每日1次完成1mm延长组。

再生区 ATP 酶作组织化学测定有相同发现。ATP 酶反映原始骨基质(pimary bone matrix)内骨母细胞的形成速度。反应的强弱借区域内染色细胞局部密度的饱和度测定。观察 ATP 酶的水平与琥珀脱氢酶水平相仿。

每日 1 次完成 1mm 法，牵开区散在有 ATP 酶弱活性，说明此方法成骨作用低。每日 1mm/6h 法 ATP 酶的活性较高，该组动物再生区中部 ATP 酶最高，而两端的活性降低。

自动撑开器每日 1mm 延长的，整个牵开区的碱性磷酸酶和 ATP 活性均增强，表明再生区内各部的成骨快。而每日 2mm/6h 法，其碱性磷酸酶低于 1mm/6h 组，但高于每日 1 次延长 1mm 组。

可见，不同条件延长其牵开区成骨取决于延长的速度和频率。随频率增加其成骨速度也增快。骨四周软组织的组织化学也有相似所见。撑开和截骨的方式两者是独立因素。

光学显微镜检查正常状态下的筋膜呈波浪状。每日 1mm 一次完成法牵开，第 14 天时筋膜的胶原纤维松弛，失去原有的波浪形，对银染色也呈不均匀状态。这是由于水肿和局灶性同质化(homogenization)的缘故。若每日 1mm/6h 法延长，第 14 天时较对侧未延长的肢体仍有少许纤维水肿，并失去波浪形。延长区边缘出现未分化的类成纤维细胞，系生长刺激的结果。纤维的同质化是组织受损的征象，在少数区域内仍可见到。

自动撑开器每日延长 1mm，在延长第 14 天时筋膜近似正常，保持原有的波浪形，较上述标本有更多的未分化类成纤维细胞，表明微纤维(fibrillogenesis)生成活跃。对比每日延长 1mm 而频率低(次数少)的纤维水肿少，受损轻。

每日 1mm 一次完成牵开的，第 28 天完成延长时胶原纤维呈直线形，与牵开方向一致。纤维束的界限因水肿和局灶性同质化而不清晰。切片内只见少数成纤维细胞，说明生长慢。

每日 1mm/6h 组第 28 天胶原纤维失去其波浪形，因水肿而密度增加。幼稚成纤维细胞积聚在纤维束的边缘，表明新组织形成活跃。

自动撑开器每日 1mm 组，第 28 天时筋膜组织与对侧未延长的肢体相似。纤维水肿很轻，保持其原有的波浪形。沿纤维束边缘有多数成纤维细胞，证明组织形成的活性很高。

筋膜内的毛细血管也与牵开的频率有关。1mm/d 一次完成的，筋膜内只有很少量的毛细血管形成；1mm/6h 延长的毛细血管形成的较多而且有终端方向性细胞(terminal directional cells)。这种毛细血管尚未形成毛细血管网。自动撑开器 1mm/d 延长的，多数毛细血管形成并从各个方向朝牵开区的深部生长，彼此靠拢易于吻合。

1mm/d 一次完成延长的，骨四周的小动脉受损，牵开第 28 天电镜观察小动脉的内皮细胞线粒体结构受损，大量微噬细胞(micropinocytic cells)彼此形成细胞内接触，这种表现表明小动脉有广泛的扩张。0.25mm/6h 延长第 28 天这样的营养不良的变化不太明显。线粒体的内部结构轻微受损。但生物合成的细胞活动却显著增多，并与受张力-应力影响所新生的组织相平行。小动脉壁内活跃的平滑肌细胞说明组织在生长。0.25mm/6h 法延长的胞浆增多，胞浆内器官小体丰富，细胞内接触的长度增加等都是血管生长活跃的特征。

自动撑开器以 0.017mm/24min 的方法延长，小动脉组织生长活跃尤甚。特点是血管内平滑肌细胞胞浆器官内小体的肥大，可收缩的肌细胞(myocyte)有正常结构。内皮细胞的胞浆量增加，而且细胞内接触的长度和串连加多。

每日 2mm/6h 法牵开，小动脉的细胞生物合成活性下降并有负性反应，特点是出现多数胞浆的赘疣(cytoplasmic excrescences)。

神经组织对牵开的速度和频率也有不同反应。1mm/d一次完成的,神经轴索的直径不均匀,有不规则的胞浆蓄积。此病变在2mm/6h组则不明显。每日1mm/6h组,神经轴索的改变与对侧未牵开的肢体对比仅稍有变化;自动撑开器0.017mm/24min延长的,其神经纤维结构正常。0.25mm/6h组或牵开更慢的组可见处于分化不同阶段的新形成的神经纤维。0.25mm/6h或0.017mm/24min两组均可见Schwann细胞围绕轴索。自动撑开器延长组动物的组织学确可见到典型的胎儿型神经干。

上述研究结果清楚地表明在张力-应力影响下,牵开的速度和频率对骨形成都是重要的。0.125mm/6h、0.5mm/d法延长,成骨速度超过延长的速度导致提早连接。这种现象更多见于闭合折骨组。相反,2mm/d(0.5mm/6h)不仅成骨作用迟缓,而且对延长区四周的软组织也是有害的。1mm/d(0.25mm/6h)的效果要比延长更快的或更慢的都好。

上述实验还表明,在已知延长速度,频率高(延长的次数多)的效果好。自动撑开器1mm/d的方法证实比每日4次延长的还要好,比每日1次完成延长的更好,筋膜的牵开也证明如此。正常筋膜在休息的状态下其胶原纤维束呈波浪状。1mm/d一次延长时筋膜呈受牵状态,不少区域有同质化改变。这说明有组织受损。每日1mm/6h仍有受牵现象,但同质化现象要少得多。1mm/d分60次延长筋膜的成纤维细胞增殖,超微结构观察有胶原生成。虽有组织生长,但仍保持原有的波浪状。其他组织的变化均说明同一问题。

简言之,自动撑开器延长时,多种组织都有细胞增殖和代谢、生物合成等细胞内活性的变化。而这些改变都是胚胎、胎儿和初生后的组织形成的特点。本实验观察张力-应力对组织的影响,认识到固定器的稳定和保留骨髓完整的重要性。同时,也清楚表明延长肢体的速度和频率同样重要。理想的条件加之正确使用外固定器,牵开区内有生长板形成,骨四周的软组织在组织学上和功能上都产生适应性变化,创造了正常生长的条件。

延长过程中,牵开区内骨髓的造血功能暂时性增强。延长后的固定期逐渐成熟的再生骨内的骨髓造血细胞又逐渐恢复至正常状态,这一所见可设想造血细胞和成骨细胞之间有共同的基因关系,而两者均受张力-应力的影响。已知失血可刺激造血功能,可否观察失血刺激造血的同时或可增强成骨作用。

曾在另一研究中以家兔腓骨5mm缺损作模型,使之失血量为体重的1%,失血1小时后在腓骨上做一5mm缺损,另在不失血的家兔也作同样骨缺损。结果失血组较对照组的成骨作用强,失血组动物于第21天骨缺损修复,而对照组则需35天。对这两组均用放射免疫法测定,集中观察血浆中单磷酸核腺苷,若血浆中单磷酸核腺苷(cyclic adenosine-3,5-monophosphate)的浓度升高,同时伴骨髓内成骨细胞和造血细胞功能活跃则有意义。起初刺激骨髓造血功能,结果对成骨也有正面作用,这说明造血细胞和成骨细胞的前身都是基质干细胞(stromal stemcell)。

正确应用笔者设计的环形固定器能使骨端在各个方面都能得到固定,但同时又能使骨端有轴向的微量活动(axial micromotion),这又可刺激成骨作用。用细克氏针将骨端固定在环形固定器上可减少对软组织、骨膜和骨髓血供的损伤,固定器的各部件又允许各环形固定器在各方向上变动位置,所以可同时矫正成角、旋转和短缩。临床应用自动撑开器可加速矫正过程中骨形成的坚强度。

因先天性畸形、肿瘤手术切除、外伤性骨缺损或骨髓炎大死骨摘除后的骨缺损等均可安全、有计划地延长肢体。本方法可保持肢体的长度或矫正已短缩的肢体,还可用环形固定器在远离病变处作骨皮质切开术(corticotomy)同时矫正畸形。骨皮质切开后,上、下骨端(缺损以上或以下)均用细克氏针连在环形固定器上,牵开的同时对原病变加压。牵开区在张力-应力影响下形成新骨,同时骨缺损消失而无需植骨。

第十节 骨折与脱位

一、小儿骨折的特点

小儿骨折属常见损伤,由于小儿处于生长发育时期,机体内新陈代谢旺盛,各种器官包括骨骼系统在内,均处于一种持续性结构改变状态。因此,小儿的骨折损伤与成人有许多不同。小儿骨骼无论在解剖、生理或病理上都有其特点,损伤后的处理也有很多与成人不同之处。

(一)解剖特点

小儿骨骼比较细小,因含水量多,骨胶原丰富,板层结构少,即有机物质的比例较大,故较成人骨骼更富于弹性和韧性,这种弹性和韧性随年龄的增长而逐渐消失。小儿骨膜较成人厚,血管丰富,韧性强,除了长骨两端骨骺处附着牢固外,其余均疏松地附着于骨干上。骨膜的内层有成骨细胞,在生长过程中有新骨沉积,增加骨的周径,此称膜性化骨。骨膜的外层为较坚固的纤维组织,有保护骨干不受伤害的作用,或一旦骨折后可防止骨干的移位(只有骨膜破裂后骨断端才会产生移位)。此外,骨膜在骨折的修复过程中起着重要作用。

小儿长骨的两端主要由软骨组成,在软骨区内有骨化中心称为骨骺。骨骺与骨干之间称为骨骺软骨,骨干纵向的生长依靠骨骺软骨的作用,此称软骨化骨。骨骺软骨的厚薄随年龄而异,年龄越小,骨骺软骨就越厚。年长儿骨骺软骨相对变薄,至成人时软骨区与骨干骨质融合,骨的生长也就停止(表7-10-1)。骨骺软骨的消失亦因年龄及部位不同而异。由于小儿骨骼的这一解剖特点,X线片上有时将骨骺误为骨折片,或将骺线误为骨折线。因此,骨科医师需熟悉小儿不同部位骨骺出现时间及其与骨干融合的时间,以免在诊断上产生错误。骨骺软骨的功能除骨的生长发育外,因其富于柔韧性,在骨外伤时能减缓部分伤力,从而减轻损伤的程度。小儿骨骼又因有骨骺软骨存在,骨折后可产生一些特殊的骨折类型,如骨骺分离、骨骺骨折等。

表 7-10-1 骨骺的出现日期与骨化年龄

骨骺	出现日期	完全骨化年龄(岁)
肱骨头	7周龄	19~20
肱骨内上髁	最早为5岁,有时可至11岁出现	15~17
肱骨外上髁	一般不是独立的骨骺	15~17
肱骨小头	17个月龄	15~17
肱骨滑车	最早为8岁,有时可至11岁出现	15~17
桡骨头	一般在7岁左右,但有时可在5岁出现	13~14
鹰嘴	8岁	14
桡骨下端	6个月龄	20~21
尺骨下端	6~7岁	20~21
股骨头	7~12个月龄	15~16

续表

骨　骺	出　现　日　期	完全骨化年龄（岁）
股骨大粗隆	5岁	15～16
股骨小粗隆	9～11岁	15～16
股骨下端	出生时即出现	19
胫骨上端	出生时即出现	19
胫骨下端	5个月龄	18
腓骨上端	5岁	15～18
腓骨下端	13个月龄	18

（二）病理生理

小儿骨骺处于生长发育时期，骨折后骨的愈合十分迅速，且骨痂丰富，在乳幼儿时期特别显著。如新生婴儿的产伤骨折，一般在2～3周后即可获得坚固的愈合，这种修复速度会随年龄的增长而减慢。另外，小儿骨骼的血供丰富，骨折部位常有较广泛的出血，如骨膜完整未破裂，则形成一封闭性血肿。血肿内生物化学的变化特别活跃，骨断端的脱钙和吸收同时发生，血肿很快机化并相继伴有新骨形成，最后形成的骨痂往往比成人要多。当小儿骨折连接后，常可见患处有肿胀发硬的包块，这就是多量骨痂形成的缘故。这种多量的骨痂在日后康复过程中会逐步吸收而消失。

小儿长骨干（如股骨、肱骨）特别是靠近干骺端的骨折，生长活跃的骨骺软骨由于骨折后的充血刺激，可引起细胞过度增殖而使该肢体增长。因此，股骨干与肱骨干骨折患儿，只要对线良好，允许轻度短缩或成角的理由就在于此。相反，在某些类型骨折，由于损伤骨骺软骨而使该肢体生长迟缓。小儿骨骼除有代偿性生长现象外，还有自行塑形的功能，膜性化骨不但使骨干增粗，在骨骺未融合前还可使有些成角畸形自行矫正，这种现象在婴幼儿更为明显。若成角畸形位于长骨靠近关节的一端，且与关节屈伸活动同一平面，则此种塑形现象最显著。如肱骨髁上骨折，若有前后的成角，因与肘关节伸屈活动相一致，故易于自行矫正畸形。然而，如系内、外侧成角（肘内、外翻），或其他肢体的旋转畸形，则不能自行矫正。

（三）骨折类型

由于小儿骨骼的解剖生理特点，骨折后除产生与成人相同的类型外，尚有一些特殊类型。

1.青枝骨折　这是小儿常见的骨折类型。因小儿骨骼富有弹性，外层骨膜对损伤有保护作用，故常产生此种不完全性骨折，一般分为3种。

（1）典型青枝骨折　骨皮质在凸面有破裂，但凹面的骨皮质仍保持完整，其形态似未完全断裂之嫩枝，韧性强，不易折断。临床上可见畸形、局部压痛及疼痛，但无反常活动及骨摩擦音。

（2）压缩骨折　骨皮质不一定有破裂现象，仅压缩呈折叠状，犹如竹节。这种骨折多见于骨松质处，如干骺端部，又称竹节状骨折。临床上仅局部有疼痛及压痛。

（3）骨皮质线状破裂　一般由骨皮质受到扭力损伤引起，局部表现为轻度疼痛及压痛。X线片中往往易于忽略，而在伤后1～2周由于骨膜下出血，新骨形成而骨膜被抬起，才引起注意。

2.骨膜下骨折　骨皮质完全断裂，但骨膜仍保持完整，使骨断端之移动受到一定程度的限制，骨断端无移位或仅有轻微移位。

3. 骨骺损伤　根据受伤的机制、骨折线与骨骺板的关系，以及将来能否影响生长发育等，目前有 Poland、Salter-Harris 和 Ogden 分类，其中 5 型分类临床中较为常用。

(1) Ⅰ型　骨骺分离，常见骨骺板较厚的婴儿，约占骨骺损伤的 16%，多由剪力或撕脱暴力而产生。骨骺分离是经软骨板的肥大细胞层，其增殖细胞层仍留在骨骺上，血供不受影响，一般不影响生长发育。

(2) Ⅱ型　骨骺分离骨折是小儿最常见的一种骨骺损伤，约占骨骺损伤的 46%，由剪力或暴力所致。损伤一端经骺板的肥大细胞层，而另一端造成三角形的干骺端撕脱骨折，成角的凹侧骨膜尚完整，其凸侧骨膜被撕裂，容易复位。因增殖细胞层仍留在骨骺，骨骺血供不受影响，一般不发生生长紊乱。好发于儿童的桡骨远端和肱骨上端。

(3) Ⅲ型　骨骺部骨折属关节内骨折，比较少见。是由强烈剪力所致的一种损伤，约占骨骺损伤的 5%，多发生在胫骨上、下端骨骺。骨折线与骨的长轴平行，因骨折位于关节内，恢复关节面的平整达到完全的解剖复位十分重要，患儿多需手术治疗。由于不影响骨骺的生长区域和血供，日后生长正常。

(4) Ⅳ型　骨骺和干骺端骨折，骨折线经关节面通过骨骺及骺板，延伸至干骺端一部分。在小儿此型损伤常见，约占骨骺损伤的 30%。由于骨折线经骺板的增殖细胞层，个别病例可产生局部骺板的早期融合而导致畸形，骨折部移位者需手术复位，要求达到精确的解剖复位，以恢复关节面的平整性。

(5) Ⅴ型　骨骺板挤压伤，极为罕见，仅占骨骺损伤的 1%。由于移位十分轻微，X 线片上难以发现改变，容易误诊为单纯的软组织损伤，日后发生骨骺板的早期融合而导致生长紊乱。这种损伤临床上只见于屈伸单一活动的膝、踝关节的骨骺。

(四)并发症

小儿骨折后早期可发生血管神经损伤等并发症。由于处理方法不当及生理因素等引起的晚期并发症亦不少见，所以在骨折的治疗过程中需加以注意。小儿骨折在治疗上可能不如成人那样复杂，但临床上必须严格对待每一个骨折患儿，不能草率，以免日后产生后遗症。常见的晚期并发症有：

1. 骨折畸形愈合　成角畸形过大是不能仅靠膜性化骨来自行塑形的，同样，过多的长骨短缩也不可能依靠骺板受骨折后的充血刺激，有限的骨增长来弥补。因此，过大的成角或过度的短缩不加纠正将会产生畸形愈合。另外，当骨折波及骨骺时，损伤较重的一侧将停止生长或生长缓慢，以后随年龄增长将出现明显的肢体畸形。

2. 旋转畸形　小儿肢体骨折无论是石膏固定或是牵引治疗，均需注意防止患肢处于旋转位置，因为任何旋转连接都不能靠生长的塑形来矫正。

3. 局部损伤性骨化　骨折时附着于骨骼上的肌肉被撕脱，成骨细胞可散集于肌纤维间，日后于肌肉内形成块状骨组织，影响附近的关节活动，此称局部损伤性骨化或骨化性肌炎。由于小儿骨骼处于生长发育时期，特别容易产生此种并发症。肘关节附近的损伤最易于发生，其原因主要是反复多次骨折复位或在骨痂吸收前做不恰当的被动活动及按摩等。此种骨化性肌炎需与不明原因的骨痂吸收不完全相区别。

(五)治疗原则

小儿骨折的愈合较快，骨痂出现早，因此应争取尽早一次正确整复及局部固定。延误时间将给整复带来困难，而反复多次整复不但造成多次断端出血，增加软组织肿胀，而且易致血管神经损伤及骨化性肌炎的产生。对小儿长管状骨折的处理，应早期获得理想的对线复位，即骨折端不可有严重的成角或旋转移位。虽然小儿骨折在愈合过程中可以自行矫正部分畸形,但不可存在完全依赖这种自行塑形的错误观点,否则会因处理不当而遗留永久性畸形。

骨骺损伤治疗要根据损伤的类型、儿童的年龄、骨骺血液供应情况来选择,不论采用闭合或开放复位,均应采取轻柔的手法和技巧。对骨骺分离应尽早整复,延迟时间会增加复位的难度。关节内的骨骺骨折要求解剖复位,以恢复理想的关节面平整,防止创伤性关节炎的发生。总之,儿童骨折的处理原则理应以不再损伤骨骺及骺板,造成生长发育障碍或骨断端的再次出血及增加软组织的挫伤肿胀,导致血管神经损伤等并发症为原则。常以手法复位、牵引治疗、保守治疗为主。

小儿骨折应尽量避免手术整复。小儿手术整复往往较成人更易产生并发症,切开复位仅适用于肘部少数骨折,如有旋转移位的肱骨外髁骨折、嵌入关节内的肱骨内上髁骨折、有血管神经障碍的肱骨髁上骨折及完全骨折移位的桡骨颈骨折等。若需手术治疗应遵循以下基本原则:①不要认为所有的小儿骨折都会完全再塑形,手术也需要正确的解剖复位。②要认识骨骺板的特殊手术解剖位置,每一个骨骺板几乎都是沿着关节的形状,其表面是起伏的,不是一个平板。③如果需要作切开复位,尽可能将骨折片复回到解剖位置,这对骨骺板来说特别重要。关节软骨也应处于解剖位置,这样可以抵消骨桥形成和关节面不平整。④应用正确的固定,但不要过度,且使用的固定材料要易于取出。⑤采用光滑的固定针,如克氏针较螺纹钉好,不要使针交叉穿过骨骺板,在骨骺内应与骨骺板平行,或将三角形骨折片钉在干骺部。⑥避免将固定钉穿入关节内,避免不需要的钻孔,以免造成医源性病理骨折。⑦术中需要缝合处理,最好用可吸收的缝合材料。对淘气的儿童除内固定外,常需同时加外固定予以充分固定。术后恢复期应密切注意患肢有无神经血管功能不足。⑧对骨骺损伤的病例,应告诉家长有关的早期手术并发症和后期并发症,如骨桥形成、成角畸形和缺血性坏死。

二、锁骨骨折

锁骨骨折(fracture of the clavicle)是儿童常见的骨折,从刚出生的新生婴儿至14岁整个儿童期均可见到。锁骨是全身骨骼中最早骨化的,原发性骨化中心出现时间在胚胎期第7周,它属膜性化骨。锁骨呈S形,内侧2/3凸向前方,外侧1/3凹向后方,内侧1/3横断面呈三角形,外侧1/3为扁平形。由于存在上述弯曲及各部位横断面形态不同,结果导致应力上的弱点,容易发生骨折。骨折原因几乎都是由间接暴力造成。跌倒时患侧上肢撑地或肩部触地,暴力向上传导使锁骨发生骨折,仅个别是由于难产过程中挤压肩部或直接压迫造成。骨折轻者发生青枝骨折,重者为横形或斜形骨折,并有错位。骨折部位以锁骨中外1/3为最多,约占90%。其近端因胸锁乳突肌牵拉可向上、向后移位,远端因肩的重力和胸大肌的作用可向下、向前移位。个别病例可发生臂丛神经及锁骨下血管的损伤。

(一)临床表现

患儿不敢活动上肢,患肢常垂于胸前,极似上肢麻痹,又称"假性麻痹"。婴幼儿脂肪多,又多为青枝骨折,局部肿胀不明显,锁骨仅有轻度向前成角,常因疼痛症状轻微而至日后骨痂出现才引起家长的重视,到医院检查才证实诊断。较大儿童骨折多有移位,局部肿胀,有隆起和压痛,又因锁骨全长均位于浅表,皮下可见淤斑,因此对上肢损伤的患儿,均应常规检查锁骨。确诊本病并无困难,只有个别病例病史不清,临床表现不重而被漏诊。X线片检查可协助确诊本病及了解骨折移位情况。

（二）治疗

本病不需解剖复位，主要使患肢及患部制动，缓解疼痛，使骨折在较满意的位置上愈合。婴幼儿的青枝骨折，用三角巾或胶布固定患肢即可，也可将小婴儿的患肢屈肘后绑在躯干上固定，防止抱起时造成进一步损伤和疼痛。应教会家长每天给患儿清洗上肢和腋窝皮肤，然后用绷带保持上述姿势。于1~2周后去除绷带。较大儿童用"8"字绷带固定，移位的骨折应予以整复。方法为：患儿坐于凳上，术者以膝顶住患儿的背部，将双上肢外展平举，两肩向上、向后牵拉，两腋下放棉垫，避免压迫腋窝部的血管和神经，用绷带作"8"字形固定。一般固定3周即可拆除绷带，进行功能练习。对于体格强健的年长儿童，亦可用"8"字形石膏绷带固定治疗。

三、肱骨近端骨骺骨折

肱骨上端骨骺由3部分组成，即肱骨头、肱骨大结节和肱骨小结节。其二级骨化中心大约分别在1岁、3岁和5岁出现，在7岁左右三者融合成肱骨上端骨骺，后者又约于19~21岁与肱骨干骺端融合。由于骨骺融合前骺板部位为肱骨近端的薄弱带，所以骨骺损伤就成为儿童和青少年肱骨近端的主要损伤。Neer和Horwitz所报告的2368例全身各部位长骨骨骺损伤中，肱骨近端骨骺损伤72例，占3%以上。Ogden统计全身各部位骨骺损伤443例，其中肱骨近端骨骺损伤27例，约占6%。蔡汝宾等统计13399例全身新鲜骨折脱位，其中长骨上下端骨骺损伤387例，而肱骨上端骨骺分离为144例，占37%。胡振民所统计的肱骨近端骨骺损伤亦占全部骨骺损伤的6%。

（一）病因病理

1. 损伤机制　传达外力和直接外力均可造成肱骨近端骨骺损伤。儿童和青少年跌倒时，臂部伸直、外展和外旋进行支撑时，外力沿上肢传达至肩关节，在解剖结构最薄弱的骨骺板处发生断裂。跌倒时肩部直接着地，外力可直接作用于骨骺或骺板，亦可造成该部骨折。

2. 骨折类型

（1）按骨骺损伤的性质分类　肱骨近端损伤可出现Salter-Harris Ⅰ~Ⅳ型（图7-10-1），以Ⅰ、Ⅱ型多见。

Ⅰ型：骨折线完全通过骨骺板，干骺端与骨骺分离，多见于婴幼儿，一般不引起发育障碍。婴幼儿骺板周围骨膜肥厚，骨折很少移位。

Ⅱ型：骨折线从骺板前外侧开始走行一段距离后，在后内侧进入干骺端，折断一个三角形骨块（Thurston-Holland征），骨膜绞链位于此处，复位后起稳定作用。

Ⅲ、Ⅳ型：损伤很少见，但均累及关节面，必须达到解剖复位。

（2）按骨折的稳定性分类

1）稳定型：骨骺分离端前后移位少于干骺断面的1/4，向前成角小于20°。易于复位和固定。

2）不稳定型：骨骺分离端前后移位超过干骺断面的1/4，向前成角大于20°。骨折复位并不困难，但保持复位不容易，如拟石膏外固定需置于"军礼"位。严重移位时肱二头肌腱可嵌入两骨折断端之间（图7-10-2），但复位困难需要开放复位及内固定。

（3）骨折移位的分度　骨折移位可分为3度：

1）Ⅰ度移位：移位小于干骺端直径的一半。

2）Ⅱ度移位：移位大于干骺端的一半。

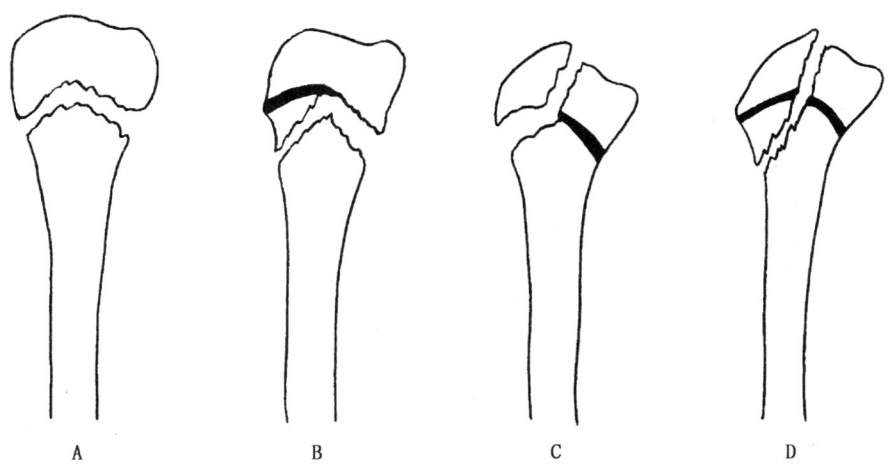

图 7-10-1　肱骨近端骨骺损伤的 Salter-Harris 分型

A. Ⅰ型　B. Ⅱ型　C. Ⅲ型　D. Ⅳ型

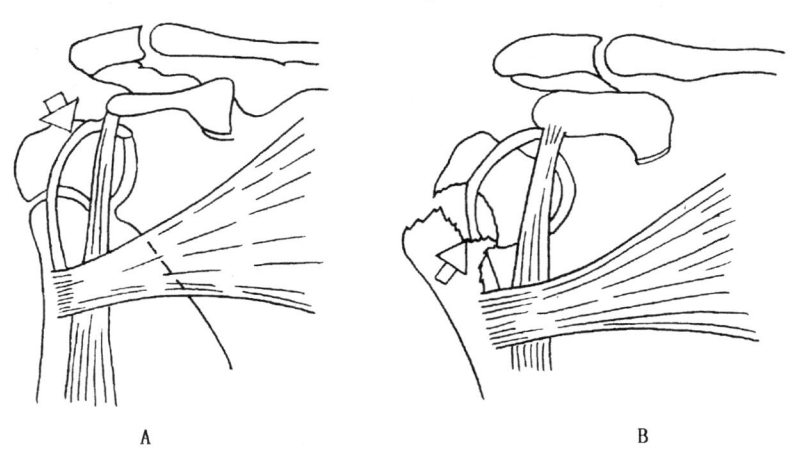

图 7-10-2　肱二头肌长头腱嵌在两骨折断端之间

A. 长头腱正常关系　B. 长头腱嵌在两骨折断端之间

3）Ⅲ度移位：完全移位。

(二) 临床表现

儿童肩部受外伤后可立即表现肩部疼痛，不敢主动活动上肢，被动运动亦引起肩部疼痛，随后出现肩关节周围肿胀和局限性压痛，损伤后 2~3 天局部可出现皮下淤斑。因骨折重叠移位较少，故肢体很少出现短缩，然而一旦出现短缩却是诊断的重要依据。有时在体检过程中偶可发现假关节活动或骨摩擦音，据此可以作出明确诊断。但为减轻患儿的痛苦，医生不要刻意去寻找这些体征。

产伤造成的肱骨近端骨骺骨折可表现为患肢很少活动，犹如臂丛神经损伤出现的上肢瘫痪，但当刺激患儿肢体时，可发现上肢肌肉并无麻痹。伤后 1~2 周再拍 X 线片可发现肱骨近端骨膜下出现骨折，此时可证实骨折的诊断。

X 线检查：骨折的 X 线表现取决于儿童的年龄和骨折的类型。年幼儿童多为 Ⅰ 型伤，无移位时 X 线表现为肱骨近端骺板线加宽,如骨折移位可见干骺端向前外侧变位。年长儿童多发生Ⅱ型损伤,可见三角形骨块于干骺端分离,但该骨块与肱骨头骨骺关系不变。肱骨头二级骨化中心出现前的骨折,诊断比较困难,常需在以后的复诊中再次拍摄的X线片上出现骨痂时才能最后确诊。需要注意的是在上臂下垂、前臂贴胸壁,即肱骨头内旋拍摄的X线片上,骺板线呈双线,不要误认为是骨折线(图7-10-3)。

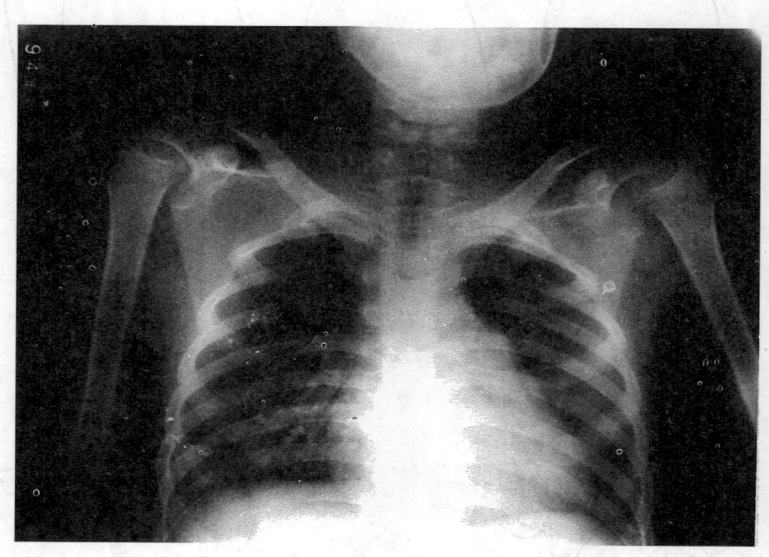

图 7-10-3　肱骨近端骺板线

(三)治疗

治疗方法的选择取决于患儿的年龄、骨折移位程度和骨折的稳定性,分别采用单纯石膏夹板固定、手法复位和石膏管型固定与手术切开复位内固定。因为儿童的生长潜力大,再塑形的能力强,对轻度骨折移位不必强求解剖对位,即使存在一些侧方移位,甚至一些成角畸形也能在以后的生长中得以矫正,不会造成严重后果。

1. 单纯肩肱石膏夹板固定　适用于无移位或Ⅰ度移位的骨折。我们只用背侧石膏夹板,将其近端延长至对侧肩锁关节,下端至腕关节,用绷带绑紧后将患肢悬吊于胸侧,患肢不必前屈和外展。3周后移除石膏夹板进行主动功能练习。

2. 手法复位胸肱石膏型固定或持续皮肤牵引　适用于Ⅱ度、Ⅲ度移位的骨折。手法复位应在全身麻醉下进行,年龄较大能合作的儿童也可在血肿内麻醉或颈部肌间沟神经阻滞麻醉下进行。方法为:一助手沿上肢纵轴牵引,另一助手通过腋下的宽布带向头侧及对侧作对抗牵引,持续牵引3~5分钟。待骨折端分离后,术者将患臂置于外展90°、屈曲和旋转中立位,同时向后内推压干骺端完成骨折复位。复位后再将患肢置于胸侧,检验复位骨折是否稳定,如骨折稳定可用胸肱背侧石膏夹板固定;如骨折不稳定,再次复位后,固定肩关节于外展、前屈各60°和旋转中立位胸肱石膏型4周,然后拆除石膏进行主动功能锻炼。胸肱石膏型包扎起来比较困难,也可变换一种固定方法,即采用上肢垂直皮肤牵引,维持3~4周。在设备条件允许的情况下,亦可在电视透视下经皮穿入2枚克氏针内固定,再用胸肱背侧石膏夹板外固定。

3. 切开复位用克氏针内固定　由于儿童较强的塑形能力使骨折的轻度畸形日后得到矫正,所以肱骨近端骨折并不要求严格的解剖复位。原则上宜采用保守治疗，而切开复位内固定的指征很少。手术复位适用于那些手法复位失败的Ⅲ度移位，或复位中术者感觉无骨折端接触而怀疑肱二头肌长头肌腱嵌入骨折端的少数病例。对于年龄较小的儿童，甚至Ⅲ度移位也可以接受，因为该部位骨折后内侧有完整骨膜，可以得到良好塑形，最后只遗留1~3cm的肱骨短缩，但功能良好。Campbell 和 Almond 的病例也证明了这个问题。

手术方法：取前内侧 Thompson-Henry 切口，但近侧端不必达到肩锁关节，只需切断部分三角肌起点便可以显露肱骨近端，复位后用2枚克氏针平行自反骺端经骨折线穿至肱骨头内（图7-10-4）。术后以肩肱背侧石膏夹板固定3~4周。

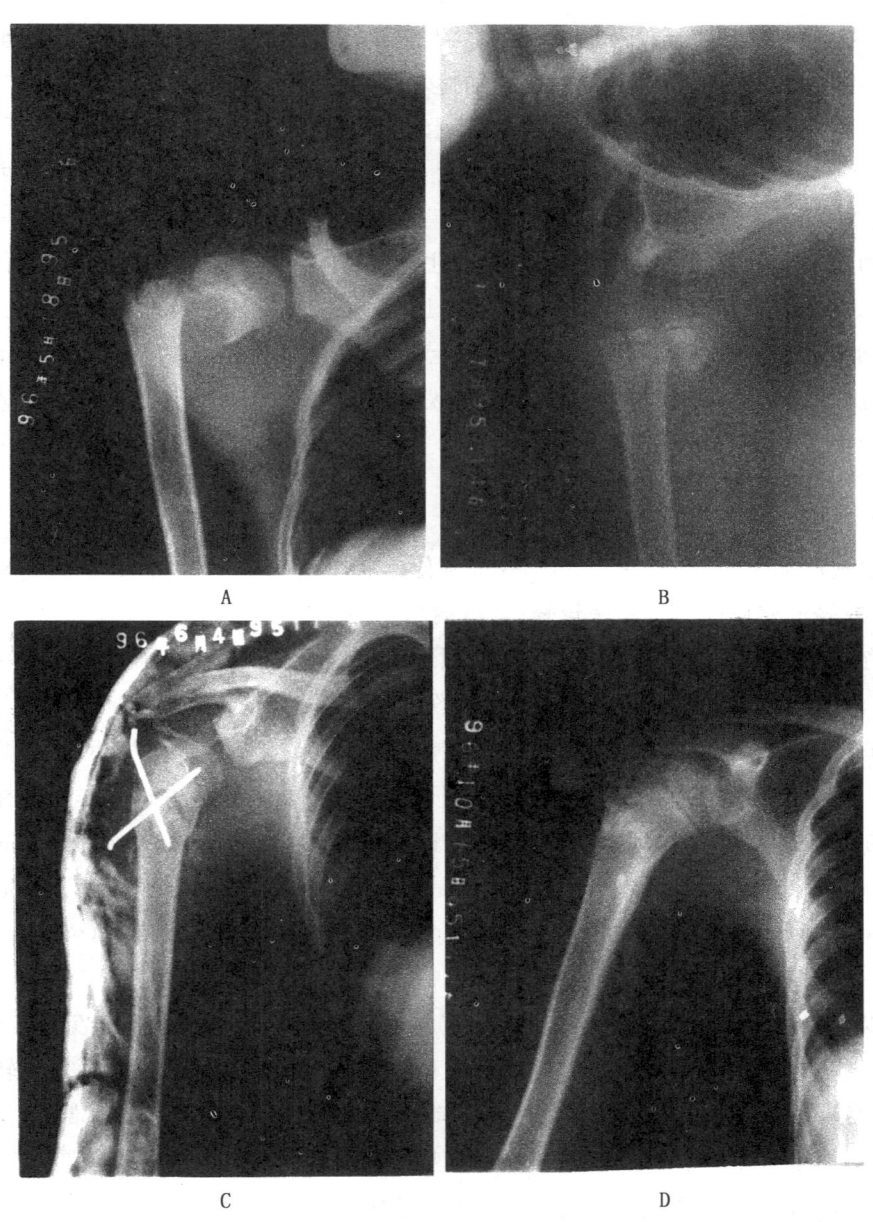

图 7-10-4　肱骨近端骨骺骨折Ⅲ度移位

A、B. 术前 X 线片　C. 交叉克氏针固定　D. 骨折已愈合

四、肱骨髁上骨折

肱骨髁上骨折是发生在肱骨干和肱骨髁之间较薄弱部位的骨折,是儿童肘部最常见的损伤,约占50%。在上肢损伤中,其发生率仅次于桡骨远端骨折而居第二位,最常发生于3~10岁的儿童。这种骨折可造成神经、血管的压迫或损伤,晚期可发生肘内翻畸形等并发症。

(一)病因病理

1.损伤机制　儿童在日常生活或运动中跌倒时,上肢伸展或屈曲手掌撑地,外力传达至髁上部而发生折断,外力若继续作用则发生骨折段不同方向和程度的移位。

2.骨折类型　按照骨折远端的移位方向,肱骨髁上骨折可分为两型(图7-10-5)。

(1)伸展型　此型最多,约占95%。骨折线斜向后上方,远端骨折段向后上方移位,并可向尺侧或桡侧偏斜,即尺偏型或桡偏型(图7-10-5)。骨折远端前侧骨膜剥离,近段后侧骨膜剥离。后侧剥离但未断裂的骨膜在骨折的复位及固定中起重要的绞链作用,应该充分注意利用并防止在复位中因施暴力而将其损伤。骨折严重移位时,近端尖锐的骨端可刺断肱肌和肱桡肌,也可压迫、挫伤或裂伤肘部的血管和神经。

(2)屈曲型　此型少见,约占5%。骨折线斜向前上方,骨折后侧骨膜破裂,骨折远端向前上方移位。骨折远端后侧骨膜和近段前侧骨膜剥离,这段未断裂的骨膜是后肘部伸直位固定的稳定因素。该型骨折血管、神经损伤的并发症较少。

(二)临床表现

受伤后立即出现肘部疼痛,主动、被动活动受限并使疼痛加重。不久出现肿胀,肿胀的程度与骨折端移位程度有关,无移位或轻度移位的骨折肿胀较轻;骨折端严重移位时,肿胀亦严重,且可发生肘前皮下淤血斑。髁上部位周围都存在明显压痛。骨折段严重移位时肘部可出现畸形。对患肢血供及神经功能的检查极其重要,千万不能忽略。简略的检查即可确定有无神经损伤。桡神经损伤表现为腕关节、掌指关节和拇指不能背伸;正中神经损伤显示拇指、食指末节不能屈曲和桡侧三个半手指掌侧感觉消失;尺神经损伤则表现为小指内收无力及尺侧一个半手指掌侧感觉改变。发现神经损伤后应作仔细检查,并以此作为选择治疗方法的参照条件。血管功能的检查尤为重要,出现手和前臂血供障碍即有发生Volkmann缺血性挛缩的可能性。要注意"5P"征,即:①疼痛(pain),被动伸手指出现剧烈疼痛是前臂屈肌缺血的早期征象,对诊断很有意义。②桡动脉搏动消失(pulselessness)。③苍白或发绀(pale or pallor or cyanosis)。④麻痹(paralysis)。⑤感觉异常(paresthesia)。

X线检查可以确诊。应先用夹板将患肢临时固定肘关节于稍屈曲的舒适位,避免过度屈曲,以减少血管损伤的可能性。摄片时应使肘关节处于正确的前后位和侧位。拍摄侧位片时,注意不要只转动骨折远端肢体使骨折端发生旋转移位,而应将上肢作为一个整体转动。X线片显示肱骨远侧干骺端断裂,骨折线可为横形或斜形,骨折远段向后上方(伸直型)或前上方(屈曲型)移位并可同时有向内侧(尺偏型)或向外侧(桡偏型)移位。应注意"无移位"骨折的内侧骨皮质是否有嵌插、压缩,Baumann角有无变化。

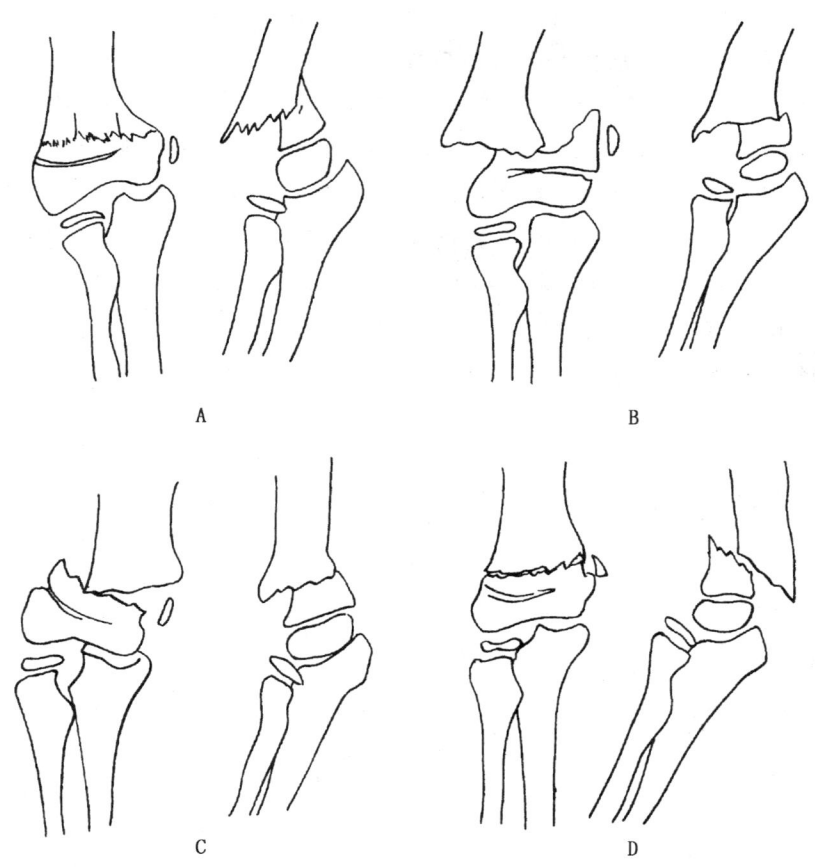

图 7-10-5 肱骨髁上骨折类型
A.伸直型　B.伸直尺偏型　C.伸直桡偏型　D.屈曲型

(三)诊断与鉴别诊断

通过外伤史、症状、体征和X线表现诊断多无困难，但应与肘关节脱位相鉴别。婴幼儿容易发生肱骨远端全骺分离，很少发生肘关节脱位。随着儿童年龄的增长，肱骨下端骺板的强度增加，外伤后可能造成肘关节脱位，故脱位多发生在10岁以上的儿童。伤后肱骨髁上骨折和肘关节脱位都会表现为肘部疼痛、肿胀和畸形，但由肱骨内、外上髁和尺骨鹰嘴构成的肘后三角，在骨折时无变化，而脱位则发生改变。正常伸肘时肱骨内外髁与鹰嘴三点呈一直线，屈肘时鹰嘴位于内外髁连线远侧，肘关节脱位时鹰嘴则移位至内外上髁连线的近侧。在肱骨远端二级骨化中心出现后，很容易通过X线检查鉴别。

(四)治疗

1.肱骨髁上骨折的治疗　肱骨髁上骨折的治疗方法很多，如石膏夹板固定、皮肤或骨牵引、经皮穿针内固定、手术切开复位内固定等。各种方法均有其适应证和优缺点，医师应根据患儿的年龄、骨折移位情况、自己的习惯和经验等条件适当选择，而不能拘泥于某一种方法。

(1)单纯石膏夹板固定　适用于无移位的肱骨髁上骨折。只包扎自腋下至掌横纹的背侧石膏夹板，固定肘关节于90°及前臂旋转中立位，3周后拆除固定，进行功能练习。这类无移位骨折治疗后2~3周肘关节功能即可恢复正常,无后遗症。但应当注意,骨折内侧壁有无压缩(图7-10-6)或弯曲,应测量Baumann角或肱骺角,如果通过测量,预期将发生肘内翻时则应按移位骨折处理,对骨折进行整复,然后用石膏夹板固定。De-Boeck等复习了13例内侧壁有嵌插的肱骨髁上骨折,2例低估了这种移位,只用简单固定,结果发生肘内翻;1例父母拒绝整复,致携带角丧失10°;2例为治疗肘内翻的病例,最初在外院治疗时1例进行了骨折复位,1例未复位;2例内髁起皱(buckling)未发生明显畸形;而6例内髁塌陷经复位及经皮穿针内固定均未发生肘内翻畸形。我们未采用经皮穿针内固定,而仍应用手法复位。在全身麻醉或臂丛神经阻滞麻醉下,将肘关节伸直进行牵引,使骨折端嵌插解脱,术者一手握住骨折近端,手掌位于外侧,另一手握住肘关节,手掌位于内侧,两手掌相对用力,听到骨折端解脱声,或对侧骨皮质断裂声骨折即已复位,包扎长臂石膏背侧夹板,肘关节功能位,前臂旋前位。摄X线片检查骨折对位情况。石膏固定3周。

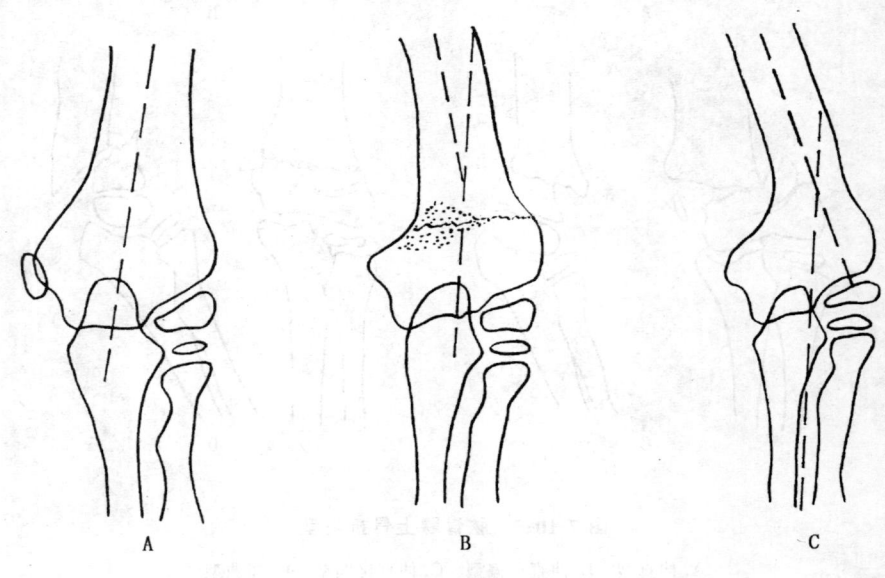

图7-10-6 肱骨髁上骨折内侧壁压缩

(2)手法复位石膏夹板固定 原则上除具有明确手术复位指征的病例以外,移位肱骨髁上骨折均应进行手法整复及石膏外固定。复位应在完全无痛和肌肉充分松弛的状态下进行,婴幼儿应当采用全身麻醉,能合作的儿童可用臂丛神经阻滞麻醉。

1)伸直型骨折的复位和外固定:两助手分别握住上臂和腕部,前臂外旋位进行对抗牵引以矫正重叠移位,然后矫正侧方移位。术者两手环握髁上部位,四指在前侧握住骨折近端,拇指在背侧抵住骨折远端,让握住腕部的助手逐渐屈曲肘关节,同时,术者两手四指向背侧拉近侧骨折段,两拇指向前推顶远侧骨折段使之复位。骨折如果属于尺偏型,复位后术者一手握住骨折部位,另一手握住前臂稍伸直肘关节,并将前臂向桡侧外翻,使骨折端桡侧皮质嵌插或稍呈桡偏,以免发生肘内翻。然后以长臂石膏背侧夹板固定肘关节于90°~120°屈曲位,视骨折的稳定程度和桡动脉的转动情况而定。如骨折稳定,肘关节固定于屈曲90°的功能位;如骨折不稳定,有向前成角趋势,应增加肘关节屈曲度,直至桡动脉搏动消失后再伸直一些,至重新出现搏动即为合适的固定位置。前臂应固定何种旋转位置,视骨折类型而定。尺偏型骨折前臂应固定在旋前位,这可以使尺侧骨膜绞链紧张,桡侧骨折端间隙闭合,有利于防止肘内翻(图7-10-7)。与之相反,桡偏型骨折前臂则应该固定在旋后位,以防肘外翻。然而,桡偏型骨折少有发生肘外翻者。应当注意石膏夹板不可太窄,应包括肱骨内外髁在内，以防骨折端重新移位。

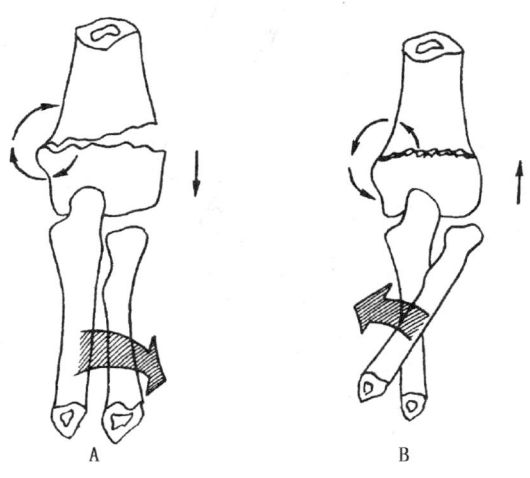

图 7-10-7　尺偏型骨折

在整复肱骨髁上骨折中，我们习惯只由一个助手牵引上臂，术者自己牵引腕部，待肌肉松弛后，术者一手转至肘部，四指在前握住骨折近端，拇指抵住尺骨鹰嘴。握住腕部的手逐渐屈曲前臂，同时握骨折部手四指向后拉住骨折近端，拇指向前推顶鹰嘴骨折即可复位。术者既牵引、屈曲前臂，又整复骨折，动作比较协调，复位容易成功。

2）屈曲型骨折的复位和外固定：此型骨折的复位较伸直型相对容易。麻醉下行上臂及腕对抗牵引，重叠移位矫正后骨折多已复位。如果仍存在侧方或前后方向移位，稍加推挤骨折即可复位。然后以长臂石膏背侧夹板固定肘关节于伸直和前臂旋转中立位。肘关节完全伸直位固定使患儿感到不适，可稍屈曲 20°～30°固定。

骨折整复固定后要向家长详细交待注意观察事项，注意患肢疼痛、手部肿胀及手指活动情况，如怀疑血供障碍应即刻复诊。我们的常规是：①伤后 24 小时内第一次复诊，检查石膏固定是否可靠和患肢血供情况，同时摄 X 线片核对骨折整复位置。②整复固定 1 周后第二次复诊，主要摄 X 线片检查骨折位置，如骨折重新移位，需再次行手法复位及石膏固定。③此后每周复诊一次直至骨折愈合，一般要 3 周，少数需 4 周。在 X 线片上应顺次观察：①骨折端前后及侧方移位：不伴旋转移位和远端倾斜的部分前后或（和）侧方移位是可以接受的，这样的移位可由后来的骨骼再塑形得到矫正。②肱骨髁前倾角：肱骨前缘延长线和肱骨远端骨骺的轴线的交角，正常为 30°～50°（图 7-10-8）。骨折后该角的变化将是永久的，而且它所增加或减少的角度将是肘关节伸屈活动受限的度数，即如果该角增加 10°，肘关节伸直将减少 10°；减少 10°，肘关节将有 10°的屈曲限制。因此应使该角恢复正常。③骨折端旋转变位：往往为远骨端的内旋。骨折旋转变位在 X 线片上表现为骨折近端宽而远端窄，远、近端的骨皮质不能对合，近端还常常表现出"鱼尾"样影像（图 7-10-9）。骨折的旋转移位不能自行矫正，其所致的上肢旋转障碍可由肩关节广泛活动所代偿，然而旋转移位不利于骨折的稳定，应予矫正。④远骨折段有无倾斜移位：在远骨折段倾斜的位置下，骨折愈合后将发生肘内翻或肘外翻畸形，这是肱骨髁上骨折最常发生的后遗症，所以必须在骨折早期处理中严密注意并加以矫正，预防将来发生这种畸形。

骨折远段倾斜在 X 线片上可由以下 4 种方法确定：①新月征(crescent sign)：尺骨鹰嘴与肱骨下端骨骺正常不存在重叠，一旦重叠即形成了一个宛如"新月"的影像（图 7-10-10），表示骨折远端存在尺侧或桡侧倾

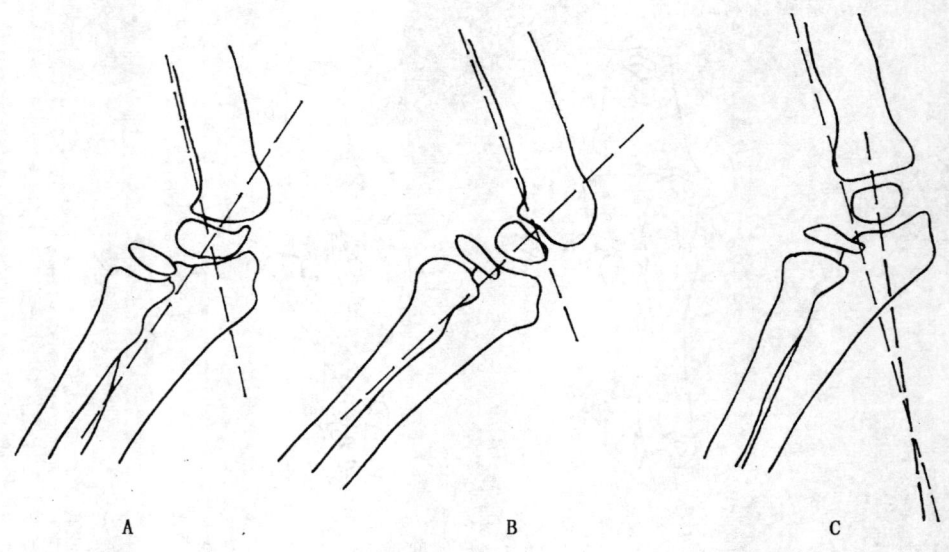

图 7-10-8 肱骨髁前倾角

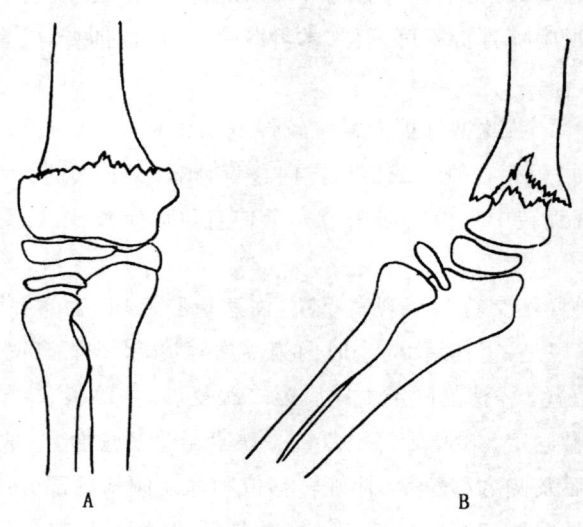

图 7-10-9 肱骨髁上骨折远侧段旋前

斜。②肱骺角：肱骨纵轴线与肱骨小头关节边缘和肘关节内侧缘之间连线相交的向内向上开放的角（图 7-10-11），正常为 70°～89°。小于 70°均有肘内翻。2～12 岁均适用。③Baumann 角：肱骨纵轴线与肱骨小头骨骺线延长线相交形成的向外、向上开放的角，正常值 75°～80°。大于 80°为肘内翻，小于 75°为肘外翻。对 Baumann 角的测量结果各研究者有所不同。Keenan 等测量了 2～14 岁 577 个肘的 X 线片，Baumann 角的正常范围为：男孩 64°～82°，平均 73.6°±2SD=8.73；女孩 69°～81°，平均 75.6°±2SD=5.78。结论是 Baumann 角不随年龄、性别、侧别而发生显著差异。本院闫连元等的测量结果显示，Baumann 角随年龄的增加而减小，并且发现 3 岁以下、7 岁以上小儿的肱骨小头骺线不规则而影响测量结果。而肱骺角测量的准确性较高。因此，笔者认为在骺线清晰的病例用 Baumann 角测量，而年龄较大、骺线不规则的病例用肱骺角测量。④干骺端骨干角：于正位 X 线片上，干骺端最宽两点的连线与肱骨纵轴线相交形成的向外上开放的角，正常为 90°。大于

90°为肘内翻,小于90°为肘外翻。O'Brien等认为该角较Baumann角更准确。

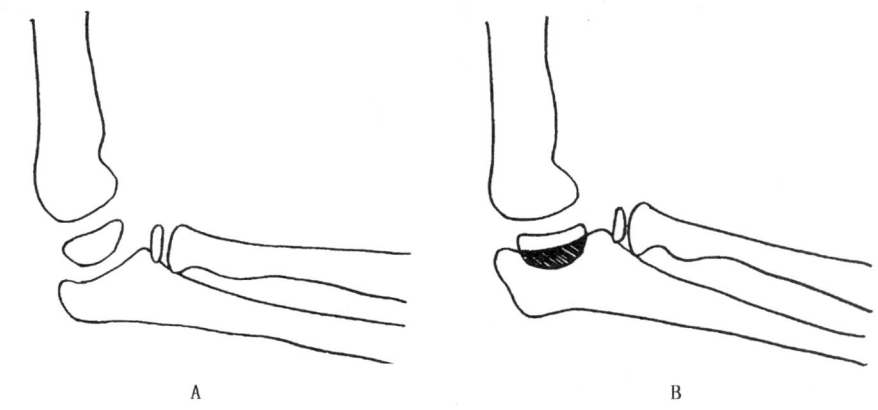

图7-10-10 肱骨髁上骨折远段内翻倾斜出现"新月征"

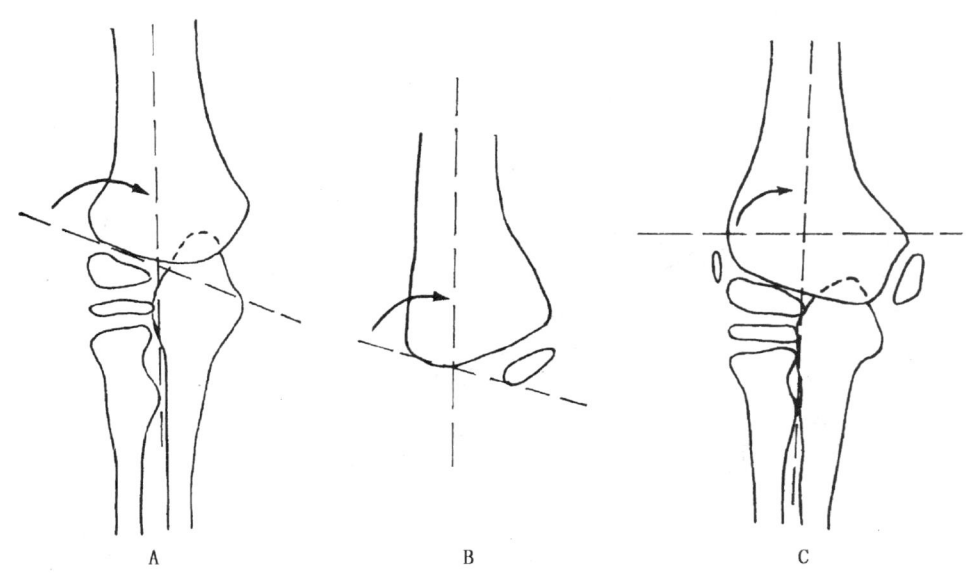

图7-10-11 肱骨髁上骨折远侧段内翻倾斜的测量

A. 肱髁角　B. Baumann角　C. 干骺端骨干角

(3) Dunlop 皮肤牵引或尺骨鹰嘴牵引　适用于肘部肿胀严重而不能进行手法复位或手法复位后不稳定的骨折患者。

1) Dunlop 皮肤牵引:根据患者的年龄大小,剪取4～6cm宽的胶布从肘关节近端掌侧开始向远端至腕部粘贴,在距手指1～2cm处通过扩展板从前臂背侧返回至肘关节背侧,然后用绷带缠绕固定。腕至指尖一段胶布的黏着面以纱布衬垫,以免与手的掌背侧黏着。将上臂外展60°并抬高20°,肘关节屈曲60°,绳索和滑车悬重1.5～2kg实施牵引,上臂远端悬吊第二个重量约1kg的吊带向地面方向做垂直牵引(图7-10-12),以矫正骨折向前成角或近段向前侧移位。牵引期间病床的患肢侧要垫高,以患儿体重作为对抗牵引。但在实践中发现,由于第二个重量吊带压迫原已肿胀严重的肘前皮肤,使之张力更趋增加,往往出现多个张力性水泡,有时被迫除去牵引。鉴于上述缺点,Sharrard推荐使用更简单的伸直侧方牵引:上臂外展,肘关节伸直,前臂旋转中立位,向外上方牵引,悬重2kg左右(图7-10-13)。这两种皮肤牵引均可持续至骨折愈合,约需3周,亦可于牵引数日局部肿胀消退后实行手法复位及石膏夹板固定。笔者认为，对斜形不稳定性骨折最好持续牵引至骨折愈合，以免去牵引整复后骨折再移位又改用牵引的繁琐操作。牵引后的第3天应摄床边X线片，了解骨折复位情况，如仍有移位应予适当矫正，1周内再摄片检查骨折复位情况。因10天以后有骨痂形成，移位就不能再矫正了。

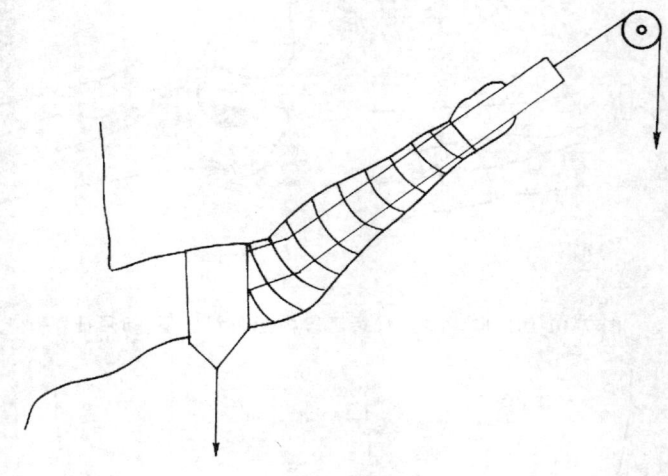

图 7-10-12　Dunlop 牵引

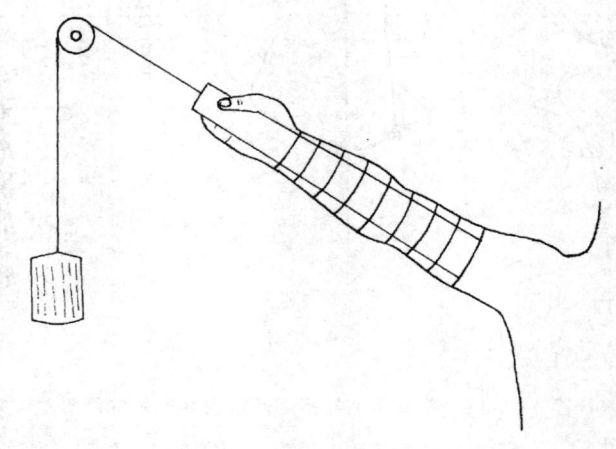

图 7-10-13　伸直侧方牵引

2）尺骨鹰嘴牵引：若骨折为不稳定性斜形骨折，预计牵引要维持到骨折愈合，应选择骨牵引。这种牵引不但使患儿感到舒适，而且不会因皮肤牵引的胶布牵拉而发生皮肤张力性水泡。前臂以皮肤牵引保持旋转中立位，并指向侧肩锁关节。上臂用一吊带作侧方牵引（图 7-10-14）。牵引一般持续3周。该方法同样需要像皮肤牵引时那样作床边X线检查。

（4）闭合复位及经皮穿针内固定　大多数肱骨髁上骨折闭合复位并不十分困难，然而保持复位不变有时却是困难的，特别当肘部肿胀严重屈曲不能超过90°时，就难以维持骨折的稳定。这种情况下，如闭合穿入2枚克氏针问题就可得到解决。Lejman等报告20例以闭合复位经皮穿针治疗的移位髁上骨折，都获得了较好的临床和X线结果。他们认为这个方法应当作为治疗髁上骨折的首选方法。

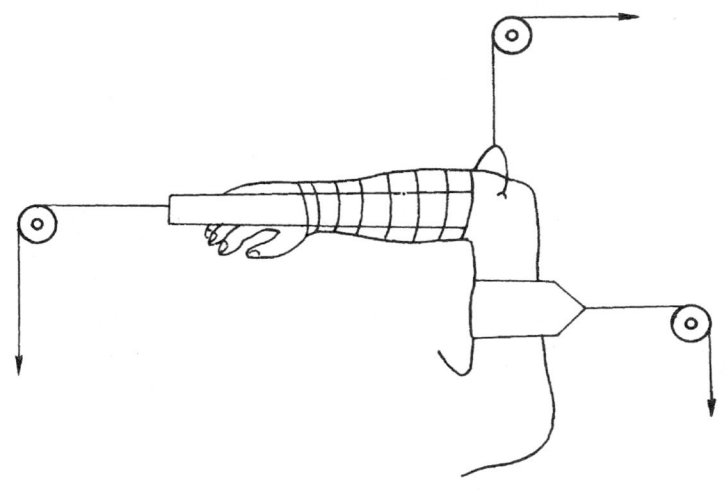

图 7-10-14　尺骨鹰嘴牵引

Beaty 和 Graves 报告了用闭合复位经皮穿针治疗的 Ⅲ 型髁上骨折 64 例，61 例取得良好结果。经皮穿针术后不仅可以使不稳性骨折获得稳定，而且不需要将肘关节固定在 90°以上屈曲位，因而也避免了因肘关节过度屈曲引起的前臂缺血性肌挛缩的并发症。术后用长臂石膏背侧夹板固定，3 周后去石膏练习肘关节活动，同时拔除克氏针。

2 枚克氏针的穿入方式通常有两种：①经内、外髁交叉穿入。②经外髁平行穿入。其中以内、外髁交叉穿针固定最稳定。Lionts 等以一个成人尸体模型作实验，比较中发现，内、外侧 2 枚交叉穿针最稳定。临床应用中以内、外髁交叉针固定为宜，而在肘部肿胀很严重，骨性标志辨认不清时可采用外髁平行穿针，以免损伤尺神经。

（5）切开复位及内固定　绝大多数肱骨髁上骨折可以用手法复位石膏外固定、皮肤或骨牵引，或手法复位经皮穿针的方法获得满意治疗，而需要手术切开复位内固定者只是少数。肱动脉损伤伴肢体远端缺血和开放性骨折为手术适应证。而手法复位失败或肿胀严重不适于手法复位的 Ⅲ 型骨折可以采用手术切开复位内固定，也可先行上肢悬吊牵引 3～5 天，然后实行延迟手法复位石膏外固定，所以应属相对手术适应证。至于髁上骨折合并神经损伤是否积极手术复位并探查神经则要分别对待，正中神经和尺神经损伤，往往是移位的骨折近端牵拉和挫伤所致，大多数能自然恢复，不必急于手术探查；而桡神经损伤虽然大多数也属挫伤性质，但它可能移位至两骨折端之间，贸然手法复位很可能加重原有的神经损伤，或将神经嵌在两骨折端之间。Setton 和 Khouri 报告的 11 例桡神经麻痹中，有 3 例继发于困难而反复的闭合复位。因此，骨折近端完全向前下方移位的尺偏型骨折合并的完全性桡神经损伤，应直接进行手术复位及内固定，同时探查并处理桡神经，而不必等手法复位失败后再行手术，以免加重神经损伤程度。

关于开放复位手术途径的选择：以往的教科书甚至骨科专著多推荐后侧入路，因它显露充分，复位及内固定都较容易，但它需切断肱三头肌腱，术后伸肘装置粘连，往往造成伸肘活动障碍，而且会遗留下肘部粗大、肘近端萎缩的不雅外观。1986 年我们曾总结 199 例后路手术结果，优良率只有 53%，因此我们完全放弃了这种手术途径。肘前侧入路解剖较复杂，复位亦感困难，它只适用在有血管损伤需要处理的骨折复位时使用。内侧入路需显露和移位尺神经，而骨折的显露和复位却比较容易，合并尺神经完全麻痹，骨折又需要开放复位的病例可以选用。肘外侧入路是最常应用的入路，既可顺利地进行骨折复位，也可完成桡神经探查，是常规选用的途径。探查桡神经时，切口稍作改变，应首先于肱桡肌与肱肌之间寻找，再根据需要剥离肱桡肌的肱骨起点，充分显露骨折端。

2. 陈旧性肱骨髁上骨折的治疗　按定义，伤后3周以上就诊的属陈旧性骨折，但肱骨髁上骨折主要发生在儿童，且骨愈合过程快，伤后虽只有10多天，也无法按新鲜骨折处理，手法闭合复位成功的可能性较小，切开复位又担心术后功能障碍。过去采用的肘后途径的"鱼嘴式"手术，因后路手术的固有缺点现已很少应用。我们的处理原则是：对骨折仍有明显异常活动、周围软组织弹性较好的病例，仍行手法复位，不必强调解剖对位，但应充分矫正骨折远端的倾斜，然后以长臂背侧石膏夹板固定。如骨折已有纤维连接，断端活动很少，就宁愿接受这种位置，简单以石膏固定直至骨折愈合，而不在此时去切开复位，因为迟延手术势必相对增加伤后患肢固定的时间，造成肘关节功能恢复困难或伸屈范围减少。这样处理后，骨折愈合后可能会发生肘内翻或肘前侧骨突影响屈肘。

肱骨髁上骨折由于骨折端重叠，近侧端向前向下移位，愈合后在肘前形成骨性突起，影响肘关节屈曲活动（图7-10-15）。尺偏型骨折尚可同时存在肘内翻。对不伴有肘内翻的单纯骨突只行简单的骨突切除术即可改善功能，但手术要等待骨折坚强愈合后实行，一般要至伤后3~4个月，过早手术有可能造成新生骨的断裂。手术取肘外侧途径，术后无需外固定，1周后开始功能练习，一般3~4周即可恢复肘关节的正常活动。

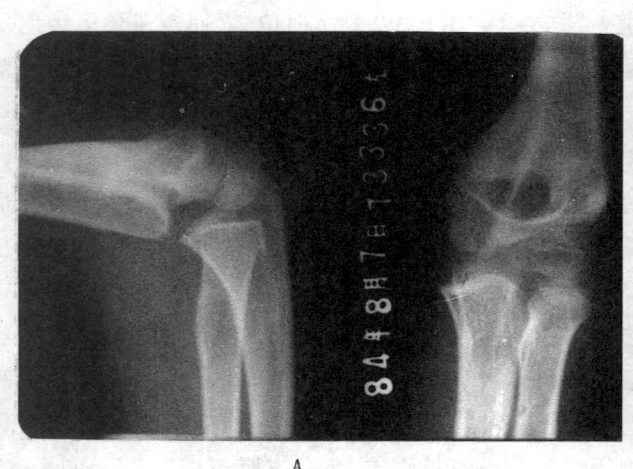 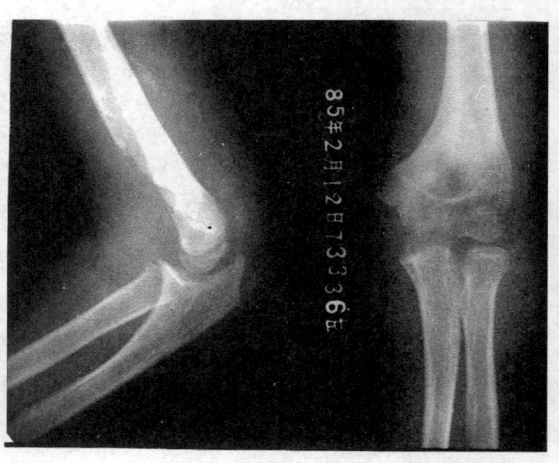

A　　　　　　　　　　　　　　　　　　B

图7-10-15　X线片示肱骨髁上骨折畸形愈合，前侧骨突形成

A. 术前　B. 术后

（五）并发症及其防治

早期最严重的并发症是Volkmann缺血性挛缩，而最常见的则是神经损伤，第三位为肱动脉损伤。晚期并发症主要是肘内翻，而迟发性尺神经炎则属少见。

1. 肱动脉损伤　约占髁上骨折的10%。损伤类型主要是动脉被骨折端压迫，其次是动脉挫伤、痉挛、血栓形成，而真正血管破裂或断裂很少。

肱动脉损伤后，肘前严重肿胀，损伤平面远侧肢体发生血供障碍，表现为缺血性疼痛、肢体末端苍白、感觉和运动障碍。不过，肘关节周围侧支循环丰富，即使肱动脉血流中断，也可能不出现远端缺血征象。

处理：因髁上骨折合并的血管损伤多为骨折端压迫，所以处理时应以手法整复骨折为主要处理措施，骨折复位后,循环多可恢复。如骨折复位5分钟,循环仍不恢复,应行血管探查,进行血管修复。

2. Volkmann缺血性挛缩 由于绷带过紧,阻止动脉血流,缺血6小时即可导致肌肉坏死,继而造成前臂肌肉挛缩和手功能严重破坏。

(1)病因病理 前臂有掌、背侧2个筋膜室,分别容纳手与腕的屈肌和伸肌。掌侧又分为深室和浅室,分别容纳旋前圆肌、指浅屈肌和指深屈肌。儿童髁上骨折引起的Volkmann缺血性挛缩原因有两种:①肱动脉循环障碍,包括动脉痉挛、受压、血栓形成、断裂或破裂。此种原因所致的Volkmann缺血性挛缩少见。②前臂筋膜室综合征:如不适当的小夹板或石膏固定,此类情况多见。俞国辉等报告的15例中有14例是这种情况造成的。动脉血流中断或筋膜室压力增高使室内肌肉缺血,肌肉缺血后毛细血管内膜渗透压增加,大量血浆和组织液渗入肌肉和神经组织间隙产生组织水肿,进一步增高室内压造成缺血-水肿恶性循环。如病情继续发展,下一步将产生肌肉坏死,最终肌肉被纤维替代形成挛缩。严重者可发生肢体坏死。

(2)临床表现及诊断 "5P"征是公认的诊断筋膜综合征的重要依据,要正确认识和分析这些症状。疼痛是伤后最早出现的症状,属缺血性疼痛,比创伤性疼痛剧烈得多,但由于儿童述说不清而可能被忽视。被动牵拉疼痛有重要诊断价值,属早期体征,产生于肌肉麻痹之前。因筋膜综合征往往发生在前臂掌侧,所以主要是被动伸直手指时疼痛。感觉异常亦属早期症状,正中神经、尺神经分布区出现感觉迟钝或过敏,然而这个症状往往不易被发现,或误认为有原发性神经损伤所致。运动麻痹属晚期体征,此时早期的疼痛已经消失,被动牵拉手指亦不再引起疼痛。根据这些症状体征,不难确定诊断。如对诊断有怀疑,可用多普勒诊断仪检查血液循环情况或进行室内组织压力测定。

(3)处理方法 一旦确定诊断,就应该立即采取筋膜切开减张术。筋膜切开的指征为:①临床症状,如明显的运动障碍或感觉丧失。②室内压力超过4.7kPa(35mmHg,切开或灯芯管测压法)或5.3kPa(40mmHg,穿刺测压法)。③肢体动脉血流中断超过4小时。

3. 神经损伤 神经损伤是肱骨髁上骨折较常见的并发症,约占骨折总数的3%~22%,其发生率的顺序为桡神经、正中神经和尺神经。

髁上骨折合并的神经损伤多为移位的骨折端牵拉或压迫所造成,因而损伤性质多为神经传导功能障碍(neuropraxia),而真正的神经中断伤(neurotmesis)和轴索中断(axonotmesis)少见。晚期出现的神经损伤则可能因神经被骨痂包埋压迫所致。

神经损伤后需要手术探查,抑或首先治疗骨折,同时观察神经的恢复情况。大多数人采取保守的态度,因为这种神经损伤往往是神经传导功能障碍,骨折复位后神经功能的恢复是可以预期的,有研究者报告恢复的优良率可达98.4%。如果伤后6~8周神经功能仍无恢复,应当进行手术探查,松解骨折端周围的神经粘连或骨痂压迫,如遇神经断伤则切除断端吻合神经。

在并发于髁上骨折的神经损伤中,桡神经有些特殊情况。解剖上桡神经在离开肱骨的桡神经沟以后,穿过外侧肌间隔进入肱肌与肱桡肌之间,位于肘部前外侧,而伸直尺偏型骨折的近侧骨折端向前外侧移位,锐利的断端很容易刺伤桡神经,或骨折端移至神经前方并将其嵌夹在两断端之间。在后一种情况下,若贸然闭合复位骨折,将使神经受到进一步损伤,甚至断裂。

4. 肘内翻 当肘关节伸直时,前臂纵轴线与上臂纵轴线在肘部相交形成一个向外偏的角度,称为"携带角"。Albee统计,男性为0°~14°,平均6.5°;女性为4°~20°,平均13°。邱建德等统计1~12岁儿童103例(健侧),结果为:男性,0°~16°,平均5.7°;女性,0°~12°,平均7.1°。髁上骨折后造成肘关节携带角消失或内偏角,称为肘内翻。然而正常儿童9%没有携带角(直肘),因此在确定是否为肘内翻时要进行两侧携带角对比测量,如健侧为直肘,那么,患侧无携带角则不能称其为肘内翻。肘内翻是肱骨髁上骨折最常见的晚期并发症,其对肘关节的伸屈和旋转功能无明显直接影响,但却存在着外观方面的缺陷,使年长患儿及家长要求予以治疗。其发生率各家报告差别很大,高者达60%以上,最低者亦有17%。

以往一些研究者认为,骨折后外髁骨骺过度生长是发生肘内翻的原因,但是,骨折愈合后肘内翻即已存在,而且其程度并不随儿童生长而加重的现象证明,畸形与骨骺生长无关。当前,大家公认骨折远段向内侧移位并内翻倾斜,是造成肘内翻的直接原因。骨折远段的旋前并不是直接原因,而只是在此位置两骨折断端最薄的部位接触,形成一个不稳定的支点,由于肢体的重力和肌肉的牵拉力量容易造成远侧断端向内翻倾斜才发生肘内翻。X线片表现为无移位的髁上骨折以后发现肘内翻,往往使人认为是骨骺生长阻滞所致,实际可能是骨折内侧压缩或嵌插造成的,因而对这类骨折,初期处理时就应当在X线片上测量与肘内翻有关的角度。测量的结果预期将发生肘内翻时,要对骨折进行整复。

(1)治疗 一般10°以上的内翻角应当矫正,内翻不足10°而家长要求改善外观的也可考虑。

(2)手术时机 由于肘内翻并非骨骺生长障碍所致,亦不随年龄的增长而加重,矫正术在骨折愈合后3~4个月之后即可实行,不必等待骨骼发育成熟时再做。年龄较小的儿童亦应在学龄前期矫正,以免影响儿童学习或因畸形影响年龄较大儿童的心理发育。

手术前应确定矫正角度,即内翻角加上健侧的携带角(图7-10-16)。

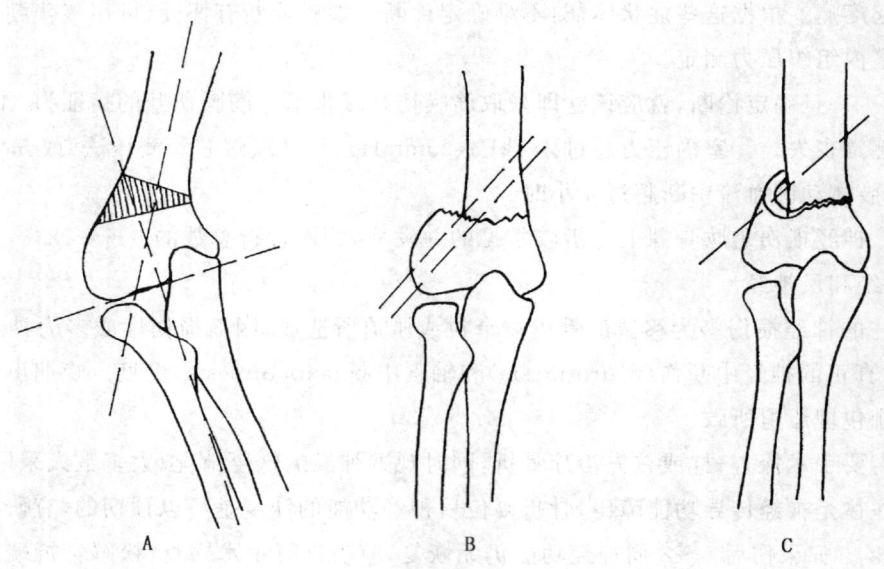

图7-10-16 肘内翻内翻角度的测量及截骨固定方法

A.内翻角度测量 B.2枚平行克氏针固定 C.1枚克氏针固定

此外,还有阶梯形截骨(step-cut osteotomy)1枚螺丝钉固定、外侧楔形截骨2枚螺丝钉加钢丝结扎固定等方法。但对儿童用外侧楔形截骨克氏针固定较为合适。

五、肱骨外髁骨折

儿童肱骨外髁骨折亦称肱骨外髁骨骺骨折,是较常见的肘部损伤,其发生率仅次于肱骨髁上骨折而居第二位,约占10%~15%。常发生于2~14岁的儿童,以6~10岁最为常见。

(一)病因病理

1. 损伤机制　肱骨外髁骨折多系间接暴力所致,如跌倒时,前臂外展、肘关节伸直位手掌撑地,暴力沿桡骨传达,桡骨头撞击肱骨头。骨折线从关节面开始,经过骺板,延至干骺端,远侧骨片向外上移位。如由肘关节强力内翻暴力引起,则骨折线由 Ranvier 区开始,经过骺板,延至关节面,远侧骨折段外旋。

2. 骨折类型　肱骨外髁骨折属关节内骨折,就骨骺损伤性质来说属于 Salter-Harris Ⅳ型骨骺损伤,婴幼儿偶可发生Ⅲ型损伤。根据骨折块移位程度分为 4 型(图 7-10-17)。

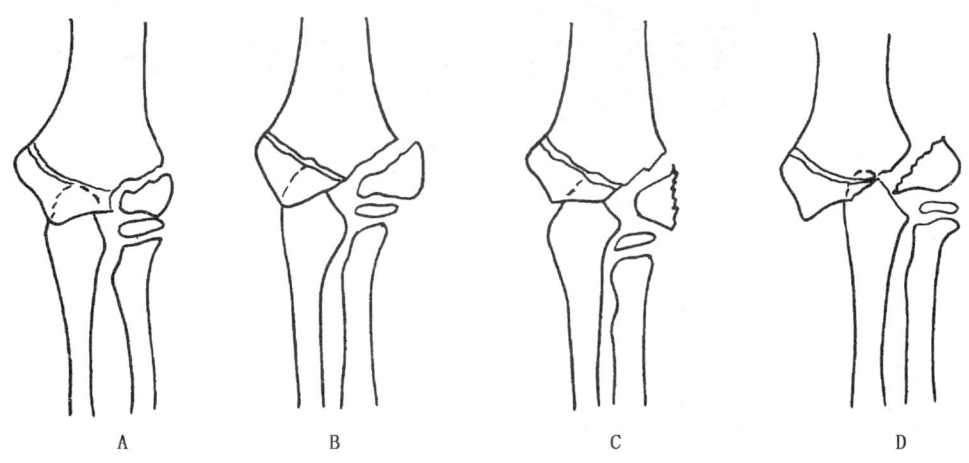

图 7-10-17　肱骨外髁骨折块移位类型

A. Ⅰ型　B. Ⅱ型　C. Ⅲ型　D. Ⅳ型

(1) Ⅰ型——骨折无移位型　骨折呈裂纹状,两骨折端有接触,局部伸肌筋膜、骨膜未断裂。

(2) Ⅱ型——侧方移位型　骨折块向前侧方、前方或后方移位,骨折端间隙增宽。轻度移位者伸肌筋膜、骨膜部分撕裂,严重移位者可完全断裂。复位后骨折块不稳定,外固定中可发生再次移位。

(3) Ⅲ型——旋转移位型　骨折块向侧方、前方或后方移位,并有旋转移位。由于局部伸肌筋膜、骨膜完全撕裂,加之前臂伸肌的牵拉,骨折块外旋可达 90°～180°,并伴有不同程度的向前或向后旋转(图 7-10-18)。

(4) Ⅳ型——骨折脱位型　骨折块可向侧方移位及旋转移位,尺桡骨向桡侧、尺侧或后侧脱位。关节囊及侧副韧带撕裂,肘部软组织损伤严重。

(二)临床表现

肱外髁骨折时,肘关节疼痛、肿胀。肿胀以外侧较明显,局部压痛亦主要在肘外侧。有移位骨折块者可触及骨块活动或骨摩擦感。肘关节处于半屈位,因疼痛而活动范围减少。

X 线表现为肱骨头骨化中心 3～5 个月出现,滑车骨化中心 9～11 岁出现。在肱骨外髁骨折多发年龄段,滑车骨化中心多尚未发现,给 X 线诊断造成一定困难。骨折线多通过肱骨头化骨核,或通过肱骨头与滑车之间的软骨。骨折块可向外侧移位,并有干骺端薄层骨片或三角形骨块一同向外侧移位。旋转移位时可见骨折块不整齐的断面朝向近侧或外侧,而骨折块较光滑的外侧朝向远侧或尺侧。Ⅳ型骨折还可见尺桡骨近端向尺侧、桡侧或后侧移位。

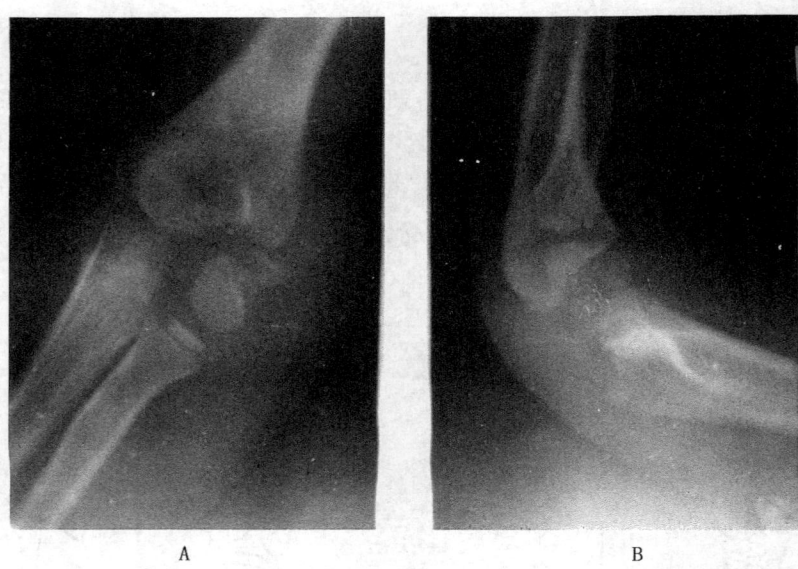

图 7-10-18　X 线片示 Ⅲ 型肱骨外髁骨折

(三) 诊断与鉴别诊断

根据外伤史、局部症状和 X 线检查，肱骨外髁骨折的诊断多无困难。

肱骨外髁骨折有时需与肱骨远端全骺分离鉴别。临床上，肱骨远端全骺分离的肿胀及压痛均较广泛，遍及肘关节周围，肘后三角关系正常；而肱骨外髁骨折肿胀和压痛主要在肘外侧，肘后三角发生变化。X 线片上，肱骨远端全骺分离可见干骺端薄层骨折或内侧三角形骨块，骨块与肱骨小头化骨核及尺桡骨近端一起向后、向外侧移位，肱骨小头骨化中心与桡骨的对位正常，即在同一直线上。肱骨外髁骨折时，肱骨小头骨骺向外移位，与桡骨头的对位发生变化。2 岁以下的幼儿因肱骨小头骨化中心小，所伴随的骨片很薄，X 线影像不清时，这两种损伤鉴别困难。若必须予以鉴别时可作关节造影、B 超或 MRI 检查。

(四) 治疗

肱骨外髁骨折既是关节内骨折，又是骨生长机构的损伤，若骨折复位不良发生骨折不愈合或形成肱骨远端鱼尾状畸形，使关节面不吻合，或十数年后引发肘关节骨关节炎或肘外翻伴尺神经麻痹等后遗症。所以无论用什么方法治疗，最终皆要求骨折达到解剖复位或近似解剖复位，而不能只满足于在骨折块有移位的情况下愈合或近期肘关节功能良好。

1. 骨折无移位型　长臂石膏背侧夹板功能位固定 3～4 周，骨折即可愈合，但应注意骨折是否稳定。无移位骨折也可能不稳定，在石膏中移位。有些病例初诊时认为骨折无移位，但移除石膏夹板再摄 X 线片时可显示骨折移位，此时如需手术复位，已失去良好的时机，因此不能忽视此型骨折。应在石膏固定后 5～10 天内移除石膏夹板重摄肘关节正、侧位 X 线片，确保骨折在无移位情况下愈合。

2. 侧方移位型　此型骨折多为不稳定性骨折，手法复位外固定后容易发生再移位，因此多主张开放复位及内固定。对何种程度的移位才需要手术复位，有不同意见。Ippolito 等报告 20 例有 2～10mm 移位但无倾斜的肱骨外髁骨折未经整复，随访 8～45 年，结果良好。但大多数研究者认为，骨折向侧方或前后移位超过 2mm 就应当切开复位并行内固定 (图 7-10-19)。

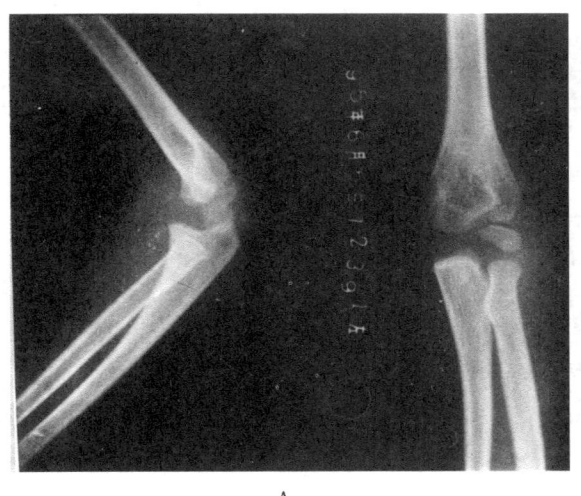 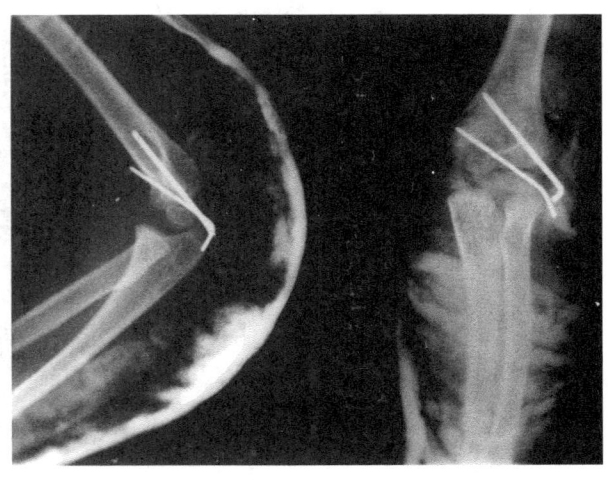

图 7-10-19　X 线片式 Ⅱ 型肱骨外髁骨折
A.术前　B.术后

3.旋转移位型与骨折脱位型　这两种骨折都应采取切开复位内固定治疗。

4.陈旧性肱骨外髁骨折　这里所说的陈旧性肱骨外髁骨折包括那些就诊较晚的骨折、畸形愈合、延迟愈合和不愈合的骨折。陈旧性骨折在前后位 X 线片上观察最清楚,如果在伤后第 5 周观察到干骺骨折面外移并变钝,很少或无骨折形成,且有一个清晰的骨折间隙,就应该认为是骨折延迟愈合;若在伤后 3 个月这种现象仍存在,则可肯定为骨折不愈合。

对陈旧性肱骨外髁骨折的治疗方法尚无统一的认识。对无移位或仅有少许移位(<2mm)的延迟愈合需要延长外固定时间。如果 12 周仍未愈合,有人主张行骨折块干骺端处钻孔并加骨移植,同时可用克氏针或螺钉内固定,而不必清除骨折断端间的纤维组织或骨痂。对有移位的陈旧性骨折,多数人主张行切开复位内固定。范源等报告随诊 1~14 年的陈旧性肱骨外髁骨折 62 例手术治疗结果,伤后至手术时间为 20 天~9 个月,优良率达到 89%,并且观察到治疗时间早晚对疗效有一定影响。伤后 3 个月以内手术者效果好,超过 3 个月者术后骨折不愈合率高。肘关节僵硬者也不必等待关节功能改善后再进行手术治疗。

范源等一组的报告中有 14 例术中发现前臂伸肌腱短缩,复位困难。虽将伸肌腱间断切断,牵拉力仍较大,勉强复位,但对位不满意,维持位置也困难,最后不得不把惟一相连的一点点伸肌腱切断,而使骨折块完全游离。但不要为求复位容易而轻率地将骨折块完全游离,以免因局部缺血而影响骨骺发育。

为克服前臂伸肌腱严重挛缩的缺点,Gaur 等提出一个延长伸肌腱的新技术。首先解剖出与骨折块相连的伸肌腱,在其两侧每隔大约 1cm 距离,不完全切断其筋膜部分,每边约切断 4~6 处,然后轻轻牵拉骨折块,肌腱可延长 1~2cm,使骨折复位容易完成(图 7-10-20)。笔者等用此方法治疗了 15 例陈旧不愈合的外髁骨折,术后 8~12 周骨折全部愈合,随诊 2 年,无肱骨小头缺血性坏死。

总的来说,对陈旧性肱骨外髁骨折的治疗,目前多采取积极态度,尽早实行切开复位及内固定,治疗结果尚较满意。

(五)并发症及其防治

肱骨外髁骨折是骨骺损伤。骨折后由于局部血液供应障碍影响细胞生长,造成骺软骨发育障碍。常见的

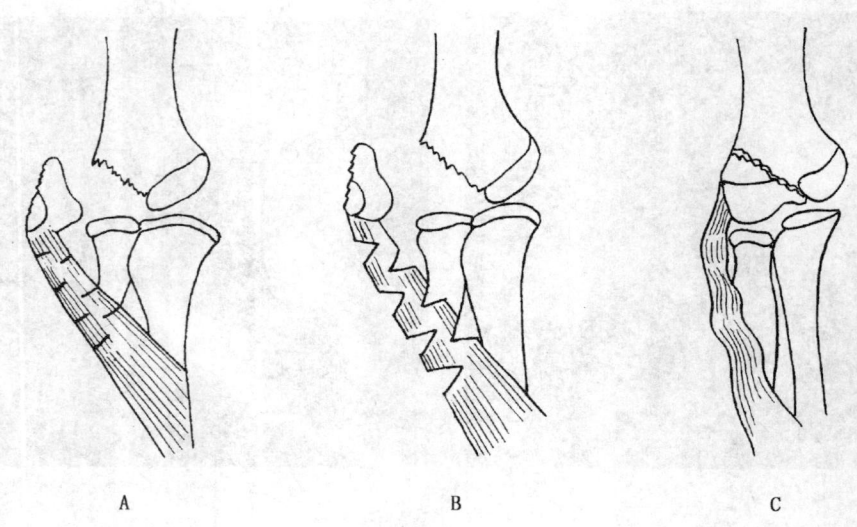

图 7-10-20　Gaur 方法延长前臂挛缩的伸肌腱
A. 间断部分切开伸肌腱　B. 牵拉骨折块使肌腱延长　C. 骨折已复位

畸形有肱骨远端"鱼尾样"改变、肱骨小头缺血性坏死等。Sharma 等报告用瑞士骨折内固定学会（AO）骨松质螺丝钉固定的新鲜骨折 37 例，平均随诊 4.8 年，发现各种骨发育障碍 85 例次（包括肱骨髁外侧骨皮质不规则 37 例），肱骨头骨骺和桡骨近端骨骺过度生长 33 例，后外侧骨刺形成 8 例，轻度"鱼尾样"畸形 3 例，肘内翻（<4°）4 例。李稔生等报告的 40 例中有 3 例发生肱骨小头缺血性坏死，均为陈旧性病例。

肱骨外髁骨折的晚期并发症有：

1. 肱骨外髁骨折不愈合合并肘外翻畸形　不愈合往往是由于骨折初期处理不当或未经处理，骨折块翻转，滑车骨折面与肱骨外髁光滑的外面接触，其间只能发生纤维连接，不会发生骨性愈合。外髁部分发育障碍多年以后发生肘外翻畸形，外翻程度可达 60°，并可合并迟发性尺神经炎。

不伴肘外翻的骨折不愈合的处理已在"陈旧性肱骨髁上骨折的治疗"一节中叙述。而骨折不愈合合并肘外翻畸形则应予以矫正。对移位的骨折块不要求复位，而手术复位及内固定将使肘关节功能受到严重影响，而骨折块切除将影响肘关节的稳定性，也不宜采用。对外翻畸形不严重者，可行肱骨髁上内侧楔形闭合截骨术矫正之，同时在干骺端植骨促进愈合。对畸形严重者可行 Milch 截骨术。这种截骨术可避免单纯外侧开放截骨术后出现的肱骨内髁和前臂向内侧凸出的畸形。

2. 迟发性尺神经炎　伴随肘外翻畸形的发生，肘外翻时携带角增加可达 30°～40°。正常情况下，肘伸直时尺神经松弛，肘屈曲时紧张；肘外翻时，尺神经在肘关节内侧的路径变长，即使肘关节伸直时神经也处于紧张状态，肘关节屈曲时则仍会受到牵拉。如此反复的机械刺激，使肘管壁及此处的尺神经产生无菌性炎症，逐渐出现尺神经麻痹。肘外翻合并尺神经麻痹出现很晚。Modrzewski 观察 11 例，最早在骨折后 17 年出现，最晚在 45 年后出现。如病例男，30 岁，7 岁时受伤，26 岁时出现尺神经刺激症状，肱骨外髁骨折不愈合继发迟发性尺神经炎（图 7-10-21）。逐渐发生手内在肌麻痹，肘关节功能正常，行尺神经前移术。

处理：肘外翻较轻不需髁上截骨矫正者，应在出现尺神经刺激症状后 1 年内行单纯尺神经前移术，防止发展为完全麻痹。截骨矫正畸形手术的同时亦应前移尺神经。

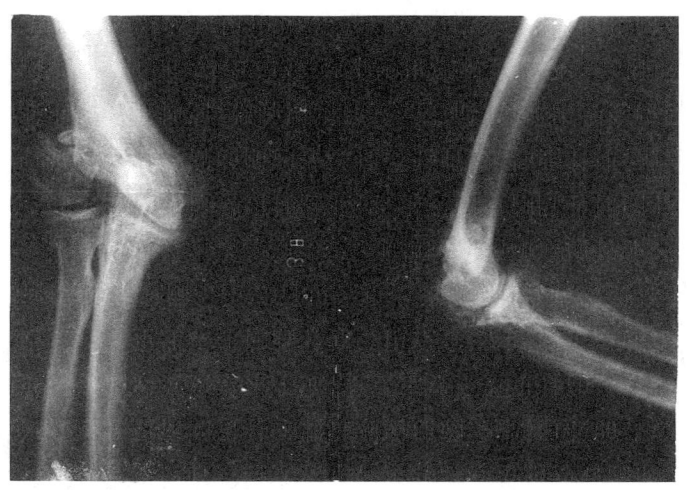

图 7-10-21　X 线片示尺神经炎

六、肱骨内上髁骨折

肱骨内上髁骨折亦称肱骨内上髁骨骺分离，多发生在 7～15 岁的儿童和青少年，占肘关节骨折的 10% 左右，其发生率仅次于肱骨髁上骨折和肱骨外髁骨折而居肘关节损伤的第三位。

（一）病因病理

1. 损伤机制　前臂屈肌，包括桡侧屈腕肌、尺侧屈腕肌、屈指浅肌、掌长肌和部分旋前圆肌，起自内上髁前方，也附着于肘尺侧副韧带浅面。当肘关节伸直外展位跌倒时手掌撑地，肌肉的急骤收缩将内上髁自骺板撕脱，并使骨折块发生不同程度的移位，严重者可发生肘关节脱位。

2. 骨折类型　根据骨折块移位及肘关节变化将内上髁骨折分为 4 度（图 7-10-22）。

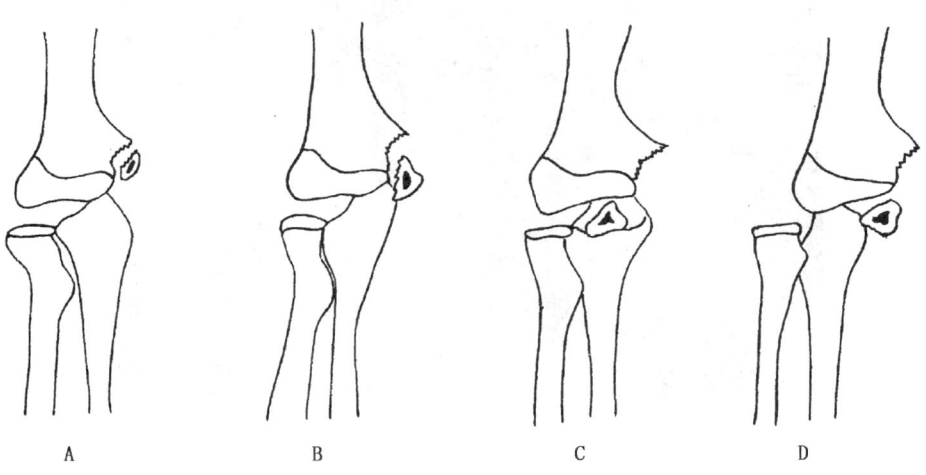

图 7-10-22　肱骨内上髁骨折类型
A. Ⅰ度　B. Ⅱ度　C. Ⅲ度　D. Ⅳ度

(1) Ⅰ度 内上髁骨骺分离,无移位或移位很少。

(2) Ⅱ度 内上髁骨折块明显移位,可达关节水平,并可伴有骨折块向前旋转。

(3) Ⅲ度 撕脱的骨折块嵌入肘关节内侧间隙。此型骨折肘尺侧副韧带和内侧关节囊近侧附着点亦同时撕裂,连同骨折块和屈肌附丽一同嵌入关节内,肘关节表现为在外翻应力下的不稳定。

(4) Ⅳ度 骨折块嵌在关节间隙伴有肘关节向后或后外侧脱位,为最严重的一型损伤,肘关节稳定性遭到破坏。

(二)临床表现

肘关节疼痛、肿胀,以内侧为重,数日后可出现皮下淤斑。肘关节内侧有压痛,有时可扪及移位的骨折块并有异常活动和骨摩擦音。肘关节伸屈和旋转活动受限。Ⅲ、Ⅳ度骨折可出现侧方不稳定。注意检查尺神经损伤体征。

X线表现可见肱骨内上髁骺线加宽,骨折块向远侧移位或旋转移位或嵌入关节内。

(三)诊断与鉴别诊断

根据外伤史、症状体征和X线表现,不难作出诊断。但诊断时应当注意:①Ⅰ度骨折临床症状较轻,骨骺分离不明显,应防止漏诊。X线片上显示骨骺线不等宽,撕脱骨骺边缘不清,加上局部肿胀压痛明显都表示有骨折存在。②内上髁位置偏肱骨后侧,有时X线片上被肱骨干骺端分为两部分,中间有一透亮区,不应误认为是骨折。③骨折块是否嵌入关节内(图7-10-23)。Patrick称如果在侧位X线片上看到内上髁,则骨折块即在关节内。肱骨滑车骨化中心于9~11岁出现,可在侧位片上显示,不要误为骨折块嵌入关节内。④Ⅲ、Ⅳ度骨折均可显示肘关节半脱位或完全脱位,不应误诊为单纯肘关节脱位,发现肘关节有骨折块嵌入可以证实诊断。

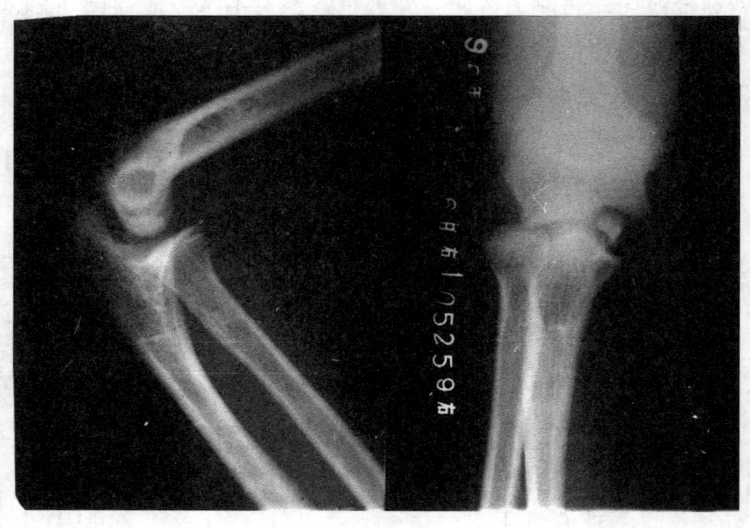

图7-10-23　X线片示肱骨内上髁骨折骨折块嵌入肘关节内侧间隙

(四)治疗

1.非陈旧性骨折的治疗

(1)手法复位石膏外固定　Ⅰ度骨折无需复位,只用长臂石膏背侧夹板固定肘关节于功能位3周即可。Ⅱ度骨折需用手法整复,将骨折块推向近侧及后侧使恢复原位,然后将肘关节固定于屈曲90°,前臂旋前,腕、指屈曲位3周。Ⅲ、Ⅳ度骨折应先行手法复位,使嵌入关节内的骨折块解脱,然后按Ⅰ、Ⅱ度骨折处理。复位时,在肘、腕、指伸直、前臂旋后的位置下,将前臂外展使肘关节内侧间隙张开,利用前臂屈肌的牵拉力将骨折块自关节内拉出,使Ⅲ、Ⅳ度骨折变成Ⅱ度骨折,再按Ⅱ度骨折复位及固定。

经过手法复位(或不复位)外固定的病例,90%以上结果良好,但不愈合率较高,因此有人主张有移位骨折者应当手术复位及内固定。

(2)切开复位及内固定　适应证:①骨折块旋转或移位>1cm,因为在这样位置下愈合将使前臂屈肌无力。②肘关节脱位整复后骨折块仍嵌在关节内。③尺神经功能障碍。④外翻不稳定。可在肘关节伸直、前臂旋后位作肘关节外翻应力试验,如果不稳定,说明肘尺侧副韧带亦断裂,应在骨折内固定的同时予以修复。Duun等报告了36例有移位的骨折均行切开复位内固定,肘关节功能均良好,只有3例无症状的骨折不愈合。Hines等对骨折块移位>2mm的内上髁骨折均作了切开复位克氏针内固定,或经皮穿针内固定,平均随诊4年的31例中有23例结果良好,只1例因手术失误效果不佳,需关节切开拉出骨折块的7例中3例关节活动受限。因此建议移位超过2mm的内上髁骨折行手术治疗。

切开复位内固定术在臂丛神经麻醉下进行,于肘内侧切口,在屈肘、腕、指及前臂旋前位使骨折块复位,以2枚平行克氏针固定。应当注意,干骺端骨折面在内髁内侧偏后且光滑,不要把骨折块复位固定到它前方的错误位置上。如果骨折块嵌入关节内,应在伸肘、腕、指及前臂外翻下将骨折块拉出,再行内固定(图7-10-24)。对外翻不稳定的骨折应注意修复内侧关节囊及尺侧副韧带。一般不必前移尺神经,但骨折块较大、骨折线通过尺神经沟者,应以周围软组织衬垫神经沟,以免日后发生尺神经炎。缝合切口,长臂石膏背侧夹板固定3~4周。

2.陈旧性骨折不愈合的治疗　如无症状可不必处理。如有肘部疼痛、肘关节功能障碍或尺神经麻痹症状,可行骨折切开复位内固定和尺神经松解前移。骨折片小者可行骨片切除术。

七、肘关节脱位

肘关节脱位是指肱尺关节脱位。在儿童大关节外伤性脱位中,肘关节脱位占第一位,但在临床上不很常见。Ogden报告占儿童肘部损伤的5%~6%。我们的统计仅占0.1%(28/2835)。

肘关节脱位中,后脱位占绝大多数,有时也能见到侧方脱位,而前方脱位极为罕见。

肘关节后脱位发生在前臂旋后、稍屈、肘伸直过程中。手着地受伤后,作用力沿前臂向上传达至滑车及喙突,在受伤过程中由于微屈、外旋扭转力将尺骨向外侧旋转,使得未发育成骨的喙突软骨绕过滑车的斜坡状关节面,外力继续作用,撕破前方关节囊,尺、桡骨一起向后上移动,造成肘关节脱位。在脱位时可并发其他外伤,如桡骨头、颈骨折,内上髁骨折,神经血管损伤等。

肘关节脱位后,肘部畸形明显,尺骨鹰嘴向后上方突起,肘后上方有一明显空虚凹陷,肘关节活动明显受限。患儿常用健肢托起患肢,或是将患肢垂于体侧,拒绝做任何活动。被动活动时,因疼痛而剧烈哭闹。在临

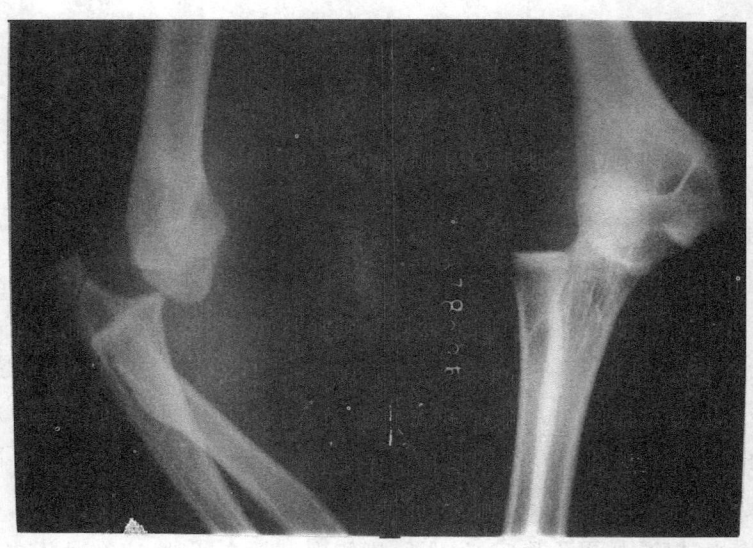

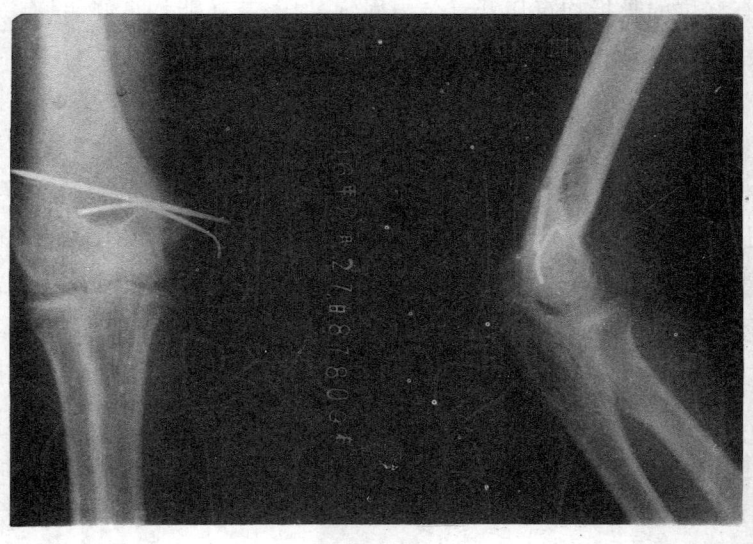

图 7-10-24　Ⅳ度肱骨内上髁骨折

A. 术前　B. 术后

床上也常见到由于疼痛严重而致的肢体发凉,或因并发神经血管损伤而致的运动和(或)循环障碍。

(一)鉴别诊断

肱骨远端全骺分离,1~2岁的小儿一般不会发生肘关节脱位,但易发生肱骨远端的 Salter Ⅰ型或Ⅱ型骨骺损伤,经验少的医生有时会误诊为肘关节脱位。两者在治疗上有极大的不同,有人称之为经髁骨折的肱骨远端骨骺分离,在临床体格检查中不易与之区别。在 X 线片上的特点是肱骨小头骨化中心必然在桡骨纵轴的连线上,为了明确诊断,拍摄健侧肘关节正侧位片作对照很有必要。

肱骨髁上骨折,在儿童中有很高的发病率。后移型(伸直型)肱骨髁上骨折虽然在体征上与肘关节脱位有相似之处，但在 X 线片上能见到清晰的骨折线，较易于鉴别。

（二）治疗

对急性脱位的治疗应在麻醉下进行。麻醉下复位可减轻患儿的紧张、恐惧情绪，消除疼痛，放松肌肉，容易一次成功。忌用暴力复位，反复整复。

患儿仰卧位或坐位，一人牵拉上臂，肘微屈曲；一人向前牵引前臂持续几分钟；一人在尺骨鹰嘴处向前下方推挤即可复位。复位过程中可明显感到有落空感及弹响。复位肘应在肘屈曲位固定 2~3 周。复位前后应注意有无血管、神经和骨的损伤。

（三）并发症及其防治

1. 神经损伤　正中神经损伤较少发生，多为尺神经损伤，其次是桡神经损伤。神经损伤多为牵拉性钝伤，症状大多能在肘关节复位后的一段时间内恢复，故应注意观察。如有肱骨内上髁骨骺损伤，伤及尺神经时，则需行尺神经松解前移术。

2. 骨折　内上髁骨骺损伤，在肘关节复位后，大多能基本复位。卡在关节内者应在麻醉下行手法整复，使其从关节内脱出，对不稳定者行钢针内固定。

（1）桡骨颈骨折　多为向内成角或嵌插型骨折。轴线好，对位在 2/3 以上，成角不超过 15°的骨折，可不予处理。成角超过 30°以上者应行手术治疗。16 岁以下患儿切除桡骨头是禁忌证，切除桡骨头后可造成肘关节不稳、下尺桡关节脱位、前臂肌力减退等。

（2）尺骨鹰嘴突骨折及肱骨远端（滑车）软骨损伤　这两种骨折在肘关节复位后，有时游离于关节外，有时会遗留在关节腔内成为关节内游离体。但是两者均因骨折块含或不含软骨下骨质，而在 X 线片上可显影或不显影，有时需行关节造影才能作出明确的诊断。治疗方法应行手术取出关节内游离体，保守治疗无效。

3. 骨化性肌炎　对代谢功能旺盛的患儿，可在复位后 2~3 周去除外固定时发现在肘关节周围发生骨化性肌炎。肘前者位于肱肌内，肘后者发生在肱三头肌内，或在撕脱的骨膜下，形成的不规则新生骨与肱肌或肱三头肌融合在一起，妨碍肘关节的活动。

4. 血管损伤　多是牵拉性损伤，或是因肘前间隙出血，组织间压力增大；或是因血管嵌顿压迫引起，均可导致 Volkmann 挛缩。一般在肘关节复位后即可恢复血供，但在个别严重的患者，有可能形成血栓。因而在肘关节复位后，应密切观察末梢血液循环 24~48 小时。必要时应用血管活性物质或行血管探查术。

八、牵拉肘

婴幼儿外伤性桡骨头半脱位，俗称牵拉肘。常见于 2~4 岁的儿童，有时 2 岁以下也能见到。一般是在患儿前臂处在屈肘、旋前位时，突然牵拉手或前臂时，桡骨头自环状韧带不全脱出，引起肱桡关节的绞锁，多发生在患儿拒绝抱扶、打坠坐地时，体重的反牵引造成。我们统计约占儿童肘部损伤的 1.32%。

此外，婴幼儿关节囊、韧带及肌肉均很松弛，而桡骨头本身发育尚未成熟，桡骨头与桡骨颈的直径又近似，在受到牵拉旋前时，肘关节腔的空间增大，外部压力相对增加，将关节囊及韧带压向肱桡关节间隙，嵌于肱、桡关节之间。

通过对 10 例尸体及对 100 例桡骨头半脱位患儿的观察认为，环状韧带松弛是发病的解剖条件，前臂处于旋前位是发病的基础，受纵向牵拉是发病的主要外力。当前臂旋前位受牵拉外力时，桡骨头向前外侧方稍突出,环状韧带向外后移位,同时桡侧副韧带紧张又将环状韧带拉向桡骨头近端移位而滑过桡骨头的一部分,嵌于肱桡关节间,形成桡骨头半脱位。

也有人认为,桡骨近端关节面杯口状平面与桡骨纵轴不成直角,而向后外倾斜,且头后外部的隆起较平坦。在前臂屈曲旋前肘,加上向远方牵引前臂,环韧带的一部分很容易越过桡骨头而嵌顿于肱桡关节间,形成桡骨头半脱位。

受伤后,患儿可哭闹不止,患肢拒绝上举,处于旋前下垂位,触摸、被动抬举患肢时哭闹加剧。患儿有明确受伤史。临床表现典型,诊断较容易。但X线片一般不显示任何异常。2岁以下的幼儿应与尺骨青枝型骨折或孟氏骨折相鉴别。孟氏骨折有上肢跌伤史,与受牵拉伤病因不同。牵拉肘很容易复位,如不能复位且临床症状仍很明显时,应高度怀疑孟氏骨折,必要时拍对侧肘关节正侧位片作对比。

治疗应采取手法复位。一人引逗患儿,分散其注意力。术者站在患儿侧方,以同侧手握持患儿手部,另一手握持肘部,拇指轻向前下方推按桡骨头,使前臂旋后并伸直。复位时偶有轻微疼痛,并能听到钝性响声。复位后患儿大都破涕为笑。手臂活动自如,即证明复位成功。有时可能需二次或再次复位。复位后吊带固定几天,以防止形成习惯性脱位。手术治疗一般应列为禁忌证。

九、孟氏骨折与脱位

孟氏骨折指尺骨近侧1/3骨折合并桡骨头前脱位的一种联合损伤,由奥地利Giovanni Battista Monteggia于1814年首先描述。1844年Coope也报告了桡骨头向前、后、外侧脱位合并尺骨骨折的病例。由于此种创伤损伤机制复杂,容易漏诊,一旦处理失当易造成后遗畸形进而影响肘关节和前臂的功能,因而逐渐引起学者们的重视。100多年来文献中屡有报道。1962年Bado根据尺骨骨折成角和桡骨头脱位的方向以及损伤机制,提出了较全面的分型理论,并将此损伤命名为孟氏损伤。据1933年Wilson统计,此损伤仅占肘部骨折-脱位的7‰,1952年Edwards统计占尺桡骨骨折的7%。据北京积水潭医院小儿骨科统计,这种损伤占全身骨折的7%,约占上肢骨折的10%。可见儿童孟氏骨折并不少见。儿童骨骼系统处在生长发育期,孟氏骨折的临床表现、治疗与转归与成人明显不同。

(一)临床表现与分型

1962年Bado根据尺骨骨折成角方向、桡骨头脱位方向及损伤机制将孟氏骨折分为4型:①Ⅰ型:尺骨中段或中上1/3骨折向前成角合并桡骨头前脱位,占57%。②Ⅱ型:尺骨中上1/3骨折向后成角合并桡骨头后脱位,并可伴桡骨头(颈)骨折,占15%。③Ⅲ型:尺骨冠突下骨折(或称干骺端骨折),合并桡骨头向外侧脱位,占19%。④Ⅳ型:尺骨中上1/3骨折合并桡骨头前脱位同时伴桡骨粗隆下骨折。

1968年Recling和Cordell报告了26例新鲜孟氏骨折,在Bado分型的基础上,补充提出了类Ⅰ型和类Ⅱ型,并于1982年追加报道25例,更为详尽地阐述了补充分型对指导治疗及治疗结果的意义。其中:①类Ⅰ型:尺骨干骨折合并桡骨头或桡骨颈骨折。②类Ⅱ型:尺骨干骨折向后成角,肘关节后脱位,合并桡骨头或桡骨颈骨折。

1990年Dormans和Rang提出了儿童孟氏骨折第Ⅴ型,即:前臂旋前位时桡骨头脱位,旋后位时自动复位。

造成不同类型骨折的损伤机制各不相同,尚未形成统一认识。

造成Ⅰ型骨折的机制：最早由Speed和Boyd提出，他们认为，来自前臂背侧的直接暴力作用于尺骨造成骨折并使之向掌侧成角，进而撞击桡骨头使之向前脱位。间接暴力造成骨折的机制可归纳为，损伤时前臂极度旋前并处于伸肘位，暴力由手向近侧传导，尺、桡骨在下1/3处交叉触碰，尺骨强力支顶桡骨使桡骨头向前脱位，同时肱二头肌在伸肘位时的强烈收缩牵拉也有促成桡骨头向前脱位的作用。尺骨单独承受伸肘位时的弯曲应力及肘内翻应力，加之肘肌的收缩及桡骨前移通过骨间膜产生向前方的牵引，造成尺骨骨折并向前或前外侧成角。

造成Ⅱ型骨折的损伤机制为：肘部微屈，前臂旋前，暴力自手向近侧传导并伴有肘内翻应力，使尺骨上端骨折并向后（外）侧成角，外力继续作用使桡骨头向后或后外侧脱位。脱位过程中桡骨头常与肱骨小头发生碰撞，造成桡骨头或肱骨小头骨折。

造成Ⅲ型骨折的损伤机制为：前臂旋后，暴力作用于肘关节内侧产生强大肘内翻应力，因尺骨近端与肱骨滑车和鹰嘴窝的嵌合，使尺骨冠突下发生骨折并向外侧成角，挤压桡骨头向外侧脱位。此机制决定该型合并桡神经损伤的发生率较高。

造成Ⅳ型损伤的机制与Ⅰ型相类似，桡骨头脱位、尺骨骨折后残余暴力或二次损伤应力作用于桡骨，使之发生桡骨结节下骨折。

Ⅴ型骨折多发生于儿童，其损伤机制为尺骨青枝骨折后形成向前的弓形弯曲。损伤后肱桡、尺桡关节松弛，旋前位时桡骨受到其后方尺骨的支顶，造成桡骨头前脱位、旋后位时，支顶作用消失，桡骨头受骨间膜牵拉自动复位。

各型骨折的发生率以Ⅰ型为最高，在儿童当中Ⅲ型亦不少见。尺骨各水平骨折发生率也有区别，中近段1/3占66%。

（二）诊断

患儿伤后前臂多处于旋前位，前臂及肘部疼痛、肿胀、避痛性活动受限。沿尺骨触诊可发现骨折端有血肿或压痛点。怀疑青枝骨折的病例，尤应仔细检查，有时施加轻柔的弯曲应力即可诱发疼痛者，则应高度警惕尺骨青枝骨折（包括弓形变和竹节状骨折、Torus骨折）。沿肱骨远端外侧骨嵴向下触诊可发现肱桡关节空虚，皮下可触及脱位的桡骨头。如触诊未发现桡骨头脱位，应轻柔旋转前臂并自后方前推桡骨头以确认有无旋前位脱位倾向。

确诊的基本客观手段为X线平片，要求拍摄标准体位的前臂全长正侧位片，投照范围应以肘关节为中心。阅片时要特别注意识别尺骨近端青枝骨折、尺骨的弓形变等儿童特有的骨折形式。Lincoln（1994）提出，以"弓形征"（ulnar bow sign）识别尺骨弓形变，方法是拍双侧前臂全长侧位片，沿尺骨背侧缘作一与远近端相切的直线，测量尺骨背侧皮质缘与直线间的最大距离，双侧对比，如伤侧距离大于1mm为阳性，提示尺骨弓状变形。判断桡骨头脱位有一定困难，理论上肱桡关节为球窝关节，桡骨轴线在各个体位及各种角度屈肘时均应通过肱骨小头中心。但目前桡骨轴线的确定方法尚无明确描述，且儿童处于发育阶段，不同年龄组肱骨小头和桡骨头骨化中心形态各异。X线平片上显影部分不一定反映关节结构的真实形态，故当怀疑桡骨头有半脱位时，一定要结合临床检查。一旦发现肱桡关节有压痛或松动，则应认为存在肱桡部损伤，此种情况特别常见于尺骨近端青枝骨折或尺骨弓形变的病例中，最易漏诊。一旦处理失当很可能会发展成桡骨头完全脱位，临床屡见在屈肘90°固定2周后桡骨头发展成完全脱位。

孟氏骨折脱位要注意与先天性桡骨头脱位、臂丛神经产伤麻痹、脑性瘫痪上肢受累造成的桡骨头脱位、关节松弛症、多发关节挛缩症等鉴别。通过全面询问病史、仔细查体确认桡骨头是否新鲜脱位,多可鉴别。关于单纯创伤性桡骨头脱位,有学者认为不存在此种损伤,多为尺骨损伤轻而不易发现,但临床亦确有尺骨无阳性发现的病例,建议按照孟氏骨折处理。

(三)治疗

1. 非陈旧性儿童孟氏骨折　儿童孟氏骨折如不及时治疗可能导致尺骨畸形愈合,造成永久的桡骨头脱位。持续的桡骨头脱位使儿童肘部发育的力学环境发生改变,导致肘部内外翻畸形。肘关节侧方不稳定甚至会累及下尺桡关节,造成腕关节不稳定。

儿童孟氏骨折中的绝大部分可以通过手法闭合复位、石膏固定获得满意效果。

闭合复位最好在麻醉下进行,无麻醉条件时若采取轻柔的正确手法亦多可成功。闭合复位的手法应与损伤机制相反。整复尺骨骨折与桡骨头脱位孰先孰后,诸多学者经验不同,提法各异。笔者的经验是尺骨成角而无移位者,在牵引下整复尺骨成角而恢复前臂长度,桡骨头则容易随后复位甚至可能自动复位。尺骨完全移位者,在牵引下行桡骨头复位,再通过加大成角或折端环绕等手法使尺骨复位。尺骨成角而无移位时,骨折端间接触紧密,单靠牵引不能完全恢复其长度,需通过牵引按压尺骨近端,可完全恢复尺骨长度。下尺桡关节和骨间膜牵引桡骨向下,肱桡关节部压力减轻,桡骨头容易复位。而尺骨骨折完全移位时,骨折端重叠同时伴有部分骨膜剥离,软组织对骨折端约束力减小,牵引容易奏效,此时整复桡骨头较整复尺骨容易。多数情况患儿于伸肘前臂旋后位牵引即可,有时需屈肘使前臂肌及肱二头肌进一步放松。Ⅲ型骨折大部分为尺骨冠状突附近的青枝骨折或只有成角而无移位,桡骨头脱位较易整复。整复尺骨骨折的重点是纠正桡侧成角,往往需屈肘使鹰嘴脱离鹰嘴窝的约束,术者以双手握住前臂2～5指顶住尺骨成角凸(桡)侧,以拇指向桡侧按压鹰嘴才可成功。整复成功后,轻旋前臂检查桡骨头稳定性,以长臂石膏后托固定患肢。Ⅰ、Ⅲ型需屈肘至100°～110°位,Ⅱ型屈肘30°位以防桡骨头脱位复发。前臂置于旋后位,有利于桡骨头的稳定,其机制为:①桡骨头为中凹圆盘形,桡骨头凹并非几何球面,旋后位时桡骨头凹以最大径线与肱骨小头接触。②桡骨头与肱骨小头接触的关节面为一偏心凹面,旋后位时桡骨头的最宽部分与尺骨的桡骨切迹相接触。③旋后位时骨间膜上部最紧,牵拉桡骨紧贴尺骨。④旋后位时方形韧带前部纤维,使上尺桡关节扣紧。⑤旋后位时桡侧副韧带前后部分加强了环状韧带。⑥旋后位时肱二头肌放松,减少肱桡关节的剪力。

复位成功后用长臂石膏后托固定4～6周,其间要经常检查石膏固定情况,特别是头2周要每周拍摄X线片检查肱桡关节位置。至尺骨临床愈合之后,拆除石膏进行肘关节功能训练,先以主动屈伸为主,后渐恢复主动旋前。

闭合复位的主要指标是桡骨头复位且稳定,尺骨能达到功能复位且日后尚有生长塑形的可能。桡骨头复位失败往往与下列因素有关:①环状韧带残端或尺骨的桡骨切迹关节软骨碎片嵌入上尺桡关节。②完整的环状韧带从桡骨头上方脱出嵌于肱桡关节之间。③前脱位时,桡神经压于桡骨头下方,形成阻挡。闭合复位失败的病例应于伤后2周之内及时手术治疗,重点是行桡骨头切开复位,环状韧带修补术,尺骨单纯复位即可。术后以石膏托固定6周。

2. 陈旧性儿童孟氏骨折　陈旧性儿童孟氏骨折的治疗是一个较为复杂的问题。所谓陈旧性儿童孟氏骨折是指尺骨骨折已经愈合,桡骨头无法闭合复位或无法维持复位,此时多需手术治疗。儿童陈旧性孟氏骨折多具有以下特点:①尺骨畸形愈合,成角和短缩畸形影响桡骨头复位。②发育性畸形,在病程较长的病例中,肱骨小头和桡骨头失去了正常的应力刺激,可发生解剖形变,造成关节不吻合。③环状韧带退化变性。手术治疗的目的是重建肱桡关节,恢复肘关节稳定,避免发育性畸形。手术内容包括桡骨头切开复位、矫正尺骨畸形并平衡尺桡骨长度和恢复环状韧带结构。

比较常用的术式如下:

(1)尺骨斜行截骨术　采用肘部 Boyd 切口显露肱桡关节后,在尺骨畸形最明显处斜行截断尺骨,截骨面与尺骨纵轴的夹角以不大于45°为宜,以保证截骨远近端有足够的接触。截骨后自鹰嘴穿入三棱针或自截骨端逆行穿入三棱针固定截骨远近端,然后在截骨端矫正成角畸形,折弯的三棱针起到髓内固定保持矫正后角度的作用。

(2)尺骨撑开截骨术　在成角畸形最明显处剥离骨膜时保留凸侧骨膜,截断凹侧骨皮质保持凸侧皮质的连续。撑开凹侧矫正成角,取邻近部位的骨皮质植于截骨处撑开后形成的楔形缺损。此方法的优点是矫正成角时可增加一定长度,操作简便,缺点是年长儿骨皮质韧性降低或截骨处位于尺骨干的管状骨水平,撑开过程中可能折断保留的骨皮质使不全截骨变成完全截骨,从而失去稳定性且所获得的长度很有限。

(3)Z 形截骨延长术　显露尺骨后行 Z 形截骨,滑动延长后以螺钉固定侧方相互接触的截骨端,此法的缺点是不易矫正成角畸形,目前已较少采用。

(4)外固定尺骨延长术　利用 Ilizarov 外固定架或其他类似的外固定器行尺骨截骨逐渐延长,待尺骨长度恢复后,二期行桡骨头切开复位,重建肱桡和上尺桡关节。此法适用于病程较长,桡骨头上移超过 1cm 的病例。

(5)桡骨短缩术　显露桡骨上段于桡骨结节下截除所需长度,以钢板、螺钉固定截骨端。此法使手术损伤扩大,增加了尺、桡骨交叉融合的危险。

稳定桡骨头的另一重要因素是修复环状韧带。病程在 2 个月以内者,可直接修复环状韧带。病程在 2 个月以上者,已失去了修复环状韧带的机会,需行环状韧带重建或成形术。

很多学者主张桡骨头复位后需以克氏针固定肱桡关节。笔者的经验是:如果尺骨畸形得到充分矫正,环状韧带重建可靠,则没有必要以克氏针固定。如需要在克氏针贯穿肱桡关节的条件下才能维持其位置,一旦拔除克氏针后,桡骨头仍会脱位或半脱位,且克氏针贯穿关节承受的剪式应力很大,容易导致断针。

术后应以长臂石膏后托固定前臂于屈肘大于90°位,前臂旋转位置则应视术中的稳定情况而定。石膏固定时间为 6～8 周。拆除石膏后练习肘关节活动,初时以主动屈伸动作为主,待有一定改善后增加主动旋转训练。

(四)并发症及其防治

1.桡神经深支损伤　桡神经于肱桡关节前方分为深、浅两支。深支随桡侧返动脉一同进入旋后肌深浅两层之间。旋后肌浅层边缘腱膜增厚呈半环形,称 Frohse 腱弓。在该处神经位置相对固定且腱弓坚韧,易对神经造成压迫,桡骨头前外侧脱位时尤易发生。另外,较强的暴力使桡骨头前外侧脱位时,桡骨头回弹,桡神经和环状韧带嵌于桡骨头与桡骨切迹之间,阻挡桡骨头复位。桡神经深支损伤表现为拇指伸直外展无力,2～5指掌指关节不能完全伸直。而肱桡肌、桡侧腕长伸肌、短伸肌肌力正常,且少见合并感觉障碍。急性期发现桡神经深支损伤,仍可试行轻柔手法复位。如复位顺利可观察 3 个月,如受累肌肉有恢复迹象可继续观察,待其自愈。若 3 个月以上无恢复迹象,当手术探查。

2.桡骨头再脱位　治疗过程中桡骨头再脱位,多见于石膏固定后 2～3 周。主要原因多为尺骨畸形矫正不充分,残余成角或短缩重叠。其次为固定时肘关节屈曲不够或前臂未旋后。故治疗中要注意整复效果和固定体位并注意复查。及时发现后,仍可试行复位,重新固定并适当延长固定时间。如重新整复失败,则不必强行整复,可待尺骨愈合后,及时拆除石膏锻炼关节功能,待功能恢复后,按陈旧性骨折脱位行手术治疗。

3. 尺骨成角畸形复发　多见于尺骨青枝骨折和不全骨折。整复不够充分,固定过程中组织弹性使畸形复发。一旦成角复发,有可能导致桡骨头再脱位或影响前臂旋转功能,故整复时要充分折顶方可完全矫正成角畸形,甚至应适度矫枉过正。石膏固定时注意石膏与肢体贴附并按三点固定原则仔细塑形。复查中,一旦肢体肿胀消退,应及时更换石膏,发现畸形复发要争取重新矫正。

4. 尺桡骨交叉融合　多见于切开复位的病例,发生率虽低但预后不良,重在预防。手术中尽量按解剖层次锐性分离,减少手术创伤。避免尺桡骨近端同时截骨或大范围粗暴剥离骨膜。一旦发现交叉融合,不应急于再手术切除骨桥,而应待其成熟、塑形稳定后,故至少应观察半年以上再行骨桥切除,并软组织包裹骨面。早期理疗,练习旋转活动。

十、外伤性髋关节脱位

儿童外伤性髋关节脱位(tramatic dislocation of the hip)罕见,国外报道的一组病例在48年期间共有74例,占同期各年龄组外伤性髋关节脱位的9%。国内该病尚无发病率统计,查阅15年来的文献,总计不超过100例。该病可发生于童年期任何年龄组,最小者仅56天,年长儿更多见。男孩多于女孩,比例约为2∶1～4∶1。其预后与年龄、暴力强度、是否及时复位关系密切。外力轻的单纯性髋关节脱位预后良好,多无后遗症,此情况最常见于婴幼儿。延迟复位时机、伤力强、存在并发症者预后差,往往留下不同程度的后遗症。

(一) 病因及发病机制

根据脱位后股骨头和髋臼相对位置将外伤性髋关节脱位分为3型(图7-10-25),其中后脱位最常见,前脱位少见,中心性脱位罕见。脱位类型与致伤力的强度、方向以及受伤时患儿体位明显相关。

1. 后脱位　脱位时股骨头移位于髂坐线后方,包括髂骨后上方和坐骨后下方。当下肢处于屈曲内收位,

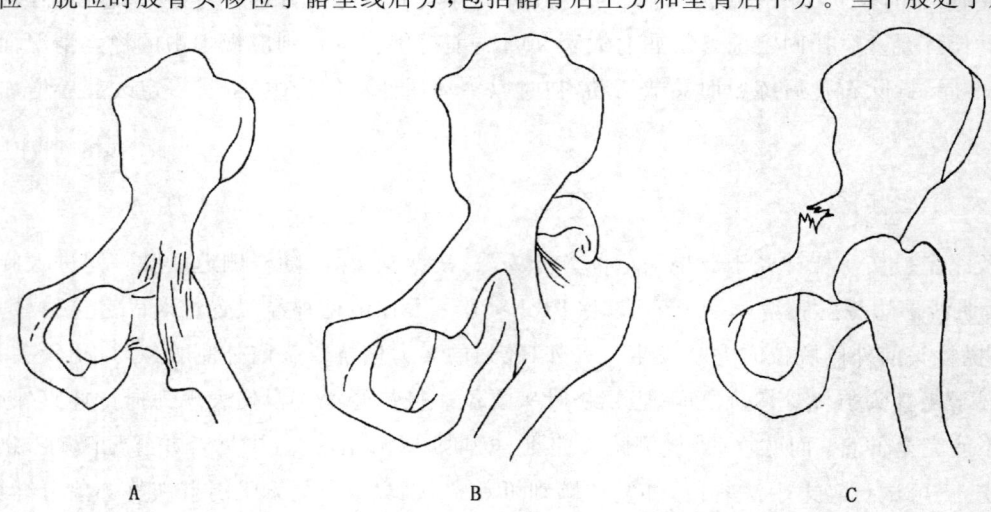

图 7-10-25　外伤性髋关节脱位的类型

A. 前脱位:股骨头移位于闭孔　B. 后脱位:股骨头移位于髂骨后上方　C. 中心性脱位:肌骨头通过骨折髋臼进入盆腔内

伤力直接作用于膝部,经股骨干向下传达到股骨头,迫使其穿出关节囊后方可导致后脱位。此外,跪地玩耍,伤力突然作用于臀部上方,其反作用经膝部、股骨传导也可发生后脱位。

2.前脱位　脱位时股骨头移位于髂坐线的前方,包括位于闭孔及耻骨支处。当下肢处于过度外展外旋位跌倒时,伤力直接作用于大腿后上方,股骨头穿破关节囊前下方移向闭孔或耻骨处导致前脱位。

3.中心性脱位　脱位时股骨头通过骨折的髋臼骨折块片移向盆腔内。当下肢处于轻度外展伸直位时,伤力直接作用于屈曲的膝关节或大粗隆外侧,经股骨干或大粗隆向股骨颈传导达股骨头,股骨头直接、突然碰击髋臼,引起髋臼骨折,并随外力继续作用,伴随骨块进入盆腔内,导致中心性脱位。此型致伤力往往较前述两种更强,且常伴发骨盆骨折。

与青壮年病例不同之处是,其外伤史可以很明显,也可以不明显,即强大暴力或轻微损伤均可引起脱位。前者多见于年长儿,后者多见于幼儿,年龄愈小,致伤力即使很轻也可致脱位,其原因与小儿关节软骨成分多,关节韧带、肌肉发育不成熟,质地柔嫩、松弛有关。

(二)临床表现

无论何类型脱位,均有程度不同的髋关节疼痛,活动受限甚至不能活动,拒绝负重。不同类型的脱位,具有不同的姿势畸形。

1.后脱位时　当股骨头移位于髂骨后上方者,受伤肢体在髋部呈典型屈曲、内收、内旋畸形伴患肢明显短缩。股骨头移位于坐骨后方时,伤肢常呈外展姿势,肢体短缩不明显,臀部隆起,在髂坐线后方可扪得股骨头。

2.前脱位时　患肢呈屈曲、外展、外旋畸形,下肢假性增长,闭孔或腹股沟下方饱满,该处可扪得股骨头。

3.中心性脱位时　如股骨头移位较轻,则缺乏特殊姿势畸形,仅表现为局部疼痛,活动受限,股骨头移入盆腔较深者,可有患肢短缩,畸形疼痛剧烈,患肢严重活动受限。

X线片不仅能确定脱位类型,还可确定有无并存骨折,如髋臼边缘骨折、股骨颈及股骨干骨折。严重外伤导致髋关节脱位时,必须扩大摄片范围以确定有无伴发股骨颈、股骨干骨折。反之,存在股骨骨折者,也应摄片确定有无外伤性髋关节脱位的存在。侧位X线片,尤其CT片能清楚显示股骨头向前、后移位的头臼关系,避免标准前后位X线片显示的头臼类似同心的假象造成的漏诊。对于同时伴有髋臼骨折的中心性髋关节脱位,存在三角软骨受损或移位的可能性,X线片多不显影,只有MRI检查才可明确诊断。

(三)治疗

一旦诊断确定应尽快复位。延迟复位,股骨头缺血性坏死发生的危险性也随之增加。

1.闭合复位

(1)适应证　无并发症的新鲜后脱位或前脱位为最佳适应证。病程3周～2个月之间,先行患肢牵引,将股骨头逐渐拉到髋臼平面后,也是闭合复位的适应证。

(2)方法　麻醉下,确保髋关节周围肌肉放松后才进行复位操作,是提高复位成功率、减少并发症的必要前提,只用止痛剂、镇静剂达不到肌肉松弛目的,不能复位。常用的复位方法有:①Allis的仰卧位复位法(图7-10-26):可用于后脱位及前脱位,操作简单、方便。②Stimson的俯卧位复位法:可借助肢体重量协助复位,较省力,适用于后脱位(图7-10-27)。前脱位由于缺乏恰当的骨性支撑点协助复位,故不宜应用。③Bigelow的螺旋式复位法:也可用于前、后脱位,复位过程中,极度屈曲、内收、内旋,继而外展、外旋、伸直的操作,可能导致关节囊撕裂，损伤股骨头血管，也存在因股骨颈遭受较大应力而致骨折的危险，宜慎重使用。

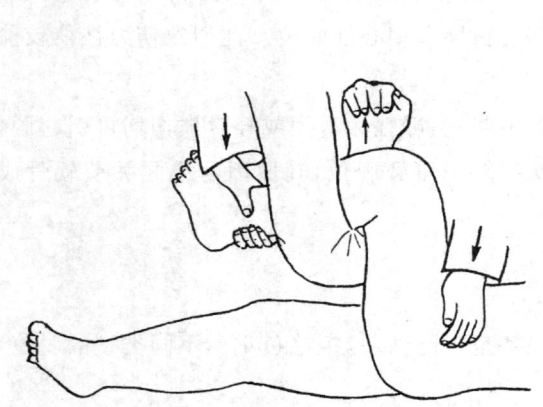

图7-10-26　Allis 的仰卧位复位法

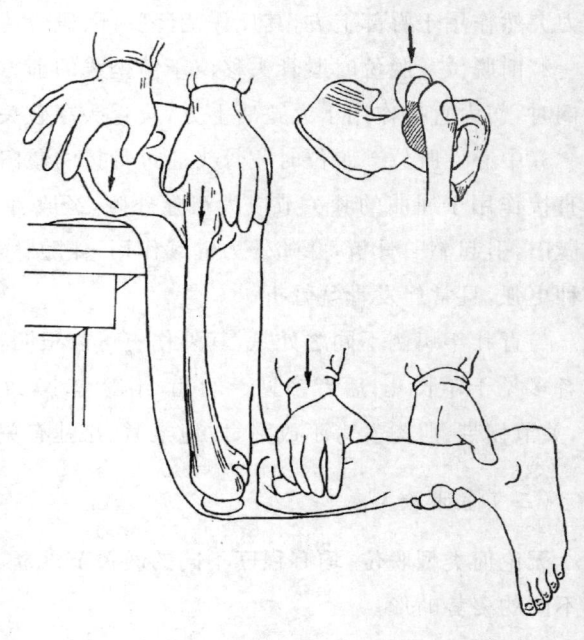

图7-10-27　Stimson 的俯卧位复位法

2.开放复位

（1）适应证　手法复位失败的病例；因髋臼骨折、臼唇损伤软组织，游离骨块嵌入髋臼内有碍复位者；陈旧性脱位病程超过3个月者。

（2）方法　切开复位时，应将股骨头脱出后，直视下清除髋臼内游离骨块和嵌夹的软组织。如有大的碎骨块力争原位固定。对于关节囊的破口必须修补缝合，否则将成为再脱位的原因。对于长期处于患肢内收、内旋、屈曲位的陈旧性后脱位患儿，内收肌挛缩也是开放复位的重要障碍，应予以松解。

3.复位后处理　无论何种复位方法，复位后应立即拍X线片。如未获得中心性复位，尤其与健侧髋关节对比，关节间隙增宽者，应进一步了解。如证实有嵌入物存在，应行切开再复位。复位后均应行牵引或人字形石膏固定，如为后脱位，置患肢于外展、外旋位，前脱位时置患肢于内旋轻度内收位。维持2～4周后，拆除石膏或牵引，开始在床上做主动及被动的功能训练4周左右，可允许下地扶拐步行。通常3个月后开始负重行走，负重后如出现髋关节疼痛等滑膜刺激征象，应停止负重，卧床休息或再行牵引。对于无并发症复位及时的患儿，负重时间可以适当提前，反之，应予以延长。

所有患儿均应接受临床、X线片的定期随访，直至骨骼发育成熟为止。股骨头缺血性坏死，多在伤后1年左右出现，也有超过2年才能确诊的。髋关节损伤早期改变难以发现，但可随骨骼生长而变化，直到骨骼发育成熟期才发生严重骨关节炎改变。复发性脱位甚至可于伤后7年才发生，这些都说明长期随访的必要性。

（四）并发症及其防治

1.早期并发症　神经血管损伤是最重要的并发症。后脱位致坐骨神经损伤者并不少见，有报道高达25%。少见的前脱位也偶可伴发危及生命的股血管受压、撕裂、成角的损害，进一步发展造成股静脉血栓形成或肺栓塞。查体时应考虑这些损伤的可能性并作相应检查，否则将延误诊断，失去早期解除神经血管受压、受损的宝贵时机。股骨头、骺分离,股骨头、颈骨折,髋臼骨折,臼缘软骨损伤等,是不容忽视的早期骨关节并发症,应提高警惕,尽早确诊、治疗。

2.后期并发症

(1)股骨头缺血性坏死 其发生率高于成人,为4%~15%。发生率的差异与患儿年龄、暴力强度、整复是否及时明显相关。遭受强大暴力的年长儿,整复时间超过24小时者,股骨头缺血性坏死发生率也随之增加。一旦确认股骨头坏死,首先要避免负重,以利于血管再生,防止骨塌陷。

(2)巨髋症 可导致头臼不对称,为将来发生骨关节炎的重要原因之一。由关节损伤所致进行性关节改变是骨关节炎发生的又一原因。

(3)复发性脱位 是较少见的并发症,其产生原因可能与复位及固定不当、时间较短、关节囊愈合不完全有关。一旦发生可形成一个衬以滑膜的假腔与真关节腔相通,只有切除此滑膜囊腔,修补关节囊缺损,才能治愈。文献报告用同种异体硬脑膜作为关节囊缺损的修补材料,有利于关节动度的恢复。

(4)其他 单纯外伤所致迟发的习惯性或随意性髋关节脱位罕见,这类患儿可能伴有关节松弛的种种疾病,如21-三体综合征、Ehlers-Danlos综合征以及神经肌肉性疾病。处理上除可行关节囊的紧缩折叠术外,重建髋臼改善负重力线及对并发症的恰当处理也不容忽视。

十一、股骨颈骨折

儿童股骨颈骨折(fracture of the femoral neck)很少见,在小儿骨折中所占比例小于1%,可发生于包括新生儿在内的任何年龄患儿,7岁以上尤其10~12岁的年长儿好发。在性别上男性多于女性,近十年来国内文献报告有增多的趋势,据不完全统计累计病例在100例以上。

(一)病因及发病机制

除发生在婴幼儿中的股骨头骺分离外,其余则致伤暴力较大,常因车祸或高处坠落时引起,且伴发其他部位骨折或脏器损伤者多见。这显然与老年人股骨颈骨折致伤外力的强度小、伴发损伤少不同。此外,因小儿骨膜-软骨膜管比成人的坚固,因而其移位程度不及成人显著。尤其是股骨颈上后方骨骺软骨桥未受破坏时,对防止骺板移位有重要保护作用。并发症较多且往往较严重,是儿童股骨颈骨折的又一特点,其中股骨头缺血性坏死发生率及危险性均高于成人。骨折延迟愈合、不愈合,尤其发育中的股骨颈畸形愈合,已成为良好预后的重要威胁。

总之,小儿股骨颈骨折发病率低,并发症多且严重。目前进行对远期疗效随访的病例甚少,什么是最恰当的治疗方法,如何防治并发症,其认识和处理方法不尽相同,尚需进一步积累经验,提高诊治水平。

(二)临床表现与分型

儿童股骨颈骨折按骨折线的不同解剖部位分为4型:①Ⅰ型:股骨头骨骺分离,罕见,可合并股骨头脱位,如骨骺分离的骨折线向不同方向延伸时,还可同时包括其他型的骨折。此型多见于新生儿、婴幼儿,常发生于臀位分娩过程中或轻度外伤后。如年长儿受累,承受暴力强,多有其他损伤同时并发。②Ⅱ型:经颈骨折。③Ⅲ型:颈基底部骨折。④Ⅳ型:转子间骨折。其中Ⅱ、Ⅲ型最常见(图7-10-28)。

骨折的分型是选择治疗方法、判断可能出现的并发症,以及评价预后的重要依据之一。但婴幼儿病例因股骨颈发育长度不足,确定Ⅱ、Ⅲ、Ⅳ型骨折的界限有时较为困难,好在治疗上无显著差异,日后股骨头缺血

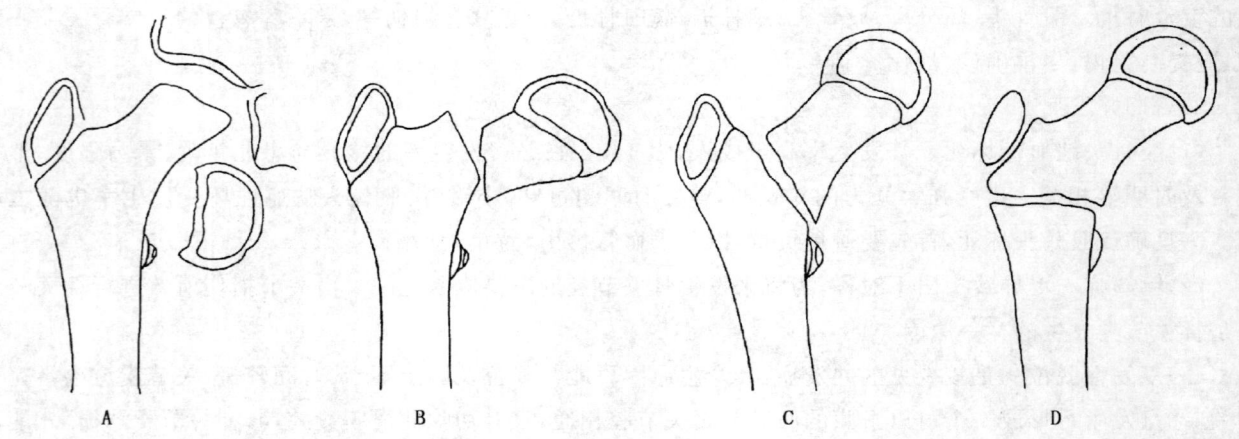

图 7-10-28　股骨颈骨折的分型
A. Ⅰ型,股骨头骺分离　B. Ⅱ型,经颈骨折　C. Ⅲ型,颈基底骨折　D. Ⅳ型,转子间骨折

性坏死及髋内翻发生率各型均较高,不同于年长儿的是Ⅱ、Ⅲ、Ⅳ型骨折均要求解剖复位,才能防止发育性畸形所致的严重后果。

(三) 诊断

根据不同程度、不同性质的外伤史,结合临床及 X 线片所见,不仅可以确定诊断,还可确定分型。

值得注意的是:①新生儿Ⅰ型骨折早期尚无骨痂形成时,X 线片上往往与先天性髋关节脱位征象相同,只有凭临床症状与体征才能予以区别。即自然平卧时,患肢呈外旋、内收的特殊姿势,也有呈屈曲、外展、外旋位者,拒绝患肢活动,呈假麻痹状态,有的可查得骨摩擦音。此时如能确诊并立即给予简单治疗(制动、固定)对提高疗效、防止严重并发症有重要价值。待 X 线片上显示骨折的股骨近端出现骨痂后再确诊,已经错过了治疗的宝贵时机。②Ⅰ型骨折还应与股骨头骺滑脱相区别。从本质上看,两者都是股骨头骺损伤性分裂,所不同的是,股骨头骺滑脱多发生在特定年龄组,一般为 12~16 岁较肥胖的男孩。无论慢性还是急性滑脱致伤力均较轻,慢性滑脱者更多见,头颈彼此移位,但仍保持不同程度的接触。③无移位的新鲜骨折或青枝骨折在 X 线片上不显影,往往在骨折后 1~2 周再次摄片才发现骨折线。对这些病例,只要临床高度怀疑骨折,就应保护患肢,避免负重,等待复查。特殊情况下,CT 检查与 X 线片互相配合,对了解骨折移位的三维方向、程度、嵌入骨折的影像有较高价值。而 MRI 的检查对准确了解骨折周围软组织损伤程度、部位、关节内积液情况,尤其股骨头缺血性坏死的早期诊断最为敏感,但对骨折线的显示,敏感度较低。

(四) 治疗

治疗方法的选择取决于以下因素:骨折有无移位,移位程度,是稳定性还是非稳定性骨折,以及骨折的类型。

1. 无移位的稳定性骨折　无论属何种类型,无论如何治疗,一般均有极好的效果。最安全的治疗方法,先行牵引 2~3 周后用人字形石膏固定 4~8 周,直到获得坚强的骨愈合为止。固定期间应定期摄片,因少数病例可在石膏内发生骨折移位,为此有学者主张对所有无移位骨折均行钢针内固定术。笔者认为,如果存在明确的髋部内在不稳定因素时,此选择较为合理,作为常规似无必要。

合并骨膜损伤的无移位骨折存在骨折继续移位的病理学基础,应视为不稳定性骨折,可按移位性骨折处理。受伤暴力强大，髋关节肿胀、疼痛，活动受限明显，头颈部角度改变时，应高度怀疑骨骺损伤的可能性。

2. 移位骨折　治疗上有几种不同的意见：①手法复位后用多种钢针内固定，内固定器材一般选用钢针、螺纹针、螺丝钉。对骨骺分离型宜用平滑钢板或钢针。②首选牵引复位，手法复位内固定只用于牵引复位失败的病例，其理由是手术操作可能加重对股骨头血供的损伤，使股骨头缺血性坏死发生率增加。③对Ⅰ型损伤合并股骨头脱位者，骨折移位明显且极不稳定，闭合复位难以成功，并有增加创伤的危险，切开复位较为合理。Ⅰ型骨折不合并股骨头脱位，无移位或仅轻微移位者，应力争保守治疗。如移位大于1/4，则应在麻醉下作闭合复位后再行固定。对于Ⅳ型粗隆间骨折，即使存在一定程度移位，也应先行牵引复位和维持复位。一旦骨痂形成，再行髋人字形石膏固定，直到坚强骨愈合。对于骨骺可能受损或移位的幼童，为避免将来发生发育畸形，复位要求高于年长儿。

3. 注意事项

(1)有人根据Pauwel角大小选择治疗方法，即大于40°提示存在骨折不稳定因素，用钢针内固定术；小于40°为稳定性骨折，用石膏外固定。但在实施中常因骨折移位、成角、重叠使骨折线显影不良，导致测量数值难以准确可靠，其实用价值受到影响。

(2)婴幼儿发育不成熟，股骨颈短，固定困难，最佳内固定方式尚无定论，一致的看法是，三刃钉损伤骨骺面宽而深，进针过程可致骨折端分离，损伤颈部骨膜血管，不应采用。此外，除非高位骨折，通常固定用钢针，不要穿过骺板。

(3)根据每个患儿的具体情况决定开始负重的时间，如已发生股骨头缺血坏死，不负重、少负重的时间应坚持到股骨头坏死完成修复前，同时应坚持不负重的功能训练。要高度重视因肢体长期废用、肌肉萎缩、骨质疏松带来的不良后果。

(五)并发症及其防治

儿童股骨颈骨折，无论治疗方法如何，其并发症均较高，文献报告在50%左右，尤其是移位的股骨颈骨折，并发症多而严重。到目前为止，该病尚无可靠的防治办法，有待今后努力探索解决。

1. 股骨头缺血性坏死　股骨头缺血性坏死是最主要的并发症。强大的致伤暴力所致的移位骨折、脱位以及延迟复位，都是该并发症发生的重要原因。

小儿股骨颈骨折后，股骨头缺血性坏死发生率较成人明显增高，国内报告达28%～42%。其中Ⅱ型经股骨颈骨折占54.4%。国外Canale报告，其发生率从Ⅰ～Ⅳ型分别为100%、50%、27%、13%，可以看出随骨折部位的不同，股骨头缺血性坏死发生率差异甚大，其原因与小儿股骨头、颈血供密切有关。童年期尤其8岁以前，股骨头圆韧带动脉进入头骺血管并逐渐增多，但与成人相比，仍不足以维持股骨头的血液供应，因此对来源于旋股内外动脉尤其旋股内动脉的支持带动脉有更大依赖性。一旦这些血管受到损伤，股骨头的血供必然受阻，从而导致股骨头不同部位的缺血性坏死。常见的坏死部位有3个，即：①股骨头骺及股骨颈部全部坏死：当旋股内动脉进入关节囊的总干受损时，头骺与颈近段可缺血坏死〔图7-10-29B(a)〕。②颈部坏死：进入股骨颈干骺端数个血管分支受损，而进入头骺的外侧骺动脉无损时，仅干骺端坏死〔图7-10-29B(b)〕。③头颈部坏死：当外侧骺动脉在进入头骺前受损时，只出现头骺前上半坏死〔图7-10-29B(c)〕。

股骨头缺血性坏死，通常发生在损伤后3个月～2年之间，平均1年者较多见。X线片是重要的诊断依据，但在早期，尤其股骨头塌陷之前，其诊断价值很不可靠。骨放射性核素显影技术有重要的早期诊断价值，Meyers应用^{99m}TcSc骨扫描检测，阳性率达95%。此外，MRI的检测方式对股骨头缺血性坏死早期诊断的敏

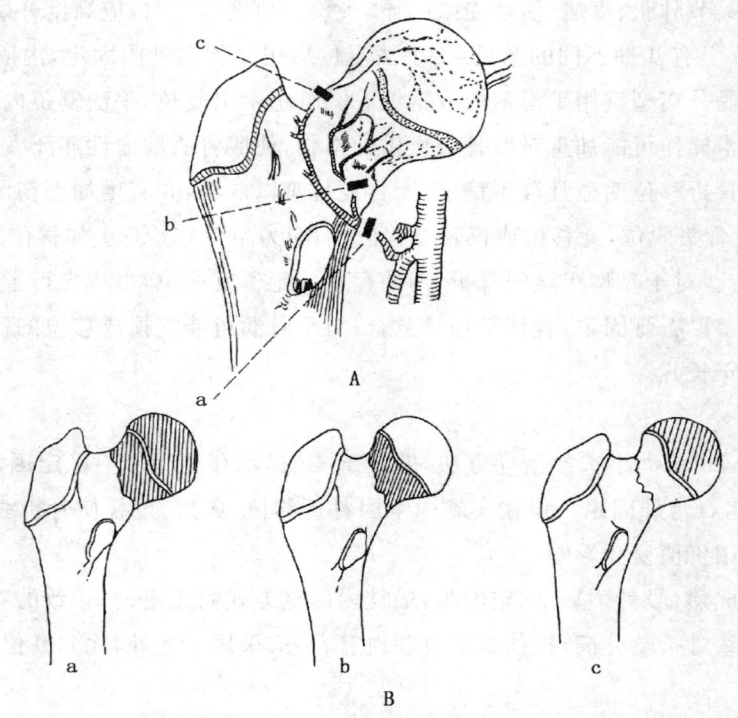

图 7-10-29 股骨颈骨折后股骨头无菌性坏死的 3 种模式

感性较高。一旦早期获得诊断,避免患肢负重将可预防股骨头塌陷、变形。

总之,股骨头缺血性坏死尚未修复前,坚持不负重。此外行股骨上段截骨术,对改善负重力线及血液循环有一定疗效。小儿不宜选用人工关节置换术。据报道,如同时合并股骨颈骨折不愈合时,带血液循环的骨瓣移植术对重建缺血区血液供应,促进骨折愈合,有较好疗效。远期结果如何,尚有待更多病例的长期观察才能证实。

2. 髋内翻　髋内翻发生率在 25%～55%,它既可立即发生于移位的骨折,也可是常见的晚期并发症。如移位的骨折合并延迟愈合时;骨折尚未获坚强愈合就过早负重者;或畸形愈合、骺板早闭都可最终导致髋内翻)。如不及时治疗(如行改变重力线的粗隆区切骨术),后期形成骨关节炎,髋关节功能可严重丧失,是治疗上的一大难题。

3. 骨折延迟愈合或不愈合　常发生于颈部骨折,发生率大约为 10%～33%。有报道 Pauwel 角大于 60°时,其发生率高达 85%。除骨折本身因素外,反复手法复位、强力操作、损伤,破坏了骨膜的连续性,增加了对血供的损害,对幼童采用三刃钉固定损伤骨骺板及头颈部血供,都是延迟愈合或不愈合的原因。如对延迟愈合采用粗隆间切骨术,改变骨折线角度,使剪力变为压缩力,可获骨折愈合。对不愈合的病例,往往在此手术基础上再行种种重建血供的带血供骨瓣、肌骨瓣的植骨术,可望提高治愈率。

4. 下肢短缩畸形　肢体短缩畸形常由髋内翻、骨骺早闭、股骨头塌陷坏死等综合因素所致。治疗上应根据具体病因作针对性处理。此外,日后还可对肢体短缩明显者行肢体延长术。

十二、股骨干骨折

儿童股骨干骨折(femoral shaft fracture)最常见,占小儿下肢骨折的第一位,可发生于包括新生儿在内的任何年龄,年长儿、男孩更多见。

与成人相比,小儿骨折愈合速度快,骨痂生长多且较坚固,对轴线偏斜、重叠畸形有较强自身重塑、矫正能力。除非致伤暴力强大存在严重并发症,一般治疗方法简单,效果满意,预后优良。

(一)病因及发病机制

因交通事故或高处坠落致伤者,直接暴力打击、挤压产生的骨折常为横断或粉碎性骨折。更强的暴力在局部可致开放性骨折并有伴发神经血管损伤及其他部位合并伤的可能。这类骨折好发于大龄儿童,发病率比其他类型高。

非交通事故伤,如平地跌倒、单足站立或躯干扭旋的间接暴力致伤者,致伤力较轻,常导致斜行或螺旋形骨折,表现为单发性闭合性骨折,并发症很少见。受累者多为正在学走路或已会走路的婴幼儿。此型骨折发病率比前者低,尚未走路的1岁以前婴儿,发病率更低。如系横行骨折多为意外事故所致。如系螺旋形骨折,若外伤史不清楚或具伪造怀疑时,不能排除虐待伤的可能性。

新生儿股骨干骨折多因产伤所致,臀位分娩者更多见。随着妇幼保健事业的发展,其发生率在各大城市已明显降低。

(二)病理生理

骨折的移位受3种力量制约,除了肌肉的牵拉力外,还与致伤力的强度、方向、性质以及肢体的重力直接相关。强暴力及肌肉拉力可使骨折发生移位、重叠、成角、旋转畸形。股骨远端骨折肢体外旋与重力作用有关。

骨断端移位方向随骨折平面而异(图7-10-30):上1/3骨折,近折端被髂腰肌、臀肌和外旋肌牵拉而发生屈曲、外展以及外旋畸形,远折端受内收肌、股四头肌以及腘绳肌牵拉而发生内收、重叠、向外成角畸形。

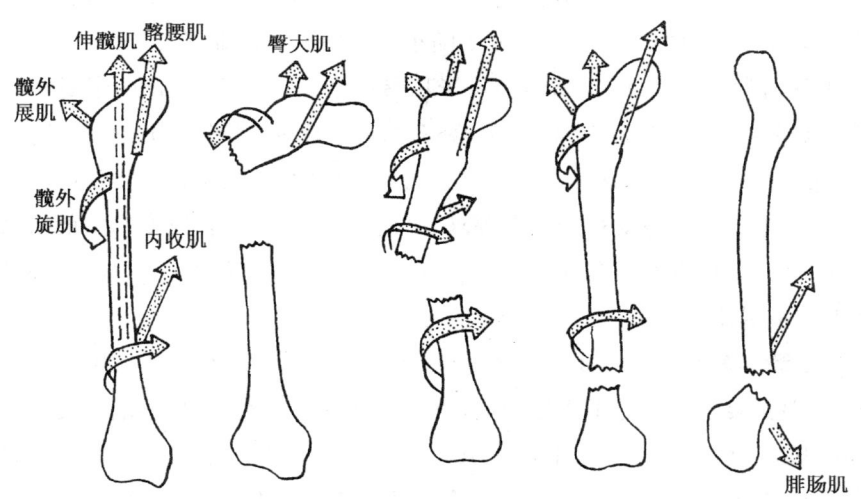

图7-10-30 股骨干骨折平面与骨折移位的关系

中 1/3 骨折是最常见的骨折，断端重叠畸形最明显，同时伴有不同程度的旋转移位，主要由股四头肌、腘绳肌的牵拉以及内收肌群作用。此外，局部血肿的增大、筋膜鞘球状膨胀，也可使重叠畸形加重。

下 1/3 骨折，由于腓肠肌收缩，导致远折端向后移位，倒向腘窝，可损伤该区域的神经、血管。

（三）诊断

凭借外伤史、临床表现和 X 线片所见，确定诊断并不困难。

值得注意的问题是，除了对骨折本身作出正确诊断外，对其可能产生的并发症，如骨折断端失血过多导致的失血性休克或局部神经血管性损伤，如未及时发现而延误治疗，其严重后果显然超过骨折本身的处理。尤其对车祸或高处坠落伤的患儿，必须进行全面仔细的检查，是否存在颅脑、胸腹腔、盆腔脏器的损伤，以及其他部位的骨折或损伤，发现问题必须立即根据病情轻重缓急依次进行相应处理。

（四）治疗

1. 整复要求　小儿骨折愈合快，有暂时性、纵向性、过度生长的特点，对轴线偏斜和重叠畸形有较强的自身重塑及矫正能力，且这些能力与年龄有关，年龄愈小就愈强。因此，在整复要求上没有必要和成人相等同，更无必要强求达到解剖复位。片面追求解剖复位、忽视各年龄组不同的整复要求、反复粗暴的手法复位、强力的外固定，或任意扩大开放复位内固定的适应证，必将造成骨折端软组织、神经、血管的更大损伤，延迟愈合，甚至有不愈合的危险。

除新生儿产伤骨折外，一般对侧方成角 20°以内，重叠 2cm 左右都是可以接受的整复要求。旋转畸形一般不允许存在，而向前成角比侧方成角还可适当降低标准，此要求还可随年龄不同允许一定程度的灵活性。总之，年龄愈小，其自身矫形能力愈强，整复要求也相应降低；反之，年长儿童整复要求随之提高。注意：完全的功能复位，并不一定依赖于完全的解剖复位；而另一方面，完全依靠患儿自身重塑能力自然矫正全部畸形，而放弃对婴幼儿采用简单矫治方法也是错误的。

2. 治疗方法　治疗方法的选择取决于患儿的年龄、骨折类型、移位程度、有无合并伤，也与医生个人习惯有一定关系。对单纯股骨骨折，一般而言非手术疗法至今仍被公认为是首选的最佳治疗。

牵引复位是最主要、最常用的措施，牵引的方法随小儿年龄的不同而异。

3 岁以下患儿，不论何种类型及部位的骨折，均采用悬吊牵引法即 Bryant 的牵引法（图 7-10-31）。将双下肢垂直悬吊于牵引架上，保持髋关节屈曲 90°位，臀部稍离开床面，躯干可用布带固定，身体重量可作为向下反牵引的力量。一般均可达到矫正成角、旋转、重叠畸形的目的，且便于护理，经 3~4 周可获得良好愈合。治疗期间应作床旁摄片，了解骨折整复是否符合要求，以便调整牵引方向、改变牵引的重量。而股骨上 1/3 骨折往往需将双下肢外展位牵引，以矫正向外成角畸形。此外，还应注意肢端有无血液循环障碍，一旦发生应立即停止悬吊改用水平位牵引。

3 岁以上的患儿其牵引整复的方法随其年龄、骨折平面而异。其中幼龄者采用水平位皮肤牵引，或将患肢用托马斯架托起，远端支架抬高固定于床尾架上，再行患肢皮肤牵引，牵拉远端的反作用力正对坐骨结节，此牵引法称固定牵引法。牵引效果优于水平位牵引，适用于 3~7 岁小儿。缺点是托马斯架圈可压迫大腿根部产生疼痛或皮肤损伤，坐起不方便。Russell 平衡牵引法用于较大儿童，使用该牵引装置可行皮肤牵引。其中大龄者，也可行骨骼牵引；这种方法牵引效果好，护理方便，舒适安全，但操作时要求使用骨科牵引床（图 7-10-32）。若骨折在近端 1/3 并伴有屈曲畸形，且向前成角不易矫正者或下 1/3 骨折远折端后倒者可采用

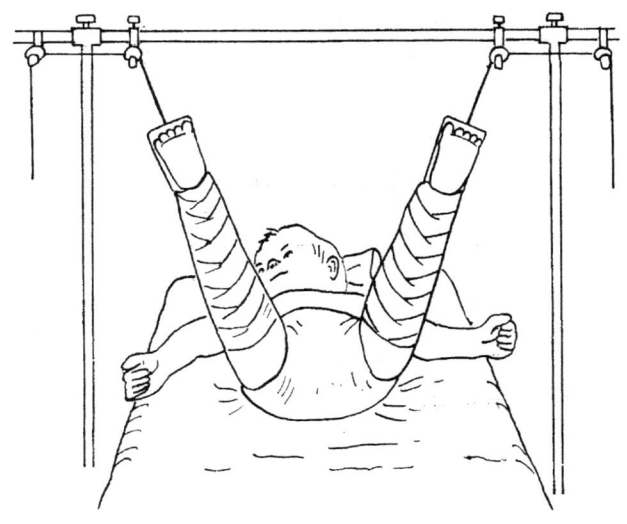

图 7-10-31 Bryant 的悬吊牵引法

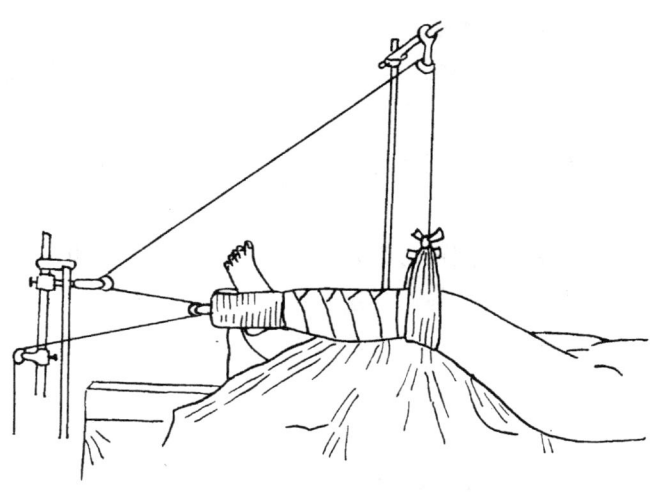

图 7-10-32 Russell 平衡牵引法

"90°~90°"牵引法，即患髋、患膝屈曲 90°，股骨向上作垂直牵引（图 7-10-33），目的是使髂腰肌、腓肠肌松弛以促进骨折端的良好对位。这种牵引方法最适合于 10 岁前的小儿，对 10 岁以后尤其接近成人体重的患儿，难以克服短缩畸形和维持骨折对线要求。

完成牵引操作后，直到结束牵引的整个时期内，每天注意观察患肢血供、感觉和运动功能。调整外固定物，确保合适的松紧度，保持皮肤清洁干燥，防止压伤。在床旁反复作 X 线检查，调整牵引方向和重量，避免断端分离或出现不符合功能恢复要求的旋转、短缩、成角畸形。通常牵引 3~4 周获得初步骨连结后，可改行单侧髋人字形石膏固定，3~4 周即可获骨性愈合。拆除石膏后，先在床上作下肢功能锻炼，待获得坚强的骨愈合后，才开始下地扶拐步行。如无意外，骨折后 3 个月可逐步开始负重活动。

13 岁以上的青少年可选用接近成人的治疗方法。骨骼牵引后改髋人字形石膏固定或牵引加外固定支架，条件允许时可行闭合性髓内钉固定术。

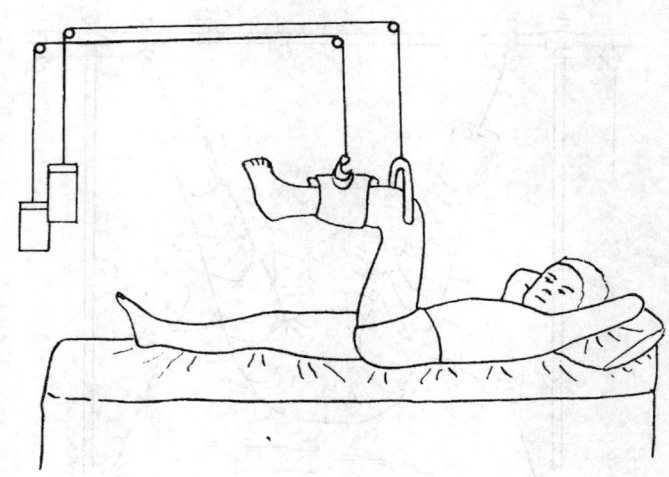

图 7-10-33　90°～90°牵引法

儿童股骨干骨折牵引、外固定的保守疗法，方法简单，效果满意，手术治疗通常并无必要。切开复位内固定仅适用于：①严重开放骨折。②同一肢体多发骨折。③骨折断端有软组织嵌夹者。④骨折畸形愈合或不愈合。⑤伴发损伤或疾病不宜接受牵引疗法者。新生儿、小婴儿对畸形愈合有惊人的重塑能力，原则上不作开放复位。

对 5 岁以下幼儿，应尽力避免使用髓内针固定，否则容易造成股骨颈、大粗隆以及股骨远端多个骨骺板损伤。钢板内固定相对安全。

近年来随着骨折治疗的进展，各种新型内外固定器的研制和应用报告甚多，尤其特制髓针内固定术作为儿童长骨骨折的治疗手段之一，近十年来已在国外逐步推广，国内也开始应用。其中具有代表性的是弹力稳定性髓内针固定(elastic stable intramedullary nailing，ESIN)方法，要求在 X 线透视下，先行骨折闭合复位，然后在股骨远端干骺部近侧钻孔，将 2 根髓内针从孔内送入并向上推压至骨折部，再在透视指引下转动针尖，使其顺利穿过骨折部，用 2 根相同弧度的髓内针有利于稳定骨折，避免成角畸形，确保适度外骨痂生长，促进骨折早期愈合。这种闭合穿针手术切口小，创伤少，不直接暴露骨折部位，不会损伤肌肉及骨膜，与传统保守疗法相比，可缩短住院日期，术后可提早负重，对不稳定性骨折更能显示坚强的固定作用。但术中、术后并发症仍时有报道，尤其有损伤股骨近端骨骺板的可能，一般 5 岁以下不宜采用。此外此项操作必须在立体荧光屏监视下进行，如缺乏相应设备和技术则不宜开展。

（五）并发症及其防治

尽管股骨干骨折的并发症远比股骨颈骨折少见，其危害性也相对较轻，但仍在不同程度上降低了患儿的康复质量，其不良后果不容忽视：①股动静脉撕伤或断裂，在开放性骨折患儿中可能并发此危及生命的损伤，对其处理的紧迫性远远超过骨折本身。②强大的直接暴力所致粉碎性股骨干骨折可同时并发坐骨神经及其分支损伤，如骨折愈合后神经损伤仍无恢复征象，应考虑手术探查。③牵引、支架、石膏固定过程中，腓总神经牵拉、压迫伤并非罕见，如能及时发现，去除病因多能完全恢复。④肢体不等长是最常见的并发症，是骨折后发生的一时性、纵向性、过度增长的直接后果，多开始于骨折愈合期，持续 1～2 年后静止。增长长度各家报告并不一致，一般在 1cm 左右，超过 2cm 者少见，显著性增长导致跛行、骨盆倾斜、脊柱侧弯者更少见。另一方面,因骨骺板受损早闭以及骨折和明显重叠畸形所致肢体短缩是肢体不等长的又一原因。肢体不等长是否应治疗取决于其间差异值,如超过 3cm,且代偿功能欠佳者,可考虑肢体延长术,但这种情况并不多见。⑤再骨折,较少见,当骨折尚未获坚强愈合就开始完全负重,此时肢体尚不能承受重压和应力,容易发生再骨折。X线片上,在骨痂形成处观察到警告性裂隙线,这就是再骨折的早期征象。如能在此时立即停止负重,重新固定,可望避免再骨折处进一步移位,轴线偏斜、旋转、重叠的各种畸形,骨折愈合不良甚至不愈合。此外,还应提高警惕的是,虽然合并坐骨神经、腓总神经损伤时,并不影响骨折愈合的速度,但肢体废用所致的骨质疏松程度远比单纯骨折固定后更严重。这种病例一旦取消外固定,很可能仅遭受轻微外伤或在接受被动的膝关节功能锻炼即伸屈活动时,发生再骨折。对这种病例可按病理性骨折处理,最好作骨密度测定,一旦证实有骨质疏松,应加强保护,在防止外伤的同时,还可行骨质疏松的内科药物疗法。

第十一节 类肿瘤疾患

一、骨囊肿

骨囊肿是一种瘤样病变,也称为孤立性骨囊肿、单纯性骨囊肿(simple bone cyst)等。常发生于青少年的长管状骨的干骺端,最常见于股骨上端、肱骨上端,其次为胫骨近端、股骨下端,其他处也可发生,但发生率较小。病变常可造成骨质缺损,降低骨骼的坚固性,常发生病理骨折,造成肢体发育紊乱。

(一)病因病理

骨囊肿确切的病因目前尚不清楚,现有许多学说。如外伤学说,认为由于干骺端外伤出血后使骨形成障碍。Chigira(1983)认为是干骺端静脉闭塞所致,即所谓循环障碍。另外,还有感染、破骨细胞增殖活跃、良性肿瘤囊样变所致淋巴阻滞、骨内滑膜细胞结构以及钙代谢障碍等等学说。但每一种学说都不能圆满地解释其病理演变规律。总之,这是一种多因素所致的疾病,其真正病因有待进一步探讨。

病变部位骨膜增厚,透过骨膜可见到骨囊腔,其内为黄褐色或铁锈色液体。骨壁甚薄,囊壁凹凸不平有骨嵴突出。镜下见骨囊肿壁为正常结构的骨组织,有少量的反应性新生骨,囊内膜由成纤维细胞及多核巨细胞和少量的胶原纤维构成。

(二)临床表现

一般无任何症状,少数患儿局部有钝痛或酸痛感觉,关节运动自由。体检时偶尔可见管状骨干骺端膨大,有时有压痛,个别有肌肉萎缩。多数在轻微外伤后局部疼痛出现骨折而就诊。

骨囊肿 X 线表现为骨骼之骨髓腔消失,而呈现单房或多房性、中心型椭圆形透光区,其边界清晰。骨质硬化,骨皮质有不同程度的膨胀、变厚,或有轻微的骨折线,有的在囊肿壁内形成骨棘,无骨膜反应。骨折时常出现囊肿壁塌陷粉碎状,有人称为"碎片陷落征",主要因为囊肿过大无支撑作用的结果。不规则骨的骨囊肿X 线表现不具有长管骨的特点,一般呈现不规则的圆形或椭圆形边缘壁,有的硬化带呈多样透光区改变(图7-11-1)。

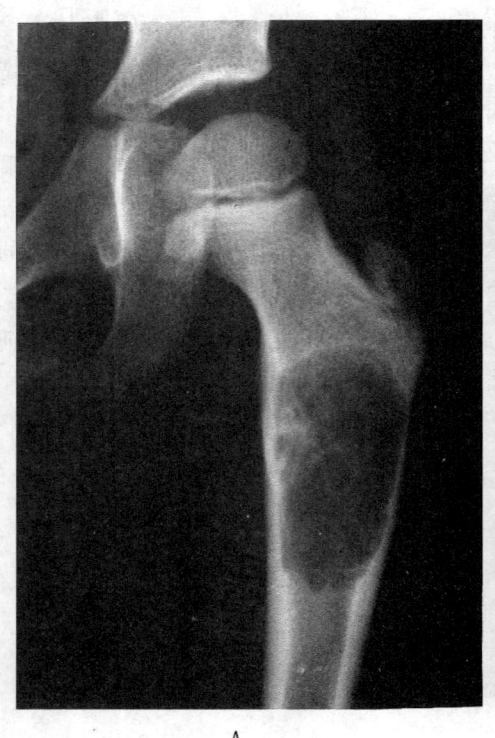
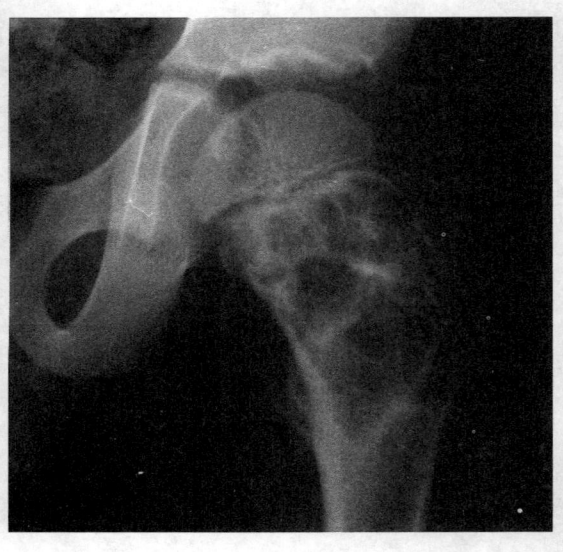

图 7-11-1 骨囊肿的 X 线表现

A. 单房性骨囊肿　B. 多房性骨囊肿

（三）鉴别诊断

1. 骨巨细胞瘤　骨巨细胞瘤多发生于青壮年，好发部位多在胫骨近端或股骨近端，病变多为偏心性、多房性或泡沫状，呈膨胀性生长，向周围侵蚀骨皮质，可破裂进入软组织内。晚期恶变改变，局部有肿胀、皮温增高、疼痛、静脉曲张等表现。

2. 骨嗜酸性肉芽肿　该症是一种原因不明的网状内皮组织疾病，多侵犯青少年，好发于扁状骨或长管状骨，长管状骨以股骨及肱骨多见。普通为单发，亦可多发。病变范围较小，一般无任何症状，个别的有轻微疼痛。X线呈溶骨性变化，病变由髓腔开始向外侵蚀，形成一边缘锐利、形态不整的骨缺损区。长管状骨有骨膜反应性增生，骨皮质可破溃，穿破愈多，骨膜增生愈多，可形成一梭形膨大。

3. 动脉瘤样骨囊肿　两者临床上难以区别。动脉瘤样骨囊肿多发生于 10～20 岁之间，主要发生于长管状骨，以股骨、肱骨为多见。局部肿胀、疼痛及肢体功能障碍。X 线检查多为偏心型，有轻度骨质侵蚀破坏，呈多房性间隔，骨质表面呈"气球状"膨出。局部有血液波动感，骨穿可抽出新鲜血液，而骨囊肿为黄褐色液体。

4. 骨纤维异样增殖症　此症一般无任何症状，X 线检查两者相似。常合并内分泌障碍，多发生于女性。除有广泛性骨质破坏外，常合并皮肤多发性棕色色素沉着斑，有的出现性早熟（即初潮提前和第二性征早熟），骨病常发生局部肿胀变形或弯曲畸形，常合并病理骨折。

5. 非骨化性纤维瘤　多发生于儿童或青少年的下肢长骨，病变常位于骨端或干骺端的髓腔内，多为偏心型。病变范围很小，酷似骨皮质缺如。常无任何症状，偶尔查体时发现。X 线病变为圆形，边缘清楚，中央为一透光区。不发生病理骨折，有的在生长过程中自动消失。

（四）治疗

1. 保守治疗 既往认为骨囊肿由于骨质缺损较大,降低了骨骼的坚固性,易发生病理骨折,因此多主张早期病灶清除,行闭合囊腔植骨,恢复骨的强度,但仍有一定的复发率。近年来采用局部穿刺抽液,注射类固醇激素,得到了满意的效果。

(1)单纯骨囊肿采用局部激素治疗 骨囊肿不合并病理骨折,一旦确定诊断即可在无菌条件下,用X线片或在X线透视控制下用骨穿针或用手钻钻孔引导刺入套管针,然后将囊内液体全部抽空,抽液时应避免过于用力吸破静脉。正常液体为褐色,抽净后,将醋酸曲安缩松或醋酸去炎舒松A 50mg慢慢注入,若注射过快,可有局部疼痛难忍。每3个月1次,可连续3~6次,其治愈率达94%(图7-11-2)。

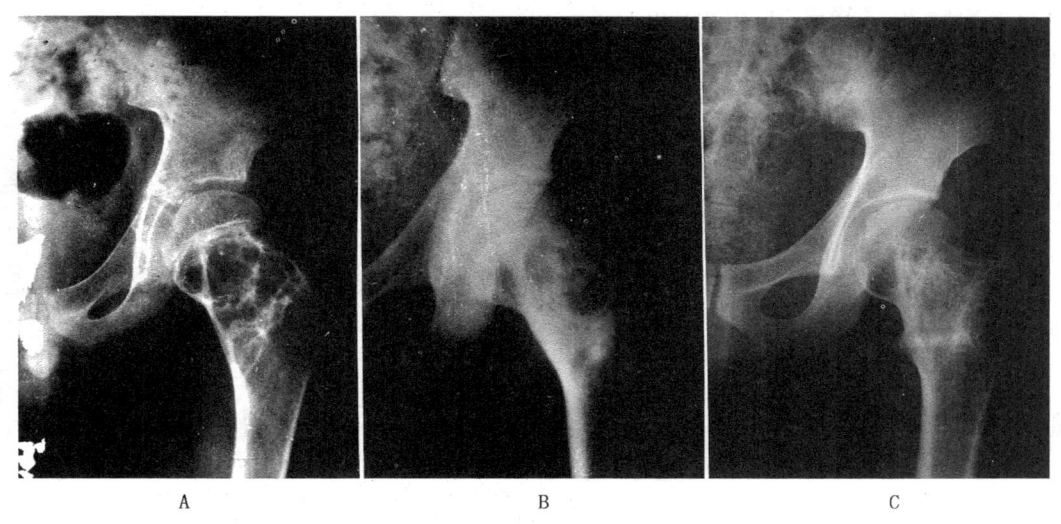

图7-11-2 骨囊肿局部激素疗法的X线改变

A.治疗前的X线片 B.治疗后3年的X线片 C.治疗后15年的X线片示已痊愈

(2)骨囊肿合并病理骨折采用手法复位加局部激素治疗 骨囊肿合并病理骨折者,采用手法复位石膏固定1周后,于病变区按上述方法作局部注射激素治疗,均可收到满意效果。

2. 手术治疗

(1)清除病灶自体骨植骨固定术 术前首先测出病变的部位、大小及方向,再按病灶长度及骨的粗细进行开窗。开窗后要彻底清除囊肿内组织,髂骨取骨松质剪成骨柴植入腔内。植骨要尽量充分,不留空隙,这样可避免复发。若自体骨不足可用放射后同种异体骨加自体骨植入,也可收到满意效果。

(2)病变段切除植骨内固定术 此法用于腓骨和桡、尺骨局限性短段骨囊肿。先将病变段切除,后取同长度的髂骨块植入,用克氏针固定,这样可彻底清除病灶,一次植骨可获得良好的效果。

(3)髓内针固定法 骨囊肿合并不全骨折者可用髓内针固定,既治疗骨折,又可使骨囊肿自然愈合。常用于肱骨上骨囊肿,经过2~3年可完全治愈。

(4)伴有病理骨折行骨折内固定加植骨术 骨囊肿伴有病理骨折,尤其是股骨干骨折,其囊肿过大,移位明显,骨本身无支撑能力者,可一次清除病灶,自体髂骨髓内植入再用钢板固定,既可治疗骨折,同时对骨囊肿也进行了治疗。

(五) 预后

骨囊肿的预后较好,复发机会较少。局部激素治疗的关键是定位准确,抽液彻底,一般均可收到满意效果,复发机会不多。手术关键是病变清除干净,植骨要充分,不留囊腔。Neer 将骨囊肿术后 X 线片上出现透明阴影称为缺损或部分复发,但再次手术发现并非复发,因此不需再手术。治疗后仍有残腔者可动态观察,大部分有自愈的可能,但是囊腔继续扩大者可慎重考虑手术。

二、动脉瘤样骨囊肿

动脉瘤样骨囊肿 1942 年由 Lichtenstein 首先提出;1954 年 Thompson 认为是骨膜下巨细胞瘤;1956 年 Hadders 及 Oterdom 等指出是一种骨血管瘤的表现;目前认为是一种瘤样病变,多发生于青少年的长管状骨的干骺端,特别易发生于椎骨,可产生脊髓压迫。本病诊断较为困难,故必须正确掌握本病的特点,以免误诊误治。

(一) 发病机制及分类

动脉瘤样骨囊肿发病机制尚不清楚,争论较多,有各种各样的学说。多数人认为是某种原因造成骨内动脉异常吻合,酷似动静脉瘘,致使骨内压力增高,囊腔内出血,骨质破坏,囊腔扩大而形成。不少学者将此症分为原发和继发两种,所谓原发指除动脉瘤样骨囊肿外,再无其他病理改变;继发是指除有动脉瘤样骨囊肿外,常伴随其他良性肿瘤或瘤样病变,如骨巨细胞瘤、骨母细胞瘤、血管内皮细胞瘤等。

(二) 病理

动脉瘤样骨囊肿内有多数大小不等充满血液的囊腔,血液呈暗红色或棕色,腔内以纤维组织分隔。囊壁分为肉芽肿型及纤维型两种。囊壁不是正常的血管壁,壁内无内皮细胞,而是由反应性间质细胞及散在的多核巨细胞构成,并有纤维组织层,内有骨性组织,有时可见到伴随其他病变组织的特性改变。

(三) 临床表现

本症发生的部位多为长骨干骺端,主要为股骨、胫骨、肱骨、尺骨等。常表现局部轻度肿胀和疼痛,极少数出现关节功能障碍。术前穿刺抽出血性液体且压力较高,具有重要的诊断价值,但有时穿刺抽出血性液体也难与单纯性骨囊肿鉴别。若手术凿开骨皮质进入囊肿内,可见大量血液流出。在刮除术中仍不断出血,当刮除干净时出血完全停止,此特点是动脉瘤样骨囊肿的惟一特点。若囊肿发生于脊柱的椎骨时可合并脊髓压迫症状。

动脉瘤样骨囊肿有典型 X 线表现,多位于四肢长骨干骺端但不侵犯骨骺,一般分为中心型和偏心型两类。偏心型者由于骨质向外膨胀生长形成气球状膨胀,表面为一层薄薄的骨壳,病变区呈局限性透亮区,境界清晰,有硬化带,其中有不规则分隔的小骨梁。中心型者卵圆形向周围扩张膨胀。Campanacci(1986)将其进行了详细的分型,分为中心型、中心膨胀型、偏心型、骨膜下型、骨膜下内外生长型等 5 类,并根据病变性质,分为活动性,即有骨膜反应,骨壳形成不全,病变和正常骨组织有明显界限;非活动性,即有骨膜反应,骨壳形成完全,病变和正常骨组织界限清楚,周边有骨硬化。根据此点可判断预后。非活动性一般无复发。

（四）治疗

一般认为，动脉瘤样骨囊肿以手术治疗为宜。手术采用彻底刮除肿瘤壁直至正常骨组织，手术时应尽快将囊肿壁清除干净，只有这样才可止血，术中企图用纱布压迫止血是无效的。因此术前要做好输血准备，术中应用气性止血带可避免大出血。刮除干净后应植入自体或同种异体骨，植骨填塞囊腔是防止复发的措施。

椎体的囊肿不易手术，采用放疗可收到良好的效果。若肿物局限，长度在 5cm 以内者，可采用骨端切除，再植入等长的髂骨可达到痊愈的效果。

三、骨纤维异样增殖症

此症是以骨纤维增殖为特征的类肿瘤疾病，名称较多，一般称为骨纤维异样增殖症、长骨骨化性纤维瘤、骨纤维结构不良（fibrous dysplasia of bone）。1993 年，世界卫生组织（WHO）首次将骨性纤维发育异常（osteofibrous dysplasia）与骨纤维结构不良并列为独立病种，近年来已引用此命名。

（一）病因病理

目前其病因尚不清楚。有人认为是骨骼发育过程中的错构，骨小梁破坏、消失被纤维组织所代替，骨小梁发育中断，骨化障碍。还有人指出可能与内分泌失调有关。因可复发，有恶变的可能，故是肿瘤的近似病变。

病变骨质呈膨胀性偏心型，皮质内骨溶解，骨髓腔内被纤维组织替代。病变有完整的包膜，质地呈灰红色，柔软，有的呈灰白色，坚硬，个别内有软骨成分。可出现囊性改变，有不同性状液体存在。

镜下所见：主要是增生的纤维组织和新生骨，纤维组织中含有多数成纤维细胞，排列呈束状或漩涡状，其中有散在的新生骨小梁，形状不规则，常为球状、棒状、半月形等钙化。有的病变成纤维细胞增生活跃，胶原纤维含量少，成纤维细胞可过渡为成骨细胞。然而有的病变成纤维细胞含量少而胶原纤维含量多，或者有黏液变性，新生骨有成熟的表现。多发性者可见到软骨成分、多核巨细胞，有的部分可有破骨细胞。

（二）临床表现

本症多发生于 5~10 岁之间，以女性为多，合并内分泌障碍者发病更早。可单骨或多骨发病，病变多侵犯胫骨、股骨、肋骨、颌骨等，双侧受累时常不对称。

临床症状与分型、病期长短及年龄有一定关系。多数患儿无特殊症状，病程长者可出现疼痛、功能障碍、肢体变形。管状骨多呈弓形，有的出现病理骨折时才被发现。在腰部、大腿、胸及臀部，可见到散在的棕色色素沉着斑，不隆起，无痛，边缘不规则，大小不等。

可分为 3 型：

1. 单发型　在长骨形成独立的单房性破坏，境界清楚，周边有破坏带。
2. 多发型　在病骨呈膨胀性、多房性破坏，骨质可变形，骨呈弓形弯曲。骨质菲薄，常合并病理骨折。
3. 多发型合并内分泌障碍　即 Albright 综合征，多发生在女性。除有广泛性多发型骨病变外，常合并有多发性棕色色素沉着、性早熟、外阴增大、乳房发育较早、阴毛过早出现、阴道出血等，包括月经初潮提前和第二性征早熟表现。

X 线检查：病变发生于长骨干骺端为多见，可有单房或多房性骨皮质溶骨破坏改变，骨髓腔呈膨胀性扩张。病变处呈磨砂玻璃状，有的出现囊状阴影。骨皮质菲薄，有的出现弯曲，或有不全骨折线。病变界限清楚，无骨膜增生改变(图 7-11-3)。因负重可同时出现髋内翻、膝外翻、膝内翻等畸形。

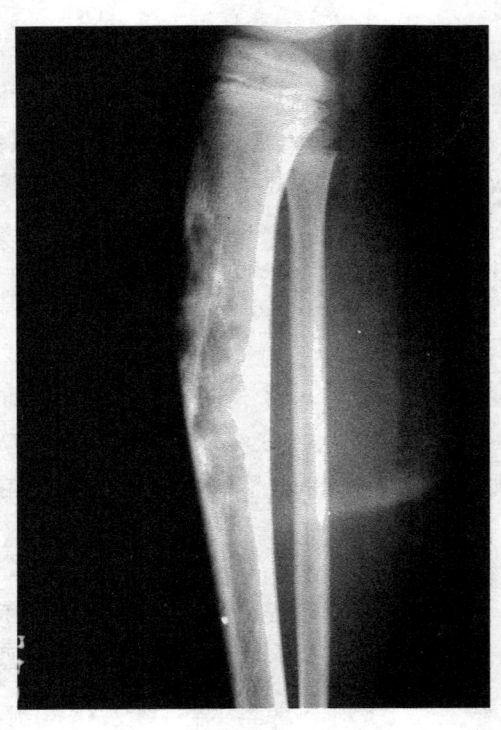

图 7-11-3　胫骨纤维异样增殖症的 X 线表现

(三)鉴别诊断

1.孤立性骨囊肿　该病多发于骨干骺端,呈中心性对称性,向骨干膨胀性生长,囊腔内有不完整的骨嵴。X 线检查,其透光区更明显,无明显骨干弯曲改变。骨穿刺可抽出血性或淡黄色液体。

2.骨巨细胞瘤　该病多发于骨干偏心型单发病变,骨质明显膨胀有溶骨改变。病变呈泡沫状,周围无硬化带。骨穿刺有暗红色或陈旧性积血。镜检可见大量梭形细胞或多核细胞。

(四)治疗

此病以手术治疗为主,但手术年龄选择甚为重要。一般 5 岁以下患儿做搔刮植骨手术的几乎全部复发,若手术延迟到 10 岁以后其复发率明显下降,当生长发育停止,病变亦可随之静止。该症存在自愈的可能,因此早手术是本病变复发的原因。

1.不合并病理骨折的治疗

(1)病灶刮除植骨术　对于单发型或病变范围较小的多发性病变,应进行骨开窗病灶刮除,术中应用骨凿将病变骨皮质内层轻柔地凿去,使骨棘完全清除干净。单纯用刮匙常达不到彻底清除病灶的目的,冲洗干净后再进行植骨。

(2)病灶全切除植骨术　对发生于腓骨、尺骨、锁骨的单发性病变,可将病灶完全切除,如骨膜有病变可连同骨膜一起切除,后取一髂骨填塞植骨固定。

(3)病骨切除术　病变发生于肋骨者可将病变肋骨切除,术后可收到良好效果。

2. 合并病理骨折的治疗　此类患者可先行骨折复位固定,待骨折愈合后再行病灶刮除植骨术,也可在刮除病灶的同时植骨并内固定,这取决于病灶大小。若小病灶可同时刮除植骨固定,若病灶较大,仍以先治疗骨折,后刮除病灶植骨为宜。

四、组织细胞增生症-X

组织细胞增生症-X(histiocytosis-X)是以肉芽组织增生为特征的一组综合征,其中包括骨嗜酸性肉芽肿(eosinophilic granuloma of bone)、韩-薛-柯综合征(Hand-Schüller-Christian disease)和勒-雪综合征(Letterer-Siwe disease)。骨嗜酸性肉芽肿经 Lichtienstein 和 Jaffe 详细描述成为一独立病种,除单发和多发骨病变外,尚有播散型的"三联症",即骨的多发局限破坏区、突眼病和尿崩。此外,尚有暴发型病变。1941 年 Farber 提出骨嗜酸性肉芽肿、韩-薛-柯综合征和勒-雪综合征均为同一病种的变异。因病因不明故传统名称仍沿用至今。北京儿童医院自 1955～1994 年共收治组织细胞增生症-X 患者 300 例。

(一)分型

1. 标准分型

(1)组织细胞增生症-X 局限型　局限在骨内(嗜酸性肉芽肿,单发或多发)。

(2)组织细胞增生症-X 急性或亚急性播散型　分急性或亚急性(勒-雪综合征)。

1)有骨破坏病变(嗜酸性肉芽肿)。

2)转为慢性期(韩-薛-柯综合征)。

(3)组织细胞增生症-X 慢性播散型

1)有骨破坏性病变(嗜酸性肉芽肿)。

2)早期有骨病变(标明部位),类似嗜酸性肉芽肿。

3)急性或亚急性加重(勒-雪综合征)。

4)主要为骨、肺、脑下垂体受累或脑下垂体和脑两者兼有;皮肤、黏膜(口腔、肛门、外生殖器);肝或淋巴结(不同组合)。

2. 病理和临床分型

(1)进行性播散型组织细胞增生症-X(勒-雪综合征)　本型至少有 2 个器官受累。患儿年龄在 3 岁以下,恶性组织细胞波及全身组织内皮系统和其他组织,反而看不到嗜酸性细胞、巨细胞和丝状分裂,多方治疗预后极坏。

(2)良性临床表现　患儿年龄较大,超过 3 岁。病变内有嗜酸性细胞、巨细胞的坏死以及纤维化。多不需全身性治疗,病变可自行消失,预后良好。

(二)病因病理

本病的病因尚不明了,可能是机体对外界因素的一种反应性病变,兼有新生物和炎症性质。组织细胞增生症的细胞来源为朗格汉斯细胞。有的学者认为本症系异常的朗格汉斯表皮细胞增殖。细菌学、真菌和病毒学技术均不能从病变中找到致病的微生物。不少学者因本病性质考虑病毒可能为其病因。将病变移植动物均不成功。本病不属于脂肪代谢病,也不是遗传性疾病。

组织学可见网状组织细胞团中有嗜酸性粒细胞浸润。组织细胞系巨噬细胞,中央见锯齿状细胞核、规则的染色质和1～2个核仁。胞浆内充满多数脂肪空泡，呈松散的合胞体外形。此外，还可见一些反应性的细胞和中性粒细胞、淋巴细胞和浆细胞。随病变成熟，组织细胞形成巨大细胞，胞浆内有更多的脂肪蓄积。病变愈合后呈纤维化。播散的和急性类型的类肿瘤样组织主要为组织细胞。肉芽肿样的组织细胞病变不只局限在骨内，而且可出现在皮肤、淋巴结、肝、口腔、生殖器和中枢神经系统。

本综合征3型的组织细胞的超微结构特点是胞浆内有朗格汉斯颗粒（Birbeck小体）。这种包涵体（长150～1500μm）广泛分布于细胞内靠近胞膜和胞浆的中央部。有的包涵体一端膨大呈球拍状，宽度40～50nm，内有平行膜，厚度为6～7nm。巨细胞超微结构的细胞核和胞浆成分与组织细胞类似。朗格汉斯细胞虽对本综合征有诊断价值，但并非惟一。在单核细胞白血病、网状组织细胞瘤、各种反应性组织细胞瘤和表皮细胞中也有朗格汉斯细胞。因此，对临床、X线所见和病理作全面综合分析才能正确诊断。

（三）临床表现

1. 勒-雪综合征　本综合征为急性或亚急性播散进展型组织细胞增生症，特点是患儿在1岁以内发病，内脏受累广泛而严重。临床表现有高热和因骨髓功能衰竭而并发的严重感染。患儿有明显肝、脾肿大和淋巴结肿大。肺广泛浸润，在胸部X线片上显示肺野有普遍颗粒样阴影。患儿面色苍白，皮肤有片状和泡状出血，还有广泛丘疹、水疱和鳞状皮炎。牙龈炎症和坏死、回缩可致牙齿脱落。X线片可见骨的穿凿状改变。有的病例无骨改变，但活检可见骨髓内有广泛浸润。过去认为本病无治愈的可能，致死原因为骨髓衰竭、窒息或败血症。近年来，临床证明恰当治疗有些病例可获救。

治疗方案包括泼尼松退热，减轻肝脾大和淋巴结肿大并能缓解症状。化疗可控制恶性组织细胞的增生，其中以长春碱效果最好。大剂量放疗可能对骨病变有效。此外，应选择适宜的抗生素控制感染。

2. 韩-薛-柯综合征　本病为组织细胞增生症的慢性播散型，除有骨病变外，波及内脏较轻。发病年龄多在2～3岁，每个患儿表现轻重不一。有骨缺损、眼球突出和尿崩症三联症的只占全部病例的10%。

治疗可采用小剂量放疗和皮质激素结合的方法，后者最好直接注入骨病变内。偶需手术刮除。对散在的骨病变不宜手术刮除或注入皮质激素的，可短期用皮质激素口服和长春碱治疗。

3. 骨嗜酸性肉芽肿　本病为骨内单发或多发组织细胞增生，无皮肤、肺和其他骨外损害，属良性病变。

（1）年龄和性别　男孩多见，男女之比为2∶1。大约2/3的病例在20岁以内发病，5～10岁为发病高峰。

（2）好发部位　颅骨为最多见，其次为股骨，两者约占全部病例的2/5。骨的多发损害也是以颅骨和股骨为最多见，因此，发现颅骨破坏要再投照股骨，反之亦然。其次为骨盆和肋骨，各占10%。波及椎体形成扁平椎的约占7%。很少见于跗骨和腕骨。

长管状骨的病变见于骨髓，部位多在骨干，其次为干骺端，而在骨骺的罕见。发生于长骨近端的多于远端。掌骨和胸骨受累的极少。

病变发生在长管状骨还是扁平骨与年龄有关，20岁以上多不发生长管状骨，扁平骨病变者大都超过20岁。扁平骨的好发顺序依次为肋骨、下颌骨、锁骨、肩胛骨和颅骨。有的学者发现，20岁以下者任何骨均可发生病变。成年后为什么趋向发生在扁平骨尚无生物学方面的解释。

（3）症状体征　患者在近数周或数月来有局限性疼痛及压痛。股骨或胫骨的病变可有该下肢肌肉萎缩和跛行。病变表浅的可触及软组织肿物，肿物增大后可并发病理性骨折和局部疼痛加剧。诉头痛、眼睑下垂和低热的不多见。

X线片上显示进展快的溶骨性穿凿样破坏，无骨内、外膜反应。颅骨上的破坏形态不一，称"地图颅"，此种现象为骨嗜酸性肉芽肿所特有，凭此可作出诊断。颅骨破坏区内有时见钮扣状阴影，这种 X 线表现也可见于骨髓炎、皮样囊肿、放射性骨坏死、血管瘤、转移癌以及手术后愈合部位。扁平骨多不见骨膜反应。治疗后病变边缘可出现硬化。

脊柱的嗜酸性肉芽肿常表现为扁平椎，多见于胸椎，其次为腰椎，很少在颈椎。椎体病变的 X 线特点，最初只是溶骨改变并无塌陷，随后发生压缩性骨折，程度不同，可为部分塌陷或完全塌陷。严重的，扁平椎只呈一条白线，1～2mm 厚，称"银元征"。Calve 曾把扁平椎与 Leqq-Perthes 病混淆。Compere(1954)报告 4 例扁平椎，活检证实均为嗜酸性肉芽肿而并非缺血坏死，同时指出扁平椎多只波及一个椎体，塌陷的椎体骨密度均匀一致，其上下椎间隙厚度不变。侧位 X 线片显示硬化的扁平椎前后长度略有延长，因椎弓根正常，故向后方突出较前方少。因椎体塌陷致截瘫者罕见，偶见神经根受压而并发暂时性神经症状，经治疗后多可缓解。因椎体软骨板未受损，故椎体厚度日后可有一定程度的恢复。个别患儿可并发脊柱后突。偶有数个椎体受累，但不表现为典型的扁平椎。北京儿童医院收治的 21 例扁平椎，其中有椎弓根破坏者 7 例，均有神经根压迫症状。

化脓性炎症和结核均可致椎体破坏，椎体骨嗜酸性肉芽肿造成的椎体破坏，其椎间隙无变化，也无椎旁阴影可与之鉴别。

扁平椎最多见于骨嗜酸性肉芽肿，但还可见于戈谢病、淋巴瘤、分化不良的肉瘤、转移癌和先天性成骨不全。CT 和 MRI 对此可区分。

长管状骨的破坏始于骨髓，病变初期只显示局部骨质疏松，稍后在骨干或干骺端出现边缘不整的破坏区并有骨内溶蚀。髓腔稀疏可伴有骨的膨胀，不久即有局限性骨皮质消失。X 线片上可见局部软组织肿胀，凡骨破坏较慢的，可见局部有骨膜反应和骨膜下新骨形成，即洋葱皮样改变。这种现象还可见于尤文肉瘤和骨髓炎。活检可明确诊断。长管状骨的病变可并发病理骨折。胸部 X 线片可除外肺部浸润病变。CT 对了解骨破坏的性质，特别对脊柱、骨盆和颅骨病变的诊断有帮助。骨闪烁造影的诊断价值常不如 X 线。

(四)诊断

经皮穿刺针吸活检可作细胞学诊断，既简单又快捷，可在门诊进行。X 线和 CT 可确定病变位置。常规病理检查的标本取出后用 10% 甲醛溶液固定。超微结构电镜检查的标本浸于 2% 戊二醛溶液中。有时新鲜标本涂片较细胞学检查更为直接。

在鉴别诊断中应考虑骨髓炎、尤文肉瘤、恶性淋巴瘤、骨肉瘤、转移癌和动脉瘤样骨囊肿。化脓性骨髓炎可从病变部位抽出脓液，涂片中可见大量中性粒细胞，培养可得致病菌。炎症的肉芽组织有时与骨嗜酸性肉芽肿相似，可经细菌学和实验室检查区分。组织学检查可将本病与尤文肉瘤、淋巴瘤、成骨肉瘤相鉴别。

(五)治疗

骨嗜酸性肉芽肿为良性病变，偶可自愈。因病变部疼痛、压痛和进行性膨胀应给予治疗。治疗目的是制止病变生长，促进愈合，缓解疼痛和预防并发症如病理骨折和侵入骺板致肢体生长障碍。治疗的方式包括骨病变内注射皮质激素、刮除或附加植骨，预防肢体变形和骨折，偶因手术困难可行小剂量放疗。选择治疗方法取决于病变的部位和范围、患者年龄和病变所处的阶段。不论采用何种治疗，预后均佳。

1.注射治疗　经皮向骨病变内注射甲泼尼松龙丁二酸钠(Methylprednisolone sodium succinate)，方法系 1980 年由 Cohen 首先报告。本药对病变细胞有直接抑制作用或对细胞内抗原有拮抗的功效，但其真正的治疗机制尚不十分明了。他的经验是14例按本法治疗，随访9例，25~48个月后均获治愈，无任何并发症。甲泼尼松龙的剂量为125~150mg。1991年中国医科大学附属二院吉士俊等曾报告用此法治疗11例，除2例外，均治愈。

注射时因病变部的骨皮质膨胀均有剧痛，故应给予全身麻醉。病变浅表且能合作的成人患者也可用局部麻醉。在经皮注药前，先行针吸活检。注药用的针头不宜太粗，一般在19号以内，否则药液外渗不易发挥疗效。注射后宜用吊带（上肢）或支具（下肢）支持，使患肢舒适。注射后2周疼痛缓解。X线片上的改善要等3个月以后，开始病变外围出现硬化边缘，分层的骨膜反应逐渐靠拢，骨皮质不再增厚，最后溶骨破坏区渐由骨小梁填充。注射后18~24个月骨病变完全愈合。最好开始每3个月复查一次，以后隔1年随访。若注射后无改善，要等6个月后再考虑重复注射。本法适用于1~2个骨病变的病例，特别是部位表浅容易操作的。注射疗法安全、有效、节约，且无手术切口瘢痕。

2.手术刮除治疗　注射疗法失败或需手术活检的病例适于手术刮除病变。手术同时行自体植骨可防止病理骨折。脊柱病变宜用支具保护，下肢病变也需给以支具支撑。有的学者主张锁骨、肋骨和腓骨病变可行骨膜下切除病骨，但因本病预后良好而不需打击大的手术。

多发病变有症状的可手术刮除，无症状的密切观察，常在1年后自愈。

3.放射治疗　本病对放疗非常敏感，小剂量（3.0~6.0Gy）即可治愈。但长管状骨的良性病变日后可能因此而恶变，故不宜推广。本病不适宜全身化疗。

对全身性、多发性、内脏病损的重型病例及移行性病例需采用化疗，随访证实化疗对软组织病灶有明显的效果。北京儿童医院对这类患儿采用联合化疗及系统追踪观察，疗效明显提高，降低了重症病例的死亡率。化疗时根据患儿的年龄与病变的广泛程度而选用药物，常用的药物有长春新碱（V）、泼尼松（P）、环磷酰胺（C）、6-硫鸟嘌呤（6-TG）、甲氨蝶呤（M）、阿糖胞苷（A）以及免疫调节剂如胸腺素等。常用的方案是VPC方案，连续用4~8个月，症状好转后改用两药联合或单药使用，持续或交替应用1~2年。鉴于本病属非肿瘤性质以及化疗的毒副作用，对一般轻型病例不主张用化疗或缩短疗程。

第十二节　骨肿瘤

一、骨软骨瘤

骨软骨瘤又称外生骨疣，是生长在骨表面有软骨帽的骨性突起，属良性肿瘤。临床上分单发性和多发性两种。单发者比较常见，约占90%，没有明显家族史。多发的往往有家族史，临床上容易引起骨骼畸形。

（一）单发性骨软骨瘤

最早报告骨软骨瘤的是1818年伦敦外科医师兼解剖学家Cooper。骨软骨瘤在临床上很常见，占良性骨肿瘤的50%。骨软骨瘤大多数在青春期和儿童期被发现，此时正是身体发育阶段，骨软骨瘤也与之同步生长，偶尔在婴儿或新生儿也可见到。在Huvos总结的323例中，骨软骨瘤发病的年龄范围为1~84岁，平均22岁，男女之比为2:1。最常发生的部位在股骨远端和胫骨近端，这两个部位的发生率占43%，其他好发部位包括肱骨近端、桡骨近端、胫骨远端、腓骨两端,很少累及跖骨、掌骨、肩胛骨、肋骨、髂骨、下颌骨或脊柱。发生于足趾末节趾骨者称为甲下外生骨疣,发生于关节内骨骺者称为骺生骨软骨瘤。笔者所在科室在1972～1996年期间共收治69例,其中男性46例、女性23例,男女之比为2∶1;平均年龄8.8岁,最小3岁,最大14岁;发病部位依次为胫骨21例(30%)、股骨17例(25%)、肩胛骨及肱骨各9例(13%)、腓骨5例、拇趾及小趾4例、腕骨2例、尺骨1例、股骨远端内髁骺生骨软骨瘤(4cm×4cm×3cm)1例。这些病例中多因意外摸到骨性包块或X线检查偶尔发现而就诊,仅有小部分有症状。其中有2例因腓总神经受压后产生疼痛,1例股骨远端骺生骨软骨瘤引起膝关节活动受限。

1. 病理

(1)肉眼观察　病变呈基底宽度的或为带蒂的肿物。从剖面上看,肿物由灰白色包膜(或称软骨膜)、透明软骨构成的软骨帽及骨松质形成的瘤体3层不同结构所组成,其体积大小不等,直径一般在1～10cm之间。但Jones报告1例发生于肩胛骨部位的巨大骨软骨瘤为30cm×40cm×45cm,重达5250g。当去除骨软骨瘤表面软骨膜时,可以见到一个凸出的规则且光滑的透明软骨帽,厚度1～3cm,平均6mm。年龄越小,软骨帽越厚,但有时软骨帽不规则、碎裂及凸起。如果软骨帽厚度大于1.0cm,应高度怀疑是否已转变为软骨肉瘤。软骨帽下方的骨软骨瘤为骨松质,与正常的骨松质无界限。在切面上,如儿童仍处于生长期,则可见到软骨内薄层骨化带,有时在骨软骨瘤的基底周围可见到滑囊,其内含有黏液、纤维蛋白样米粒体,有时米粒体可发生钙化。

(2)镜下所见　带有软骨帽的儿童期骨软骨瘤切片上可见到三层结构清楚的组织。表层的软骨膜为致密的纤维组织,其中胶原纤维可呈玻璃样变、纤维样变,与软骨帽相邻的内层组织分界不清。中层的软骨帽由软骨细胞组成,近表层者较不成熟,近基底部者接近成熟,连接处者为成熟的软骨细胞,并可见到钙化及骨化现象。底层的基底部由骨松质构成。当生长期完成后,软骨帽变得很薄,软骨细胞全部成熟,瘤体由成熟的骨松质构成,小梁间被脂肪组织填充。

单发性或多发性骨软骨瘤的软骨细胞在组织学和超微结构上均相似,都表现为正常透明软骨。另外,与正常骨骺组织也基本相似,仅有细微差别,即正常骨骺部软骨层厚度均匀,软骨细胞分布均匀,细胞排列整齐。另外,透明基质没有液化,而骨软骨瘤的透明基质可液化。

2. 临床表现　骨软骨瘤通常无症状,大多数是在无意中摸到骨表面无痛性包块或在X线片上偶尔发现才引起注意。如果有疼痛症状,一般不严重,常由肿块周围肌肉、肌腱受压或受到刺激等机械因素所引起。另外,骨软骨瘤局部形成滑囊炎,腓总神经受增大的骨软骨瘤压迫可引起疼痛,有时骨软骨瘤的蒂部发生骨折或压迫动脉壁而出现假性动脉瘤。发生在关节附近者可引起活动受限。在脊柱部位可引起后凸畸形、脊柱滑脱或椎管受压症状。Rose(1964)报告1例齿状突骨软骨瘤引起突然死亡。头颈部的骨软骨瘤还可以伴有面部不对称或咀嚼功能受限。

骨软骨瘤的自发性消退很少见,但确有几位学者如Callan(1975)、Paling(1983)、Dohler(1984)和Copeland(1985)报道过。这种现象可能是由于软骨帽生长停止后通过自主吸收而出现骨软骨瘤的全部或部分消退,有一些病例是由于蒂部发生病理骨折,影响软骨帽的血供而出现自然消退。

X线检查:大多数情况下,不需要组织学证实,根据X线片所见即可明确诊断。骨软骨瘤多见于四肢长骨的干骺端,为干骺端的骨性突起,其基底部与周围骨皮质相连,离开关节方向生长。瘤体基底部呈广基型或带蒂型两种。瘤体的基底部骨松质与母骨的正常松质融为一体,突起部可为扁平、广基、隆起或带蒂,也有的呈钩状或菜花状,外形可以平坦光滑或不规则,但界限清楚。软骨帽突起但不显影,厚薄不一,薄者仅呈线状透亮区,有时可见软骨帽钙化或骨化,骨化在X线上表现为线状条纹。

下列情况应怀疑有恶变:①软骨帽的厚度大于1.0cm。②软骨帽的钙化变淡,边缘模糊呈棉絮状。③骨软骨瘤边界不清或中断,伴有软组织包块。④短期内骨软骨瘤增大明显伴有疼痛。文献上所报告的单发性骨软骨瘤恶性变多发生于股骨近端及肱骨近端。

3.诊断与鉴别诊断　根据好发部位,无痛性骨性包块X线片显示长骨干骺端的骨性突起,其生长方向与关节相背,肿瘤基底可呈带蒂或广基状,基底边缘与正常骨皮质相连,瘤体内骨小梁与正常骨松质无边界,一般可作出临床诊断。但需与下列情况相区别:

(1)皮质旁成骨肉瘤　体积较大的不典型广基型骨软骨瘤易误诊为皮质旁成骨肉瘤。后者在X线片上周围轮廓不清,肿瘤有包围骨干生长的趋势,表面呈分叶状。当X线诊断不明确时应行活检或肿瘤切除。

(2)边缘型软骨肉瘤　软骨肉瘤在软组织和肿瘤之间有大小不等、多斑状不规则密度增高影,肿瘤下方的皮质骨因受到肿瘤的侵蚀而呈密度减低区。继发于骨软骨瘤的软骨肉瘤,软骨帽明显增厚,超过1.0cm,并伴有不规则棉絮状钙化斑点,周围有软组织包块。

(3)骨化性肌炎　当骨化性肌炎的肿块与皮质骨相连时,与骨软骨瘤相似,但X线显示密度增高处缺乏正常骨结构,与皮质骨间有一层透亮带,且有轻度骨膜反应。

4.治疗　对单个无症状骨软骨瘤,不必急于手术切除,尤其接近骺板者,只需要密切观察。随患儿年龄的增大,骨软骨瘤生长速度可变缓慢,到骨骼发育成熟期,瘤体则停止生长。但当骨软骨瘤增大明显造成局部疼痛和畸形,或虽无症状但X线片提示有恶变征象,或当肿瘤停止生长后重新增大时,即使X线片上没有钙化和骨化,亦为手术绝对适应证。没有恶变征象的骨软骨瘤争取整体切除,包括部分正常骨组织,连同基底、整个软骨帽及软骨膜。这种切除方式极少复发;笔者采用这种切除方法处理64例,尚未见到复发病例。文献报告的复发者多与切除软骨帽不彻底有关。

对于靠近骺板部位的骨软骨瘤,原则上待其远离骺板后再考虑手术,但如家长迫切要求手术或近期内肿瘤增大迅速者可考虑手术。手术切除时注意不要损伤骺板。

(二)多发性骨软骨瘤

多发性骨软骨瘤也称遗传性多发性骨软骨瘤、骨干续连症、家族性多发性外生骨疣、干骺端续连症等。

多发性骨软骨瘤由Boyer于1814年首次报告。多数学者观察到多发性骨软骨瘤有明显的遗传关系,属于常染色体显性基因遗传,即父母一方有病,其后代一半带其基因及表达特性。男女受累机会均等。50%以上的患者是直接从有病的父母遗传而来。没有患病的父亲不遗传,而没有患病的母亲可以遗传给下一代。Huvos报告45例,其中男性33例,女性12例,男女之比大约为3:1,发病年龄平均15岁,最小20个月,最大62岁。笔者收治7例,其中男孩3例、女孩4例,发病年龄最小3岁、最大13岁。其中1例有明显家族遗传史,家族成员中,可查到两代共32人,发病26人。

1.临床表现

(1)症状体征　患者早期无症状,多因肢体短缩畸形才引起注意。前臂由于尺桡骨生长不一致而出现肱桡关节半脱位,加上肿瘤增大,影响前臂旋转功能。膝及踝关节由于胫腓骨生长不一致而产生膝和踝的内翻畸形。脊柱因肿瘤的不断增大可引起脊髓受压。掌骨及指骨可因骨骺早闭造成短缩或弯曲。有时无意中扪及某个部位无痛性骨性肿物,到医院就诊,经检查才发现其他部位也有相似骨性包块。根据国外文献报告,多发性骨软骨瘤以引起前臂畸形者最常见,约占30%~60%,主要表现为尺骨相对短缩,前臂双骨弯曲,桡骨远端骨骺尺偏,手呈尺偏畸形,腕关节呈进行性尺偏,桡骨小头脱位。除了这些短缩和畸形外,前臂旋转功能受限,腕关节活动受限。如果桡骨小头脱位,则肘部可出现疼痛及活动受限。

(2)X线表现　多发性骨软骨瘤与单发性一样,可分为广基型和带蒂型两种。所不同的是多发性全身骨骼有多处骨性包块,且常常引起骨的局部畸形。各部位骨软骨瘤所引起的畸形不相同,同一个患者同一骨骼的不同部位所引起的畸形也不同。软骨帽可存在不规则的钙化,但如果广泛钙化伴有软骨帽不规则,则应注意有恶变的可能。

(3)CT表现　对关节部位或隐蔽部位如肩胛骨、骨盆等处的骨软骨瘤,CT可显示肿瘤的附着部位及其周围组织的关系。

(4)MRI表现　T_2加权像可显示高信号的软骨帽厚度,T_1及T_2可显示低信号的软骨帽内钙化组织。

关于恶性变的发生率问题,多发性骨软骨瘤为5%～25%。Bercu(1968)报告一个家族5代人64例患者,共有323个骨软骨瘤,没有1例发生恶变。Crandall(1984)报告一个家族6代共85人,其中有多发性骨软骨瘤者33人,也没有1例发生恶变。Gordon(1981)报告一个大家族中有37例发病,仅有1例恶变。笔者遇到一个家族,可查到的两代人,家族成员32人中,患多发性骨软骨瘤者26人,没有出现1例恶变。

文献中所报告的多发性骨软骨瘤恶变,主要表现为骨性包块近期内增大明显,常伴有局部疼痛,X线显示骨软骨瘤边缘不清楚,有软组织包块,可有钙化或软骨帽厚度大于1.0cm,瘤体内出现透亮区。恶性变的常见部位为骨盆及肩胛骨。青少年很少有恶变,多发生在骨骼发育成熟的患者。病理检查显示恶变来自软骨帽、骨膜和皮质之间的软骨。放射性骨扫描对诊断早期恶变有一定价值,恶变区的骨闪烁吸收增加。

2.治疗　对多发性骨软骨瘤进行全部切除几乎不可能,但容易发生畸形的部位,如前臂、膝部及踝部等,因常常导致严重畸形,需早期进行切除,防止畸形的发生发展。Peterson提出多发性骨软骨瘤的手术适应证为:①疼痛。②生长紊乱引起成角畸形或肢体不等长。③关节附近者影响关节活动。④造成对肌腱、血管和周围神经的压迫。⑤脊髓受压。⑥引起假性动脉瘤。⑦肋骨部位引起胸膜刺激症状。⑧骨盆部位引起肠管、尿道梗阻或肾衰竭。⑨滑囊炎引起疼痛和肿胀。⑩影响外形美观。⑪肿块迅速增大。⑫X线片显示有恶变征象。

切除骨软骨瘤时,如切除不彻底,遗留部分软骨帽或表层的软骨膜则常常导致局部复发。如过分切除,导致骺板损伤,则可能出现骺板部分早闭。故对靠近骺板者要密切观察,待远离骺板后再手术较为安全。

怀疑有恶性变者,应作包括周围骨膜在内的广泛切除。

经适当切除后有肿瘤复发者,应按恶性变处理。因复发的骨软骨瘤经切除后送病理检查,提示有逐渐向恶性方向发展的征象。对尺骨短缩者,可采用尺骨延长及桡骨远端外侧骨骺U形钉阻滞术,来纠正前臂畸形。对腓骨远端骨骺受累引起踝外翻畸形者,切除腓骨远端肿瘤时,对胫骨远端内侧骨骺采用U形钉阻滞术防止畸形加重。如骨骺已闭合,则行截骨矫形术。对小腿远端胫腓骨同时有骨软骨瘤者,可一次性手术切除,尽管常引起骨性融合,但对功能影响不大。下面简要介绍近年来处理前臂畸形的一些方法:

(1)肿瘤切除方式　尺骨近端骨软骨瘤的不断生长造成直接向外侧压力增加,将引起桡骨小头脱位。一旦发现就应早期手术切除,可避免其脱位。但如果伴有桡骨近端骨软骨瘤,则不能同时切除,应分次手术,以免发生术后尺桡骨近端骨性融合。对尺桡骨远端同时有骨软骨瘤者,可采取2个切口同时切除肿瘤。

(2)矫正畸形方法

1)桡骨远端外侧骨骺U形钉固定:Siffert于1965年首次报告用U形钉阻滞桡骨远端外侧骨骺,这一方法对桡骨远端关节面倾斜角及腕偏有纠正作用,但对尺桡骨短缩及弯曲的矫正作用很小。

2)延长尺骨:尺骨骨软骨瘤造成尺骨发育不良及复杂畸形限制桡骨骨骺尺侧的生长,使桡骨关节面倾斜角增加,腕倾斜增加,因此腕部尺侧支撑力减小,桡骨远端尺侧骺板压力增加。临床观察表明,采用尺骨延长的方法对防止桡骨小头脱位有一定作用,但对改善前臂旋转功能及腕偏的作用不大。尺骨延长的方式可采用横行、斜行与阶梯截骨来完成,一次性延长量一般为1~2cm。因桡骨弯曲、软组织挛缩和局部骨软骨瘤使延长量有限,所以尺骨延长常常与桡骨远端外侧骨骺U形钉固定配合使用,可获得较好效果。近年来通过Orthofix及Ilizarov外固定器可使尺骨获得更多的延长,每天延长1mm,分4次进行,每次0.25mm,这种方法不需要配合桡骨远端外侧骨骺阻滞术便可获得满意效果。

但Peterson认为尺骨远端巨大骨软骨瘤的切除不能与尺骨延长同时进行,因延长所产生的纵行压力可损伤远端骨骺,另外由于切除肿瘤时去除骨皮质,使局部骨组织强度减弱,不利于外固定器固定,所以先切除肿瘤,待皮质骨形成后(术后6~12个月),再进行尺骨延长较为合适。

3)桡骨小头脱位的处理:如果桡骨小头关节面有凹陷或桡骨近端没有成角,可考虑复位,通过Orthofix外固定器逐渐延长而复位,并用肱三头肌腱条修复环状韧带。

笔者有2例尺骨干骺端续连症的治疗体会,在切除尺骨远端骨软骨瘤的同时,将尺骨截骨,髓腔内放入克氏针,防止延长过程中成角移位,Ilizarov支架固定,延长速度为每天1mm,获得良好的效果(图7-12-1,图7-12-2)。

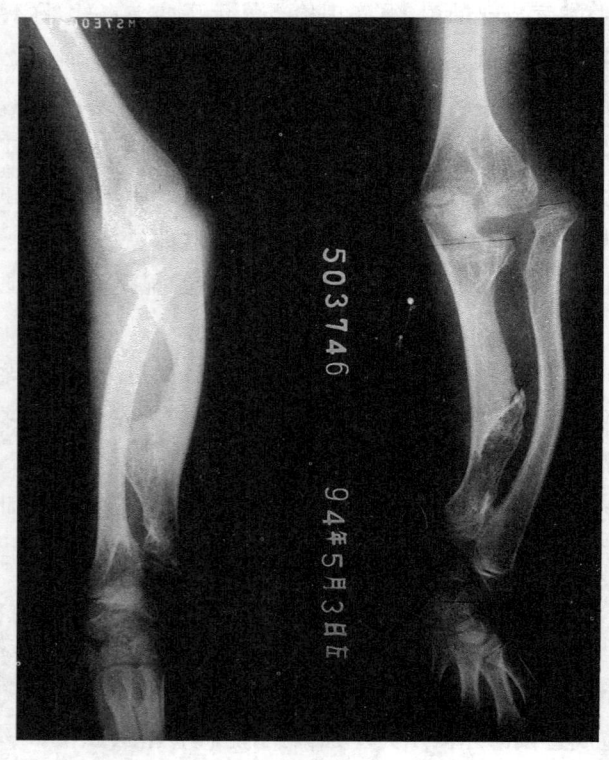

图7-12-1　X线片示左尺骨干骺端续连症

女,8岁,术前X线片显示左桡骨小头脱位,尺骨短缩及多发骨软骨瘤

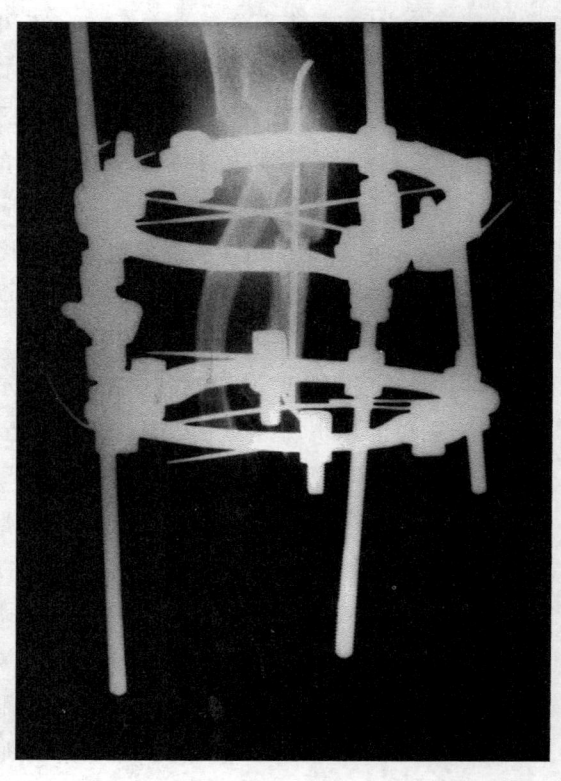

图7-12-2　术后Ilizarov支架固定

二、软骨肉瘤

软骨肉瘤是一种起源于软骨细胞或间质组织的恶性骨肿瘤,其特点是肿瘤细胞形成软骨而不形成肿瘤骨或骨样组织,瘤体中可以有黏液样改变、钙化或骨化。根据 Huvos 统计,软骨肉瘤占所有原发性骨肿瘤的 17%～22%,占恶性骨肿瘤的第二位,仅次于成骨肉瘤。

软骨肉瘤可分为原发性和继发性,后者由良性骨肿瘤恶变而来,如内生软骨瘤、骨软骨瘤或皮质旁软骨瘤。在 Huvos 统计的 493 例软骨肉瘤中,原发者 305 例(62%)、继发者 168 例(34%)、骨以外的软组织者 20 例(4%)。根据累及骨的不同部位,软骨肉瘤还可分为中央型、边缘型、骨膜或骨旁型软骨肉瘤。临床上以中央型及边缘型多见。有时瘤体与软骨或骨不相连,则为骨外软骨肉瘤。

软骨肉瘤根据组织学所见也可再分为通常型、间质型、黏液样型、梭形细胞型及透明细胞型软骨肉瘤。

(一)病理

1. 大体标本所见

(1)中央型软骨肉瘤　瘤体主要位于髓腔内,切面呈蓝白色、珍珠状、半透明、分叶状结构,病灶内常有一些淡黄色钙化小灶,部分瘤组织可见黏液样变。肿瘤的边界不清楚。当肿瘤累及皮质骨时,骨膜出现反应性新生骨,皮质增厚,但恶性程度较高的软骨肉瘤,因破坏皮质骨的时间早、速度快,因而见不到新生骨。

(2)边缘型软骨肉瘤　瘤体主要位于骨表面,其蒂部可以辨认,表面可被覆着一层薄而不完整的薄膜,并常随瘤体表面凹凸不平而皱褶。但大多数情况下其结构不清,尤其瘤体外周生长活跃处见不到钙化,均为软骨。位于骨盆、肩胛带、胸壁部位的边缘型软骨肉瘤,瘤体可达几十厘米,侵蚀软组织的边缘为圆凸形,有假囊,边界清楚。

2. 镜下所见　Lichtenstein 和 Jaffe 于 1943 年提出诊断软骨肉瘤的组织学标准:①软骨细胞数增加伴细胞核增大。②每个陷窝中含有 1 个以上的细胞。③双核细胞。④多核软骨细胞。⑤核多形性且深染。目前根据细胞核的多形性及多核细胞的数量,将软骨肉瘤分为 3 种不同的分化程度。

(1)Ⅰ级(Grade Ⅰ)　分化好的软骨肉瘤。①每个陷窝中有 2 个或 2 个以上细胞。②呈黏液性和囊性变。③有多个软骨小叶。④软骨内成骨。

(2)Ⅱ级(Grade Ⅱ)　分化中等的软骨肉瘤。①细胞结构多样化,可见分化好的及分化差的瘤细胞。②黏液性及囊性变明显。③软骨小叶较少,但仍可见到。④软骨内仍可见骨化。

(3)Ⅲ级(Grade Ⅲ)　分化差的软骨肉瘤。①细胞结构发生很大变化,细胞核大、畸形,瘤细胞大小、形态极不一致,多核瘤巨细胞核数多达 3～5 个。②软骨小叶缺乏,但仍偶尔见到个别分化较成熟的软骨细胞。③瘤细胞呈片状样增生。④梭形瘤细胞。

根据临床所见,在同一患者的瘤体内,分化好和分化差的瘤组织可同时存在,但以Ⅰ级为主的软骨肉瘤往往生长缓慢,转移也较晚,预后较好。以Ⅲ级为主者,则软骨肉瘤生长速度快,转移早,预后差。

3. 电镜所见　软骨肉瘤和未成熟的软骨细胞相似,尤其恶性程度低者与正常软骨细胞难以区别,而只有恶性程度高者才容易辨认。随着分化程度的降低,瘤细胞在形态上发生变化,细胞核不规则,核明显增大,核浆比例增大,细胞器减少,糖原减少,但游离核糖体增多,脂滴增多,细胞突起减少,呈不规则、短小。分化很差的瘤细胞,细胞表面光滑,呈多边形,胞浆中没有细胞器,游离核糖体丰富,但缺乏糖原。细胞外间质很少,可见梭形成纤维细胞。

(二)临床表现

1. 症状体征　疼痛和局部质硬肿块为最常见表现,但疼痛为早期最可靠的症状。Huvos 报告的一组患者中,76%有疼痛,仅少数患者无痛,甚至无症状。从患者有疼痛症状到获得治疗时间平均为 16 个月。

局部疼痛和压痛,对诊断很有帮助。因为良性软骨肿瘤没有压痛或疼痛。但边缘型软骨肉瘤通常无症状,而仅有局部不适或肿胀感。尤其是发生在骨盆者,患者可很长时间无症状,直到肿瘤很大,在腹腔被扪及肿块或神经受压迫引起疼痛才被发现。无症状的骨盆软骨肉瘤因生长缓慢,早期诊断有一定困难,一些病例直到累及骨盆内侧壁,影响肠管或膀胱功能以及严重淋巴水肿后才就诊。笔者曾遇有 1 例骨盆软骨肉瘤,仅有局部轻度不适感,在当地医院行局部理疗后自觉好转,半年后因局部肿块明显才引起重视,误诊时间达半年之久。

早期无痛性肿块的直径大小对诊断很有帮助。直径小于 5cm 者,多为软骨瘤;大于 5cm 者,多为软骨肉瘤。但骨膜软骨肉瘤例外,其肿块直径一般小于 5cm,通常仅为 2~3cm。但 X 线片显示肿块周围伴有软组织包块,且骨皮质有破坏,骨膜碟形凹陷或凸出,髓腔不受侵蚀。

恶性程度高的中央型软骨肉瘤,生长速度很快,可引起剧痛,与局部皮质骨快速破坏有关。疼痛症状持续时间长短不一,2 年以内者占 75%,5 年以内者占 25%。

2. 发病性别和年龄　国内报道软骨肉瘤多发生于男性,男与女之比为 2:1。而国外 Huvos 报告的 493 例中,男性 274 例(56%)、女性 219 例(44%),男性略多于女性。受累年龄国内报告以 21~30 岁发病最多,占 27.9%;11~20 岁占 25.4%;10 岁以下仅占 1.2%。Huvos 报告的发病年龄以 31~40 岁最多,约占 20%,发生于 11~20 岁者占 16%。年龄最小的 5 岁,最大的 73 岁。

3. 部位　任何部位均可发生软骨肉瘤。国内报道以股骨发病最多,其次为胫骨、骨盆、颌骨、肩胛骨、肱骨。Huvos 报告的则以骨盆发病最多,在 493 例中,骨盆 135 例(27%),股骨 113 例(23%),肩胛带骨 16%,肋骨及胸骨 10%,胫骨 5%,头面骨 5%。最少见部位为前臂、手、脊柱及足部。骨外软骨肉瘤很少见,可发生于肌腱滑膜组织、心、肺、卵巢、食管等。这些部位多为黏液型和间充质型软骨肉瘤。

根据临床所见,年龄越小,恶性程度越高。Huvos 所报告的青少年组 79 例中,分化差者占 32 例,预后较差。

4. X 线表现

(1)原发性软骨肉瘤

1)中央型软骨肉瘤:此型多见于长骨的干骺端,其特点如下:

a. 骨内破坏:干骺端髓腔内呈多房性透亮区,边缘不规则,可含有不规则的钙化或骨化斑点,有时呈绒毛状、棉絮状、爆米花样或面包屑样阴影。有时阴影遮盖已破坏的骨缺损。当骨皮质受累时,呈膨胀性变薄,骨内面呈扇形。

b. 骨膜反应:早期一般反应较少,但有少量单层骨膜增生,当肿瘤穿破皮质时,骨膜反应增加。但也有个别恶性程度高的病例,对骨质的破坏为纯溶骨性。骨皮质破坏后,可以无骨膜反应,但如破坏速度较慢,由于肿瘤的刺激,骨膜下可出现葱皮样新生骨。当肿瘤穿破新生骨进入软组织时,可见"袖口征"。

c. 软组织改变:当肿瘤累及皮质骨时,局部软组织肿胀明显,其中可见各种形态的钙化。当有病理性骨折时,软组织肿胀严重,钙化更加明显。

2)边缘型软骨肉瘤:此型一般不累及骨内骨松质,从骨骼表层出发,主要累及皮质骨并向周围软组织侵犯,其特点为:

a.骨膜反应:边缘型软骨肉瘤常表现为病变周围骨膜被掀起,在皮质骨表面呈垂直放射针样或大斑点改变。放射针的外层变扁平,长度达2.5cm或2.5cm以上,此为软骨肉瘤的特征性改变,而骨肉瘤的放射针长度多在1.5~2.0cm以内。在早期,骨皮质与被掀起的骨膜之间有一模糊不清的楔形阴影,类似唇样或称Codman三角,此为诊断软骨肉瘤的重要线索之一,掀开的骨膜呈放射状钙化和骨化。晚期病变可累及髓腔,此时与中央型软骨肉瘤难以区别。

b.软组织:骨膜外的软组织钙化很少,常常显示不清,难以辨认。

3)骨膜或骨旁(皮质旁)软骨肉瘤:多见于股骨及胫骨干骺端,也可见于腓骨、肋骨、尺骨、髂骨、跖骨、指骨及楔骨等。主要特点为骨皮质外呈分叶状软组织肿块,其直径一般小于5cm,软组织肿块内有片状、斑点状或絮状钙化,当软组织肿块侵蚀骨皮质时,骨皮质出现局限性增厚硬化或碟形凹陷。骨膜反应呈针状,长短不一,一般中间较长,两侧较短。晚期病变可累及骨皮质但髓腔很少受侵蚀。

4)骨外软骨肉瘤:X线片显示骨外软组织肿块内有钙化,呈棉絮样或团块样钙化影,一般不累及骨骼,多见于臀部及下肢关节周围肌腱滑膜组织,也可发生于心、肺、卵巢、食管、肾、膀胱等处。

(2)继发性软骨肉瘤

1)早期中央型软骨肉瘤:起源于内生软骨瘤,多发生于长骨干骺端。骨膜密度呈模糊浸润,原来的内生软骨瘤病灶变得不规则,出现散在骨化灶,周围软组织可见点状钙化。

2)边缘型软骨肉瘤:起源于骨软骨瘤,多发生于骨盆或肩胛带骨。原来光滑的软骨帽逐渐不规则,软骨内有广泛性散在钙化,或原有的瘤软骨钙化消失,出现新的模糊的钙化瘤软骨,软骨厚度不一,厚者超过2cm。周围软组织包块有不规则钙化。

5.CT检查 可以显示细小的钙化及骨皮质硬化范围,以及肿瘤与周边正常组织的关系。

6.MRI检查 可以显示髓腔及软组织内的肿瘤范围,对术前分期及确定手术方案有重要意义。但因软骨肉瘤的组织学成分多种多样,所显示的信号强度没有特异性。瘤体内有钙化,则T_1及T_2均为低信号。没有钙化的软骨基质在T_2加权像上为高信号,MR血管造影(MRA)可显示皮质处较为丰富的供给肿瘤的血管。

(三)诊断与鉴别诊断

临床上出现局部疼痛伴有质硬肿块,且肿块直径大于6cm者,要高度怀疑软骨肉瘤。X线片显示骨质破坏程度以及周围软组织肿块内斑点状钙化。根据受累骨的部位初步确定属于中央型或周围型软骨肉瘤。CT扫描有助于辨认细小的钙化及骨皮质破坏范围。MRI能显示髓腔及软组织内的肿瘤大小。CT和MRI对术前分期及确定手术方案具有决定性的意义。最后确诊有赖于病理活检,但个别不典型病例则需要放射科、病理科及骨科医师共同讨论后才能作出正确的诊断。

X线片上需要鉴别诊断的有:

1.软骨瘤 发生于长骨者较难鉴别。肿瘤内多有散在的沙粒样钙化点,但较软骨肉瘤少而小。骨皮质完整,无软组织肿块。

2.动脉瘤样骨囊肿 当软骨肉瘤钙化少且累及骨骺者,X线片上很难与动脉瘤样骨囊肿相鉴别,但惟一可确认的是动脉瘤样骨囊肿的膨胀呈吹气球样改变,内含骨小梁或骨嵴间隔。

3. **骨巨细胞瘤**　位于长骨端的软骨肉瘤如骨化很少,与骨巨细胞瘤很相似。但骨巨细胞瘤呈球形,为溶骨性破坏的泡沫样透亮区,瘤内无钙化,可与之区别。

4. **良性成骨细胞瘤**　当良性成骨细胞瘤累及长管状骨时,常由骨干处皮质长出,呈膨胀性、溶骨性缺损,大小为2~10cm不等。周围有软组织肿块,肿块外周可见钙化。但软骨肉瘤钙化斑更明显,更不规则,常呈片絮状,且边界不清。

5. **骨肉瘤**　与中央型软骨肉瘤相鉴别有一定困难,尤其软骨肉瘤无钙化时,靠X线片很难区别。但骨肉瘤病程短,发展迅速,骨旁软组织肿块比软骨肉瘤少,骨膜反应明显。

(四)治疗

术前活检是每一例软骨肉瘤治疗前必不可少的环节,根据病理结果,确定组织学类型,再根据X线片所见及CT或MRI检查提供准确的受累范围、骨内和骨外以及肿瘤与血管、神经的关系,选择合理的治疗方案。

1. **手术治疗**　一旦确诊,应早期手术切除。尽可能采取根治性或广泛性局部切除。对继发性软骨肉瘤或低度恶性的中央型或周围型软骨肉瘤以及没有穿破皮质骨的中央型软骨肉瘤,如采取根治性切除,则预后良好。肱骨和股骨的肿瘤切除可通过内置假体或植入经高压灭菌的异体骨,周围植入大量骨松质来重建肢体的功能。对于肩胛带骨巨大软骨肉瘤,可以试图保留肢体,将肩胛带整体切除,余下的上肢保留,如果锁骨下血管被累及,则无法保留肢体。对于直径4cm以下的肋骨软骨肉瘤,根据Marcove的经验,采用边缘切除法,即通过局部切除肋骨,从胸膜剥离下来,可以达到治愈。但对于直径5cm以上的肋骨、胸骨软骨肉瘤,应进行广泛肋骨切除,包括受累肋骨、肋软骨弓以及上下相邻部分肋骨的切除。对于胸骨和胸骨柄软骨肉瘤,必须采取根治性切除,包括整个胸骨、胸骨柄以及两侧肋软骨弓,然后用合成材料和自体肋骨来重建胸壁稳定性及软组织缺损的覆盖,如没有做到根治性切除,容易局部复发。位于骨盆者,大多数需要行半骨盆切除术。Erickson(1976)报告试图用保留肢体根治性骨盆软骨肉瘤切除术,Nielse(1985)报告骨盆内半切除术治疗低度恶性的软骨肉瘤,已获认可。1977年Marcove首次报告冷冻加刮除术治疗Ⅰ级和Ⅱ级软骨肉瘤,获得了满意的结果。笔者有1例左髂骨软骨肉瘤的处理经验,女孩13岁,左臀部不适感半年,臀部肿块伴胀痛5周。左臀部可触及巨大包块24cm×23cm。X线片显示左髂骨内大片状高密度影,边界不清,周围可见软组织肿块影(图7-12-3)。CT显示左髂骨内外板被软组织肿块包裹,皮质骨表面可见放射状骨针,软组织肿块周边有小点状钙化(图7-12-4)。行局部活检,病理报告为分化好的软骨肉瘤。术前行左髂内动脉栓塞术,减少术中出血量。术前3天开始清洁灌肠及药物保留灌肠,以防术中损伤肠道而便于处理。全麻下行左髂骨软骨肉瘤广泛切除术,范围从骶髂关节至髋臼下缘,保留左下肢(图7-12-5)。

切除肿瘤大小为24cm×22cm×14cm,重2000g,术中出血3000ml,输血2800ml。切除标本送病理,大部分分化为Ⅰ级,少部分为Ⅱ级。

对于高度恶性的软骨肉瘤,应行根治性切除或根治性关节离断术。

2. **放射治疗**　软骨肉瘤对放射性治疗不敏感,但对无法切除或切除不彻底者,Harwood、Krajbich和Fornasier医师仍主张采取放疗,并获得一定效果。

3. **化学治疗**　化疗效果不满意,这是因为软骨肉瘤中的DNA合成速度很慢,而肿瘤增大主要是基质合成的结果。到目前为止,尚没有一个成熟的化疗方案。但对晚期或已有转移的患者,可考虑化疗,尤其间充质软骨肉瘤,用阿霉素、顺铂和大剂量甲氨蝶呤有一定疗效,但对其他类型的软骨肉瘤几乎不起作用。

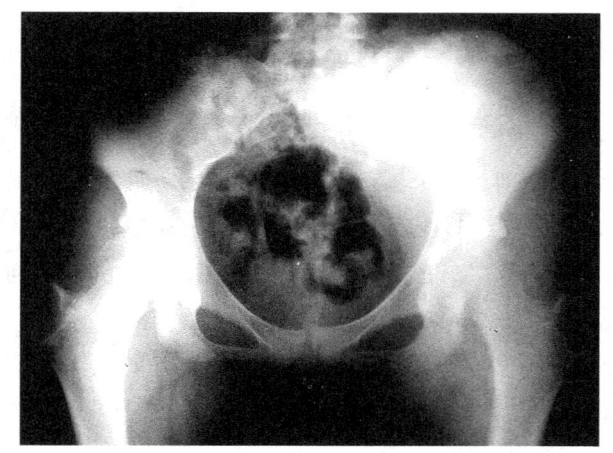

图 7-12-3　X 线片所见左髂骨软骨肉瘤（术前）

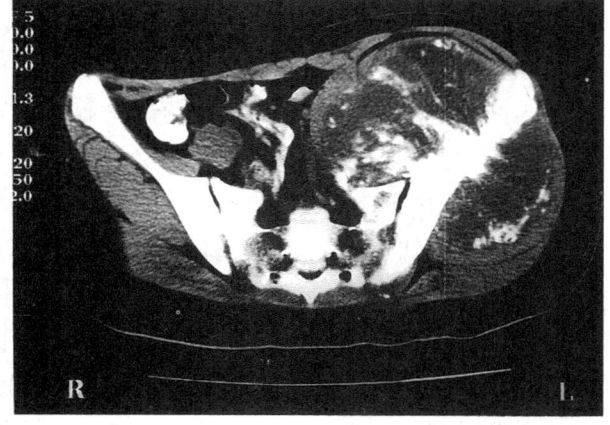

图 7-12-4　CT 所见左髂骨软骨肉瘤（术前）

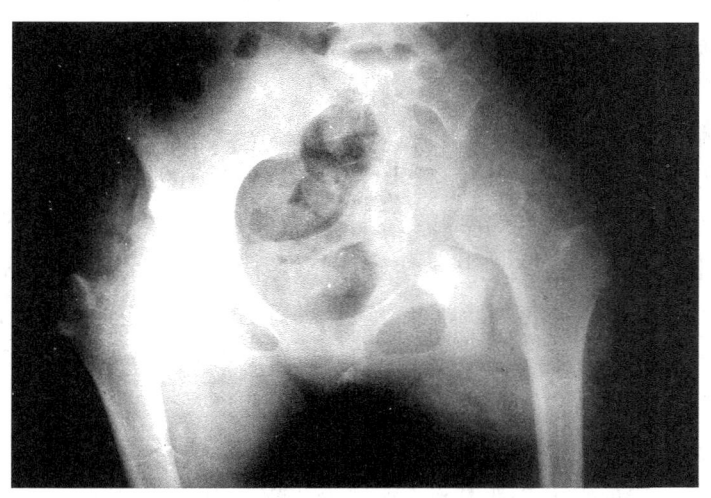

图 7-12-5　左髂骨软骨肉瘤广泛切除（术后）

（五）预后

组织学等级与预后有直接关系，但有时一个小的活检标本并不能代表整个肿瘤的等级。高度恶性特别是梭形细胞纤维肉瘤可以含有 I 级软骨肉瘤，故手术切除肿瘤后应将标本送病理，采取多个部位的取材切片，可以避免一些错误。

软骨肉瘤 I 级者预后良好，II 级和 III 级者预后较差。文献报告 I 级者远处转移率很低，而 III 级者远处转移率高达 71%。大部分转移发生在 5 年内，局部复发者也在 5 年内出现。

分化好、恶性程度低者，生存率高，局部复发率低。位于骨盆 I 级者 5 年无瘤生存率占 40% 以上，而 III 级者只有 15%。Sheth（1996）报告一组骨盆软骨肉瘤 67 例，经保留肢体作半骨盆切除术，术后平均随访 115 个月，I 级、II 级、III 级及梭形细胞软骨肉瘤的远处转移率分别为 0%、20%、60% 和 75%。

附：软骨肉瘤亚型

随着病例不断增多，对软骨肉瘤的认识不断深入。相同的治疗手段，其预后差别很大，尤其组织学所见与预后有密切关系，故对一些不典型的软骨肉瘤称之为亚型，以区别于通常型。这些亚型包括透明细胞、间充质、梭形细胞及黏液样软骨肉瘤。这些亚型的建立，对指导治疗及判断预后具有积极意义，现简述如下：

1. 透明细胞软骨肉瘤　透明细胞软骨肉瘤由 Unni 于 1976 年首次报告。Huvos 报告的 493 例软骨肉瘤中，有 4 例为透明细胞软骨肉瘤，占 1%。

(1) 病理　肿瘤质地脆，与软组织分界较清楚。切面为灰白色半透明，周边有不等量残存骨组织。镜下可见肿瘤组织呈多样化，含有典型的软骨肉瘤区、透明细胞区、软骨母细胞区及多核巨细胞。电镜下发现透明细胞膜不整齐，胞浆内含有大量糖原颗粒及高尔基复合体，但线粒体、脂滴及微丝量减少。

(2) 临床表现　多位于骨骺或骨骺板附近。病程经过缓慢，疼痛症状较轻。X 线片显示病灶位于骨内，可呈溶骨性破坏，但边缘较清楚。皮质骨被破坏后，容易发生病理性骨折，出现骨膜反应。

(3) 治疗　以手术治疗为主，预后较好。

2. 间充质软骨肉瘤　间充质软骨肉瘤是一种来源于原始间充质细胞的恶性肿瘤，其特点为在不同分化的瘤软骨组织中可见富于血管的梭形与圆形细胞的间充质组织。

(1) 病理　肉眼所见，瘤体大小不一，切面呈乳白色或淡黄色，可见钙化和骨化，常有出血和黏液性变或囊性变。镜下为未分化的间充质细胞和散在成熟的小岛状软骨细胞灶构成。电镜下可见两种细胞：①分化不良的细胞：呈圆形、卵圆形或梭形，胞膜光滑。②向软骨分化的肿瘤细胞：呈圆形或卵圆形。

(2) 临床表现　病程经过缓慢，病变早期即可出现软组织包块。早期症状为局部胀痛，晚期发展为剧痛。X 线片表现为患骨局部的溶骨性破坏，边缘模糊不清，容易发生病理性骨折。天津医院 1983 年报告 7 例，其中 3 例发生病理性骨折。

(3) 治疗　手术切除或截肢。容易发生远处转移，预后较差。

3. 梭形细胞软骨肉瘤　梭形细胞软骨肉瘤也称去分化软骨肉瘤，一般认为它是在分化好的软骨肉瘤组织内发生去分化，使之回到原来的低分化阶段。去分化软骨肉瘤由 Dahlin 和 Beabout 于 1971 年首次命名，当时描述 33 例，发现这一肿瘤具有分化好的软骨肉瘤成分，还有恶性间充质成分如纤维肉瘤或成骨肉瘤成分。

(1) 病理　肉眼所见，瘤体呈不规则的圆形，切面上呈灰白色、灰色或蓝色。一部分位于骨内，一部分位于软组织内，边缘不清楚。镜下所见含有分化好的软骨肉瘤成分和梭形细胞间充质成分，通常为纤维肉瘤或恶性纤维组织细胞瘤或成骨肉瘤。

(2) 临床表现　Huvos 报告 493 例软骨肉瘤中，梭形细胞软骨肉瘤 44 例占 9%，其中骨盆 21 例、股骨 11 例、肱骨 7 例；年龄在 15~83 岁之间，平均 46.8 岁，其中 5 例小于 21 岁；男女之比为 3:2。主要症状为局部疼痛和肿胀，持续时间较长，然后出现肿胀突然明显。肿瘤生长迅速，极易发生肺、脑等远处转移。X 线片显示瘤体内具有典型软骨肉瘤钙化的特征，另有骨内溶骨性破坏区，骨外有巨大软组织肿块，但无钙化。CT 检查能准确确定溶骨性破坏区，并能显示出 X 线片未能发现的软组织肿物。

(3) 治疗　术前进行活检，包括溶骨性破坏区、肿瘤的钙化区和软组织肿物 3 个部位。确诊后行根治性离断术。但预后仍然不佳。

4. 黏液样软骨肉瘤　黏液样软骨肉瘤少见，Huvos 报告的 493 例软骨肉瘤中有 61 例，占所有软骨肉瘤的 12%。组织学上，类似于四肢深层软组织肿瘤，尤其骨骼肌肿瘤。

镜下检查发现，肿瘤细胞细长，被大量黏液样基质分开，没有明显陷窝形成，细胞核深染，胞浆呈少量嗜酸性特征，常常伴有成软骨细胞。超微结构显示，肿瘤细胞呈被拉长的卵圆形，细胞核呈圆形，核外形清楚，胞浆中高尔基复合体、糖原颗粒、微丝和粗面内质网发育良好。在骨外黏液样软骨肿瘤中，粗面内质网里可见到大量密集的微管，而在原发骨肿瘤中，微管则很少见到。

治疗：手术彻底切除后，预后较好。Huvos 报告其 5 年生存率为 60%，25 年生存率为 20%。

三、骨样骨瘤

骨样骨瘤系一种成骨细胞性骨肿瘤，其特点是瘤巢通常小于 1cm，边界清楚，伴有周边反应骨形成。

骨样骨瘤的名称是 1935 年由 Jaffe 提出来的，但在那之前有不同的见解。1927 年 Heine 发现 1 例病变位于食指指骨基底，将其解释为愈合过程中的死骨。1930 年 Hitzrot 则将 1 例视为硬化性骨髓炎。当时认为这一病灶仅发生在骨松质，但后来发现也可出现在皮质骨。随着病例的不断增加，病理改变的进一步认识，证实病变的主要成分确为骨样组织，使 Jaffe 所提出的骨样骨瘤这一诊断名称得到公认。

（一）病理

1. 肉眼观察　整个瘤巢位于皮质内或皮质与骨松质之间，也可完全位于骨松质中，外形呈卵圆形或球形，直径一般小于 1cm，与周围骨组织分界清楚。切面可见瘤巢，通常为棕红色花斑状或沙粒状，质地较脆，周围为反应性硬化骨组织。

2. 镜下所见　瘤巢位于中央，周围为增厚的皮质骨组织。瘤巢特点为新形成的骨样组织伴有血管丰富的骨组织，瘤巢中破骨细胞活跃，可见钙化或骨化。瘤巢的发生过程可分为 3 个阶段：①早期：丰富血管化的基质中，成骨细胞增生活跃。②中期：成骨细胞之间有骨样组织沉积，并有不同程度的钙化。③成熟期或骨瘤期：骨样组织钙化成熟，不规则的骨小梁变得致密。

3. 电镜所见　超微结构显示，成骨细胞与正常骨生成的成骨细胞相似，仅有少量区别。瘤巢中的破骨细胞和骨细胞与正常者相似，形态上没有区别。

（二）临床表现

1. 症状和体征　局部固定性疼痛是骨样骨瘤的突出症状，同时伴有血管舒缩功能紊乱，即受累部位表面皮肤温度增加，出汗多，这些特征性变化多见于较小病灶的骨样骨瘤。另外，局部压痛也是一大特点，早期多表现为局部疼痛，其性质为间歇性，定位不清楚，多发生在夜间，随着病情的发展，疼痛加重并逐渐变为持续性。几乎每例患者的疼痛均可通过口服阿司匹林而得到缓解，也可以通过服用其他非类固醇类抗炎药物如吲哚美辛、环氧化酶抑制剂等，可在 20~30 分钟内缓解疼痛。也有文献报告有些患者并没有疼痛症状。有些学者建议服用抗炎药物，以抑制骨样骨瘤所产生的前列腺素合成物，达到防止疼痛及局部骨组织变化的作用。

疼痛并不完全固定在病变局部，可累及邻近关节，受累肢体常因肌肉萎缩、痛性跛行、牵张反射减弱而误诊为神经系统疾患。

2. 发病年龄及性别　国外报道大多数病例发生在 10~25 岁之间，超过 30 岁者很少见，最小年龄 8 个月，龄最大为 70 岁。国内报告最小年龄 5 岁，最大 64 岁。男女之比为 2:1~5:1。

3.发病部位　骨样骨瘤最常发生于皮质骨,也可发生于骨松质。发生在皮质骨者,可以在皮质中间、骨膜下或骨内膜,有时病变与关节软骨相邻而侵及关节软骨。

全身几乎每一块骨都可以受累,以下肢骨最多见,位于股骨和胫骨者占50%,累及足骨者也常见,但累及上肢者少见,累及头颅者罕见,仅1例报告。脊柱受累者占10%,常因肌肉痉挛性疼痛引起姿势性脊柱侧凸。儿童远端指骨受累可导致骨骺早闭。靠近关节面者,可导致滑膜炎症状,临床上容易误为结核性滑膜炎、局部骨质疏松或类风湿关节炎。关节内的骨样骨瘤很难作出诊断,常常表现为关节疼痛伴有关节液渗出。

4.X线表现　X线片能提供最可靠的诊断线索,主要表现为瘤巢及周边增厚的反应骨。

(1)瘤巢　病变早期仅表现为密度增高的阴影,瘤巢难以辨认。当瘤巢趋向成熟时,瘤巢内出现钙化及骨化,显示出密度增高的不透光区,而周边可见一透亮圈,似"鸟蛋"样改变,较大的瘤巢似"牛眼征"。

(2)反应骨　瘤巢发生部位不同反应骨形成程度也有差异,大体上有以下4种类型的改变:①皮质型:多见于长骨骨干,瘤巢位于一侧皮质内,反应骨可呈层状骨膜反应或广泛皮质增生,有时厚度达数厘米。②髓腔型:瘤巢位于长骨干髓腔中央,腔内骨膜增生,髓腔变窄或闭塞。骨皮质硬化,但骨皮质外无明显骨膜反应。③骨松质型:如发生在股骨颈、脊柱、髌骨、跟骨等部位,反应骨一般很少,但有个别例外。④骨膜下型:如位于股骨颈内侧、手足短管状骨附近,皮质呈轻度膨胀,偶见反应性骨硬化。

5.CT检查　对于瘤巢很小而周边反应骨明显者,采用局部薄层(1.5mm)CT扫描有助于确定瘤巢的大小及位置,尤其是关节内或关节附近的病灶,其诊断价值大于MRI。

6.MRI检查　瘤巢内的钙化及骨硬化程度不同,所产生的信号各不相同,T_1及T_2加权像呈低信号或中等信号,或T_1加权像为低信号,而T_2加权像为高信号。反应骨在所有脉冲序列中呈低信号,但对关节内病灶,诊断意义不大。

7.放射性核素扫描　当怀疑有骨样骨瘤而在X线片没有显示瘤巢时,采用放射性核素扫描可显示瘤巢吸收增加,然后在吸收增加部位进行CT扫描,有助于发现瘤巢。

(三)诊断与鉴别诊断

根据常见的部位如胫骨或股骨局部出现持续性疼痛,尤以夜间为甚的特点,口服阿司匹林可使疼痛缓解,疼痛部位逐渐出现隆起,X线片上有典型的骨干皮质部位的圆形或卵圆形透亮区,直径一般在1~2cm以内的瘤巢,其中可见钙化,瘤巢周围有明显增生的反应骨,周围无软组织包块,一般可作出临床诊断。但关节内的骨样骨瘤很难作出诊断,关节疼痛常常伴有关节液渗出,X线片上无法辨认瘤巢,应作放射性核素骨扫描,然后作CT断层检查来确定瘤巢的准确位置。在作出临床诊断之前,应除外下列疾病:

1.良性骨母细胞瘤　在临床和X线片上很相似,但良性骨母细胞瘤没有骨样骨瘤特有的夜间疼痛,且疼痛经服用阿司匹林后不能缓解,病程发展较快。X线片上瘤巢比骨样骨瘤大,均在2cm以上,巢内钙化少,密度较低,周围骨质硬化轻微,皮质常为薄壳状膨隆。

2.Brodie骨脓肿　发生在股骨或胫骨骨干部的Brodie骨脓肿,临床上表现为局部疼痛及压痛。X线片上可见皮质有圆形或卵圆形透亮区,偶可见小块死骨,周边有骨硬化包围壁。这些表现与骨样骨瘤难以区别,但病史中多有感染史,局部可有过红、肿、热、痛等炎症表现。

3.Garré硬化性骨髓炎　多发生在胫骨和股骨,X线片上呈现部分骨干皮质广泛增生硬化,很难与骨样骨瘤鉴别,但可借助CT断层扫描,没有瘤巢多为硬化性骨髓炎。另外,疼痛性质多为间歇性,夜间不加重,服用阿司匹林疼痛不能缓解。有时需靠活检才能作出诊断。

4.应力性骨折　发生于胫骨上端的应力性骨折,X线片上表现为骨膜反应、骨痂形成和不清晰的骨折线,偶尔可见局部骨吸收而形成的小空洞,与骨样骨瘤很类似。但常有外伤史,病程短,无夜间疼痛,X线上小空洞的周边没有硬化缘。

（四）治疗

骨样骨瘤尽管有自愈倾向,但因病程长达2～5年,痛苦大,而且文献上所报告的自行消退病例缺乏组织学证据,所以一旦确诊,即应早期手术。术前应仔细对瘤巢进行定位,切口中心一般与X线片上显示的局部骨增厚一致。为了准确定位,可采用钻孔以及术中X线定位证实。骨切口最深部位应对着瘤巢,切除原则应包括瘤巢及周边的硬化骨,防止术后复发。但对于股骨及胫骨的皮质瘤巢,Ponseti建议采取瘤巢和反应骨整块切除,可防止瘤巢漏切。但有时没有切除瘤巢,仅去除硬化骨,其疼痛症状可完全缓解或改善。

大多数病例,通过切除瘤巢和周围硬化骨后能获得治愈,但也有复发。Jaffe(1953)报告1例经整块瘤巢切除后13年出现复发。Golding(1954)、Freiberger(1959)、Ponseti(1974)、Sim(1975)分别报告过肿瘤经刮除后出现复发的病例。笔者1979年也曾遇到1例术后复发患者。女性,12岁,左大腿远端疼痛1年,尤以夜间明显,X线断层片显示左股骨远端干骺端髓腔中央有一个1.4cm×4cm大小的致密影,内侧皮质骨增厚,术前X线正位断层片未发现瘤巢(图7-12-6)。第一次手术按低毒性感染处理,行局部病灶刮除,病理报告为骨样骨瘤,半年后疼痛复发,复查X线片发现第一次手术时,髓腔内仍有少量硬化骨未去除,其原因可能与瘤巢切除不彻底有关。经再次手术,行局部广泛切除,连同皮质骨硬化区全部切除才达到治愈。

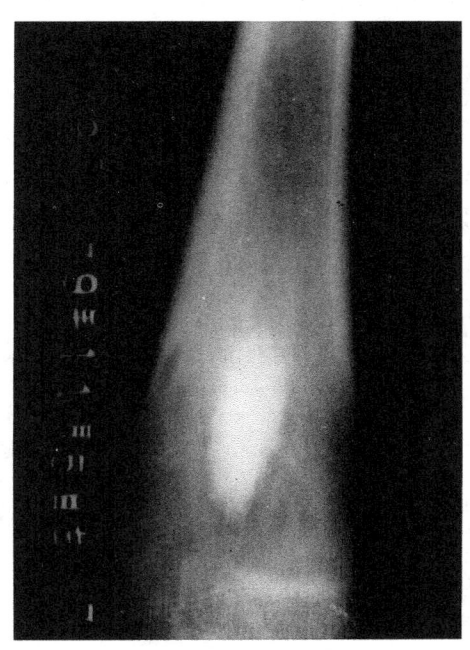

图7-12-6　X线示左股骨远端骨样骨瘤

位于股骨颈及脊柱等部位者,近几年来国外学者采用CT定位,经皮穿刺病灶切除术,甚至其标本术后立即行放射性核素骨扫描,证实瘤巢是否准确切除。这一方法能准确切除瘤巢,并能保持局部骨的强度,术后当天可下地活动。但对瘤巢在1cm以上者,有切除不彻底的可能。另外,局部骨膜反应骨较厚者,进针有一定困难。

本病行放疗或化疗均无效。

四、骨肉瘤及其亚型

骨肉瘤是原发性骨组织恶性肿瘤,其特点为恶性肿瘤细胞直接成为肿瘤类骨组织。开始认为,起源于成骨组织的恶性肿瘤均称为骨肉瘤,其中包括软骨肉瘤、骨纤维肉瘤等,随之逐步认识到软骨肉瘤、纤维肉瘤,从临床征象、X 线表现到病理组织变化等均不相同,预后也有很大差别。为此,将几种肉瘤名称区别开来,目的是防止混淆,有一定临床意义。

美国外科学会骨肉瘤登记处将骨肉瘤分为髓腔型、骨膜型、成骨型、溶骨型及毛细血管扩张型 5 种。发生于长骨皮质或骨膜内层的成骨性纤维组织的骨旁骨肉瘤和骨肉瘤,由于其生物特点和处理情况有所不同,临床病理学中将其称为骨肉瘤亚型。

骨肉瘤为起源于骨组织的恶性肿瘤,主要在发展过程中形成大量肿瘤性骨样组织及骨组织,这些骨样组织及骨组织一般从肉瘤性结缔组织直接衍变而来,但有时由于肿瘤生长迅速,肿瘤也可通过软骨而形成,因此变异性很大。

(一)病 因

骨肉瘤病因比较复杂,多方面的原因均能引起肿瘤的发生。根据临床观察及实验室检查结果,可能与以下因素有关:

1. 遗传因素　骨肉瘤可能在一个家族同胞兄弟、姐妹中发生,也可能在几代病史中有类似肿瘤的患者中发生,为此推测肿瘤的发生与遗传有关。

2. 骨骼生长发育变异　在儿童骨骼生长发育旺盛时期,也是骨肉瘤发病率较高阶段。说明骨骼生长发育期间,易造成骨质生长活跃、变异,为此诱发肿瘤的发生。

3. 良性骨病恶变　良性骨病中有畸形性骨炎、骨纤维异常增殖症、成骨不全、骨囊肿、骨软骨瘤等,而发展为成骨肉瘤(继发性骨肉瘤)也有所见。

4. 放射性物质的影响　接触放射线或放射性物质(^{89}Sr、^{32}P 等),或某些患者因其他疾病需要接受放射治疗,从而发生骨肉瘤。这种因放射线引起的骨肉瘤,称为放射性骨肉瘤。

5. 病毒感染及骨外伤等原因　这些因素引起骨肉瘤的发生,在机制上认识尚不统一。根据某些动物实验报告,骨肉瘤体内可以分离出病毒。用免疫荧光技术检验血清时,发现骨肉瘤抗原-抗体的发生率,患者及经常与患者接触者都较高。虽然有些患者在肿瘤发病前有过外伤病史,但经分析认为,损伤只是造成局部抵抗力降低,使肿瘤由静止状态转为活跃,并非是直接发生肿瘤的原因。

(二)病 理

1. 大体变化　由于肿瘤病变的程度不同,在成骨显著处骨质坚硬,而在成骨比较少处,质地脆软似肉芽组织,并夹杂有沙粒样骨质,瘤体内富有血管和血窦,坏死液化区可形成囊性变。肿瘤多位于长骨干骺端,在骨骺闭合后的肿瘤,往往可直接侵入关节及邻近骨组织。肿瘤横向发展,可穿破皮质抵达骨膜下,侵入软组织,形成软组织肿块。由于骨膜大量的微血管垂直于骨干,并形成新生骨,似针状排列。软组织肿块外观有完整性包膜,但由于肿瘤恶性程度高,生长快,肿块包膜往往遭破坏。

2.镜下所见　由于直接形成骨样组织,因此可见有大量的成骨细胞,并在其周围出现胶原性基质。在成骨型骨肉瘤中,多见肿瘤骨,其排列紊乱,而溶骨型肿瘤骨比较稀少。在肿瘤生长迅速时,可能发现软骨细胞,为此容易与软骨肉瘤混淆,但骨肉瘤的恶性基质中就存在有瘤性间叶细胞、前成软骨细胞、骨细胞和软骨细胞,因此在观察中要全面仔细地加以区分。骨肉瘤另外一个诊断依据即肉瘤性的结缔组织以及它直接转变的骨样组织和骨小梁,为此病理变化将有以下3个方面的特点:

(1)肉瘤性的结缔组织　主要由梭形瘤细胞或多形性瘤细胞组成,细胞体形较大,有时形成单核或多核的瘤巨细胞,细胞核不仅肥硕,而且染色质深染,核有明显的分裂象。

(2)肿瘤性骨样组织及骨小梁　在肉瘤性结缔组织内,可见到直接形成骨样组织或骨小梁的衍变过程。一般先有胶原性基质出现,而后出现骨样组织的基质,最后钙化形成骨组织。肿瘤性骨小梁必须与反应性骨组织相区别。肿瘤性骨小梁是基质环绕恶性的瘤细胞,其形态与肉瘤性结缔组织内能见到的相同,这一点在诊断上是非常重要的。

(3)肿瘤性的软骨　由于生长快,可出现多少不等的软骨,尤其在软骨形成特别多而成骨较少的情况下,容易误诊为软骨肉瘤。但必须强调,骨肉瘤具有直接自肉瘤性结缔组织产生肿瘤性骨样组织或骨小梁的特征,而软骨肉瘤并不存在。

骨肉瘤常会出现转移子瘤,尸体解剖时,往往可以发现在肺部、脊柱、颅骨、髂骨处,有大小不一、呈灰黄色结节的转移子瘤。

(三)临床表现

发病年龄多在10~25岁,男性多于女性。患者较突出的症状是疼痛,开始可为隐痛,以后逐渐转为持续性剧痛,如有病理性骨折,疼痛更加明显而就医。肿瘤开始体积不大,中等硬度,较固定,有压痛,随着肿瘤增大,皮肤温度增高,皮肤表面有静脉曲张现象,如发生病理性骨折,肢体活动受限。全身状况早期除局部疼痛外无特殊表现,晚期常伴有发热、贫血、消瘦。由于肿瘤发展迅速,很快通过血液循环至肺部转移,预后较差,均在短时期内死亡。

(四)实验室检查与影像学检查

1.实验室检查　血清碱性磷酸酶(ALP)增高,说明肿瘤发展活跃。血钙、磷变化不明显,患者常有贫血,白细胞升高。

2.X线检查　骨肉瘤的基本X线表现为一成骨性及溶骨性相结合的征象,根据肿瘤钙化、骨化及溶骨的现状,常在长骨的干骺端开始,形成一个边缘不规则的透明样缺损阴影,肿瘤穿破皮质、骨膜,且在紧靠骨皮质处出现较大的软组织肿瘤阴影,穿破骨皮质位于骨膜下显示新生骨增生,形成三角区即Codman三角。沿着骨膜通向骨皮质形成新生骨的骨小梁,且与骨干垂直排列,在X线片上显示日光放射样阴影,此X线特点也常与其他骨病表现相似。因骨肉瘤是一恶性肿瘤,一般均采取彻底的治疗方法,为此一旦诊断错误,其后果不堪设想,因此当X线诊断为骨肉瘤时,必须与病理活检,临床体征密切结合,仔细分析作出决定性诊断。

3.CT、MRI检查　可进一步了解肿瘤的部位、破坏区域以及肿瘤实质性的变化。

4.ECT检查　通过扫描了解骨肉瘤的范围及可能转移的病灶。

5.动脉造影术　造影可以发现肿瘤组织中血管分布的情况及血管分支受肿瘤压迫弯曲的状况。骨肉瘤造影剂出现较早,注射后约6~10秒钟即可显示。也可见肿瘤附近的动脉骤然中断,说明血管已有栓塞。

(五)鉴别诊断

骨肉瘤应与以下几种常见肉瘤加以鉴别：

1. **皮质旁肉瘤** 这种肉瘤发生于骨膜结缔组织，由于发生在骨皮质旁，X线片表现为骨皮质边缘有一增深的软组织阴影，呈条纹状，后期也会包围整个骨骼，破坏骨髓腔。单纯X线检查难与骨肉瘤区别，其预后较骨肉瘤为佳。

2. **骨纤维肉瘤** 与溶骨型骨肉瘤易混淆。但骨纤维肉瘤主要为结缔组织肿瘤，瘤细胞较大，呈梭形，无骨样组织及骨组织形成。

3. **软骨肉瘤** 骨肉瘤常与中央型软骨肉瘤相混淆。但肿瘤组织结构、临床表现及X线片显示均有不同。软骨肉瘤发病年龄多在25～50岁之间，病理结构不论原发或继发均由软骨组织所组成，X线表现具有内生软骨瘤的基本特点，即皮质变薄，很少有穿破皮质现象。

4. **骨纤维异常增殖症** 单发者X线片易与骨肉瘤相混淆，但病理变化与骨肉瘤显然不同。

(六)治疗

骨肉瘤的治疗是较为复杂的问题，因其恶性度高，转移快，5年生存率仅5%～20%，过去多年来对骨肉瘤的治疗并不乐观。近十年来，对骨肿瘤特别是恶性骨肿瘤的诊断和治疗，在原来的基础上有很大的进展，尤其对病理及其分类的新认识。同时在病理、X线与临床体征的紧密结合、手术方法改进与突破，以及辅助方法（包括化疗、放疗、免疫等）及多学科的综合运用方面有很大进步，使恶性骨肿瘤在治疗以及生存率方面有较大改观。总体认为：①对骨肉瘤的分型和类别有较清楚的认识，因此对其恶性预后有充分了解。②提高早期诊断手段，如CT、骨扫描、血管造影、MRI、活体组织检查、肺部检查等，从而早期发现，早期治疗。③辅助化疗的使用，对术前、术中、术后均起到积极的作用。④放射治疗，特别是超高压照射、快速中子照射、放射性核素内照等，也相对起到制止肿瘤扩散的作用。⑤使用外科分期，使手术恰如其分，取得最好效果。⑥手术治疗仍占首要地位。不仅考虑到肿瘤的彻底切除，还要考虑肢体功能，在两者同时都要考虑下，当然以截肢向肢体挽救转化。不过在挽救肢体以前，应慎重考虑其恶性程度、化疗的配合，不能用肢体挽救手术来代替截肢，截肢与关节解脱仍处于恶性肿瘤治疗的重要位置。⑦对肺转移不采取姑息态度，而是采用开胸术切除转移病灶。为此，在各种学科的配合下，必然能提高恶性肿瘤治疗效果及生存率。

骨肿瘤具体治疗方法见总论章节。

五、尤文肉瘤

尤文肉瘤1921年首先由Ewing报道，是一种特异的原发性恶性肿瘤。由于当时肿瘤的形成有血管的组织衍变，故称为"弥漫性内皮细胞瘤"或"内皮性骨髓瘤"，随着对其的观察和研究，从组织学、临床特征以及X线现象说明与Ewing的论点有所异议。如Oberling认为肿瘤细胞起源于不成熟的骨髓网状细胞，故称为骨髓网状细胞肉瘤。后有Lichtenstein指出，肿瘤起源于间充质性结缔组织，为未分化的网状细胞肉瘤，此观点目前为一般学者所接受。为防止与来自网状结缔组织的其他肿瘤混淆，故仍称为尤文肉瘤。

尤文肉瘤多见于年轻患者，以10～20岁最为多见，而10岁以下及30岁以上发病率逐渐降低。其发生于下肢长管状骨及骨盆较多见，根据Jaffe统计，髂骨发病率占总数的50%，长管状骨以股骨、胫骨、肱骨最为多见，其他躯干骨如肋骨、肩胛骨、锁骨和脊椎骨也可能发生。男性较女性发生率高，约2∶1。尤文肉瘤并不多见,比骨肉瘤、软骨肉瘤要少得多,约占所有恶性骨肉瘤的7%。上海瑞金医院统计资料15年间仅有7例患者。

(一)病理

肿瘤大体呈结节状融合性的肉瘤,肿瘤组织质软,呈灰白色,具有光泽。若肿瘤组织发生坏死或出血,则呈黄色或暗红色。变性严重时,可形成囊腔,腔内液化呈坏死状态,肿瘤边缘可发突破皮质侵入软组织中。

1. 镜下所见　尤文肉瘤的典型瘤细胞是细胞边缘模糊,胞浆较少,疏松呈空泡状,细胞核大小一致,比淋巴细胞核约大2倍,核染色质微细如粉末,有1～2个以上的核仁,核仁之间似乎被一些疏松或空泡状的细胞浆所分隔。瘤细胞内有时也可见到典型或不典型的有丝分裂。瘤细胞一般为小圆细胞,在高度恶性病例,瘤细胞和细胞核体积较大而形状不规则,介于尤文肉瘤与网织细胞肉瘤之间。在肿瘤细胞区域内,血管并不太丰富,胶原性间质较少,在成片或成索条状的瘤细胞团之间,可有较宽阔的纤维间隔。网织纤维不仅显示出细胞群,而且也插入个别的瘤细胞之间,但这种情况并不多见。有些学者认为网织纤维染色在诊断上很有帮助。

2. 组织化学检查　过碘酸雪夫反应(PAS)可显示瘤细胞浆内有大量糖原,这点与网织细胞肉瘤、神经母细胞瘤有明显区别,因为后者无糖原。

如瘤细胞团中央发生坏死,则可形成假菊花团的细胞排列,如此情况容易与神经母细胞瘤混淆,仔细观察,假菊花团中央无神经纤维束,瘤细胞核无空泡样。

(二)临床表现

局部疼痛或放射痛是经常存在的症状,虽有些病例在损伤后发生,或有时在损伤前就有局部疼痛,而损伤后疼痛加剧且更为持久,因此很难确定损伤是否与尤文肉瘤有密切关系。肿瘤的部位不同,疼痛也将扩大和蔓延。髂骨上的尤文肉瘤,有时会影响髋关节活动,更会造成关节僵硬、肿胀、渗液,步态跛行。若发生于腰椎,可能产生下肢放射痛。髂骨部位肿瘤可向内侵袭至盆腔,位置低者在直肠指检时可摸到肿块,位置高可在下腹部摸及肿块,向外伸展可在腹股沟或臀部摸到肿块。若位于锁骨或肋骨更能较早摸及肿瘤,且可并发胸腔积液。尤文肉瘤很容易穿破骨皮质,侵袭到周围软组织形成肿块,肿块表面出现静脉怒张、压痛。体温升高达38～39℃左右,也可以出现贫血,红细胞沉降率加快。有时肿瘤增长不显著,但预后极差,往往数月就可死亡,说明肿瘤早期发生广泛转移,影响全身骨骼及内脏,是造成死亡的重要原因。

(三)X线检查

尤文肉瘤X线片并无明显特征,与一般恶性肿瘤有很多相似之处。早期主要表现为骨质破坏和溶骨现象,骨髓腔扩大,骨皮质呈虫蚀现象,肿瘤穿破皮质向软组织侵入,形成软组织肿瘤阴影,骨膜下有明显的新生骨增生,表现为典型的Codman三角及日光放射样阴影,此情况在骨肉瘤、神经母细胞瘤都非常相似。另外,个别单独溶骨型的X线特征与孤立性嗜酸性肉芽肿、慢性骨髓炎等难以鉴别。总之,X线表现常要配合临床体征、病理活检共同分析加以诊断。

(四)鉴别诊断

尤文肉瘤虽然发病率低于其他恶性肿瘤,而该肿瘤有很多方面与其他恶性肿瘤相似,因而诊断比较困难。根据目前临床诊断要求,应该是临床、病理、X线三者密切结合加以诊断与鉴别。

1. 嗜酸性肉芽肿　本病亦常有局部疼痛、压痛,X线片有溶骨性病灶、缺损。如发生病理性骨折更可能透破骨皮质,形成葱皮样的新骨增生,为此往往与尤文肉瘤相混淆。但区别之处是发病部位偏向扁平骨,多见于如颅骨、肋骨、脊椎骨,而长骨也有发生,相对要少一些。病理活检,组织细胞胞浆丰富,有时呈泡沫状,而细胞核呈空泡样,细胞有的成熟,有的幼稚呈圆形或肾形。根据典型细胞特点,鉴别并不困难。

2. 慢性骨髓炎　慢性骨髓炎的 X 线表现与尤文肉瘤比较相似,早期骨髓腔内显示不规则点状溶骨性缺损,骨皮质似虫蚀,骨膜下有葱皮样反应,临床表现往往有发热、白细胞增高等,造成诊断上的混乱。但仔细观察,尤文肉瘤在 X 线片上常有软组织肿瘤阴影,而骨髓炎则缺如,必要时需作组织活检及细菌培养加以鉴别。

3. 骨肉瘤　尤文肉瘤在 X 线征象中也具有肉瘤特征,但骨质破坏呈溶骨性破坏,无骨膜反应。病理检查显示肿瘤细胞并不围绕血管,核呈多形性,用嗜银染色可见大量网状纤维,组织化学显示无糖原。

4. 神经母细胞瘤　病理活检中,也会成假菊花团样的圆形排列,易与尤文肉瘤混淆。但观察发现,假菊花团中央部分有神经纤维束,细胞核呈空泡样,因此与尤文肉瘤细胞核大小一致呈圆形或椭圆形有所区别。神经母细胞瘤患儿发病年龄较小,常在 4~5 岁以下。

(五)治疗

尤文肉瘤治疗,临床大体上分 3 种:①放疗加截肢。②单用放疗。③放疗加截肢加化疗。

尤文肉瘤对放射线相当敏感,一般经放射治疗后局部可获得显著的暂时性改善,照射剂量 200~300R/d,总剂量为 4000~5000R。照射范围应较 X 线表现区域广泛,包括整个患肢。

对肿瘤早期尚未转移者可采用化疗,氮芥 0.4mg/kg,2~3 周后再进行放疗,放疗总剂量 3500R,再根据情况施行截肢。尤文肉瘤属于多源性肿瘤,早期都有转移,不论采取何种方法均难免早期死亡。根据 Coley 报告,5 年生存率仅在 4% 左右。近十年来对恶性骨肿瘤的认识从原有基础上有所提高和进展。病理的新认识,X 线的紧密配合,手术方法的改进、突破,化疗、放疗、免疫等多种联合治疗方法的使用,从而提高了存活率、肢体保留率,这是一个大改观,也是治疗恶性肿瘤的一种积极乐观的导向。

参 考 文 献

[1] 贾和庚. 婴儿骨皮质增生症(附 66 例报告). 中华骨科杂志,1995,15(2):74

[2] 冯传汉等. 肩关节外科学. 第一版. 天津:天津科学技术出版社,1996.350~394

[3] 许龙顺等. 早期肌力平衡手术治疗先天性马蹄内翻足的临床及相关实验研究. 中华骨科杂志,1995,15(11):732

[4] 黄耀添等. 早期肌力平衡手术治疗先天性马蹄内翻足的远期疗效. 中华小儿外科杂志,1996,17(2):66

[5] 刘兴炎等. 小儿肱骨远端骨折严重并发症——骨筋膜室综合征. 中华小儿外科杂志,1995,16(1):30

[6] 史颖奇等. 肘内翻畸形的手术治疗. 中华骨科杂志,1997,17(2):143

[7] 俞辉国,张建华. 肱骨髁上骨折所致 Volkmann 缺血性挛缩的早期处理. 中华小儿外科杂志,1996,17(2):77

[8] 曾裴等. 儿童间隔综合征的早期诊断与治疗. 中华小儿外科杂志,1996,17(2):80

[9] Johnston, CE 2nd, et al. Cervical kyphosis in patients who have Larsen syndrome. J Bone Joint Surg(Am),1996,78(4):538

[10] Vujic, M, et al. Localization of a gene for autosomal dominant Larsen syndrome to chromosome region 3p21.1-14.1 in the proximity of, but distinct from, the COL7A1 locus. Am J Hum Genet,1995,57(5):1104

[11] Borges JL, Guille JT, Bowen JR. Köhler's bone disease of the tarsal navicular. Journal of Pediatric Orthopedics,1995,

15(5):596~598

[12]Peck DM. Apophyseal injuries in the young athlete. American Family Physician,1995,51(8):1891~1898

[13]Birdi N,et al. Poststreptococcal reactive arthritis mimicking acute septic arthritis:A hospital-based study. J Pediatr Orthop,1995,15(5):661

[14]Allington NJ,Bowen JR. Adolescent idiopathic scoliosis:treatment with the Wilmington brace. A comparison of full-time and part-time use. J Bone Joint Surg(Am),1996,78-7:1056

[15]Copley LA,Richards BS,Safavi FZ,et al. Hemodilution as a method to reduce transfusion requirements in adolescent spine fusion surgery. Spine,1999,24:219

[16]Gonzalez Barrios I,Fuentes Caparros S,Avila Jurado MM. Anterior thoracoscopic epiphysiodesis in the treatment of a crankshaft phenomenon. Eur Spine J,1995,4:343

[17]Hoppenfeld S,Gross A,Andrews C,et al. The ankle clonus test for assessment of the integrity of the spinal cord during operations for scoliosis. J Bone Joint Surg(Am),1997,79(2):208

[18]Lapinksy AS,Richards BS. Preventing the crankshaft phenomenon by combining anterior fusion with posterior instrumentation:does it work? Spine,1995,20:1392

[19]Miller NH,Mims B,Child A,et al. Genetic analysis of structural elastic fiber and collagen genes in familial adolescent idiopathic scolosis. J Orthop Res,1996,14:994

[20]Olafsson Y,Saraste H,Soderlund V,et al. Boston brace in the treatment of idiopathic scoliosis. J Pediatr Orthop,1995,15:524

[21]Rowe DE,Bernstein SM,Riddick MF,et al. A meta-analysis of the efficacy of non-operative treatments for idiopathic scoliosis. J Bone Joint Surg,1997,79(5):664

[22] Herring JA. Tachdjian's Pediatric Orthopaedicr 3rd Ed. W. B. Saunder CO. A Hareourt Health Sciences CO. Philadelphia. London,New York. St. Louis,Sydney Toronto. 2002,213~321

[23]Zhao L,et al. Four-dimensional correction of severe clubfoot deformity with a particular reference to the tension-stress principle. IMJ,1996,3(2):125

[24]Cheng JC,et al. Closed reduction and percutaneous pinning for type Ⅲ displaced supracondylar fractures of the humerus in children. J Orthop Trauma,1995,9(6):511

[25]De Boeck H,et al. Supracondylar elbow fractures with impaction of the medial condyle in children. J Pediatr Orthop,1995,15(4):444

[26]Modrzewski K. Late ulnar nerve paresis in adults after neglected treatment of fracture of the capitulum with part of the trochlea in children. Chir Narzadow Ruchu Orthop Pol,1995,60(1):9

[27]Sharma JC,et al. Lateral condylar fractures of the humerus in children:fixation with partially threaded 4.0 mm AO cancellous screws. J Trama,1995,39(6):1129

[28]Kazuhiko T. A practical classification system for multiple cartilaginous exostosis in children. J Pediatr Orthop,1995,15:585

[29]Sheth DS,et al. Chondrosarcoma of the pelvis,prognostic factors for 67 patients treated with definitive surgery. Cancer,1996,78(4):745

[30]Roger B,et al. Osteoid osteoma:CT-guided percutaneous excision confirmed with immediate follow-up scintigraphy in 16 outpatients. Radiology,1996,201(1):239

[31]Muscolo Dl,et al. Osteoid osteoma of the hip. Percutaneous resection guided by computer tomography. Clin Orthop,1995,310:170

第八章 神经系统

第一节 颅脑损伤

一、儿童颅脑损伤

小儿颅脑损伤除具有成人颅脑损伤后的一般规律外，还有许多特点，这是由小儿解剖生理特点所决定的，婴幼儿和学龄前儿童更为明显。其特点为：①损伤原因和损伤程度常不成比例，因此儿童外伤无论原因轻重都需要严密观察。②小儿脑皮质抑制能力差，脑组织对创伤反应较成人剧烈，外伤后呕吐、抽搐、发热、嗜睡等症状明显。③小儿神经系统稳定性差，自主神经功能紊乱比较多，外伤后生命体征改变大，变化快。④小儿处在生长发育阶段，脑组织功能代偿力强，神经功能损害恢复较快，后遗症相对少，预后比成人好。

（一）头皮损伤

小儿头皮层与层之间较松，血管丰富，钝性损伤易造成广泛头皮血肿，裂伤或撕脱伤出血不止，易造成休克。

1. 头皮血肿　多由钝性外力直接损伤造成。按血肿不同部位可分3种：①皮下血肿：位于皮下组织层，范围局限、较小，触诊较硬，波动不明显，血肿中心有时软。②帽状腱膜下血肿：位于帽状腱膜下与骨膜之间，范围广泛，可至全头部，触诊软，有明显波动。③骨膜下血肿：位于骨膜下与颅骨外板之间，局限于颅骨缝之间，触诊硬，张力大，偶有波动感。上述3类血肿可单独发生，也可同时存在。触诊头皮血肿时，血肿中间往往有凹陷感，易误诊为颅骨凹陷骨折，需经X线摄片或头颅CT骨窗像鉴别。

治疗：较小的头皮下血肿无需特殊处理，早期局部可冷敷，压迫包扎。过大的头皮血肿较长时间不吸收者，可在严密消毒下穿刺抽吸并加压包扎。包扎不当时，可使头皮血肿蔓延，周围组织肿胀加重。对巨大帽状腱膜下血肿穿刺压迫无效时可用石膏帽压迫，血肿已有感染应早期切开引流，以免导致骨髓炎及颅内感染。

2. 头皮裂伤　多为锐器直接伤及头皮所致，因致伤物的性质、方式、外力的大小不同，头皮组织断裂的长短、深浅程度也不一，严重者可有头皮缺损。

治疗：①头皮裂伤后出血多不易自行停止，小伤口也可造成出血过多，特别要注意休克的发生，要及时妥善止血。②头皮裂伤争取在24小时内清创缝合，因头皮血供丰富，抗感染力强，个别病例一期伤口缝合可长达72小时。③备皮要充分，伤口清创要彻底，皮缘要修剪整齐，要缝合帽状腱膜以利于愈合。对头皮缺损者可酌情行皮下松解或皮瓣转移成形术。

3. 头皮撕脱伤　多因长发卷入快速旋转的机器中，使头皮自帽状腱膜下层与颅骨外衣分离。少数整个头皮甚至连额肌、颞肌或骨膜一并撕脱。伤后失血多，易发生休克，应及时处理。

治疗：对撕脱的头皮，条件好者，行清创后缝合，必要时行血管吻合后缝合。对头皮条件不好者，可行转移皮瓣或植皮治疗。同时要大力抗感染，加强护理。注意观察皮瓣或皮片有无坏死感染。

（二）颅骨骨折

儿童特别是学龄前儿童，颅板较薄，硬度小，弹性大，颅缝未闭，缝间为纤维组织，对外伤缓冲力较强，硬脑膜与颅骨粘连较成人紧密，血管沟较浅。伤后易变形而不易骨折，若发生骨折常较成人广泛，或骨折不全，形成凹陷骨折。小儿颅骨骨折在颅脑损伤中比较常见，其总发生率较成人低，但颅盖骨骨折较成人发生率高，而颅底骨折较成人低。

1. 线形骨折　占儿童颅骨骨折的一半，多因摔伤头部撞击到钝物上所致。骨折线可单发也可多发。多发线形骨折密集时也称粉碎骨折。小儿因颅缝为纤维性愈合，受外力作用时纤维组织撕裂，造成骨缝哆开，也属线形骨折。

骨折线部位与受力部位多一致，局部头皮常伴有头皮血肿。其诊断需靠 X 线片或 CT 骨窗像来确诊。

治疗：颅骨线形骨折不需要处理。一般 3~4 个月可自行愈合。但对骨折线宽或骨折线通过脑膜血管沟及静脉窦时要警惕发生硬膜外血肿的可能。骨折线通过鼻旁窦时，应给予抗感染药物治疗，预防感染。

2. 凹陷骨折　占儿童颅骨骨折的 1/3 左右。多因垂直外力作用到头上或因小儿摔倒，头部撞到带棱角的物体上时发生。凹陷的颅骨可呈圆形、锥形或不整形，骨折线呈环状或粉碎状，可有碎骨片脱落陷入或刺破硬脑膜嵌入脑内。婴幼儿因颅骨软，弹性大，多表现为乒乓球样凹陷，因而看不到明显骨折线。6 岁以前小儿颅骨为一层，故凹陷时为全层骨折。

较小非功能区的凹陷骨折，临床上没有症状。较大、较深的凹陷骨折或因碎骨片刺破硬脑膜嵌入脑内特别是位于功能区时，局部脑组织受压造成局部脑挫裂伤或出血，临床上可出现损害部位的神经系统体征及局限性癫痫。矢状窦或横窦上的凹陷骨折，可因静脉窦损伤导致大出血，或静脉窦受压影响静脉回流引起颅压增高。凹陷骨折易于诊断，触诊时，可摸到骨板下陷。拍颅骨切线位片或 CT 骨窗像，既可确诊又可明确骨折范围及深度。

治疗：凹陷骨折深度＞0.5cm、直径＞2.5cm 者均需手术复位。但对新生儿和婴儿非锥形不伴有脑压迫的凹陷骨折，一般不需处理。较深、凹陷成角状以及位于功能区部位或碎骨片嵌入脑内的凹陷骨折，必须手术处理。手术复位时尽量保留颅骨，对粉碎凹陷骨折可用生物胶或粗丝线将粉碎骨固定在一起，然后行成形手术，不要轻易咬除。对静脉窦上的凹陷骨折手术，应持慎重态度，临床上若无症状及体征时最好在伤后数日做好充分的术前准备后再手术，以免造成大出血。

3. 生长性骨折　是婴幼儿颅盖骨骨折后出现的一种少见的特殊改变，少数也可见于学龄前儿童。其特征是随着婴幼儿的生长发育，骨折线也逐渐增宽扩大，局部可见脑搏动或突出。生长性骨折好发于颅盖及大脑凸面，常损及功能部位而发生偏瘫、癫痫、发育迟缓及智能低下等并发症。

（1）病因病理　暴力直接作用在颅盖部及大脑凸面，造成比较严重的骨折，骨折线较宽并与骨膜及硬脑膜分离，使骨折后局部呈缺血性改变，同时伴有硬脑膜、蛛网膜、软脑膜破裂。脑脊液及脑组织在颅内压力作用下，通过已破裂的硬脑膜进入骨折处，骨折裂隙长期受到脑搏动的冲击逐渐扩大，有的脑脊液自裂隙突出形成囊肿，局部脑组织因挫伤坏死软化久之脑内也可形成囊肿，局部脑室扩大或形成脑室憩室。另外在婴幼儿时期，脑生长发育迅速，在脑组织生长发育的压力下，使膨出的脑组织及囊肿更加突出，致使骨折裂隙进一步增大，形成颅骨缺损。

（2）临床表现　主要表现头外伤后原骨折线局部出现颅骨缺损或搏动性包块，且缓慢增大。体征取决于损害部位及脑功能缺失情况，可伴有偏瘫、失语、癫痫等症状。生长性骨折顶部多见，颞部次之，额部和枕部较少。

（3）诊断　凡婴幼儿颅盖部骨折后，随生长发育骨折线裂隙增宽或局部出现囊性包块要高度怀疑本病。检查时局部可见有搏动，小儿啼哭时肿块增大。较大的包块透光试验可呈阳性，骨缺损处可触及缺损骨边缘外翻。X线摄片显示原骨折裂隙明显增宽。CT扫描骨窗像显示骨折线处骨缺损。病变局部可有脑软化、萎缩、脑室扩大，骨缺损处可见有囊肿。

（4）治疗　对婴幼儿严重的颅骨线状骨折要较长时间观察，直至骨折愈合为止。如发现骨折线进行性增宽又伴有局部囊肿出现，应及早手术修补硬脑膜，对硬脑膜缺损无法修补者可采用筋膜或人造脑膜修补。对颅骨缺损面积大者，较大儿童可一期行颅骨成形术，而婴幼儿不宜在此期内进行修补。

4. 颅底骨折　多见于暴力直接作用在颅底部（火器伤、利器刺入等）、头颅挤压伤或颅盖骨折的延续，少数也可在坠落时双足或臀部着地或垂直暴力作用到头顶时发生。主要为线形骨折，骨折线有横形、纵形及环形3种。因常使蛛网膜下隙与鼻旁窦相通，故亦称内开放性颅骨骨折。骨折按解剖部位颅前窝骨折、颅中窝骨折和颅后窝骨折，其临床特点主要为相应部位软组织出血、肿胀，脑神经损伤，脑脊液漏及脑损伤，少数可有脑组织外溢及颅内积气。

（1）颅前窝骨折　骨折多累及额骨眶部和筛骨。临床表现为眼睑青紫肿胀，球结膜下淤血，称为眼镜征或熊猫眼。常伴有嗅神经损伤，少数视神经在视神经管处损伤，并出现脑脊液鼻漏，常合并额叶底部损伤。

（2）颅中窝骨折　骨折累及蝶骨和颞骨岩部。表现为颞肌肿胀、出血、压痛，常发生面神经及听神经损伤，极少数也可累及视神经、动眼神经、滑车神经、三叉神经和展神经。可出现脑脊液耳漏，少数脑脊液沿耳咽管流入鼻腔形成脑脊液鼻漏。常伴有颞叶底部损伤。

（3）颅后窝骨折　骨折累及枕骨基底部和岩骨。表现为乳突及枕下部皮肤及胸锁乳突肌处皮下淤血、颈项强直，可出现舌咽神经、迷走神经、副神经及舌下神经损伤。脑脊液外漏到胸锁乳突肌及乳突后皮下，该处表现有淤血、肿胀、压痛，可伴有延髓损伤。颅后窝骨折多因伤情过重死亡。虽然6岁以前小儿鼻旁窦尚未发育，颅底骨折并发脑脊液漏十分少见，但因小儿耳咽管短，颅底骨折时仍需注意预防感染。此外，在颅底骨折时，偶可见因骨折伤及颈内动脉或海绵窦引起大量鼻出血而致死，或发生海绵窦动静脉瘘。

颅底骨折的诊断主要依据临床症状及体征，少数患者仍需靠X线不同位置摄片或CT扫描作出诊断，在诊断时需与眼、耳及鼻部位的直接损伤相鉴别。

治疗：颅底骨折本身无需特殊处理，但对患者要注意观察，处理应着重于脑、血管、脑神经损伤及预防和控制颅内感染。对脑脊液漏长时间不愈者，应尽早行硬脑膜修补术。

（三）脑损伤

头颅在直接暴力或间接暴力作用下都可引起脑损伤。儿童脑损伤和成人相同，临床上分闭合性颅脑损伤与开放性颅脑损伤两类。按脑损伤的轻重可分为脑震荡、脑挫裂伤和脑干损伤。其临床特点如下：

1. 脑震荡　脑震荡为闭合性颅脑损伤中最轻的一种。主要表现为中枢神经一过性功能紊乱，常缺乏器质性损害的证据。儿童脑震荡后原发意识障碍较轻，甚至无意识障碍而仅表现为暂时精神恍惚，特别是1岁以下小儿更为明显。以后可有哭闹不安，面色苍白，出冷汗，肢体湿冷，脉搏徐缓，呕吐频繁，进而转入嗜睡或昏睡不易唤醒,持续数小时后清醒,醒后精神委靡及呕吐仍可持续2～3日,此种表现称"儿童脑震荡综合征"。学龄期儿童年龄越大脑震荡的临床表现越接近成人,伤后有逆行健忘、头痛头昏、情感易激动、反应淡漠、注意力不集中、思考能力差等症状。在小儿嗜睡或昏睡期间易误为意识恶化与颅内血肿混淆。检查时可见囟门张力不高、颈软、肌张力偏低,有的腱反射减退。腰椎穿刺,脑脊液压力及成分均正常。头颅CT扫描无异常。

治疗:应卧床休息1周,对症治疗。对呕吐频繁的小儿需注意发生酸中毒。

2.脑挫裂伤　是脑组织的器质性损伤。儿童多见于暴力直接作用下的脑组织局部挫伤,而对冲击性脑损伤的发生率较成人低。其临床表现与脑震荡相似,但程度较严重。伤后意识障碍明显,持续时间较长。儿童脑挫裂伤呕吐频繁、抽搐、肢体偏瘫、前囟张力偏高、病理反射阳性发生率高,由于脑脊液含血,可有不同程度地发热、颈抵抗、脑膜刺激征存在,伤后面色苍白、脉数、血压低等自主神经功能紊乱症状较成人多见,但颅压增高引起的生命体征变化却不如成人典型。脑挫裂伤的儿童脑水肿程度亦较成人严重,水肿消退较成人快,脑组织损伤恢复快,后遗症也少。由于脑挫裂伤后出现偏瘫、病理征,甚至因脑水肿发生脑疝,极易与颅内血肿相混淆。腰椎穿刺,脑脊液呈血性,压力往往偏高。头颅CT扫描可以确定脑挫裂伤的部位、程度及范围,表现为脑组织局灶性低密度区内有斑片状高密度区,蛛网膜下隙可见有高密度影像,也可显示较广泛的低密度区,脑室受压,脑中线移位。

治疗:需卧床休息2～3周,应用止血、高渗脱水、激素及改善脑组织代谢等药物。对有抽搐发生者应给予抗癫痫药物治疗,同时给予吸氧、人工冬眠治疗。要警惕继发颅内血肿或严重脑水肿所致脑疝的发生。对广泛严重脑挫裂伤,当药物治疗无效时,脑水肿严重者可行开颅手术,清除水肿、液化、糜烂、坏死无生机的脑组织,行减压术有利于患者的恢复。

3.脑干损伤　指中脑、脑桥及延髓损伤。分原发性脑干损伤和继发性脑干损伤。原发性脑干损伤指脑干直接损伤;继发性脑干损伤是指由于颅内血肿、脑水肿造成颅内压增高,而发生小脑幕孔疝或枕骨大孔疝压迫脑干所致。脑干损伤多伴有其他部位脑挫裂伤,亦可单独出现。脑干是生命中枢所在地,内含有重要的脑神经核团、网状结构及承上启下的神经传导束等,这些结构可影响意识、内脏活动,当脑干有轻度损伤时,即可出现严重症状。脑干损伤后意识障碍严重,昏迷时间长,瞳孔缩小或多变,眼球分离或同向凝视,去大脑强直发作,高热,双下肢病理反射阳性,生命体征变化明显,呼吸频率呈不规律,脉快弱,血压低等。损伤轻者数日或数周逐渐清醒,严重者长期昏迷或呈植物性生存状态。儿童脑干损伤恢复比成人快,后遗症轻,预后比成人好。

脑干损伤后的诊断主要依据典型临床症状。区别原发性脑干损伤或继发性病变,对决定治疗方针和预后有很重要的意义。对不易鉴别的患者通过CT或MRI检查可除外继发性病变。

治疗:原发性脑干损伤的治疗,首先要保持患者的呼吸道通畅,保证充足的氧气供给,必要时及早行气管切开。控制脑水肿、高热及去大脑强直,可采用亚低温疗法,应用激素及改善脑细胞代谢及促醒药物,并可应用钙通道阻滞剂及镁剂,同时应用抗生素预防并发症。恢复期要给予鼻饲,增加营养,增强机体抵抗力,加强护理,继续防治各种并发症(肺炎、泌尿系统感染、褥疮及关节僵直等),配合高压氧治疗。在治疗过程中,需特别注意水及电解质平衡,及时纠正脱水、酸中毒。对因颅内血肿、脑水肿引起的继发性脑干损伤,要及早开颅清除血肿减压,控制脑水肿,解除脑干压迫。

4.开放性颅脑损伤　在外界暴力(锐器、钝器、火器伤等)作用下造成头皮、颅骨、脑膜损伤并深达脑组织,使脑组织与外界相通,称开放性颅脑损伤。颅脑火器伤也属于开放性颅脑损伤范畴。开放性颅脑损伤在症状和体征上均与闭合性颅脑损伤相似,但在临床上仍有其特点:①开放性颅脑损伤由于伤口开放,颅内常有异物(如毛发、碎骨片、泥土、金属异物等)故易引起颅内感染,处理不当易并发脑脓肿。②由于开放伤损及头皮、颅骨、脑膜和脑,创伤部位出血较多,甚至伤及静脉窦造成大出血,小儿血容量少,更易发生休克。③颅脑火器伤因高速枪弹的冲击力,除伤道处脑组织有出血、水肿、液化外,还会因辐射力波及而造成较远部位的脑损伤,甚至全脑产生弥散性损害,造成广泛性脑水肿。④由于伤口存在,可见有脑脊液和脑组织外溢,容易诊断。一般脑损伤部位与伤部一致,神经系统局灶症状较闭合性脑损伤突出。⑤头颅X线平片及CT扫描可显示颅内异物、颅内积气及伤处局部脑组织出血、水肿或脑膨出表现。⑥开放性颅脑损伤晚期易形成脑-脑膜粘连,或头皮-脑膜-脑粘连,形成瘢痕,局部脑组织易发生软化萎缩,因此发生癫痫较闭合伤多见。

治疗:颅脑开放性损伤均需手术治疗,手术治疗及时彻底与否和患者脑功能恢复有直接关系。对伤口已感染的患者需控制感染后再行手术治疗。对静脉窦损伤者要在做好充分准备的前提下行静脉窦损伤修补或海绵窦肌片压迫止血。对颅内非金属异物要彻底清除,若伴有血肿一并清除。颅内金属异物的取出要根据异物所在部位及大小而定,散在的小的金属异物不可能清除干净,而较大异物可根据患者情况一期或分期手术摘除。同时采用支持疗法,应用抗生素控制感染,用抗癫痫药物预防和减少癫痫的发生。

(四)颅内血肿

颅内出血积聚到一起为颅内血肿。按血肿发生部位分硬膜外血肿、硬膜下血肿、脑内血肿、脑室出血。按血肿出现的时间分为特急型(3小时内)、急性型(3日内)、亚急性型(3周以内)、慢性型(3周以上)。儿童颅内血肿的发生率较成人低,血肿类型与年龄有一定关系,婴幼儿颅内血肿绝大多数位于硬膜下隙。随着年龄增长,其他类型血肿也逐渐增多。儿童脑组织代偿能力较强,脑皮质功能稳定性差,脑受压时多缺乏典型的临床表现,婴幼儿表现尤为突出,大多为脉快或不规律,呼吸浅促,一旦出现呼吸深慢或血压升高形成脑疝时,病情急剧恶化。颅内血肿一旦确诊皆应及时进行开颅手术。

1. 硬膜外血肿 儿童颅骨脑膜中动脉沟浅,颅骨板障静脉血液较丰富,出血来源多为静脉和静脉窦。其病程较成人缓慢,多有颅骨骨折,少数可不伴有骨折。儿童硬膜外血肿多发生在学龄期儿童,而婴幼儿因颅骨与硬脑膜粘连紧,不易形成硬膜外血肿。

硬膜外血肿患者伤后多有原发意识障碍,但在儿童约有1/3无原发昏迷,不到1/3的患者有中间清醒期或好转期,伤后头痛、恶心、呕吐等症状较重,病程发展较慢,一般2~3天出现颅压增高,眼底水肿相对较多见。当脑疝形成时,血肿侧瞳孔扩大,伴对侧偏瘫及锥体束征。枕骨线状骨折可引起颅后窝硬膜外血肿,表现为意识障碍和呼吸变慢不规则、血压升高等脑干受压症状。

头部外伤后,意识有中间清醒期,颅骨又有骨折,临床表现典型者诊断硬膜外血肿并不困难。但对伤后一直无意识障碍的不典型病例有时难以作出正确估计,需辅助检查确诊。头颅X线平片提示有颅骨骨折,腰椎穿刺压力增高,脑脊液颜色正常或淡血性。头颅CT扫描即可确定血肿范围及部位。

治疗:较小的硬膜外血肿一般均可自行吸收,超过20ml的血肿需开颅清除。儿童硬膜外血肿治疗及时,预后良好。

2. 硬膜下血肿 血肿位于硬脑膜下隙,多发生在双侧额顶部。血肿范围较广泛,常伴有脑挫裂伤,出血来源为皮质桥静脉。急性者大多数有原发性意识障碍,并很快转入昏迷,中间意识好转期较少见。患者常表现为烦躁、呕吐及癫痫发作等,当血肿压迫引起脑疝时,瞳孔散大,血肿对侧偏瘫,可出现去大脑强直,此类患者脑水肿严重。亚急性和慢性者症状较轻,多见于婴幼儿。血肿多呈液体状,临床上可表现为头颅增大、颅缝分离、前囟膨隆、眼底水肿、贫血等。头颅CT扫描显示骨板下脑表面半月形高密度影像,对婴幼儿慢性硬膜下血肿也可经前囟或骨缝穿刺确诊。

治疗：急性硬膜下血肿需立即开颅行血肿清除，对未形成脑疝者清除血肿后颅压仍偏高的可行骨片漂浮，对形成脑疝者可行内减压或去骨片外减压术。对慢性硬膜下血肿，可先采用穿刺放液引流治疗，无效时行开颅行血肿清除及切除血肿包膜，以利于脑组织功能的恢复。硬膜下血肿预后较差。

3.硬膜下积液　指脑外伤后硬膜下液体积聚。积液好发于幕上额颞部，约一半病例发生在双侧，少数发生在颅后窝。急性硬膜下积液多无包膜，积液与脑脊液类似，清亮或淡粉色，蛋白含量往往偏高，积液量数毫升至数百毫升不等，可与脑挫裂伤或颅内血肿同时发生。积液常被新生的结缔组织被膜包围，称为硬膜下水瘤。外伤性硬膜下积液形成机制与下列因素有关：①颅脑损伤后引起蛛网膜破裂，形成单向活瓣，液体通过活瓣渗入到硬脑膜下。②外伤后引起颅内压平衡失调，脑脊液流向压力减低区。③颅脑外伤后破坏了血-脑屏障，毛细血管通透性增强，使血浆成分大量渗出。④积液内蛋白含量升高，渗透压亦高，将脑组织水分和蛛网膜下隙液体渗入到硬膜下，形成积液。本病临床表现与颅内硬膜下血肿类似，CT检查前难以鉴别，但症状进展一般较血肿缓慢，程度也较轻，一般为头痛、恶心、呕吐等颅压增高症状，少数积液量大时可出现局部脑受压症状。头颅CT扫描显示颅骨内板下方新月形低密度区，边界清晰，CT值等于或略高于脑脊液。

治疗：临床上无症状体征的少量硬膜下积液（小于20ml），可以动态观察，保守治疗。幕上积液量大于30ml，幕下大于10ml者需手术治疗。手术方法可经前囟处穿刺放液，也可采用钻孔引流，对反复积液或积液量较多的患者也可采用积液-腹腔分流术治疗。

4.脑内血肿　为脑实质内出血。血肿可发生在脑组织深部或浅部，多发生在脑挫裂伤处或骨折片刺入的脑组织部位。儿童因对冲伤引起的脑内血肿少见，临床上多数呈亚急性或慢性过程，其表现与硬膜下血肿相似。患者表现头痛、恶心、呕吐、眼底水肿，前囟未闭者可发现前囟膨隆，脑挫裂伤引起的脑内血肿常合并严重的脑水肿，临床表现严重。腰椎穿刺显示颅内压力增高，脑脊液多为血性。CT扫描显示脑实质内高密度影像。

治疗：对血肿量少而脑受压不明显者可采用保守治疗，血肿均能吸收自愈，对血肿量较大，临床症状明显者需开颅行血肿清除术。

5.颅内多发血肿　是指颅脑外伤后，颅内形成一个以上的血肿而言。儿童发生对冲性脑损伤比成人少，因而颅内多发血肿发生率较成人亦低。根据血肿部位及类型的不同分为3类：①同一部位不同类型的多发血肿。其中以硬膜外血肿并发硬膜下血肿和硬膜下血肿并发脑内血肿多见。②不同部位同一类型的多发血肿。其中以双侧硬膜下血肿多见。③不同部位不同类型的多发血肿。其中以受力部位的硬膜外血肿并发对冲部位的硬膜下血肿及脑内血肿多见。颅内多发血肿的特点是病情急、重，变化快。临床症状及体征与单发血肿相似，但程度严重，伤后持续昏迷，意识障碍进行性加重，容易早期发生脑疝。当遇到严重颅脑外伤时，尤其是顶枕部受力或颅骨双侧多处骨折要警惕有发生颅内多发血肿的可能。当手术清除一处血肿后，颅压不降或又增高应考虑有多发血肿的存在。由于CT的广泛应用，颅内多发血肿的诊断已变得十分容易，为及时准确的治疗提供了可靠的依据。

治疗：在有条件的情况下，经CT扫描确定血肿部位后，迅速开颅清除血肿，充分减压。当病情不允许或无检查条件时应根据受伤机制，估计多发血肿可能发生的部位行钻孔探查，一般首先选择着力部位及同侧或对侧额颞部。

6.脑室出血　儿童外伤性脑室出血少见，而脑室内原发性出血更为罕见，多数因继发于脑内血肿破入脑室或脑室穿通伤所致。也有人认为是在头部受外力时，脑室壁突然扩张所产生的负压使室管膜下的静脉受牵拉而破裂引起的，其出血来源多由于脑室壁下的静脉或脉络丛出血。脑室出血绝大多数位于侧脑室内，出血量多时可充满整个脑室系统；出血量少时由于脑脊液的稀释常不凝固，出血凶猛量多时，可凝固形成脑室铸型。脑室出血后造成室间孔、导水管甚至四室中孔侧孔梗阻，出现颅压增高，患者头痛、恶心、呕吐，多数处于昏迷状态，出现高热、双瞳孔散大、去大脑强直、呼吸不规律、血压升高等症状。脑室出血的诊断经CT扫描即可确诊。

治疗：脑室少量或无凝血块的出血，一般采用脑室外引流治疗，可达到病情稳定直至治愈。继发于深部脑内血肿的脑室出血，需在开颅清除血肿的同时一并清除侧脑室及三室内血肿，对单纯大量脑室出血常采用右额开颅经侧室清除血肿解除室间孔及第三脑室梗阻。脑室出血预后较差，严重者大多数死亡，即使治愈也会因脑脊液循环梗阻或吸收不良形成脑积水，对这类患者需行侧脑室-腹腔分流术。

二、新生儿颅脑损伤

新生儿颅脑损伤主要是指胎儿在分娩过程中，由于胎头过大或产道异常或因医务人员在接生过程中处理不当等因素造成颅脑的机械性损伤，出生后1个月内新生儿头部外伤也属此类。而因缺氧缺血因素造成的脑损伤，本文不作讨论。

（一）头皮损伤

新生儿头皮薄，血管丰富，损伤后易发生出血和水肿。

1. 胎头水肿　也称为"产瘤"。由于子宫的收缩，影响了胎儿头部的血液循环，局部浆液渗出，造成头部皮肤及皮下组织的轻微损伤，表现为头皮局部水肿。多发生在初产妇胎头先露部位，在胎膜早破、产程延长时最容易发生。其特点在出生时即存在，头顶部可见基底宽的较大包块，软，表皮红肿，1~2日即可自行消退，不需特殊治疗。

2. 帽状腱膜下血肿　在分娩过程中，当头皮自帽状腱膜下撕脱时发生出血。由于帽状腱膜下为疏松结缔组织，出血很易扩散而形成较大血肿，甚至波及全头部造成头颅变形，消退较慢。血肿较小者可不处理，自行吸收，过大时需输血治疗，局部穿刺抽血后用弹力帽压迫。

3. 头颅血肿　新生儿骨膜与颅骨粘连较松弛，易与骨板分离。在分娩过程中，胎头在骨性产道中受到摩擦挤压或产钳助产时的损伤，使骨膜与颅骨外板分离，造成骨膜下出血，形成头颅血肿。多发生在初产妇及难产的新生儿中。其特点是血肿范围局限在每块颅盖骨间，而不超过骨缝，多见于顶部。局部头皮水肿，但表皮颜色正常，较产瘤硬，可与产瘤同时存在，吸收消退缓慢，需数周甚至数月。在血肿吸收过程中，血肿周边变硬，触诊时易误诊为凹陷骨折。一般不需要治疗，可自行吸收，过大血肿也可以穿刺抽血。吸收不全的头颅血肿，可发生血肿钙化，造成局部颅骨增厚，极少数可形成骨囊肿。

（二）颅骨骨折

新生儿颅骨薄而柔韧，骨化不完全，富有弹性，颅骨无内板、外板、板障之分，仅为一层。骨缝间以纤维和骨膜连接，可塑性大，易发生颅骨移动重叠、颅缝撕裂及凹陷，使新生儿头颅过度变形，引起颅内损伤。

1. 颅缝重叠骨折　在分娩过程中，胎头经过产道遇到压力时，通过头颅的变形使头颅变小来适应产道，以利于胎儿娩出。这种变形是通过颅缝闭合、颅骨边缘的重叠完成的。常见额骨和枕骨经冠状缝和人字缝重叠在顶骨之下。胎儿出生后，这种头颅变形在颅内压力作用下很快恢复正常。但也有少数新生儿或因头颅过大或因在产道中滞留时间较长,受压过度等原因,使颅骨重叠严重,颅缝撕裂、重叠,颅骨不能很快复位。这类患儿往往合并脑损伤。检查时发现,额骨或枕骨下陷,并嵌入到顶骨之下,局部头皮在冠状缝和人字缝处明显下陷。一般不需特殊处理,随新生儿生长发育,颅压的搏动,重叠的颅骨会慢慢复位。

2. 枕骨人字缝撕裂骨折　多在臀位产的新生儿中发生。胎儿臀位时,当枕骨位于耻骨联合下时,由于子宫的收缩及胎儿的伸屈运动,使枕骨在耻骨联合处受阻,造成枕骨在人字缝处撕裂、分离形成骨折。检查发现枕部头皮肿胀,甚至形成血肿。一般无症状,不需特殊处理。当合并硬脑膜撕裂时,少数患儿可形成颅骨生长性骨折。因此对枕骨撕裂性骨折的新生儿要注意观察,必要时复查头颅X线片。若发生颅骨生长性骨折时,其处理原则参阅有关章节。

3. 凹陷骨折　多由骨性产道挤压或产钳助产时损伤以及助产人员手指压迫造成的。新生儿凹陷骨折均为乒乓球样凹陷,多数仅表现为颅骨凹陷而无骨折线。当头皮不伴有肿胀或血肿时,检查时可发现头颅骨明显凹陷,凹陷多呈不规则的三角形或方形,很容易诊断。当合并产瘤或血肿难以判断是否有颅骨凹陷时,可摄头颅X线片来确诊。对凹陷浅、较平坦的骨折不需治疗,一般均能自行复位,但对深度超过1cm者,特别是凹陷呈锥形时,必须行凹陷骨折复位手术,否则会影响患儿脑组织的发育,甚至造成癫痫。

(三) 脑损伤

分娩时在分娩力的作用下,胎儿头要经过坚硬的骨性产道,胎头为适应产道而变形。但对臀位产、产程过长过急、过期胎儿、胎头过大或因产妇盆腔狭窄畸形以及产钳助产、胎头吸引等难产的情况下均能造成胎儿头颅受到过度挤压,导致脑组织局部或多处挫伤,发生出血、水肿,继而软化坏死,局部形成囊肿,有的形成脑室穿通畸形。

脑损伤的新生儿只要仔细观察,会发现有不同程度的中枢神经损害症状,患儿表现精神淡漠、厌食吐奶、抽搐及肢体瘫痪等,少数易被漏诊。因此出生时凡有头皮及颅骨损伤的新生儿,都要严密观察,警惕合并脑损伤的可能。头颅CT扫描不同时期表现不同,早期显示脑内有点状高密度出血或混杂密度影像,晚期则显示较大面积的低密度或囊性改变,少数形成脑室憩室。对较严重的脑损伤需给予吸氧、脱水及促脑神经细胞恢复药物的治疗。

(四) 颅内出血

是新生儿创伤性疾病中最严重的一种,是引起新生儿窒息与死亡的重要原因。死亡率高达40%～60%,生存者约一半致残。按全国儿科资料统计,颅内出血约占新生儿所有疾病的14.9%,占新生儿非感染性疾病的22.2%。

1. 病因　新生儿颅内出血可由下列几种原因引起:①分娩时头颅受到机械性损伤引起颅内出血。②由于脑内缺氧,使脑血管通透性增加,导致缺氧性脑损伤,引起颅内出血。多发生在早产儿。③凝血机制障碍或先天性出血性疾病引起颅内出血。本文仅讨论损伤性的颅内出血。它多发生在足月产或过期产的新生儿,因胎头过大、胎位不正或因母体骨盆狭窄、畸形等头盆不称,难产时使用产钳或胎头吸引器,因过度挤压造成胎头极度变形,使大脑镰和小脑幕受到牵拉,超过了弹性限度而撕裂。同时损伤脑部血管,多撕裂静脉及静脉窦,引起静脉性出血。出血多发生在硬膜下、蛛网膜下隙、脑实质内及脑室,而硬膜外出血少见。急性期未发现或未吸收的硬膜下血肿可演变为慢性血肿,临床上并不少见。慢性硬膜下血肿85%为双侧,血肿可自颅前窝及颅中窝底至大脑凸面,甚至可波及大脑纵裂,部分血肿可分布于整个大脑半球表面。颅后窝慢性血肿甚少见,常合并不同程度的脑萎缩或脑积水,影响脑发育。血肿包膜分脏层及壁层,脏层与脑无明显粘连,但在脑镰、侧裂及颅底处粘连紧密;壁层与硬脑膜可有粘连,并有来自硬膜的新生血管供血,囊壁厚薄不一。血肿腔内容物与血肿存在的时间长短有关,时间短多为陈旧性血性液体,时间久多为蛋白量高的黄色液体。

2. 临床表现　新生儿颅内出血的临床表现因出血部位、类型及多少而不同。一般表现为出血时窒息,呼吸困难,浅而不规律,皮肤颜色青紫或苍白。出血不多者窒息很快恢复,以后的症状也不明显;出血严重者,窒息也严重。窒息恢复后,新生儿往往哭闹不安、尖叫或哭声细微、嗜睡,四肢肌紧张或抽搐发作,体温不升或升高,拒绝或不能吸吮,呕吐,脉数,也可出现前囟膨隆、搏动消失及颈项强直、眼球震颤、斜视、瞳孔不等、腱反射亢进或消失及肢体瘫痪等脑损害症状。

3. 诊断　诊断主要根据分娩及出生时的临床表现。当怀疑颅内出血时,前囟穿刺或腰椎穿刺,脑脊液呈血性改变即可确诊。CT扫描可准确判断出血部位及类型,新鲜出血时CT扫描显示脑实质内、硬膜下、蛛网膜下隙、脑池、脑室内高密度影像,慢性硬膜下血肿见脑表面呈半月形高密度、等密度或低密度影像,可伴有脑萎缩及脑室扩大。

4. 治疗　要保持呼吸道通畅,充足的氧气吸入,应用止血、镇静、维生素及脱水药物治疗。注意保暖,维持营养,预防并发症。蛛网膜下隙出血严重者,可行腰椎穿刺放液;硬膜下出血者,可经前囟行硬膜下血肿穿刺抽血;脑室出血者,可行脑室穿刺引流;对脑实质内较大量出血、脑受压明显或脑疝者,需行钻孔穿刺抽血或开颅清除血肿。

(五)颅脑损伤并发症

颅脑损伤并发症与后遗症的发生及严重程度与受伤机制、外力大小以及治疗的早晚和正确与否有密切关系。

1. 外伤性颅骨骨髓炎　颅骨感染多发生在开放性颅骨骨折未经及时彻底清创、营养不良、抵抗力低下的儿童,也可因头皮感染蔓延至颅骨所致。骨髓炎急性期感染者局部呈红肿热痛等炎性反应,周围淋巴结肿大,伴有发热、寒战、末梢血白细胞增高等全身感染症状。若未及时治疗迁延成慢性骨髓炎,局部有脓性分泌物,有的炎症向颅内扩散,形成硬膜外积脓。X线检查,病变颅骨呈现虫蚀状低密度骨质破坏区,有的在破坏区内可见到密度增高的死骨,骨质缺损边缘呈硬化状改变。

治疗:急性期应用抗生素控制感染,感染的伤口应彻底换药,清除异物,已形成脓肿的要切开引流。形成窦道、死骨的需手术切除坏死颅骨及感染破坏的骨缘至正常颅骨,彻底清除硬膜外积脓、炎性肉芽组织,并切除慢性窦道。广泛性颅骨骨髓炎,因窦道多,瘢痕广,头皮不健全,可作多个切口,搔爬引流,伤口开放换药,待新生肉芽组织生长愈合。

2. 硬膜下积脓　硬膜下积脓较少见,多发生在较小儿童,常继发于严重头皮感染、颅骨骨髓炎。病灶的细菌逐层侵入到颅内或经血液播散到硬膜下腔。偶可见于外伤性硬膜下积液穿刺继发感染。解剖上硬膜下隙缺乏间隔,脓液沿大脑凸面扩散,多位于额顶部,也可蔓延至纵裂及颅底甚至侵犯到对侧。由于化脓广泛,预后差。有人报告死亡率占颅内局限性感染的13%～25%,年龄越小,死亡率越高。

临床表现:除原有病灶感染的局部症状外,可出现头痛、寒战、发热、呕吐、烦躁、抽搐、嗜睡等意识障碍,有明显的脑膜刺激征和颅压增高症状,末梢血白细胞增高。婴幼儿前囟膨隆、骨缝裂开、头颅增大,严重者可形成脑疝。

临床上有典型的外伤后感染病史、原发感染灶及颅内压增高症状,经头颅CT或MRI检查确诊。CT显示骨板下、脑表面出现梭状或半月形低密度区。MRI上显示长T_1和长T_2,增强扫描时,其梭状或半月形低密度区的边缘密度增高,特别是脑表面侧带状强化更为明显,有时也可见到伴发的脑脓肿及骨髓炎。对婴幼儿怀疑有本病者,也可经前囟或裂开的骨缝穿刺确诊。

治疗:手术排脓及应用抗生素是治疗本病的惟一办法。一经确诊,需及时行脓肿引流手术。其原则应使所有积脓得以充分引流排除。术中取脓腔对角线分别钻两孔,留置引流管。术后经引流管行脓腔抗生素溶液冲洗。对引流不能治愈的需开颅行脓液清除及包膜切除术。脓液需作细菌培养,根据药敏结果选择有效抗生素治疗,并要对原发病灶给予彻底根治。硬膜下积脓往往与脑膜炎、脑脓肿伴发,死亡率高,即使治愈,部分患者也会留有癫痫,因此在治疗中要同时应用抗癫痫药物,以减少癫痫的发生。

3.脑脓肿 是颅脑外伤严重的并发症之一,常见于颅脑火器伤及开放性颅脑损伤的病例,发生率占儿童脑损伤的2%~15%。脑脓肿的发生与下列因素有关:①头部伤口处理的时间及应用抗生素的早晚,越晚发生脑脓肿的机会越大。②颅内异物的性质,毛发、泥沙、碎骨片等较金属异物引起的脓肿机会多,且发生脓肿的时间也早。③清创不彻底,颅内遗留异物。④颅底骨折使颅腔与感染区沟通(如中耳炎、鼻旁窦炎等)。

脑脓肿常发生在伤道内或异物周围,多数在伤后1.5~3个月间发生,少数因抗生素的应用推迟了脑脓肿发生的时间,晚发脓肿的发生可达数年之久。致病菌以金黄色葡萄球菌多见,革兰阴性杆菌(大肠杆菌、绿脓杆菌、变形杆菌)及混合菌感染也可遇到,少数为厌氧菌感染。脑脓肿的形成分3个阶段:①急性脑炎期。②化脓期。③包膜形成期,此过程需2~3周。脑表浅部位的脓肿在其伤道表面可并发硬膜下积脓。

(1)临床表现 在脑外伤恢复过程中,患者出现明显的感染症状。在化脓性脑炎期,常有全身不适、软弱无力、纳少、发热、头痛、呕吐、抽搐、烦躁、颈部抵抗等全身及颅内感染症状,末梢血白细胞增高。腰椎穿刺颅压多升高,脑脊液呈化脓性改变,涂片或培养可找到细菌。脓肿一旦形成,体温恢复正常,脑膜炎症状明显减少,此时,颅压增高症状及局灶体征出现,如头痛、呕吐、视神经盘水肿、前囟张力高、头颅增大、精神淡漠、反应迟钝、呆滞、嗜睡,严重者发生脑疝可昏迷,一侧瞳孔散大。深部脑室旁脓肿或脑表浅脓肿,因脓肿压力变化,脓肿可破溃到蛛网膜下隙或脑室内,发生急性化脓性脑膜炎或脑室炎,患者突然高热、寒战、昏迷、抽搐,治疗不及时往往造成死亡。

对开放性脑损伤或火器伤的患者,伤后有明显感染过程后又出现颅压增高症状,应高度怀疑继发脑脓肿的可能。过去通过脑血管造影、诊断性穿刺可作出诊断,但现在已被非创性的CT及MRI检查所替代。CT显示颅内低密度,周边为完整不规则的浅淡环状强化,增强扫描后脓肿壁明显强化,偶见有异物或骨髓炎存在。MRI表现为长T_1和长T_2信号,呈囊性改变增强扫描见周边强化。

(2)治疗 除全身应用抗生素外,均需开颅将脓肿、异物及窦道一并清除。对有感染伤口、骨髓炎的表浅脓肿可行切开引流。单纯穿刺治疗外伤性脑脓肿,仅适用于脓肿壁过薄或深部重要功能区而又无异物的单房性脓肿。也可用于病危、脑疝患者抢救。

4.脑脊液漏 由于开放性颅脑损伤、火器伤、脑室穿通伤,使颅内外沟通,脑脊液外漏;或因在颅底骨折的同时撕破了硬脑膜及蛛网膜,使脑脊液通过损伤的鼻旁窦或岩骨经鼻或耳流出,形成脑脊液鼻漏或耳漏。由于婴幼儿颅底骨的弹性大,鼻旁窦发育不良,伤后引起鼻漏或耳漏较罕见,多数发生在5岁以后的儿童,随年龄增大,其发生率也增高,但远较成人的发生率低。而颅盖部分的脑脊液漏往往由伤后处理不当所致。

(1)部位

1)脑脊液鼻漏:多由筛板骨折引起,少数由额窦后壁或蝶骨骨折引起。骨折的同时撕裂颅底硬脑膜及蛛网膜,使脑脊液流入鼻旁窦而由鼻腔或口腔流出。偶有因岩骨骨折,骨膜未破,脑脊液经耳咽管流入鼻咽腔。

2)脑脊液耳漏:发生在颅中窝或颅后窝骨折的患者,见于岩骨鼓室盖部骨折,硬脑膜、蛛网膜及鼓膜同时破裂者,脑脊液经中耳由外耳道流出。若鼓膜未破,脑脊液流入鼻腔或口腔。

(2)临床表现　脑脊液耳漏或鼻漏一般于颅脑损伤后立即发生,少数颅底骨折患者可在伤后数月发生。漏液多为血性脑脊液,最初较多,以后逐渐减少,变为清亮,绝大多数患者可自行愈合,也有个别患者愈合后数月甚至数年又出现漏液。患者常因脑脊液流失出现低颅压综合征,表现为头痛、头晕,甚至恶心、呕吐,平卧时症状减轻。颅底骨折常合并嗅觉及听力丧失、面神经麻痹。此外,细菌可经脑脊液漏通道侵入颅内,引起化脓性脑膜炎,有时可反复发作。当颅底骨折合并鼻腔、外耳道有液体流出时,即可诊断为脑脊液漏。若难以判断是否为脑脊液漏时,可收集漏液作糖定性检查,若阳性即可确诊。头颅X线平片可见有颅内积气,额骨眶面、筛板、蝶窦、岩骨骨折,鼻旁窦内有时可见液平面。经腰穿注入放射性核素可有助于确定漏孔,近年来改用腰穿刺注入非离子造影剂行CT冠状扫描,被认为是显示漏口的最佳方法。但有时漏孔小,寻找也十分困难。

(3)治疗　对脑脊液漏患者主要是全身应用抗生素预防感染。颅底骨折引起的脑脊液漏要保持鼻腔及外耳道清洁通畅,禁忌堵塞,可用抗生素液滴鼻、滴耳。患者宜卧床休息,头高以20°～30°为好,避免擤鼻、打喷嚏。对哭闹、烦躁不安的儿童可适当应用镇静药,以利漏口愈合。一般1～2周内漏液自行停止,超过1个月不愈者,可考虑手术修补。对开放伤、脑室穿通伤造成的漏液应尽快清创止血,修补硬膜破孔。

5. 颅骨缺损　常见于重型颅脑损伤骨片减压术后,不能复位的粉碎凹陷骨折切除及颅骨骨髓炎切除术后,也可见于火器伤及儿童生长性骨折导致的骨缺损。

(1)临床表现　颅骨缺损面积小、硬膜完整者很少出现临床症状,而较大缺损可引起"颅骨缺损综合征"。患者常诉头痛头晕,缺损部位不适,缺损边缘疼痛、怕震动,局部有搏动感,体位变动会加重缺损部位的不适,严重者可发生恶心、呕吐,甚至恐惧不安,成为严重的精神负担。对硬膜开放减压的儿童,早期因脑水肿、脑膨出嵌顿造成局部脑组织缺血、软化,久之局部脑萎缩,脑室扩大,甚至形成脑室憩室、蛛网膜下隙粘连,形成包裹性积液,产生相应的临床症状,如轻偏瘫、抽搐等。

(2)治疗　手术前需要说明的几个问题:①缺损直径大于3cm者需作颅骨修补。②闭合性颅骨骨折、头皮完整、脑损伤不重者,可考虑作一期颅骨修补术。③非感染伤口伤后2～3个月可行修补术,感染伤口应在伤口完全愈合半年后施行。④儿童颅骨修补最好在11～12岁以后,3岁以下禁忌修补。⑤颞肌下减压,患者如无主诉可不作修补。⑥颅骨修补仅起保护脑组织、美容、减轻或消除颅骨缺损综合征、解除患者心理负担的作用,并不能解决外伤性癫痫及缓解功能障碍等器质性后遗症。

手术修补目前常采用的材料有自体颅骨、有机玻璃(聚甲基丙烯酸甲酯)、硅橡胶、钛合金、骨水泥、陶瓷材料等。

颅骨修补手术需注意的事项:①切口设计必须考虑头皮血供,分离皮瓣不能过薄,以免头皮坏死。②硬膜必须完整,不能破损,以免漏液。③塑形要考虑美观,尽可能符合原解剖形态。成型的颅骨表面要圆滑,否则可因儿童头皮薄,局部摩擦、压迫形成褥疮,造成头皮坏死。④固定必须牢固,至少固定三点。⑤过大面积缺损,修补中心须悬吊,以帮助硬脑膜浮起,以减少硬脑膜外出血、积液的机会。⑥术后皮下少量积液在严密消毒下穿刺抽液后加压包扎。对积液量较多、穿刺无效者需重新修补硬脑膜。⑦对颅骨修补后感染者,保守治疗很难愈合,一般需去除成形骨片,待感染治愈半年后再作成形手术。

(六)脑膨出

脑组织经颅骨缺损及硬脑膜破损处向外突出,称脑膨出。见于开放性颅脑损伤、火器伤造成的头皮、颅脑及硬膜缺损,也可见于骨片减压术后,多见于颅盖部。临床上有两种类型:一种是头皮完整,脑组织突出于皮下;另一种是头皮不完整或缺损,脑组织膨出暴露于头皮表面,成蕈状,称脑脱出。早期发生脑膨出的原因多为严重脑挫裂伤、脑水肿肿胀或颅内血肿,而晚期出现的脑膨出是由于颅内感染、脑炎、脑脓肿或外伤后脑积水所致。膨出的脑组织由于颅骨缺损边缘的嵌顿,加重了局部缺血,使脑水肿进一步恶化,造成局部脑组织坏死。晚期膨出部位脑室可扩大,甚至形成脑室憩室。在儿童特别是婴幼儿,由于头皮薄弱,脑外伤后脑水肿肿胀尤为明显,更易形成脑膨出。

1. 临床表现　因脑膨出部位及严重程度不同,出现的神经系统症状各异。当脑组织暴露在外界时,很容易引起继发感染,出现感染中毒症状。临床上,脑脱出易于诊断,而对头皮完整的脑膨出有时需与头皮下包裹性积液相鉴别,可借助透光试验、局部穿刺、CT扫描予以确诊。

2. 治疗　针对脑膨出的原因进行治疗。采用脱水、清除颅内血肿、摘除脑脓肿、抗感染等,使颅内压降低、膨出的脑组织回缩。脑脱出患者应用大剂量抗生素预防及控制感染,局部伤口换药,保护脱出的脑组织。已坏死的脑组织手术切除,待脑组织回缩后应尽早修补硬脑膜,将开放的伤口变为闭合的伤口,头皮缺损可作转移皮瓣。脑积水患者需作分流手术,降低颅内压力,根据患者年龄及伤口感染情况行二期颅骨成形术。

(七) 脑神经损伤

指12对脑神经损伤。见于颅底骨折、颅脑火器伤及开放性损伤的直接破坏,也可继发于脑疝压迫。以嗅神经、动眼神经、展神经、滑车神经、面神经、听神经的损伤较为常见。脑神经损伤后发生相应的感觉、运动或自主神经功能症状。

治疗:①药物治疗:应用维生素 B_1、维生素 B_6、维生素 B_{12}、烟酸、地巴唑、丹参、三磷酸腺苷、辅酶A、神经生长因子、激素等神经营养药及血管扩张药。②针灸治疗。③视神经管骨折造成的视神经损伤,应及早行视神经管减压术。眼球运动障碍经久不愈者,行眼肌矫正术。对6个月仍无恢复的面神经损伤,可行面神经-副神经、面神经-舌下神经吻合术。在神经功能未恢复前应注意保护角膜,防止暴露性角膜炎,除用眼罩外,也可缝合眼睑。

(八) 外伤性癫痫

是颅脑损伤后常见的并发症,严重者可导致残废。伤后任何时间都可发生,最多发生在颅脑损伤后1~5年间。开放性颅脑损伤及火器伤引起的癫痫远较闭合性颅脑损伤者多见。按伤后发作出现的时间不同分为:①即刻发作癫痫:指伤后24小时内发作的癫痫。②早期癫痫:指伤后3个月内发作的癫痫。③晚期癫痫:指伤后3个月以上发生的癫痫。小儿脑皮质抑制功能低,早期较轻的脑外伤也容易引起抽搐,儿童的晚发癫痫一般潜伏期较长。

1. 病因　造成外伤性癫痫的原因很多。早发癫痫是由于脑挫裂伤、颅内血肿、凹陷骨折、脑水肿等引起;晚发癫痫多因脑膜-脑瘢痕、脑瘢痕、脑萎缩、脑脓肿或异物残留所致。损伤越近皮质运动区、颞叶内侧海马及杏仁核,更易发生癫痫。

2. 临床表现　发作类型以癫痫大发作及局限性发作多见。颞叶创伤后可有精神运动性发作。长时间频繁发作又没能很好控制的患者,造成脑组织慢性缺氧,患者反应迟钝,智力低下,严重的可表现为呆滞。

外伤性癫痫的诊断比较容易,有颅脑外伤史,特别是开放伤及火器伤。临床上有典型的癫痫发作表现,颅骨平片可见有凹陷骨折、骨折碎片、金属异物。头颅CT及MRI检查,可见有脑与硬脑膜粘连、脑萎缩、脑软化灶、脑室穿通畸形、蛛网膜囊肿等。脑电图可见有典型棘波、棘慢波、阵发性慢波，儿童更多见的是锐波及锐慢波。脑电图阳性率仅40%，45%为非特异性改变，15%为正常。近年来由于开展了脑电图连续监测，大大提高了癫痫诊断的阳性率。头颅CT、MRI、单光子断层扫描能对癫痫病因、病灶的定性和定位做出诊断，有利于癫痫的外科治疗。

3. 治疗

(1) 药物治疗　严重的颅脑损伤必须进行预防性抗癫痫治疗。对早发癫痫应用抗痫、脱水药物。为防止转变为晚发癫痫，需用药3~6个月。对晚发癫痫应首选药物治疗，其治疗原则为根据癫痫类型，先选用一种药物，用药剂量按体重计算，癫痫控制后，根据血中药物浓度调整并维持在最适浓度范围内，治疗效果不佳或无效时，可调整药量及药物。对已控制的癫痫大发作需持续用药3~4年，局限性发作要持续用药2年以上。癫痫大发作选药顺序：丙戊酸钠、苯妥英钠、卡马西平、苯巴比妥、扑米酮。局限性发作选药顺序：卡马西平、苯巴比妥、苯妥英钠、丙戊酸钠。癫痫持续状态一般应用地西泮（安定）类药物及苯妥英钠静脉给药。对持续状态时间长者，同时应用脱水及类固醇药物，并注意保持呼吸道通畅，给予吸氧以减轻脑水肿。

(2) 手术治疗　是指对癫痫病灶的切除。对伴有凹陷骨折应做骨折整复，颅内异物应摘除，血肿或脓肿应清除，经脑电图证实癫痫与脑瘢痕有关的可做瘢痕切除。对上述治疗无效的难治癫痫，可根据电生理检查结果、神经影像学改变以及患儿神经精神状况综合分析后，采用前颞叶切除、海马及杏仁核切除或大脑半球切除等，也可采用立体定向手术或γ-刀来治疗癫痫。

第二节　颅内肿瘤

一、概述

儿童全身肿瘤中颅内肿瘤所占比例较高，仅次于白血病而居第二位。Stern统计了2808例儿童尸检，发现颅内肿瘤占2.2%。全年龄组统计的颅内肿瘤发生在儿童期者占15%~20%。北京天坛医院统计了2000例儿童颅内肿瘤，占同期全部颅内肿瘤的15.1%。

儿童颅内肿瘤的性别比为男女相近或男性稍高。如Jackson资料中，男孩占53.5%，女孩占46.5%，男性所占比例较高（约1.4：1）。儿童期各年龄均可发生颅内肿瘤，文献报告最小的为"死产"，即在母亲子宫内已患颅内肿瘤，有人称其为"先天性脑瘤"，多数发病高峰在6~8岁。本组婴幼儿占8.3%，而6~8岁占总儿童颅内肿瘤的1/4。

(一) 部位及类型

成人颅内肿瘤70%~75%在幕上，而在儿童期幕下肿瘤稍占多数。成人脑瘤多在大脑半球，儿童脑瘤多在脑的中线部位和颅后窝，如第三脑室、第四脑室、小脑蚓部、脑干或小脑半球。

组织学类型与成人有显著不同。成人常见的三大良性肿瘤（脑膜瘤、垂体腺瘤、听神经瘤）在儿童期很少发生，而神经胶质瘤几乎占儿童颅内肿瘤的2/3以上。儿童期的颅内畸胎瘤、颅咽管瘤所占比例明显高于成人组。

(二)临床表现

颅内肿瘤的症状可分为两大类:一般症状及局灶性神经系统症状。前者为颅内压增高所致,后者由肿瘤对局部脑组织的破坏或压迫引起。现分别介绍如下:

1. 呕吐　是儿童颅内肿瘤最常见的症状(占75%~80%),多数由颅内压增高所致。但由于儿童颅内肿瘤好发生在第四脑室,亦可因肿瘤直接刺激第四脑室底的延髓呕吐中枢而引发呕吐,这种呕吐非喷射性,不伴颅内压增高。本组呕吐先于头痛者达12%。

2. 头痛　多数头痛为颅内压增高所致。本组有头痛者占76%。头痛在成人多为功能性(神经官能症或血管神经性头痛等)。在儿童出现头痛则应引起重视,首先要排除颅内肿瘤的可能性。而婴幼儿常不能正确表达头痛情况,如表现阵发性哭闹、以手抓头部或易激惹,应当引起家长的重视。

3. 视乳头水肿　儿童颅内压增高有视乳头水肿者占70%~80%,此因肿瘤的占位效应或因脑脊液循环梗阻引起颅内压增高。特别指出的是,在此阶段如未及时就医,很快引起继发性视神经萎缩。早年就诊的儿童脑瘤中有近1/10双目近失明才引起家长的重视,可惜已至脑瘤的晚期而疗效大大下降。

4. 视觉障碍　视力减退是儿童肿瘤的常见症状,在小儿易被忽视,常因小儿看不清玩具或学龄期看不清黑板上的字才被发现。其中因肿瘤直接压迫视神经引起视乳头原发萎缩者仅占8.4%,其余多为颅内压增高所致。视野改变较成人轻,主要是儿童不能配合而无法作此项检查。

5. 头颅体积增大　在较小的儿童易发生。此期小儿颅缝愈合为纤维性,颅压增高时颅缝可裂开,如叩诊时可有破壶音(MacEwen征阳性)。

6. 眼球内斜视　表现为双眼球内收位,民间称为"对眼"。较大儿童可主诉复视,此因颅内压增高引起双侧展神经不全麻痹所致。

7. 走路不稳及共济运动障碍　儿童脑瘤多发生在颅后窝,位于小脑蚓部为躯干性共济失调,表现为步态不稳和Romberg征阳性;侵犯小脑半球者可表现为同侧肢体共济运动障碍。

8. 癫痫发作　癫痫发作在儿童脑瘤中相对成人组发生率低,本组仅占10%,这是因为儿童脑瘤位于大脑半球者少。此外胶质瘤主要是破坏神经组织,而不是刺激作用引起癫痫。

9. 肢体力弱　常为儿童大脑半球或丘脑的胶质瘤破坏运动纤维所致,表现为一侧肢体力弱或偏瘫,检查时可有锥体束征阳性,占大脑半球肿瘤的1/4左右。

10. 多饮多尿　在儿童鞍上生殖细胞瘤(germinoma)或颅咽管瘤皆可发生,前者为疾病早期,后者为病变之晚期,本组发生率为7.1%。

11. 生长发育异常　患松果体区畸胎瘤的男孩可有性早熟,嗜酸性垂体腺瘤可有巨人症表现,颅咽管瘤表现为身材矮小和性征不发育等。

12. 强迫头位或颈部抵抗　第四脑室或小脑肿瘤经枕大孔向下延伸或慢性小脑扁桃体疝,使上颈部神经根受到刺激或牵张,表现为颈部抵抗;而强迫体位或头位则是一种机体保护性反射,即这种姿势可保持脑脊液循环通畅,否则可引起急性脑脊液循环梗阻而出现颅压增高危象。

13. 性格改变　有人指出约半数儿童脑瘤患者有性格或人格改变,本组占7.7%,表现为表情呆滞、个性异常、沉默寡言、对玩耍不感兴趣、多动或学习成绩明显下降等。

14. 发热　占本组病例的4%,这与小儿恶性肿瘤多发生坏死、出血或瘤组织脱落在脑脊液中引起的反应,与小儿体温调节中枢不稳定有一定关系。

15.皮肤色素斑 常在多发性神经纤维瘤病或骨纤维异常增殖症中发生,个别颅内胶质瘤偶也伴有皮肤色素斑,因多为棕色,故又称"咖啡斑"。

(三)影像学检查

包括颅骨 X 线平片、CT 及 MRI 等,这是确诊脑瘤不可缺少的手段。早年使用的脑室造影、脑血管造影等有创性检查在 1980 年以后已废弃。

1.颅骨 X 线平片 对有颅压增高征象的患儿首先应拍颅骨 X 线平片,表现为颅缝分离和颅骨指压迹增加,有些肿瘤可出现钙化斑(本组高达 23%)。

2.CT 检查 根据肿瘤密度高低、部位和有无脑积水征(脑室扩大),CT 不仅可定位,部分肿瘤还可定性。对 CT 平扫有异常者还应作注药增强扫描,对肿瘤血液循环是否丰富可提供确切的证据。

3.MRI 检查 显示肿瘤更为清晰,同时根据矢状、冠状及轴位三维扫描使病变有立体概念。且不受后颅凹伪迹影响,可全面显示脑组织的形态,特别是注射对比剂后,对病变侵犯的范围和手术入路可提供更可靠的依据。

(四)诊断与鉴别诊断

儿童肿瘤诊断比成人困难,主要原因是儿童表达能力差和检查不易合作等。如儿童有反复发作的头痛、呕吐、走路不稳、癫痫发作、头颅增大等应在神经科检查,除注意有无阳性体征外,还应作头颅 X 线平片、CT 等检查,如有问题时可作 MRI 检查来确诊。

儿童肿瘤易发生误诊,早年误诊为其他疾病者高达 1/4,故要重视鉴别诊断:

1.脑炎或脑膜炎 有些儿童脑瘤可有发热、颈部抵抗,甚至腰穿时脑脊液中的瘤细胞被检验人员报为"白细胞",故发生这类误诊者达 44.6%,应当引起重视。

2.胃肠道疾患 表现为顽固性呕吐者可误诊为幽门梗阻,呕吐有蛔虫者误诊为"蛔虫症"等。

3.先天性脑积水 因颅内压增高而颅缝裂开,表现为头围增大使医生印象为"脑积水",但后者头颅增大更严重(有头围达 90cm 者),头皮静脉怒张、落日征阳性及不伴有呕吐等可以鉴别。

4.尿崩症 这是一个症状而不是一个独立的疾病,病因多种多样,首先应排除颅内肿瘤后再进行对症治疗。

其他误诊包括神经性头痛、脑脓肿、癫痫、小脑性共济失调等等都需要引起警惕。

(五)治疗

治疗儿童颅内肿瘤目前主要仍为手术切除,术后辅以放疗,有条件时可联合化疗。

1.手术治疗 近十余年来手术切除肿瘤取得了长足的进步,其原因为:①早期诊断增加,这与神经放射学的巨大发展密切相关。②麻醉的安全性提高。③手术设备改善,如超声吸引器(CUSA)和激光刀(laser)的应用,尤其是手术显微镜使组织分辨率大为改观,术中安全系数和肿瘤全切率得到了有力的保证。

(1)肿瘤直接切除 脑肿瘤手术全切除或近全切除率目前已达 80%,手术死亡率在 2% 以下。

(2)姑息性手术 即以降低颅内压为目的,目前常用的比较有效的方法为侧脑室腹腔分流术(V-P shunt),用于肿瘤引起梗阻性脑积水者。

2.放射治疗 针对恶性肿瘤或未能完全切除的比较良性的肿瘤,临床应用最多的为外照射(^{60}Co、直线加速器等),有些深部肿瘤尤其囊性者可内照射(^{32}P、^{192}Ir 等)。一般可在瘤床部位局部照射,剂量不少于 40Gy。髓母细胞瘤或生殖细胞瘤等要进行局部、全脑及脊髓放疗,以防止肿瘤细胞脱落在脑脊液中引起播散性种植。

3. 化学治疗　利用化学药物来杀灭肿瘤细胞。常用的药物有卡莫司汀(卡氮芥,BCNU)、洛莫司汀(CCNU)、甲氨蝶呤(MTX)、长春新碱(VCR)等。与放疗协同进行可能会取得更好的远期效果。

(六)预后

儿童颅内肿瘤预后多数比成人差,这与其恶性肿瘤多和肿瘤位置差(下丘脑、脑干等)有关。我们随诊结果表明,术后10年生存率为21%,这取决于肿瘤切除程度和术后放疗是否充分。近几年我们肿瘤术后治疗渐趋标准化,估计5年生存的数量和生活质量会有所提高。

二、髓母细胞瘤

髓母细胞瘤是比较常见的儿童颅后窝的恶性肿瘤,约占儿童颅内肿瘤的1/5,发病的高峰年龄为6～9岁,男性占62%,女性38%,国外文献报告男女之比为4:3或2:1。

(一)病理

绝大多数发生在小脑蚓部和突入第四脑室,大体所见肿瘤实性,呈灰红色或粉红色,边界在脑室面有假性包膜。镜下瘤细胞十分密集,细胞圆形或椭圆形,胞浆极少,核质丰富,很少有钙化或囊性变。

(二)临床表现

髓母细胞瘤的病程短,多在4～5个月。主要症状及体征为:①颅内压增高:因梗阻第四脑室和导水管引起颅内压增高,表现为头痛、呕吐及视乳头水肿。②小脑蚓部损害征:表现为躯干性共济失调,走路步态蹒跚,足间距加宽,站立不稳。本组占88%。③其他:如侵犯面丘引起眼球外展麻痹及周围性面瘫;肿瘤伸入或小脑扁桃体疝入颈椎椎管,刺激颈神经根引起颈部抵抗;影响第9、10对脑神经引起吞咽发呛等。④肿瘤播散性种植:瘤细胞脱落在脑脊液中引起,可在术前,但多数在术后发生,以种植到脊髓及马尾神经多见,发生率为9%～46%,个别可有颅外转移。

(三)影像学检查

1. CT检查　可见小脑蚓部等密度或稍高密度类圆形病变,伴幕上梗阻性脑积水,注药后肿物明显增强。

2. MRI检查　表现为长T_1和长T_2(图8-2-1),注药增强明显。

(四)诊断与鉴别诊断

髓母细胞瘤比较典型者为6～8岁男孩,有头痛、呕吐及走路不稳,经CT或MRI可确诊。但鉴别诊断应想到小脑星形细胞瘤、第四脑室室管膜瘤或脉络丛乳头状瘤等。

(五)治疗及预后

本病应以综合治疗为原则,即手术加放疗,有条件时可辅以化疗。手术全切除肿瘤不困难,手术死亡率在

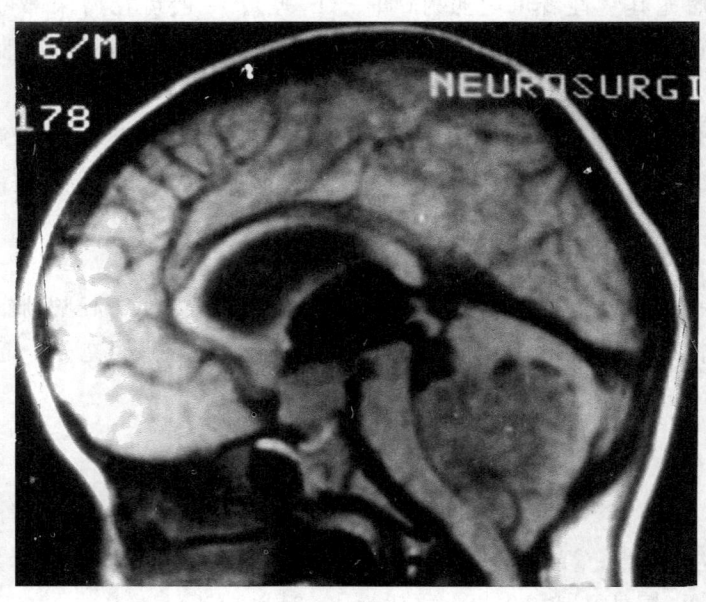

图 8-2-1 磁共振示小脑蚓部髓母细胞瘤(6岁,男)

1%以下。术后必须行局部、全脑及脊髓轴的放疗,这对防止肿瘤播散有很大帮助,但较小儿童在放疗后可引起生长发育迟缓。本病近20年来疗效进步较大,5年生存率达50%～70%,10年生存率亦有40%,这主要归功于充分有效的放疗。

三、颅咽管瘤

颅咽管瘤是一种先天性肿瘤,性质虽属良性,但因位于鞍上和下丘脑,故治疗很困难。在欧美,此病占儿童颅内肿瘤的7%～9%;在亚洲发病率较高,占12%～16%。男女之比为1.4∶1。

(一)病理

肿瘤位于鞍内、鞍上或突入第三脑室,有包膜,实质多钙化,近90%有囊,囊液呈黄褐色或草绿色,有胆固醇结晶,液量从数毫升到200ml。镜下囊壁为复层扁平上皮,肿瘤组织学上为胚胎造釉器的结构,由基底细胞(腺样)和鳞状细胞组成,细胞中心有角化,肿瘤钙化现象十分明显。

(二)临床表现

肿瘤组织学为良性,病程较长,平均8个月。

主要症状及体征为:①颅压增高症状:因肿瘤多从鞍上突入第三脑室,造成室间孔的梗阻而使颅内压增高,本组占70%。②内分泌功能低下:由于肿瘤向鞍内生长压迫垂体,向鞍上生长压迫下丘脑,故内分泌紊乱十分突出。表现为生长发育障碍,即身材矮小,性征不发育;影响下丘脑表现为肥胖、嗜睡及多饮多尿等。③视力视野障碍:有此表现者占52%,多数为视乳头继发性萎缩,少数仅局限在鞍上者可为视乳头原发性萎缩及双颞侧偏盲。

(三)影像学检查

1. 颅骨 X 线平片 可有鞍区的团块状钙化或蛋壳状钙化,发生率占 80%。

2. CT 检查 肿物实性部分在鞍内及鞍上,可有大囊突入第三脑室,肿瘤和囊壁皆有明显的钙化(图 8-2-2)。

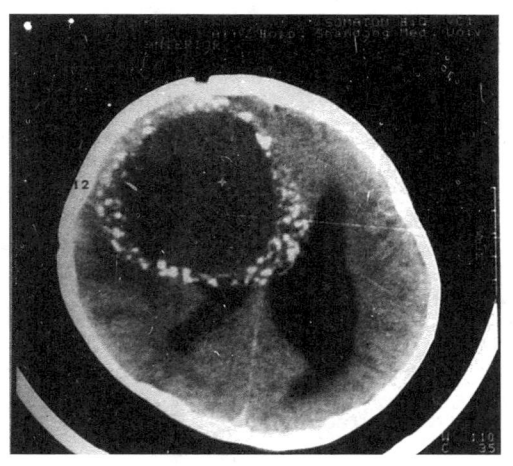

图 8-2-2 CT 示颅咽管瘤的钙化

3. MRI 检查 肿瘤实性部分为长 T_1 和长 T_2,有胆固醇的囊液可呈短 T_1 和长 T_2(图 8-2-3)。

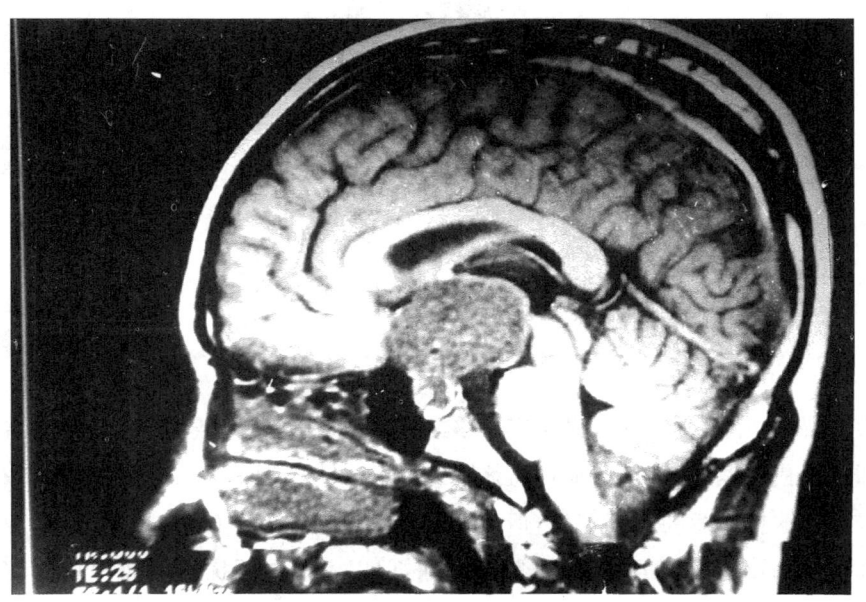

图 8-2-3 磁共振示颅咽管瘤由鞍内向鞍上发展

(四) 诊断与鉴别诊断

患儿生长发育停滞(图8-2-4),颅骨X线平片有钙化斑,有颅压增高及视力视野改变,经CT或MRI可确切定位和定性。鉴别诊断中注意与视神经胶质瘤、垂体腺瘤、鞍上生殖细胞瘤等相区别。

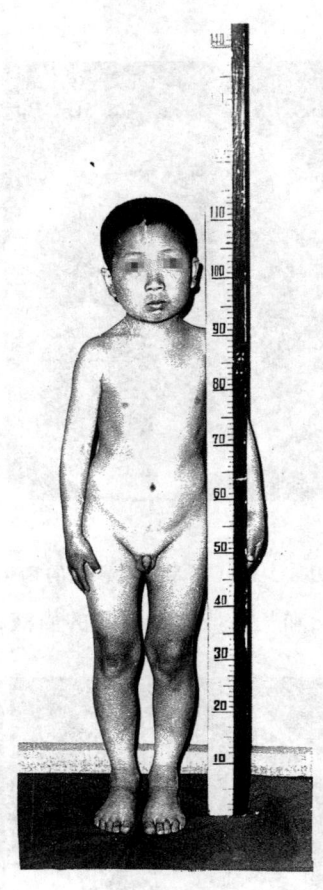

图8-2-4 颅咽管瘤发育矮小患儿(14岁,男)

(五) 治疗与预后

治疗以手术为主要手段,但对手术的做法有较多争议。有人主张肿瘤全切除,但因它与视丘下部粘连,术后易发生尿崩症和水盐代谢紊乱(高钠或低钠血症),调整起来困难大,手术死亡率较高。有人主张大部或近全切除肿瘤,术后放疗,这样手术死亡率较低,但远期疗效较全切除者差(多在1～3年后肿瘤复发)。我们主张根据术中情况和肿瘤大小,能全切除者尽可能全切除,但以不严重干扰下丘脑为原则,否则术后危险性极大。

肿瘤未完全切除者,术后应常规放疗,有些囊性颅咽管瘤亦可立体定向穿刺囊液并同时注入放射性核素(如^{32}P)作内照射,同样取得良好效果。

近几年采用显微手术肿瘤全切除或近全切除达70%左右。5年生存率,国外报告在50%以上,本组肿瘤全切除者1～2年随访,未见复发。

四、小脑星形细胞瘤

小脑星形细胞瘤是儿童期比较常见的良性肿瘤,生长缓慢,病程较长,男女无明显差异或男性稍高。

(一)病理

50%~80%有囊性变,瘤实质内可有多个不同体积的囊,称"囊在瘤内";亦可有一大囊,壁上有瘤结节,称"瘤在囊内"(图8-2-5)。镜下,肿瘤常常为分化良好的纤维型星形细胞构成,有时肿瘤细胞呈梭形称为毛状型星形细胞瘤。

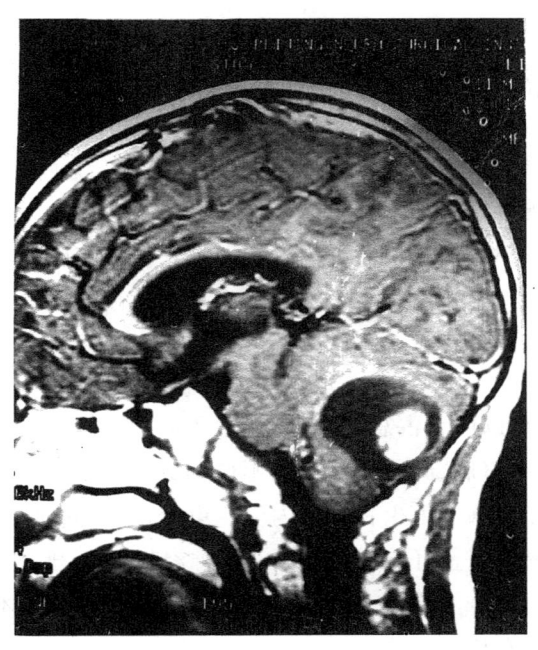

图 8-2-5　磁共振(注药)示小脑星形细胞瘤(11岁,男)

(二)临床表现

因肿瘤属良性,生长慢,病程多近1年。主要症状及体征为:①颅内压增高:本组占73%。②小脑体征:表现为肢体一侧共济失调,指鼻试验不准确和轮替运动差。③其他:有颈部抵抗、后组脑神经麻痹等。

(三)影像学检查

1.颅骨X线平片　多数显示颅缝分离和指压迹增多,仅5%有钙化。

2.CT检查　实性星形细胞瘤为低密度病灶,有大囊者密度更低,边界光滑而清楚,通常注药可无明显增强。

3.MRI检查　呈长T_1和长T_2信号,囊液因蛋白含量高而与脑脊液信号有别。

（四）诊断与鉴别诊断

患儿如头痛及呕吐时间较长，走路不稳和一侧肢体笨拙，应想到本病。鉴别诊断应注意与髓母细胞瘤、小脑血管网织细胞瘤和颅后窝室管膜瘤相区别。

（五）治疗和预后

本病惟一的治疗手段是手术切除肿瘤。如瘤在囊内者摘除瘤结节可达到根治的效果，实性肿瘤切除不彻底者可辅以术后放疗。该病预后良好，多数文献报告 5 年生存率为 70%～90%。

五、颅后窝室管膜瘤

颅后窝室管膜瘤仅次于儿童髓母细胞瘤和小脑星形细胞瘤而居第三位，在室管膜瘤中 66% 位于颅后窝。

（一）病理

肿瘤多为实性，脑室面光滑而有包膜，但向脑内浸润性生长。镜下肿瘤细胞大小一致，呈多角形，胞浆中等，常围绕血管呈"菊形团"结构。

（二）临床表现

病程平均 5 个月，而在 3 个月以内者占总数的 1/3。主要症状和体征有：①颅内压增高症状：为梗阻第四脑室所致，亦有肿瘤发生于第四脑室底部，首发症状为呕吐而无头痛者。②小脑损害征：有 62% 表现为走路不稳。③脑干或脑神经症状：肿瘤向脑干内生长影响内侧纵束者，可有同向凝视障碍；向小脑脑桥角生长者有第 5～8 对脑神经麻痹；肿瘤位置偏下者可有第 9～12 对脑神经损害。④肿瘤常向下生长充满枕大池，部分病例伸入椎管（最低可达颈$_4$水平），临床上表现为颈抵抗和脑膜刺激征阳性。本肿瘤亦可因瘤细胞脱落于脑脊液中引起中枢神经系统内种植而有相应症状。

（三）影像学检查

1. 颅骨 X 线平片　多数为颅内压增高征象，有钙化者少见，本组仅 2.8%。
2. CT 检查　肿物为稍高密度，囊变区可有低密度，注药后有增强。
3. MRI 检查　多数为不均匀的长 T_1 和长 T_2 信号，矢状位可清楚地显示肿瘤向椎管内舌样延伸，注药可强化。

（四）诊断与鉴别诊断

儿童有发作性头痛、呕吐、强迫头位或有 Brun 征，短期内又出现脑神经及小脑损害征象，经 CT 或 MRI 检查可确诊。鉴别诊断应想到髓母细胞瘤、小脑星形细胞瘤、第四脑室囊虫等疾病。

（五）治疗及预后

手术切除肿瘤为首选方法，如肿瘤原发于第四脑室底部则全切除困难，如强行全切除可损伤脑干。术后应常规放射治疗，方法与髓母细胞瘤同样对待，因此肿瘤也有种植性播散的可能性。

六、大脑半球胶质瘤

儿童大脑半球胶质瘤较成人相对少见,本组占颅内肿瘤的14%,占幕上肿瘤的26%。男女之比本组为1.1∶1。

(一)病理

大脑半球胶质瘤多为浸润性生长,不限于一个脑叶,枕叶相对少见。肿瘤多数巨大,年龄越小肿瘤体积越大,这与其代偿能力较强有关。肿瘤类型较多,如星形细胞瘤、多形性胶质母细胞瘤和少枝胶质瘤等。其镜下所见不在此分别描述。

(二)临床表现

一般病史较长,如发生在右额、右颞等"哑区"者病程常超过1年。

主要症状及体征为:①颅压增高症状:因代偿能力不同,较小儿童视乳头水肿较大龄儿童少。②局灶性神经系统体征:根据肿瘤位置和侧别不同而异,癫痫发作占大脑肿瘤的20%~50%;累及运动区可一侧肢体力弱;影响额叶者可有精神症状(淡漠或易激惹),学习成绩下降等。

(三)影像学检查

1. 颅骨X线平片 颅压增高征占60%~80%,而局限性骨质改变占30%~40%,如少枝胶质瘤可见钙化斑等。

2. CT检查 多为低密度或等密度改变,血供丰富者注药后可增强,但多为不均匀性。

3. MRI检查 常呈长T_1和长T_2信号,有出血者在T_1为高信号,对肿瘤在脑叶内的侵犯范围可一目了然。

(四)诊断与鉴别诊断

如学龄期儿童,有头痛、呕吐、癫痫发作或一侧肢体力弱等,应作CT检查有无大脑半球胶质瘤。鉴别诊断应想到:①半球炎性肉芽肿:CT表现为小圆形病灶,中心低密度(可为脓汁),周围大范围的水肿带,抗感染治疗2~3个月后可缩小或消失。②颅内蛛网膜囊肿:多在颞部,可能为先天性或外伤后所致,常数年不变,如无颅压增高或癫痫发作不频可不予处理。③外伤后脑梗死:多为婴幼儿,在外伤后出现一侧肢体力弱,作CT可见底节或丘脑附近有低密度,经扩张血管及神经营养药物治疗后,肢体功能有逐渐恢复的倾向(不一定完全恢复)。

(五)治疗及预后

手术为治疗本病的有效手段。小儿耐受手术的能力强,术后神经功能代偿性恢复亦较成人快,故在不影响神经功能的前提下尽可能多切除肿瘤,如右额、右颞等"哑区"可连同脑叶一并切除,对肿瘤未完全切除者术后应辅以放射治疗。预后取决于肿瘤的病理性质,如星形细胞瘤预后较好(Ⅰ~Ⅱ级星形细胞瘤者5年生存率可在50%左右),而多形性胶质母细胞瘤者则预后很差,很少有生存超过1年者(仅1/4)。

七、脑干肿瘤

脑干在此处仅指中脑、脑桥和延髓，在其实质内发生的肿瘤几乎皆为胶质瘤，这是儿童易发生肿瘤的部位之一，发病率有人估计为成人的9～10倍。本病性别差异不大。

（一）病理

胶质瘤有沿脑干纤维束蔓延的特点，故大体可见脑干肿大，可呈均匀性或局部隆起，表面为灰白色或粉红色，瘤组织呈烂鱼肉状，少数可有囊性变区。显微镜下表现因肿瘤性质而异。本组中星形细胞瘤Ⅰ～Ⅱ级占大多数（71.7%），多形性胶质母细胞瘤次之（26.4%）。

（二）临床表现

主要症状及体征的典型表现可为"交叉性麻痹"，即患侧脑神经损害和对侧锥体束征。

1. 脑神经损害 首发症状有展神经麻痹者（眼球内斜视）占1/4，其次为嘴歪（面神经麻痹）、吞咽发呛（舌咽及迷走神经损害），少数可有一侧面麻（三叉神经损害）和耳聋（听神经损害），在小儿多不易察觉。如影响双侧面神经可有"假面具面容"，病变多在脑桥、延髓部，如肿瘤累及中脑可有眼睑下垂和瞳孔不等大。

2. 锥体束征 表现为一侧肢体力弱，但能查出双侧病理反射阳性者占半数以上。这是因为双侧皮质脊髓束在脑干内相距甚近，故肿瘤极易累及双侧。

3. 小脑损害 表现为走路不稳和Romberg征阳性（占64.4%），此因肿瘤侵犯小脑→齿状核→红核→丘脑束所致。

4. 其他 颅内压增高多在病程的中或晚期发生，精神智力改变者占20%，有人报告可高达30%～53%，表现为呆滞和智力减退。

（三）影像学检查

1. 脑干听觉诱发电检查（BAEP） 有一定帮助。有人报告7例脑干肿瘤中BAEP异常者有6例。

2. CT检查 可见脑干处有低密度区，如为星形细胞瘤注药后可无强化，多形性胶质母细胞瘤注药后可见不规则强化。

3. MRI检查 肿瘤呈长T_1和长T_2改变，可清楚显示肿瘤在脑干内侵犯的确切范围（图8-2-6）。

（四）诊断与鉴别诊断

健康儿童如出现眼斜、口歪和走路不稳，应想到本病的可能性。鉴别诊断应想到小脑肿瘤、脑干炎、脱髓鞘病等。

（五）治疗及预后

儿童脑干肿瘤多沿纤维束纵形上下蔓延，脑干呈均匀性肿大，故手术切除困难，首选的治疗手段为放射治疗。对以下情况可考虑手术治疗：①脑干内较局限的病变。②脑干内囊性病变。③脑干肿瘤已突至脑干表面，如进入第四脑室、小脑脑桥角等。肿物切除不彻底者术后辅以放疗。本病预后差，但近20年治疗效果有较大的改观，有人报告5年生存率可达40%，但多数报告为20%～30%。这进步主要归功于放疗剂量的增加

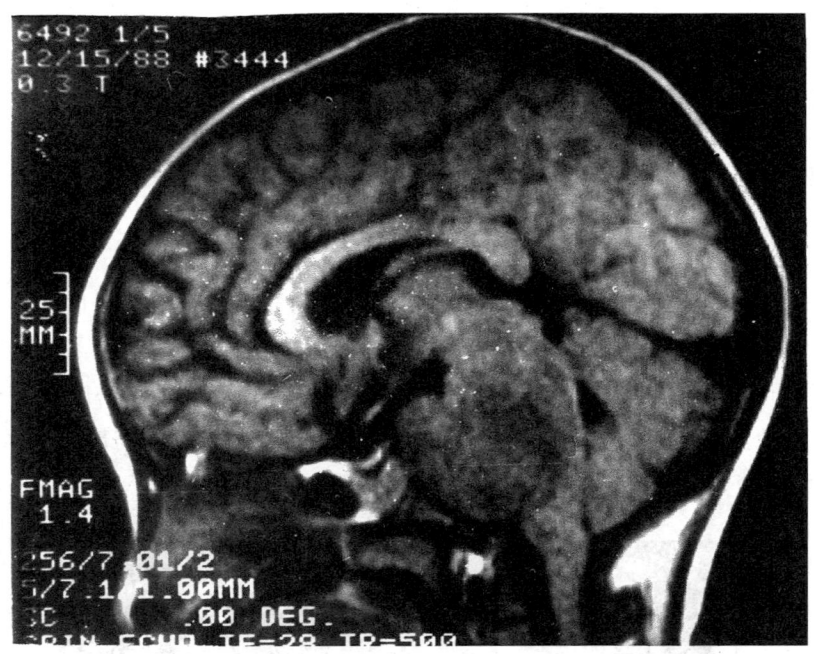

图 8-2-6 磁共振示脑干肿瘤(8岁,男)

(50~55Gy),但一般说来存活时间和肿瘤部位及大小有关。中脑肿瘤预后较好,肿瘤较大和侵犯的范围较广者预后差。

八、松果体区肿瘤

松果体区又称为第三脑室后部,这是儿童颅内肿瘤好发部位之一,约占同期儿童脑瘤总数的5.6%,男性明显多于女性。

（一）病理

本部位肿瘤病理性质可根据其细胞来源分为4类:①来源于胚生殖细胞者占70%,包括生殖细胞瘤、畸胎瘤和恶性畸胎瘤、卵黄囊瘤和绒毛膜上皮癌等。②来源于松果体实质细胞者占8%,有松果体细胞瘤和松果体母细胞瘤。③来源于神经胶质细胞者占20%,其中包括星形细胞瘤和室管膜瘤等。④其他:黑色素瘤和脉络丛乳头状瘤、皮样囊肿和上皮样囊肿等。生殖细胞瘤外观为灰红色,边界欠清楚,血供较丰富。畸胎瘤表面灰白色,有包膜,边界清楚,硬韧,常多囊性,有3个胚层成分。显微镜下所见因肿瘤不同而异,在此不再分别描述。

（二）临床表现

肿瘤因部位关系可有一般症状和局灶性症状。

1. 颅内压增高　表现为头痛、呕吐和视乳头水肿,这是因为肿瘤压迫中脑导水管引起梗阻性脑积水所致。

2.**邻近脑受压征** 压迫四叠体上丘可有Parinaud综合征,即眼球垂直方向运动障碍,表现以眼球不能上视为主;压迫下丘可有听力减退;压迫小脑上脚可有躯干性共济失调。

3.**内分泌紊乱** 突出表现为性早熟,绝大多数为畸胎瘤,几乎皆为男孩,个别可引起性征发育迟缓。

4.**肿瘤细胞脱落沿脑脊液发生播散性种植** 主要指生殖细胞瘤种植在漏斗隐窝处引起多饮多尿,亦可在脑室内沿室管膜发生广泛性播散。

(三)影像学检查

1.**实验室检查** 有些生殖细胞瘤的化验检查可有血清或脑脊液的绒毛膜促性腺激素(HCG)、甲胎蛋白(AFP)和癌胚抗原(CEA)升高,而手术和放疗后可恢复正常。

2.**CT检查** 平扫可见第三脑室前部和侧脑室扩张,后部有等密度或稍高密度影,1/2病例有钙化斑,注药后可有明显增强,这种征象考虑为生殖细胞瘤;而畸胎瘤则呈混杂密度,注药后亦增强明显,常为多囊性。

3.**MRI检查** 可清楚显示肿瘤和周围脑组织的关系(图8-2-7),对手术入路提供重要帮助。

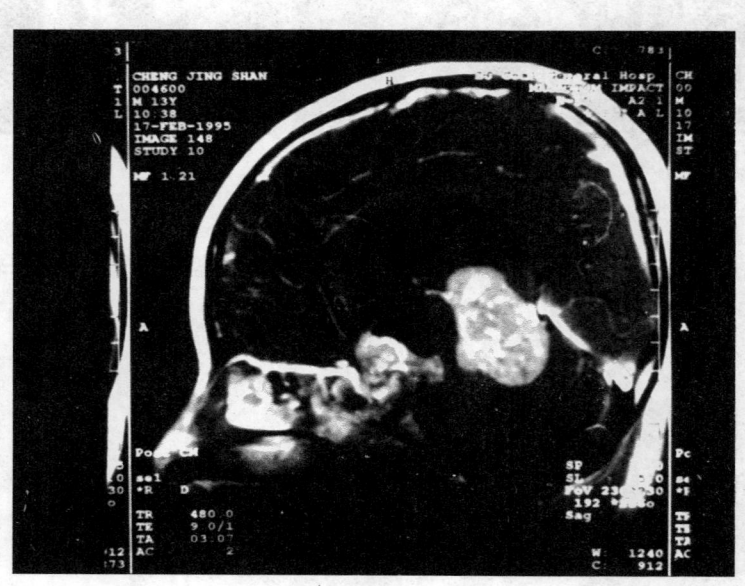

图8-2-7 磁共振(注药)示松果体区生殖细胞瘤伴鞍上种植(13岁,男)

(四)诊断与鉴别诊断

儿童有颅压增高伴有上视困难应想到松果体区肿瘤的可能性,本病需和脑干肿瘤、小脑蚓部肿瘤相鉴别,如作MRI检查可一目了然。

(五)治疗及预后

本病治疗方法尚有争议,早年主张分流手术加放疗,近10年来主张直接手术切除后放疗者较为普遍。

1.**手术治疗** 直接手术有5种手术入路方式:①额部经侧脑室入路。②顶枕经胼胝体入路。③经侧脑室三角区入路。④幕下小脑上入路。⑤枕部经小脑幕入路。因为肿瘤位置深,有重要神经和血管在肿瘤周围,手术危险性较大,入路选择应根据笔者经验和肿瘤所在位置偏前或偏后来决定。如手术条件不具备而颅压增高严重者,可先行侧脑室-腹腔分流术(V-P Shunt)。通常选左侧,此可作为直接手术前的准备工作。

2. 放射治疗　生殖细胞瘤对放疗极为敏感,可全脑、局部和全脊髓照射。

3. 化疗　近几年我们采用长春新碱、平阳霉素、甲氨蝶呤和顺铂联合化疗治疗生殖细胞瘤取得良好效果,2个疗程可使肿瘤完全消失,为巩固疗效可再加用肿瘤局部小剂量放疗。

此部位肿瘤国外文献报告5年生存率多为50%～75%,本组5年生存者仅占1/3,近几年化疗和放疗结合取得满意效果,随访工作正在进行中。

九、视神经胶质瘤

国外报告视神经胶质瘤占儿童颅内肿瘤的3%～6%,本组资料显示发病率较国外低(仅占1%)。有人报告女性多于男性,但本组无性别差异。

(一)病理

肿瘤沿视神经弥漫浸润生长,多呈灰白色,有的可经视交叉侵及对侧。镜下多数为星形细胞瘤。

(二)临床表现

肿瘤生长缓慢,多数患儿病史较长。

1. 眼球突出　几乎皆有此表现,且多为首发症状,眼球突出呈无痛性和非搏动性。
2. 视力减退　为肿瘤直接侵犯视神经的结果,如侵及视交叉则视力损害呈双侧性。
3. 其他　肿瘤发展大时可影响下丘脑,产生多饮多尿或生长发育紊乱;梗阻室间孔可有颅内压增高等。

(三)影像学检查

1. 颅骨X线平片　患侧视神经孔扩大和蝶鞍呈"梨形"。
2. CT检查　可见鞍上等密度或稍高密度影,注药后增强不明显。
3. MRI检查　显示鞍上肿瘤影像,对侵犯之范围和手术入路提供了很重要的资料。

(四)诊断与鉴别诊断

儿童有单侧突眼、无痛、伴有视力减退应想到本病。鉴别诊断中应注意与颅咽管瘤、额眶骨瘤、海绵窦病变相鉴别。

(五)治疗与预后

手术治疗为首选,如肿瘤未侵犯视交叉,可在距视交叉2～3mm处切断视神经,对已累及视交叉者只能作部分或大部分切除,若肿瘤切除不彻底者可辅以放射治疗。本肿瘤属良性,全切除后可有很长的生存期,如肿瘤已侵犯下丘脑,未能全切除者放疗后亦可生存数年。

十、婴幼儿颅内肿瘤

本组以3岁以下者列入婴幼儿范围,此年龄组颅内肿瘤占12%～16%。男女的发病率相近或男孩稍多。

（一）病理

胶质瘤占 84%，其次为畸胎瘤、肉瘤、颅咽管瘤、皮样囊肿等。胶质瘤中的发病率依次为室管膜瘤、髓母细胞瘤、星形细胞瘤、多形胶质母细胞瘤和少枝胶质细胞瘤等。镜下所见在此不再描述。

（二）临床表现

主要有：

1. 头颅增大　为颅内压增高致颅缝裂开所致。
2. 呕吐　颅后窝肿瘤发生率达 84%。
3. 颈部抵抗　本组 1/4 有此表现。
4. 视力障碍　表现为小儿眼球不随物体转动，不注视母亲的脸等。
5. 癫痫发作　可见于大脑半球肿瘤。
6. 发热　约 10% 的婴幼儿肿瘤可有发热史，此乃肿瘤组织坏死或出血所致。

（三）影像学检查

1. 颅骨 X 线平片　90% 可有颅缝哆开，8% 有颅内钙化斑。
2. CT 检查　肿瘤呈等密度、稍高或稍低密度影，注药有增强。
3. MRI 检查　可清楚显示肿瘤大小和周围脑组织受累情况。

（四）诊断与鉴别诊断

生后较正常的婴幼儿头颅增大加速，有前囟大和破壶音阳性，有呕吐症状或抽搐发作，应想到颅内肿瘤的可能性。鉴别诊断要考虑到先天性脑积水、脑膜炎等。

（五）治疗与预后

婴幼儿颅内肿瘤多数诊断不及时，肿瘤常常在体积较大时才被发现。治疗以手术切除为主，但手术死亡率高达 17%。因恶性肿瘤多，故术后放疗十分重要，但此时期放疗剂量大，常常造成患儿以后的生长发育比较停滞，故有人主张 1 岁以内的婴幼儿以化疗为主，慎用放疗。预后较差，我们收集的资料 1 年内生存者占 44%，5 年生存率为 22.7%。

十一、脑膜瘤和脑膜肉瘤

脑膜瘤在儿童发生较少，本组占颅内肿瘤总数的 3.1%，其中包括脑膜肉瘤。男女发病率相近。

（一）病理

儿童脑膜瘤良性者占 58%，脑膜肉瘤占 42%。通常肿瘤体积较大，重者可达 350g，有包膜，边界清楚，呈球形或椭圆形，常呈紫红色或灰白色，切面呈鱼肉状。镜下为典型脑膜瘤之表现，如瘤细胞密集和有多量核分裂象，应当认为是恶性脑膜瘤（即脑膜肉瘤）。

(二)临床表现

因肿瘤生长快,体积多巨大,故主要表现为颅内压增高。局限性体征依肿瘤部位而异,有的累及颅骨而有局部肿物,在颅后窝者可有第5、7、8、9、10对脑神经麻痹,大脑凸面如果累及运动区可有一侧肢体力弱。

(三)影像学检查

1. 颅骨X线平片　除颅压增高征象外,尚可见肿瘤钙化(13%)和局部骨质破坏(9%)。

2. CT检查　为均匀的高密度影,边界清楚(图8-2-8),注药可明显增强。

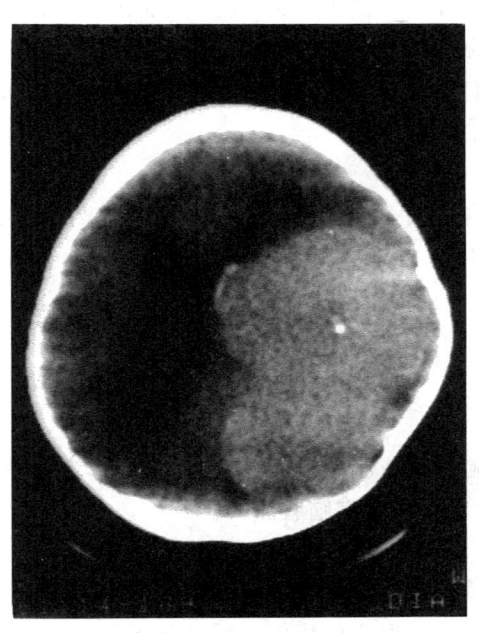

图 8-2-8　CT示巨大脑膜瘤(10岁,男)

3. MRI检查　为长T_1和长T_2,注药可明显强化。

(四)诊断与鉴别诊断

有颅内压增高,头部有局限性隆起者应想到脑膜瘤的可能性,如作CT或MRI检查通常可确诊。鉴别诊断中注意和骨肿瘤及慢性生长的胶质瘤相区别。

(五)治疗与预后

手术切除肿瘤为首选,因患儿较小而肿瘤巨大,术前准备要充足,如术中出血多,极易发生休克,手术死亡率在6%～10%。对脑膜瘤未能全切或者病理报告为脑膜肉瘤者术后应放射治疗。良性脑膜瘤全切除预后较好,如短期内复发者多为恶性变。脑膜肉瘤预后差,多数在术后1年内复发而死亡。

十二、脉络丛乳头状瘤

脉络丛乳头状瘤是起源于脑室脉络丛上皮细胞的良性肿瘤,占儿童颅内肿瘤的1.15%～3%。

（一）病理

大多数发生在脑室内，体积不大，呈桑椹状，色粉红。肿瘤为实性，切面粗糙且乳头易脱落。镜下肿瘤细胞分化良好，酷似正常脉络丛组织，瘤组织呈立方或柱状上皮形态，常以假复层的排列方式在疏松结缔组织的轴心周围形成乳头状结构。乳头中心血管丰富，往往有钙质沉着。如有细胞异形性，出现大量核分裂象，有局灶性坏死者可称为"脉络丛乳头状癌"。

（二）临床表现

主要有颅内压增高和局限性神经系统损害两类。①脑积水和颅内压增高：其原因为肿瘤分泌脑脊液过多或影响 CSF 循环通路所致梗阻性脑积水。因此病多为年龄小的儿童，故多有头颅增大和前囟张力增高。②局限性神经系统体征：根据其部位而异，在脑室者有半数出现对侧锥体束征，颅后窝者可有走路不稳等。

（三）影像学检查

1. 脑脊液和脑室液　因蛋白含量高，外观呈黄色，最多者可达 2g/L，细胞数正常。
2. CT 检查　肿瘤多在侧脑室内，表面不光滑，注药可明显见均匀性增强。脑室扩大与肿瘤大小不成比例，常有肿瘤小而脑室巨大。
3. MRI 检查　定位更精确，可对手术入路提供帮助。

（四）诊断与鉴别诊断

婴幼儿有交通性脑积水伴有脑脊液或脑室液蛋白含量增高者，应考虑到本肿瘤之可能性。鉴别诊断应想到先天性脑积水、脑室内的室管膜瘤及侧脑室脑膜瘤等。

（五）治疗及预后

肿瘤属良性，全切除后效果较满意，但有些病例术后虽已无肿瘤但颅内压仍高，需作 V-P Shunt。5 年生存率本组为 75%，10 年生存率为 66%，生存质量也佳。

十三、颅内肿瘤与结节性硬化

结节性硬化患者伴颅内肿瘤者本组占 0.3%。结节性硬化的特点为自幼智力低下、癫痫发作及面部皮脂腺瘤，到一定年龄产生颅内压增高，后者表明已存在颅内肿瘤。

（一）病理

肿瘤部位较恒定，即侧脑室底部近室间孔处，其组织学类型为室管膜下巨细胞型星形细胞瘤。肿瘤表面覆盖一层室管膜，切面呈鱼肉状。镜下皆为肥胖型星形细胞瘤。

（二）临床表现

有结节性硬化的特征，多年后出现头痛、呕吐为肿瘤梗阻室间孔引起颅内压增高所致，应想到本病。

（三）影像学检查

1. 颅骨 X 线平片　有颅内压增高征象，有些病例可在脑室旁有多发性钙化。

2. CT 检查　室间孔周围有稍高密度病灶伴梗阻性脑积水。

3. MRI 检查　可显示肿瘤和脑深部结构的关系。

（四）诊断与鉴别诊断

诊断不困难,在结节性硬化患儿有颅内压增高应进一步检查。鉴别诊断要与颅咽管瘤和第三脑室胶样囊肿加以区别。

（五）治疗与预后

手术全切除肿瘤多无困难,但术后只能解决颅内压增高问题,对智力低下和癫痫发作无帮助。因肿瘤较良性,故可有较长的生存期。

第三节　颅内血管病

一、脑动静脉畸形

脑动静脉畸形(arteria venous malformation, AVM)是由一团异常血管构成,此畸形虽非肿瘤,但可逐渐增大,且可使脑血流短路,造成脑缺血及畸形出血而损伤脑组织。

颅内血管畸形占颅内肿瘤的1.5%～4%。在自发性蛛网膜下隙出血的原因中,由AVM破裂引起者占6%,远较动脉瘤为少。西方国家报道的动脉瘤与AVM之比,约为6.5:1～10:1,国内则AVM多见,约为1:1～2:1。男性发病率较女性略多,男女之比约在1.1:1～2:1。该病可见于各年龄,但以20～40岁间最多见。15岁以下儿童约占22%。

畸形好发于幕上,幕下较少见,大脑半球中以顶叶最多,额叶次之,即以大脑中动脉分布区为主,其他如脑室内或脑室旁、丘脑、脑干等处也可发生,个别者可侵及双侧半球,或与头皮、脑膜血管畸形并存。

（一）病理

血管畸形为先天性发育异常,是由胚胎时交通的动静脉残留所致。畸形血管除深处血管窦外,其本身结构尚属正常,但参与该处的异常循环,动脉直接流入大的静脉窦或静脉,造成血流短路,在手术时常可看到粗大的静脉内有色泽不同的两股血流。AVM多呈楔形,尖端朝向脑室。由于短路的形成,该处血流加速,有"盗血"作用,因此输入与输出的血管逐渐扩大、增生及曲张等。

畸形周围及附近的脑组织由于慢性长期缺血,可致脑回萎缩、变黄、软化及胶样纤维增生,该处蛛网膜增厚。

AVM小者需仔细检查才发现,大者往往可侵及整个半球,由于系先天疾患,故常可伴有颅内动脉瘤、头皮血管畸形、颜面血管痣等。

（二）临床表现

AVM症状中以出血、癫痫、头痛、进行性神经功能障碍及智力减退最多见。

1. 出血　畸形血管长期扩张，即可造成血管损伤破裂出血。血管畸形所致的蛛网膜下隙出血，临床上与动脉瘤者相似，惟其经过常较动脉瘤为轻，且发病年龄较低，部分患者既往史中曾有过类似发作，因此可以鉴别。此外，AVM 出血后常形成脑内血肿，出现突发偏瘫或失语，应想到由于本病所致，个别情况出血可在硬脑膜下隙形成硬脑膜下血肿。

2. 癫痫发作　为血管畸形最常见的症状之一，约 40%～60% 的患者其首发症状即为癫痫发作。发作类型主要取决于畸形的部位，局限性发作与全身性发作两者的发病率几乎相等。

3. 头痛　多呈偏头痛、跳动性疼痛，头痛侧常与畸形同侧，头痛可能与脑组织缺血有关。但在出血或癫痫发作前也可无此症状，出血后之头痛，除可由于颅内血肿、颅压增高所致外，还可由于脑膜粘连所致。

4. 进行性神经功能障碍　其中包括偏瘫、偏身感觉障碍或异常感（如刺痛、发麻等）、言语障碍等。

5. 其他

(1) 眼球突出（单侧或双侧）　系由于颅内静脉压增高，眼静脉回流不佳所致。

(2) 颅内压增高　位于中线部位的血管畸形可影响脑脊液循环，出现颅内压增高症状。

(3) 颅内杂音　杂音的出现对诊断的帮助甚大。较大的畸形容易出现血管杂音，也有人认为有颅外动脉供血的畸形容易出现杂音。血管杂音与脉搏一致，呈收缩期吹风样杂音，可因压迫病侧颈动脉减轻或消失，也可因压迫对侧颈动脉而增强（我们称之为"杂音加强试验"），这种杂音多以眶部或病变部附近听诊较为明显。

(4) 根据畸形部位不同，可出现不同症状及体征，如基底节症状等。

(三) 诊断

下述表现和检查手段可能有助于本病的诊断。

1. 蛛网膜下隙出血，伴有或无癫痫发作史。
2. 突发出血及偏瘫，伴有或无癫痫发作史。
3. 局限性癫痫发作伴进行性神经症状，但无颅内压增高表现。

上述如再有颅内血管杂音出现，往往即可明确诊断。

4. 头颅 X 线平片　可见脑膜血管沟加宽、板障血管沟扩大以及畸形血管钙化等。

5. CT 检查　平扫不易发现，应用碘剂增强扫描后，对较大的 AVM 常可显示异常血管团及粗大的引流静脉，有助于诊断。此外，对新鲜出血或陈旧血肿所致的残腔也可作出判断。

6. MRI 检查　AVM 在磁共振显像上，常可看到血管流空影像。磁共振血管照相（MRA）更有助于诊断。

AVM 的最后确定是脑血管造影。一般说来，此项检查是可靠的，但少数在造影影片中 AVM 并不显影，这可能由于血管畸形较小，出血后遭到破坏而不能发现；也常常由于畸形本身血流过速，照片时不当而漏诊。因此有条件者应采用连续照相，以了解血管畸形的全貌。

(四) 治疗

1. 非手术治疗

(1) 药物治疗　主要是抗癫痫，控制或减少发作，防止因癫痫发作加重脑损害。

(2) 立体定向放射治疗　目前采用的有质子束、γ-射线、直线加速器等，利用立体定向技术准确定位施行一次或分次照射，有效率（AVM 消失或明显缩小）约在 58%～80% 之间，适应证主要是位于功能区不易切除或深在的 AVM。不足之处是照射后半年至一年畸形血管才能闭塞，因此在此期间内仍有再出血的可能。

2. 手术治疗　对于范围较小、部位不在功能区的畸形，手术切除多可以收到良好效果，是手术切除的绝对适应证。对于在功能区或深在的AVM，可根据情况决定手术与否。例如对癫痫发作频繁、已出现明显神经系统体征或反复出血的病例，则应多考虑手术切除。反之，患者情况良好，症状、体征不多，则应慎重行事。侵入一个脑叶以上的大型AVM，可结合血管内介入性治疗，再用手术切除或行γ-刀、χ-刀治疗。

3. 血管内介入性治疗　目前已成为处理AVM的重要手段。通常采用股动脉穿刺，成功后行选择性脑血管造影，并利用数字减影技术，待充分了解AVM供血动脉、畸形大小和引流静脉后，即可注射栓塞材料，闭塞AVM。

此治疗一般是安全的，但也可能出现并发症，如血管破裂出血、脑血管痉挛、脑栓塞等。文献报道成功率可达90%左右，死亡率为1%~2.8%，后遗症为7.7%~12%。随着器械的改进，技术的提高，血管内介入性治疗在AVM中的应用还是会有巨大潜力的。

二、脑面血管瘤病

脑面血管瘤病(Storge-Weber综合征)是一种特殊的血管畸形，包括软脑膜血管瘤、皮质内及皮质下的钙化灶、患侧面部皮肤血管痣，分布在三叉神经皮节内，为一侧性。软脑膜毛细血管瘤及静脉瘤多见于枕叶及顶叶，颞叶也有。蛛网膜下隙有密集的血管，其血管壁由内皮细胞及一薄层胶质组成。脑表面动脉有钙化斑，外部皮质内小血管有钙粒形成的外壳，也可发展到皮质下白质内，血液循环障碍可使皮质功能降低而萎缩、坏死、胶原样变及钙化。

（一）临床表现

1. 面部血管瘤　主要分布于三叉神经第一支的前额及上眼睑，有的可扩展到颧部及半边面部。
2. 癫痫　间断性癫痫，严重者可出现癫痫持续状态。
3. 智力低下　与同龄儿童相比，智力明显低下。
4. 眼部症状　眼底检查可见脉络膜血管畸形，眼球轻度突出。

（二）诊断

出生后可见面部血管痣，若有癫痫病史、智力差应考虑本病。X线片可见颅内顶、枕或颞叶片状钙化斑。CT可看到局部脑萎缩，脑室可局限性扩大。脑血管造影可见颅内异常的血管团。

（三）治疗

临床以癫痫发作为主要症状，需长期服用抗癫痫药，钙化局限者可切除。由于此瘤为系统性疾病，预后较差。

三、大脑大静脉畸形

大脑大静脉畸形又称Galen静脉畸形，是一种较为罕见的脑血管畸形。主要有3种类型：①大脑大静脉瘤。②AVM及大脑大静脉扩张。③大脑大静脉曲张。主要由于直窦发育不全，颈静脉孔狭窄，大脑前中动脉及大脑后动脉的血流直接注入大脑大静脉，引起后者的极度扩张，变成球形或椭圆形。本病常发生在新生儿及婴幼儿。

(一) 临床表现

新生儿主要表现为心力衰竭、心动过速、呼吸困难、发绀和肝大。在婴儿期，由于导水管受压而出现以脑积水为主的临床症状，有时可听到颅内血管性杂音。较大的儿童主要表现为头痛、蛛网膜下隙出血、智力减退等。

(二) 诊断

头颅 X 线片可看到颅内大脑大静脉的钙化轮廓，伴头围增大、骨缝分离等颅内压高的征象。脑血管造影可见大脑大静脉呈球形或椭圆形扩张，一根或多根动脉供血。

(三) 治疗

目前多采用血管内栓塞治疗，使病变萎缩。颅内压高者术前可行脑室腹腔分流。

四、海绵窦动静脉瘘

海绵窦动静脉瘘分为自发性和外伤性两种。自发性主要见于动脉瘤破裂，以及动脉硬化斑使管壁破裂而形成裂口等，在儿童期少见。本节主要介绍外伤性海绵窦动静脉瘘。外伤可使颅底骨折，这种外来的暴力可使颈内动脉破裂，也可由骨折片刺破，有的是异物穿透眼眶造成颈内动脉壁损伤。不仅窦内的颈内动脉破裂可造成动静脉瘘，窦内的分支破裂也可造成动静脉瘘，如窦内的脑膜垂体干、海绵窦下动脉及垂体被膜动脉，任何一支破裂都可造成动静脉瘘。外伤性的患者可在伤后数小时或清醒后出现症状，但伤后数天或数周出现症状者更多见。

(一) 临床表现

一侧搏动性突眼，眼眶杂音，眼睑和结膜充血水肿，脑神经麻痹及视力减退。

(二) 诊断

患者有一侧搏动性突眼，并在颈动脉有杂音。若有外伤史，很容易想到此病，再作颈动脉造影不难诊断。

(三) 治疗

外伤性海绵窦动静脉瘘主要为颈内动脉与海绵窦直接沟通，表现为高压、高流量，罕见自愈。若不治疗，有的病例可因继发青光眼及视神经萎缩而失明，甚至出现鼻漏及颅内出血而死亡。过去采用的手术方法有：①颈动脉结扎及孤立术。②单纯栓塞瘘孔（放风筝）。③海绵窦瘘孔肌块栓塞术。④立体定向下铜丝植入血栓形成法。⑤瘘孔修补法。这些手术大都达不到治疗目的，已很少采用。目前应用血管内介入疗法，治愈率已接近 100%。

五、烟雾病

烟雾病（moya moya 病）是指双侧颈内动脉末端或其他颅底动脉狭窄或闭塞，脑底出现丰富的毛细血管扩张样的网状血管。目前病因不太清楚,大体可分为两类:①先天性的脑底动脉发育不全。②后天由各种疾病引起的综合征。国外有学者认为,外伤和头颈部感染可引起颈内动脉末端持续性的血管痉挛,导致动脉闭塞,然后产生新生血管网。也有的学者认为,本病与钩端螺旋体所致大动脉炎有关。患者以儿童、青少年为多,发病集中于秋冬季。病理改变主要是颈动肢分支Ⅰ、大脑中动脉分支Ⅰ、大脑前动脉分支Ⅰ及椎基底动脉末端分支的血管逐渐狭窄,终致梗阻。临床可表现为脑缺血或脑出血,缺血性发作以10岁以下居多,出血性发作以10岁以上者居多。

(一)临床表现

1. 缺血　患者突然出现一侧轻偏瘫。
2. 出血　一般是脑内出血破入脑室,患者突然出现剧烈头痛、昏迷,可伴有偏瘫。

(二)诊断

青少年缺血或出血发作的患者,可考虑本病。最后确诊主要依赖于脑血管造影。典型的改变有4点:①颈内动脉末端狭窄或闭塞。②脑底有异常血管网。③广泛的侧支循环形成。④两侧有相似的血管病变。

(三)治疗

包括对症及对病因治疗。应先积极寻找可能的病因,予以对病因治疗。例如儿童有无结核性脑膜炎,在钩端螺旋体病的流行区并作补体结合试验。对症治疗,缺血者给予血管扩张剂,对出血者则应采取相应的治疗措施,清除血肿或脑室外引流。

对缺血者,还可以行颅内外血管吻合术、颞浅动脉贴敷术、大网膜移植术。无论哪种方法,各家报道症状均有不同的改善。

儿童烟雾病患者的自然发展史是:约1/3预后好,1/3预后不良,1/3处于边缘状态。

第四节　颅脑先天性疾病

一、小头畸形

小头畸形的特点是头小和脑发育不全,患儿脑的体积和重量都低于正常,颅囟和颅缝过早融合。不仅头小而且额面和枕部还显得格外狭小、平坦,头顶呈尖形,颅面却相对扩大。此病主要是由于先天和后天的脑发育不全引起,它与颅狭窄畸形的区别主要是不存在颅内压增高的征象,患儿可成长但智能低下,常伴有癫痫发作、四肢瘫痪及行为障碍。如果脑发育不全限于一侧半球,则可有偏瘫,又称婴儿性脑瘫。此病目前无特殊疗法,个别限于一侧半球伴顽固性癫痫药物治疗无效者,可作患侧大脑半球切除,对癫痫及行为障碍可有疗效,但对偏瘫及痴呆则无明显改善。

二、狭颅症

狭颅症又称颅缝早期融合症,其主要特点为头颅狭窄、颅内压增高和智力发育障碍。可有家族史,属于常染色体隐性遗传,可能与胚胎期中胚叶发育障碍或因骨缝膜性组织出现异位骨化中心所致。

(一)分类

1. 舟状头畸形　因矢状缝过早闭合,头颅前后径增加。
2. 短头畸形　因双侧冠状缝过早闭合,头颅横径增加;一侧冠状缝过早闭合,颅骨两侧不对称,呈现斜头畸形。
3. 尖头畸形　全颅缝过早闭合,头颅向上生长。

(二)临床表现

1. 颅压增高　可有视乳头水肿、头痛、呕吐,晚期可出现继发视神经萎缩以致失明。
2. 脑发育异常　智力低下、反应迟钝、行为异常和癫痫。
3. 眼面部症状　前额和鼻根宽广,眼眶变浅,眶距增宽,眼珠突出似金鱼眼。

(三)诊断

根据外观及临床表现,行头颅X线平片检查,显示颅形异常,颅缝消失,代之以骨嵴增厚,阴影加深,颅骨变薄,脑回压迹增多,呈显著的"指压痕"征,便可作出明确诊断。

(四)治疗

治疗的目的是扩大颅腔,以利于脑发育,解除高颅压,一般主张在出生后6～12个月时手术为佳。手术方式为:①颅缝再造术:切除过早闭合的颅缝,宽度达1～1.5cm,同时切除两侧的骨膜,骨边缘可用聚乙烯膜或硅胶膜包裹,以防止骨缝再次愈合。②颅骨切除术:对全颅缝过早闭合者较好,广泛切除两侧的额骨、颞骨和顶骨。因为将来还要形成新颅骨,中间要留有骨桥,手术中要尽量保护骨膜和硬脑膜。

三、颅裂

颅裂是颅骨的先天性缺损,分为隐性颅裂和显性颅裂两种,前者只有简单的颅骨缺损,较少见,而后者常见。颅裂好发于颅骨的中线部位,偶偏于一侧,颅顶和颅底均可发生。颅顶部膨出以枕部多见,颅底部则以鼻根部膨出居多。

隐性颅裂可见该处皮肤凹陷搏动;枕外粗隆附近的隐性颅裂,有时并发颅内皮样囊肿及潜毛窦,有瘘管口和少许分泌物。显性颅裂,根据膨出的内容物可分为常见的脑膜膨出和脑膜脑膨出两种类型。出生时局部即有一肿物,逐渐增大,哭闹时肿物增大,张力增加,压迫肿物时前囟可触及液体搏动。肿物基底部可触及颅骨缺损,脑膜膨出透光试验阳性。脑膜脑膨出不透光,可见脑组织阴影。

(一)临床表现

隐性颅裂多无临床症状。显性颅裂位于鼻根部者使两眼距增宽及眼眶变小,甚至不能完全闭眼,如果鼻腔被压则呼吸困难,并可引起泪囊炎;从眼眶后方膨出者则使病侧眶腔扩大,眼球突出;位于枕部者可有中枢性视力障碍;伴脑发育不全者有智力低下、瘫痪及抽搐等。

(二) 诊断

根据上述特点便可明确诊断。头颅X线平片可确定骨缺损的部位和范围,CT和MRI可了解膨出的内容和是否伴有脑积水或其他脑发育异常。

(三) 治疗

1. 隐性颅裂　如合并颅内皮样囊肿及潜毛窦,需手术切除。
2. 显性颅裂　手术宜在出生后6~12个月内进行位于颅底部者则常需要开颅切除内容物,并修补硬膜及骨缺损。位于颅盖部者,一般不修补骨缺损,而只需将软组织紧密缝合,使其不漏脑脊液。

四、小脑扁桃体下疝畸形

小脑扁桃体下疝畸形又称Arnold-Chiari畸形,主要是小脑扁桃体呈舌状延长伸入到枕骨大孔区及颈椎椎管内,延髓和第四脑室下部也下移至枕骨大孔区,后组脑神经和上颈神经随着脑干向下被牵拉。下移的小脑扁桃体和脑干在枕骨大孔及椎管内被压迫,造成局部组织的粘连和脑脊液循环受阻。本病常伴有脊髓空洞症、环枕畸形和脊膜膨出等。根据伴随畸形的程度归纳成3型:Ⅰ型单纯的小脑扁桃体下疝畸形,Ⅱ型小脑扁桃体下疝、延髓及第四脑室下移,常伴脊膜膨出,Ⅲ型同Ⅱ型,并伴枕部和上颈段脑脊膜膨出。

(一) 临床表现

延髓上颈段受压,出现偏瘫或四肢瘫、腱反射亢进、病理征阳性、偏身或四肢感觉障碍、大小便功能障碍及呼吸困难等。脑神经和颈神经受压迫,可出现颈枕部疼痛、面部麻木、复视、耳鸣及听力下降、声音嘶哑和吞咽困难等。小脑功能障碍表现为眼球震颤和共济失调、脑脊液循环障碍致脑积水所引起的各种症状。

(二) 诊断

根据临床症状,进一步作CT、MRI检查,可发现疝入椎管内的小脑扁桃体、脑积水及合并其他畸形。

(三) 治疗

凡有症状者应手术治疗。手术应行枕下及上颈部椎板减压,切开硬膜后,修补扩大成形,严密缝合,使疝入椎管内的小脑扁桃体完全解除压迫。对小脑扁桃体与脑干和上颈髓之间的粘连不要强行剥离,也不能切除疝下的扁桃体,有脑积水者应先分流,如症状不缓解,再考虑枕下减压。

五、脑穿通畸形

脑穿通畸形有先天性和后天性之分。先天性多位于额颞部或顶部,脑内有一囊腔与扩大的侧脑室相通,其中含有脑脊液,其病因可能是在胎儿期内发生脑出血,也可能是分娩时发生脑损伤出血,出生后可显示出与病变部位相关的症状,如大脑性偏瘫等。后天性脑穿通畸形则多与脑外伤及血管病有关,更多见于严重的脑挫裂伤的手术后。囊腔尚可同时与蛛网膜下隙相通，CT 检查便可明确诊断，但无特殊治疗。近几年有行囊腔-腹腔分流的报道。

第五节 颅内脓肿

颅内脓肿系细菌、真菌和寄生虫等病原体从颅外侵入颅内引起的化脓性炎症和局限性脓肿，通常所说的脑脓肿是指由化脓性细菌所致。此外，颅内还有较少见的硬膜外和硬膜下的脓肿，三者可单独发生或混合存在。

一、脑脓肿

脑脓肿是脑组织内由细菌感染所引起的化脓性脑炎、脑化脓及脓肿包膜形成。

（一）病因

根据不同细菌感染来源，可将脓肿分为五大类：①耳源性脑脓肿：最多见于慢性中耳炎及乳突炎，大多发生于颞叶和小脑半球。多为单发，少数为多发和多房性，致病菌多为大肠杆菌。②血源性脑脓肿：常来自身体其他部位的化脓性病灶，如败血症、先天性心脏病、心内膜炎、肺脓肿、脓胸、蜂窝织炎及化脓性骨髓炎等。患法洛四联症又未经治疗的婴儿，脑脓肿发生率为 4%～7%，多发于额叶和顶叶，可单发或多发。致病菌常为革兰阳性球菌，以金黄色葡萄球菌多见。③外伤性脑脓肿：多继发于开放性颅脑损伤或颅底骨折，尤多见于脑穿通伤。细菌可通过伤口或气窦直接侵入脑内，颅脑火器伤感染和碎骨片直接侵入脑内而发生脑脓肿。④鼻源性脑脓肿：由邻近鼻旁窦化脓性感染所致，脑脓肿多位于额部或额底部。⑤隐源性脑脓肿：此类脓肿的原发感染灶不明显或隐蔽。由于抗生素的广泛应用，此类脓肿在脑脓肿所占比例有上升趋势。

（二）临床表现

根据脑脓肿形成的不同病理阶段，临床上可表现为急性全身性感染、颅内压增高和局灶定位症状 3 类征象。早期为发热、食欲减退、软弱无力、表情淡漠，高热时可出现惊厥，随着脓肿包膜形成和增大，患者出现头痛、呕吐和视乳头水肿等颅内压增高症状。同颅内肿瘤一样，不同部位的脓肿产生不同局灶定位症状，额叶脓肿可出现嗜睡，颞叶脓肿出现失语、偏瘫，小脑脓肿可出现行走不稳、共济失调、眼震等，大部分患儿可出现抽搐。由于脑脓肿发病急，有一部分患者到医院就诊已发生脑疝，位于脑表面和靠近脑室的脓肿有时可发生破溃，上述两种患者如不及时抢救常迅速死亡。

（三）诊断

1. 询问病史　首先询问患儿有无发绀性先天性心脏病、中耳炎、乳突炎、鼻旁窦炎、肺脓肿、脓胸、痈、疖、败血症及开放性颅脑损伤等疾病。

2. 实验室检查　白细胞计数增高，红细胞沉降率增快。

3. X 线平片　耳源性脑脓肿可发现中耳炎、乳突炎，常并发胆脂瘤，常引起颞岩骨骨质破坏和乳突气房消失的改变。鼻源性脑脓肿显示额窦、筛窦和上颌窦边缘模糊,充气不好或有气液面存在。外伤性脑脓肿可见颅内碎骨片或金属异物。

4.CT检查 脓肿周围显示高密度环形带和中心部的低密度改变,并能精确显示多发性和多房性脓肿,脓肿周围水肿程度及脑室移位的情况。

(四)治疗

1.抗感染治疗 主要在脑炎期,用抗生素使感染局限,2~3周后脑脓肿包膜形成即可手术治疗。有的儿童脓肿如为小病灶,可用抗生素4~6周,待其自行吸收而愈。

2.穿刺抽脓 简便易行,约1/3患者经多次治疗可望治愈,也可使脓肿缩小待病情稳定,从而有利于以后根治治疗。此方法适用于单发单房的较大脓肿、婴儿或体质较差的患者、危重脑疝的患者。

3.脓肿切除 反复穿刺抽脓不愈的非功能区多房性脑脓肿、异物引起的脓肿连同异物一并切除。

二、硬脑膜外脓肿

硬脑膜外脓肿多继发于邻近的感染病灶,如中耳炎和乳突炎破坏鼓室盖、乙状窦部骨质和岩骨,额窦炎破坏窦后壁,颅骨骨髓炎直接破坏颅骨。此外,头皮和面部的感染、鼻旁窦炎等,还可经过导静脉逆行侵入,形成硬脑膜外脓肿。

(一)临床表现

除主要有全身化脓性感染症状,通常局部头皮红肿、触痛,继发于鼻旁窦感染、乳突炎或颅骨骨髓炎的局限性头痛,严重者可有谵妄、癫痫和脑膜刺激征。

(二)诊断

根据上述症状,结合中耳炎、乳突炎、额窦炎和骨髓炎等局灶征象以及X线骨质改变、CT扫描可帮助确诊。

(三)治疗

全身应用大剂量抗生素控制感染,继发于骨髓炎的脓肿可连同感染的颅骨切除,要彻底清除脓肿和肉芽组织,较大的脓肿要置管引流几天。由额窦炎引起的脓肿应切除破坏的额窦壁,刮除感染的黏膜,清除脓肿病灶。由中耳炎引起的应行引流术和乳突凿开术。

三、硬脑膜下脓肿

硬脑膜下脓肿主要发生在儿童和少年。常见的病因为邻近的感染病灶如中耳炎、乳突炎、额窦炎、颅骨骨髓炎和颅脑损伤继发性感染引起。由于硬脑膜下隙缺乏间隔,脓液不但在同侧脑表面扩展,部分病例可通过大脑镰下缘蔓延到对侧。同时合并脑膜炎、脑脓肿或硬膜外脓肿的患者预后较差。

(一)临床表现

除原发病灶的症状外,可出现头痛、呕吐、寒战、发热、白细胞增多。婴儿常有前囟隆起、抽搐,并可有脑膜刺激征和颅压增高症状，严重者可出现意识障碍和脑疝。

（二）诊断

根据病史和表现，如怀疑硬脑膜下脓肿，不应进行腰穿检查，否则可使炎症扩散，促进脑疝的发生。CT显示病变位于脑表面的任何脑间隙，硬脑膜下出现片状混杂或高密度影。

（三）治疗

全身应用抗生素控制感染，脓肿部位钻孔引流。如脓液稠厚和半球间隙积脓时，应进行开颅手术，彻底清除脓液，切除包膜，术后应用抗生素。

第六节 脑寄生虫病

脑寄生虫病是继发于某些全身性寄生虫病的少见疾患，现将目前仍较常见的脑囊虫病和脑棘球蚴病分述如下：

一、脑囊虫病

脑囊虫病是人体感染了猪绦虫的幼虫（囊尾蚴）并侵入脑内所致的一种最常见的寄生虫病，在我国分布甚广，见于华北、东北、西北和华东北部地区。

患者患猪绦虫寄生虫病的生活史是：当人吃了未经煮熟的有囊虫的猪肉后，囊虫在小肠上部经消化液作用，虫头突起附在肠壁上，经数月发育成为有节片的成虫即猪绦虫，寄生于肠内。此时患者是猪绦虫的终宿主。他排出的粪便中有虫卵或带有虫卵的成虫节片，当患者患囊虫时即为中间宿主。感染途径有3种：①内在自身感染：患有猪绦虫病的患者，由于呕吐或肠道逆蠕动，使绦虫的妊娠节片和虫卵反流入胃内，每个成熟的妊娠节片含虫卵3万～5万个。②外在自身感染：猪绦虫患者由于手部粘有虫卵，自己经手传入胃肠道。③外来感染：患者本身无猪绦虫寄生，因食入带有猪绦虫卵的蔬菜和水果等食物而进入胃肠道。

虫卵进入胃和小肠，经1～3日孵化出六钩蚴，钻入肠壁肠系膜小静脉和淋巴循环，而散布全身。经2～4个月发育成囊虫，常成批地出现于脑、肌肉、皮下及视网膜等处。

（一）临床表现与分型

囊虫寄生部位最多在脑，根据其侵入脑的部位、数量和发育期，分型如下：①脑实质型：最常见，约占脑囊虫病的一半。囊虫结节散在脑实质内，多表现为癫痫、精神症状、颅内压高。②脑室型：囊虫寄生在脑室系统，易阻塞脑脊液通路而致脑积水，从而引起颅内压增高。③脑池和蛛网膜下隙型：囊虫结节位于脑底池内引起颅底蛛网膜炎及粘连而产生脑神经麻痹症状，也可阻塞脑脊液循环通路而致颅内压增高。④混合型：上述各型可同时并存。

（二）诊断

根据生活地区及生活习惯，患儿有颅内压增高，特别是有癫痫史及精神症状，有皮下结节和活检阳性。粪便中可见到成虫或成虫节片,血液检验嗜酸性粒细胞增高,血清或脑脊液猪囊虫补体结合试验阳性。X线检查,头颅平片偶见囊虫钙化影。注药CT扫描可确定囊虫的位置、数量及大小。脑室造影对诊断脑室型囊虫的部位尤为准确。MRI诊断在分期方面优于CT,活动期可发现脑实质内及脑室内囊虫,多见于第四脑室,脑室呈类圆形扩大,信号均匀;退变死亡期囊体可略微变大,仍呈长T_1、长T_2异常信号。

(三)治疗

药物治疗常用驱虫药驱除寄生于肠道的成虫,防止再次自身感染。常用药物为吡喹酮和甲苯达唑,上述药物可使囊尾幼虫变性和死亡。手术治疗脑实质型引起的颅内压增高、持续头痛和视力下降。为抢救视力,防止脑疝,可行一侧或双侧颞肌下减压。脑室型最适于手术治疗摘除囊虫。

(四)预防

开展爱国卫生运动,搞好饮食卫生宣传工作,不吃未煮熟的蔬菜和猪肉,生吃蔬菜要洗净,加强人畜粪便管理和屠宰检疫,预防绦虫病。对绦虫患者及早驱虫治疗。

二、脑棘球蚴病

脑棘球蚴病是由于狗绦虫的幼虫侵入人脑所致的疾病。国内主要流行于新疆、内蒙古、甘肃、宁夏、青海等地区。脑棘球蚴病约占全身棘球蚴病的1%~2%,儿童发病率较高,男性多于女性。

细粒棘球绦虫的成虫寄生于狗的小肠内,虫卵随狗的粪便排出,污染牧场、畜舍、蔬菜饮用水等。人及其他中间宿主吞食污染有虫卵的食物后,虫卵即在十二指肠内孵化成为六钩蚴,经肠壁静脉或淋巴穿入肠壁末梢静脉,进入门脉系统,大部分随血流到肝脏,少数经颈内动脉进入颅内。脑棘球蚴病多见于大脑中动脉的分布区,如额顶部。囊壁厚约2~3mm,内含透明囊液。

(一)临床表现

头痛、呕吐、视乳头水肿等颅内压增高症状,根据不同部位可出现癫痫、偏瘫、失语等症状。

(二)诊断

根据居住牧区,有畜牧接触史伴颅内压增高症状,棘球蚴有其他部位病史,血和脑脊液嗜酸性粒细胞增高,棘球蚴补体结合试验阳性可作出诊断。X线检查约10%的患者可见囊壁钙化。CT扫描显示为巨大类圆形、边缘清楚的低密度囊状影像。

(三)治疗

脑棘球蚴病需行手术摘除其囊肿,由于囊肿体积较大,手术时易破裂,以致囊液外溢,内含的幼虫头节,不但可引起过敏性休克,而且使感染扩散,以致复发而难治。对于棘球蚴壁较厚者,可作棘球蚴囊肿完整摘除;囊壁较薄易于破裂或完整摘除困难者,可先作囊肿穿刺,然后将内囊摘除。

第七节 脊髓疾病

一、闭合性脊髓损伤

闭合性脊髓损伤分为直接暴力损伤和间接暴力损伤：①直接暴力损伤：暴力直接作用于脊柱，见于物体在颈后腰背部击中脊柱，造成棘突和椎板骨折，骨折片陷入损伤和压迫脊髓，暴力作用的部位与骨折和脊髓损伤相一致。②间接暴力损伤：暴力作用于身体其他部位，再传至脊柱，造成脊柱骨折和脱位，导致脊髓和马尾神经损伤及受压。

（一）临床表现

伤后立即在损伤平面以下出现感觉、运动和括约肌功能障碍，深浅反射消失。如为脊髓震荡，运动、感觉和括约肌功能障碍多为不全性，存在时间短者数分钟，长者数小时，以后可完全恢复正常。如为完全性损伤，损伤平面以下各种感觉均消失，肢体弛缓性瘫痪，深浅反射均消失，括约肌功能消失，即为脊髓休克。脊髓休克经2~4周过后，损伤平面以下肌张力增高，腱反射亢进，病理征阳性。如为不全性脊髓损伤，在脊髓休克消失后，可见部分感觉、运动和括约肌功能恢复，但肌张力仍高，腱反射亢进，病理征阳性。

1. 脊髓不同节段损伤的表现

（1）上颈段脊柱骨折（颈$_{1~4}$）　膈肌和肋间肌瘫痪，呼吸困难，四肢瘫痪，死亡率很高。

（2）下颈段脊髓损伤（颈$_{5~7}$）　双上肢的颈髓受损节段神经支配区呈下运动神经元损害的表现，该节段支配的肌肉萎缩，呈条状感觉减退区，二头肌或三头肌反射减弱，在此节段以下为上运动神经元损害的表现，即上肢可有下、上神经元两种损害症状同时存在，而双下肢的上运动神经元损害表现为痉挛性截瘫。

（3）胸段脊髓损伤　有一清楚的感觉障碍平面，脊髓休克消失后，损伤平面以下、双下肢呈痉挛性瘫痪。

（4）胸腰段脊髓损伤　感觉障碍平面在腹股沟韧带上方或下方，如为胸$_{11~12}$骨折，两下肢主要呈痉挛性截瘫。如为腰$_{1~2}$骨折，脊髓骶节段和马尾神经上部损伤，双下肢呈弛缓性瘫痪，并由于膀胱中枢直接受损，尿失禁，不能建立反射性膀胱，直肠括约肌松弛，大便失禁。

（5）马尾神经损伤　腰$_{3~5}$椎体骨折，马尾神经损伤大多为不全性，双下肢大腿以下呈弛缓性瘫痪，大小便失禁。

2. 脊髓横断面损伤范围不同表现

（1）脊髓半侧损害综合征　为脊髓损伤偏于一侧，损伤的同侧出现运动和深部感觉障碍，损伤的对侧表现为痛觉、温冷觉障碍，又称为布朗-色夸综合征（Brown-Séquard syndrome）。

（2）脊髓中央损害综合征　由脊髓挫伤并发脊髓内血肿，或继发中心出血性坏死所致。表现为分离性感觉障碍及痛觉和温冷觉消失，触觉和深部感觉保留，并多伴有括约肌功能障碍。颈髓损伤时，双上肢运动较下肢容易受损。

（3）脊髓前部损害综合征　主要见于椎体骨折、脱位对脊髓的损伤和压迫以及脊髓前动脉损伤。表现为损伤平面以下运动障碍、痛觉和温冷觉消失，但触觉和深部感觉仍保留。

(4)脊髓后部损伤综合征　发生于椎板和棘突骨折,表现为损伤平面以下深部感觉消失,两侧运动障碍,但痛觉、温冷觉和触觉仍保留。

(二)检查与诊断

详细了解受伤原因,根据坠伤方式,分析骨折可能发生的部位。检查局部有无肿胀和压痛,有无脊柱后突畸形。仔细检查损伤平面以下的感觉,了解肢体有无随意运动。记录肌力等级,检查深浅反射和病理反射及括约肌功能。必要时可作腰穿和动力试验,了解蛛网膜下隙出血情况,是否有梗阻。拍 X 线片可了解骨折的类型及有无脱位。CT 扫描,分析突入椎管内骨片和椎间盘的大小和位置,确定脊髓有无受压和受压的程度。有条件的医院可作 MRI 检查,更能清晰显示骨折、脱位及脊髓受伤情况。

(三)治疗

在急救和搬运脊柱脊髓损伤的患者过程中,切忌一个人抱起伤员或使伤员仰卧在普通的担架上,应由多人站在一侧同时将伤员水平抱起,放在硬板担架上转运。同时积极进行抗休克、止痛、吸氧、输血补液,注意呼吸道通畅,必要时及早气管切开。

1. 非手术疗法

(1)颅骨牵引　适用于颈椎骨折,脊髓损伤的患者。

(2)手法复位　适用于胸椎骨折和脱位的患者。

(3)逐步垫高法　适用于胸腰段脊柱骨折和脱位的患者。

后两种方法不适用于脊柱椎板和棘突的附件骨折。

(4)药物治疗　应用钙离子通道拮抗剂如尼莫通,以减轻脊髓的微血管痉挛,可能减轻继发性脊髓中心坏死程度,保留较多的脊髓功能。应用脱水药和激素,可减轻损伤急性期的脊髓水肿。

(5)高压氧　可以提高血液内氧分压,改善脊髓缺氧状况,减轻脊髓缺血性坏死程度。

(6)局部低温疗法　可以降低脊髓损伤部位的代谢,减轻氧耗量,有助于脊髓功能的恢复。

2. 手术治疗　对不稳定性脊柱骨折和脱位,行闭合性复位困难者,可行切开复位和固定。颈椎骨折可用钢丝固定骨折上下方的棘突。胸腰椎骨折多采用钢板在棘突两侧固定。椎板切除适用于脊柱由颈后或背部中线的直接受压,造成椎板和棘突骨折,导致脊髓损伤、受压。脊髓前路减压术适用于压缩和脱位的椎体或其后上角粉碎骨折片和突出破裂的椎间盘等。在保守治疗和手术治疗的过程中,要预防褥疮、泌尿系统感染、肢体挛缩等并发症的产生。

二、椎管内肿瘤

儿童椎管内肿瘤较少见,与同期儿童颅内肿瘤之比为 1∶9。肿瘤可来自各种组织,如脊髓、神经根、脊膜及脊柱,但儿童期胚胎残余组织发生的肿瘤较常见。本组皮样囊肿和上皮样囊肿占 40% 以上,其次为神经纤维瘤和神经上皮性肿瘤(星形细胞瘤和室管膜瘤等)。

(一)病理

不同组织学类型各有其特点,但镜下与颅内肿瘤的病理改变无明显差别。

（二）临床表现

1. 疼痛　发生率较成人低，其原因为：①小儿良性的神经纤维瘤和脊膜瘤少。②小儿对疼痛不能确切表达。③小儿髓内肿瘤较成人多见。

2. 运动障碍　肢体力弱在小儿较为突出，颈胸段为锥体束征明显，腰骶段则肌张力及腱反射低下，因肢体不能支持身体甚至发生脊柱骨骼、肌肉变形。

3. 感觉障碍　不十分明显，也可能因小儿说不清楚和检查不易合作，医生得不到准确的判断。

4. 括约肌功能损害　可有肛门松弛，哭闹时可有大、小便失禁。

5. 潜毛窦或脊柱畸形　合并腰背的潜毛窦或脊柱畸形者较成人多见。

6. 有反复发作的脑膜炎史，多为椎管内皮样或上皮样囊肿向椎管内破溃所致。

（三）影像学检查

1. 脊柱 X 线平片　由于肿瘤对脊柱长期慢性压迫使椎弓根变扁，椎体后缘凹陷（压迹），有些患儿合并脊柱裂。

2. 脊髓碘水或碘油造影　髓外硬脊膜下肿瘤可有杯口样充盈缺损，硬脊膜外肿瘤则呈锯齿状（火焰状），髓内肿瘤则造影剂沿膨大的脊髓向两侧分流。

3. CT 检查　可在病变部位轴位断层扫描，根据密度不同和形态来判断肿瘤性质。

4. MRI 检查　对病变的定位及定性有极大帮助。

（四）诊断与鉴别诊断

正常儿童如出现发作性哭闹、下肢力弱或大小便失禁，应考虑本病的可能性。如有反复发作之脑膜炎伴潜毛窦者，几乎可以确诊。鉴别诊断时要想到脊柱结核、横贯性脊髓炎和脊髓灰质炎（小儿麻痹症）等疾患。

（五）治疗及预后

主要治疗方法为手术切除。如神经纤维瘤可全切除。皮样或上皮样囊肿应视其与脊髓和马尾神经的关系而定，如粘连紧密时只切除囊内容，不可勉强剥离囊壁。椎板切除一般不宜超过 5 节，否则可能在生长发育过程中引起脊柱畸形。良性肿瘤如做到全切除可治愈，否则有复发的可能性，应长期随访。

三、脊髓血管畸形

脊髓血管畸形由先天发育异常所致。有关其分类目前尚有分歧。综合畸形病理及所在部位，可将其分为：①硬脊膜内：脊髓海绵状血管瘤、脊髓动静脉畸形（髓内型、髓周型及混合型）、髓周动静脉瘘和脊髓动脉瘤。②硬脊膜动静脉瘘。③硬脊膜外：海绵状血管瘤、动静脉畸形。

（一）临床表现

1. 疼痛　局部疼痛可因病变部位不同，出现于背部、腰背部或颈部，有时出现神经根的放射性疼痛，或神经束远隔部位躯干或两下肢疼痛。

2. 感觉症状　肢体有麻木、蚁走感。

3. 运动障碍　表现为肢体无力,逐渐加重,一侧或两侧肢体的不完全瘫痪。

4. 括约肌功能障碍　大小便失去控制。

5. 自发性蛛网膜下隙出血　在本病约占20%。多在用力的诱因下发生突然而严重的背痛,在病变相应水平出现根性疼痛,伴有脊髓功能障碍的症状和体征。部分患者在病变相应皮节上有血管痣、咖啡斑等皮肤病变。

（二）诊断

1. 病史　根据病史可作腰穿,了解是否有梗阻,若畸形出血则脑脊液为血性。

2. CT检查　平扫检查出椎管内血肿及钙化,增强扫描可见脊髓内外异常血管团。

3. MRI检查　可以从矢状、冠状、横断三维断层图像全面了解动静脉畸形的部位及畸形血管团的大小等。

4. 脊髓动脉造影　可以明确病变的类型、位置、形状和大小,供应动脉和引流静脉的数目和位置。

（三）治疗

1. 供应血管结扎术　可减少供血,减少出血的危险性,但不彻底,如侧支循环形成,症状易复发。

2. 人工栓塞法　供应血管在进入硬脊膜处经常缩小50%,为最理想的栓塞点,用肌肉、明胶海绵作为栓塞材料,可以取得结扎血管的效果。

3. 畸形血管切除　先阻断供应血管,然后在显微镜下将畸形血管切除。

四、脊髓感染性疾病

（一）硬脊膜外脓肿

硬脊膜外脓肿是硬脊膜外间隙的局限性化脓性炎症,它引起的脊髓损害症状大多急剧加重,如及时治疗,多可治愈,否则导致严重残疾,甚至死亡,故认为是神经外科的急症。

1. 病因病理　绝大多数邻近或远隔部位之疮疖、痈肿或蜂窝织炎等化脓灶,或为各脏器感染,或为全身败血症的并发症。其感染途径主要经血行和淋巴传播至硬脊膜外隙,有些也可由脊柱的开放性损伤、存留异物以及腰穿所致。由于胸段最长,且背侧硬脊膜外间隙较大,血行转移所致硬脊膜外脓肿多发生于胸椎上段背面。致病菌绝大多数为金黄色葡萄球菌,炎症侵袭硬脊膜及脊髓的血管,引起脊髓受压和血液循环障碍致脊髓梗死,造成脊髓局部永久性损害。

2. 临床表现　早期出现发热、背痛,新生儿表现烦躁,大一些的儿童有背部局限性疼痛,继而出现脊髓功能障碍,双下肢无力、麻木,括约肌功能障碍,数小时或数天后便出现双下肢软瘫。

3. 诊断　在病史中有化脓感染史,特别是皮肤感染史,起病有畏寒、发热、白细胞增高,甚至有败血症的症状。数小时或数日后发生严重的背痛或放射性根痛,并有该处脊柱叩痛或附近皮肤有凹陷性浮肿,即应考虑硬脊膜外脓肿的可能性。如一旦出现早期脊髓功能障碍,结合腰椎穿刺有椎管内梗阻及脑脊液蛋白细胞分离现象即可确定诊断。必要时可行硬脊膜外穿刺,在脊背压痛最明显的椎间隙进行硬脊膜外穿刺,大多数可抽到脓液。MRI检查对诊断有重要的参考价值。

4. 治疗　确定后应及早手术,排除脓液,切除肉芽组织,局部用抗生素,病灶腔要放置引流管引流数日。术后应用大量抗生素。

（二）脊髓脓肿

脊髓脓肿罕见，在儿童组高发年龄在几天至10岁之间。多发生于血行感染，如呼吸系统或泌尿系统感染，部分病例找不到原发灶。多数发生在胸段脊髓，且多为单发。致病菌为葡萄球菌，少数为链球菌。

1. 临床表现　脊髓脓肿有发热，背痛不如硬脊膜外脓肿严重，但发展很快，下肢感觉、运动障碍及括约肌功能障碍出现得较早，病程数日即可发展为全瘫。

2. 诊断　患者出现脊髓功能障碍并有化脓感染史者可高度怀疑此病。体检可有局部压痛，感觉平面有时出现痛、温觉及深感觉分离。腰穿可有部分或完全梗阻。脑脊液化验白细胞增高，蛋白明显增高。MRI 检查是定位定性最好的方法。

3. 治疗　一旦确诊应立即手术，术中用注射器在膨大处的脊髓穿刺抽脓，在背侧纵行切开引流，置引流管持续引流3~4天，术后全身使用抗生素。

五、椎管内及脊髓先天性疾病

（一）潜毛窦

潜毛窦(pilonidal sinus)又称先天性皮肤窦(congenital dermal sinus)，可发生在神经轴背侧由枕部到腰骶部之间的任何部位，其中以腰骶部最多见，并可与脊柱裂、脊髓裂伴发。

1. 病因病理　潜毛窦有先天性和后天性之分。前者属畸形发育；后者可能为离断毛发的后端被带入皮肤，继而在更深的组织内发生肉芽样炎性反应。在儿童病例多属先天性畸形。

潜毛窦窦道管壁由皮肤组织构成，窦道长短不一，短者呈盲管状，长者在枕部可深达第四脑室，在其他部位可深达脊髓。窦口仅为小的皮肤凹陷，其中有不等量的皮肤分泌物，少数甚至有脑脊液渗出。窦口四周往往有异常毛发、色素沉着或毛细血管瘤样改变，有的在皮下可触到表皮样囊肿或皮样囊肿构成的肿块或纤维条索。在小脑内或椎管内也可伴发与窦道相连的表皮样囊肿或皮样囊肿。

2. 诊断　潜毛窦一般情况下易被忽视，不少病例在窦口处发生感染，或反复发生的脑膜炎，或上述颅内或椎管内皮样囊肿引起症状时才被注意。根据上述特点和脊柱 X 线片、CT 及 MRI 特殊检查，可作出明确诊断。

3. 治疗　未感染者手术切除窦道，彻底清除颅内、椎管内肿物，严密缝合，术后抗感染。感染者需在感染控制后手术。

（二）脊柱裂

脊柱裂是因胚胎发育异常，椎板闭合不全所致。单纯的脊柱裂只是脊柱椎弓融合不好，没有椎管内容物突出称隐性脊柱裂，有椎管内容物膨出称显性或囊性脊柱裂。本病常合并脂肪瘤、畸胎瘤及表皮样囊肿等先天性肿瘤。

1. 隐性脊柱裂　常见于腰骶部，病变区域皮肤大多正常，常因其他疾患拍 X 线片时才发现。少数显示色素沉着、毛细血管扩张、皮肤凹陷、生长异常毛发等现象。婴幼儿多不出现明显症状，而在成长过程中有遗尿，到了上学年龄依然尿床则应考虑本病。严重者可出现下肢感觉障碍、肌力减弱、肌张力和腱反射改变、肌萎缩或伴足内(外)翻及大小便异常等。根据以上症状，拍腰骶椎脊柱 X 线片可明确诊断。

2. 囊性脊柱裂　出生时即见腰骶部或颈部、胸椎正中有肿物突出,可逐渐增大。肿物内无神经组织,只有脑脊液,称为脊柱裂并脊膜膨出。肿物内有脊髓神经组织,称脊柱裂脊髓脊膜膨出。有的椎板和软组织皆未融合,脊髓露在外面,称脊柱裂并脊髓外露。单纯脊膜膨出可无症状,脊髓脊膜膨出则有下肢运动、反射、感觉和括约肌功能障碍。脊膜膨出者生后即可看到,大小不等,有的有细颈或带包块呈垂吊型;有的基底部较大无颈,包块呈丘形隆起。突出的包块覆以皮肤,有的很薄呈半透明状,如为脑脊液用电筒照之可透光,如囊内有脊髓神经组织或脂肪等则不透光。

脊柱 X 线片可见病变部位椎板缺损以及膨出的软组织阴影。MRI 检查对了解是否合并椎管内先天性肿物有较大帮助。

治疗:对于无症状的隐性脊性裂不需要治疗。显性脊柱裂几乎均需手术治疗,如囊壁已破或极薄,需紧急或及早手术,其他病例则以在生后 1~3 个月内手术较好,以防病变发展加重。出生后即有严重的神经功能障碍或合并脑积水者则手术无益。如神经障碍于生后出现,且随着患儿生长,其肢体和括约肌功能障碍逐渐加重,应手术治疗。手术目的是切除膨出的包块,分离脊髓神经粘连,修补缺损,避免或减轻神经损害,以利于患儿的生长发育。

术中需尽可能地分离、松解与囊壁粘连的神经组织,并回纳入椎管,不可轻易将其切除,对脊膜膨出则必须严密缝合脊膜的开口,并切除膨出的多余囊壁以及其他异常组织。当脊膜口不能直接缝合时,则翻转脊筋膜进行修补。术后包扎力求严密,置患儿于俯卧位。合并脑积水应立即行脑室-腹腔分流。

(三) 脊髓栓系综合征

脊髓栓系综合征是由脊髓先天发育异常引起的疾病,多见于婴幼儿,以女性稍多。患者的病变部位可有皮肤异常,包括毛发、血管瘤、潜毛窦、脂肪瘤,但皮肤正常也占半数。

1. 病因　引起这类综合征的原因多属先天性,但详细的病因不明确。硬脊膜内纤维性粘连则为常见病因之一,这可能是在脊膜膨出形成的过程中,因突然发展停止或因形成后不久又发生萎缩,而成为纤维性结构,从而马尾或神经根在未能形成的脊膜膨出的束带附近与之粘连之故。

2. 临床表现　由于先天性发育异常和某些因素,使固定脊髓的终丝缩短,圆锥被牵拉、栓紧并使之下移,则产生相应的症状。临床除局部皮肤异常外,其他症状有脊柱侧弯或后弯,还可发生背痛及腿痛、单纯腿痛、下肢无力或易伴有感觉缺失、膀胱功能障碍或下肢缺陷等。

3. 诊断　X 线平片上绝大多数有脊柱裂改变。MRI 检查可明确看到圆锥下移,并逐渐变尖变细,如终丝横径在 2mm 以上表明为病变,还可发现脂肪瘤、脊柱裂皮样囊肿等疾病。

4. 手术治疗　术中如见终丝粗短或紧张,可在刺激证实后予以切断,最好使两断端之间相距 2.5cm。如有纤维性粘连或其他病变应当分离或切除,同样都要使终丝及马尾神经都能得到充分松解。较单纯的病例预后常良好。

(四) 脊髓空洞症

脊髓空洞症是一种进行缓慢的脊髓退行性病变,先天发育异常、脊髓肿瘤囊性变、脊髓损伤性出血、蛛网膜炎、第四脑室出口受阻等因素,均可能是造成脊髓空洞症的病因之一。脊髓空洞症以青少年起病多见,婴幼儿和老年人均可发病。

1. 病理　脊髓的外观可能正常,亦可能为棱形扩大或呈现萎缩,空洞壁不规则,由环形排列的胶质细胞及纤维组成,内含有黄色或无色液体。病变好发于颈髓下段及上胸段,亦可向上到脑干,偶尔达腰骶膨大部。空洞偶有多发,彼此不相连。

2. 临床表现

(1) 分离性感觉障碍　单侧或双侧痛、温觉丧失,而触觉及深感觉完整或相对正常,部分患者有自发性疼痛,因痛、温觉丧失常见局部误伤。

(2) 运动障碍　空洞扩大累及前角,造成肌肉萎缩性麻痹,张力低。侧角受侵犯常伴有颈交感神经麻痹(Horner综合征)及上肢皮肤营养障碍。

(3) 锥体束征　因脊髓受空洞的压迫和破坏,可引起肢体痉挛性瘫痪及不对称性感觉障碍。

3. 诊断　多数患者根据病史和神经系统检查即可作出诊断,但在早期比较困难。X线检查,颅底、脊柱平片可见寰枕畸形,脊柱侧突、后突及脊柱裂异常骨质改变。MRI检查可以明确诊断,并能清晰了解空洞的范围、大小及部分原因。

4. 治疗　手术治疗为脊髓空洞症的主要治疗手段,手术目的在于排除空洞内的液体,减轻对颈髓的压迫。手术方式主要有两种:①颅后窝减压及脊髓中央管上口肌肉填塞术。②脊髓空洞切开减压和蛛网膜下隙分流术。部分病例的症状可有所改善或病情停止发展。

六、先天性脑积水

从病理生理学角度看,脑积水系指脑脊液(CSF)产生与吸收发生障碍,导致CSF积留于脑室内,使脑室系统扩大,并常伴有颅内压增高,出现一系列临床表现。由于婴幼儿多见,故本节主要讨论先天性脑积水。

(一) 分类与病因

1. 交通性脑积水　脑室系统与蛛网膜下隙通畅,由于脑脊液产生过多或吸收不良导致的脑积水。如炎症、出血、外伤后发生蛛网膜粘连,蛛网膜粒闭塞使脑脊液吸收发生障碍,又如颅内静脉窦栓塞所致脑脊液的吸收不良等。脑脊液分泌过多最多见于脑室内脉络丛乳头状瘤,由于分泌细胞增生,使脑脊液分泌增加,最终导致脑积水。

2. 非交通(梗阻)性脑积水　当脑室系统内(如室间孔、导水管)或其出口(正中孔及侧孔)由于畸形、炎症后粘连、肿瘤等造成梗阻,则梗阻水平以上脑室即扩大积水,如先天性中脑导水管周围神经胶质增生所致的导水管狭窄、闭锁,第四脑室出口处先天发育异常出现的正中孔闭锁伴小脑发育不全(Dandy-Walker畸形)等(表8-7-1)。

表 8-7-1　脑积水的分类与病因

病因 \ 类型	交通性脑积水	非交通性脑积水
先天性疾患	寰枕畸形 脑膜膨出 蛛网膜粒缺如 脑发育异常	中脑导水管梗阻:由于神经胶质增生、真性狭窄、隔膜 第四脑室中孔及侧孔闭锁——Dandy-Walker畸形 肿物:良性囊肿、血管畸形、先天性肿瘤
后天性疾患	颅内炎性病变 颅内出血后 肿瘤	中脑导水管胶质增生狭窄 颅内炎性病变后 肿瘤
脑脊液分泌过多	脉络丛乳头状瘤	

(二)临床表现

婴幼儿脑积水常在出生后即很明显,颅面比例失常,头大颜面小,眼、耳位置下移。随着病情发展,头围进行性增大,前囟乃至后囟、侧囟不闭,且张力增高,搏动不明显。头皮薄且发亮,静脉怒张,颅骨薄,颅缝哆开,叩诊呈破壶音,头颅透光试验可见广泛的透光区。患儿双眼下视呈"落日征",视力差,甚至失明,并常可见眼球震颤。由于颅缝未闭,颅内压力得以代偿,故仅在脑积水发展迅速时才出现颅压增高症状,如精神淡漠、嗜睡、呕吐、惊厥乃至肢体强直发作,此类患儿多发育迟缓、伴智力障碍及营养不良,晚期常死于恶病质并发感染。

(三)诊断

脑积水诊断并无困难。头颅X线平片示颅骨变薄,颅腔容积增大,颅骨内板脑回压迹明显。过去采用的脑室及腰椎穿刺进行脑脊液动力学或染料试验现已废弃。脑超声波检查简单易行,可提示侧脑室对称性扩大。近代神经影像学如CT、MRI,除可准确诊断外,多数还可做到确定脑积水的类型及鉴别诊断,如硬脑膜下积液或出血、脑发育不良等。

(四)治疗

临床上除少数可针对病因治疗外,如脑室内肿物、囊肿切除等。多数需行脑脊液分流术,目前公认的即侧脑室-腹腔分流术(V-P分流术)。侧脑室-心房分流术由于并发症较多,故只对不适合V-P分流术者使用。

V-P分流术:术前根据脑室内压力选好相应压力(高、中、低)分流管备用。手术在全麻下进行,患儿仰卧,头向左后,使头、胸、腹成一平面。先行右顶后小弧形切口,连同骨膜翻开皮瓣,钻孔,骨孔不要过大。电凝硬脑膜后,脑针穿刺脑室,穿刺方向指向鼻根中点,成功后,拔出脑针,将分流管的脑室端置入侧脑室,深度要超过室间孔,并达前角,此时可见引流管内有脑室液流出。然后分离皮瓣至乳突间的皮下组织以备放置泵用。行腹部切口后,以专用通条经皮下,自下而上经腹壁、胸壁作一隧道达乳突,并将分流管腹腔端拉出,固定脑室端分流管后,分离腹直肌,达后鞘,切开腹膜,将分流管腹腔端置入腹腔,长度不应小于30cm,腹腔端不需固定。为预防感染,术中将已经密闭消毒的分流管用庆大霉素盐水溶液浸泡,术后给予抗生素治疗。

V-P分流术效果肯定,术后很少出现并发症。在一组455例引流患者中,分流管近端梗阻最为常见。分流管出现故障或手术失败的原因是多方面的,但常见原因是分流管阻塞。为此,在放脑室段管时,管端要超过室间孔,置于前角中,以防脉络丛包裹堵塞,且要求一次成功,以减少脑组织碎屑、出血、血块堵塞分流管。另一要点即放置腹腔内的分流管要有一定长度(至少20cm以上),这样,分流管可随肠蠕动往返游动,减少网膜包裹。

此外,采用脑室内镜行立体定向第三脑室造瘘、脉络丛电凝以及切除脑室内占位病变,用来解除脑脊液通路梗阻,减少脑脊液产生,在一些选择病例中也已取得成功,其优点是创伤小,术后无分流管堵塞更换之虞。

参 考 文 献

[1] 蒋先惠.小儿神经外科学.第一版.北京:人民卫生出版社,1994.118~151
[2] 张汉伟,王树荚.脊髓空洞症的治疗.中华神经外科杂志,1995,11(3):133

〔3〕王忠诚.颈动脉海绵窦瘘60例治疗回顾性分析.中华神经外科杂志,1993,9(6):313

〔4〕马稚如,戴以武,郑文济等.Arnoid-Chiari畸形的诊断与外科治疗.中华神经外科杂志,1996,12(5):308

索 引

1. 索引范围为本书主要名词术语。
2. 编排方式是以每个名词的拼音字母为序。
3. 前124个名词以数字或英文首字母为序。
4. 各名词之后的页码一般以该名词释义处为准。

46,XX 性腺发育不良/988
46,XY 性腺发育不良/988
acute pancreatitis/650
alveolar echinococcosis/635
anorchism/969
anterior urethral valves/943
Arnold-Chiari 畸形/1389
Barlow 试验/1099
Baumann 角/1294
Belsey 改良术/389
blind loop syndrome/750
carcinoma of the adrenal cortex/1034
carcinoma of the pancreas/648
C-D 地平线/1211
CE 角/1101
cloacal exstrophy/933
Cobb 法/1208
concealed penis/954
comgemital choledochal cyst/614
congenital choledochus dilatation,CCD/614
congenital hepatic fibrosis/563
congenital hypertrophic pylorostenosis/697
congenital malrotation of intestine/703
congenital megacolon/789
congenital megalourethra/937

Cortrel-Dubousset(C-D)系统/1211
Crohn 病/725
cryptorchidism/961
DeBastiani 术/1267
diphallia/952
Dwyer 技术/1217
echinococcus granulosus/629
epispadias/930
exstrophy of bladder/926
foreign bodies in the stomach/702
Freiberg 骨梗死/1132
Fryns 综合征/370
Galeazzi 征/1099
Galveston 技术/1234
Gardner 综合征/779
gastric bezoar/703
gastrinoma/650
glidingtestis/963
gonadoblastoma/1043
Gross 外固定法/363
Harrington 器械矫正/1204
HD/789
hemangioma of spleen/672
hepatoblastoma/564
Hirschsprung 病/789

Horner 征/1191
hypospadias/944
inguinal hernia/513
insulinoma/649
intestinal aetresia/731
intestinal stenosis/731
intussusception/766
Isola 系统/1211
juvenile polyposis/776
juvenile polyps/776
King-Moe 的分类/1212
Larsen 综合征/1119
Luque 手术/1204
"L"形肾/909
Mckay/1250
Meckel diverticulum/740
meconium obstruction/737
meconium peritonitis/738
meconium syndrome/737
Mehta 肋椎角差别/1204
mesenchymal hamartoma/568
micropenis/956
monorchism/968
Moss Miami 器械/1211
Nück 囊肿/990
omphalo mesenteric band/510
omphalo mesentric duct sinus/510
Ortolani 征/1099
pancreatic cyst/646
paraphimosis/951
patent omphalomesenteric duct/509
Pavlik 支具/1103
Pemberton 关节囊周围截骨术/1107
penile agenesis/951
penile torsion/953
penoscrotal fusion/954
penoscrotal transposition/955

peptic ulcer/700
Peutz-Jegher 综合征/746
pheochromocytoma/1033
phimosis/949
polyps of the urethra/938
posterior urethral valves/939
prolapse of urethra/1003
prune belly syndrome,PBS/1025
rhabdomyosarcoma,RMS/1035
Risser 征/1208
Romberg 征/1367
Salter 骨盆截骨术/1106
Shenton 线/1101
short bowel syndrome/746
superior mesenteric artery syndrome/721
Teilum 瘤/1041
total colonic aganglionosis,TCA/812
Trendelenburg 试验/1100
tumor of the pancreas/647
Turner 综合征/988
ulcerative colitis/779
umbilical hernia/526
umbilical polyp/510
umbilical glanuloma/510
umbilical remnant/509
urethral duplication/935
vascular compression of the duodenum/721
vitellointestinal cyst/510
Volkmann 缺血性挛缩/1298
Von-Rosen(外展内旋位)摄片法/1100
Wagner 延长术/1267
Wasserstein 延长术/1267
Winter 分类法/1219
Wisconsin 节段器械矫正术/1215
X 线照射治疗/134
yolk sac tumor/1041
Zielke 前方去旋转脊柱融合技术/1217

A

阿芬太尼/26
阿米巴肝脓肿/560
阿曲库铵/25

B

包茎/949
鼻部脑膜脑膨出/252
鼻骨骨折/253
鼻旁窦炎/254
闭合性脊髓损伤/1394
臂丛神经麻痹/1190
丙泊酚/24
病毒性角膜炎/181
波伦综合征/369

C

草莓状血管瘤/123
叉状肋/368
掺钕钇铝石榴石激光器/133
肠扭转/758
肠套叠/766
肠系膜裂孔疝/765
肠系膜囊肿/745
肠系膜上动脉压迫综合征/721
肠系膜肿瘤/745
肠狭窄/731
潮气量/28
成人型多囊肾/1046
成釉细胞瘤/317
迟发性尺神经炎/1304
齿状突分离/1199
齿状突缺如/1201
重复尿道/935
重复膀胱/922
重复阴茎/952
处女膜闭锁/1000
创伤初检/49
创伤性颞颌关节炎/305
纯性腺发育不全/988
唇裂与腭裂/278

D

大动脉转位/444
大脑大静脉畸形/1385
带血管蒂肋骨移植术/1232
丹毒/68
单纯骨结核/1152
单纯滑膜结核/1152
单纯气管-食管瘘/378
单纯性甲状腺肿/329
单纯性肾囊肿/907
单发性骨软骨瘤/1334
单睾/968
单心室/465
胆道闭锁/598
胆汁性腹膜炎/590
胆总管囊肿/613
德州斯考瑞特医院(TSRH)系统/1211
低血糖症/42
骶管阻滞麻醉/22
骶尾部畸胎瘤/859
地氟烷/27

电视协助的微创胸腔镜/1213
动脉导管未闭/418
动脉瘤样骨囊肿/1328
动脉压/27
短肠综合征/746
短颈综合征/1085

对称性联胎/87
多发性骨软骨瘤/1336
多房性肾囊性变/908
多睾/970
多囊肾/906
多乳房/358

E

额外肾/905
恶性高热/45
恶性横纹肌样瘤/1031
恶性纤维组织细胞瘤/115
腭扁桃体炎症及肥大/262

恩氟烷/27
儿童颅脑损伤/1354
耳的胚胎发育/240
二氧化碳激光器/132

F

发育性髋关节脱位/1096
发育性髋内翻/1092
法洛四联症/450
反流性巨输尿管/911
房间隔缺损/458
房室间隔缺损/463
放射性核素胶体瘤内注射/135
放射性核素贴敷/134
非对称性联胎/89
非共同性斜视/223
非机械性眼外伤/215
肺癌/116
肺动脉高压/498
肺动静脉瘘/400
肺发育不全/399
肺结核/410

肺静脉异位连接/434
肺毛细血管楔压/28
肺泡破裂/44
肺水肿/43
肺肿瘤/415
芬太尼/26
蜂窝织炎/70
跗骨截骨术/1258
氟烷/27
附睾畸形/972
腹壁挫伤/533
腹部创伤/51
腹股沟疝/513
腹膜隐窝疝/764
腹腔镜/143

G

肝胆外科/2
肝间质错构瘤/568
肝母细胞瘤/104
肝泡球蚴病/635

肛肠外科/2
肛瘘/860
肛门失禁/845
高弓足/1256

高肩胛症/1086
高频喷射通气/31
高频通气/31
高频振荡/31
高频正压通气/31
睾母细胞瘤/1041
睾丸、精索鞘膜积液/990
睾丸发育不全/989
睾丸附件扭转/998
睾丸功能缺陷/987
睾丸横过异位/971
睾丸扭转/994
睾丸鞘膜积液/990
睾丸上缩性/963
睾丸下降不全/515
膈疝手术的麻醉/32
跟骨切骨术/1252
梗阻性巨输尿管/911
肱骨近端骨骺骨折/1286

肱骨髁上骨折/1290
肱骨内上髁骨折/1305
肱骨外髁骨折/1300
共同性斜视/221
股骨干骨折/1321
股骨颈骨折/1317
股骨头骨骺缺血坏死/1121
骨关节结核/1151
骨骺损伤/1284
骨化性纤维瘤/315
骨膜下骨折/1283
骨囊肿/1325
骨盆倾斜/1237
骨肉瘤/1348
骨软骨瘤/1334
骨纤维异样增殖症/1329
骨样骨瘤/1345
骨折与脱位/1282
骨质硬化症/1112

H

海绵窦动静脉瘘/1386
海绵状血管瘤/124
寒性脓肿/1153
颌骨感染/301
颌下间隙感染/299
横纹肌肉瘤/1035
后、内、外侧松解术/1250
后、内侧松解术/1249
后尿道瓣膜症/939
后天性腹内疝/550
呼气末二氧化碳浓度/28
呼吸道阻塞/43
呼吸管理/489
呼吸窘迫综合征/399
呼吸停止/43

滑动睾丸/963
滑膜肉瘤/115
化脓性关节炎/1145
化脓性颞下颌关节炎/304
踝关节结核/1169
踝阵挛试验/1213
环境温度与湿度/17
唤醒试验/1213
会阴部创伤/52
会阴切口疝/550
混合性睾丸间质细胞瘤/1040
混合性生殖细胞瘤/1040
混合性腺发育不全/989
混合性血管瘤/124

J

机械性眼外伤/208
肌间血管瘤/1074
肌肉松弛药/25
肌性斜颈/1084
鸡胸/365
畸胎瘤/108
畸形与遗传/75
激光治疗/132
激素治疗/135
急性出血坏死性肠炎/728
急性出血型胰腺炎/542
急性附睾炎/891
急性睾丸炎/893
急性化脓性中耳炎/246
急性坏死性筋膜炎/72
急性淋巴管炎/67
急性淋巴结炎/67
急性乳房炎/359
急性水肿型（间质性）胰腺炎/541
急性胃扭转/690
急性胃膨胀/44
急性心包炎/480
急性血源性骨髓炎/1134
急性胰腺炎/650
急性暂时性髋关节滑膜炎/1174
急症外科/2
脊髓空洞症/1399
脊髓脓肿/1398
脊髓血管畸形/1396
脊髓约束综合征/1222
脊髓纵裂/1222
脊柱后凸畸形/1161
脊柱结核/1158
脊柱裂/1398
继发性非梗阻性巨输尿管/911

继发性软骨肉瘤/1341
继发性遗尿/1049
家族性出血性毛细血管扩张症/123
颊间隙感染/299
甲状旁腺功能减退症/344
甲状旁腺功能亢进症/342
甲状舌管囊肿/352
甲状腺的解剖与生理/326
甲状腺功能减退症/334
甲状腺功能亢进症/331
甲状腺炎/336
甲状腺异位/340
甲状腺肿瘤/338
假性囊肿/661
间质细胞瘤/1040
肩关节结核/1171
交叉异位肾/910
交通性鞘膜积液/990
胶质瘤/1375
角膜先天异常/175
结肠闭锁和狭窄/772
结肠多发性息肉症/778
结肠和直肠重复/724
结核性淋巴结炎/324
结节性硬化/1382
截瘫/1164
介入性超声/139
经内镜逆行胰胆管造影术/141
晶状体异常/205
精索静脉曲张/991
精索鞘膜积液/990
精原细胞瘤/1040
颈部急性淋巴结炎/323
颈部淋巴结的生理解剖/320
颈部淋巴结肿大/322

颈胸联合入路/1236
胫腓骨旋转畸形/1241
胫骨粗隆骨软骨病/1133
胫内翻/1239

静脉麻醉药/23
局麻药的毒性反应/44
巨大输尿管积水/912
巨趾/1261

K

开放的脐尿管/922
开放的轻创伤/50
开口于膀胱的脐尿管/923
颏下间隙感染/300
克罗恩病/725
控制性低血压/492
口底蜂窝织炎/300

口腔颌面部损伤/289
块状肾/909
髋关节结核/1165
髋臼指数/1101
眶内神经母细胞瘤/238
眶下间隙感染/299
溃疡性结肠炎/779

L

肋骨缺如/368
泪器先天性异常/173
冷冻治疗/133
联体双胎/87
淋巴管瘤/512
淋巴瘤/1040
硫喷妥钠/23
瘤样病变/1040
漏斗胸/361
颅底骨折/1356
颅骨骨折/1355
颅骨修补手术/1364

颅后窝室管膜瘤/1374
颅裂/1388
颅脑损伤/1354
颅内多发血肿/1359
颅内血管病/1383
颅内血肿/1358
颅内肿瘤/1366
颅咽管瘤/1370
氯胺酮/24
氯琥珀胆碱/25
卵黄管囊肿/510
卵黄囊瘤/1041

M

马方综合征/1117
吗啡/26
脉络丛乳头状瘤/1381
慢性胰腺炎/542
蔓状血管瘤/124
盲襻综合征/750
毛细血管瘤类/123

梅干腹综合征/1025
梅克尔憩室/740
美索比妥/24
门诊外科/2
孟氏骨折与脱位/1310
泌尿系统异物/1068

N

内镜外科/4
内胚窦瘤/1041
内眦赘皮/167
男性假两性畸形/986
脑穿通畸形/1389
脑动静脉畸形/1383
脑干损伤/1357
脑干肿瘤/1376
脑棘球蚴病/1393
脑脊液漏/1363
脑寄生虫病/1392
脑面血管瘤病/1385
脑膜瘤/1380
脑膜肉瘤/1380
脑囊虫病/1392
脑内血肿/1359
脑脓肿/1363
脑膨出/1364
脑神经损伤/1365

脑室出血/1359
脑损伤/1356
脑性瘫痪/1181
脑震荡/1356
尿道结石/1024
尿道口旁囊肿/1004
尿道黏膜脱垂/1003
尿道上裂/930
尿道损伤/1013
尿道息肉/938
尿道下裂/944
尿路感染/888
尿生殖窦畸形/1000
尿石症/1017
颞颌关节强直/305
浓缩胆栓综合征/591
脓胸/403
女性假两性畸形/983
女性泄殖腔畸形/823

P

盘状肾/909
泮库溴铵/25
膀胱不发育(膀胱缺如)/922
膀胱发育不全/922
膀胱结石/1024
膀胱憩室/924
膀胱输尿管反流/899
膀胱损伤/1012
膀胱外翻/926
盆腔肾/909
皮下撑开肛矫正法/1204

脾棘球蚴病/668
脾结核/669
脾囊肿/670
脾脓肿/667
脾破裂/533
脾血管瘤/672
平阳霉素注射治疗/138
平足症/1259
破壶音(MacEwen 征阳性)/1367
葡萄酒色斑/123

Q

七氟烷/27

脐部残余/509

脐肠瘘/509
脐肠索带/510
脐窦/510
脐尿管窦/923
脐尿管囊肿/923
脐茸(脐息肉)/510
脐肉芽肿/510
脐疝/526
脐炎/507
脐周蜂窝织炎/508
气道压力/28
气管切开术/269
气管-食管瘘/374
髂窝脓肿/73

肉芽组织血管瘤/123
乳房肥大症/358
乳糜胸/402

鳃裂囊肿、窦道/348
三房心/470
三关节融合术/1253
三尖瓣下移畸形/468
上颌骨骨髓炎/65
舌下间隙感染/300
神经母细胞瘤/99
神经纤维瘤病所致的脊柱侧弯和后突/1228
神经纤维肉瘤/115
神经源性膀胱/1054
肾癌/1033
肾不发育/904
肾多房性囊肿/908
肾发育不全/905
肾结石/1021
肾母细胞瘤/95

牵拉肘/1309
前列腺囊/975
前倾角/1102
前外侧减压术/1164
潜毛窦/1398
嵌顿包茎/951
鞘膜积液/989
青少年性息肉/776
青少年性息肉病/777
青枝骨折/1283
球孢子菌病/413
全关节结核/1152
全结肠型先天性巨结肠/812

R

乳突炎/246
软骨肉瘤/1339
软组织感染/59

S

肾上腺皮质癌/1034
肾损伤/1007
肾透明细胞肉瘤/1032
肾性高血压/1004
肾旋转异常/910
肾盂输尿管连接处梗阻/914
生殖细胞肿瘤/1040
失血性休克/58
十二指肠重复/723
十二指肠憩室/719
十二指肠血管压迫综合征/721
拾物试验阳性/1161
食管闭锁/374
食管裂孔疝/387
食管憩室/379
食管狭窄/380

视神经管骨折/254
视神经胶质瘤/1379
视网膜母细胞瘤/226
视网膜血管瘤病/231
室间隔缺损/460
嗜铬细胞瘤/1033
舒芬太尼/26
输精管缺如/974
输尿管结核/896
输尿管结石/1023
输尿管口异位/920
输尿管囊肿/919
输尿管损伤/1010
术后呼吸监护/17

术后止痛/18
束带综合征/1094
栓塞疗法/136
双输尿管/918
水囊瘤/345
松果体区肿瘤/1377
酸碱失衡/42
髓母细胞瘤/1369
髓上皮瘤/231
髓质海绵肾/908
缩窄性心包炎/481
锁骨、颅骨发育不全/1118
锁骨骨折/1285

T

胎儿泌尿外科/1043
胎粪栓综合征/737
胎粪性肠梗阻/737
胎粪性腹膜炎/738
特发性脊柱侧弯/1203
蹄铁形肾/909

体感兴奋电位器/1213
体外循环/495
头部创伤/50
头皮损伤/1354
褪黑激素/1205
臀大肌挛缩症/1198

W

外耳畸形/245
外伤性癫痫/1365
外伤性腹壁疝/549
外伤性膈疝/551
外伤性髋关节脱位/1314
外伤性颅骨骨髓炎/1362
外伤性胰腺炎/541
腕关节结核/1172
网膜囊疝/764
微创外科/4
围手术期的液体疗法/37
维库溴铵/25

胃肠道恶性肿瘤/114
胃肠外科/2
胃底折叠术/386
胃泌素瘤/650
胃内异物/702
胃石症/703
胃食管反流/381
胃食管角/381
胃重复/723
稳定椎体/1212
无睾畸形/963
无睾/969

X

吸入麻醉/26
吸入气体浓度监测/28
膝关节结核/1167
习惯性拇-拇步态/1243
细菌性角膜溃疡/179
细粒棘球绦虫/630
狭颅症/1388
下腔静脉后输尿管/912
先天性白内障/196
先天性扁平足/1243
先天性髌骨脱位/1089
先天性肠闭锁/731
先天性肠回转不良/703
先天性成骨不全/1114
先天性齿状突畸形/1199
先天性胆总管扩张症/614
先天性骶椎和腰骶椎缺如/1230
先天性肥厚性幽门狭窄/697
先天性肺动脉闭锁/447
先天性肺囊肿/400
先天性肝纤维化/563
先天性肛门直肠畸形/815
先天性膈疝/369
先天性跟腱挛缩/1243
先天性冠状动静脉瘘/430
先天性后鼻孔闭锁/250
先天性脊柱侧弯/1219
先天性脊柱后突/1224
先天性睑内翻/172
先天性胫腓骨弯曲畸形/1241
先天性胫骨假关节/1086
先天性巨结肠/789
先天性巨结肠类缘性疾病/813
先天性巨尿道/937
先天性马蹄内翻足/1243

先天性脑积水/1368
先天性前鼻孔闭锁/250
先天性前尿道瓣膜症/943
先天性青光眼/189
先天性上睑下垂/168
先天性双行睫/173
先天性小睑裂/166
先天性心脏憩室/457
先天性眼睑缺损/165
先天性仰趾外翻跟足/1242
先天性幽门前区闭锁/692
先天性中胚叶肾瘤/1031
纤维瘤/511
纤维肉瘤/115
纤维腺瘤/360
涎腺感染/302
涎腺混合瘤/313
消化道重复畸形/717
消化道监护/18
消化性溃疡/700
小肠重复/723
小儿Budd-Chiari综合征/684
小儿便血/841
小儿胆石症/580
小儿骨科/3
小儿急性阑尾炎/783
小儿麻醉与复苏科/3
小儿泌尿外科/3
小儿普通外科/2
小儿神经外科/3
小儿湿肺手术的麻醉/34
小儿实体肿瘤/90
小儿实体肿瘤外科/4
小儿先天性心脏病手术的麻醉/35
小儿胸外科及心血管外科/3

小儿胰腺损伤/638
小儿脏器移植外科/4
小脑星形细胞瘤/1373
小头畸形/1387
小阴唇粘连/1001
小阴茎/956
斜视/217
斜头畸形/1084
泄殖腔畸形/1002
泄殖腔外翻/933
心包炎/480
心肺生理/483
心理护理/19
心脏肿瘤/476
心脏骤停/501
新生儿和婴儿化脓性髋关节炎/1149
新生儿结肠穿孔/774
新生儿颅脑损伤/1360
新生儿皮下坏疽/61
新生儿脐炎/63
新生儿乳腺炎/64
新生儿胃自然穿孔/693

新生儿硬肿症/45
新生儿窒息/43
新月征/1293
性腺母细胞瘤/1043
性腺肿瘤/111
胸骨翻转法/364
胸骨后疝/374
胸骨裂/369
胸肋骨"V"形截骨内固定法/364
胸内肾/910
胸腔闭式引流/405
胸腔穿刺抽脓/405
雄激素不敏感综合征/986
选择性脊神经后根切断术/1187
血管环/420
血管瘤/116
血管球瘤/1076
血管外皮肉瘤/116
血气胸/51
血清钾离子的失衡/41
血清钠离子的失衡/40
循环管理/489

Y

压迫疗法/136
牙瘤/316
牙龈瘤/314
牙龈纤维瘤病/314
氩离子激光器/133
咽扁桃体炎症及肥大/258
咽旁间隙感染/299
烟雾病/1386
眼眶横纹肌肉瘤/232
眼眶绿色瘤/238
眼眶内淋巴管瘤/237
眼眶内脑膜瘤/235
眼眶内皮样囊肿/235

眼眶内血管瘤/236
眼眶神经纤维瘤病/234
眼眶视神经胶质瘤/233
氧化亚氮/27
咬肌间隙感染/299
夜遗尿症/1049
伊利扎诺夫肢体延长术/1268
依托咪酯/24
胰岛素瘤/649
胰岛细胞增殖症/640
胰腺癌/648
胰腺假性囊肿/643
胰腺囊肿/646

胰腺肿瘤/647
遗传物质的突变/79
遗传性疾病/80
遗传性疾病的传递/80
遗尿症/1049
乙醚惊厥/44
乙状肾/909
异氟烷/27
异物/50
翼下颌间隙感染/299
阴道不发育/1000
阴道横隔/1000
阴道未发育或缺如/1000
阴茎不发育/951
阴茎扭转/953
阴茎头包皮炎/894
阴茎阴囊融合/954
阴茎阴囊转位/955
隐睾/961
隐匿阴茎/954
隐眼/166
婴儿骨皮质增生症/1115
婴儿黑色素神经外胚瘤/317
婴儿胚胎癌/1041

婴儿型/1203
婴儿型多囊肾/1046
婴儿自发性胆总管穿孔/590
婴幼儿颅内肿瘤/1379
硬化剂注射治疗/135
硬脊膜外脓肿/1397
硬脊膜外阻滞麻醉/20
硬膜外血肿/1358
硬膜下积脓/1362
硬膜下积液/1359
硬膜下血肿/1358
硬脑膜外脓肿/1391
硬脑膜下脓肿/1391
硬纤维瘤/1072
幽门螺杆菌(Hp)感染/700
尤文肉瘤/1350
游走脾/666
右心室双出口/432
幼年颗层细胞瘤/1040
原发性巨输尿管/911
原发性软骨肉瘤/1340
原发性遗尿/1049
原发性硬化性胆管炎/585
圆韧带囊肿/990

Z

早产儿手术的麻醉/36
战伤及灾害伤/52
真菌性角膜溃疡/185
真两性畸形/984
真性胰腺囊肿/661
枕骨人字缝撕裂骨折/1361
支持细胞瘤/1040
支气管扩张/406
支气管异物取出术的麻醉/33
肢体不等长/1263
蜘蛛性痣/123

直肠肛管损伤/839
直肠脱垂/856
脂肪瘤/512
脂肪肉瘤/116
中毒性休克/56
中心静脉压/27
肘关节结核/1172
肘关节脱位/1307
肘内翻/1294
肘外翻/1294
蛛网膜下隙阻滞麻醉/21

主动脉弓中断/423
主动脉缩窄/454
主-肺动脉瘘/427
椎管内肿瘤/1395
椎旁脓肿/1159
椎体分节不良/1224

赘生趾/1262
子宫、阴道重复畸形/1001
纵隔肿瘤/391
足舟骨坏死/1131
组织细胞增生症-X/1331
组织氧合状况/28